AF341555

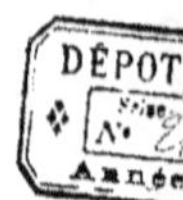

LES

LÉPREUX AMBULANTS

DE CONSTANTINOPLE

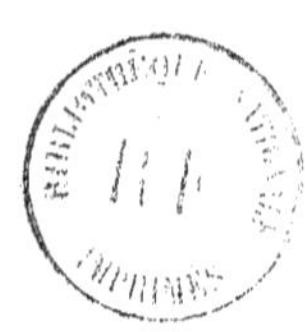

PAR

Le Dr ZAMBACO PACHA

MEMBRE ASSOCIÉ NATIONAL DE L'ACADÉMIE DE MÉDECINE DE PARIS
MEMBRE CORRESPONDANT DE L'ACADÉMIE DE SAINT-PÉTERSBOURG
MEMBRE DE LA SOCIÉTÉ DE SYPHILIGRAPHIE ET DE DERMATOLOGIE DE PARIS
MEMBRE DE LA SOCIÉTÉ DE DERMATOLOGIE DE VIENNE
MEMBRE DE LA HAUTE COMMISSION D'HYGIÈNE
OFFICIER DE LA LÉGION D'HONNEUR
GRAND CORDON DU MEDJIDIÉ, ETC.

Ars tota in observationibus. (BAGLIVI.)

PARIS

MASSON ET Cie, ÉDITEURS

LIBRAIRES DE L'ACADÉMIE DE MÉDECINE

120, BOULEVARD SAINT-GERMAIN

—

1897

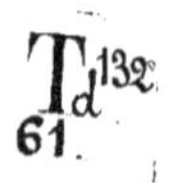

LES

LÉPREUX AMBULANTS

DE CONSTANTINOPLE

TRAVAUX DU MÊME AUTEUR

De la Gangrène spontanée par perturbation nerveuse, 1857.

Mémoire sur la Lupuline. En collaboration avec le Dr Débout; tout premier travail sur ce sujet. *Bulletin thérapeutique*, 1854.

Des Affections nerveuses syphilitiques, 1862. Ouvrage couronné par l'Académie de médecine de Paris.

De l'Hypertrophie du cœur pendant la grossesse. Mémoire présenté à l'Institut par le professeur Andral en 1862, et cité dans les *Maladies du cœur* du Dr Constantin Paul.

De l'Onanisme chez les jeunes filles, in *Encéphale*, 1881.

A propos du Tabes dorsalis. Communication au *Congrès médical international de Londres*, 1883.

De la Morphéomanie. 1er mémoire, in *Encéphale*, 1883.

De la Morphéomanie. 2e mémoire, in *Encéphale*, 1884.

Des Hémorrhoïdes de la vessie. *Congrès d'Athènes*, 1886.

La Lèpre est-elle contagieuse en Orient? *Congrès médical d'Athènes*. Dans les comptes rendus.

La femme en Orient.

Des exaltations religieuses en Orient.

La Lèpre en Orient. Mémoires publiés dans les *Comptes rendus du Congrès international de Copenhague*, 1887.

La Lèpre à Constantinople (avec planches). Mémoire publié dans les *Mémoires de l'Académie de France*, 1888.

La Lèpre en Turquie. Mémoire communiqué à l'Académie le 13 août 1889.

Une enquête chez les Lépreux de l'île de Mételin (Lesbos). Communication au *Congrès de syphiligraphie et de dermatologie de Paris* en 1889.

Biographie du Dr Philippe Ricord, 1888.

Lettre scientifique sur la Lèpre anesthésique et la Syringomyélie, adressée au Dr Thibierge, médecin des hôpitaux de Paris. *Gazette hebdomadaire de Paris*, 25 avril 1891.

Voyages chez les Lépreux, in-8°, chez Masson, 1891. Récompensé par l'Institut (prix Monthyon, 1892).

Instruction d'une observation communiquée à la *Société médicale de Constantinople*, sous la rubrique de : **Lèpre transmise par contagion. Démonstration de l'Atavisme dans la Léprose.** *Gazette médicale d'Orient*, 30 avril 1892.

Les Lépreux de la Bretagne, survivance de la Lèpre. *Bulletin de l'Académie*, 22 août 1892.

Les Cagots des Pyrénées sont les descendants des Lépreux. Communication à l'Académie de médecine de Paris, le 31 octobre 1892 (*Bulletin*).

La Lèpre dans le midi de la France. *Bulletin de l'Académie de médecine*, le 9 mai 1893.

État actuel de nos connaissances sur la Lèpre. Travail publié in *Semaine médicale*, le 10 juin 1893.

Conférence sur la Lèpre, faite dans l'Amphithéâtre du professeur Potain, à la Charité, recueillie par le Dr Larsonneur. *Annales de médecine scientifique et pratique*, 14 et 21 juin 1893.

La Lèpre est héréditaire. Communication faite au *Congrès international de dermatologie*, tenu à Vienne en 1894.

La Lèpre est curable. Communication faite au *Congrès international de médecine*, tenu à Rome en 1895.

Les Lépreux ambulants de Constantinople. *Gazette médicale d'Orient*, 1893.

La survivance de la Lèpre en France. Conférence faite à la Soc. méd. de Constantinople, le 3 novembre 1893. *Gazette médicale d'Orient*.

Le Choléra et son bacille, Constantinople, 1895.

L'Aïnhum des auteurs constitue-t-il une entité morbide distincte ou bien n'est-il qu'une modalité de la Léprose? *Académie de médecine de Paris*, 28 juillet 1896.

Lèpre et Syphilis. Communication au *Congrès international de dermatologie et de syphiligraphie*, Londres, août 1896.

IMPRIMERIE LEMALE ET Cie, HAVRE

LES
LÉPREUX AMBULANTS

DE CONSTANTINOPLE

PAR

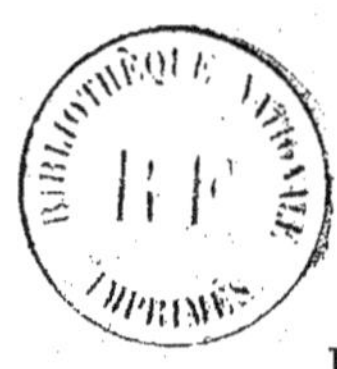

Le Dr ZAMBACO PACHA

MEMBRE ASSOCIÉ NATIONAL DE L'ACADÉMIE DE MÉDECINE DE PARIS
MEMBRE CORRESPONDANT DE L'ACADÉMIE DE SAINT-PÉTERSBOURG
MEMBRE DE LA SOCIÉTÉ DE SYPHILIGRAPHIE ET DE DERMATOLOGIE DE PARIS
MEMBRE DE LA SOCIÉTÉ DE DERMATOLOGIE DE VIENNE
MEMBRE DE LA HAUTE COMMISSION D'HYGIÈNE
OFFICIER DE LA LÉGION D'HONNEUR
GRAND CORDON DU MEDJIDIÉ, ETC.

Ars tota in observationibus. (BAGLIVI.)

OUVRAGE ACCOMPAGNÉ DE 47 PLANCHES

PARIS

MASSON ET Cie, ÉDITEURS

LIBRAIRES DE L'ACADÉMIE DE MÉDECINE

120, BOULEVARD SAINT-GERMAIN

1897

PRÉFACE

Sire, cesse de vaincre ou je cesse d'écrire.

(*Le Barde*, NICOLAS BOILEAU.)

Par une logique bizarre, tandis que 25 ou 30 lépreux musulmans, provenant presque tous de Castambol, département du littoral du Pont-Euxin, sont internés dans la léproserie de Scutari, sur la rive asiatique du Bosphore, avec défense absolue d'en sortir, plus de 400 de ces malheureux, appartenant à toutes les religions, circulent librement par toute la ville, au vu et au su de tout le monde, des autorités même, maintes fois par nous informées.

Je trouve, en effet, sur mes registres, près de 500 observations, prises par nous-même, sur des lépreux ambulants de Constantinople; et il ne s'agit que des descriptions des malades les plus intéressants au point de vue de la science et des recherches auxquelles je me livrais. Car, je ne prétends ni avoir vu tous les lépreux de Byzance, ni avoir recueilli l'histoire des innombrables éléphantiasiques qui se sont présentés à moi ou que le hasard m'a fait découvrir dans leurs retraites immondes, ou bien dans les familles qui ignoraient le fait ou qui ne s'en souciaient guère.

En jetant un coup d'œil sur le plan de la ville et de la banlieue, annexé à cet ouvrage, le lecteur aura vite remarqué qu'un trait rouge souligne une infinité de localités. Ce sont celles où il nous a été donné de rencontrer des lépreux éparpillés au milieu de la population, installés même dans les ménages aisés. Parmi ces nombreux lépreux, ceux qui offraient quelque particularité plus ou moins rare, et qui y consentaient, ont été dessinés, sous notre direction, par un artiste très distingué, feu L. Aquarone. Plusieurs de ces aquarelles, remarquablement belles, et servilement exactes, ont été présentées, à mesure, par nous au Congrès international de médecine tenu à Copenhague en 1884, à l'Académie de médecine, à la Société de Dermatologie, au Congrès international de Paris l'année 1889, et, tout dernièrement, en août 1896, à celui de Londres. Cette collection, de plus en plus enrichie, se trouve déposée au musée de Saint-Louis.

C'est un choix de 47 de ces dessins que je présente aujourd'hui au public médical, accompagnés de la description minutieuse des malades qu'ils reproduisent, et des réflexions que l'étude attentive de ces sujets nous a suggérées.

Depuis un certain temps, en toutes choses, l'enseignement intuitif est remplacé, avec succès, par les publications à images qui parlent aux sens, fixent l'esprit et facilitent la conception des faits dont on ne fut pas témoin.

Il est autrement attrayant, et bien plus profitable, de dépeindre, au sens littéral du mot, la nature prise sur le vif, que d'en donner une description abstraite, aride et lassante. La reproduction par le dessin laisse à l'esprit une empreinte dont le souvenir imaginal retrace le fait aisément, par rappel du tableau dont l'adjonction rend le texte infiniment plus lucide.

On l'a déjà dit : malgré les brillantes qualités des plus admirables dessinateurs de la pensée, de Thucidide même et d'Homère, leurs descriptions auraient bien mieux parlé à l'esprit, si elles étaient corroborées par quelques coups de pinceau d'Ephone, d'Appelles ou de Protogènes.

De nos jours, depuis l'alphabet destiné à l'enfant qui épelle et les livres sacrés retraçant les passions, les miracles et les martyres, jusqu'aux romans et les recueils de crimes, tout livre qui doit inscrire dans la mémoire les faits à retenir, est paré de gravures nombreuses, souvent œuvres d'artistes éminents. La médecine a largement profité de cette tendance générale de parler aux yeux du lecteur ; témoin les nombreux travaux illustrés qui enrichissent chaque jour, de plus en plus, sa littérature.

L'histoire des maladies cutanées réclame, bien plus que toute autre branche de la pathologie, l'intervention du dessinateur. Ces affections, consistant surtout en des modifications concrètes de nos téguments, ne sauraient être devinées, ni conçues par imagination. Leur diagnostic est exclusivement basé sur l'objectivité ; c'est à la dermatologie surtout que s'appliquent les célèbres paroles de Bichat : *il faut voir la nature et ne pas l'apprendre.*

La coloration, jouant un grand rôle dans les lésions dont la peau est le siège, il est préférable, cela va sans dire, d'avoir recours à la chromolithographie, lorsqu'il s'agit de faire partager, d'une manière exacte, les impressions éprouvées par l'auteur lui-même.

Aussi avons-nous eu recours à ce mode de reproduction, toutes les fois qu'il y a eu nécessité et possibilité. Cependant, il a bien fallu se contenter du crayon ou de la photographie, lorsque les circonstances se sont opposées à mieux faire.

C'est pourquoi on trouvera consignés dans ce recueil, tout à la fois, ces trois modes de reproduction. La vue de ces dessins facilitera, nous avons lieu d'espérer, la conception des nombreuses expressions, des aspects divers que revêt la lèpre, ce *morphée* morbide à l'égal de la syphilis.

Et encore, loin de nous la prétention d'avoir vu et reproduit toutes les mutations sans fin, toutes les métamorphoses de cette affection, si souvent déviée de ses formes primitives par des causes multiples, dans la succession des siècles, à travers les innombrables générations du passé. En effet, que l'on compare entre elles les planches consignées dans ce livre, et l'on acquerra vite la conviction qu'il en est de la lèpre comme de la faune et de la fauve dont les sujets, parfois si dissemblables entre eux, procèdent néanmoins de la même origine, de la même souche monogénique, et ressortissent à la même répartition.

Ainsi que toutes les capitales, Constantinople est le confluent de toutes les espérances et de toutes les illusions conçues par les habitants des divers départements de l'Empire ottoman, situés en Europe, en Asie ou en Afrique, en même temps que le dépotoir de toutes les lies de la province.

La diversité d'origine et de race des éléments hétérogènes qui constituent la population de la Turquie est facile à constater. Il suffit de circuler dans les parties centrales de la ville, où sillonnent des types variés que mettent encore plus en relief les costumes spéciaux à chaque provenance.

Les musulmans d'Anatolie, les Arabes du Yémen et de Bagdad, les Tartares, les Pomacs ou mahométans des Balkans, les Circassiens, les Kurdes, les Syriens, les Grecs des Iles et de l'Épire, les Arméniens de Van et d'Erzeroum, les israélites de la Mésopotamie et ceux venus d'Espagne... se mêlent, avec leurs physionomies particulières et leurs accoutrements originaux, aux citadins domiciliés depuis de longues années à Byzance et qui, par l'uniformité de leur éducation et de leur habillement, s'évertuent à ressembler à la race conquérante, essentiellement modifiée à son tour par son frottement aux éléments conquis et aux étrangers cosmopolites qui envahissent de plus en plus la capitale.

On doit néanmoins ajouter que, malgré cette apparence de similitude de tous les natifs de Constantinople, l'anthropologue est toujours à même de discerner la diversité des origines, grâce au défaut de croisements de ces races nombreuses dont les rejetons perpétuent ainsi les attributs inhérents à chacune d'elles.

Au milieu de cette mosaïque vivante, le médecin observateur découvre sans peine, de ci, de là, notamment dans les quartiers fréquentés de la ville — où la mendicité trouve plus aisément ses encouragements et ses ressources, ou bien sur le pont délabré qui relie Galata à Stamboul, traversé quotidiennement par près de 100,000 personnes, — des figures plus ou moins déformées, souvent hideuses, aux yeux transformés en champignons fongueux exubérants, des mains mutilées, des pieds estropiés, des ulcères horribles et repoussants sur les membres et la face dont la moitié rongée offre un cloaque immonde ; en un mot, une exhibition émouvante et repoussante d'infirmités dont plusieurs de nature lépreuse. C'est que la lèpre sévit dans toutes les provinces ci-dessus énumérées ; et ses misérables victimes se sauvent à Constantinople, — quand elles le peuvent, — les unes pour chercher leur guérison, les autres pour cacher leur malheur loin du pays qui les a vues naître, en terre inconnue, et pour épargner à leurs familles une estampille d'opprobre ; et plusieurs enfin pour échapper à une séquestration à vie dans les ignobles léproseries de leur circonscription, d'où ces parias n'auraient plus aucun espoir de sortir, lors même qu'il y aurait eu guérison ou bien erreur de diagnostic (1). Il y a, en effet, dans les règlements, et tacitement, aux frontispices de ces bouges immondes — qui constituent un outrage à l'humanité et une insulte à la civilisation — la sentence cruelle de l'immortel Florentin : *Lasciate ogni speranza, voi ch'entrate.*

C'est ainsi que Constantinople se trouve être le grand débouché des localités lépreuses de tout l'empire.

Mais, outre les éléphantiasiques de la province, il y a aussi les lépreux indigènes. Ceux-ci sont fournis, uniquement, par les israélites fixés à Byzance, depuis leur sortie d'Espagne, sous l'inquisition, c'est-à-dire depuis 4 siècles. Ces israélites, dits

---

(1) Dans nos nombreuses pérégrinations aux localités lépreuses d'Orient, il nous est arrivé bien souvent de rencontrer, dans leurs asiles sordides, des lupiques, des syphilitiques, des miséreux atteints d'affections cutanées vulgaires, invétérées. Tous ces malheureux, croupissant dans les ordures et dévorés par la vermine, une fois inscrits, par les autorités ignorantes — et souvent sur un certificat médical les déclarant lépreux — ne peuvent plus aspirer à reconquérir leur liberté. S'ils tentaient de rompre leur ban, ils seraient assommés par la populace ! Nous avons eu des difficultés inouïes, et il a fallu d'interminables démarches pour libérer un épileptique vulgaire envoyé à la léproserie de Scutari, c'est-à-dire à Constantinople même, d'un département désireux de se débarrasser de cette non-valeur, sous l'accusation mensongère qu'il était lépreux !

espagnols ou *spaniotes*, se mariant entre, eux sans la moindre dérogation, conservent tous les caractères de leur race avec ses hérédités ancestrales. *Ce sont là les seuls lépreux constantinopolitains.* Car ils ont bien gagné leur indigénat depuis 400 ans.

Il est à remarquer que ces israélites sont les vrais descendants des Hébreux de l'Exode, réfugiés en Ibérie, d'abord après la captivité de Babylone, — l'an 536 avant l'ère chrétienne — puis, et surtout, lors de la conquête de Jérusalem par les Romains, l'an 1070 après le Christ. Ils ont conservé leur *Damnosa hereditas* de l'époque biblique.

Avant que leur maladie n'ait atteint un haut degré de développement, qui rende tout travail impossible et condamne à la mendicité, les malheureux lépreux ambulants cherchent à gagner leur vie de leur mieux, en exerçant toutes sortes de professions. Pour ne pas être aussi criarde, leur affection n'en est pas moins reconnaissable, par le médecin capable de la diagnostiquer et souvent même par le profane tant soit peu observateur. En effet, des marchands ambulants lépreux, vendant du poisson, des fruits, de la soie pour broderies de dames, voire même des petits pâtés et de la galette, des décrotteurs de bottes, accroupis aux coins des rues, des bateliers transportant, à force de rames, des passagers d'une rive du Bosphore à l'autre, à la figure souvent léonine, se mêlent constamment à la population, en plein soleil, sans la moindre restriction.

Et ce n'est pas tout encore ; des domestiques, des employés divers, épars par toute la ville, résidant depuis des années au sein de familles riches, dûment lépreux, passent souvent inaperçus, en trompant la vigilance des plus intéressés en la matière. La lèpre, débutant souvent par des phénomènes presque imperceptibles, par quelques placards rouges ou bruns, fugaces ou siégeant *sur les parties couvertes,* — symptômes parfois très légers, n'apparaissant qu'aux limites des saisons, ou ne s'accentuant qu'à la longue, — reste ignorée pendant des années, notamment lorsque les individus sont casés dans de bonnes maisons où, relativement, une alimentation convenable et l'observation des préceptes de l'hygiène impriment à l'affection une marche lente, quasi-silencieuse, qui la dérobe même aux gens éclairés, et, ce qui plus est, à des médecins.

C'est ainsi qu'il nous arrive fréquemment de faire des découvertes inouïes, de rencontrer avec surprise des femmes de chambre, des cuisinières, des professeurs, des maîtres d'école, des précepteurs, des bonnes d'enfants, même des nourrices lépreuses, dans les familles peu soucieuses de quelques éruptions qualifiées de bénignes et d'insignifiantes, lorsqu'elles sont, réellement, l'apanage de la lèpre débutante, incontestable.

Ce n'est pas sans émotion que nous avons découvert, maintes fois, de ces promiscuités, grâce à notre expérience spéciale. Nous avons eu en observation, pendant près de douze ans, un israélite lépreux, préparateur de cigarettes, très habile dans l'art de les rouler, qui ne se privait pas, au besoin, de les coller avec sa salive ! Il comptait parmi ses clients des membres de la société la plus suprême. Et, ce n'est que lorsqu'il a eu la figure atrocement léonine, qu'on cessa de le recevoir, à la journée, aux lieux les plus culminants.

Souvent, dans ces occurrences délicates et graves, nous nous sommes demandé si le secret professionnel devait être gardé d'une manière absolue ; s'il convenait, pour épargner la réputation et sauvegarder les intérêts d'un malheureux lépreux — qui, sans cela, serait jeté *illico* sur le pavé et *honni* comme un excommunié des temps antiques — exposer à la contamination toute une famille, et sacrifier ainsi l'avenir et la vie de toute une descendance ! Je me suis toujours arrêté devant l'acte répugnant de la délation. D'ailleurs, le secret professionnel devant tout primer, même au détriment des innocents, principalement si l'on n'est ni consulté, ni interrogé par les plus intéressés, je me suis toujours condamné au plus profond mutisme. Grand bien m'en a pris.

Depuis près de 25 ans que j'ai en observation et que je suis tacitement toutes ces personnes, à ma connaissance, qui ont cohabité ou commercé avec des lépreux à n'importe quel titre (conjugal même), ma conviction scientifique s'est tellement faite, pour la localité où j'exerce — n'ayant jamais observé un seul cas de contagiosité, bien que je la recherche toujours, — que je n'hésite plus d'affirmer, au besoin par des certificats, *que je n'ai jamais constaté la transmissibilité de la lèpre par le contact*, et qu'il n'y a pas le moindre danger à laisser circuler librement les lépreux, pourvu qu'ils n'engendrent pas (1). Ainsi je n'ai eu qu'à me louer de suivre strictement ce grand précepte de Descartes : « ne recevoir jamais aucune chose comme vraie

____

(1) Ce qui n'empêchera pas ma conversion dès qu'un cas évident de contagiosité se sera présenté à mon observation. « Il y a plus de joie au ciel quand un méchant revient au bien que lorsque 99 bons conservent leur vertu. » Cette conversion ne saurait s'accomplir sur les rapports venant d'outre-mer, en opposition permanente avec ce qui se passe sous nos yeux ; il faudrait ne fût-ce qu'un cas incontestable et non des théories subjectives et spéculatives. D'ailleurs je ne parle que des localités où j'observe. Ἔγραφον εν Θάσσῳ, disait Hippocrate.

qu'on ne la connaisse évidemment être telle » (Discours de la méthode).

D'ailleurs, notre maître à tous, le professeur Hardy, ce grand clinicien dont le diagnostic et la prudence ont été de toute notoriété, déclara en pleine Académie, en 1887, lors de la mémorable discussion sur la contagiosité de la lèpre, n'avoir jamais eu à se repentir des conseils qu'il avait donnés de garder dans les lycées de Paris des élèves lépreux provenant des colonies. Et notre éminent dermatologue, le Dr Besnier, est quelque peu revenu de ses idées ultra-contagionnistes d'autrefois ; puisqu'il a permis dernièrement, avec sa haute compétence, le mariage à un lépreux débutant, présenté à la Société de dermatologie de Paris, par le D^r Du Castel, pour savoir précisément s'il pouvait ou non contracter mariage. Il y a même plus, il n'a pas empêché un médecin lépreux d'exercer sa profession et de colporter ainsi le contage partout et à tout moment. Le Dr Barthélemy, bien que contagionniste aussi, est d'avis, également, de n'interdire ni les relations sociales, ni le mariage aux lépreux, même arrivés à une période avancée de leur diathèse. Il a vu, en Norvège, un lépreux de 60 ans, malade depuis la puberté, ne rien transmettre ni à sa femme, ni à ses enfants (Soc. de dermatologie, 8 février 1894).

Je ne saurai me ranger à l'avis de ces distingués confrères ; car, bien que je n'aie jamais vu la lèpre se transmettre au conjoint sain, je crois fermement à l'hérédité de la maladie qui se transmet fréquemment à la progéniture des mariages mixtes. Je me déclare donc absolument contre le mariage de tout individu soupçonné même de lèpre. Aussi me suis-je toujours opposé à ces unions.

Ainsi, malgré la plaidoirie de tous ces faits, si démonstratifs en faveur de la non-contagiosité, je ne cesse de remuer ciel et terre, afin de réunir dans un asile tous ces déshérités, pour les empêcher de se marier et de procréer des candidats à la lèpre, pour soustraire leur tableau hideux aux regards de la société, pour leur fournir un abri où ils puissent être soignés et agoniser en paix, au lieu de mendier dans les rues jusqu'au terme de leur terrible maladie et de traîner dans les terrains vagues, ainsi que nos chiens errants, refusés qu'ils sont systématiquement à tous les hôpitaux ! C'est qu'en Orient on ignore encore que la solidarité et l'assistance honorent l'humanité, et que les déshérités doivent avoir la première place dans la sollicitude des gouvernants (1).

____

(1) Par décret impérial, un asile des pauvres se construit sur les hauteurs des Eaux douces d'Europe. Les miséreux de toutes les religions y seront accueillis et humainement soignés. Cet acte de charité sera un titre

Ce qui précède révèle suffisamment le grand nombre des lépreux circulant dans notre ville, sans la moindre entrave, et justifie le titre de cet ouvrage :

LES LÉPREUX AMBULANTS DE CONSTANTINOPLE.

Il s'agit d'une collection des types les plus remarquables, et des formes les plus curieuses de la lèpre, que j'ai rencontrés et que j'ai longuement étudiés en suivant, dans la plupart des cas, et pendant de longues années, le début, la marche et les diverses péripéties de l'affection.

Parfois, le même sujet a été dessiné à plusieurs reprises, aux diverses phases de la maladie, pour en faire mieux saisir les allures et les modifications. Et, n'étaient les dépenses écrasantes pour un particulier livré à ses seules ressources, j'aurais enrichi cette publication, au profit de la science — j'aime à le croire — de bien d'autres planches instructives que je me trouve posséder. Mais l'énormité des frais m'a imposé un choix restrictif. Car, outre les pertes incalculables de temps, l'indemnisation des patients, et les nombreux voyages lointains effectués pour l'étude de la lèpre, la reproduction en chromolithographie est tellement dispendieuse, que, je ne crains pas de l'affirmer, peu de médecins, dans notre position, n'auraient pas reculé devant ces énormes sacrifices supportés purement et simplement pour la science, sans la moindre arrière-pensée. En effet, l'étude de la lèpre, exclusive à Byzance aux miséreux, n'alimente, ni n'attire la clientèle, comme celle des autres parties de la pathologie. Au contraire, la rumeur que nous étions toujours en relation avec des lépreux et que nous les recevions chez nous, a été un argument exploité par les intéressés, pour en détourner le courant. Car en Orient, les anciens errements mosaïques, sur la contagiosité excessive de la lèpre, sont toujours en puissance, bien que des faits patents — on en verra de nombreux dans ce travail, sans exception aucune rencontrée pendant 25 années d'études et de recherches assidues — leur donnent le plus formel démenti, du moins pour les localités où nous observons.

Toutes nos aquarelles, tous nos dessins originaux ayant été offerts par nous au musée de Saint-Louis, ceux qui désirent consulter cette collection, qualifiée d'unique et de magnifique, en pleine Académie, par notre regretté maître, le Professeur

glorieux du règne de S. M. I. le Sultan Hamid Khan. Espérons qu'un pavillon sera réservé aux lépreux, et que la description, aussi vraie qu'émouvante que je viens de tracer d'eux, ne sera bientôt qu'un tableau rétrospectif.

Hardy — qui déclara n'avoir jamais rencontré, dans sa vaste et brillante carrière, la plupart de ces formes de la léprose, reproduites avec une minutie et une véracité surprenante — n'ont qu'à s'y référer.

Je ne puis terminer ces prolégomènes sans accomplir un devoir impérieux, celui d'exprimer publiquement toute ma reconnaissance à la mémoire de feu L. Aquarone. Cet éminent artiste a déployé son beau talent avec une patience et une application au-dessus de tout éloge. Il n'a point marchandé son temps et ne s'est épargné aucune fatigue, toutes les fois qu'il a fallu nous tenir, pendant deux et trois heures, en face de lépreux répugnants, même au plus fort des chaleurs, pour reproduire, lui par son pinceau, moi par la plume, les détails les plus circonstanciés des manifestations rares et curieuses de la léprose.

Souvent le malade étant alité et hors d'état de se déplacer même en voiture ou en portantine, nous nous rendions à son galetas immonde, où nous nous livrions, au milieu d'une infection impossible à décrire, à nos longues investigations et à une enquête minutieuse. Mon honorable collaborateur a partagé toutes ces peines avec courage et résignation.

On peut ainsi se figurer sans peine de quelle persévérance, de quelle constance a-t-on dû s'armer, pendant des années, pour ramasser les matériaux précieux dont une partie est utilisée pour ce travail. Nos observations furent plus de vingt fois remises *sur le métier*, *méditées sans cesse* et *reméditées*. Car le temps respecte mal ce qu'on fait sans lui (Renan).

Les aquarelles du regretté Aquarone, sont, dans leur affreuse hideur, des chefs-d'œuvre de la plus parfaite beauté. J'éprouve quelque peine à le dire, les lithographes les plus habiles de Paris n'ont su les bien reproduire, pour mettre suffisamment en relief les hautes qualités de l'éminent artiste.

Comme il ne s'agit que d'un *Atlas* avec observations, les doctrines théoriques et les discussions scientifiques ont été, autant que possible, élaguées. Guidé uniquement par l'étude de la nature, par l'observation clinique, nous avons relégué à l'arrière-ban toute théorie spéculative, tout dogmatisme. Nous avons cru que le titre de cet ouvrage ne comportait que la description des lésions que l'œil est en état de juger, en examinant les planches qui en constituent la principale valeur; nous avons laissé la parole aux faits. En partant de ce point de vue nous avons été peu prolixe en texte. Nous nous sommes borné à relater brièvement l'observation explicative de chaque malade fidèlement reproduit par l'artiste, en la faisant suivre des principales réflexions que sa lecture suggère.

Une monographie, dont nous possédons les matériaux, remplira bientôt, je l'espère, les lacunes nombreuses laissées par cet ouvrage dont le but unique consiste à rendre facile — à l'aide d'une description claire et succincte — la compréhension des dessins présentés. Néanmoins, dans les divers *chapitres*, nous avons cru devoir discuter l'existence de quelques maladies nouvelles : la maladie de Morvan, l'aïnhum, la syringomyélie, la sclérodactylie, la morphée. Nos recherches et la discussion à laquelle nous nous sommes livré ont démontré que les 2 premières de ces morbidités rentrent complètement dans la léprose, et que pour ce qui concerne les autres, la plupart des malades considérés comme leur appartenant, ne sont encore que des lépreux vulgaires indéniables ou bien atténués et frustes.

C'est au lecteur à juger si, ainsi faisant, nous avons réussi à nous tenir dans le vrai et à servir la science.

Les ravages navrants que la léprose continue à opérer autour de nous, expliquent notre persistance à nous occuper de cet horrible fléau, et justifie l'insertion des paroles de Boileau, en tête de cette préface.

D^r Z.

VALE.

Byzance, janvier 1897.

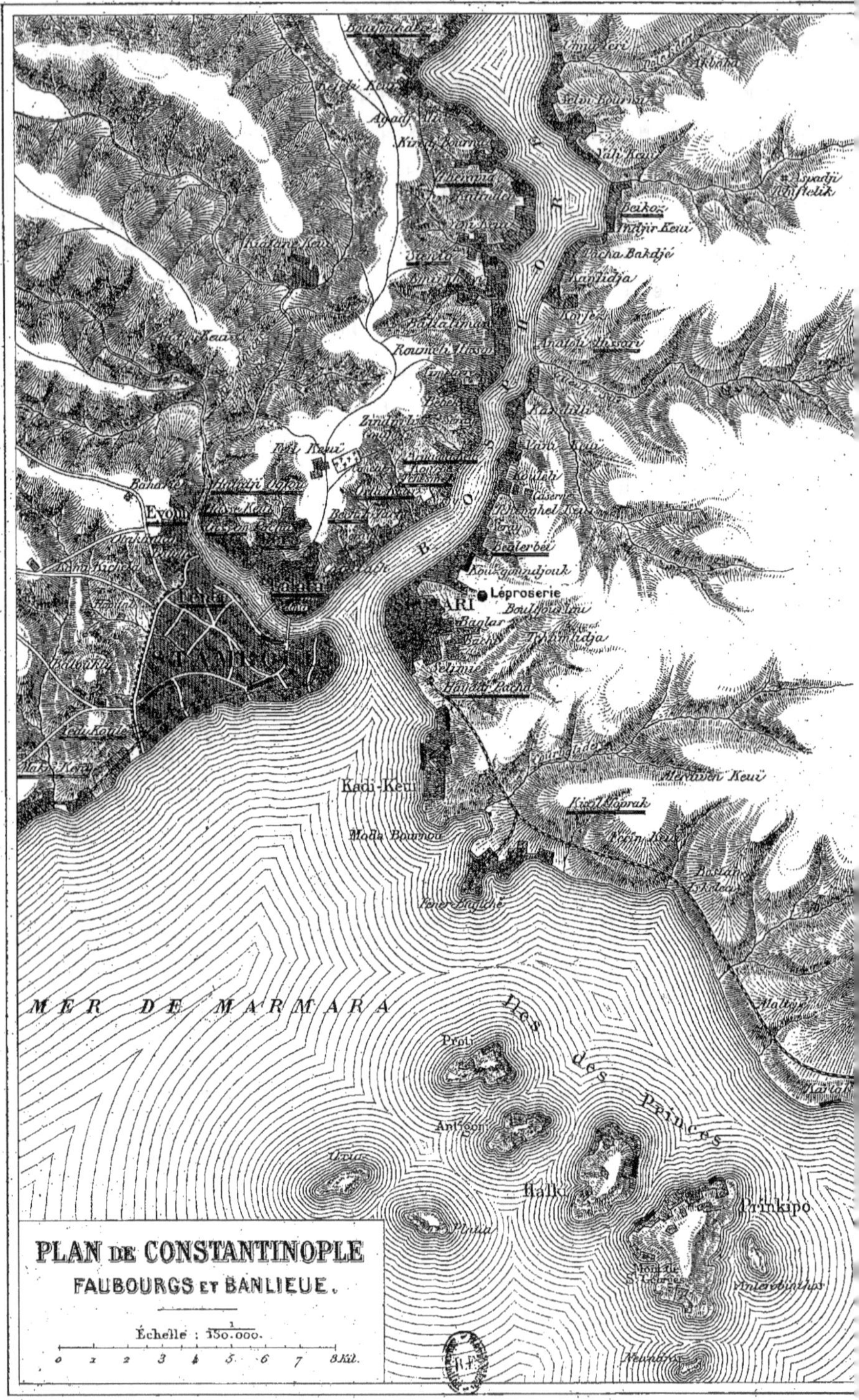

E. Morieu. sc.   Lith. Dufrénoy.

Les traits rouges indiquent les endroits où l'auteur a rencontré des Lépreux.

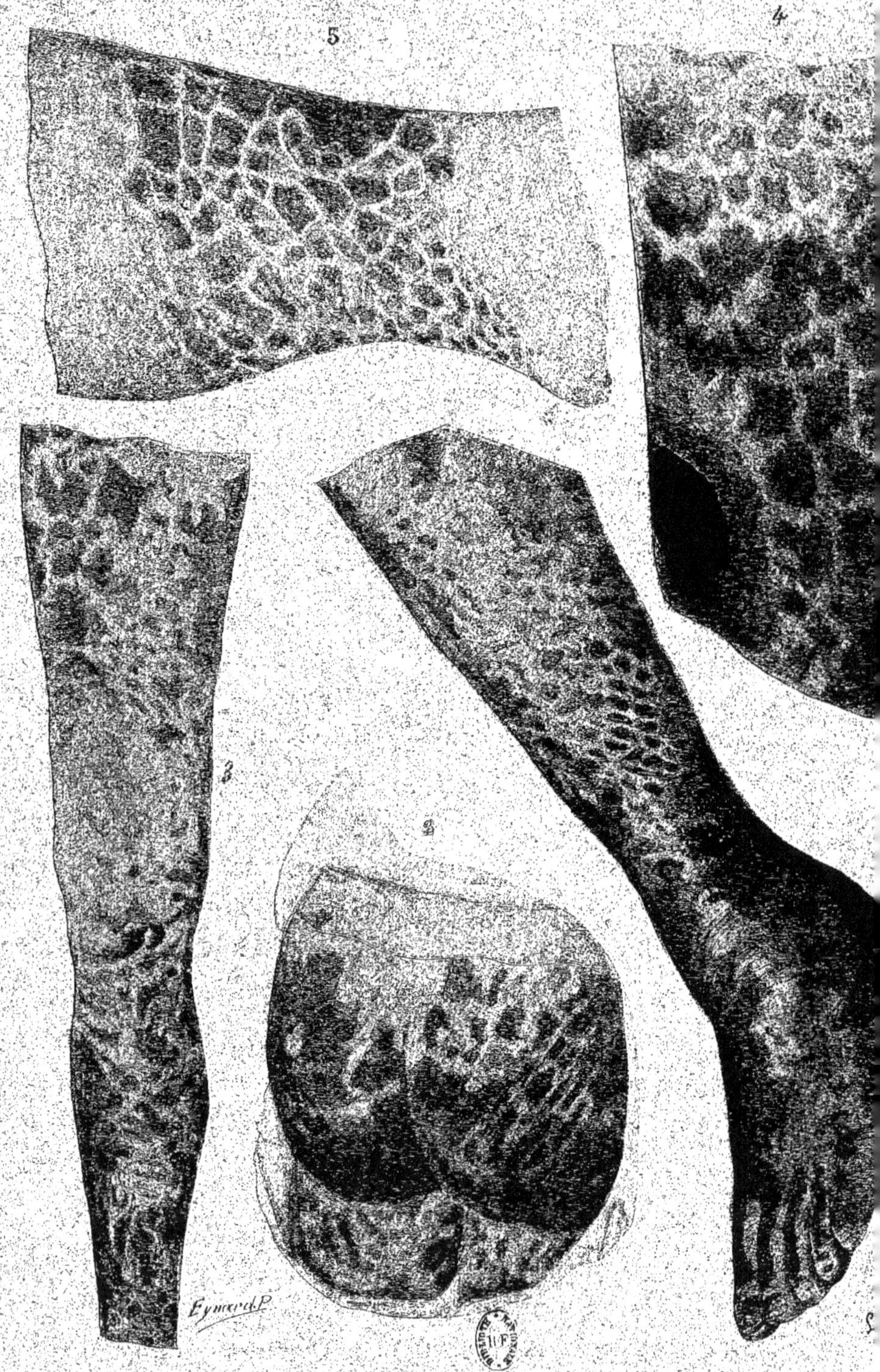

TROUBLES VASCULAIRES LÉPREUX.

1. ASPHYXIE. — 2, 3, 4. HYPERCHROMIES. — 5. PEAU DE CROCODILE.

LES

LÉPREUX AMBULANTS

DE CONSTANTINOPLE

CHAPITRE PREMIER

Troubles du système capillaire prémonitoires de la léprose.

La lèpre est une affection dyscrasique (1), nerveuse, dont le bacille paraît être le facteur principal. Mais avant que ce corps du délit ne soit appréciable et constatable, du moins par les moyens d'exploration dont dispose aujourd'hui la science, des perturbations profondes accusent déjà l'imminence, l'initium d'une maladie grave, d'un empoisonnement général qui ébranle la constitution tout entière et modifie les fonctions essentielles de la vie, principalement celles qui sont dévolues au système nerveux. L'ouvrage que je soumets aujourd'hui à l'appréciation du corps médical étant simplement une œuvre de clinique, visant surtout l'objectivité des variétés et des lésions lépreuses principales constatées par nous, j'éviterai à dessein, autant que possible, de m'engager dans des théories et dans des explications qui trouveront leur place dans une monographie, travail de longue haleine dont les matériaux, rassemblés pendant vingt-deux ans, seront utilisés plus tard.

Néanmoins, pour faciliter la conception de ce qui frappe les sens extérieurs, et l'interprétation de nos dessins, nous sommes obligé de mentionner certains faits de physiologie pathologique, admis par tout le monde et qui justifieront nos idées sur la nature, sur l'essence même de la maladie.

(1) Bien que le mot dyscrasie soit suranné, il conserve toute sa valeur étymologique pour désigner une altération profonde du sang. Les auteurs les plus en progrès s'en servent toujours (BESNIER. Réunions cliniques hebdomadaires des médecins de l'hôpital Saint-Louis. *Gaz. hebd.*, 14 juin 1889). D'ailleurs, actuellement, la médecine humorale triomphe dans les doctrines pasteuriennes.

Dr ZAMBACO. — Lépreux. 1

Les connaissances acquises aujourd'hui nous conduisent à admettre, indubitablement, que le sang intoxiqué, d'une façon ou d'une autre, impressionne directement le système nerveux qui agit à son tour sur le système capillaire périphérique.

On ne pourrait, en effet, se refuser à admettre que le système nerveux se trouve le tout premier profondément influencé par des toxines quelle qu'en soit l'origine ou la genèse (1).

Les modifications éprouvées par la peau des lépreux ne sauraient être expliquées sans admettre la perturbation de l'innervation du système capillaire.

Les troubles de la sensibilité et ceux de la nutrition dans la léprose sont là aussi pour témoigner de cette perturbation du système nerveux et, consécutivement, des vaisseaux capillaires placés sous sa présidence immédiate. On sait que les réseaux terminaux des nerfs vasculaires présentent des noyaux ganglionnaires, véritables centres périphériques qui règlent le *tonus* circulatoire. Les diverses formes de congestions cutanées et les suites qui découlent de cette stase sanguine dans la marche ultérieure des lésions cutanées lépreuses en fournissent la démonstration irréfragable. Ainsi l'invasion de la lèpre, notamment de ses variétés à manifestations cutanées, très accusées, telles que la phymatode, la maculeuse et l'ulcéreuse, s'annonce d'une manière très orageuse par le branle général des systèmes nerveux et circulatoire. On constate en effet, tout à coup, chez le sujet jouissant d'une santé parfaite jusqu'alors et que rien ne montrait menacé d'une affection grave, toute l'escorte des phénomènes généraux qui dénotent un empoisonnement : frissons violents, fièvre intense, courbature, anorexie, agitation, douleurs profondes dans les membres, céphalalgie très violente, douleurs articulaires avec tuméfactions quasi-rhumatismales ou bien musculaires, vagues, abattement très prononcé, parfois explosion d'accidents nerveux, principalement chez les névropathes. On se voit ainsi à la veille d'une maladie infectieuse ayant subitement frappé l'organisme dans ses fonctions les plus essentielles.

Bientôt une congestion cutanée apparaît et se confine dans certaines régions ; elle peut être uniforme et siéger à la face, aux membres, plus rarement à une partie du tronc, et revêtir l'aspect d'un véritable érysipèle. La région s'injecte, se colore, se tuméfie, devient hyperesthésique, brûlante, et accuse une élévation locale de la température, lorsque déjà le thermomètre a fait constater que la chaleur générale a subi une ascension de deux et même de trois degrés.

La sensation de chaleur et de brûlure est parfois tellement intense, que les

(2) Le professeur Bouchard a, le premier, constaté les propriétés constrictives des toxines pyocyaniques. En injectant de ces toxines, il a fait disparaître la congestion occasionnée par la tuberculine. Ces produits paralysent les centres vaso-dilatateurs. (Gley et Charrin, *Sem. méd*, 22 octobre 1893).

malades sont à s'asperger continuellement la face d'eau froide, ou bien qu'ils enfoncent leur tête, maintes fois par jour, dans un seau rempli d'eau glacée. Cependant il est à remarquer que cet exanthème érysipéloïde n'envahit pas le cuir chevelu ni les paupières, et qu'il n'a pas la tendance de s'étendre, comme l'érysipèle ambulant. A ces restrictions près, il présente toutes les allures de l'érysipèle classique. Et de fait la ressemblance de cet exanthème avec l'érysipèle est souvent tellement grande que les familles, et parfois même les médecins, croient qu'il s'agit bien de lui, et que bien des lépreux répètent avoir eu une série d'érysipèles. Cet état peut durer quelques jours ; après quoi la fièvre s'éteint, la peau s'affaisse et revient progressivement à son état normal, souvent elle se dépouille de son épiderme, et tout peut se terminer sans laisser de trace.

Quelquefois, après l'escorte de phénomènes généraux violents, il survient un érythème polymorphe, — papuleux, noueux, circiné, — disséminé sur plusieurs parties du corps. Dans ces circonstances, l'engorgement des ganglions lymphatiques plaide aussi en faveur d'une maladie générale de nature infectieuse.

A la longue, parfois même dès la première éruption, la peau affectée reste épaissie dans sa totalité ou bien par places ; on y voit des placards érythémateux, blancs ou ocre, qui s'accentuent de plus en plus ; ou bien les phénomènes généraux déjà décrits sont suivis d'une éruption discrète de papules qui seront bientôt des tubercules ; cela dépend de la forme que la lèpre aura à revêtir. La production du pigment ocre semble liée à la destruction des globules rouges sanguins et peut paraître dans un grand nombre de dyscrasies. Nous y insisterons plus loin. Parfois aussi des cercles roses ou lilas entourent des plaques de tégument normal et quelquefois plus blanc que nature ; ces plaques pourront être, plus tard, envahies par l'érythème ou par la pigmentation qui lui succèdera.

Dans certains cas, l'injection et la tuméfaction du tégument sont rapidement suivies d'une coloration hyperchromique intense envahissant une grande surface, la totalité même de la face ou des membres. De sorte que la peau noircie ressemble absolument à celle d'un Éthiopien. Cette coloration peut être passagère ou définitive. Outre le début érysipélatiforme et exanthématique de la lèpre, l'éruption initiale peut présenter tous les caractères de l'*érythème noueux*, ainsi que cela se voit sur la planche 2, figure de droite. D'autres fois on voit survenir une poussée pareille à celle de la petite ou de la grande vérole (pl. 2, fig. du milieu). Il advient aussi que tous les symptômes généraux, ci-dessus décrits, aboutissent à l'apparition, sur les membres et les fesses, de taches violacées, noirâtres, de la grandeur d'une pièce de 50 centimes, plus ou moins espacées, comme si l'on s'était amusé à frapper, sur la peau, des coups forts à l'aide d'un timbre sec, amenant à sa suite de nombreuses ecchymoses. La planche 34 reproduit assez exactement cet aspect. Ces manifestations cutanées diverses, initiales, doivent être rangées dans la classe des érythèmes infectieux. L'organisme est déjà impressionné dans son ensemble et il réagit; il manifeste sa dyscrasie tout comme s'il s'agissait d'un empoisonnement de provenance externe. Plusieurs de ces érythèmes initiaux de la lèpre ressemblent, en effet, aux érythèmes médicamenteux ou aux toxi-infectieux, attribuables aux microbes (virgule de Koch, coli-bacille, bacille d'Eberth, bacille de Lœffler, streptocoque), ou à leurs toxines dont l'action s'exerce sur le tégument. Le Dr Galliard a insisté sur ces érythèmes infectieux, dans une communication remarquable, faite à la *Société médicale des hôpitaux*, le 26 octobre 1894. Toujours est-il que le premier signal appréciable de l'existence de la lèpre est, dans l'immense majorité des cas, un ensemble de phénomènes généraux *qui trahissent déjà une infection générale*, et non un *petit point local, une minime macule ou un petit tubercule dont l'excision ou la destruction puisse toujours arrêter la maladie*, en empêchant la pullulation des microbes, comme MM. Marcano et Wurtz l'ont soutenu dernièrement. D'ailleurs, où aller chercher les bacilles dans la lèpre nerveuse, dans la maculeuse ou la mutilante, dans lesquelles il est introuvable le plus souvent, lors même que l'affection est parvenue à son apogée.

Enfin, chez certains malades, les manifestations cutanées consistent d'abord en des lignes minces, éparses qui serpentent et qui, à peine dessinées d'abord, s'accentuent de plus en plus, deviennent des rubans et finissent par circonscrire des placards de dimensions variant de 50 centimes à un franc et même bien au delà (pl. 2, fig. de gauche). Les bords de ces placards deviennent de plus en plus saillants et sinueux, le centre restant constitué par la peau à aspect normal. Souvent ces cadres, d'abord roses, rouges ou lilas, deviennent, plus tard, pigmentaires et empiètent progressivement sur l'îlot central de peau normale ou plus blanche que nature et comme ischémique. C'est cette disposition de la peau que l'on désigne dans bien des pays, notamment en Amérique, sous le nom de *Morphéa* qui y est considéré d'ailleurs comme synonyme du mot lèpre. Dans certains cas, la lèpre phymatode apparaît sous forme de papules ressemblant absolument à celles de la syphilis (pl. 2, fig. du milieu).

Toutes ces éruptions peuvent s'effacer, pour revenir plus tard et se répéter un grand nombre de fois; ou bien elles sont définitives dès l'origine, mais elles se modifient tant comme disposition que comme couleur et se pigmentent plus tard; parfois, les placards blanchissent, s'effacent presque et deviennent invisibles, si ce n'est à la lumière oblique; une nouvelle poussée pourra les raviver plus tard. J'ai déposé au Musée de Saint-Louis un grand nombre de dessins qui reproduisent plusieurs de ces exanthèmes initiaux de la léprose, et des placards dont quelques-uns simulent aussi le masque de la grossesse (pl. 5).

Un fait de la plus haute importance, et que je ne puis passer sous silence, c'est que chez le plus grand nombre de malades, — lors de ces premières manifestations lépreuses, si bruyantes pourtant et qui dénotent une atteinte profonde de l'organisme par une maladie générale grave qui en a déjà pris possession, — *ni le sang ni les fragments de la peau diversement lésée ne montrent à l'explorateur le plus compétent et le plus méticuleux, le bacille de Hansen*. Où va-t-il se nicher, pour se dérober ainsi aux investigations les plus habiles et les plus patientes, lorsque la lèpre a déjà signalé d'une manière éclatante son invasion et sa présence? Sont-ce les spores, sont-ce les toxines qu'un petit nombre de bacilles sécrètent dans les parties profondes et non accessibles du centre nerveux où ils se sont réfugiés, qui occasionnent cette perturbation profonde ?

Autant d'hypothèses. Le fait est que lorsque la maladie existe déjà et que le clinicien consommé la diagnostique, le bactériologue ne peut encore rien constater. Des biopsies pratiquées par nous chez de tels malades et dont les spécimens ont été envoyés aux plus éminents bactériologues (Straus, Bouchard, Nocard, etc.) n'ont pas trahi la présence d'un seul bacille. Les comptes rendus de la *Société de Dermatologie* contiennent également des faits pareils. Ainsi dans des cas qualifiés douteux, la bactériologie n'a su découvrir le bacille, ce qui fit rejeter, aux fervents, la possibilité même qu'il s'agît de lèpre. Néanmoins la suite a prouvé que la clinique avait raison et qu'il s'agissait bel et bien de la léprose. Du reste, les cas de lèpre sans constatation du bacille se multiplient de plus en plus, grâce aux confrères qui ont l'occasion de soigner des lépreux. Mais, *vox clamans in deserto*. Le fait contrarie la théorie; on n'en tient pas compte, on se plaît même à y fermer les yeux. Et, chose surprenante, on ne veut même pas rechercher le bacille chez les lépreux nerveux et maculeux, pour s'assurer de son absence ou de sa présence. Cette négligence s'effectue même à l'hôpital de Saint-Louis, dont les savants médecins exigent toujours des autres confrères la constatation du bacille pour admettre qu'il s'agit de lèpre. C'est vraiment avoir deux poids et deux mesures; être condescendant envers soi, et d'un rigorisme extrême pour les autres. Aussi continue-t-on à propager une erreur, répétant en chorus « que la facilité avec laquelle on met les bacilles en évidence sur les coupes et les pulpes d'organe — d'aucuns ajoutent, avec autant d'assurance que d'erreur, dans le liquide même exsudé d'un vésicatoire — permet d'arriver rapidement à un diagnostic indiscutable (Letulle, Nicolle, Morax, Lesage, Demelin, Gaspard, Winter... (*Supplément du guide pratique des sciences médicales*, 1894, p. 72). *Hors la constatation du bacille, pas de lèpre*, voilà leur profession de foi. Ces auteurs ajoutent, que, par une dérogation à la loi, ce bacille n'est ni *inoculable*, ni *cultivable*.

MM. Marcano et Wurtz, se basant sur un fait UNIQUE de lèpre tubéreuse, généralisent aussi et concluent dans le même sens (Du diagnostic bactériologique précoce de la lèpre. *Arch. de méd. expér.*, janvier 1895); or cet arrêt des bactériologues ne s'applique qu'à la lèpre tubéreuse, et pourtant tout le monde généralise et répète que si l'on ne constate pas de bacille, c'est qu'il ne s'agit point de lèpre; c'est que l'erreur se nourrit d'erreurs, comme dit Boiste. Cependant il faudra bien se convaincre de la vérité irréfragable que la médecine ne relève que de la clinique seule; et que, les théories qui sont en désaccord avec elle sont frappées de nullité, car les faits jugent les théories; c'est à celles-ci à s'accommoder aux faits. (Verneuil. *Acad. de méd.*, 26 avril 1887.)

Unna et César Bœck, bien que bactériologues convaincus, n'ont pas trouvé le bacille, non plus, dans les érythèmes et les pigmentations de la lèpre (*Congrès de Dermatologie de Paris*, 1889). Ils n'ont pas rencontré le bacille de Hansen non plus dans la lèpre des nerfs. Unna y voit pourtant, *avec l'esprit*, un léprome du système nerveux. *Le fait est que souvent la biopsie n'y fait point constater de bacilles* et que les yeux de l'esprit ne suffisent pas dans les sciences d'observation.

Le D\u1d63 Du Castel, médecin de l'hôpital Saint-Louis, bien que contagionniste intransigeant, ne peut s'empêcher de reconnaître que « l'absence du bacille spécifique ne pourrait suffire à rejeter le diagnostic de lèpre. Puisque cette absence est, en quelque sorte, la règle dans les manifestations superficielles de cette maladie » (*Soc. de Dermat.* de Paris, séance du 8 février 1894). La biopsie de fragments anesthésiques chez un de ses lépreux à forme maculeuse n'a pas montré le bacille et le D\u1d63 Hallopeau est du même avis. A. Morrow, qui a observé à Honolulu, dit aussi que souvent dans la lèpre anesthésique les recherches de micrographie chromotechnique ne réussissent pas à déceler le bacille (Diagnostic de la lèpre anesthésique avec la syringomyélie. *Jour. of cut. and genito-ur. diseases*, 1890, n° 1). Faudra-t-il, dans ces circonstances, ajourner le diagnostic ou bien rejeter celui de lèpre, de ce que le bacille manque ou n'est pas constatable, et cela lorsque la clinique affirme, quand même et sans se tromper, qu'il s'agit de lèpre ? Le fait est un raisonnement qui fait preuve, a dit Montesquieu.

Dans des cas pareils, nous avons eu la satisfaction de pouvoir reconnaître la maladie, ayant contre nous les membres les plus éminents de la Société de dermatologie ; et la suite démontra péremptoirement que nous étions dans le vrai. A propos

de ces faits je ne saurais passer sous silence la manière de voir d'un bactériologue très autorisé qui a donné la note la plus exacte sur ces dissidences, et
ramené à leur juste valeur les intransigeances microbioscopiques. Le Dr Charrin dit
avec infiniment de raison : « les acquisitions bactériologiques confirment les enseignements du passé. Quel que soit l'éclat incomparable des doctrines pasteuriennes, ces
doctrines ne débordent pas la médecine ; elles y trouvent leur place ; seule l'*intem-
pérance des néophytes est capable de proclamer qu'auparavant il n'y avait que
ténèbres*, que sans bactéries on ne voit, ni fièvre, ni inflammation. Le travail des
siècles a constitué, peu à peu, la symptomatologie..... Dans l'étude des maladies, on
doit prendre pour base l'observation et l'expérimentation ». (Enseignement de la clinique. *Semaine médicale*, 16 novembre 1895.) D'ailleurs, ne se voit-on pas obligé
de diagnostiquer, parfois, la tuberculose pulmonaire malgré l'absence du bacille
dans les crachats ? Et n'admet-on pas que le lupus érythémateux appartient à la
tuberculose, bien qu'on n'y constate pas le bacille de Koch ? (Besnier, Hallopeau, Gaucher, Thibierge, etc.). Dans la léprose, l'expérimentation n'est de nul secours, par le
fait de sa non transmission aux animaux; et nous nous trouvons ainsi forcément
réduits, pour la diagnostiquer, à l'observation clinique, ce qui, sans fatuité, nous suffit
amplement et qui, d'ailleurs, a toujours suffi, pour reconnaître la lèpre, partout, même
à Bergen, la patrie de Hansen qui n'a découvert son bacille qu'en 1871. Concluons
donc que la lèpre peut et doit être diagnostiquée, avant tout, cliniquement, lors même
que l'expérimentation et la bactériologie ne fournissent que des résultats négatifs.
Un professeur éminent, admirateur et adepte fervent de Pasteur, a dit quelque part :
« Je plains l'expérimentateur, s'il diffère trop du clinicien. » Et plus loin : « ce qui est
bien vu par le clinicien *vaut*, même si l'expérimentateur ne trouve pas la même
chose » (Bouchard, préface du Traité de pathologie générale).

Le professeur Straus a proposé l'injection de la tuberculine comme moyen de diagnostic dans la lèpre nerveuse (Congrès de la tuberculose, Paris, juillet 1893). On
sait que ce moyen d'investigation a donné au professeur Nocard, d'Alfort, les résultats les plus probants pour le diagnostic de la tuberculose chez les Bovidés. Et tout
dernièrement, le professeur Grasset et le Dr Vedel ont constaté la même réaction chez
des sujets cliniquement tuberculeux, lorsque les crachats ne présentaient le moindre
bacille de Koch. (Académie de médecine, 25 février 1896.)

Le professeur Straus a provoqué une réaction générale, par une injection sous-
cutanée de tuberculine chez des individus atteints de la lèpre tubéreuse et nerveuse. Un
malade couché dans son service à la Charité, et présentant le processus commun à la
lèpre et à la syringomyélie — atrophie musculaire des régions thénar, hypothénar
et des interosseux, perte de plusieurs doigts, insensibilité thermique, analgésie, avec

persistance du tact sans aucune manifestation cutanée — avait été considéré comme syringomyélique par plusieurs médecins des hôpitaux de Paris, dans les services desquels ils séjourna, voire même par le jury du Bureau central. Quant à nous, nous l'avions déclaré lépreux certain. Une nodosité du nerf cubital, excisée par le Dr Duplay, ne présenta point le bacille au professeur Straus. Ce malade reçut une injection sous-cutanée de 2 milligr. de tuberculine qui provoqua, après frissons, courbature et céphalée, une fièvre de 40° pendant quarante-huit heures. Or, la suite a prouvé péremptoirement que la clinique avait raison contre la bactériologie. La lèpre évolua chez ce malade qui plus tard devint lépreux incontestable pour tout le monde. Le professeur Straus eut la bonté de me remettre de la tuberculine pour continuer ces recherches à Constantinople. Mais privé d'hôpital spécial et les lépreux étant systématiquement refusés dans tous les établissements nosocomiaux, cette expérimentation fut impossible. Cependant cette méthode pourrait, de même que dans la tuberculose, résoudre définitivement la question importante du diagnostic de la léprose, en l'absence de toute trace de bacille, ce qui est bien fréquent. D'ailleurs aucun léprologue n'a recours à la constatation du bacille pour poser couramment le diagnostic lèpre. Le Dr Ehlers, qui a étudié la léprose en Irlande, ne l'a pas recherché une seule fois dans les 122 observations qu'il y a prises, dont plusieurs atténuées, frustes, qu'il désigne sous le nom de *lèpre abortive* (thèse d'Eichmuller, Paris, 1896).

L'invasion de la lèpre n'est pas bruyante dans toutes ses variétés. Très souvent elle est insidieuse, voire même absolument silencieuse. Les troubles de la circulation papillaire, parfois légers, attirent peu l'attention des gens du peuple ; ils apparaissent pour s'effacer bientôt, après une durée éphémère, et sont en général attribués à la mauvaise saison, au froid, qui de fait les rend bien plus apparents, ou bien à l'insolation. Ce sont des colorations violacées, des asphyxies locales, principalement des extrémités des mains ou des pieds, que nous avons constatées, tant l'hiver que l'été ; mais qui attirent surtout les regards pendant le froid. Elles sont alors accompagnées de l'onglée, d'un sentiment de froid intense et fort désagréable qu'on ne parvient à dissiper, de quelque manière qu'on le combatte. Ces asphyxies, passagères d'abord, ne s'effaceront plus par la suite, et donneront aux membres une apparence marbrée, ou bien un aspect pareil à celui qu'on a décrit sous le nom de maladie de Reynaud. La planche 5 est un spécimen de cette période initiale de la lèpre aux mains, qui revêtira plus tard la forme mutilante ou bien l'ulcéreuse, dite Lazarine. De petites phlyctènes apparaîtront bientôt et seront suivies, après rupture, d'ulcérations restreintes et qualifiées d'engelures ; ou bien ces solutions de continuité s'étendront de plus en plus, pour former des ulcères vastes et profonds. Parfois un ou plusieurs doigts seront successivement atteints d'un processus morbide qui se terminera à la longue, par une mutilation plus ou moins grande de l'appendice (onyxis, panaris, dactylites, constrictions aïnhoïdes). Parfois aussi ces asphyxies des extrémités peuvent constituer, pendant longtemps, l'unique manifestation lépreuse, et n'être accompagnées d'éruption, de lépromes et d'ulcères, que bien plus tard. Enfin, bien que rarement, elles pourront constituer définitivement les seuls indices de la présence de la léprose, dont le critérium pourtant tranche la question. Ce critérium consiste en troubles de la sensibilité qui est *presque toujours* abolie ou tout au moins diminuée. Le diagnostic dans ces cas atténués ou frustes n'est guère douteux pour ceux qui ont approfondi tous les subterfuges de la léprose et qui ont été témoins de toutes ses allures capricieuses, de toutes ses métamorphoses. Et de fait, il peut arriver que l'on constate ce processus insidieux sur un membre d'une famille lépreuse, lorsque plusieurs de ses parents ont présenté déjà des formes différentes de la maladie parfaitement caractérisée.

Enfin, il nous a été donné de rencontrer aussi, au début de la lèpre, les symptômes d'ischémie, de syncope ou du doigt mort, phénomènes dont on a constitué, encore dans ces derniers temps, une nouvelle entité morbide, lorsqu'il ne s'agit que d'un syndrome (1).

Le ralentissement de la circulation capillaire se trahit parfois sous forme de *télangiectasie*; et cela d'une manière exclusive, sans coexistence de macules ou de placards, bien que cette dilatation pathologique des capillaires accompagne le plus souvent d'autres manifestations cutanées de la léprose incontestable.

La planche 5 est un exemple bien remarquable de cette disposition affectée par les vaisseaux cutanés. Dans ce cas, la télangiectasie, de date récente, et accompagnée d'anesthésie, a signalé les premiers débuts de la léprose qui a évolué plus tard d'une manière lente, progressive, mais presque classique.

D'autres fois, les extrémités des membres et même la totalité des avant-bras et des

---

(1) Nous avons déjà dit que plusieurs microbes pathogènes sécrètent une substance qui paralyse le centre vaso-dilatateur (Bouchard, *Semaine médicale*, 13 mai 1895). Les expériences de Gley et de Charrin, inspirées par Bouchard, ont établi ces propriétés vaso-motrices des sécrétions des bacilles. Ces interprétations sont très plausibles, lorsque les troubles capillaires, la télangiectasie, s'observent à une période avancée de la lèpre, principalement dans la forme tubéreuse où les microbes foisonnent de partout (pl. 20 et 40). Mais comment expliquer le fait au début de la lèpre, ou bien dans les variétés ulcéreuse, maculeuse, mutilante et surtout la nerveuse, lorsque l'examen le plus scrupuleux ne parvient pas à faire constater la présence d'un seul bacille. Les microbes se tiendraient-ils cachés dans quelque recoin profond de l'organisme ? Nous savons que selon ces auteurs, si compétents, les toxines provoquent une paralysie des centres vaso-dilatateurs. Les poisons bacillaires agissent sur la moelle ; ce qui explique les congestions, les œdèmes et les paralysies (Congrès de Berlin et Congrès de Rome). Cette manière de voir est acceptée aussi par le Dr Barthélemy, dans son remarquable ouvrage sur le dermographisme que nous avons souvent rencontré aussi dans la léprose. Le dermographisme serait une dermoneurose toxi-vaso-motrice, réclamant pour sa production, d'une part des toxines qui agissent sur le centre vaso-moteur, et d'autre part un système nerveux tout spécialement impressionnable à cette sorte de poisons. D'ailleurs les toxines exterritoriales, par les ingesta, produisent aussi des éruptions cutanées. Selon le professeur Hayem, les érythèmes sont toujours le résultat de l'absorption des toxines. Les toxines organiques produisent facilement des éruptions, car elles sont douées d'un pouvoir érythrogène.

jambes sont parcourues par des marbrures indiquant la stase sanguine et comparables, par leur aspect, aux sugillations, aux colorations des parties déclives d'un cadavre, où le sang s'accumule et stagne (pl. 4, fig. de droite).

La circulation capillaire étant placée sous la présidence immédiate du système nerveux, dont les nerfs vaso-dilatateurs et vaso-constricteurs en régularisent le fonctionnement, il est indiscutable, avons-nous dit, que la première raison de cette accumulation du sang à la périphérie réside dans le système nerveux lui-même. A la longue, cette gêne de la circulation qui entrave l'accomplissement des *échanges* et de l'oxygénation, amène la transsudation des éléments pigmentaires du sang, ou bien, par les altérations qu'il a subies, ce dernier forme le pigment qui se dépose dans les mailles du derme et donne à la peau l'aspect hyperchromique que l'on rencontre souvent dans plusieurs formes de la lèpre. Cette hyperchromie est parfois tellement prononcée que la peau la plus blanche, la plus caucasique devient abyssinienne et même d'un noir de Congo. Il m'a été donné de constater souvent de telles modifications de la coloration du tégument (pl. 9, fig. du milieu et pl. 12).

Tout au contraire, chez certains lépreux, lorsque le début de la scène s'annonce par une constriction des capillaires, par une vraie ischémie, on voit un ou plusieurs doigts devenir périodiquement exsangues, comme morts pendant un laps de temps plus ou moins long; cette syncope locale peut précéder l'asphyxie; et cela soit alternativement à la même période, soit successivement à des périodes plus ou moins espacées de la maladie. On sait que de telles modifications de la circulation capillaire de la peau des extrémités se rencontrent également dans les affections décrites sous le nom d'asphyxie de Reynaud, dans la gangrène symétrique ainsi que dans la sclérodermie et la sclérodactylie.

Ainsi, toutes ces modifications de la circulation capillaire démontrent la participation fondamentale, le rôle immense que joue le système nerveux dans la léprose. D'ailleurs, à une hyperesthésie locale du début, sur les placards cutanés, succède bientôt la diminution et même la perte absolue de la sensibilité. Et, chose curieuse, il n'est pas rare de rencontrer par hasard des régions cutanées absolument insensibles en dehors de toute modification objective du tégument; et parfois bien avant toute autre manifestation de la lèpre. C'est là encore une nouvelle démonstration péremptoire de la perturbation initiale du système nerveux dans le développement de la léprose.

La planche n° 1 est particulièrement intéressante sous le rapport des troubles de la circulation capillaire. On y remarque d'abord, tout autour du genou, une coloration bleuâtre, marbrée, très accentuée dans certains points; puis des taches rouge clair, relativement, dont la piqûre par l'aiguille faisait suinter un sang vermeil, artériel ; tandis que celui des marbrures jaillissait tout foncé, veineux, à la suite de la même exploration. Dans d'autres endroits, ce même malade présentait des macules, de petits placards pigmentaires foncés, brunâtres, qui ne s'effaçaient pas par la pression du doigt, comme les deux colorations précédentes. Enfin, de tout petits points blonds, légèrement colorés, se voyaient épars de ci de là et paraissaient siéger aux orifices des gaines des poils ou des glandes cutanées. Toutes les régions atteintes étaient dépourvues de sensibilité.

Pendant longtemps la malade, une jeune juive espagnole ou spaniote, a présenté uniquement ces manifestations. Ce n'est qu'après l'écoulement de plusieurs mois que survint une éruption de lépromes à forme phymatode, abondante, qui envahit successivement les membres et la face.

Dès mon premier examen, j'avais reconnu la nature de l'affection et j'avais inscrit l'histoire de cette malade sur le registre consacré aux lépreux. Mais ce n'est pas sans erreurs préalables, commises sur d'autres malades, dans des conditions analogues, que je parvins à comprendre la valeur réelle de ces troubles initiaux de la circulation d'apparence bénigne. La malade de la planche 1 présentait réunies toutes ces colorations du tégument. Mais il n'en est pas toujours ainsi. Ces colorations se rencontrent parfois *dissociées*, et l'on peut se figurer alors combien il est facile de méconnaître la nature d'une asphyxie locale, de quelques macules rouges, blondes ou violacées, de quelques points pigmentaires siégeant sur une partie limitée du corps, principalement à la face ou les membres. D'ailleurs, nous avons toujours choisi pour cet atlas des exemples très accusés, types en quelque sorte, afin de mettre en relief les caractères essentiels de chaque groupe morbide. Mais dans la clinique, les cas légers, incertains, irréguliers, anormaux, atténués ou frustes, insidieux à leur début, abondent. Quelle serait donc l'interprétation la plus rationnelle de tous ces phénomènes dont le siège se trouve, sans nul doute, dans le système capillaire ?

On ne peut s'empêcher d'accuser le système nerveux, régulateur unique de la circulation capillaire. Mais, encore une fois, quelle est la cause originelle, l'agent qui actionne ainsi le système nerveux ? Sont-ce des toxines fabriquées dans l'organisme ou introduites de dehors, et par quelles voies y ont-elles pénétré ? C'est ici que commence la discussion que nous évitons à dessein en ce moment. Toujours est-il que les érythèmes en général — noueux, annulaire, papuleux, polymorphe... — sont des expressions d'un état infectieux, accompagné le plus souvent d'accidents généraux, et parfois d'albuminurie.

On sait que l'intoxication, en général, dans les érythèmes infectieux, peut être de cause interne ou externe, dépendre des ingesta ou des toxines qui prennent naissance dans l'organisme même, élaborées qu'elles sont dans le tube digestif ou bien dans

l'intimité des cellules vivantes et agissantes. Parfois aussi des substances médicamenteuses, nous l'avons dit, occasionnent également de ces éruptions cutanées
analogues à celles produites par les toxines (arsenic, mercure, iodures, bromures,
antipyrine, etc... Cette dernière détermine surtout l'érythème noueux et des érythèmes
polymorphes). Dans tous les cas, ces éruptions sont des toxidermies déterminées par
l'élimination par la peau de poisons de provenance externe ou interne.

Bien que la nature microbienne des maladies ait dégradé les causes jadis efficientes
qu'elle abaissa au rang de prédisposantes, comme le dit le Dr Marfan (1), il n'en est pas
moins vrai que ces causes jouent un certain rôle, et que l'étiologie de la léprose est
synthétique. En effet, comment expliquer tous ces érythèmes initiaux qui ouvrent la
scène et autorisent déjà le diagnostic de la léprose en l'absence du bacille, car, nous
l'avons déjà dit, le bacille n'est constant que dans la lèpre tubéreuse. Puis, comment
se rendre compte de ces poussées nombreuses, successives, d'érythèmes à intervalles de plusieurs mois ? Est-ce que, grâce à la réaction de l'organisme, les toxines
s'éliminent et que l'orage se dissipe jusqu'à leur nouvelle accumulation ?

OBSERVATION I. — *Lèpre débutant par des troubles de la circulation capillaire très prononcés ;
asphyxie de la peau, macules rouges, livides et pigmentaires ; érythème noueux de la
léprose.*

Polyxène Nicolaïdou, grecque, âgée de 22 ans, est originaire de Triglia, ville située à cinq
heures de distance de Constantinople, sur la mer de Marmara, où elle a résidé jusqu'à l'âge
de 15 ans. Le père aurait succombé à une paraplégie. Il aurait perdu ses sourcils, ses cils et
sa barbe (?). La mère, migraineuse, saine d'ailleurs, se maria deux fois et eut 10 enfants.
Les 5 du premier lit ont eu la gourme et des affections cutanées; ils seraient tous scrofuleux.
La sœur aînée de Polyxène succomba à une méningite tuberculeuse; une autre vit épileptique;
une autre a 2 enfants scrofuleux. A Triglia, d'après nos informations, il y a eu des cas de
lèpre. Mais la famille de Polyxène n'aurait jamais été en relation médiate ou immédiate avec
ces lépreux.

En 1881, P... fut surprise par un orage violent, au milieu d'une hamp. Elle en fut tellement
effrayée, qu'elle resta sans connaissance pendant plus de deux heures. Consécutivement, elle
eut plusieurs accès hystériques. Pendant de longues années son occupation a consisté à planter
et à arracher des oignons, ou bien à ramasser des olives, depuis l'aurore jusqu'à la nuit, hiver
et été, par le froid et la neige, ou par un soleil ardent; elle était toujours nu-tête et très
légèrement mise. Nourriture : oignons, olives, légumes préparés à l'huile, et poissons salés.

En 1882, elle eut à plusieurs reprises les joues très rouges et brûlantes, comme *si on lui
avait administré de violents soufflets.* Cet état congestif de la joue disparaissait après 4 ou 6 jours
de durée; il était accompagné d'une sensation de brûlure incessante qu'elle soulageait en se
jetant à la figure de l'eau froide, plusieurs fois par jour. Après le retour répété de ces conges-

---

(1) MARFAN. Maladies des bronches. *Traité de médecine,* t. IV. — HUTINEL. *Arch. gén. de méd.,* 1892, p. 385. — Bouchard a déjà noté la fréquence des accidents bronchiques liés à la résorption des produits d'auto-intoxication
gastrique et de toute septicémie quelle qu'en soit l'origine.

tions, toute sa face devint noire comme celle *d'une négresse;* ce qui a été constaté par tout l'entourage et par un honorable confrère, le Dr Trocanian. Cette coloration persista pendant un an. En même temps, les cuisses et les jambes, les mains et les avant-bras devinrent violacés et douloureux spontanément; fièvre, courbature, prostration extrême.

En mars 1883, après une poussée érysipéloïde, elle remarqua un tout petit tubercule au milieu du front. Lorsque j'ai vu la malade, le 2 mai 1884, toute la face était livide et ses capillaires variqueux. Un groupe de cinq petits tubercules, bistres, à peine saillants, comme des lentilles, siégeaient à la région intersourcilière et aux régions malaires; quelques autres bien discrets pointent à peine sur les lèvres; taches pigmentées, larges de quelques centimètres, au côté gauche du cou; ganglions lymphatiques cervicaux engorgés; sourcils rares, chevelure conservée; avant-bras tuméfiés; épiderme se détachant en furfures; quelques petites taches pigmentées, à leur face antérieure, sans tubercule; peau des coudes violacée avec aspect de *raisin sec de Malaga*. Mains violacées aussi, par une température ambiante de + 18° centigrades; tact très diminué. Insensibilité aux piqûres, au chaud et au froid. A la face, le front seul est dépourvu de sensibilité. Dès qu'on explore ces différentes parties avec la pointe d'une épingle, très légèrement même, il s'en écoule un sang très foncé, asphyxique. Dermographisme très prononcé; cuisses et jambes légèrement tuméfiées, comme marbrées, parsemées de taches de coloration et de dimension variées, et espacées de 1 à 5 centim. De ces taches les unes ont 1 et 2 centim., les autres sont bien plus exiguës. Il y en a qui, bien plus petites, donnent l'aspect pointillé de la peau de dinde. Parmi ces taches, il y en a d'un rouge groseille, d'autres sont comme ecchymotiques, avec noyau, comme s'il s'agissait d'une extravasation de sang par violence extérieure. Enfin il y en a d'absolument pigmentées. Les taches rouges sont les seules qui disparaissent complètement par la pression; les pigmentées ne s'effacent point. La piqûre à l'aiguille fait jaillir un sang rutilant des taches rouges, et très foncé, presque noir, des placards ou des macules violacées. La sensibilité n'est émoussée qu'à partir du 1/3 inférieur des jambes. La malade est excessivement frileuse; engelures et gerçures des pieds et des mains pendant tout l'hiver.

État général satisfaisant, appétit conservé; menstrues irrégulières; elles ont été supprimées pendant toute l'année de 1882. Nez enchifrené, céphalalgies fréquentes; bouffées de chaleur très incommodes à la face; sensation pénible dans les petits tubercules du front, comme *s'ils étaient dévorés par des vers*. Pouls faible, sans résistance; force dynamométrique, 80 à droite et 70 à gauche. Polyxène demeure avec sa cousine qui a 6 enfants dont le plus jeune a 7 ans. Elle couche dans la même chambre qu'eux et vit en famille sans la moindre précaution. A Triglia, elle restait aussi chez sa sœur dont elle soignait les jeunes enfants; j'ajoute, par anticipation, que personne de son entourage n'a contracté la lèpre. Ergotine, iodoforme, arsenic.

19 Mai. Érythème noueux sur l'avant-bras, les bras et le côté externe des cuisses (pl. 2, fig. de droite). La peau, rouge (placards irréguliers), est épaissie à leur niveau, celle qui les entoure restant mince et normale. Cette coloration rouge disparaît à la pression qui est douloureuse, pour reparaître dès que celle-ci a été supprimée. Sensation de chaleur intense sur les placards, et douleurs spontanées, lancinantes. La coloration des cuisses est toujours la même. L'épiderme est partout en mue furfuracée. Le thermomètre plat du Dr C. Paul, appliqué sur le placard situé au côté externe de la cuisse gauche, d'une étendue de 10 centim. environ, accuse 36°,3. La peau mince, à côté du placard, donne 36°. La tante de la malade qui l'accompagne, n'a que 34° à la même région. Température de l'aisselle 38°, l'ambiante est de 18°.

Le 27, les placards d'érythème noueux se sont foncés ; ils tranchent sur le reste du membre qui est néanmoins tuméfié et comme asphyxique dans toute son étendue. La malade accuse une chaleur intense par tout le corps ; elle aime rester découverte. Elle boit de l'eau froide continuellement ; ses membres sont parcourus par des élancements ; ils sont souvent engourdis ; lassitude générale, céphalalgie, nausées, face défaite.

Le 31 mai, les placards d'érythème noueux sont devenus très foncés et comme ecchymotiques ; l'épiderme s'y détache par lambeaux ; pas de démangeaisons ; faiblesse extrême, anorexie, insomnie ; règles en retard d'un mois et demi ; quelques jours après, la peau des placards devint bistre, l'épiderme se détachant laissa voir une nouvelle couche lisse, mince, comme la surface d'un vésicatoire qui vient de se cicatriser. Amaigrissement général très prononcé ; ce qui jure avec la peau épaissie et comme empâtée partout où il y a eu des placards érythémateux. Le cou présente, de chaque côté, une coloration pigmentée foncée, disposée en larges plaques. Ganglions cervicaux très tuméfiés ; le tronc reste en tout indemne. La sensibilité est très diminuée partout où la peau a pelé. Je traverse un pli cutané du dos des mains, sans occasionner de douleur. Cou et face sensibles, excepté sur les tubercules, et dans un rayon de 2 centim. tout autour d'eux. Les membres inférieurs, principalement les jambes, sont d'un bistre foncé. La peau en est très rude au toucher, pachydermique et ichtyosique ; pieds bleuâtres ; épiderme dur et fendillé ; température ambiante 20° ; celle du bras gauche 34°,2 ; à la cuisse gauche 34° ; à l'aisselle 37°,9. Dynamomètre : main droite 74 ; main gauche 70 ; pouls petit, 68 ; bruit de souffle anémique intense à la base du cœur. Ergotine, quinqniua.

En juin, l'état général est amélioré ; la congestion de la face a diminué, ainsi que la tuméfaction des membres. Trois inoculations sont faites à la poitrine avec de petits fragments des tubercules frontaux, introduits sous la peau : 15 jours après, on ne voit trace de ces inoculations. Amélioration, malade satisfaite ; mais les ganglions cervicaux et ceux de Scarpa restent toujours très engorgés ; trois inoculations nouvelles sont pratiquées au bras droit, et 8 jours après, 3 autres sont faites par le Dr Marini ; je m'empresse d'ajouter que toutes sont demeurées négatives.

L'épaississement de la peau, si prononcé aux membres, partout où avaient siégé les placards d'erythème noueux, plus tard modifiés comme il a été dit ci-dessus, a disparu ; il n'y reste qu'une coloration foncée pigmentée ; mais la peau a recouvré sa souplesse. Cautérisation des tubercules de la face au thermocautère ; iodoforme, arsenic.

Le 2 juillet, bien que l'état général soit satisfaisant, de tout petits tubercules pointent sur le tragus droit et l'hélix gauche. Le 25, frissons intenses, puis fièvre de 30° et demi, agitation, sentiment de brûlure sur les cuisses et les avant-bras. L'examen y fait constater une nouvelle poussée de placards d'érythème noueux et des plaques violacées, comme produites par flagellation ; cette poussée, de même nature que les précédentes, est bien plus violente ; outre l'état physique, la malade souffre beaucoup moralement. Elle vit dans les privations et le désespoir ; sa famille l'a abandonnée parce qu'on lui a dit qu'elle était incurable. Aussi, malgré l'amélioration temporaire survenue derechef, elle fut navrée lorsqu'elle a cherché à se faire admettre dans un hôpital et qu'elle ne rencontra que refus de partout. Elle continua à vivoter dans la plus profonde misère. Elle eut par la suite, à plusieurs reprises, des congestions quasi-érysipélateuses de la face et des membres, qui finirent par une anesthésie locale presque complète. Faiblesse extrême, et paralysie des membres pelviens qui trébuchent et refusent de supporter le corps. De fortes douleurs parcourent aussi les membres ; frissons erratiques souvent répétés ; maux de tête, soif inextinguible ; de temps à autre, les membres se tuméfient et deviennent violacés ; la peau est alors tendue, brûlante et très douloureuse au toucher. Un jour elle a même eu, passagèrement, la langue embarrassée et la parole incompréhensible. Ce processus morbide, à poussées fréquentes, disparaissait après une durée de quinze jours environ. A la fin ces congestions locales ont été suivies de l'apparition d'un semis confluent de tubercules à la face et aux membres. Ces orages fréquents ont épuisé la malade de plus en plus, aggravé son état général et assombri l'avenir.

Le 25 décembre, il survint un complexus morbide effrayant : Après de violents frissons et une fièvre de 40°, les membres se sont gonflés et devinrent violacés et brûlants. Bientôt l'épiderme commença à s'exfolier. Dans l'épaisseur de la peau tuméfiée, on sent des nodosités comme des grains de chapelet ; ou bien des exsudats en plaques de 1 à 3 centim. siégeant dans l'épaisseur du tégument et dans les tissus sous-jacents ; délire fréquent. Insensibilité absolue au toucher, à la douleur et à la température, bien que la patiente éprouve continuellement des douleurs spontanées intenses dans l'épaisseur des membres. Une éruption confluentes de tubercules, gros comme des têtes d'épingle, envahit toute la face, le front, les joues, et les commissures des lèvres, au siège de prédilection de l'herpes labialis, ainsi que les pavillons des oreilles. Les membres inférieurs sont, à partir des fesses, tuméfiés, livides, brûlants et parsemés de gros noyaux indurés. La peau en est absolument insensible ; mais si l'on presse les tissus, on occasionne des douleurs profondes. L'examen microbiologique d'un petit tubercule excisé a fait constater des bacilles lépreux à foison. A la suite de cette crise terrible, il survint une faiblesse extrême, un épuisement profond, une diarrhée fétide, et des phénomènes typhiques qui emportèrent la malade, cruellement refusée à tous les hôpitaux polyethniques de notre ville, destinés à ne recueillir, chacun, qu'après triage, les malades de la nationalité ou de la communion qui l'entretient uniquement pour les siens ! Les lépreux en sont unanimement et inhumainement exclus de tous, sans distinction de nationalité. Personne ne se soucie ni de la manière dont ils vivent, ni du lieu où ils vont expirer, pas plus que des chiens galeux qui peuplent nos rues ! Leur sort en effet est le même ; on laisse les uns et les autres agoniser et crever sur le pavé ou dans les terrains vagues des quartiers dévastés par nos fréquents incendies.

Nous ferons remarquer que chez P... l'érythème noueux coïncidait avec des tubercules et des macules qui surgissaient tous, par poussées, à la suite d'un mouvement fébrile violent. Mais il n'en est pas toujours ainsi. Chez plusieurs individus l'érythème lépreux initial apparaît tout seul accompagné d'une fièvre légère. Il disparaît au bout de quelques jours, ne laissant aucune trace, ou bien une coloration fauve, ocre, passagère ou permanente. Les mêmes phénomènes peuvent se manifester de nouveau quelques semaines ou des mois après. Puis la peau de ces régions s'épaissit, se double d'exsudats, devient ecchymotique, pèle, et la lèpre est ainsi confirmée. Cependant l'organisme était déjà infecté dès l'apparition du premier mouvement fébrile qui doit être considéré comme l'indice d'une lutte bienfaitrice pour éliminer le poison (?) dont l'érythème n'est qu'une toxidermie. Parfois l'érythème noueux ou les placards érythémateux à répétition constituent, pendant des années, les seules manifestations de la léprose ; les biopsies ne font point constater de bacilles, qui apparaissent plus tard si la lèpre continue à évoluer.

CHAPITRE II

Érythèmes, noueux, érysipéloïde, papuleux et autres de la léprose.

L'avant-bras placé à gauche de la planche n° 2, ci-contre, représente quelques
lignes sinueuses que j'ai fait dessiner lorsqu'elles étaient déjà très accusées ; car je
les avais aperçues deux mois auparavant, mais si légèrement indiquées que j'hésitais
quant au diagnostic à porter. La malade sur laquelle j'ai observé ce signe initial de
la lèpre, une Israélite espagnole, nommée Sassone, dont je relate plus loin l'observation extrêmement intéressante, a eu un engourdissement et des fourmillements
dans ce membre en 1877, sans aucun autre phénomène précurseur ou concomitant.
Des lignes légèrement roses (pl. 2), devenues plus tard lilas, puis blondes, et ensuite
pigmentées, n'ont paru qu'en 1884 ; d'abord pareilles aux tracés géographiques qui
délimitent, sur les cartes, les frontières des divers États, elles ont acquis, par la
suite, et progressivement, la largeur d'un centim. et circonscrivaient de grandes
surfaces cutanées normales. Plus tard, chaque ligne devint une bande ondulée qui
atteignit une largeur de 2 ou 3 centim. La malade était alors enceinte et portait
aussi à la face comme un masque pigmenté très accusé de la grossesse ; mais ce
masque n'est pas toujours de rigueur ; souvent la face reste indemne. C'est surtout
après les couches que les bandes pigmentées des membres se sont de plus en plus
foncées et élargies chez cette malade. Plus tard toute la partie circonscrite, tout l'îlot
fut envahi par une pigmentation brune qui se fonça progressivement et persista fort
longtemps. Pas plus que chez les deux malades dont les dessins figurent sur la
même planche n° 2, *la biopsie du tégument des îlots circonscrits, des papules et
des parcelles des placards noueux*, pratiquée à plusieurs reprises, *ne parvint à
découvrir le bacille de Hansen*. On se trouve donc fort embarrassé pour expliquer
la production de tous ces érythèmes. Nous savons cependant que la présence des
poisons microbiens dans la circulation sanguine peut se manifester par des érythèmes
infectieux — érythèmes polymorphes, érythème noueux ou scarlatiniforme, etc. —
coïncidant souvent avec des douleurs articulaires, de la fièvre, précédée de frissons,
et tous les signes d'une toxémie. Ces éruptions peuvent alors durer deux ou trois
semaines et se terminer par la desquamation, tout comme dans la lèpre débutante,

principalement dans sa forme maculeuse; très souvent ces éruptions primordiales devancent et de beaucoup toute autre manifestation. Elles peuvent s'effacer rapidement, puis revenir, ou bien elles persistent et se modifient tant comme forme que comme teint. Les sujets qui les portent doivent être considérés déjà comme lépreux. Si le microscope découvrait, dans ces cas, ne fût-ce que quelques bien rares microbes, l'esprit en aurait été très satisfait par l'admission de l'action des toxines sécrétées par le bacille. Mais il n'en est pas ainsi. Le bacille n'est pas constatable, en général, à cette période de la maladie. D'ailleurs, dans la syphilis, dont le bacille n'est pas encore généralement admis, on voit souvent les symptômes généraux précéder les éruptions superficielles. Nous avions signalé le premier ce fait, il y a bien longtemps (*Affections nerveuses syphilitiques*, 1861, ouvrage couronné par l'Académie de médecine); et tout dernièrement le Dr Beurmann, médecin des hôpitaux, a présenté à la *Société de Dermatologie française* un exemple remarquable de ce genre (12 juillet 1894). Il s'agissait de fièvre syphilitique secondaire, avec érythème noueux syphilitique, qui disparut par le traitement spécifique. De même que le Dr Mauriac, l'auteur attribue à l'infection syphilitique l'apparition de l'érythème noueux qui avait coïncidé avec une éruption de syphilides papulo-squameuses.

Le dessin du milieu de cette même planche n° 2, représente une jambe, sur laquelle on remarque quelques petites papules, grandes comme des lentilles et même bien plus exiguës, d'aspect absolument syphilitique. La pression par le doigt effaçait ces premières éruptions lépreuses qui paraissaient dépendre d'une congestion, d'une parésie de la circulation capillaire. Au premier abord, j'ai cru avoir affaire à une infection syphilitique. La constatation de la diminution de la sensibilité aux extrémités et la découverte même de placards *analgésiques* disséminés m'avaient fait soupçonner la lèpre, déjà à mon premier examen. Plus tard l'affection a évolué; des tubercules ont succédé *in situ* à ces petites papules; l'insensibilité envahit une grande partie des membres et tout doute s'évanouit devant les progrès successifs de l'affection. La biopsie a confirmé en dernier lieu le diagnostic, en montrant le bacille de Hansen.

Je relate plus loin un cas de syphilis et de lèpre concomitante. Les deux affections avaient marché de pair, avec certaines intermittences bien curieuses, l'une d'elles dominant le tableau, à tour de rôle. Un traitement spécifique, améliorant les manifestations syphilitiques, lorsque les éruptions léprosiques s'aggravaient de plus en plus, contribua à opérer la dissociation des deux diathèses d'une manière artificielle et indubitable; je dois cependant avouer, en toute humilité, qu'au commencement de mes études spéciales sur la lèpre, je n'ai point échappé à l'erreur assez généralement commise de confondre cette maladie avec la syphilis ; tellement leur ressemblance est parfois grande, qu'un ancien interne du grand Ricord n'a pu échapper à cette confusion. Aussi personne ne comprend mieux que moi combien le diagnostic différentiel entre la lèpre et la syphilis est difficile et même impossible quelquefois pour les médecins qui ne se sont pas livrés d'une manière spéciale d'abord à l'étude de cette dernière et ensuite à celle de la lèpre. Et sans parler des anciens qui ont toujours pris la syphilis pour la lèpre — ce qui est ma profonde conviction — et qui ont ainsi agrandi outre mesure le cercle de ses victimes et proclamé depuis Moïse, à cause de cette confusion même, la grande contagiosité de l'éléphantiase, nous avons vu maintes fois et il nous arrive encore très souvent de rectifier de telles erreurs de diagnostic commises par des confrères très instruits d'ailleurs ; et chose curieuse, par ceux-là mêmes qui exercent dans les localités où la lèpre sévit encore, endémiquement, avec violence. En vérité, combien y aurait-il de confrères, qui, à l'inspection d'une éruption comme celle reproduite sur la jambe ci-contre, ne diagnostiqueraient pas la vérole, à première vue ? On verra plus tard que les lésions buccales donnent aussi très souvent le change, et que leur ressemblance avec celles de la syphilis excuse jusqu'à un certain point de telles méprises.

Le troisième dessin de la même planche, n° 2, représente l'érythème noueux parfois initial de la lèpre, c'est-à-dire la toute première et unique manifestation, au début et pendant des mois, parfois même durant des années. Il arrive en effet qu'au milieu d'une santé florissante en apparence, l'organisme déjà infecté et recélant le germe morbide, soit pris de phénomènes aigus intenses, tels que frissons violents suivis bientôt de fièvre avec une élévation de température, jusqu'à 39° et au delà ; la courbature, la prostration, l'anorexie, qui ont précédé de quelques jours cette explosion, font penser à l'invasion d'une maladie aiguë, lorsque des placards sinueux roses, légèrement saillants, douloureux à la pression, pareils absolument à ceux de l'érythème noueux rhumatismal, envahissent les membres. Malheureusement, au dernier moment on nous a égaré une belle reproduction que nous en possédions. Le dessin que nous avons fait figurer ici s'éloigne quelque peu, par sa configuration et par ses satellites, de l'érythème noueux vulgaire. Dans d'autres cas l'escorte fébrile aboutit à une éruption érysipéloïde, le plus ordinairement de la face. Dans ce cas il est presque impossible, lorsque l'attention n'a pas été déjà éveillée par des études antérieures et par des erreurs déjà commises, de songer à la lèpre, principalement dans un pays où la léprose n'est pas endémique. La première pensée qui se présente à l'esprit lors de l'apparition de ces placards allongés dans le sens de l'axe du membre, est celle d'un rhumatisme imminent. On n'est tenu en éveil que lorsqu'on exerce dans une localité lépreuse où le début de l'affection par de tels phénomènes est loin d'être rare. Quelle que soit l'interprétation théorique de cet érythème noueux, on ne peut nier qu'il est le résultat d'une infection générale de l'économie qui réagit par une poussée vers un des émonctoires de l'organisme, vers la peau chargée d'éliminer les toxines provenant de l'extérieur ou de genèse interne. Quoi qu'il en soit, cet érythème noueux, constitué par de larges taches congestives, rouges, à décoloration progressive, enchâssées dans le derme, saillantes, douloureuses à la pression sous le doigt qui les efface, se termine souvent par résolution et paraît dépendre d'une congestion du réseau capillaire, avec épanchement du sérum, des globules blancs dans les mailles du tissu conjonctif, et des globules rouges dont la transformation progressive produit les couleurs successives de l'ecchymose (Ranvier, et Amiaud, thèse sur l'erythema nodosum, Paris, 1879).

Cet érythème noueux peut se répéter chez les candidats à la lèpre, ou plutôt ouvre la scène chez les individus qui sont déjà atteints de la maladie dont il constitue le phénomène initial. Le premier érythème lépreux peut, après une durée de huit à quinze jours, disparaître complètement en laissant à sa suite une mue épidermique ; mais il n'en est pas toujours ainsi. Il occasionne parfois un empâtement définitif de la peau, avec hyperesthésie locale, une coloration qui se fonce de plus en plus jusqu'à devenir pigmentée, mélanique, voire même éthiopienne. Ces diverses modifications de la peau surviennent forcément lorsque l'érythème noueux ou bien l'exanthème érysipéloïde, qui est aussi de même nature et a la même signification dans la lèpre débutante, revient et récidive un grand nombre de fois. En effet, ces exanthèmes à répétition sont très fréquents au commencement de la maladie. Ils annoncent son invasion et constituent pour nous un symptôme aussi certain de la lèpre confirmée, que l'éruption papuleuse de l'infection syphilitique.

Il est assez fréquent de rencontrer des lépreux qui prétendent avoir eu trois ou quatre fois de l'érythème noueux, — auquel se rapportent exactement leurs descriptions minutieuses, — ou bien un nombre bien plus grand d'érysipèles siégeant surtout à la face, avec gonflement et cuisson qui les oblige de s'humecter continuellement la figure, de s'enfoncer même la tête plusieurs fois par jour dans un seau d'eau froide. Il est à noter, pour l'érysipèle lépreux, que nous ne l'avons jamais vu envahir le cuir chevelu, ni les paupières de manière à les clore, comme cela a souvent lieu pour l'érysipèle vulgaire. Il arrive parfois qu'une oreille ou une joue seule soit envahie, sans extension au delà, comme aussi que toute la figure se gonfle, se tuméfie, devienne brûlante et d'un rouge violet qui se fonce de plus en plus ; exceptionnellement la coloration devient foncée, pigmentée et pareille au tégument abyssin (pl. 13). Cette coloration quasi-éthiopienne peut durer pendant des semaines. Après quoi la peau devenue jambon, cuivreuse et presque pachydermique, confirme définitivement, même pour le public, la présence de la lèpre dont elle dénonce une période avancée. Plusieurs cas de ce genre sont relatés dans ce travail.

Il arrive aussi que les placards érysipéloïdes siègent sur les membres et même sur le tronc et qu'ils soient suivis bientôt d'exsudations cutanées sous forme de nappes siégeant dans la peau, ou bien sous-jacentes au tégument. Les exanthèmes noueux et érysipélateux peuvent d'autant plus induire en erreur que des douleurs articulaires concomitantes contribuent à en faciliter la confusion avec l'erythema nodosum rhumatismal.

Enfin, la lèpre, quelle qu'en soit la forme ultérieure, peut faire son invasion par une éruption érythémateuse généralisée qui envahit tout aussi bien le tronc que la tête et les membres, à la suite de l'ensemble des phénomènes pyrétiques classiques. Ces exanthèmes généraux, variés dans leurs formes et dont nous reproduisons ici quelques spécimens, peuvent disparaître totalement plus tard, pour revenir de nouveau. Dans ce dernier cas ils constituent le signal primordial de la lèpre qui va évoluer plus tard — après des semaines, des mois et même des années — sous une de ses formes, tuberculeuse, maculeuse, nerveuse et même mutilante. Cette uniformité possible du début de toutes les variétés de la lèpre vient à l'appui de l'opinion qui soutient que la lèpre est toujours une et la même ; mais que son cycle peut être modifié, troublé ou interrompu, de manière que son évolution se poursuive dans une de ses périodes sans parvenir aux stades suivants. Le parcours normal de la lèpre, qui s'observe parfois, serait tracé successivement par un exanthème, puis par des macules, des ulcères, des rétractions des doigts avec atrophie musculaire, des mutilations et des exsudats. Si la maladie persiste dans une de ses étapes ou bien si quelques-unes de ses phases échappent, par leur bénignité ou leur brièveté, lorsque au contraire certains de ses phénomènes sont accusés et persévérants, on a la lèpre maculeuse, l'exsudative, la nerveuse ou la mutilante des auteurs, selon cette théorie.

Observation II. — *Exanthème érythémateux initial, suffusion sépiée, précédant la lèpre nerveuse ou de Danielssen.*

Tzakiri, 19 ans, grec de l'île de Marmara, du village Galimi, distante de dix heures de Constantinople, par bateau à vapeur. Père, mère, du même endroit ; celle-ci est de Palatia, village où vivent quelques lépreux, isolés. Point de lépreux dans la famille, à leur connaissance. Les habitants de l'île de Marmara, pêcheurs et vignerons tout à la fois, sont exposés à la pluie, à la neige en hiver, et l'été aux rayons d'un soleil ardent. Ils ont l'habitude de se jeter à la mer, même l'hiver, au moment de retirer leurs filets, sous forme de sac, pour y pousser le poisson et l'empêcher de se sauver en sautillant. Ils se nourrissent presque exclusivement de poissons bouillis ou frits à l'huile, ou bien confits dans la saumure. Tous les mercredis et les vendredis, ils jeûnent et ne mangent que des olives et de l'huile. Mais l'ali-

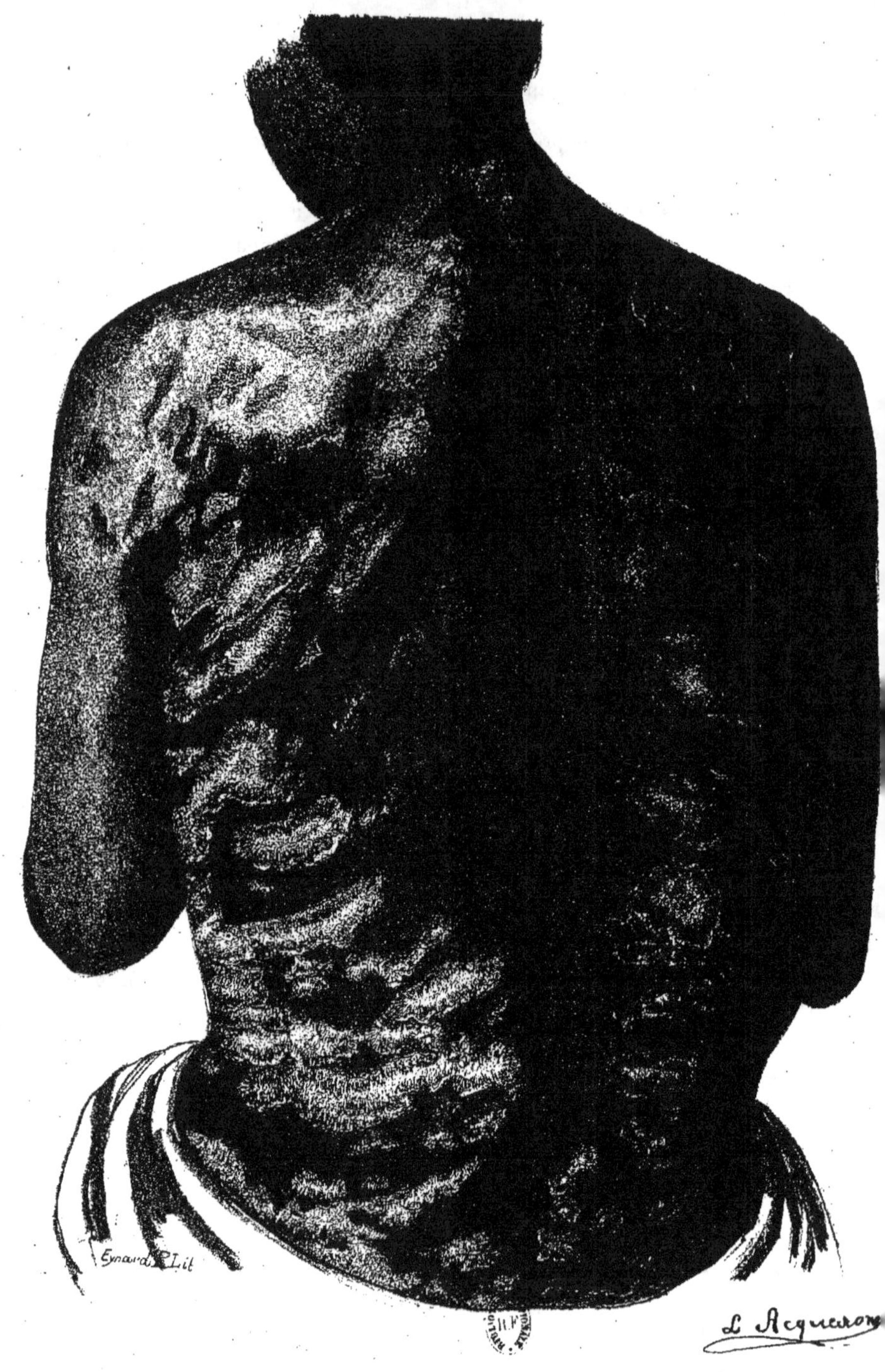

LEPRE DE DANIELSSEN

Suffusion sepiée & Exanthème erythèmateux initial

Imp. Distribué, 44, Rue St Louis-en-l'Ile, Paris.

mentation habituelle du peuple est le *garo*, constitué par les entrailles et les branchies des poissons, maquereaux et palamides, qu'ils enlèvent au moment de les saler pour l'exportation. On jette tous ces détritus dans des barils, en ajoutant couche par couche force de gros sel. C'est de ce *garo*, puant et salé à emporter la bouche, que tous les habitants se nourrissent presque exclusivement avec du pain grossièrement préparé ; ils abusent aussi de l'eau-de-vie.

Michel a 2 sœurs et 5 frères. L'aîné, âgé de 30 ans, est lépreux ; il a été chassé de son village et demeure isolé dans une cabane ; il serait devenu lépreux à 10 ans. Il a été couvert d'abord d'une éruption rouge générale, qu'on a cru sudorale. Cette éruption se répéta 2 ou 3 fois par an pendant un certain temps. Plus tard il fut couvert de tubercules. C'est alors que l'autorité brisa la porte de sa maison, une nuit, sans avertissement préalable, s'empara de lui et le conduisit à la montagne, dans une baraque où se trouvent relégués 5 autres lépreux, savoir : une sœur à lui, 2 frères à figures très déformées, et un jeune homme de 20 ans qui n'aurait encore aucun signe de la lèpre, et sous la seule inculpation de suspect. Tous ces individus sont en quarantaine permanente ; on les nourrit avec du poisson et du *garo*. Peu après, on expulsa du village une de ses sœurs, âgée de 18 ans, pour le seul fait qu'elle n'était pas menstruée, la non apparition ou la suppression des règles étant considérée, dans le pays, comme le premier signe de l'invasion de la lèpre. Néanmoins, depuis 16 ans que cette pauvre malheureuse est exilée à la montagne, dans une affreuse hutte, en compagnie de lépreux mutilés, estropiés, couverts d'ulcères et de tubercules, elle reste toujours sans la moindre manifestation lépreuse. C'est ainsi que s'opère en province, dans bien des localités, la chasse arbitraire aux lépreux et leur séquestration par la populace ou bien par ordre du brigadier, et sans l'avis même d'un médecin ! Une autre sœur de Tzakiri, âgée de 26 ans, est indemne, ainsi qu'un frère ici présent qui nous donne avec le patient tous ces renseignements. Enfin son petit frère serait mort en bas âge du croup.

La lèpre a débuté chez T... en 1880, à 14 ans, par des frissons violents, suivis d'une fièvre intense, et d'une éruption rouge scarlatiniforme qui dura trois jours, avec hyperesthésie de tout le corps, devenu douloureux, même au simple contact. Répétition des mêmes phénomènes un an après ; puis trois fois par an, au printemps, en juin et en août. Depuis plusieurs années il a de nombreuses engelures.

En mai 1883, parut une éruption pareille à celle qu'il porte aujourd'hui (mai 1885). Elle dura un mois ; l'épiderme s'enlevait en lambeaux sur les taches en laissant au-dessous des macules plus blanches que la peau normale ; après avoir ainsi pelé, l'hyperesthésie disparut. Mais la dernière fois, avant l'apparition des placards actuels, il y a eu des lignes rouges sinueuses, circonscrivant des îlots dont le centre fut plus tard envahi aussi, progressivement, par la même coloration. Ces taches étaient à peine saillantes. Après la défervescence, elles ont toujours pâli, au point d'être presque invisibles. Au printemps suivant, elles ont récupéré leur coloration rouge très accusée et leur hyperesthésie excessive ; la face en est toujours restée indemne. Les signes généraux qui précèdent et accompagnent ces poussées, sont bien peu prononcés depuis quelque temps, au point de ne pas interrompre le travail de ce jeune homme qui exerce alternativement l'état de pêcheur, de vigneron ou de bûcheron, d'après la saison et la besogne qui se présente à lui.

L'hiver de 1884-1885, il eut pour la première fois de l'asphyxie locale des mains, devenues livides pendant toute la durée de la mauvaise saison. Ses pieds étaient aussi continuellement glacés, et ne ressentaient pas les plus forts pincements. Derechef, au commencement de mai 1885, son attention a été attirée, tout à coup, par une exagération de la sensibilité de la peau du tronc, qui rendait tout contact douloureux ; il s'aperçut alors que les placards se ravivaient. Des lisérés rouges, sinueux, ont commencé à circonscrire les îlots blancs peu perceptibles et de vieille date. La couleur rouge se propagea de plus en plus vers le centre, en même temps que le tout s'exhumait. Lorsque cet envahissement commence, le centre se déprime d'abord ; puis par un travail cette fois-ci centrifuge, la peau pâlit et recouvre progressivement son état normal. L'épiderme s'écaille alors et se détache en lambeaux, laissant une décoloration blanchâtre qui tranche à peine sur la peau normale. Le 10 mai 1885, Tzakiri est dans l'état suivant : cheveux, sourcils, cils conservés, ainsi que le duvet juvénile de la face. La barbe n'a pas encore poussé. La moustache commence à peine à se dessiner. Les muscles orbiculaires des paupières sont un peu atrophiés et légèrement paralysés, le droit surtout ; aussi les yeux ne sont pas tout à fait clos pendant le sommeil ; épiphora. Aucune éruption à la face ; quelques petites taches blondes à la nuque. Les deux aisselles sont uniformément pigmentées. Le tronc présente, à la partie sus-ombilicale et à sa face antérieure, une multitude de macules roses, légèrement saillantes, rondes ou oblongues dans le sens transversal, de 1 à 2 centim. ; le dos est tout bariolé ; les macules y sont plus grandes et plus nombreuses, la plupart transversales et en léger relief ; il y en a qui ont de 6 à 10 centim. sur 1 ou 2 dans le sens le moins long. Plusieurs de ces placards se fusionnent ; leur centre est blanc normal, et parfois plus clair que le tégument du malade. Mais, chose curieuse, à partir de la vertèbre proéminente jusqu'à la naissance du pli interfessier, une coloration brune, pigmentaire, très accusée, olivâtre, huileuse, envahissant tout le dos, mais bien plus foncée sur la ligne médiane, sert de fond à ces placards dont il fait mieux ressortir la rougeur. Latéralement, une ligne perpendiculaire, partant du bord postérieur de l'aisselle et tombant sur la crête iliaque, sert de limite à cette nuance sépiée. Le pli qu'on obtient en pinçant les placards est plus épais que celui des parties voisines.

Ce barbouillage brun hyperchromique manque à la nuque ; ce qui fait éloigner toute supposition qu'il a été consécutif aux rayons solaires. Rien de semblable sur les membres. A partir du 1/3 inférieur de l'avant-bras, la peau est exsangue, blanchâtre, cireuse uniformément, comme dans le doigt mort. L'auriculaire et l'annulaire sont légèrement rétractés, sans possibilité de les redresser. Ganglions épitrochléens gros comme des olives ; nerfs cubitaux normaux ; pas de réflexes au coude, ni au poignet ; au dynamomètre, main droite 80 ; la gauche 75. La sensibilité à la douleur est obtuse sur la plupart des placards ; celles au contact et à la température sont normales, mais légèrement tardives. Ganglions inguinaux très engorgés ; ceux du triangle de Scarpa comme des œufs de poule ; pubis poilu ; testicules normaux ; sur les genoux, cicatrices nombreuses qu'il attribue à des accidents, mais qui par leur aspect paraissent résulter du pemphigus. La peau des cuisses, à partir du 1/4 inférieur, est rugueuse et furfuracée ; celle des jambes, au 1/3 inférieur, uniformément violacée, sans taches, ni exsudats. La 1/2 inférieure de la région poplitée droite est insensible. A partir du milieu des jambes, la sensibilité est émoussée et la perception lente. Parfois *la première piqûre n'est point ressentie,* tandis que la seconde est perçue et la troisième mieux encore ; comme si la sensibilité a été réveillée par les premières excitations. Les doigs et les orteils sont plus sensibles que le dos des mains et des pieds. Ces remarques s'appliquent au tact, à l'algésie et à la température. La peau de la plante des pieds est très épaisse et toute fendillée, même à l'arcade ; aussi ne peut-on rien conclure de son insensibilité. Réflexes rotuliens nuls à droite, très peu prononcés à gauche. Pollutions nocturnes une fois par semaine. — Arsenic, bains. Le malade retourne chez lui après quelques jours de séjour à Constantinople. Il revient le 2 août ;

les taches ont bien pâli et tendent à disparaître, en même temps qu'elles s'affaissent; et cela, d'une manière centrifuge, tandis que lors de leur apparition c'est l'inverse qui a lieu; elles s'accentuent de plus en plus d'une manière centripète. La pigmentation uniforme du dos n'a pas varié : la peau est toujours comme zébrée par les taches blanchâtres très appréciables. Le père du malade, guidé par les antécédents, nous annonce la desmaquation prochaine, centrifuge des placards. Le malade transpire abondamment ; la sueur ruisselle sur tout son corps. — 5 septembre, les placards sont décolorés, le centre en est devenu clair ; il rougit un peu après avoir été pressé par le doigt; mais bientôt il recouvre sa pâleur. Desquamation furfuracée sur les placards, tant au centre qu'à la périphérie. A partir de l'insertion du deltoïde jusqu'au 1/3 inférieur de l'avant-bras, la peau est farineuse. La sensibilité a disparu au centre des placards ; elle est diminuée sur leurs cadres et normale sur la peau environnante. Les membres thoraciques sont insensibles, excepté à la région de la saignée. Le dos des mains est insensible ; mais, dès que l'on a dépassé l'articulation métacarpo-phalangienne, les doigts recouvrent leur sensibilité. L'auriculaire droit seul est insensible, absolument dans toute sa face dorsale et presque à sa face palmaire. La paume de la main est sensible dès qu'on dépasse l'articulation du poignet ; même état à gauche, bien que moins accusé. Partout où l'on a promené la pointe d'une épingle il y a, consécutivement, un *dermographisme* sous forme de papules saillantes appréciables pendant plusieurs heures. Les muscles du premier espace interosseux (entre le pouce et l'index) sont très atrophiés. Cette région est creuse. Atrophie aussi de ceux des régions thénar et hypothénar. Les interosseux dorsaux de l'auriculaire et de l'annulaire ont presque disparu. A partir du bord iliaque et du sommet du triangle de Scarpa, les membres pelviens, les fesses y comprises, sont dans la mue, les régions poplitées exceptées. Insensibilité jusqu'à 2 travers de doigt de la naissance des orteils qui sentent normalement. Le centre des joues est peu sensible. Les courants induits sont peu appréciés sur les membres supérieurs, lors même qu'on est arrivé au maximum de l'appareil Gueffe. Il en est de même des membres pelviens dont les muscles répondent, néanmoins, par des contractions vigoureuses. Dynamomètre, 95 à droite, 80 à gauche. J'enlève au bistouri un petit morceau d'un placard dorsal, sans déterminer de douleur ; cependant le couteau rougi du thermocautère y est senti. Huile de chaulmoogra, électricité.

Janvier 1889. Je n'ai pas vu le malade depuis 1885. Il nous dit s'être porté comme d'habitude, avec ses poussées et leur déclin. Les placards du dos sont à peine appréciables ; mais si l'on frotte la peau au moyen d'un linge sec, ils rougissent et tranchent alors sur le fond sépié; sans cela, ce n'est que lorsque la lumière tombe obliquement sur le tégument qu'on les distingue à leur léger achromatisme que fait mieux ressortir le fond légèrement bistré du dos; c'est comme une nuance légère de vitiligo. T... nous dit que depuis que nous l'avons fait dessiner, la coloration des placards du dos n'a pas été aussi prononcée lors des poussées. Actuellement, sensibilité presque normale sur tout le dos, indistinctement ; mue furfuracée partout. Sur la peau du sternum, placard large comme la main, congestif, rouge, irrégulier. La peau des deux coudes est froncée, et a revêtu l'aspect du *raisin sec de Malaga*, si commun chez les lépreux. La rétraction des 2 derniers doigts, et les atrophies musculaires, précédemment indiquées, sont bien plus prononcées, que lors de notre dernier examen ; sur l'articulation métacarpo-phalangienne de l'auriculaire, à sa face dorsale, il existe un durillon de la peau grand comme une petite féverole. Région hypothénar creuse, comme si l'on avait enlevé toutes les chairs jusqu'aux os. Les ongles des deux auriculaires sont altérés, rabougris, épaissis, raboteux ; la sensibilité est normale aux bras et aux avant-bras. *Il y a donc eu retour.*

Cheveux conservés ; la moustache a poussé. Les paupières droites restent plus ouvertes que les gauches, et font paraître l'œil plus grand ; le défaut d'occlusion est aussi plus prononcé à droite lorsque le malade ferme les yeux, comme pour dormir. La cuisse droite présente, à ses 2/3 inférieurs, 20 cicatrices irrégulières, semblables à celles des brûlures superficielles. Il y a eu des taches d'un violet foncé qu'on appelle μαῦρες (noires), dans son pays. Ces taches reposaient sur la peau épaissie. Plus tard, chacune d'elles a formé comme un bouton qui suppura pendant une quinzaine de jours ; ces taches, pareilles à des ecchymoses consécutives à la frappe d'un timbre sec, se voient assez souvent chez les lépreux. Elles sont spontanées et servent au peuple pour diagnostiquer la lèpre dans les localités où elle sévit (voir la planche 36).

A partir du 1/3 supérieur des cuisses, la sensibilité est émoussée de plus en plus de haut en bas ; seule la région poplitée conserve toujours sa sensibilité normale. A sa 1/2 supérieure la peau des cuisses est devenue granulée comme celle des dindes ; celle des mollets s'est épaissie uniformément comme par une doublure sous-jacente ; cicatrices de μαῦρες aussi au côté externe du 1/3 inférieur de la jambe gauche, et sur le mollet ; ces macules foncées, grandes comme 50 centimes, ont des bords irréguliers. La peau des 2/3 inférieurs des jambes a l'aspect craquelé de la porcelaine du Japon, l'épiderme étant parcouru par des lignes qui se croisent dans tous les sens. J'enlève une parcelle de peau à la partie inférieure de l'avant-bras droit, à l'insu du malade, pour l'examen bactériologique.

Le 21 mai 1889, T… vint nous revoir, de l'île de Marmara où il habite toujours. Cette année il n'a pas eu de nouvelle poussée. La couleur sépiée du dos a disparu. Les emplacements des placards sont rosés et tranchent fort légèrement sur le tégument ; au thorax et à l'abdomen, larges placards à peine dessinés et d'un rouge clair. La paupière inférieure droite continue à s'atrophier de plus en plus ; elle ne remonte plus pour clore l'œil, une grande partie de la sclérotique duquel reste à découvert, même pendant les efforts exécutés pour la fermer. A partir de 2 travers de doigt au-dessus du coude jusqu'à la racine des doigts, la peau est insensible. La rétraction des 2 derniers doigts et l'atrophie musculaire ont fait des progrès, ce qui rend saillant le creux de la main. Entre les diverses cicatrices des membres, déjà mentionnées, il se forme de temps en temps des taches noires, sous forme de poussées comme celles déjà décrites ; ce sont des extravasations sanguines qui ne disparaissent pas sous la pression du doigt. Ces nodosités noires sont sensibles au contact ; elles ont été précédées de fièvre et du gonflement des ganglions inguinaux ; plus tard elles suppurent, se vident et laissent à leur suite des cicatrices comme des pièces de 4 sous. Après l'apparition de ces taches il y a une détente générale. Actuellement, l'insensibilité commence au 1/3 inférieur des cuisses et s'étend jusqu'à la 1/2 des pieds ; la région poplitée demeure toujours sensible. Ce malade vient se faire visiter de temps en temps. En novembre, l'état général est excellent ; T… engraisse ; mal perforant sous le pied droit, et deux autres sous le gauche.

Avril 1890. État satisfaisant. Plus de poussées exanthématiques saisonnières ; les placards du dos persistent, mais ils sont à peine visibles, bien que la coloration sépiée du dos soit quelque peu revenue. Les maux perforants sont cicatrisés ; la *sensibilité est redevenue normale sur tout le tronc.* Les muscles du bras et de l'avant-bras sont saillants et vigoureux ; le malade bèche la terre et travaille dans les vignes ; mais les doigts sont maladroits, de façon qu'il s'habille et se boutonne avec difficulté. Au milieu de chaque fesse, il y a comme une callosité ; la peau y est épaissie, dure et insensible. Somme toute, la lèpre chez ce malade marche bien lentement, par petits bonds et par reculs, successivement. Elle s'accentue de plus en plus, il est vrai, comme évolution symptomatique finale ; mais la vie n'est pas compromise ; et si T... pouvait être convenablement nourri, soustrait à toutes les duretés de ses métiers, vigneron l'été et pêcheur l'hiver, se jetant plusieurs fois par jour à la mer pour ramasser les filets chargés de poissons, et soumis à un traitement approprié, nul doute qu'il ne figurât parmi les cas heureux de guérison de la lèpre. La magnifique aquarelle de T..., bien mal reproduite en chromo, est déposée au musée de l'hôpital Saint-Louis (pl. 3).

Deux biopsies, pratiquées chez ce malade, n'ont pas fait constater la présence des bacilles de Hansen. Il est à présumer qu'on les trouvera plus tard, lorsque la lèpre sera très avancée. La lèpre est restée stationnaire chez ce malade jusqu'en 1895.

RÉFLEXIONS. — Je saisis l'occasion, à propos de la nourriture des habitants des îles de Marmara, pour dire deux mots sur le rôle que peut jouer, selon nous, l'alimentation dans le développement de la lèpre. Ce rôle n'est pas déterminant, mais occasionnel et pourtant essentiellement contributif, dans les localités où la lèpre est endémique. L'influence des causes dites banales est réelle, indiscutable (alimentation, froid, excès, causes nerveuses dépressives), en dehors de la pathogénie. De tout temps les dermatologues français ont admis que les affections cutanées n'étaient pas purement locales, mais qu'elles dépendaient de l'état général de la constitution ; ils ont toujours reconnu l'influence des aliments sur le développement des éruptions cutanées — dont l'urticaire, consécutive à l'ingestion des moules, constitue l'exemple le plus vulgaire, — et ont soumis ces maladies à un traitement général, en même temps que local, à l'encontre des Allemands. La colonie israélite espagnole ou spaniote habitant Constantinople, dont les miséreux se nourrissent presque exclusivement de poissons salés souvent corrompus, et d'huile d'olive rance, vient aussi à l'appui de cette vérité, par le nombre considérable de maladies cutanées et de lépreux parmi eux. Cependant, dira-t-on, la lèpre ravage parfois des populations éloignées du littoral et qui ne mangent pas de poissons. Cela est vrai, mais il n'est pas moins réel que dans plusieurs localités lépreuses, le peuple abuse d'aliments corrompus, en putréfaction (huiles rance d'olive, de sésame, de dauphin (littoral de la mer noire) ou de morue souvent altérée — comme en Crète où l'on compte près de 4,000 lépreux — de fromages fermentés putrides). L'aliment qui produit le plus rapidement les toxines est le poisson, surtout s'il est mangé tardivement, comme la morue et tous les poissons salés ou fumés. Les fromages, lorsqu'ils sont surtout avancés, contiennent aussi des amines toxiques en grande quantité. On sait que la gadinine, trouvée dans les poissons pourris, est toxique ; elle tue un cobaye, selon Brieger, à la dose de 0,5 à un gramme. Il est de même de la putrescine et de la cadavérine, rencontrées dans les matières alimentaires en putréfaction (saucisses, viandes en décomposition, etc...). D'ailleurs dans plusieurs îles lépreuses, comme dans celles de *Feu*, le peuple abuse des coquillages, des crabes ; il se nourrit surtout de moules dont chaque individu consomme plusieurs livres par jour. La lèpre y est très commune, ainsi qu'à Java dont le peuple s'alimente de poissons crus qui pue à distance comme les cormorans. Toutes ces substances déterminent le botulisme, qui est l'empoisonnement par les toxines contenues dans les aliments, ou par les produits chimico-biologiques. L'ichtyosisme rentre dans le botulisme. Le D͏r Ehlers de Copenhague a vu, dans son enquête sur la lèpre en Irlande, manger le *poisson faisandé*, pour relever son goût fade. A cet effet, on enfouit le poisson en terre, pendant plusieurs mois, où il se putréfie. Ce distingué confrère ajoute que les théories de Hutchinson et de Ashmed qui attribuent un grand rôle à l'icthyophagie dans le développement de la lèpre, trouveraient une certaine confirmation en Irlande (thèse de Eichmuller, Paris, 1896). La mytilotoxine (toxine des moules), alcaloïde résidant dans le foie des moules, est pareille aux ptomaïnes et aux leucomaïnes. Bien que notre foie soit un destructeur des toxines, il produit aussi une toxine très active, analogue à la mytilotoxine, et qui occasionne aussi une urticaire, tout comme l'ingestion des moules. Lorsque le foie fonctionne physiologiquement, il arrête et détruit toutes les toxines provenant de l'absorption intestinale ou de l'activité de la vie cellulaire dont le résultat est la production des leucomaïnes. La plupart de ces toxines s'éliminent par le tégument et déterminent les *toxidermies*, consécutives aux digestions putrides, aux produits digestifs mal élaborés (Bouchard). La peau constitue en effet un organe dépurateur qui élimine les principes morbifiques. Sa puissance éliminatrice est évaluée au quart de celle de l'appareil urinaire. Les toxines d'origine alimentaire, consécutives aux mauvaises digestions, de même que celles ingérées, — toutes prêtes, avec les aliments en putréfaction, — éliminées ainsi par la peau, agissent sur les nerfs et les capillaires, d'où perturbation dans le fonctionnement de ces deux systèmes. D'ailleurs les trois éléments de la peau — le vasomoteur, le sensitif et le sécréteur — sont solidaires dans leur fonctionnement. La microbiologie admet l'effet de toutes les modifications humorales qui favorisent le développement des bacilles. Peut-être le bacille lépreux, se trouvant partout dans les localités lépreuses, cherche pour sa culture des causes prédisposantes qui préparent le terrain (misère, saleté, dyscrasie du sang, etc.). D'ailleurs n'en serait-il pas ainsi pour tous les microbes dont nous portons des milliers tout prêts à nous livrer bataille, dès que notre état général sera ébranlé par des causes morbides diverses? La mauvaise nutrition engendre un état dyscrasique du sang, favorable aux maladies cutanées, même à la culture des parasites. Ainsi le pityriasis versicolor dû au microsporon furfur exige, comme la plupart des parasites végétaux, pour se développer, un terrain préparé, c'est-à-dire détérioré (Bouchard, *Soc. méd. des hôpitaux*, 13 juin 1884).

Le sang et les humeurs une fois altérés, toutes les maladies contagieuses et infectieuses et les épidémies trouvent un terrain favorable. Les troubles préalables de la nutrition préparent le terrain pour l'infection et, par suite des modifications du milieu chimique, permettent l'ensemencement du microbe; il en est de même des influences psychiques et morales (Bouchard, *Cours de pathologie générale*, 1885). Il est donc évident que les toxines des aliments, éliminées en grande partie par la peau, l'irritent et occasionnent des éruptions que favorise aussi la malpropreté du tégument. L'influence de ces principes délétères sur la peau a été reconnue de tout temps, et les travaux récents si importants du professeur Bouchard et de ses élèves l'ont corroborée et scientifiquement interprétée. Ainsi les intoxications du corps humain sont multiples. Les toxines peuvent venir du dehors toutes faites, avec les aliments; elles se produisent dans le tube digestif qui, même à l'état normal, est un laboratoire de poisons; or, par le fait des fermentations intestinales putrides, il y a auto-intoxication gastro-intestinale, souvent accompagnée d'éruptions cutanées. Le mauvais fonctionnement du foie aboutit au même résultat. Les toxines peuvent provenir aussi des organites inférieurs disséminés en nous, des microbes. Enfin, chacun de nos tissus produit des toxines dans l'acte intime de la vie, par l'opération de la nutrition et de la dénutrition. Toutes ces toxalbumines sont continuellement éliminées par les émonctoires, sans quoi la vie sera compromise. Les principaux émonctoires sont les reins et la peau; et pour ne parler que de cette dernière, l'élimination de tous ces poisons l'irritent et amènent des dermatoses. Déjà Huxham avait bien dit que les affections cutanées sont des problèmes d'alimentation (in alimentis medicamenta); car les résidus âcres s'éliminent par la peau. Selon Bayle, « la peau est le miroir du sang. Les affections cutanées sont des types parfaits de l'exhibition humorale interne. Le corps humain n'est qu'un seul organe dont toutes les parties sont solidaires. La peau élimine une foule de matériaux résiduels de la digestion, substances irritantes et toxiques pour sa propre nutrition ». Dans son remarquable travail sur les dermatoses pathogéniques et diathésiques, le Dr Gaucher désigne sous le nom de *vicariantes* les dermatoses constitutionnelles; c'est l'émonction cutanée, dit-il, qui produit la dermatose. La diathèse serait une auto-intoxication chronique à manifestations familiales variées (Ex. arthritisme). Le lymphatisme, qui prédispose aux dermatoses, serait un tempérament morbide par suite des troubles de la nutrition. L'arthritisme, dû, ainsi que l'a démontré le professeur Bouchard, au ralentissement des mutations nutritives, cause les dermatoses constitutionnelles et les affections appartenant au même groupe morbide (asthme, goutte, diabète, dyspepsie, athérome, lithiase biliaire,etc.).L'auto-intoxication amène la dyscrasie sanguine et est synonyme de l'altération humorale des anciens. Les substances incomplètement oxydées dans l'acte de la vie, la plupart insolubles (leucine, tyrosine, créatine, créatinine, xanthine, hypoxanthine, etc.), très irritantes, s'éliminent surtout par la peau. Ce sont là des sécrétions vicariantes du tégument. La peau est donc l'organe d'élimination, par excellence, des toxines introduites ou nées dans l'organisme, et les dermatoses chroniques sont la conséquence de leur élimination ; ce sont des toxidermies hétérogènes ou autogènes, selon que l'intoxication est de provenance externe ou interne.

Cela étant, il est admissible et conforme aux doctrines bactériologiques du jour, que dans un pays où la lèpre est endémique, l'alimentation par des substances riches en toxines favorise le développement de la maladie et que le bacille même y rencontre des conditions propices à sa pullulation, qu'il y trouve pour ainsi dire son bouillon de culture.

On ne peut donc se refuser à admettre que certaines alimentations favorisent le développement de la lèpre, à la façon d'un engrais fertilisant et qu'elles rendent le corps plus sensible aux causes déterminantes, en occasionnant la dyscrasie du sang.

Pour revenir au malade Tzakiri, j'attirerai l'attention sur la suffusion sépiée, couvrant tout le dos de ce malade, qui ne peut être expliquée que par une sécrétion pathologique de pigment ; car il n'y a pas eu extravasation du sang. Plus tard, cette pigmentation a été résorbée pour reparaître à une date plus éloignée. Chez T...., la lèpre nerveuse a été précédée d'un exanthème très prononcé qui s'est effacé et ravivé à plusieurs reprises, en même temps qu'un mouvement fébrile intense suivi de son escorte. Selon le Dr Hansen, de Bergen, la lèpre nerveuse ne peut pas exister sans manifestations cutanées. Aussi la désigne-t-il sous le nom de maculo-nerveuse. Nos observations nombreuses ne confirment pas — du moins en Orient — cette manière de voir. Souventes fois, ayant assisté même au début de la lèpre nerveuse, nous n'avons rien constaté du côté de la peau ; lors même que les malades ont été suivis pendant de longues années. D'ailleurs, dans les localités lépreuses, nous avons rencontré souvent des cas de lèpre nerveuse dont les manifestations consistaient uniquement en l'atrophie des muscles des éminences thénar et hypothénar, avec rétraction des deux derniers doigts, parfois même de l'auriculaire seul ; quelquefois, cette atrophie n'existait que d'un seul côté et même sur une des éminences musculaires de la main seulement. L'anesthésie, limitée à la partie inférieure de l'avant-bras ou bien sur quelques placards de la peau des membres, que l'exploration minutieuse nous faisait découvrir et que le malade ignorait, constituait toute la symptomatologie. De tels faits ont été mentionnés par nous, surtout dans les voyages chez les lépreux, au *chapitre de l'île de Crète*, 1891. Ce sont là des cas *frustes* que le Dr Ehlers a rencontrés aussi à l'île d'Island et le Dr Arning aux îles Sandwich. Ces auteurs proposent de les appeler *abortifs*. Nous préférons le nom *frustes* dont nous nous sommes servi en 1893. On ne peut pas douter qu'il ne s'agisse de lèpre, car d'autres membres de la

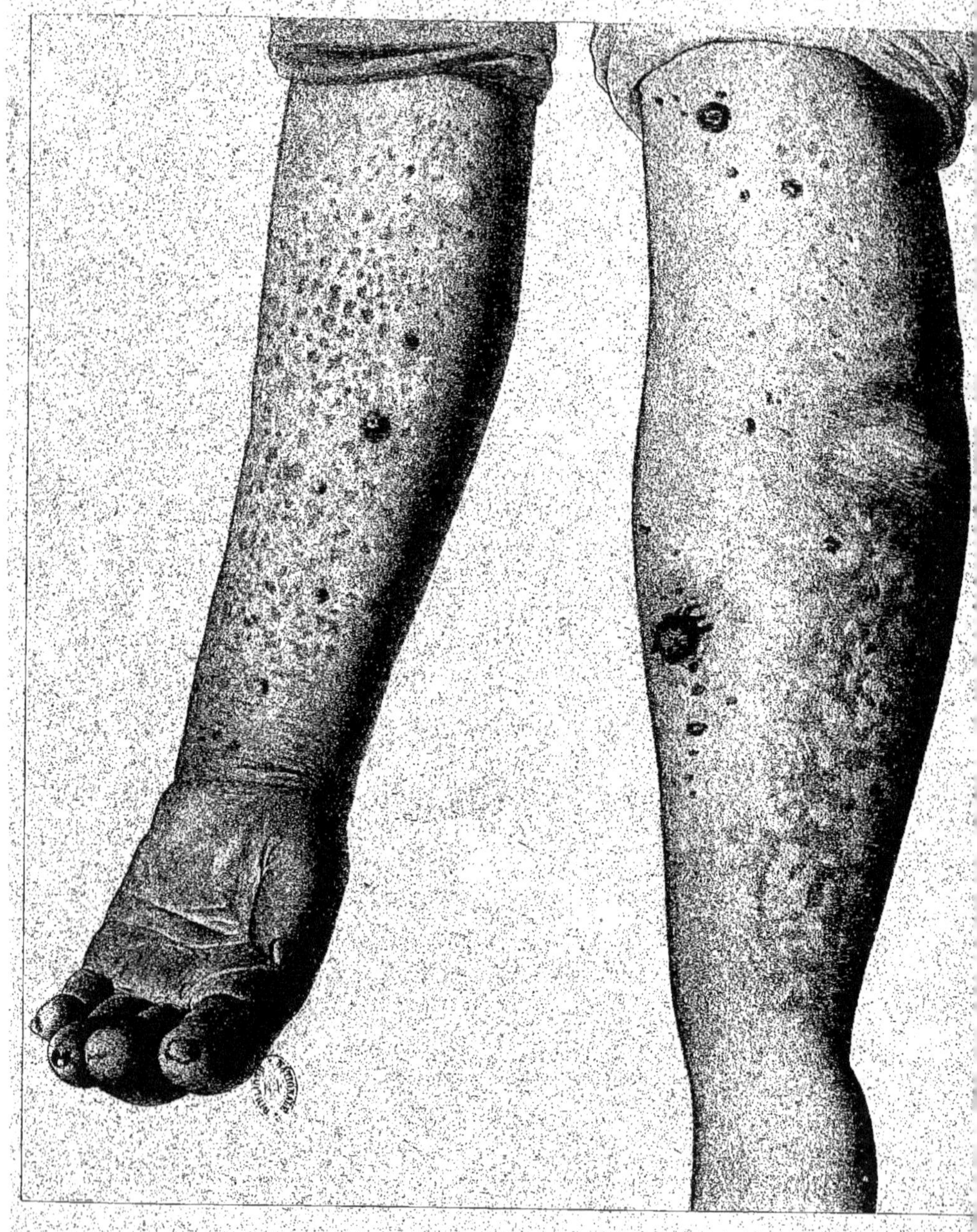

famille de ces malades *frustes* étaient atteints de la lèpre maculeuse, de l'ulcéreuse ou de la phymatode ; ce qui confirme la nature lépreuse de ces cas légers. La lèpre *fruste* se rencontre surtout dans l'Europe centrale, en France, par exemple, où la maladie a perdu toute son intensité et n'existe plus que comme reliquat attestant sa survivance, à côté pourtant de quelques faits de lèpre autochtone typique de la forme tubéreuse même, comme j'en ai cité des exemples (Les lépreux de la Bretagne. *Acad. de médecine*, 1892).

Dans ces cas *frustes*, il est inutile de chercher le bacille, on ne le rencontre jamais. Le Dr Ehlers qui, dans ses publications antérieures, soutient qu'il n'y a pas de lèpre sans bacille, ne nous dit pas non plus qu'il l'ait rencontré dans ses cas *abortifs* (*Soc. de dermat.*, avril 1896).

OBSERVATION III. — *Troubles capillaires de la léprose. Asphyxie locale, sugillations, pigmentation.*

(Planche et observations empruntées à mon mémoire présenté à l'Académie en 1886.)

S..., israélite, espagnole ou spaniote, âgée de 18 ans, née à Constantinople, quartier de Balate. Ses père et mère se portent bien. Aucun membre de sa famille, soit parmi les ascendants, soit parmi les collatéraux, n'a eu la lèpre ou une maladie cutanée quelconque. Elle n'a jamais été en relation avec des lépreux. La mère, mariée à 18 ans, n'eut son premier enfant que trois ans après. Elle eut en tout 7 enfants et une fausse couche accidentelle. De tous ces enfants il ne survit qu'un fils, âgé de 20 ans, et S... Les autres sont morts à l'âge de 12 ans et de 14 ans, de maladies accidentelles. Le frère, qui accompagne la malade, est sain. L'alimentation du ménage est celle des juifs pauvres de l'Orient ; elle consiste en poissons salés ou fumés plus ou moins putrides ou bien frais douteux, cuisinés, de même que les légumes secs, avec de la mauvaise huile d'olive. Parfois il se passe 8 et 9 mois sans qu'ils mangent de viande, qui est aussi préparée à l'huile. A partir de l'âge de 6 mois, S... tout en têtant avait commencé à manger de la nourriture de ses parents, et de plus en plus. Néanmoins, elle n'eut aucune maladie cutanée ou autre, jusqu'à l'âge de 13 ans. Les règles ont été assez tardives pour le pays ; elles n'ont paru qu'à 15 ans. Elles revenaient toutes les 3 semaines et duraient 5 jours.

La constitution de S... est manifestement scrofuleuse : Figure bouffie, yeux petits, enfoncés dans leurs orbites ; joues grosses, avec vaisseaux capillaires très apparents, et violacées sur toute leur étendue ; lèvres épaisses, l'inférieure, très saillante, gercée perpendiculairement ; bouche toujours entr'ouverte ; dents cariées, nez court, bouché ; respiration buccale ; sécrétion nasale épaisse ; ulcérations et croûtes dans les narines, ozène ; pharynx granuleux ; ganglions cervicaux très développés ; pityriasis abondant du cuir chevelu. Sourcils peu fournis et garnis seulement à leur 1/2 interne. Il y a 3 ans, forte démangeaison aux bras et aux cuisses, et éruption furonculeuse pendant plusieurs mois, qui, d'abord superficielle, devint plus tard profonde. A en juger par les cicatrices que l'on constate, il s'agissait de scrofulides qui ont suppuré pendant 7 à 8 mois. Les règles ont régulièrement paru pendant tout ce temps, et S... continua à se nourrir aussi mal que par le passé. C'est en

1883 que la maladie débuta par une asphyxie des extrémités et des sugillations qui ont toujours persisté. Depuis la même époque, irrégularité et suppressions fréquentes des menstrues. Le 24 janvier 1884, bouton comme un petit pois cassé, brunâtre, à l'extrémité antérieure de l'hélix droit, pareil à une syphilide ; autre petit tubercule, sur le tragus. Ils datent de plusieurs mois. L'épaule gauche est le siège d'une foule de taches pigmentées bistres, variant comme dimensions de la pointe d'une aiguille à une lentille. Deux plus grandes ont la forme guttata ; saillantes, avec exfoliation, elles paraissent plus avancées dans leur évolution et ressemblent absolument à des syphilides. (Voir la collection déposée au Musée Saint-Louis.) L'épaule droite offre la même pigmentation et la même disposition papuleuse. L'avant-bras droit présente, à son 1/3 supérieur et au côté externe, un tubercule saillant, comme un pois cassé, jambon, avec épiderme luisant et fendillé, à consistance mollasse et à contours irréguliers ; il est entouré de plusieurs petits satellites et de quelques macules pigmentées (pl. 4, fig. de droite) ; même disposition au côté externe de l'avant-bras gauche, à son 1/3 inférieur. Les membres thoraciques sont comme bouffis. La partie postéro-interne du bras et de l'avant-bras droit a une apparence marbrée, très accentuée, surtout aux environs du coude. Cet aspect asphyxique, d'un rouge violacé, disparaît sous la pression. L'épiderme est comme tendu, luisant, sans rudesse. La peau ressemble à celle des poissons dépourvus d'écailles ; main violacée asphyxique ; température de la chambre 18° cent. Tout le côté postéro-interne du membre thoracique gauche, depuis l'olécrâne jusqu'à l'os pisiforme, est également marbré, livide, semblable aux parties déclives d'un cadavre (sugillation). Cependant, il y a augmentation de la température locale constatée au thermomètre. La peau de l'olécrâne est épaisse et forme une sorte de capuchon rugueux d'un violet foncé, à gros plis profonds interceptant des îlots lisses. (Voir la collection de Saint-Louis.) Plus bas, cicatrice transversale de brûlure récente, accidentelle, non ressentie ; au-dessous, tubercule saillant, brun, avec dépression centrale, entouré de 4 autres plus petits. Il paraît que ce tubercule s'est ramolli et vidé il y a quelque temps ; nombreuses égratignures d'épingle sur l'avant-bras passées inaperçues. En effet, la peau a perdu toute sensibilité partout où elle est violacée ; il en est de même des taches pigmentées, disséminées sur tout le corps, et de leurs environs. La face dorsale de la main droite est insensible, tandis que la piqûre des doigts est douloureuse. Je traverse, avec une aiguille, un pli de la peau de l'avant-bras droit à l'insu de la malade. Même insensibilité du tégument de la partie inférieure des mamelles, qui est aussi pigmenté et violacé. — Membres pelviens. Le gauche est violacé, marbré et bouffi partout, jusqu'à la mi-cuisse, bien que sa température soit de 37° (thermomètre plat du Dr C. Paul). Au niveau de la rotule, tache rouge carmin, comme une pièce de 5 francs ; elle tranche sur la couleur violacée environnante. Le dos du pied est bleu foncé, icthyosique et rude au toucher ; à la partie inférieure de la jambe, léger œdème qui conserve l'empreinte du doigt ; 3 taches rouge carmin, comme une pièce de 2 francs chacune à la partie interne de la cuisse, ainsi que des taches pigmentées nombreuses, et petits tubercules saillants. La cuisse droite offre aussi, sur un fond violacé, un nombre infini de taches pigmentées, et 5 tubercules saillants, bistres, dont l'épiderme s'écaille ; 2 cicatrices étoilées sur la rotule. Fesses violacées comme par le froid, bien que le thermomètre y accuse 37°,2 ; on y voit, de chaque côté, 2 taches symétriques, d'un rouge vif, de la grandeur de la paume de la main. Ces taches pâlissent sous la pression. A la partie supérieure des régions fessières, infinité de taches pigmentées, depuis une lentille jusqu'à une pièce de 50 centimes ; seule la peau de l'arcade plantaire est écailleuse. La sensibilité est nulle aux cuisses, aux jambes et aux pieds ; je les explore à l'épingle, jusqu'au sang *qui jaillit foncé, presque noir, partout où la peau est violacée; et rouge clair, comme du sirop de groseille, étendu d'eau, aux parties rouges.* A un second examen, au bout d'une heure, je trouve les taches rouge vermillon déplacées; celle de la fesse droite est devenue violacée. La pression sur les membres pelviens rend la peau blanche ; celle-ci devient rouge et plus tard violacée dès qu'on retire le doigt. J'enlève, par le bistouri, un tubercule au 1/3 inférieur du bras droit, avec le concours du Dr Euthyboule, pour l'examen microscopique. S… ne s'en doute même pas, bien que je l'aie disséquée ; ce tubercule foisonnait de bacilles.

Huile de chaulmoogra. S… ne revient nous voir qu'en octobre 1884. Son état s'est très aggravé. Les taches vermillon ont disparu, les marbrures des membres se sont foncées ; la peau est devenue pachydermique. De nombreux tubercules ont paru sur les membres thoraciques et pelviens.

Les règles sont supprimées. Iodoforme 0,40 par jour en 4 fois. Je détruis un grand nombre de tubercules, au thermocautère. Le 20 janvier 1885, S… est prise de frissons violents avec claquement des dents ; néanmoins, sa mère constatait que sa peau était brûlante; céphalalgie, évanouissements, soif, anorexie : elle buvait 3 litres d'eau par jour; hyperesthésie telle des membres que le simple contact était excessivement douloureux ; ceux-ci, ainsi que la face, ont un aspect granitique sur fond violacé, algide ; jambes parsemées de taches foncées ; sur les cuisses, les bras et les avant-bras, nombreuses taches pigmentées bistres, comme des lentilles et des pois. Les genoux sont bleu foncé, comme si on les avait barbouillés avec du violet. Tous les tubercules cautérisés ont définitivement disparu ; il ne reste à leur place que des taches pigmentées. Après 10 jours de durée, les phénomènes généraux ont disparu; mais la disposition asphyxique a persisté et ne diminua que lentement ainsi que la bouffissure. Insensibilité, dans tous ses modes, à partir du 1/3 inférieur de la jambe, ainsi qu'aux avant-bras et à la face dorsale des mains. La peau du tronc, blanche et indemne, jure avec la face vultueuse et les membres violacés. Ergotine, électricité, thermocautère.

Le 6 mars, aspect très curieux de la face et des membres : on y voit disséminées et mêlées, sans ordre, des macules dont les unes sont d'un rouge vermeil, les autres violacées, foncées, et d'autres absolument pigmentées, brunes ; leurs dimensions varient depuis une lentille jusqu'à une féverole. M. Aquarone a reproduit fidèlement cette disposition curieuse, sur une belle aquarelle déposée par nous au Musée de Saint-Louis.

Le 26, la face est couverte d'un masque pigmentaire très prononcé, comme celui de la grossesse, bien que S… ne soit pas enceinte. La pigmentation des membres s'étend et s'accuse de plus en plus. Le 10 avril, tous les tubercules se trouvent détruits par le thermocautère. L'état granitique des membres a disparu ; il n'y reste que des macules pigmentées, brun foncé ; les jambes, le dos des pieds, des mains et les avant-bras ont leur peau épaissie par une infiltration exsudative qui l'a envahie dans sa totalité. Nous enfonçons la pointe de notre thermocautère dans l'épaisseur des téguments pachydermiques, nombre de fois en la traversant dans son entier sans occasionner de douleur; sur plusieurs points les taches pigmentées se sont éclaircies au point de devenir blondes. État général satisfaisant ; bon appétit et sommeil ; injections sous-cutanés d'ergotine. 25 juin, l'amélioration continue; pas de nouvelles manifestations. La cautérisation a amené un travail de résorption dans les environs, là même où on ne l'a pas pratiquée. La cicatrisation est rapide ; la pigmentation s'éclaircit de plus en plus. Injections sous-cutanées de la liqueur de Fowler, électricité.

Le 10 juillet, S… fut atteinte d'une pleurésie qui l'a rapidement emportée.

RÉFLEXIONS. — Ce fait, exposé dans tous ses détails, se passe de commentaires ; il est intéressant en sa totalité. Nous attirons l'attention d'une manière spéciale sur la gêne de la circulation capillaire. Les membres asphyxiques ont trahi une parésie des vaisseaux, une stase du sang, dès le début ; ces phénomènes capillaires sont très fréquents dans toutes les formes de la léprose. Il arrive souvent qu'ils précèdent, de plusieurs années, toute autre manifestation. Plus tard surviennent les troubles de la nutrition, les modifications dans la sécrétion de l'épiderme et des ongles, les dactylites avec nécrose et mutilation des doigts, etc. ; ce processus se déroule seul, à l'exclusion de toute autre manifestation, lorsque la lèpre revêt la forme mutilante qui fait tomber les doigts et les orteils. Mais, ainsi qu'on l'a vu dans l'observation qui précède, ces colorations cutanées violacées, parfois pareilles aux sugillations cadavériques, sont souvent les précurseurs d'une éruption lépreuse pigmentée ou bien tuberculeuse. On verra plus loin de nombreux exemples de congestions locales, d'asphyxie et de télangiectasie dans les diverses variétés de la léprose. Lorsqu'il ne s'agit que de la forme mutilante pure, sans tubercules ou macules, la maladie est absolument identique au mal de Morvan, et, quelquefois, à l'asphyxie de Reynaud, ou bien à la gangrène dite symétrique des extrémités.

Enfin nous insisterons, à propos de cette malade, sur la gravité qu'affectent, chez les lépreux avancés surtout, les maladies intercurrentes aiguës qui se terminent le plus souvent par la mort ; il en est de même de la tuberculose pulmonaire que nous avons rencontrée souvent chez les lépreux, principalement chez les phymatodes. Dans ces cas la constatation du bacille de Koch, en même temps que celui de Hansen, n'a laissé aucun doute dans notre esprit. Le Dr Hansen a signalé aussi de telles symbioses. Cependant, chez quelques lépreux, la phtisie pulmonaire est de nature purement lépreuse et les crachats ne contiennent que les bacilles caractéristiques de l'éléphantiase. Quoi qu'il en soit, les maladies intercurrentes, principalement la pneumonie, la pleurésie, la fièvre typhoïde, la dysenterie, la tuberculose bacillaire, et même l'érysipèle, — j'entends le véritable et non ces congestions érysipéloïdes si fréquentes, et à répétition des lépreux, — toutes ces maladies emportent presque toujours les lépreux, surtout les tubéreux ou phymatodes.

Ce fait clinique pourrait trouver une explication satisfaisante dans les expériences des bactériologues, surtout de Sanarelli. En effet, il est admis aujourd'hui que les associations microbiennes aggravent la vitalité et la virulence des bactéries ; et parfois à tel point que celles-ci, inoffensives dans un milieu déterminé, deviennent excessivement dangereuses, si on les cultive en présence d'une autre bactérie. Exemple, le bacille typhique en présence du bacterium coli commune, etc.

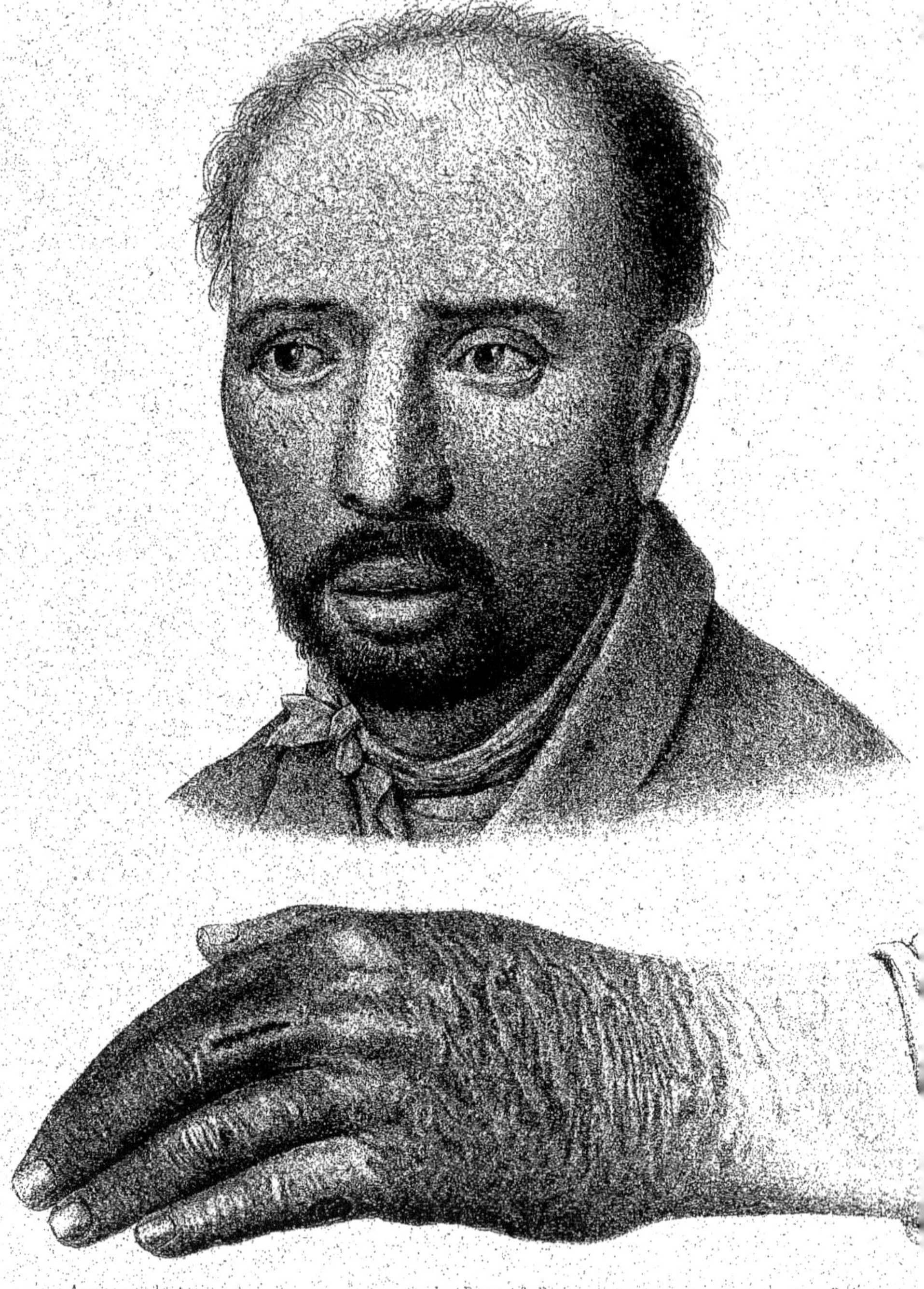

LÈPRE ULCÉREUSE DÉBUTANT PAR DES TROUBLES CAPILLAIRES.

OBSERVATION IV. — *Lèpre ulcéreuse. Asphyxie des extrémités constituant pendant plus de dix ans l'unique manifestation de la léprose. Télangiectasie de la face.*

Bohor Akivot, israélite espagnol, âgé de 3o ans, habitant Balate, dans la Corne d'Or, sans antécédents lépreux de sa famille, à sa connaissance, n'ayant jamais eu la syphilis, vint me consulter le 13 avril 1885 ; marié ; femme indemne. Il y a 10 ans, il fut pris de douleurs *rhumatismales* des membres, qui l'obligèrent de garder le lit pendant 3 mois, avec fièvre, prostration et altération profonde de la santé générale. Retour du même processus, depuis cette époque, 2 ou 3 fois par an. Il y a 5 ans, une petite phlyctène parut sur la jambe droite ; elle fut suivie d'un ulcère qui atteint, progressivement, une étendue de 10 centim. sur 6. Cet ulcère, qui ne se cicatrisa qu'au bout de 8 mois, était très douloureux. Bientôt une autre phlyctène se montra au côté externe du ligament rotulien droit et fut aussi suivie d'une ulcération qui suppura pendant 6 mois. Celle-ci à peine cicatrisée, une autre débuta, de la même manière, au 1/3 inférieur de la jambe droite et atteint progressivement 4 travers de doigt ; celle-ci a duré un an ; elle était le siège de douleurs violentes, spontanées, bien que sa surface dénudée et les environs ne perçussent ni le contact, ni le froid, ni le chaud. Peu après, une phlyctène pareille aux autres parut sur l'olécrâne droit, et fut également suivie d'un ulcère envahissant. Il est à noter que dès le début de la maladie, bien avant le travail ulcératif, avant même l'apparition des symptômes généraux qualifiés de rhumatisme, c'est-à-dire il y a plus de 10 ans, un phénomène remarquable, qui pourtant n'attira pas suffisamment l'attention de Bohor, peu observateur, a paru et persiste depuis : c'est une *coloration violacée* de ses mains et quelque peu de sa figure, qui devenait de plus en plus foncée. A… éprouvait toujours une sensation de froid intolérable et se réchauffait les mains au brasier, lorsque sa femme constatait qu'elles n'étaient pas froides. Au même moment, celle-ci découvrait aussi, par hasard, qu'elles étaient insensibles à la piqûre et à la température. Ces troubles capillaires ont ainsi précédé toute autre manifestation ; je le répète, ils remontent à une époque éloignée que ni Bohor ni sa femme ne peuvent fixer, d'une manière juste. Mais, ce dont ils sont certains, c'est que les phlyctènes de pemphigus et les ulcérations consécutives ne sont survenues que plus de 10 ans après. Les membres inférieurs ont passé par les mêmes phases ; ils ont été tout autant asphyxiques à leurs extrémités, que les mains ; mais ni le malade ni sa femme n'y prêtaient la moindre attention (pl. 5). Lors de notre premier examen, le 15 août 1885, A… se trouvait dans l'état suivant : mains bouffies, violacées dans leur entier, jusqu'à 2 travers de doigt environ au-dessus du poignet ; c'est une asphyxie locale très prononcée. A la face antérieure, la coloration s'arrête aux limites des mains, au dos desquelles serpentent des veines dilatées, principalement dans le sens transversal. Cette coloration disparaît à la pression pour revenir ensuite telle quelle. Elle devient plus foncée l'hiver ; mais elle persiste même au plus fort de l'été. Elle est permanente depuis son apparition. Lorsqu'on regarde ces mains à une certaine distance, on dirait que A… porte des gants violets. Au-dessus de la limite de cette coloration, la peau de l'avant-bras recouvre son teint normal ; mais elle est parcourue par de légères traînées pigmentaires, irrégulières, à direction transversale, dont l'apparition est récente. En examinant leur disposition, on est porté à croire que c'est là une période plus avancée de la stagnation sanguine ; une modification de coloris, consécutive à une altération du sang ralenti et plus tard arrêté dans les capillaires.

Nous constatons, en outre, que les membres thoraciques sont progressivement insensibles, à partir de l'insertion supérieure du deltoïde, la région de la saignée et le côté interne des avant-bras, sur une bande qui correspond aux vaisseaux et aux nerfs, exceptés. La face antérieure de l'avant-bras conserve aussi quelque velléité de sensibilité, tandis que la paume de la main et les doigts éprouvent normalement toutes les sensations. Au contraire, le dos des mains est absolument insensible jusqu'à la phalange moyenne où la sensibilité renaît, bien que très émoussée, au contact, aux piqûres à l'aiguille, au froid et au chaud qui est plus vivement ressenti : *Le malade perçoit le champignon de Paquelin chauffé, là où la douleur et le froid ne l'impressionnent guère.* Il accuse d'une manière spontanée un froid intense sur ses mains bleues dont la vue ferait supposer qu'elles sont glaciales, tandis qu'elles sont très chaudes en réalité. L'hiver, son corps tout entier grelotte de froid ; bien que la face, les jambes, les pieds, les avant-bras et les mains ne perçoivent point ce froid ambiant. Le tronc est absolument normal, tant au point de vue de la couleur que des sensibilités. La jambe droite, violacée dans sa moitié inférieure, est luisante, parsemée d'une vingtaine d'ulcérations superficielles, à bords plats, dont les unes allongées dans le sens de l'axe du membre, ou bien transversalement, ont 2 ou 3 centim. ; les autres, arrondies, ont des dimensions variant d'une pièce de 50 cent. à 2 francs. Le fond en est rouge foncé ou jaunâtre ; leur encadrement, violacé, parsemé d'écailles épidermiques minces et larges. Toutes ces ulcérations sont insensibles à la cautérisation transcurrente ainsi qu'à la pression, bien que celle-ci détermine des douleurs vives à la partie de la jambe située au-dessus de la coloration violacée. Sentiment spontané et fréquent de brûlure intense dans les régions insensibles. Néanmoins, la pression du lit, occasionnée par le poids du membre, est également très douloureuse ; aussi le malade l'évite-t-il, en maintenant, pendant son sommeil, ses jambes fléchies sur les genoux relevés. La partie supérieure de la jambe et la cuisse sont insensibles, jusqu'à l'ilium et le pubis. La région poplitée, la partie interne du genou, sur une étendue de 4 travers de doigt, et une surface égale autour de la tête du péroné, que l'on peut circonscrire aisément à la plume, perçoivent normalement la douleur et la température. L'hiver, ses pieds ne sentent pas le contact de la neige, tandis qu'une chaleur interne profonde et continuelle comme celle du brasier, l'importune et le fait souffrir. Un ulcère, long de 3 centim. et large d'un seul, siège à la partie externe et inférieure de la jambe droite ; cicatrices superficielles d'anciens ulcères, décolorés, mais encadrés d'un cercle pigmenté, sur le côté antéro-interne. Au milieu de la jambe, quelques taches pigmentaires ; au côté interne du ligament rotulien, grande cicatrice, comme une pièce de 5 francs à épiderme luisant parcouru par des lignes froncées, comme à la suite d'un vésicatoire qui a suppuré longtemps. Un cercle pigmentaire entoure cette cicatrice. Une ligne sinueuse, partant de la fesse droite, à 2 travers de doigt de la crête iliaque, descend vers le trochanter, s'infléchit en avant jusqu'au milieu du couturier, et de là vers la patte d'oie, remonte vers le périnée, en suivant le bord du biceps, et circonscrit ainsi les parties de la peau dont la sensibilité est normale. Tout le reste est atteint d'anesthésie dans tous ses modes. Les fesses sont violacées et leurs vaisseaux capillaires dilatés. La pression exercée sur le membre droit est plus douloureuse que sur le gauche. Scrotum tuméfié, eczémateux, sensible. Marié depuis 10 ans, lorsque l'asphyxie des membres existait déjà, B... a eu 2 enfants qui sont bien portants, ainsi que sa femme. Les fonctions génésiques sont conservées. Télangiectasie générale de la face, telle qu'on peut la constater sur la planche 5. Cette disposition se voit même sur les paupières ; elle date de la coloration cyanique des extrémités. Alopécie consécutive à une ancienne éruption du cuir chevelu dont les vaisseaux ne participent pas à la varicosité de la face. Ni tubercules, ni exsudats, nulle part. La peau est partout mince et sans la moindre altération ; sourcils, cils, moustache conservés ; barbe peu fournie, mais normale. La sensibilité est intacte au cuir chevelu. La nuque est insensible dans la région circonscrite par une ligne qui part de l'apophyse proéminente et remonte de chaque côté vers les oreilles. Il en est de même des pavillons, des joues et de la base du nez ; néanmoins celles-ci apprécient le froid ; tandis que les ailes du nez, les pommettes, le menton et les lèvres conservent leur sensibilité physiologique, ainsi que les tempes et les paupières gauches. Les droites sont insensibles, de même que la région antérieure du cou, sur une surface losangique de 4 travers de doigt. L'angle inférieur de ce losange, situé au-dessus de la fossette sternale, est circonscrit, latéralement, par une ligne qui remonte vers les bords des sterno-mastoïdiens ; tout ce qui est au delà de ces lignes conserve sa sensibilité. Infiltration rose de la conjonctive, du côté externe ; vue un peu trouble à droite, bien que l'ophtalmoscope n'y décèle rien ; ulcérations des fosses nasales, sécrétion muco-purulente abondante ; odorat conservé ; langue luisante, dénudée de son épithélium ; goût émoussé. La voûte palatine présente, à son milieu, sur une étendue d'un cent., tout près de la luette, un aspect mamelonné, avec intercalation de petites cicatrices déprimées, blanchâtres. Ces lésions ont débuté il y a un an et 1/2. Rien autre à noter. B... voit avec impassibilité cautériser les ulcères de ses jambes qui fument sous le champignon de Paquelin. Parfois il ressent un peu de chaleur, probablement par transmission du calorique aux parties profondes, lorsqu'on maintient longtemps le thermocautère sur place ; ergotine, 2 grammes et 2 1/2 par jour, propreté, bonne nourriture autant que possible. Un lambeau cutané est enlevé à la face dorsale de l'avant-bras gauche, sans douleur aucune, pour l'examen bactériologique ; dans le même but nous recueillons du pus des ulcères. Résultats négatifs. Il en est de même du liquide d'un vésicatoire appliqué sur une partie insensible de la jambe gauche ; électricité.

Ce malade s'améliorait ; ses ulcères se cicatrisaient à mesure, lorsqu'en avril il eut une aggravation. La peau des membres se fonça davantage ; celle des jambes, aux 2/3 supérieurs, se tendit comme si elle allait éclater et devint très luisante ; l'épiderme s'écailla en lamelles de 2 centim. et plus ; les bords de ces écailles nacrées, irrégulières, se détachent, le milieu restant encore adhérent ; tandis que le 1/3 inférieur de la jambe est amaigri, comme s'il avait éprouvé une longue pression ; de nouvelles ulcérations débutent par un petit point jaunâtre qui tomba comme en déliquescence. Une petite gerçure superficielle et insignifiante, en apparence, pointe ; le fond se creuse de plus en plus, devient humide, s'étend, surtout en surface, atteint jusqu'à 3 centim. sur un 1/2 et ressemble à une écorchure à fond finement granuleux. Pieds cyanosés et quelque peu tuméfiés. Cette recrudescence est accompagnée de douleurs térébrantes au niveau de chaque ulcération qui pointe, qui le font sauter par moment ; elles le réveillent même la nuit. Nous constatons un telle hyperesthésie à la pression, au niveau des ulcères, qu'on n'y peut toucher sans faire tressaillir A... ; tandis que les piqûres à l'épingle, la chaleur même du thermocautère ne sont point perçues. Dans cette nouvelle phase de la maladie, la fièvre s'est rallumée, 38° et 38° 1/2. La nuit se passe dans l'agitation et l'insomnie ; inappétence, prostration extrême. A... est obligé d'interrompre toute occupation et de s'aliter. Les mains sont toujours violacées ; la peau s'est épaissie et gonflée sur les phalanges métacarpiennes, comme dans les gelures ; et pourtant nous sommes en été. L'épiderme mue en furfure au delà de la coloration bleue sous forme de gants. La face dorsale des doigts ne sent les piqûres et la température qu'au niveau des phalanges unguéales. Il y a eu donc progrès de l'insensibilité. Paume et face palmaire des doigts sensibles au tact, à la température et à la douleur. Une phlyctène de pemphigus, grande comme un franc, parut au côté interne et inférieur de l'avant-bras droit. Après sa rupture, il survint un ulcère qui se couvrit d'une croûte brune mince, qui se dessécha plus tard. Tout ce processus se passa sans la moindre douleur. Actuellement, la moitié de la nuque, du côté de la tête, est insensible. Le cuir chevelu conserve sa sensibilité normale. En avant, l'anesthésie s'étend, à droite jusqu'à la clavicule, et à gauche jusqu'à 3 travers de doigt au-dessous d'elle ; triangles sus-claviculaires sensibles. En explorant attentivement, je trouve de l'insensibilité sur une bande de 4 travers de doigt, qui s'étend de la clavicule droite jusqu'à l'épigastre. De chaque côté de la colonne vertébrale, en dehors des lames, une bande de 5 travers de doigt, s'étendant jusqu'à la 1/2 du dos, est également insensible. Les membres thoraciques sont anesthésiques jusqu'à 3 travers de doigt au-dessus de la base du deltoïde. Les lèvres sont insensibles aux piqûres ; mais elles apprécient la température. La face interne des joues conserve toutes ses sensibilités ; goût absolument aboli. La partie moyenne du palais, le voile et la luette sont couverts d'une cicatrice présentant des dépressions gauffrées par ci, par là ; ganglions des aines et de Scarpa très engorgés et douloureux à la pression. L'insensibilité s'est étendue jusqu'à 4 centim. au-dessus de la crête iliaque ; aux cuisses, la sensibilité n'est conservée que sur une surface grande comme la paume de la main, située aux côtés internes, sur les adducteurs. Solution de Fowler en injections hypodermiques. Douleurs consécutives pendant quelques minutes à l'endroit même. Ergotine, électricité.

Ce malade a interrompu ses visites. Néanmoins, j'ai pu m'enquérir de son état. Il a fait un traitement par les bains sulfureux. Il continue à avoir, plusieurs fois par an, une aggravation de son état avec une escorte effrayante ; sa figure devient alors brûlante ; elle se gonfle et le démange vivement pendant 10 à 20 heures. Mêmes phénomènes du côté des mains qui se foncent de plus en plus en couleur, principalement l'hiver. Douleurs profondes dans les membres, fièvre, courbature, inappétence, prostration extrême. L'été, les bains de mer préviendraient le retour de ces accidents et dans tous les cas en abrégeraient la durée, selon son dire. Il revint nous voir en mai 1891, sa figure n'était pas gonflée ; mais les vaisseaux capillaires de la peau du front, des joues, de la 1/2 supérieure du cou, et des lobules des oreilles sont bien dilatés. La télangiectasie se prononce et progresse de plus en plus. Toute la face est insensible aux piqûres jusqu'à la suture fronto-pariétale, ainsi qu'une partie du cuir chevelu qui, dénudé, a acquis les attributs de la peau du front. L'insensibilité a envahi aussi la totalité du cou et de la nuque. Le nez commence à se déformer ; il s'affaisse à l'union des os propres avec les cartilages ; ulcères nasaux, perforation du vomer ; olfaction nulle ; seule la partie moyenne du palais conserve son aspect normal ; partout ailleurs il est couvert, ainsi que la luette, de petites ulcérations irrégulières, gaufrées, récentes, alternant avec des cicatrices déprimées dont les unes nacrées et les autres fortement colorées par le développement des capillaires. La langue est parsemée de taches lisses, grandes comme des pièces de 4 sous, privées d'épithélium, sous forme de larges gouttes qui donnent à l'organe un aspect maculé. (Voir la planche 31, lésions buccales.) Le tronc est toujours sain ; on n'y voit ni boutons, ni taches ; néanmoins une exploration méticuleuse fait constater des départements insensibles au niveau des omoplates et au milieu du grand dentelé, de chaque côté, sur une surface grande comme la paume de la main. Il en est de même des grands pectoraux. Les membres supérieurs sont insensibles, à partir des insertions scapulo-claviculaires des deltoïdes. La région de la saignée et la paume de la main conservent toujours leur sensibilité. L'anesthésie a gagné les doigts, excepté la pulpe et la seconde phalange de l'annulaire droit, à sa face dorsale. Au coude droit, modification de la peau sous forme de *raisin sec de Malaga*, sur une surface comme une pièce de 5 francs. A la face dorsale de l'avant-bras, ulcère comme par emporte-pièce ; un autre, au 1/3 inférieur du bord radial, a l'aspect d'une gomme syphilitique en fonte : le fond en est jaunâtre, irrégulier, ses bords taillés à pic. Un 3e ulcère semblable, anfractueux, siège près du poignet. Bien qu'à l'exploration l'insensibilité soit complète dans tous ses modes, les membres sont parcourus par des douleurs spontanées profondes, très violentes. Une modification s'est opérée du côté des mains qui, autrefois très asphyxiques, avec dilatation des vaisseaux capillaires, sont aujourd'hui bistres, gonflées et pachydermiques. La peau adhère aux parties sous-jacentes et ne roule plus sur elles. Ce gonflement a exagéré la profondeur des fossettes correspondantes aux têtes des métacarpiens. Cet épaississement de la peau du dos des mains se prolonge sur toute la longueur des doigts, et donne à toute la main l'aspect des gantelets des anciens chevaliers ; la face palmaire reste normale et lisse. Ainsi les mitaines bleuâtres d'autrefois se sont transformées en infiltrations en nappe, uniformes, seulement du côté dorsal, et cela jusqu'à la limite du 1/3 inférieur de l'avant-bras. A la face dorsale des phalanges métacarpiennes, il y a des exulcérations spontanées datant de plus d'un mois. Toutes ces lésions sont symétriques et identiques à gauche et à droite. Tout le long du bord externe de l'avant-bras gauche, il y a une pigmentation, comme si on l'avait barbouillé avec du sépia. Les régions thénar et hypothénar sont insensibles ; tandis que le milieu de la paume de la main conserve sa sensibilité. Scrotum épaissi pachydermique, bistré avec bosselures exubérantes. Ganglions du triangle de Scarpa gros comme des œufs de petites poules. Les fesses et le côté antéro-externe des cuisses présentent de nombreuses macules pigmentées. Sur les rotules, cicatrices récentes minces, brunes, froncées, comme la peau du raisin sec de Malaga. Elles ont été précédées d'ulcères qui ont suppuré pendant 6 mois, dont quelques petits les entourent comme des satellites. Les fesses, à partir de la crête iliaque et jusqu'à la partie postérieure des cuisses, sont insensibles, là même où la peau a conservé son aspect normal. La sensibilité a réapparu sur une surface large comme la paume de la main au-dessous des ganglions de Scarpa. Elle est toujours conservée aux creux poplités. A la partie antérieure et inférieure de la jambe gauche, ulcère serpigineux superficiel, à bords irréguliers, calleux, rouge foncé, et à fond jaunâtre. Il a été précédé d'une petite gerçure spontanée. Il y a aussi des îlots cicatriciels couverts d'un épiderme mince à reflets argentés, qui craque par-ci, par-là. L'aspect du 1/3 inférieur de la jambe est celui de la tige d'un brodequin ou d'une guêtre, chamarrée d'ulcères, de cicatrices irrégulières et, par places, de macules pigmentées ; le tout sur un fond pachydermique. Œdème séreux du dos des pieds conservant l'empreinte des doigts, parsemé de cicatrices blanches, comme des pièces de 50 centimes ; ces cicatrices sont consécutives à des ulcérations qui ont suppuré pendant 2 et 3 mois. Ulcère en pleine activité, au point culminant de l'arcade plantaire. Pulpes du 1er, du 3e et du 4e orteil exulcérées superficiellement, comme écorchées ; les 2 autres doigts ont passé aussi par les mêmes phases ; aujourd'hui cicatrisés, ils présentent un épaississement considérable de leur épiderme qui s'écaille continuellement. La plante des pieds présente, d'une manière symétrique, des lignes nombreuses de *plâtrier*. A l'arcade plantaire gauche, vaste cicatrice consécutive à un ulcère chronique dont il ne reste à vif qu'une petite surface de 50 centimes. Les pulpes des orteils ont le même aspect qu'à droite ; ulcère, comme une tourniole, autour de l'ongle du gros orteil ; pas de chute des phalanges ni des ongles ; mais ces derniers sont amincis, aplatis, et ceux des mains rayés dans le sens longitudinal ; ce qui n'existait pas auparavant. Depuis 10 mois, grande faiblesse des fonctions génésiques. Le segment externe des cornées est laiteux et épaissi, sous forme de croissant à concavité interne, par suite d'une kératite intersti-tielle. Des vaisseaux nombreux, les uns rectilignes, les autres sinueux, serpentent au côté externe de la conjonctive, se dirigeant vers le croissant sus-mentionné ; celle-ci s'est épaissie et devint comme gélatineuse ; à droite, A... voit comme à travers un nuage. Le malade demeure avec ses frères mariés et possesseurs d'enfants, c'est-à-dire avec 10 personnes dont il partage la vie commune sans la moindre précaution ; tout ce monde est indemne. Un des boutons du scrotum, gros comme une lentille, est enlevé par un coup de ciseaux. L'examen microbiologique a fait constater un grand nombre de bacilles lépreux.

A... ne s'est plus représenté à notre policlinique. Il succomba, 3 mois après sa dernière visite à nous, au marasme consécutif à une diarrhée colliquative que rien ne parvint à arrêter, ainsi que cela arrive souvent à la période ultime de la léprose.

Réflexions. — Le début de la lèpre, chez A..., s'éloigne de beaucoup de l'évolution classique de la maladie. L'aspect violet des mains d'une manière symétrique ressemblait à la maladie de Raynaud ; et, n'était l'apparition ultérieure des symptômes incontestablement lépreux, la constatation même du bacille de Hansen, plusieurs lecteurs y auraient vu toute autre chose que la lèpre. C'est là un exemple frappant des anomalies que peut revêtir la léprose. La cyanose des extrémités, avec tendance aux ulcérations et à la nécrobiose, à la chute des doigts, se rencontre souvent dans les diverses formes de la léprose, principalement dans la mutilante ; et réellement le processus morbide ne diffère guère de celui de la gangrène symétrique et de la maladie de Raynaud. Cette cyanose est due à l'anoxémie, au défaut d'oxygénation du sang. A la congestion de 10 ans ont succédé des exsudats dans la peau et dans le tissu conjonctif sous-cutané. Et si cet état continue, il aboutit à l'altération des nerfs et du tissu musculaire. Dans l'anoxémie, les globules sanguins, qui portent l'oxygène aux tissus, ne continuent pas leur colportage ; consécutivement, il y a troubles de calo-rification, de motilité et de sensibilité, faute de combustion, d'où mort des parties ou nécrobiose. L'éloignement du centre circulatoire favorise ces troubles qui déter-minent aussi des tuméfactions luisantes, des rougeurs, des phlyctènes et des ulcéra-tions. La cyanose est donc consécutive à la paralysie des capillaires.

On ne doit pas oublier que la recherche du bacille de la lèpre ne vient nullement en aide au clinicien dans les cas de ce genre, puisque dans la léprose mutilante la plus avérée et la plus avancée, le bacille manque souvent, ou bien, ce qui revient au même, au point de vue du diagnostic, il n'est point constatable. Nous avons trop de fois mentionné et prouvé la chose par des faits probants, dans le cours de ce travail, pour insister derechef sur ce point. Mais chez le malade dont l'observation précède, le bacille lépreux, introuvable pendant des années, a pu être constaté à la fin, lorsque l'affection parvint à son acmé. L'érythromélalgie (1), mot par lequel on désigne la

(1) Les auteurs ne sont pas encore fixés sur la nature de l'érythromélalgie. Le professeur Senator, en com-

coloration plus ou moins foncée des membres, due au ralentissement de la circulation capillaire, n'est qu'un syndrome, de même que le groupe des phénomènes dont
l'étude méticuleuse a engendré la syringomyélie; on rencontre l'une et l'autre dans
des états morbides variés; et elles sont loin de reconnaître une et même cause, une
et même lésion anatomo-pathologique. Pour ce qui concerne la syringomyélie, nous
en parlerons en son lieu et place; quant à l'érythromélalgie, dont le malade précédent fournit un exemple curieux, il n'y a pas que la léprose qui l'occasionne; elle peut
même être purement hystérique. Elle dépend toujours d'une perturbation nerveuse
agissante sur le système capillaire cutané, que l'on peut souvent attribuer, avec le
professeur Bouchard et ses élèves, à l'action des toxines sur les nerfs vaso-constricteurs; ce qui pourrait être invoqué lorsqu'il s'agit de léprose. Les physiologistes
expliquent la dilatation des vaisseaux capillaires par une influence nerveuse réflexe.
Les centres nerveux dans la moelle allongée, dans la moelle épinière, dans les ganglions et aussi dans les cellules nerveuses disséminées le long des vaisseaux, peuvent,
par paralysie ou par excitation, provoquer des dilatations vasculaires. La paralysie
des vaso-constricteurs produit la dilatation passive qui n'aboutit pas à l'issue des
leucocytes; et l'excitation des vaso-dilatateurs provoque la dilatation active, sans
laquelle la diapédèse des globules blancs ne saurait se faire (Bouchard. *Les microbes
pathogènes*). Les réflexes peuvent faire de l'anémie, de l'hyperhémie, de l'œdème, de
l'hypercrinie, de la gangrène, de l'ulcération, de la sclérose, de l'atrophie. Quand
les réflexes font de la suppuration, avec ou sans nécrose, c'est grâce au concours de
l'infection (p. 165).

Un disciple distingué de l'École de la Salpêtrière, le Dr L. Lévy, a insisté
dernièrement sur les asphyxies purement nerveuses, sous la rubrique : *Une forme
hystérique de la maladie de Raynaud (Archiv. de neurologie*, nos 16 et 17, 185).
Les matériaux de cette étude ont été puisés dans le service du professeur Raymond,
successeur de Charcot. La conclusion du Dr Lévy est que la maladie de Raynaud peut
naître et disparaître sous une émotion morale, que la gangrène est vraisemblable et

muniquant un cas de ce genre à la *Société de méd. de Berlin,* le 26 octobre 1892, s'exprime de la manière suivante :
« Les extrémités rougissent et se tuméfient; la peau devient le siège de petits nodules (?) qui pourraient faire
croire à un érythème polymorphe. L'acrodynie (?) a aussi quelque ressemblance avec l'érythromélalgie qui serait
une *angionévrose* avec paralysie des nerfs rétrécissant les vaisseaux. *La maladie de Raynaud et celle de Morvan ressemblent un peu à l'érythromélalgie;* mais ces affections en diffèrent en ce qu'elles sont causées, non par une angio-
paralysie, mais par un angiospasme. » J'avoue en toute humilité que je ne comprends pas ce que peut être cette érythromélalgie. Ni la description, ni l'explication théorique donnée par l'éminent professeur ne m'ont suffisamment
éclairé pour que je puisse me figurer ce que c'est que l'érythromélalgie des auteurs. J'espère, dans mon prochain
voyage en Europe, rencontrer et étudier quelques spécimens de cette nouvelle affection mal définie et insuffisamment déterminée. Le professeur Senator ajoute : « Il est impossible de dire si l'érythromélalgie est d'origine
centrale ou périphérique. La symétrie de l'affection qui envahit les quatre membres, peut être alléguée en faveur
de l'origine centrale. Le pronostic en est incertain. On n'en connaît pas bien l'évolution. De nouvelles recherches
sont nécessaires pour élucider la question. »

possible, qu'en un mot l'asphyxie locale, l'érythromélalgie peut être purement hystérique.

La télangiectasie si prononcée de la face chez A..., dès le début de la léprose, peut se réclamer de la même explication que l'asphyxie des extrémités. Ainsi que dans tous les cas de congestion cutanée et de télangiectasie lépreuses, nous avons eu recours, chez ce malade, à l'ergotine à haute dose, médicament dont l'action vaso-constrictive est certaine. Pour la même raison nous nous sommes servi, pour d'autres lépreux congestifs, de l'ichtyol. On sait que l'acide salicylique et les salicylates déterminent une action dilatatrice, tandis que, d'après Kobert, la cornutine et l'acide sphacé-linique, principes qui se trouvent dans l'ergotine de Bonjean et manquent dans l'ergotine du commerce, déterminent la constriction des vaisseaux capillaires. Selon Tannet, la cornutine n'est que l'ergotine altérée ; elle abaisse la température, ralentit le pouls et contracte les vaisseaux, en agissant sur la fibre musculaire. Dujardin-Beaumetz l'employait en injections sous-cutanées à la dose de 3 à 5 millig., tandis que Budin a eu, chez les parturientes, des accidents même à la dose d'un millig.; un quart de millig., selon cet éminent accoucheur, suffit pour obtenir une forte contraction de l'utérus post-partum. Chez plusieurs de nos lépreux congestifs nous avons eu recours à ces injections à la dose de 1 à 3 millig. avec succès. Le tégument, siège de congestions érysipéloïdes à répétition, revenait rapidement à son état normal à la suite de ce traitement. L'électricité nous a paru également efficace.

OBSERVATION V. — *Lèpre exanthémateuse pellagroïde, éclatant à la suite de grandes émotions, par des poussées successives aux mains de placards simulant la pellagre ; hyperesthésie; plus tard, anesthésie et diminution de la force musculaire. Asphyxie des extrémités; curieux troubles trophiques du tégument. Ichtyose, peau ophidienne et de crocodile ; plus tard, mue générale en furfures et en lambeaux. Puis, amélioration progressive : peau revenue à son état normal; sensibilité de retour, force musculaire récupérée. Finalement, tuberculose pulmonaire qui emporta le malade guéri de sa lèpre.*

Rousso Moussé, israélite espagnol, 42 ans, commissionnaire en marchandises, marié à 16, veuf depuis dix ans, n'a eu qu'une fille, indemne, âgée de 21 ans, mariée depuis huit ans et ayant deux enfants également sains. R... est né à Couscoundjouk, village situé sur la rive asiatique du Bosphore; toujours bien logé et bien nourri, il n'a jamais eu de relation avec des lépreux ; il n'y en avait point dans son quartier. Son père, âgé de 73 ans, vit lypé-maniaque ; il n'a jamais eu aucune affection cutanée ; 2 frères de ce dernier et une sœur vivent indemnes encore. La mère de R... a 68 ans; deux de ses frères vivent aussi, bien portants, ainsi que leurs descendants. En un mot, il n'y a pas de lépreux dans la famille, à leur connaissance. Rien à noter jusqu'à l'âge de 20 ans, lorsqu'il eut des hémoptysies et des accidents thoraciques sérieux. Selon sa conviction, c'est la peur qui a occasionné sa maladie actuelle ; on pourrait admettre qu'elle en a provoqué ou favorisé l'explosion. R... avait des relations avec la femme d'un Croate féroce. Surpris un jour par le mari, dans la chambre à

coucher, il se cacha sous le lit et risqua sa vie. A partir de ce moment, le Croate le suivait armé dans la rue, lorsqu'une nuit il le rencontra seul dans un quartier isolé. R... crut que sa dernière heure avait sonné. Il vécut ainsi dans des transes terribles pendant un an, menacé d'être poignardé par une bande de Croates qui voulaient venger l'honneur de leur compatriote. Il dut à la fin quitter le quartier et ne jamais passer par là. C'est pendant ces émotions anxieuses que la maladie a débuté, en 1882. Les premiers symptômes qu'il remarqua étaient 2 grandes taches, une sur chaque genou, plus grande qu'une pièce de 5 francs d'argent. L'épiderme s'écaillait après s'être épaissi uniformément, sans douleur, sans démangeaison. 5 mois après, les plantes des pieds s'*écaillaient* à leur tour comme un poisson. En même temps les orteils et le dos des pieds étaient violacés. 4 mois après, la joue droite se tuméfiait sur une étendue de 2 francs pendant une semaine, sans aucune douleur, ce qui se répéta maintes fois pendant 3 mois. Il y a 18 mois, en septembre 1882, la peau du côté interne du genou droit se gerça, après avoir été rouge pendant quelques jours. Il y survint un ulcère rond comme un franc, qui suppura pendant un mois. En décembre 1883, il survint des rougeurs et des démangeaisons au 1/3 inférieur de la jambe gauche, qui ont duré 15 jours. En mars 1884, la peau du dos des mains devint violacée par places ; plus tard la peau s'est ridée. En juillet, le dos de la main droite s'enfla, et rougit d'une manière uniforme ; la tuméfaction disparaissait à mesure que la coloration se fonçait. La plante des pieds devint de plus en plus douloureuse, de manière que la marche et la station debout étaient très pénibles. En même temps il y eut hyperesthésie et hyperalgésie des membres : dès qu'il se cognait tant soit peu, ou bien qu'il touchait un objet, il éprouvait des douleurs vives à l'endroit même. Un mois après, la main droite devint violacée à son tour, mais sans tuméfaction préalable ; puis toutes les deux s'affaiblirent tellement qu'il ne pouvait briser son pain ; fourmillements et douleurs comme si on lui enfonçait des épingles dans les membres ; bientôt, apparition aux jambes de taches livides comme des pièces de 100 sous, qui devinrent, plus tard, jambonnées et se couvrirent de grosses écailles ; puis leur centre s'éclaircit de plus en plus, de manière que l'encadrement seul resta foncé ; le centre était le siège d'une mue épidermique abondante ; quelque temps après, même manifestation à la face et aux avant-bras. Le 15 octobre 1884, grands placards d'un rouge très prononcé, avec tuméfaction à la face. Cet aspect diminua spontanément de temps en temps, pour s'accuser de nouveau peu après. La pression du doigt fait pâlir ces placards. Les lèvres elles-mêmes se tuméfient parfois et deviennent lisses et framboisées ; colorations identiques à la nuque, et à la partie supérieure et externe du cou, avec desquamation comme par l'effet d'une insolation à laquelle il ne s'exposa point. Pityriasis très abondant de la barbe et du cuir chevelu. La peau du tronc a sa coloration normale, mais elle est rude et furfuracée ; il y a une mue générale de tout le corps. A la partie inférieure du dos, l'épiderme est comme craquelé ; légère rougeur aux environs des crêtes iliaques ; macule rosée, comme 2 francs, sur la partie supérieure des fesses ; au milieu de chacune d'elles, symétriquement, gît un placard violacé, grand comme la main ; l'épiderme y est comme gercé et la sensibilité aux piqûres presque abolie ; plaque identique, grande comme 5 francs, sur l'épaule gauche. Une bande sinueuse, jambonnée en relief, avec épiderme épaissi s'enlevant en lambeaux, d'une largeur variant d'un 1/2 centimètre à 2 par endroits, part de la partie externe et inférieure de l'avant-bras gauche, remonte vers l'épicondyle, passe à 3 travers de doigt au-dessus de l'olécrâne et descend vers le bord interne, en circonscrivant ainsi une ellipse allongée, de couleur solférino ; l'épiderme s'y enlève facilement par plaques, en *emportant la coloration*. Ces lambeaux épidermiques sont comme légèrement teintés par l'iode. Disposition analogue à droite ; sur ces encadrements, ainsi que sur les îlots qu'ils entourent, la sensibilité est très émoussée. La main droite est d'un rouge foncé dans presque sa totalité, comme les mains des teinturiers (planche 6). La peau est épaissie ; l'épiderme plissé. L'articulation phalango-phalangienne du médius est gonflée et douloureuse ; la face palmaire de la main est elle-même d'un rouge foncé, excepté à son milieu. La sensibilité est très émoussée sur l'étendue de ce gant rouge tendant au violet. R... accuse d'avoir les mains, les pieds, le nez et les oreilles toujours froids, gelés, lors même que la température ambiante est élevée (elle est de 22° dans la pièce où je l'examine). C'est là une perversion de la sensibilité ; car, de fait, ses mains sont très chaudes. Il lui arrive souvent de sentir son corps, alternativement frissonnant et brûlant. Les mains sont faibles, maladroites ; R... se boutonne avec grandes difficultés et a de la peine à se servir de son couvert à table ; c'est tout une affaire que de se déshabiller ; il ne s'empare de petits objets qu'avec difficulté et n'a pas la force de soulever une chaise ; dynamomètre 55 à droite, 52 à gauche ; cependant il n'y a pas d'atrophie musculaire. Les cuisses sont parsemées, à leurs faces postéro-externes, de plaques livides, comme des pièces de 2 francs et au-dessous, à surface rugueuse, sillonnée ; épiderme en mue ; sensibilité très émoussée. Il y a en outre de grands cercles irréguliers, livides, entourant des parties de peau légèrement colorées et dont l'épiderme s'enlève facilement en lambeaux, en emportant la couleur. La face postérieure des cuisses est uniformément ichtyosique ; jambes bigarrées aussi, par des bandes colorées entourant des îlots de peau qui pèle. Le dos des pieds est livide ; mais une teinte blanchâtre y est superposée comme par un pinceau ; elle est constituée par l'épiderme qui mue en farine. Les orteils sont livides et se dépouillent facilement de leur épiderme, en écailles ; il en est de même de la plante des pieds. Apparition fugace, de temps à autre, sur les membres, de taches rouge cramoisi. A partir du 1/3 inférieur de la jambe, les membres sont insensibles aux piqûres et à la température. Langue lisse, dénudée de son velouté ; goût presque aboli ; appétits vénériens nuls depuis 18 mois. R... ne résiste plus à la marche ; il a continuellement de la tendance au sommeil.

En novembre, insensibilité absolue sur tous les membres et à la figure. Le cou, les paumes des mains et le dos, là où la peau conserve son aspect normal, sont sensibles. R... parvient à ramasser une aiguille, et s'aperçoit que je la lui prends, lorsqu'il a les yeux fermés. Il distingue la nature des tissus par le palper. Les muscles des membres commencent à s'atrophier et à devenir flasques. La couleur des mains est devenue très foncée ; tout le corps est en mue furfuracée, comme la figure d'un Pierrot des funambules ; l'épiderme s'enlève en larges lambeaux partout où il est pathologiquement coloré. La face a partout pâli ; le nez seul reste un peu coloré. Émaciation des muscles, rigidité des articulations ; sensibilité abolie dans tous ses modes sur les membres pelviens ; sentiment continuel de froid glacial aux pieds, que je trouve pourtant très chauds, à l'examen.

13 décembre, faiblesse extrême. Dynamomètre 50 pour les 2 mains dont la peau revêt l'aspect crocodilien aux poignets ; aux avant-bras elle est ophidienne : c'est une ichtyose à larges écailles transversales, de 1 à 2 centim. Les écailles épidermiques que j'enlève sont colorées en violet ; et la peau ainsi dénudée reste plus claire. La face palmaire des mains, le milieu de la paume excepté, est bistre, ainsi que la pulpe des doigts ; les régions thénar et hypothénar sont parcourues par des lignes blanches comme celles des plâtriers ; seule, la paume de la main et la pulpe des doigts conservent leurs diverses sensibilités. La peau des 4 membres est très farineuse, par suite d'une mue continuelle ; appétit conservé, ainsi que le sommeil ; aucune douleur nulle part.

Le 20 janvier 1885, la peau des mains a presque repris son aspect normal ; et, chose bien curieuse, des taches rouge cramoisi apparaissent de temps en temps à leur dos, près des têtes des métacarpiens, pour disparaître après quelques minutes. Sensibilité en partie revenue ; le médius droit est moins sensible que les autres doigts ; la paume de la main droite sent plus que les doigts ; tandis qu'à gauche c'est l'inverse. Cette différence existe pour tous les modes de la sensibilité. Les forces aussi sont améliorées ; le dynamomètre marque 75 pour la main droite et 72 pour la gauche. Doigts plus souples, plus agiles et adroits. Les avant-bras et les bras sont en mue abondante : l'épiderme se détache en lambeaux violets de 2 et de 3 centim., même spontanément ; j'ai conservé de ces plaques épidermiques pour l'examen microsco-pique ; il n'y avait point de bacilles. Ainsi, ce malade fait peau neuve partout, même là où il y avait de grands cercles, encadrant des îlots de tégument à aspect normal. Tout ce tégu-ment neuf est jambon, lisse et sensible aux piqûres, *mais pas au froid ;* la chaleur y est appréciée, mais tardivement et lorsqu'elle atteint une élévation que moi je ne puis supporter ; toute la peau des membres pèle ; des lignes de plâtriers séparent les lambeaux épider-miques. La face a récupéré sa couleur normale ; la sensibilité renaît aussi partout ; les forces s'améliorent aussi, au point que R... peut monter au tramway lorsqu'il est en marche ; impuissance complète.

Mai. Le mieux se continue ; sensibilité tout à fait revenue à la face ; mais les percep-tions sont paresseuses ; système pileux normal ; fesses et jambes farineuses ; dos des pieds bleuâtre avec desquamation ; sensibilité naturelle au côté externe des jambes, tandis que les pieds et les orteils sont peu sensibles. La piqûre même légère y fait suinter du sang noir. Genoux insensibles. Là même où la piqûre est ressentie, on provoque peu de douleur lorsque l'épingle est enfoncée profondément. Cuisses sensibles, dans leur totalité, mais grand retard dans la perception ; elles sont encore très ichtyosiques, à partir de leur 1/4 supérieur. Dynamomètre 80 à droite, 70 à gauche ; l'adresse des mains est revenue. Le malade se boutonne et s'habille facilement, ce qu'il était incapable de faire auparavant. Pendant l'érection, la verge se courbe à gauche ; pollutions nocturnes. Les coudes restent insensibles sur une étendue de 10 centim. ; sensibilité paresseuse sur les avant-bras. La peau sent la piqûre, mais si l'on enfonce l'aiguille profondément R... n'éprouve plus de douleur. La sensibilité est très prononcée à la face dorsale de la 2ᵉ et de la 3ᵉ phalange, principale-ment près des ongles. La peau des mains est lisse, douce, luisante, légèrement violacée, amincie, parcheminée. Elle a perdu sa doublure graisseuse et se plisse facilement ; elle est comme atrophiée et ressemble absolument à celle des vieillards. La poitrine est dans un triste état. Matité aux 2 sommets ; souffle en avant ; craquement en arrière ; expectora-tion abondante ; appétit conservé. Injections de solution de Fowler. Ergotine. Électricité.

Juin. L'amélioration continue pour ce qui concerne la lèpre. La face et les mains sont à l'état normal ; mais le côté externe des cuisses et les jambes ont un aspect curieux et origi-nal. L'épiderme est comme craquelé à larges mailles, irrégulières, à formes polygonales, constituées par des lignes rougeâtres, exubérantes et parfois exulcérées. Ces lignes encadrent des espaces de 2 et de 3 centim. dont l'épiderme s'écaille ichtyosiquement. Toute la peau est sèche et comme farineuse ; lorsqu'il sort ses bas il y a une telle poussière épider-mique qu'on dirait qu'il les a remplis de poudre. Le tégument est privé de son gras physio-logique. L'épiderme est sec, friable, en un mot il y a *Astéatose* comme chez les xéroder-miques et les ichtyosiques. Les pieds sont encore asphyxiques et parcourus par des lignes blanches comme plâtrées qui s'entrecroisent. Ganglions des aines et de Scarpa très engorgés.

Sur la fesse droite, placard comme la main, violacé avec furfures. Avant-bras farineux ; sensibilité presque normale ; R... sent bien plus le chaud que le froid ; la force est revenue, mais la précision des mouvements des doigts laisse encore à désirer ; en traversant avec une épingle un pli de la peau du dos des mains et des avant-bras, on n'occasionne qu'une bien faible douleur. Paumes des mains très sensibles. Le côté externe des cuisses est insensible, ainsi que les jambes sur toute leur étendue, et les pieds à leur face dorsale. J'enlève, au bistouri, un fragment de peau au côté externe et au 1/3 inférieur de l'avant-bras gauche, à l'insu du malade. Extrait fluide de quinquina avec arsenic ; iodoforme 0,20. R... vit toujours dans une famille amie où il y a 2 enfants, l'un de 10 et l'autre de 8 ans ; tout le monde y est indemne.

Les manifestations de la lèpre ont encore reculé de plus en plus chez R..., dont la maladie marchait continuellement vers la guérison au point d'être méconnaissable. Mais la bacillose pulmonaire a continué à progresser et l'emporta. La biopsie a fait constater le bacille de la léprose ; tandis que les crachats contenaient ceux de la tuberculose.

RÉFLEXIONS. — Cette observation mérite d'être méditée, tellement ses détails sont intéressants dans leur entier. Je me bornerai à appeler l'attention sur les placards *pellagroïdes* des mains ; et à ce propos je ne puis m'empêcher d'exprimer ma pensée, lors même qu'elle provoquerait un tollé général, à savoir que plusieurs cas de pellagre des auteurs paraissent devoir être rapportés à la lèpre. A Dax, où la pellagre a sévi autrefois, la lèpre a fait aussi des ravages de son côté ; et le Dr Raillard, ancien interne des hôpitaux de Paris, m'a affirmé y avoir rencontré la *pellagre* chez des individus qui n'avaient jamais mangé de maïs. Pour lui, ce n'est pas cette céréale altérée, mais la misère et les mauvaises conditions hygiéniques qui doivent être accusées. N'en est-il pas de même de la lèpre, lorsque le germe en existe dans une localité ? Notons que les reliquats de lèpre se rencontrent encore dans les environs de Dax.

On a vu combien les mains de ce malade reproduisent la description de la pellagre donnée par les auteurs. Enfin, j'appuierai ma manière de voir par l'opinion très autorisée de notre éminent dermatologue, le Dr Besnier, qui m'a dit avoir vainement cherché un cas de pellagre véritable ; il n'a jamais été assez heureux pour en rencontrer un seul. C'est là, si j'ai bonne mémoire, le résumé d'une conversation privée que j'ai eue à Paris avec le savant académicien, en 1893.

Un autre point suggestif de l'histoire du malade Rousso, c'est le développement de la bacillose pulmonaire qui l'a emporté, lorsque la lèpre avait reculé au point de presque disparaître, lorsque les propriétés physiologiques de la peau, sa sensibilité même avaient fait retour, ainsi que la force musculaire anéantie pendant l'acmé de la lèpre. On voit souvent des malheureux lépreux, arrivés à la période ultime de leur affection, succomber à une phtisie pulmonaire qui creuse rapidement des cavernes et

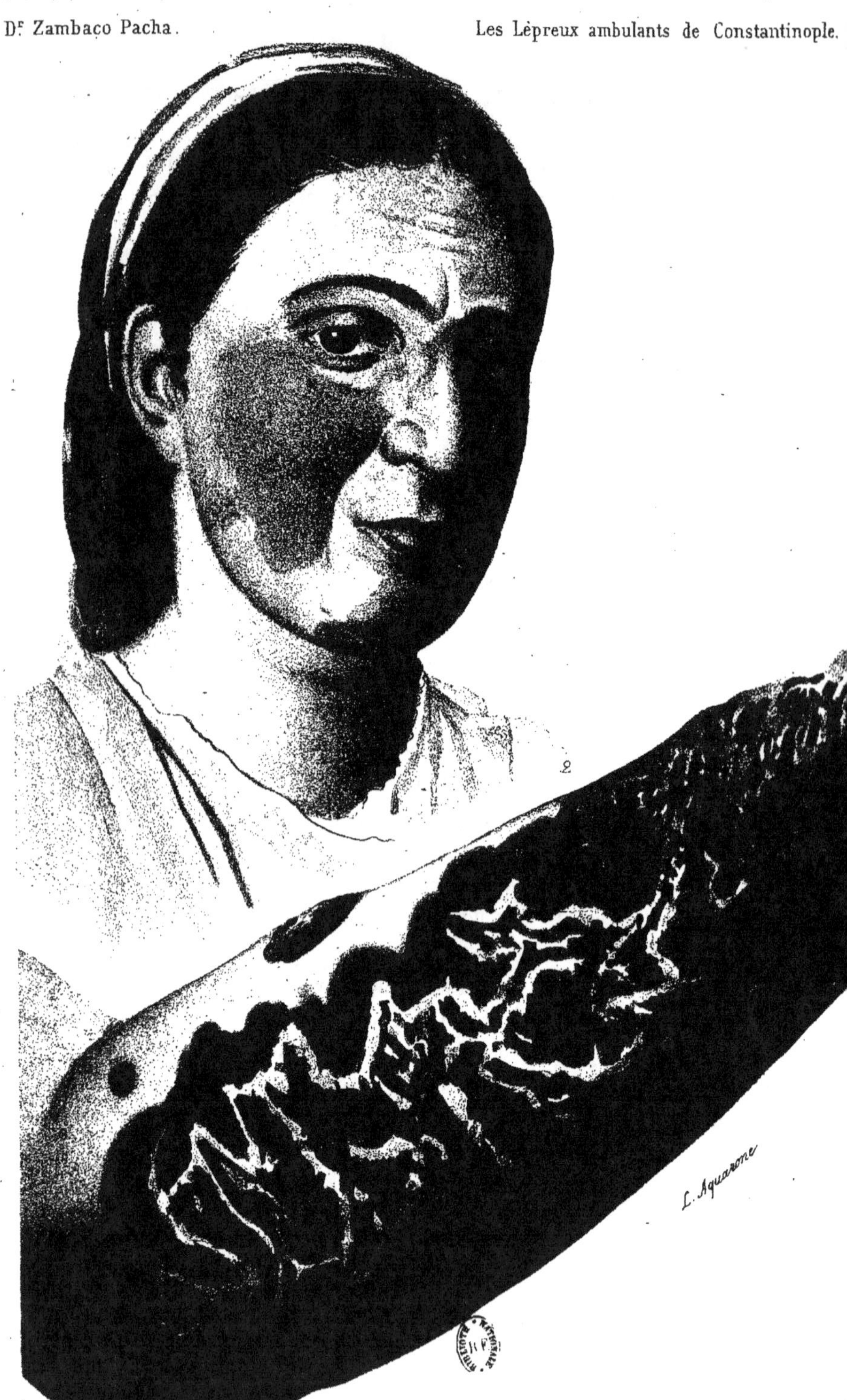

F. Méheux lith.   Imp. Becquet f

1.—Pigmentation de la face au début de la Lépre, ressemblant au masque de la grossesse. 2.—Avant-bras de la même malade à un
. avancé de la maladie : Coloration pigmentaire intense, gonflement, craquement de l'épiderme.

abrège leur triste existence, par une expectoration abondante, la fièvre hectique et l'épuisement déjà très avancé par le fait de la léprose qui a déterminé une cachexie profonde. Mais ce n'est pas le cas de ce malade dont la lèpre avait reculé lorsque les symptômes de la tuberculose pulmonaire, préexistante, ont revêtu une allure précipitée et ont emporté le malade.

La biopsie de ce malade n'a pas montré le bacille de la lèpre au commencement de l'affection, mais elle l'a fait constater plus tard. L'examen des crachats ne laissa non plus aucun doute sur la présence du bacille de Koch. Il y a eu donc, chez ce malade, symbiose de deux maladies, de la léprose et de la tuberculose. Je ferai remarquer, d'autre part, que la lèpre envahit parfois les poumons, qu'elle farcit de bacilles de Hansen, dans la forme tubéreuse. Dans ces cas, il s'agit de phtisie lépreuse dont la symptomatologie est analogue à celle consécutive au bacille de Koch.

Je rappellerai à ce propos, les renseignements que je dois à mon distingué confrère, le Dr Calmette, de Quimper, ancien interne des hôpitaux de Paris, aujourd'hui major de première classe, bien qu'ils soient en contradiction avec ce que j'ai observé moi-même. Le Dr Calmette a habité pendant quelque temps Belle-Ile, en Bretagne. La lèpre y a été très commune, jusqu'il y a 50 ans ; il y avait autrefois une léproserie très peuplée : tant que la lèpre y sévissait, la tuberculose pulmonaire y aurait été inconnue ; mais, depuis que la lèpre a disparu, la phtisie pulmonaire ravage le pays, principalement le quartier occupé autrefois par les lépreux. Les registres de l'hôpital de Belle-Ile appuieraient les assertions de notre honorable confrère.

(Communication du Dr Calmette au Congrès de tuberculose en 1888; et celle du Dr Zambaco à l'Académie de médecine de Paris, le 23 août 1893, *sur les lépreux de la Bretagne.*)

OBSERVATION VI. — *Masque lépreux de la face. Poussée aiguë de léprose maculeuse pendant la grossesse ; aggravation après la parturition ; guérison.*

Victoria Sassone, israélite espagnole, 33 ans, habitant Haskiöi, faubourg de la Corne d'Or, où elle est née. Père indemne, mort à 5o ans, de maladie aiguë ; la mère vit saine ; personne dans la famille n'aurait été lépreux. V... a eu 11 frères et sœurs dont 6 morts en bas âge ; des 5 restant, aucun n'est lépreux ; elle n'a jamais vu de lépreux ; n'a pas eu la syphilis. Réglée à 12 ans, mariée à 23, elle eut plusieurs accès hystériques. 1er enfant, un fils, né 2 ans après le mariage. Masque très marqué pendant la grossesse, disparu 3 mois après l'accouchement, sans aucune pigmentation ailleurs. V..., a nourri pendant 15 mois, sans avoir revu ses règles ; 7 mois après la parturition, engourdissement du membre thoracique droit et diminution de sa sensibilité, sans éruption cutanée ; c'était en 1877. Cet engourdissement persiste toujours ; 1 mois après avoir sevré son enfant, nouvelle grossesse et masque de la face, prononcé comme la 1re fois, disparu derechef quelques mois après l'accouchement. Elle a nourri son 2e fils pendant 16 mois. Il se passa 4 ans sans nouvelle conception.

Elle eut des attaques d'hystérie fréquentes pendant ce temps. En juillet 1884, 3ᵉ grossesse ; masque pigmenté de la face, apparu au 5ᵉ mois, bien plus marqué que les précédents ; cette conception a été bien plus pénible que les autres : vomissements incoercibles jusqu'au 9ᵉ mois, tremblements nerveux, évanouissements fréquents. C'est au 9ᵉ mois, en avril, qu'ont paru, sur l'avant-bras droit, quelques lignes roses, sinueuses, de plus en plus visibles parcourant le membre, dans le sens de sa longueur, s'accusant de plus en plus (pl. 2). Nous avons assisté à la transformation de ces lignes en rubans pigmentés, s'élargissant progressivement d'une manière centripète, pour acquérir, 2 mois après, 4 centim. de largeur. Apparition, à la même époque que les dessins linéaires roses, de petites papules, éparses, sur les deux jambes, quasi-syphilitiques. L'examen le plus minutieux ne fait découvrir aucun signe de vérole, ni sur elle ni sur le mari. L'enfant né, un mois après cette éruption, est absolument sain.

V... maigrit et s'affaiblit pendant cette dernière grossesse. Après l'accouchement, qui eut lieu en mai 1885, la couleur du masque facial a changé ; de légèrement pigmentaire il devint rouge brun ; le menton fut aussi couvert d'un placard pareil (pl. 7) ; pas de symptômes généraux, pas de fièvre ; et, localement, ni gonflement, ni chaleur, ni douleur, ni démangeaison. Pendant les mois de juin et de juillet, les accidents nerveux ont disparu ; V... nourrit et se porte bien ; mais les bandes pigmentées du membre thoracique se sont étendues et foncées, de sorte qu'au commencement d'août un cadre brun, large d'un à 2 centim. par places, circonscrit un îlot de 12 centim. de peau normale ; une bande mince de 3 millim. de largeur envahit le 1/3 supérieur du bras droit et descendit obliquement vers le coude ; une autre traînée pareille a commencé à 3 centim. au-dessous, sur le côté interne du coude ; ces deux bandes ont marché l'une vers l'autre, s'élargissant et brunissant, et finirent par se rencontrer et par circonscrire un îlot de peau normale ; le tégument s'épaissit à mesure qu'il se pigmente. Le 5 août, 6 petites taches lenticulaires, d'un brun clair, se sont montrées sur le membre thoracique gauche ; bouffées de chaleur et douleurs dans l'avant-bras droit. La sensibilité est obtuse sur les rubans pigmentés, ainsi que sur le tégument de couleur normale qu'ils circonscrivent ; elle est physiologique sur l'avant-bras gauche ; ganglions épitrochléens légèrement gonflés, de chaque côté. Les papules des jambes se sont multipliées, élargies et foncées, il y en a une trentaine de chaque côté ; en les piquant avec une aiguille, je ne détermine pas de douleur. Au côté externe du milieu de la cuisse droite, plaque rouge violacée, comme une pièce de 5 francs, à bords irréguliers, épaisse et peu sensible ; ganglions des aines et de Scarpa très gonflés. L'enfant, toujours indemne, est nourri par la mère. Ergotine, de un à 2 grammes par jour.

Le 10 septembre, à la suite du jeûne, de 3 jours, du grand pardon des israélites, et d'un incendie qui la frappa beaucoup, l'état de V... a rapidement empiré : les placards se sont élargis et gonflés ; ils ont bruni davantage ; courbature, fièvre violente, 39°, douleurs intenses dans les membres... Nous insistons pour faire cesser l'allaitement.

Le 1ᵉʳ octobre, V... ne peut quitter le lit. Nous nous rendons chez elle. Le menton et la région sus-hyoïdienne sont couverts par un placard rouge, érysipéloïde, avec gonflement, chaleur et hyperesthésie ; le thermomètre plat y accuse une élévation locale de température de 4/10, par rapport au côté opposé ; sentiment de brûlures ; nez gonflé, luisant ; paupières inférieures légèrement œdématiées ; toute la face est hyperalgésique ; pas de chute des sourcils, ni des cils ; sur la partie inférieure du ventre et sur les fesses, papules lenticulaires, rouges, légèrement saillantes ; gonflement du membre thoracique droit qui a triplé de volume ; il est brûlant au toucher (38°), douloureux à la pression et le siège d'élancements violents et d'une sensation de tension ; on dirait qu'il est menacé de phlegmons diffus. Les bandes pigmentaires, qui circonscrivent les îlots de tégument à coloration normale, ont 3 et 4 centim. de largeur et sont jambonnées ; main œdématiée, pâle ; sensibilité obtuse, à l'aiguille sur les cadres qui sont en relief ; sur le bras et l'avant-bras gauches, papules saillantes ; celles des jambes sont devenues des tubercules en relief comme des pois cassés, qui se sont multipliés ; leur aspect est absolument syphilitique ; ils sont insensibles à la piqûre ; inappétence, insomnie, agitation nerveuse, vertiges, évanouissements, vomissements, température à l'aisselle, 39°. Bains généraux, ergotine 2 grammes, et autant de bromure de potassium, par jour.

20 octobre, le membre thoracique droit est toujours brûlant et bien plus gonflé ; il mesure au 1/3 supérieur 4 centim. et au 1/3 inférieur 3 centim. plus que le gauche ; c'est comme un phlegmon érysipélateux ; les bandes pigmentées ont 5 et 8 centim. de largeur ; de sorte qu'il y a à peine un petit îlot circonscrit de peau qui commence à devenir rose aussi et à se tuméfier. Ces larges bandes sont en relief de 2 et 3 millim. ; l'épiderme qui les recouvre est craquelé, à formes géométriques irrégulières. Les jours suivants cet état local a empiré, l'avant-bras a revêtu l'aspect représenté sur la planche 7. Les lignes qui limitent ces dessins bizarres sont blanches et constituées par l'épiderme écaillé qui s'enlève très facilement en lambeaux par le bout d'un crayon. La face postérieure du bras droit offre une disposition semblable sur une étendue de 10 centim. ; on dirait que la grande tuméfaction du membre a distendu outre mesure l'épiderme qui a craqué, son élasticité ayant été forcée, ainsi que cela se voit sur quelques fruits en maturité ou bien sur des pommes mises au four. Température générale 39° ; localement, il y a un 0° de différence entre l'avant-bras droit tuméfié et brûlant et la région homologue à gauche, qui ne présente que le 1/3 du volume de son congénère. La pigmentation très foncée, négrine, a envahi une grande partie du membre ; près du poignet, le placard devient jambon et d'aspect eczémateux hypertrophique, chagriné ; sur la peau normale, qui environne ces lésions, pointent de petits tubercules lenticulaires et pisiformes. La pression, même légère, est très douloureuse sur tout l'avant-bras, et intolérable sur les parties tuméfiées. L'avant-bras gauche est parsemé de quelques tubercules discrets. Les jambes sont couvertes de petits tubercules aplatis, jambon, de taches brunes et de papules ; ces manifestations cutanées polymorphes ressemblent, les unes à une poussée de papules à la période d'augment, les autres à des tubercules en régression et se contredisent en quelque sorte mutuellement comme date, ce qui ne se rencontre guère dans la syphilis ; tandis que de telles poussées, différentes d'âge, se voient simultanément dans la lèpre ; plusieurs de ces petits tubercules sont nichés dans l'épaisseur de la peau. Ainsi il y a, en même temps, des papules roses, des taches dont plusieurs ont plus de 1 centim., et des tubercules pisiformes ; mêmes éruptions variées sur les cuisses ; la droite présente, en outre, une plaque de psoriasis lépreux. A la face, un placard rouge brun couvre le nez gonflé et déformé ; c'est comme un érysipèle à son déclin ; les paupières inférieures, légèrement œdématiées, conservent leur couleur normale ; quelques petits tubercules discrets sur les joues ; un autre sur le lobule de l'oreille droite et un autre sur l'hélix gauche ; ce dernier est excisé par un coup de ciseaux pour l'examen bactériologique. Je le dis par anticipation, il était farci de bacilles de Hansen. A la partie inférieure de la face, un énorme placard exsudatif, saillant, de 4 millim. couvre le menton, la 1/2 inférieure de la joue gauche, la totalité des régions sous-maxillaires et sus-hyoïdienne ; on dirait d'une peau de baudruche, excessivement fine, placée sur la chair d'un jambon, qui craque et se desquame en furfures ; tout le tronc, principalement le dos,

est parsemé de petits tubercules ronds, lenticulaires ou pisiformes; cette éruption du torse ressemble aussi à une poussée générale de tubercules syphilitiques (on en voit un spécimen dans la collection que nous avons déposée au Musée Saint-Louis); frissons fréquents, fièvre, douleurs spontanées intenses, surtout dans les membres, s'exaspérant la nuit. Bains tièdes, embrocations de glycérine boriquée. Ergotine et chaulmoogra.

Le 3 octobre, la tuméfaction érysipéloïde du nez persiste; les tubercules du front et des joues, plus confluents, ont l'aspect des boutons de la variole avant leur suppuration; ils alternent avec des papules couvertes de petites écailles épidermiques détachées sur un de leurs côtés. Le grand placard exsudatif jambon du bas de la face (voir la collection déposée au Musée Saint-Louis) a dépassé la ligne médiane et empiété sur le côté droit; les écailles de l'épiderme craquelé se détachent minces, foliacées; tout autour, petits tubercules, clairsemés comme des satellites; au milieu de la voûte palatine, plaque rouge de 1 centim. environ à bords sinueux; une autre comme un coup de pinceau près de la luette; le cou est normal; l'éruption du dos devint polymorphe, on y voit des macules, des papules et des tubercules grands et petits; les macules et les papules s'effacent sous la pression du doigt; plusieurs tubercules ont poussé sur les pavillons des oreilles; l'avant-bras droit a été partout envahi par le placard exsudatif, excepté à la partie antérieure; il fait l'effet des armures des croisés; l'épiderme continue à se craqueler et à se détacher en lambeaux, une bande large de 1 centim. et plus par places, brune, en relief léger, commence au-dessus du coude, remonte jusqu'au milieu de la face postérieure du bras et circonscrit un grand îlot de peau saine; le reste du bras est couvert d'une éruption polymorphe. La sensibilité à tous ses modes a disparu sur tout le membre, excepté à la région de la saignée et à la partie charnue des supinateurs; la main est partout sensible; sur chaque mamelle, plaque cuivrée, grande comme 2 fois une pièce de 5 francs; le placard exsudatif, saillant, jambon de la cuisse s'est beaucoup étendu; l'éruption polymorphe a envahi, en même temps que tout le tronc, la totalité des membres jusqu'aux arcades plantaires, inclusivement; l'aspect général du corps est, de prime abord, celui d'une syphilis grave; chaque soir, au coucher du soleil, frissons violents, puis fièvre qui fait rejeter les couvertures; douleurs nocturnes qui provoquent des cris et des pleurs; faiblesse extrême, anorexie, soif; les bains généraux font craquer l'épiderme de l'avant-bras droit, qui se dénude ainsi, et fait disparaître le sentiment de tension pénible, ainsi que les douleurs; même traitement.

La détente et une amélioration progressive commença à la fin de novembre et marcha rapidement, tant au point de vue local que général; de sorte qu'en janvier 1886, tout gonflement, tout exsudat avait disparu; il ne restait, soit à la face, soit à l'avant-bras droit, que de larges taches cuivrées qui blanchissent à peine sous le doigt; la peau a recouvré sa finesse; l'épiderme paraît normal, même sur le nez; les tubercules, les papules ont disparu et n'ont laissé à leur suite que des taches qui se confondent avec les macules antérieures; le torse et le ventre ne présentent que des macules très discrètes; à l'avant-bras droit, il ne reste qu'une large plaque livide, sans épaississement du tégument, sans altération de l'épiderme; mais il y survint une émaciation, une atrophie des muscles de l'avant-bras droit; la faiblesse de ce membre est telle que la malade renonce à s'en servir; elle ne parvient pas à serrer ma main; le doigt auriculaire se recourbe; il est arqué, et semi-ankylosé dans son articulation phalangophalangienne; l'insensibilité, dans tous ses modes, persiste comme par le passé; pavillons des oreilles normaux; il ne reste sur les jambes, les cuisses et les fesses que des taches cuivrées quasi-syphilitiques; fourmillements dans les membres; sourcils, cheveux conservés; les ganglions de Scarpa sont toujours engorgés ; il en est de même de ceux des coudes. Appétit, sommeil, revenus. Nous défendons les relations conjugales, par crainte de grossesse. L'enfant continue à être indemne, ainsi que son père et ses frères ; continuation du chaulmoogra et des bains ; exclusion du régime alimentaire, des poissons, des épices, de l'huile, des alcooliques ; propreté du corps. Cette femme est tant soit peu à son aise, et effrayée par son état d'il y a quelques mois, elle suit religieusement tous nos conseils. Aussi a-t-elle été récompensée par une amélioration sans entraves et finit par obtenir sa guérison complète qui ne s'est pas démentie. Les Drs Acchioté et Alifrandi ont suivi cette malade avec moi. V... a acquis de l'embonpoint et des couleurs ; elle se trouve très heureuse. En octobre 1895, il ne lui restait, comme souvenir de sa lèpre, que l'amincissement, l'atrophie du tégument de l'avant-bras droit, partout où avait siégé la cutite lépreuse, et une diminution de la sensibilité. Sur les jambes, des lignes géographiques minces, d'un blond clair, circonscrivent de chaque côté un placard dont la sensibilité est obtuse. Elle nous a refusé la biopsie. Le dernier enfant a tété sa mère seulement pendant 2 mois. Il a été élevé au biberon ; sa dentition, commencée à 6 mois, a marché lentement, ainsi que la fermeture des fontanelles. Pâle, lymphatique, il eut, à 15 mois, de la psorophtalmie et un écoulement purulent infect par l'oreille gauche. Le 11 janvier 1887 (lorsqu'il avait 20 mois) il possédait alors ses 16 dents ; les incisives moyennes supérieures présentent, au milieu de leur hauteur, une ligne déprimée sous forme de sillon jaune transversal ; les canines inférieures sont en train de percer ; les premières molaires inférieures sont comme aplaties latéralement, de sorte que leur couronne est très étroite ; ganglions cervicaux volumineux ; sujet à la diarrhée ; néanmoins potelé bien que pâle ; il commence à marcher. Rien autre à noter. Aucun signe de lèpre ni chez lui ni chez ses 2 frères, ni chez le père, jusqu'en mai 1896.

RÉFLEXIONS. — La lèpre a débuté chez cette malade, pour sûr en 1877, par des engourdissements et la diminution de la sensibilité dans le membre thoracique droit. La pigmentation diffuse de la face, sous forme de larges placards blonds, couvrant le front et les joues, appartenait-elle à la grossesse ou bien à la léprose ? Comme nous n'avons pas vu V..., en ces moments-là, il est difficile de trancher la question ; car la suffusion pigmentée s'observe souvent dans la lèpre et la planche 3 en offre un exemple saisissant. A la face, en général, la pigmentation diffuse, parfois même négrine, est précédée d'érythème érysipéloïde ; ce qui n'aurait pas eu lieu chez V... L'hyperesthésie d'abord, et plus tard, la diminution de la sensibilité, auraient démontré la nature lépreuse de ce masque facial. Mais cette recherche n'a pas été faite. Nous savons aussi que la grossesse et l'accouchement donnent toujours un coup de fouet à la léprose, comme à la tuberculose, et fournissent souvent l'occasion à une explosion rapide et grave, lorsque le germe occulte ou bien les symptômes irréfragables en existent déjà ; toujours est-il que plus tard ces plaques pigmentées de la face ont présenté tous les attributs des manifestations lépreuses, lorsque, la maladie évoluant, d'autres phénomènes sont venus confirmer le diagnostic. L'apparition de dessins linéaires roses géographiques sur l'avant-bras droit, à peine appréciables d'abord et qui n'ont été aquarellés que plusieurs semaines après, lorsqu'ils étaient déjà très prononcés (voir planche 2), n'a eu lieu qu'en 1884, c'est-à-dire 7 années après le début de la maladie. A partir de ce moment, la lèpre a marché vite et prit une forme des plus graves ; un mouvement fébrile intense, escorté des troubles habituels, a toujours précédé et accompagné les poussées de la léprose, avec une élévation locale de la température sur les grands placards exsudatifs quasi-phlegomeux ; une éruption générale, polymorphe, a envahi le torse et les membres : macules, papules, tubercules, d'aspect syphilitique, mais réunis simultanément ; ce qui constituerait un anachronisme pour la syphilose ; tandis qu'une telle coïncidence se rencontre souvent dans la léprose et fournit, de son côté, un signe distinctif entre ces deux diathèses similaires. D'ailleurs ni V... ni son mari n'ont été syphilitiques. Après une marche galopante et une aggravation effrayantes, l'amélioration progressive, l'arrêt et le recul de la lèpre jusqu'à la guérison, qui se maintient toujours depuis 10 ans, démontrent la curabilité de la léprose ou tout au moins ses longues rémissions ; nouvelle analogie avec la syphilis. Ni le mari, ni les enfants de V..., malgré la vie commune, n'ont présenté, jusqu'à présent, le moindre signe inquiétant ; ce fait plaide donc avec tous ceux que nous avons observés, qui se comptent par centaines, sans exception, en faveur de la non-contagiosité de la léprose à Constantinople, tout comme à Paris.

CHAPITRE III

Altérations épidermiques de la léprose.

La lèpre est une trophonévrose, c'est-à-dire une affection dont la perturbation des fonctions nerveuses constitue le phénomène le plus essentiel et le plus constant. Les manifestations cutanées de cette maladie sont une de ses expressions les plus fréquentes ; il n'est point surprenant, en effet, que la circulation et la nutrition des téguments — régies par le système nerveux — altérées, entravées dans leur accomplissement, y déterminent des troubles trophiques profonds et variés.

C'est ainsi que le système capillaire, placé sous la dépendance immédiate de l'appareil nerveux, accuse de très bonne heure ses troubles profonds par des congestions passives ou actives, éphémères ou permanentes : asphyxies locales, engelures, télangiectasies, éruptions érysipélatoïdes, placards anesthésiques, etc., et cela avant tout symptôme caractéristique de l'affection, du moins pour ceux qui ne sont pas initiés à ses insidiations du début ; car pour le léprologue expérimenté, la lèpre a déjà pris possession du patient.

Les altérations de la sécrétion épidermique, constatées par nous chez les nombreux lépreux soumis à notre observation, ont été diverses. Une des plus fréquentes est la mue furfuracée que l'on rencontre fréquemment sur les membres, plus rarement sur le tronc, et parfois de très bonne heure, lorsque toute autre lésion cutanée fait encore défaut.

En outre, à la suite d'exanthèmes lépreux prémonitoires, tels que l'érythème noueux, l'érysipélatoïde, l'exanthème érythroïde, les pigmentations, etc., l'épiderme peut se détacher par lambeaux de 3 à 10 millim. et bien souvent au delà. D'autres fois, il se fronce, devient luisant et présente un aspect *craquelé*, pareil à la surface de certaines porcelaines du Japon, ainsi désignées ; des lignes fines circonscrivent, dans ces cas, de petits îlots de 2 à 5 millim., polymorphes, à dessins plus ou moins géométriques. Parfois aussi, après que la peau s'est pigmentée uniformément et superficiellement, des lambeaux épidermiques, de grandeur variée, détachés, montrent à nu une enveloppe cornée de nouvelle formation, qui laisse voir la coloration du tégument, altérée ou normale. Chose assez curieuse, les lambeaux épidermiques entraînent sou-

vent avec eux, à leur face profonde, la coloration violacée ou pigmentée. La peau
sous-jacente se présente alors avec son coloris physiologique ; c'est ce qui est arrivé
chez le malade de la planche 6. Dans ce cas, il est rationnel d'admettre qu'une suffusion
pigmentée, une sécrétion hyperchromique a eu lieu à la surface du derme, indubitablement, sous l'influence spéciale de la circulation dans les mailles des nombreux
vaisseaux qui y rampent. C'est ainsi que nous avons vu, non seulement une nuance
sépiée survenir tout d'un coup sur de larges surfaces cutanées, mais aussi, une
coloration hyperchromique foncée, donnant l'aspect d'une peau de nègre, qui, une
fois acquise, peut même ne plus s'effacer et persister pendant le reste de la vie (pl. 9
et 13).

Cependant, en général, ces pigmentations exagérées disparaissent après un
certain laps de temps, par suite d'une exfoliation épidermique dont les lambeaux
emportent le pigment pathologiquement sécrété ou élaboré, comme je l'ai dit.

Il arrive aussi qu'après une suffusion pigmentée uniforme, superficielle, l'épiderme, tendu et déchiré par le gonflement de la peau, craque par petites portions avec
configurations diverses, qui se retracent sur l'enveloppe cornée sous-jacente, de nouvelle formation, et de nuance plus claire, ce qui donne au membre un aspect en tout
pareil à celui que l'industrie imprime au cuir des porte-monnaie et des portefeuilles
vendus sous le nom de *peau de crocodile* (pl. 8 et 10).

Chez d'autres malades, l'épiderme devient ichtyosique absolument ; c'est une
ichtyose acquise et non congénitale, comme la maladie qui porte ce nom. Il nous est
arrivé bien des fois de voir cette modification de la peau s'opérer sous nos yeux. Cette
ichtyose de nouvelle formation est permanente ou passagère ; en général, elle reste
limitée à deux membres homonymes, thoraciques ou pelviens, ou bien elle envahit
tous les quatre. Nous ne l'avons pas rencontrée sur le tronc.

La pigmentation de la peau, occasionnée sans aucun doute par perturbation de
la circulation capillaire, peut aussi siéger dans les profondeurs du derme et être consécutive à des stases sanguines topiques, ou à des extravasations qui, en même temps
que leur coloration mélanique, donnent aussi au palper la notion de nodosités ou de
durillons variant de dimensions depuis un pois jusqu'à une fève et au delà (pl. 8,
fig. 2). Parfois, du jour au lendemain, après l'escorte d'un mouvement fébrile très
orageux, la peau de certaines régions se trouve envahie par un grand nombre de tels
noyaux mélaniques ; c'est ce que, dans certaines localités lépreuses, on désigne sous
le nom de μᾶυρες (noires, pl. 36). Dans les pays lépreux, les gens du peuple ont
tellement la notion de leur gravité qu'ils souhaitent, sous forme d'imprécation, aux
personnes auxquelles ils veulent du mal, *d'avoir des maurés*. Cette malédiction est
pareille à celle des Assyriens et des Babyloniens, trouvée sur les inscriptions décou-

vertes dans les fouilles, et gravées sur des bornes qui servaient de jalons de frontière ; il y est dit, que la personne qui se permettrait d'y toucher et de les déplacer, soit atteinte de tel mal dont la description se rapporte manifestement à la lèpre. (Communication personnelle qu'a bien voulu me faire le savant Appert, de l'Institut.)

Mais ce ne sont pas là les seules altérations de l'épiderme et du derme chez les lépreux. La peau présente aussi chez certains malades, notamment celle des membres, l'aspect ophidien ; ce sont des plis transversaux, rudes au toucher, à cause de l'épiderme irrégulièrement fendillé et froncé. Ces plis sont séparés par des interlignes déprimés ; l'aspect du tégument ressemble alors à celui des serpents qui font peau neuve.

L'épiderme se détache aussi en lambeaux, de forme et de dimensions variées, sur des lépromes cutanés saillants, qui affectent la forme psoriasique, à l'instar de certaines syphilides, ou bien se rapprochant de la psoriase vulgaire. La planche 38 reproduit fidèlement une telle disposition.

Sur certaines peaux épaissies et hypertrophiées, en un mot pachydermiques, des lignes blanches, légèrement tracées, s'entrecroisant à grandes mailles, sillonnent le tégument et rappellent l'aspect des membres des ouvriers qui manient le plâtre. J'ai désigné cette disposition sous le nom de *lignes de plâtrier*. Ces sillons blanchâtres, poudreux, examinés au microscope se trouvent constitués par l'épiderme se détachant en farine fine. On les rencontre principalement sur les jambes et les pieds de certains lépreux horriblement sales. Enfin des taches mélaniques profondes étendues en nappe, ayant quelque ressemblance avec les ecchymoses récentes, sans grand épaississement de la peau, apparaissent souvent sur les membres et viennent surcharger le tableau déjà bien dessiné de la maladie ; ou bien ils en constituent, pendant quelque temps, le seul phénomène local cutané. C'est là une variété du mélas ou méléna des anciens, de la morphée noire des auteurs contemporains qui ne se sont pas encore rendus à l'évidence de la survivance de la lèpre atténuée et même classique dans l'Europe centrale, et qui continuent à décrire, sous des dénominations nouvelles, plusieurs reliquats de l'éléphantiase telles que : maladie de Morvan, syringomyélie, asphyxie de Raynaud, morphée, scléro-dactylie... Sous ces désignations on a souvent englobé des malades qui n'ont la moindre similitude entre eux et parmi lesquels figurent plusieurs lépreux ; ou bien on en a fait des entités nouvelles d'un syndrome qui se rencontre dans des états morbides variés et dissemblables. Le n° 2 de la planche 8 retrace une des variétés de cette lèpre mélanique ou mélas des anciens.

Le Dr Gaucher, professeur agrégé à la Faculté de médecine de Paris et médecin des hôpitaux, a présenté un tel cas de méléna ou de lèpre mélanique autochtone, selon nous, à la Société de dermatologie de Paris en juin 1893, où il fut l'objet d'une discussion. Nous assistions à cette séance. Nos savants collègues n'étaient pas encore convaincus de la survivance de la lèpre en France sous ses diverses formes, la plupart du temps atténuée ou modifiée. On doutait toujours de la nature de la maladie et l'on récusait la lèpre de ce que des sujets, parfaitement lépreux, selon nous, étaient nés en France, qu'ils n'avaient pas voyagé et qu'ils n'ont jamais été en rapport avec des lépreux. La suite de l'observation de certains de ces malades, non perdus de vue, nous donna pourtant raison ; tel est le cas d'une femme dieppoise, présentée à la Société en 1893, par un des plus distingués confrères de l'hôpital Saint-Louis, le D^r Du Castel qui demandait l'avis des collègues sur une pigmentation de la peau qui ne ressemblait à aucune des maladies titrées. L'avis que j'ai exprimé qu'il *s'agissait d'une lépreuse*, n'a pas été partagé par nos collègues, de ce que cette femme n'avait jamais quitté Dieppe. Plus tard, notre honorable confrère a bien voulu m'écrire que la lèpre avait évolué chez cette malade, de façon à écarter tout doute. Et de fait je l'ai rencontrée hospitalisée dans son service à Saint-Louis, en août 1896. Elle est, actuellement, reconnue lépreuse par tous les savants médecins de l'établissement.

Chez certains lépreux, même très jeunes, la peau des mains s'amincit, se fronce, se ride, se ratatine, se pigmente et acquiert, parfois, l'aspect de celle des momies. *La planche* 12 représente une telle altération ; et la planche 13 reproduit la face d'une lépreuse de 22 ans, très pigmentée et qui plus tard devint éthiopienne. Cette jeune fille, originaire de l'île d'Andros, était d'une telle beauté, 2 ans avant d'être atteinte de la lèpre, qu'elle ne pouvait se placer comme femme de chambre, sous prétexte qu'elle offrait un danger irrésistible à la tentation des maris. On peut voir sur cette planche quelle transformation a opérée la lèpre sur la figure de cette pauvre fille, en si peu de temps !

Enfin la peau s'amincit et s'atrophie, lorsque la lèpre a reculé et paraît définitivement guérie. Dans ces cas heureux, malheureusement rares, les exsudats ont été éliminés ou résorbés ; et cette régression amène une atrophie définitive de la peau qui reste toujours insensible, malgré la guérison de la lèpre. J'ai vu de tels exemples, soit parmi mes lépreux de Constantinople, soit parmi les malades que j'ai rencontrés dans mes nombreux voyages scientifiques. Le Dr Aicardi, directeur de la léproserie de San-Remo, m'a montré aussi un tel cas dans son service ; et feu le Dr Ferrari en avait observé à Catana, en Sicile, où il était professeur de dermatologie. On sait que la lèpre sévit toujours en Italie et qu'il y a une léproserie à Catana.

Les ongles et les poils, étant des dépendances du système cutané, participent très souvent aussi aux troubles tropho-nerveux du tégument chez les lépreux.

Ainsi, les onyxis, les panaris, les dactylites amènent des déformations des ongles, qui peuvent aussi se rencontrer en dehors de tous ces processus : épaississements en sabots, émiettement, état écailleux, disposition en stries transversales ou longitudinales, en griffes d'animaux, etc. Leur chute aussi, et plus rarement, leur amincissement, s'observent souvent chez les lépreux. De tels exemples figurent sur plusieurs planches de cet Atlas.

Le système pileux s'altère aussi dans ses divers départements. Ainsi, les sourcils, les cils, la moustache et la barbe, les poils des membres et même le duvet des enfants et des adolescents, s'atrophient et tombent. Les cheveux font seuls exception à cette perturbation de la sécrétion pilaire. Ainsi, en opposition avec la syphilis, la chevelure est toujours respectée par la lèpre ; et l'on est surpris de voir une chevelure mérovingienne couronner des faces toutes déformées, léonines et glabres comme celles des eunuques. Je dois ajouter que le cuir chevelu a toujours été exempt de manifestations lépreuses et que sa sensibilité a été constamment normale chez nos malades. En effet, nous n'avons rencontré qu'une seule fois des lépromes sur le cuir chevelu, et encore s'agissait-il d'un calvitique.

Cet ouvrage, n'étant qu'une reproduction objective et servile des diverses variétés et expressions que nous avons observées dans la léprose et de ses lésions concomitantes, les interprétations théoriques des phénomènes, quelque séduisantes qu'elles fussent, éclairées surtout par les nouvelles conquêtes de la physiologie et de la migrographie, ont dû être intentionnellement écartées. Aussi, glissons-nous rapidement sur l'explication des phénomènes si curieux et si intéressants que nous venons d'exposer. Ces discussions trouveront naturellement leur place dans la monographie de la léprose que nous nous proposons de publier bientôt. Nous ne nous appesantirons donc pas outre mesure sur la manière dont on peut concevoir et expliquer ces colorations cutanées, ni les autres troubles neuro-trophiques dont nous venons de fournir de nombreux exemples. Nous nous bornerons à attirer l'attention sur les formes si variées que peut revêtir la lèpre ; ce qui justifie vraiment le terme de *Morphée* sous lequel on la désignait autrefois, et dont se servent encore les médecins américains. Les auteurs qui n'ont pas été témoins des nombreuses mutations de la léprose, la méconnaissent absolument lorsqu'ils veulent s'astreindre aux formes classiques pour la diagnostiquer : la tuberculeuse, la nerveuse, la mutilante, l'ulcéreuse et la maculeuse. Souvent, ils se croient en face d'affections *bizarres*, innommées, ou nouvelles non décrites jusqu'à présent, lorsqu'il ne s'agit que de variétés de l'éléphantiase que l'on rencontre fréquemment dans les localités lépreuses en activité ; ou bien lorsqu'il s'agit des métamorphoses infinies, non signalées jusqu'à présent. Les exemples qui abondent dans ce travail en font foi. Ce n'est pas dans les léproseries qu'il faut aller chercher ces cas méconnus, frustes, abortifs ou simulant d'autres affections ;

mais en ville, soit dans les localités lépreuses, soit dans les contrées où la lèpre est censée avoir disparu depuis des siècles et où, pourtant, elle survit toujours — comme en France et dans toute l'Europe — ainsi que nos recherches l'ont établi et que des démonstrations nouvelles viennent le confirmer quotidiennement de la part des confrères les plus distingués.

OBSERVATION VII. — *Lèpre exsudative discrète ; nombreuses poussées d'érythème noueux, de macules rouges, de taches violacées ; pigmentation du tronc, disparue plus tard. Anesthésie par régions, sans règle apparente, avec alternatives de retour de la sensibilité dissociée ; finalement coloration éthiopienne.*

Bohor Natan, israélite spaniote, âgé de 3o ans, fabricant personnellement avec ses mains de cigarettes qu'il colle souvent avec sa salive et que fument nombre de personnes très haut placées, depuis 12 ans. Né à Ortakioï, dans le Bosphore, où il a toujours habité, ainsi que son père et son grand-père ; mère et grand'mère maternelle de Balata, faubourg de la Corne d'Or. Après avoir soutenu qu'il ne connaît aucun lépreux dans sa famille, il nous avoua qu'une fille de la sœur de son père, demeurant à Conskoundjouk, sur la rive asiatique du Bosphore, a été lépreuse à l'âge de 33 ans. Elle mourut en 187o. La lèpre de cette cousine germaine a débuté à l'âge de 16 ans ; elle n'a laissé qu'une fille âgée de 24 ans, indemne, jusqu'à présent. Le mari de cette femme a vécu maritalement pendant 9 ans avec cette lépreuse, et jusqu'à une période très avancée de la maladie, sans avoir été contaminé. Natan ne voyait que très rarement sa cousine.

La lèpre a commencé chez lui en 1881, par un mouvement fébrile violent, et par une bouffissure de toute la face, disparue bientôt, excepté aux régions sourcilières. Deux mois après, ces régions mêmes sont redevenues normales, sans se dégarnir de leurs poils. Mais la tuméfaction des ganglions lymphatiques du cou, des coudes et des aines a persisté. Les médecins consultés ont diagnostiqué la syphilis et prescrit l'iodure de potassium, malgré la protestation du patient. Les ganglions se gonflent davantage toutes les fois que la maladie éprouve une nouvelle recrudescence, annoncée toujours par des frissons, la courbature, la fièvre, l'inappétence, par des douleurs dans les articulations et dans les masses musculaires, etc. ; phénomènes accompagnés ou suivis bientôt de nouvelles manifestations lépreuses, ainsi qu'on le verra plus loin. La tuméfaction des ganglions se réduit quelque peu après chaque orage ; mais elle persiste d'une manière permanente. En 1883, l'empâtement, en nappe, des régions sourcilières, revenu de nouveau, n'a plus disparu ; il a été suivi, cette fois-ci, de la chute des poils, de brûlure et de démangeaisons. Pour combattre ces sensations très pénibles, N... employait les applications d'eau végéto-minérale, selon le conseil du Dr Hékimian, un confrère distingué habitant Ortakioï et qui n'a pas posé de diagnostic. Bientôt après, quelques petits tubercules, gros comme du chènevis, ont paru au menton. Presque tous les médecins consultés se sont prononcés pour la syphilis ; aussi N... a-t-il pris, pendant un an, du proto-iodure de mercure, sous la direction du Dr Elias Pacha, dont l'opinion a été corroborée par plusieurs autres confrères, appelés en consultation. Marié en 1878, il n'a jamais eu d'enfant. Il a toujours eu des relations avec sa femme jusqu'au commencement de 1893 ; s'il s'abstenait par trop, il avait des pollutions nocturnes. La femme, surveillée par nous et examinée pour la dernière fois en juillet 1896, a été trouvée indemne ; il en est

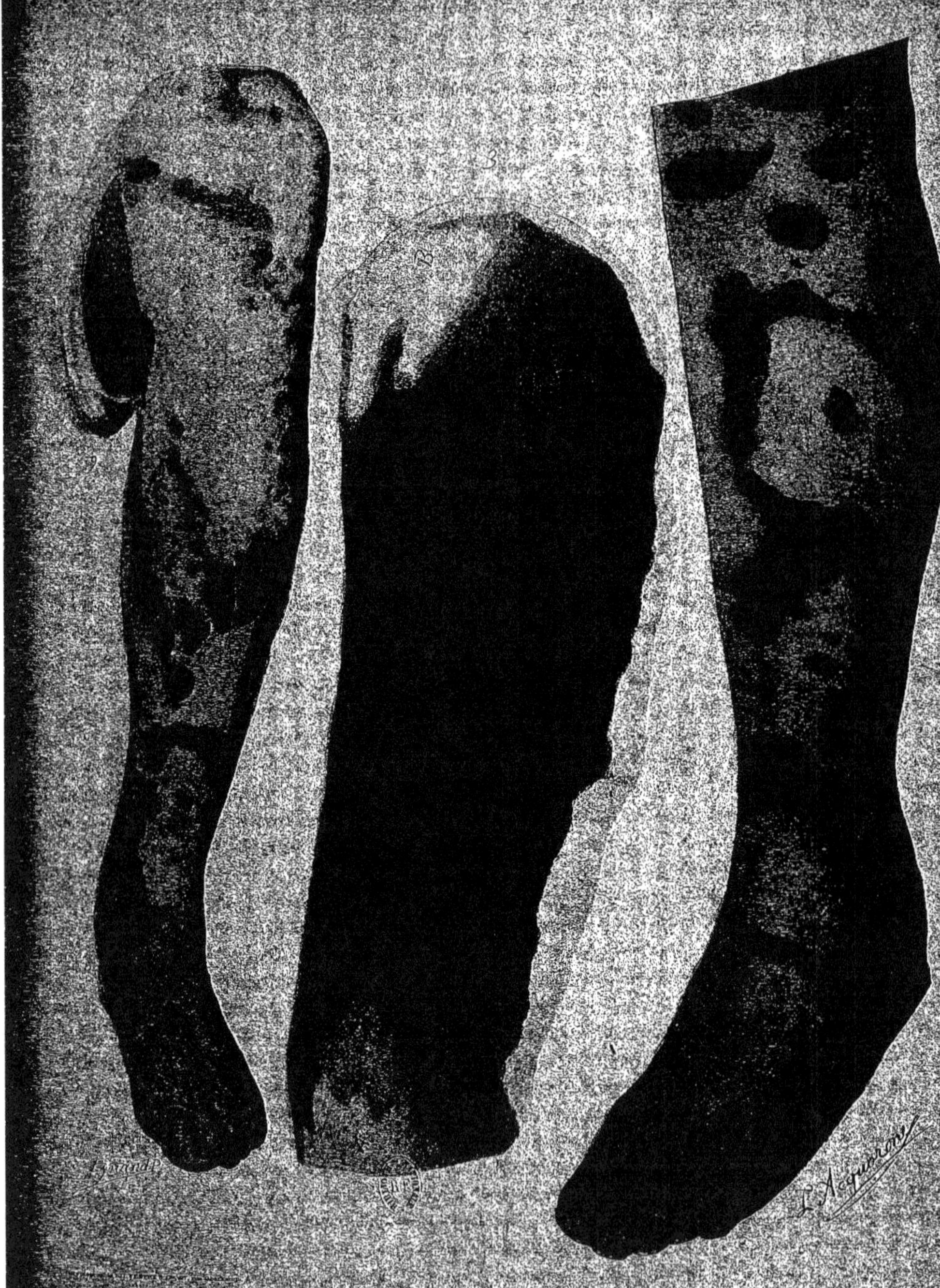

TABACU PACHA — LES LÉPREUX AMBULANTS DE CONSTANTINOPLE
1 LEPRA MACULOSA RUBRA — 2 L. M PIGMENTOSA — 3 L. AETHIOPICA SIVE MELANIA
(A. B. PEAU NORMALE)

de même de ses 2 frères et de leurs enfants qui vivent tous dans la même maisonnette, sans la moindre précaution.

En octobre 1884, la peau de la face est un peu plus basanée et parcourue par quelques capillaires dilatés. Les régions sourcilières sont uniformément infiltrées et légèrement saillantes, sans tubercules ; il en est de même de la peau du menton où l'on voit pointer quelques petits grains brunâtres. La sensibilité de toute la face est émoussée, principalement aux régions ci-dessus mentionnées. Le 1/3 inférieur des avant-bras et des jambes est bouffi et uniformément épaissi, de manière que le pli que l'on y fait se trouve être bien plus gros que celui de la peau située au-dessus ; aucune autre manifestation, ni exanthème, ni tubercules. Je traverse la peau de toutes ces régions tuméfiées de part en part, avec une aiguille, sans occasionner de douleur à droite ; tandis qu'à gauche la sensibilité n'est pas complètement perdue. Il en est de même des régions sourcilières ; ces piqûres, même les plus légères, font suinter partout un sang très foncé, comme de la poix ; tandis que la même exploration, au delà des limites de la tuméfaction, laisse jaillir un sang rouge. La pointe du thermocautère, avec lequel je traverse quelques-uns de ces exsudats en nappe, n'occasionne pas de douleurs, mais une légère chaleur supportable. Le tronc de ce malade est couvert d'une pigmentation fort curieuse qui ne date que de quelques mois. Son aquarelle se trouve dans la collection offerte par nous au musée de l'hôpital Saint-Louis. Le bas de la poitrine et tout l'abdomen sont envahis par une coloration fauve, uniforme, au milieu de laquelle on voit quelques éclaircies de peau normale. Même envahissement du dos par la pigmentation à sa partie inférieure, sous forme d'une ceinture large de 5 travers de doigt ; cette pigmentation a commencé à la base du thorax et s'est, progressivement, étendue partout où on la constate aujourd'hui. La nourriture de ce malade, israélite espagnol, a toujours consisté en poissons surtout salés ; les légumes et même les viandes étaient apprêtés à l'huile d'olive ; il prenait chaque jour 300 grammes d'eau-de-vie blanche (raki). Quelque temps avant le début de son affection, N... a eu de grands chagrins et une frayeur occasionnée par un accès maniaque violent de sa femme. Conseils : pas de salaisons, de poissons, d'huile et d'alcooliques ; 0,30 d'iodoforme par jour. Au microscope, ni spores, ni tubes de mycélium.

En novembre 1884, cautérisation des exsudats en nappe des régions sourcilières et des petits tubercules mentonniers, avec une pointe aiguë du thermocautère, fabriquée tout exprès pour traverser facilement la peau. L'état général s'est amélioré. La peau a éprouvé, néanmoins, certaines modifications remarquables : les avant-bras ont perdu complètement leurs poils, même leur duvet ; la peau y est glabre, lisse, souple, couverte d'une foule de lignes qui s'entre-croisent dans tous les sens, et qui lui donnent l'aspect d'un craquelé du Japon ; il n'y a pas de mue ; et le toucher donne une sensation douce et molle ; c'est comme la peau des poissons dépourvus d'écailles, de l'espadon par exemple. Par moments, douleurs violentes, dans les membres thoraciques surtout ; elles sont précédées de frissons, et suivies d'un léger mouvement fébrile et de démangeaisons dans les 4 membres qui se couvrent bientôt de petites nodosités roses et plus tard violacées, grosses comme des pois ; ces nodosités durent 4 ou 5 jours, puis disparaissent ; elles ressemblent aux nodosités rhumatismales si bien décrites par le Dr Teissier. Parfois une coloration rouge foncé de la peau précède l'apparition de ces nodosités. L'insensibilité est remonté, du côté des jambes, jusqu'au 1/3 supérieur ; elle est plus accusée à gauche. Un morceau d'acier à la température de la chambre, qui est de 15°, n'est pas appréciée jusqu'à la 1/2 de la cuisse, bien que les piqûres d'épingle soient douloureuses à partir du 1/3 supérieur des jambes ; celles-là, même légères, font suinter de suite un sang très foncé, asphyxique, abondant. Notons que le malade sent le contact des corps, sans pouvoir nous dire s'ils sont chauds ou froids. A maints endroits de la partie supérieure des jambes, le champignon du thermocautère froid n'est point perçu, le malade le perçoit au contraire, dès qu'on l'a chauffé à la lampe à l'alcool. Au-dessous du 1/3 inférieur, les jambes sont absolument insensibles à toutes les excitations. Sur la limite de l'insensibilité, il y a perversion : N... accuse de la chaleur, lorsqu'on le touche avec un corps froid. Du côté des avant-bras, l'insensibilité arrive jusqu'à la racine des doigts qui restent normaux ; il en est de même de la face palmaire des mains. Chose curieuse, l'exploration de la sensibilité nous occasionne des surprises : des régions insensibles à la première exploration, paraissent avoir gagné en fait de sensibilité, à un examen ultérieur pratiqué peu après. La sensibilité dans tous ses modes est normale sur tout le tronc, même aux parties envahies par la pigmentation. Le malade prétend que parmi les médicaments essayés, l'arsenic seul lui fait du bien.

Le 4 janvier 1885, toute la peau des membres est glabre et luisante ; on y voit, par places, une légère desquamation fine ; démangeaisons ; apparition de taches d'un *rouge carmin* variant des dimensions d'une lentille à une pièce de 4 sous, disparaissant sous la pression pour revenir ensuite, éparpillées sur les membres inférieurs. Douleurs qualifiées de rhumatismales, par moments très violentes, dans les membres. Les ganglions lymphatiques du cou, des coudes, des aines, persistent tuméfiés. Faiblesse générale très prononcée. Fowler, quinquina, un gramme de bromure potassique par jour. Le 2 février, amélioration : les douleurs ont disparu, ainsi que les démangeaisons ; les exsudats des régions sourcilières ont diminué ; pas de nouvelles poussées ; néanmoins la pigmentation du tronc augmente, elle a envahi le cou et les épaules et présente une desquamation furfuracée. Le corps d'un aspect *pie*, est rude au toucher ; les parties de la peau qui ont conservé leur coloration normale sont très limitées ; des taches pigmentées, blondes, de forme et de grandeurs diverses, ont paru sur les avant-bras. La sensibilité est toujours normale au tronc. Quant aux membres, à partir de l'insertion inférieure du deltoïde, elle a disparu sur la 1/2 externe du bras ; tandis qu'elle est conservée à sa 1/2 interne. Les avant-bras ne sont insensibles que sur une bande de 4 travers de doigt, siégeant à la partie postérieure et inférieure, aux environs de la face dorsale du poignet. Bien qu'émoussée, la sensibilité renaît au dos des mains. « Elle est normale aux doigts. Il en est de même de la paume des mains. Cependant le froid n'est pas perçu à la partie supérieure du dos des mains, là où les piqûres d'épingle sont senties. Un gonflement rouge, transversal, de 2 centim. sur un, a paru tout dernièrement au 1/3 inférieur de l'avant-bras droit ; il a disparu au bout de quelques jours. On n'y voit aujourd'hui qu'une macule d'un violet foncé ; cet îlot est absolument insensible à la piqûre et au froid ; tandis que les parties qui l'entourent sentent encore quelque peu. Membre thoracique gauche : le côté externe du bras est insensible au froid seul, les piqûres étant perçues, sur une surface de 4 travers de doigt située au-dessus de l'olécrâne. Insensibilité aux piqûres, au 1/3 inférieur du côté externe de l'avant-bras ; dos de la main tout à fait insensible, jusqu'à la racine des doigts, tant à la température qu'aux piqûres ; l'auriculaire et le bord interne de la main sont bleu violacé, froids, insensibles, bien que le malade y accuse de la chaleur et des douleurs spontanées ; taches violacées, comme marbrées, disséminées sur les jambes et les cuisses, et quelques autres cramoisies, plus grandes que des lentilles, principalement au 1/3 inférieur du côté externe ; toute la jambe est insensible à toutes les explorations ; à la cuisse, c'est le côté antérieur et l'externe qui sont insensibles à la température et aux piqûres. N... soutient que seul le bromure calme ses douleurs et ses démangeaisons ; aussi pour le moment, ne veut-il prendre que ce médicament. Le 16 février, fièvre intense, douleurs par tout le corps, principalement aux articulations du coude qui sont gonflées ; leur flexion est très douloureuse ainsi que leur compression ; au bord externe du bras droit, 2 placards longitudinaux d'érythème noueux, dont l'un au milieu de la hauteur, long de 10 centim. et large de 4, paraît composé de la réunion de plusieurs taches confluentes, roses, séparées par d'étroits intervalles de peau normale. Leur surface est chagrinée ; la pression, même légère, y occasionne des douleurs ; la peau est tuméfiée, épaissie, de manière à former un gros pli lorsqu'on la saisit entre les doigts. Plus bas, à la limite de l'olécrâne, il y a un placard lisse et luisant avec gonflement, grand comme une pièce de 5 francs, et à la partie inférieure de la face antérieure du bras, un grand nombre de taches pigmentées, blondes, dont les unes espacées, comme des grains de chènevis, les autres se fusionnant par leur confluence ; 90 pulsations ; température ambiante 15° ; à l'aisselle 38°,1 ; celle du bras gauche, qui n'est pas atteint, 35° ; à droite, à la même région, sur le placard érythémateux, 36°,1. Tous les ganglions lymphatiques se sont tuméfiés davantage, principalement l'épitrochléen droit qui est gros comme un œuf de pigeon et très douloureux à la pression. Une plaque érysipélatoïde, comme une pièce de 2 francs, sur la face antérieure de la cuisse gauche ; et des taches livides avec nodosités, comme des cachets épars, sont disséminées sur la face antérieure des cuisses. Ergotine et chaulmoogra.

Le 24 février, l'orage fébrile s'est calmé ; mais les taches des faces antérieures des cuisses sont plus nombreuses et plus évidentes ; les unes sont d'un rouge vermeil, les autres violacées, comme si les premières étaient dues à une stase artérielle et les secondes à une stase veineuse (voir l'aquarelle déposée au musée Saint-Louis). L'érythème noueux a laissé à sa place une traînée de pigmentation fauve, avec légère exfoliation de l'épiderme ; douleurs profondes dans les membres, spontanées, avec exaspération nocturne. Plusieurs macules pigmentées des avant-bras sont devenues des nodules, de petits infiltrats gros comme des grains de chènevis. La peau des jambes, à partir du 1/3 inférieur, a revêtu un aspect granitique ; 2 exsudats, comme des avelines, à la face antérieure de la jambe droite ; roideur et faiblesse des doigts de 2 côtés. La force des 2 mains, mesurée au dynamomètre donne 60° ; 0,15 de pilocarpine à prendre dans 4 jours. 6 mars. On remarque sur les cuisses et les jambes une pigmentation blonde pointillée, générale, disséminée, comme si elle était occasionnée par la pointe d'une aiguille qui a tatoué. On dirait que chaque orifice de glande sudoripare ou de follicule pileux a été ainsi marqué. Le 7 avril, la nouvelle poussée de taches, de couleurs variées, a disparu, ainsi que les nodosités. En examinant attentivement, à peine distingue-t-on à leur place une coloration blonde. N... appelle notre attention sur la modification cutanée suivante : à partir du 1/3 inférieur de la jambe et du 1/4 inférieur de l'avant-bras, la peau s'est épaissie uniformément ; elle est devenue pachydermique, comme lardacée, et le pointillé pigmentaire s'y est accusé davantage ; les taches pigmentées du bras droit se sont multipliées. La pigmentation du tronc s'est foncée aussi et elle a envahi tous les intervalles de peau normale qu'on y remarquait avant ; mue furfuracée abondante. Le front et les régions des sourcils sont luisants comme si on les avait enduits de graisse. La peau des ces parties s'est tellement infiltrée plus tard que le 25 juin, le pli qu'on détermine en la pinçant, blanchit et donne la sensation d'un cartilage. Les poils des sourcils ont complètement disparu ; on remarque un seul petit tubercule sur la lèvre supérieure. Chaulmoogra, onctions d'acide picrique. L'engorgement des ganglions lymphatiques est toujours le même ; ceux du triangle de Scarpa sont comme de gros œufs de poule. 12 novembre. Amélioration progressive depuis notre dernier examen. Les régions sourcilières ne sont plus lardacées; la peau y a recouvré sa minceur normale. Il en est de même des jambes dont l'infiltration s'est dissipée; la pigmentation du torse a complètement disparu; celle des membres est à peine visible. Sensibilité : au membre pelvien gauche, une ligne tirée de l'articulation métatarsophalangienne du gros orteil, vers la malléole interne, remontant le long du tibia, puis s'inclinant vers le mollet jusqu'au 1/3 supérieur de la jambe, délimite une surface irrégulière de 15 centim. de large environ, qui conserve sa sensibilité; tandis que les côtés antérieur et externe sont insensibles jusqu'au niveau d'une ligne horizontale tracée à 2 centim. de l'angle inférieur de la rotule. Chaulmoogra et solution de Fowler.

Nous avons continué à voir ce malade tous les 8 ou 10 jours; mais nous ne signalons ici que les changements remarquables survenus dans son état. L'amélioration locale et générale continuait, lorsque le 3 décembre 1885, A... est pris d'un sentiment de froid profond, bien que sa chambre fût très chaude et qu'il se couvrît de 2 grosses couvertures de laine; en même temps, douleurs profondes dans les masses musculaires et dans les articulations des membres, avec exacerbations nocturnes; 4 jours après, il survint un empâtement de la peau de la face interne de la cuisse droite, grand comme une pièce de 2 francs, et un autre à côté, comme un pois; la peau y est d'un rouge prononcé. La tuméfaction des ganglions lymphatiques a augmenté, principalement des cervicaux; des nodosités rouges, douloureuses à la pression et même au seul contact, apparaissent sur les membres. Les avant-bras et les joues se sont parsemés aussi de nodosités peu colorées et grosses comme des féveroles. Le 10 janvier 1886, nouveau mouvement fébrile intense, précédé de violents frissons; je suis gelé jusqu'aux os, répète-t-il, malgré la chaleur du foyer, les flanelles que je porte et mes nombreuses couvertures de lit. Diarrhée, faiblesse extrême, anorexie, insomnie; 3 jours après l'invasion de ces phénomènes, apparaît au côté interne de l'avant-bras droit, un érythème noueux, sous forme d'un placard rose, allongé, avec gonflement, hyperesthésie et chaleur de la peau ; sa longueur est de plus de 3 centim. et sa largeur de 1 à 3, par places; le dos de la main correspondante est tuméfié et conserve l'impression du doigt. Pareil placard sur l'avant-bras gauche, et sur le côté externe du bras. Les ganglions épitrochléens se sont tuméfiés davantage. Il en est de même de ceux des triangles de Scarpa ; nerfs cubitaux volumineux et noueux ; macules pareilles à l'érythème noueux, également sur les fesses : coloration rouge doublée de noyaux douloureux, gros comme des amandes. La peau de la 1/2 inférieure des jambes est toute chamarrée par des taches violacées qui alternent avec d'autres d'un rouge clair. Le malade nous dit que souvent les taches, rouges d'abord, deviennent livides plus tard ; mêmes placards, rouges et violacés, au dos des pieds, avec épaississement de la peau. Bromure de sodium, quinquina. 28 janvier. La crise est encore conjurée ; la poussée nouvelle est à son déclin; les tuméfactions, les colorations cutanées ont diminué et tendent à disparaître. Cependant la face antérieure des cuisses, à sa partie inférieure, présente de larges macules d'un brun violacé, avec des exsudats qui en doublent l'épaisseur. Il ne reste plus ni douleurs, ni hyperesthésie, ni chaleur sur les placards presque effacés ou qui persistent avec modification de leur couleur : ils sont devenus blond foncé, pigmentés ou bien ecchymotiques. Le 6 février, la coloration brune a succédé à toutes les autres nuances ; l'épiderme s'exfolie à leur niveau, sous forme de grands lambeaux. Cependant il y a sur toutes ces surfaces un épaississement de la peau, qui paraît être dû à un exsudat interstitiel et sous-jacent ; 2 petits tubercules pointent aux régions sourcilières. Le 27 février, répétition des phénomènes généraux et des manifestations locales, identiques aux précédentes. Ergotine, bains généraux ; son estomac ne tolère pas l'huile de chaulmoogra. Le 14 mars, tout rentre encore dans l'état consécutif à ces poussées : la peau a perdu sa tuméfaction ; mais, il est survenu une coloration foncée presque éthiopienne sur toutes les parties envahies par des placards (pl. 9, fig. 3) ; l'insensibilité y est complète. Et, chose curieuse, la pigmentation du tronc, sur laquelle nous avons tant insisté, a définitivement disparu, pour ne plus reparaître. Un ulcère, grand comme 2 francs, à fond jaune, quasi-diphtérique, creuse le dos du pied gauche, au voisinage des 2 derniers orteils. Avant-bras insensibles jusqu'à leur 1/3 moyen, inclusivement ; le droit conserve une petite région sensible, au voisinage du poignet, du côté de l'extension ; dos des mains insensible ; à droite, les doigts sont sensibles sur toute leur longueur, tandis qu'à gauche ils sont insensibles à partir du milieu de leur hauteur. La face est insensible, comme un masque, depuis le cou jusqu'à 2 travers de doigt de la naissance des cheveux.

RÉFLEXIONS. — Nous avons continué à voir ce malade qui ne sort plus de chez lui. La lèpre s'est arrêtée, il n'y a nul exsudat sur son corps ; tous ont été résorbés par régression. La face est bouffie, légèrement et uniformément, luisante, garnie de quelques poils rares au menton et à la moustache ; chevelure abondante ; pas de cils, ni de sourcils ; tronc normal ; la coloration abyssine des cuisses, principalement de la gauche (pl. 9, fig. 3), s'est foncée de plus en plus. Il survint une ankylose du genou de ce côté, à la suite d'une arthrite très douloureuse, à marche chronique ; le genou gonflé est déformé ; un ulcère plus ou moins large, mais superficiel, se montre, tantôt sur la jambe droite, tantôt sur la gauche, à la suite d'une petite pustule, et se cicatrise, après quelques semaines de durée. État général satisfaisant ; sa femme et la famille de son frère continuent toujours à demeurer avec lui, sans précaution ; tous sont indemnes. Notre dernière visite a eu lieu en juillet 1896. N... suit un régime convenable et se tient propre ; on doit remarquer chez ce malade les poussées d'érythème noueux à répétitions, l'envahissement du torse par une pigmentation générale diffuse, et plus tard sa disparition ; la coloration éthiopienne permanente des cuisses, l'arrêt de la léprose et la non contamination de personne, soit autour de lui, soit parmi ses nombreux clients, très haut placés, au domicile desquels il se rendait pour préparer, à la journée, des cigarettes que tout ce monde a continué à fumer, pendant plus de 12 ans, bien que de l'aveu de N..., souvent, après avoir roulé ses cigarettes, il les collait avec sa salive.

Ce préparateur ambulant de cigarettes ne cessa son travail que lorsque, à la fin, sa figure, profondément couverte de gros lépromes, devint repoussante.

Le dessin de la planche 9 reproduit très mal l'aquarelle originale. Le lithographe a imprégné presque toutes les reproductions d'un rouge diffus qui fausse la véritable expression de la maladie. On peut constater sur l'original, déposé au musée Saint-Louis, que la pigmentation est tout à fait celle des nègres. Ce n'est qu'après plusieur scongestions répétées du tégument de la cuisse, avec tuméfaction et coloration violacée consécutive qui dénotait une stase ou tout au moins un ralentissement de la circulation capillaire, que survint cette coloration foncée permanente. Nous avons observé souvent cette peau d'Abyssin à la suite des congestions et des érythèmes de la léprose répétés et prolongés soit à la face, soit aux membres.

La marche de la lèpre a été très lente chez ce malade, grâce à sa bonne diététique. Dès notre premier examen nous avions diagnostiqué la lèpre chez N...; une parcelle de peau enlevée alors à l'avant-bras, sans douleur, puisqu'il y avait anesthésie, était dépourvue de bacilles ; tandis que, quatre ans plus tard, lorsque la maladie avait progressé, la biopsie en révéla un nombre considérable.

Les deux autres jambes placées sur cette même planche 9 représentent le dispositif de deux variétés d'exanthèmes lépreux sous forme de cercles, d'anneaux incomplets et de placards ; ce sont les variétés rouge et brune de la forme maculeuse.

OBSERVATION VIII. — *Lèpre familiale ayant revêtu une forme spéciale chez chacune de ses victimes (lazarine ou ulcéreuse chez Hélène, exsudative chez son frère, maculeuse pigmentée chez sa fille). Apparition de taches violacées comme des ecchymoses, à plusieurs reprises, après fièvre et ictus congestifs ; puis gerçures et ulcères. Atrophie des globes oculaires et cécité sans lésions appréciables de leurs parties constituantes. Bons résultats des cautérisations par le thermocautère ; retour de la sensibilité.*

Hélène, israélite espagnole, née Aboïf, à Haskioï, faubourg situé dans la Corne d'Or, habitant Haïdar Pacha, près de Cadikioï (ancienne Chalcédoine), depuis 5 ans, appartient à une famille de lépreux, bien que ses parents immédiats soient indemnes. Ainsi, elle a un frère lépreux, et elle a perdu une sœur plus petite qu'elle de la même maladie; de plus, une cousine germaine, fille de la sœur de sa mère, succomba aussi à la lèpre ; enfin H... a une fille lépreuse. Réglée à 13 ans, elle eut souvent des affections prurigineuses. A cette époque, elle fut très effrayée à la vue soudaine du convoi funèbre d'une cousine très affectionnée dont elle ignorait la maladie. Ce serait 3 ou 4 jours après cette grande émotion, que sa figure fut le siège d'une tension douloureuse et de brûlure très vive, avec gonflement ; cependant tout disparut une semaine après, et la face redevint absolument normale. Ces bouffées de chaleur avec congestion et tuméfaction se sont répétées un certain nombre de fois, lorsqu'un an après, H... remarqua, par hasard, trois petites papules, comme de petites lentilles rouges, à la face antérieure de la jambe gauche, au 1/3 inférieur, 2 autres sur la jambe opposée et une pareille à l'avant-bras gauche. Elle n'y attacha aucune importance, pas plus que le confrère alors consulté. Ces papules ont bientôt disparu. Mariée à 15 ans, à Boutchouk, un israélite espagnol (1871), elle devint enceinte 3 mois après, et accoucha à terme d'une fille, actuellement lépreuse et qui demeure avec son père divorcé. 3 mois après l'accouchement, nouvelle éruption discrète de papules lenticulaires au menton. On en remarqua également une sur la joue gauche, ainsi que sur les avant-bras. A la même époque, elle découvrit aussi, par hasard, que la sensibilité avait disparu aux membres inférieurs ; tandis qu'elle était conservée à la face et aux membres thoraciques ; 2 ans après, toutes les papules, restées stationnaires jusqu'alors, se sont transformées en macules rouge foncé. A ce moment-là, 3 ans après le mariage, elle eut une seconde fille, âgé aujourd'hui (décembre 1894) de 21 ans et qui *demeure indemne*. Elle était grosse de 6 mois, lorsqu'une grande secousse morale aggrava immédiatement son état : poussée de macules nombreuses à la face et aux membres, devenues par la suite des tubercules, comme des lentilles et plus tard comme des pois et des fèves. En 1874, 3e accouchement d'une fille qui succomba à une bronchite, à 18 mois, sans manifestation lépreuse. En 1876, l'état apparent restant d'ailleurs le même, conjonctivite générale gauche ; toute la sclérotique fut couverte d'un rouge écarlate ; ce nouvel ictus disparut aussi plus tard sans intervention médicale. H... se rendit alors à la station thermale sulfureuse de Brousse, pour une affection cutanée prurigineuse, d'après le conseil de son médecin qui méconnut la lèpre. A l'entrée de l'hiver, une tache foncée spontanée, pareille à une extravasation sanguine par violence, apparut à la partie supérieure de l'arcade plantaire droite, s'érailla et devint un ulcère douloureux, comme 2 francs. Puis 4e conception. H... observa que son état empirait à chaque grossesse qui était ainsi l'occasion de manifestations nouvelles et de plus en plus graves ; cette fois-ci, il y eut apparition de nombreuses taches foncées, presque noires, parsemées sur les membres, de la grandeur d'un franc chacune, précédées de fièvre et de douleurs générales. En même temps, nombreuses gerçures à la plante des pieds dont la peau se fendillait profondément, comme si on l'avait sectionnée avec un canif. Les jambes et les pieds étaient violacés, asphyxiques. Ces crevasses suintantes ont duré tout l'hiver.

En mai 1877, elle accoucha d'un fils que j'ai examiné bien des fois. C'est un enfant bien développé, magnifique, qui reste indemne jusqu'à présent (1896). L'hiver de 1877-78, apparition de taches, les unes rouges, les autres violacées, comme des pièces de 2 francs et au-dessous, sur les fesses ; plusieurs d'entre elles se sont gercées et transformées en ulcères envahissants, dont 4 ont dépassé, en dimensions, une pièce de 5 francs argent ; abondante sécrétion séro-purulente et sanguinolente. Quelque temps après, mêmes accidents aux jambes et aux coudes. Il est à remarquer qu'il n'y eut pas de poussée exsudative, ni sous forme de placards, ni sous forme de tubercules ; mais apparitions successives de papules et de taches nombreuses dont quelques-unes s'éraillaient et devenaient le point de départ d'ulcères de longue durée. Son mari, à bout de patience, la répudia, à la fin de 1877. H... regagna le foyer paternel. Son état continua le même ; chaque année à plusieurs reprises, principalement l'hiver, elle était saisie de douleurs dans les membres, de courbature et de fièvre suivies de l'apparition de taches comme celles décrites plus haut, lorsqu'en décembre 1881, les yeux furent sérieusement pris : une nappe écarlate et plus tard amaranthe, a couvert les conjonctives en totalité, pendant des mois, en même temps que des élancements violents traversaient les globes oculaires. Elle a été soignée par un de nos oculistes distingués, le Dr Millingen.

En 1882, abcès sous la mâchoire inférieure droite, qui ne se cicatrisa qu'après 6 mois ; presque toutes les nuits, fièvre et douleurs profondes dans les membres. Puis, la main droite s'est gonflée ; toutes les articulations devinrent douloureuses, comme dans un rhumatisme subaigu ; les doigts ont tellement perdu de leur force et de leur précision dans les mouvements, qu'ils ne parvenaient ni à soulever de petits fardeaux même, ni à saisir des objets fins. Plus tard les douleurs articulaires et musculaires se sont accrues à tel point que H... se condamnait à l'immobilité ; en même temps les règles se sont supprimées. Ces accidents ont duré 6 mois. L'état des yeux s'est aussi aggravé de plus en plus. Il y aurait eu une panophtalmie à la suite de laquelle la vue a été complètement perdue.

Le 20 octobre 1884, H... est aveugle des deux côtés ; les globes oculaires sont atrophiés et réduits à l'état de petits moignons (pl. 42, fig. de droite) ; atrésie des pupilles, réduites à un petit pertuis presque imperceptible et immobile. Synéchies par irido-chroroïdite chronique ; les cornées conservent leur transparence, les sclérotiques leur aspect nacré et les iris leur nuance bleu clair. Figure glabre, la peau mince, par atrophie et disparition de son pannicule graisseux, est chamarrée par une vascularisation capillaire extrêmement riche. Ce sont des arborisations variqueuses rouges et violacées mêlées. La face de cette malade ressemble à une pièce anatomique sèche des musées dont on a injecté les vaisseaux cutanés (pl. 42). Les capillaires rampent nombreux sur les joues, les sourcils, le front ; c'est une télangiectasie d'une richesse exceptionnelle. Il n'y a qu'une seule papule lenticulaire au côté interne de la région sourcilière droite. Nez déformé, affaissé par destruction du vomer et d'une partie du cartilage de l'aile droite. On dirait d'un nez syphilitique qui a subi les altérations de la 3e période ; 2 petits boutons lenticulaires siègent sur le lobule du nez. La peau des avant-bras et des mains est aussi très amincie et vasculaire comme celle de la face, depuis quelques années, par une régression qui a suivi les tuméfactions souvent érythémateuses avec recrudescences périodiques. Le dos des mains est légèrement bouffi ; il n'y a ni tubercules, ni macules, ni cicatrices sur toute la superficie des membres thoraciques ; tandis que les membres pelviens, notamment le gauche, sont couverts de cicatrices nombreuses, superficielles, pareilles à celles des vésicatoires qui ont suppuré ; elles sont consécutives à des ulcères de dimensions variées, longues à se cicatriser, qui ont toujours débuté par de petites gerçures se formant sur des taches noires pareilles à des ecchymoses ; ces poussées sont précédées d'un mouvement fébrile violent, et, localement, par de la cuisson et du prurit. Un tel ulcère, grand comme 1 franc, se voit encore en pleine activité au dos du pied gauche ; ses bords sont sinueux, irréguliers, le fond jaunâtre, sécrétant un liquide ichoreux ; un autre pareil, siège sur le tendon d'Achille. Mal perforant sous la tête du 5e métatarsien ; jambes violacées, à partir du 1/3 inférieur, ainsi que les pieds ; vaisseaux capillaires très dilatés, télangiectasiques. Toute la peau, à partir du genou, est ichtyosique ; l'épiderme s'enlève en lambeaux irréguliers et inégaux. Le tégument du tronc est fin, souple, sillonné par des lignes très minces qui s'entrecoupent et interceptent des espaces polygonaux larges ou minimes ; mais sans squames, sans mue. Il n'y a nulle part de macules ou de tubercules. La sensibilité est complètement abolie à la face postérieure des bras et des avant-bras, ainsi qu'au dos des mains. Elle est normale à la paume de celles-ci, et émoussée à toute la face antérieure du membre. La figure est absolument insensible, la lèvre inférieure exceptée, ainsi qu'un travers de doigt du front à la limite du cuir chevelu qui garde et ses cheveux abondants et sa sensibilité. La face antérieure du cou est insensible ; tandis que la nuque est normale. Les cuisses, les jambes et les pieds sont insensibles sur toute leur étendue. La sensibilité est partout conservée sur le tronc, si ce n'est sur une bande de 3 travers de doigt située sur le côté externe des mamelles, en dehors des auréoles où je traverse un pli de peau de part en part, avec une épingle, sans occasionner la moindre douleur. H... est extrêmement frileuse, comme presque tous les lépreux. Les règles, supprimées à plusieurs reprises et pendant des mois, sont régulières, depuis 1 an 1/2. Ergotine. Lotions des ulcères avec de l'eau phéniquée ; puis pansement avec du carbonate de fer ; chaulmoogra.

A notre examen du 21 novembre, H... est assez bien portante, comme état général. Elle se plaint de ne pouvoir se réchauffer, bien que la température ambiante soit de 20°. Néanmoins, elle préfère l'hiver à l'été qui lui occasionne des congestions fréquentes vers la tête. Avant de devenir lépreuse, H..., assez riche, changeait de linge, l'été, 2 et 3 fois par jour, à cause des sueurs profuses ; actuellement elle ne sue jamais, même pendant les plus grandes chaleurs, si ce n'est aux aisselles et au cou. Des gerçures couvertes de petites croûtelles ont paru, avec le froid, sur les jambes ; à leur chute des ulcérations s'y creusent et s'étendent rapidement ; on en voit une comme 1 franc et 2 autres plus petites sur la jambe droite ; celles de gauche sont moins grandes. A la plante du pied droit, sous les têtes du 3e et du 4e métatarsien, ulcère comme par emporte-pièce, de 2 centim. sur 3. Aux genoux, larges croûtes fendillées, irrégulières, couvrant un espace de 5 francs argent ; elles ont débuté aussi par de petites gerçures. La peau tombe en deliquium, en quelque sorte, et forme rapidement de grandes solutions de continuité ; des gerçures, comme de petits coups d'ongle, se voient aussi sur la jambe gauche. Ergotine 1 et 2 grammes par jour, chaulmoogra ; lotions des ulcères avec de l'eau phéniquée ; cautérisation au thermocautère.

En décembre, derechef mouvement fébrile, congestion de la face, prostration ; et, quelques jours après, apparition d'une vingtaine de petites ulcérations sur les jambes, dont plusieurs ont rapidement acquis les dimensions d'une pièce de 5o centimes ; je les cautérise au thermocautère sans provoquer de douleur. En janvier 1885, nous remarquons que les globes oculaires se rapetissent de plus en plus ; ils n'occupent plus que le fond des orbites. Les ulcères des jambes se nivellent, grâce aux cautérisations ; les pieds et les jambes, jusqu'au voisinage du genou, sont violacés ; l'épiderme, très mince et luisant, s'enlève par plaques ; dans les environs des genoux, il y a des lignes sinueuses transversales, pareilles à celles d'un tracé artériel au sphygmographe, roses ou rouges, dont les ondulations sont gercées ; les parties de la peau intercalée, sous forme de bandes d'un travers de doigt environ, conservent leur aspect normal. Même traitement. En février, plusieurs ulcérations sont presque cicatrisées ; chose à remarquer, celles du dos du pied commencent à devenir sensibles à la cautérisation. J'excise un petit morceau de peau près du genou, pour la biopsie. L'amélioration a été continue et progressive, sans nouvelles poussées, jusqu'au mois de juin. Les rares petits boutons papuleux de la face ont été détruits par le thermocautère ; de sorte qu'il n'y en a plus nulle part. Il ne reste que quelques ulcères très réduits, sur les membres ; leur cautérisation est douloureuse. En effet, toute la peau des membres est redevenue sensible, même aux piqûres d'épingle. Le pincement du tégument arrache des cris à la malade ; il y a donc partout retour de la sensibilité. Nous pensons que la cicatrisation aurait été déjà obtenue, si la peau n'était pas calleuse de manière à craquer de nouveau par-ci par-là, après la fermeture des ulcères. Le Dr Anagnostaki, professeur d'ophtalmologie à la Faculté d'Athènes, voit cette malade chez nous et dit avoir déjà vu la perte de la vue par le même processus que chez H... ; il qualifie la lésion de phtisie des yeux.

Novembre. Les premiers froids ont cyanosé, outre mesure, les membres ; la peau, luisante et tendue des jambes a de nouveau craqué sur plusieurs points ; de là des gerçures qui deviennent ulcères. L'auriculaire droit porte lui-même, au côté externe de sa phalange métacarpienne, un ulcère, comme une pièce de 4 sous, arrondi, comme produit par un emporte-pièce ; fond rouge brunâtre, peu humide. Rien autre de nouveau. État général satisfaisant. Chaulmoogra, pansement avec l'huile de Gurjon. En décembre, l'amélioration continue. Il ne reste que quelques petites ulcérations superficielles sur les jambes, allongées, de moins d'un centim., que nous touchons rapidement au thermocautère ; H... sent la douleur et la chaleur. L'estomac est récalcitrant au chaulmoogra. Nous prescrivons l'arsenic. Le 28 janvier, tous les ulcères sont cicatrisés de manière que cette malade ne porte plus sur le corps aucune manifestation active de la lèpre. Seul un petit mal perforant, comme un pois, existe à la plante du pied gauche, à fond déprimé, à bords arrondis; cautérisation par le thermocautère. Cet état très satisfaisant a continué et progressé jusqu'au mois de mars. H... a engraissé et se portait très bien. Elle vivait assez confortablement chez elle. Mais le mois de mars a été froid, pluvieux et très variable comme température qui descendit souvent jusqu'à — 7°. Or, comme tous les lépreux, H... ne résiste pas au froid; la lèpre s'aggrave toujours sous son influence. Deux petites croûtelles couvertes de petites gerçures sont apparues dans les environs des genoux. Il y en a aussi quelques autres sur les jambes; leur chûte a laissé à découvert des solutions de continuité qui devinrent bientôt ulcères creux. Au poignet droit, il se forma, du côté de l'extension, un placard cutané violacé, avec tuméfaction et épaississement de la peau, d'une largeur de 2 centim. dans le sens transversal, et un peu moins perpendiculairement. Ces syndromes n'ont été ni précédés ni accompagnés de phénomènes généraux, comme les fois précédentes, tels que frissons, fièvre, courbature, etc. Ergotine. Le 25 mars, le mauvais temps continuant à provoquer des asphyxies locales très accusées, des placards bleu foncé, comme des gelures, notamment aux orteils qui se sont consécutivement exulcérés, de manière que toutes les pulpes étaient à vif, comme écorchées. Plus tard, avec le beau temps, toutes ces exulcérations se sont cicatrisées; H... et sa famille étaient fort contentes de l'arrêt, du recul même de la maladie. Elle venait se montrer à moi de temps en temps; je n'ai plus constaté aucune manifestation nouvelle chez elle jusqu'à 1891. Depuis je l'avais perdue de vue. Mes recherches m'ont appris qu'elle succomba à la grippe en 1892.

RÉFLEXIONS. — Cette observation est extrêmement intéressante, dans toutes ses péripéties. Elle fourmille d'enseignements instructifs. J'insisterai d'abord sur l'émotion violente qui fut la cause *occasionnelle* des premières manifestations de la lèpre; chez plusieurs de mes lépreux l'influence des émotions morales sur l'explosion de la maladie, certes préexistante en état de puissance ou de germe, est indéniable. Dans d'autres cas, nous avons remarqué l'aggravation de l'affection déjà patente, sous forme de nouvelles poussées. J'en dirai autant de la grossesse et de la parturition qui réveillent et précipitent la marche de la lèpre comme celle de la tuberculose. H... était déjà lépreuse avant son mariage. Son premier enfant présenta les premiers symptômes de la lèpre à un an, peut-être même bien avant, à l'insu des parents insouciants. Chose à noter, les enfants puînés ne sont pas lépreux. Ils sont âgés en ce moment (novembre 1896) de 22 et 18 ans; le deviendront-ils par la suite? Nous ne les perdrons pas de vue. Chez H..., après les congestions prémonitoires, une poussée de taches d'un violet foncé, précédée de fièvre, a couvert les membres. Ces taches ne ressemblaient point à la pigmentation de la lèpre maculeuse. Plus tard il survint des ulcères, à la suite de petites gerçures cutanées se produisant surtout pendant la saison froide, sur ces taches violacées. Il est vrai que le syndrome ulcère est presque constant dans toutes les formes de la lèpre; mais sa présence, à l'exclusion d'autres manifestations, constitue la forme lazarine ou ulcéreuse à laquelle appartenait

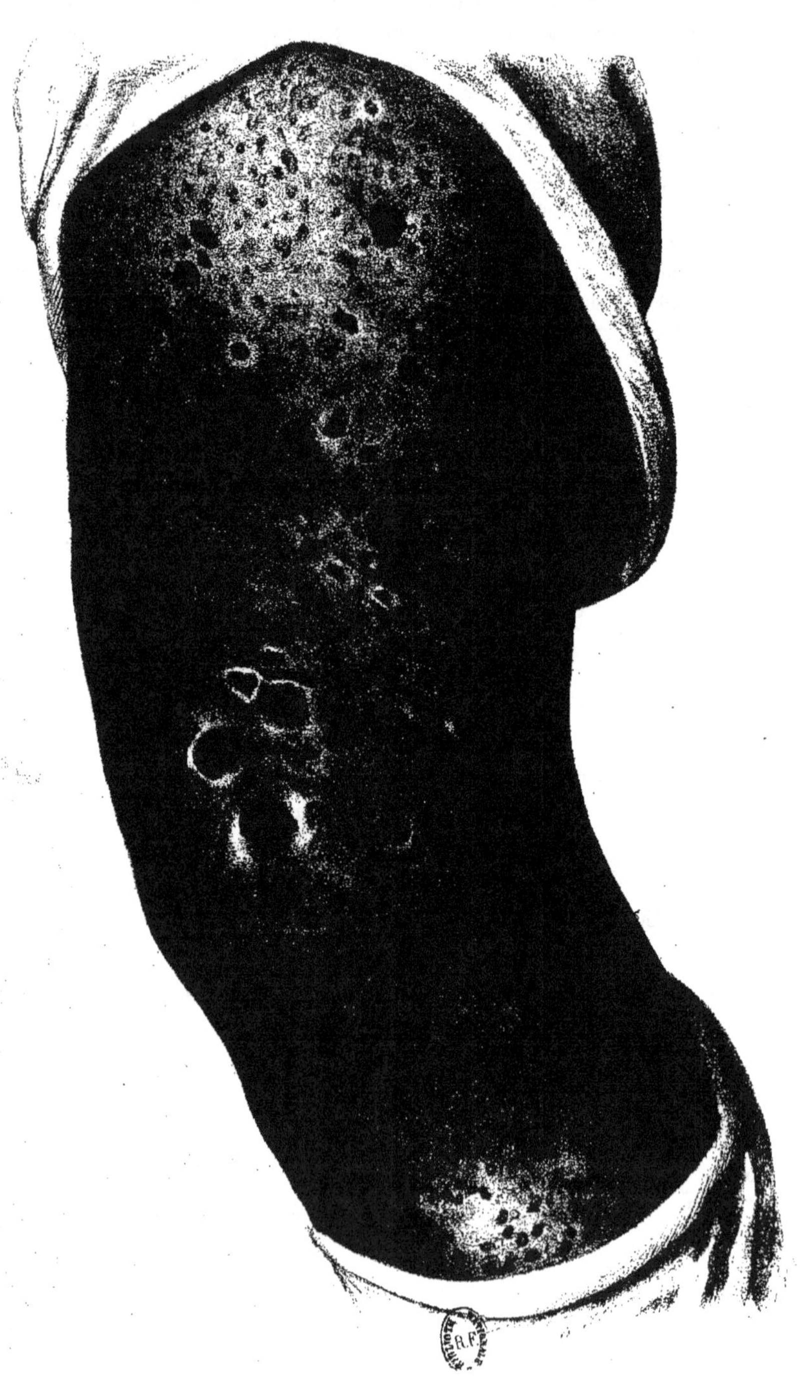

Nicolet lith.

Sᵗᵉ des Impᵗᵉˢ LEMERCI.

Troubles vasculaires.   Asphyxie et pigmentation de la peau dans la lépre.

G. Masson Éditeur, Paris.

Hélène. La lèpre était familiale chez les Aboïf; et, bien que de provenance unique, procédant de la même souche, elle a varié dans ses expressions ; puisqu'elle a revêtu la forme lazarine chez Hélène, la maculeuse chez sa fille Ernestina dont l'observation suit, et exsudative chez son frère Isaac dont l'histoire est aussi relatée plus loin.

Après quelques ictus oculaires violents et des élancements intenses dans les globes, survint l'abaissement progressif de la vue et finalement leur atrophie et la cécité complète, sans manifestations externes ou internes appréciables à l'œil nu ou à l'ophtalmoscope. Nous pensons qu'on ne peut expliquer cette atrophie, sans lésions reconnaissables des parties constituantes de l'œil, qu'en admettant une perturbation dans les fonctions des nerfs nutritifs de l'organe; c'est encore là une trophose; ce sont ces troubles trophiques qui paraissent avoir été la cause de la réduction de l'organe à un tout petit moignon, et de la cécité. Le tégument, au lieu d'être pachydermique, à la suite des nombreuses congestions successives, devint très mince par un travail de régression, et télangiectasique, principalement à la face. Le tronc est resté indemne comme chez la plupart de mes lépreux. L'insensibilité de la peau, là même où il n'y a jamais eu la moindre manifestation locale (au cou et sur une large bande latérale du torse) plaide en faveur de la nature nerveuse de la lèpre et de son origine centrale; question que nous discuterons plus tard. L'asphyxie des membres et l'apparition de nombreuses taches violacées, comme par extravasation ou par stase sanguine, après un mouvement fébrile violent et cela à plusieurs reprises, démontrent péremptoirement la perturbation profonde de la circulation capillaire que régit, sansconteste le système nerveux. La cautérisation et *l'électricité* ont été très efficaces chez H... ; l'aspect des ulcérations s'améliorait promptement, à leur suite, et leur cicatrisation s'obtenait bien vite. Notons enfin le retour de la sensibilité de la peau, dès que la lèpre commença à reculer; ce qui démontre que la lésion n'était pas désorganisatrice.

OBSERVATION IX. — *Lèpre maculeuse congénitale. Mère atteinte de lèpre ulcéreuse, oncle maternel de tuberculeuse. Père indemne, après cohabitation de 13 ans avec sa femme lépreuse, et engendrement de 4 enfants dont un seul hérita de la lèpre maternelle. Recrudescence après chaque émotion violente : poussées d'érythème noueux et de taches foncées comme produites par un timbre sec. Les mesures hygiéniques et le traitement ont ralenti et entravé la marche de la lèpre, bien qu'elle fût très impétueuse dans ses manifestations et qu'elle datât de la conception.*

Esterina Boutchouk, fille de la lépreuse Hélène Aboïf dont l'observation précède, et de Boutchouk, indemne, bien qu'il ait vécu maritalement avec sa femme pendant 13 ans et qu'ils aient eu ensemble 4 enfants. B... avait 18 ans quand il épousa Hélène, déjà manifestement lépreuse depuis 2 ans. Il soupçonna la maladie de sa fiancée, ce dont tout le monde parlait d'ailleurs, et, en homme avisé, il obtint de son beau-père une signature pour une indemnité pécuniaire dans le cas où la lèpre de sa fille se confirmerait plus tard. B..., que j'ai fait venir à part, affirme que la lèpre fit de grand progrès chez son ex-épouse pendant les 4 derniers mois de la 1re grossesse. Néanmoins, l'enfant est venue au monde à terme et saine, en apparence; sa mère l'a nourrie pendant un an, bien que la lèpre progressât chez elle continuellement, et que sa figure s'altérât de plus en plus. Au dire du père et de la mère, l'enfant s'est très bien portée jusqu'à l'âge de 12 mois. C'est alors seulement qu'ils se sont aperçus de la présence, sur les cuisses et les fesses, de taches violacées de grandeurs diverses, qui devinrent bientôt pigmentées et persistantes. Un an après, les jambes et les membres thoraciques en ont été couverts aussi; ce n'est qu'à 9 ans que la face en a été envahie, principalement aux joues. Bientôt après, les sourcils ont commencé à tomber. Toutes ces manifestations étaient annoncées par une forte fièvre, de la courbature, etc. Les macules de la face duraient 4 ou 5 mois; puis elles s'éclaircissaient progressivement et disparaissaient. La face, redevenue naturelle pendant 3 ou 4 mois, était derechef envahie par une nouvelle poussée et ainsi de suite, un grand nombre de fois. Avant d'aller plus loin, je dois dire que physiquement Esterina ressemble tout à fait à son oncle lépreux, le frère de sa mère, que sa sœur Ventura reste indemne bien que puînée, par conséquent conçue lorsque la lèpre de la mère était plus avancée et bien que celle-ci la nourrît pendant un an. Le 3e enfant, également une fille et le 4e, un fils âgé de 17 ans (en janvier 1896), n'ont présenté aucun signe inquiétant. Voici l'état d'Esterina au 3 janvier 1884. Les joues bouffies sont couvertes de taches bleu violacé; au front elles alternent avec un semis de papules lenticulaires, roses. Vaisseaux capillaires de la face dilatés (télangiectasie). Les sourcils sont tombés en grande partie, à la partie externe; la peau y est tuméfiée, épaissie. Le côté externe de la conjonctive oculaire gauche est très injecté et forme autour de la cornée un chémosis qui date de 15 jours; les pavillons des oreilles sont bistres, par places, et se desquament; point de tubercules; rien au cuir chevelu, très garni de cheveux. La peau du tronc est très fine et laisse voir son réseau capillaire. Il n'y a ni boutons, ni pigmentation. Les membres thoraciques, à partir de l'épaule, sont fauves, comme barbouillés légèrement avec du sépia, d'une manière uniforme, et couverts de furfures; sur le deltoïde la coloration devient bistre. On voit aussi, sur les membres, des taches violacées, couvertes de petits placards lichénoïdes, et de petits lambeaux d'épiderme ne tenant plus que par un bout. Le côté interne des membres thoraciques est d'une couleur ocre prononcée. Il n'y a rien aux mains, si ce n'est qu'elles sont légèrement bouffies. Sur le membre thoracique gauche, placard psoriasique et petites croûtelles de prurigo, consécutives au grattage réclamé par des démangeaisons irrésistibles. A partir du coude jusqu'à la naissance des doigts, insensibilité dans tous ses modes, absolue au côté postérieur et externe, incomplète à la partie antérieure où la peau a conservé sa finesse normale. La sensibilité est obtuse à la face, également, pour le tact, la douleur et la température. Quelques poils au mont de Vénus annoncent les approches de la puberté. Chaulmoogra. 20 février. La pigmentation des 4 membres, de la face et des fesses s'est accusée par places, de manière à les rendre pie (pl. 10, fig. 2 et 3). L'épiderme pèle par lambeaux. Des taches violacées, de nouvelle formation, sont aussi intercalées entre les placards pigmentés. L'insensibilité s'accentue, à mesure que la pigmentation se prononce, sur toute la longueur du membre, excepté au bord interne. La région de la saignée, les paumes des mains, les doigts, la région poplitée et l'arcade plantaire restent sensibles; rhinite. Cependant l'état général paraît meilleur. Injections nasales d'eau phéniquée. 6 mars. Fesses et membres de plus en plus bariolés sur toute leur étendue, par la pigmentation jaune, ocre ou foncée, par des taches livides et par des plaques bleuâtres, luisantes, comme on en voit autour de vieux ulcères ; de temps en temps, de petites vésicules, comme du millet, apparaissent sur les membres, se rompent, laissent suinter un liquide jaune translucide, puis se couvrent de petites croûtelles ; autour d'elles le derme s'épaissit, sous forme de nodules et acquiert une couleur violacée ; puis l'épiderme s'écaille et s'enlève en paillettes micacées. La peau se tuméfie, de temps à autre, sur les membres, là où la pigmentation s'accentue, ou bien là où de nouvelles macules violacées apparaissent comme par la frappe d'un timbre sec ; et, chose curieuse, la peau y devient alors hyperalgésique, de manière que les simples attouchements même sont très douloureux.

20 mars. Tout paraissait bien aller, lorsque la petite, jouant sur une chaise, glisse, tombe, se fait du mal et s'effraie outre mesure. Le lendemain elle est prise d'une fièvre violente et ses membres se couvrent de nodosités, de dimensions variées, depuis une pièce de 4 sous jusqu'à un franc. Outre les douleurs profondes, spontanées, la palpation même arrache des cris à la malade (hyperesthésie). La face s'est congestionnée, tuméfiée ; apparition aussi de plaques violacées, reposant sur des nodosités, surtout aux joues. Toutes ces manifestations soudaines ont eu lieu le jour qui a suivi cette frayeur en disproportion avec la cause qui l'a occasionnée. Le père, ainsi que la fille, m'assurent que la plus petite émotion amène vite de telles poussées précédées de fièvre ; c'est ce qui est arrivé encore à propos d'un incendie dans leur voisinage, et lorsqu'une dispute, avec bataille, éclata un soir sous leurs croisées. Bromure de potassium, ergotine, bains ; puis arsenic et chaulmoogra ; ce dernier médicament n'étant pas toléré par l'estomac, nous avons dû y renoncer. Une vie conforme à l'hygiène et ce traitement ont amené une amélioration progressive : la pigmentation s'est éclaircie, puis elle a presque disparu ; l'épiderme devint lisse, après avoir mué. La jeune fille se développe et engraisse. Injections hypodermiques d'ergotine et de solution de Fowler.

Tout marchait à souhait et faisait espérer une guérison ou du moins une longue trêve, une accalmie, lorsque le 25 juin 1886, un chat saute sur son lit la nuit pendant le sommeil. E... croit que c'est un malfaiteur : frayeur terrible, cris, larmes, fièvre, et le surlendemain apparition de taches rouges comme des pièces de 50 centimes sur les membres. Le 20 août, de nouveau, frissons, fièvre, maux de tête, agitation, courbature ; la peau des membres redevint hyperalgésique et des nodosités, grosses comme des pois, des noisettes et même des noix, apparaissent sur les membres et à la face. Ces nodosités, dont plusieurs allongées, roses et bientôt brique, sont très douloureuses à la pression la plus légère et le siège d'élancements et de brûlure, c'est comme une poussée d'érythème noueux ; cette nouvelle poussée paraît avoir été provoquée par une longue exposition de la malade à un soleil ardent. Faiblesse extrême, tendance aux lipothymies ; légers laxatifs, bains généraux prolongés. Ergotine, bromure de potassium jusqu'à 6 grammes. Cette tempête conjurée, E... recommença à s'améliorer et bientôt toute trace des nouvelles poussées et des anciens reliquats disparut. Je lui recommandai de suivre le même régime alimentaire (laitage, végétaux, fruits, peu de viande), la propreté et la continuation de l'ergotine et de l'arsenic alternativement, en cessant tout traitement 10 jours par mois. Mais un nouvel incident amena derechef le retour d'accidents sérieux ; un grand chien de garde tomba sur elle et voulut l'étrangler, pendant une promenade en pleine campagne. C'était en septembre 1888. Elle en fut très effrayée et eut une crise nerveuse quasi-hystérique ; une fièvre violente éclata à la suite, avec sueurs profuses, agitation, insomnie. J'ai été la voir chez elle à Haskioï, dans la Corne d'Or, 5 jours après l'accident. La face était bouffie, congestionnée et couverte de placards rouges alternant avec de petites élevures, comme s'il s'agissait du début d'une variole confluente.

Les membres, le dos des mains excepté, sont aussi gonflés et couverts de plaques rouges alternant avec des taches pigmentées, seulement du côté de l'extension ; du côté de la flexion, il y a une éruption de papules comme à la face ; les mains sont tuméfiées bien qu'elles conservent leur coloration normale ; bulles de pemphigus autour du genou, dont plusieurs déjà desséchées et couvertes d'épiderme qui se détache ; celui-ci s'enlève aussi sur les membres, sous forme de lambeaux, là où il n'y a eu que des placards érythémateux, sans bulles ; par ci, par là, îlots de peau à aspect normal ; de sorte que les membres sont encore bigarrés ; même aspect des fesses ; douleurs spontanées dans les membres ; hyperesthésie, hyperalgésie sur toute leur longueur, même au dos des mains ; tuméfaction considérable des ganglions lymphatiques du cou, du triangle de Scarpa et du coude ; pavillons des oreilles tuméfiés, et comme envahis par l'érysipèle ; les mouvements déterminent de la douleur dans les muscles et les articulations ; impossibilité de fléchir les doigts dans la paume de la main ; température générale $39°,2$; sur les placards d'érythème, le thermomètre plat marque une élévation de plus de $1/2$ o°, comparativement aux parties voisines ou homologues. Le salicylate de soude n'a produit aucune amélioration, mais des vomissements opiniâtres et des étourdissements. Il a fallu revenir à l'ergotine et au bromure de potassium.

Cette crise dissipée, E… rentra dans son état habituel ; tous les phénomènes accidentels, ci-dessus énumérés, ont disparu progressivement ; les membres et la figure ont fait peau neuve ; l'épiderme, s'arrachant par lambeaux, a été remplacé par une sécrétion nouvelle, et le tégument ne conserva qu'un barbouillage sépié plus ou moins accentué, selon les régions. Les ganglions lymphatiques se sont affaissés ; l'hyperesthésie, si excessive, a fait place à l'insensibilité ; et 2 mois après cette perturbation générale, la malade se trouvait dans un état aussi satisfaisant qu'avant cette dernière crise. Pendant 3 ans elle continua à aller très bien et n'a pas reparu à la policlinique ; elle négligea aussi tout traitement et omit toute précaution, se croyant radicalement guérie. Elle ne conservait en effet que quelques lignes sinueuses blondes, et quelques macules ocre, sur les membres. J'ai continué à m'enquérir de temps en temps de son état par un confrère qui soigne toute la famille. Mais actuellement, la maladie s'est réveillée ; la figure glabre, tuméfiée, très pigmentée, la retient à la maison ; les membres sont d'un brun très foncé, éthiopien, et jurent avec la blancheur du tronc. Elle refuse de se soumettre au traitement (mars 1896).

Réflexions. — L'histoire de cette jeune fille démontre péremptoirement l'influence des émotions morales sur la marche de la léprose qu'elles accélèrent toujours et aggravent. La maladie ayant débuté à l'âge de 12 mois, on doit admettre, vu sa longue incubation acceptée par tous les auteurs, qu'Esterina était déjà infectée et lépreuse avant sa naissance. Ici la lèpre a affecté la forme maculeuse ; chez la mère c'était l'ulcéreuse et chez l'oncle, phymatode (voir l'observation suivante). Bien des fois nous avons vu un membre de la famille présenter la forme nerveuse et un autre l'exsudative ou l'ulcéreuse ; parfois une telle mutation dans les formes de la lèpre s'observe chez les enfants d'un même lépreux, pendant que d'autres enfants, issus de géniteurs se trouvant dans les mêmes conditions de maladie, restent indemnes pour toujours, parvenus même à une extrême vieillesse. Et il faut noter que dans ces cas on ne doit concevoir aucun soupçon sur la procréation ; puisque comme dans cette famille, parfois, c'est la mère qui est lépreuse. Le premier enfant, Esterina, fut lépreuse de bonne heure, tandis que les autres, conçus à une époque postérieure, lorsque la lèpre maternelle était par conséquent bien plus avancée, restent indemnes. Pourquoi cette immunité lorsque surtout la mère a nourri ces enfants ? Mais ce qui est encore plus surprenant, c'est l'indemnité d'enfants, issus de deux géniteurs également lépreux, très avancés, couchant dans le même grabat sordide et vivant ainsi dans les conditions les plus favorables à la contagion, comme nous en avons vu des exemples.

Dans ce cas-ci le mari qui a continué a avoir des relations intimes avec sa femme lépreuse si avancée, pendant 11 ans, n'a pas été contaminé. J'ai les mains pleines de ces faits de non transmission de la lèpre du conjoint malade à l'autre, *sans une seule exception*. Après cela comment croire à la contagion, c'est-à-dire à la transmission de la lèpre par le contact ? Y a-t-il contact plus intime que celui de la cohabitation, du coït ? Les théoriciens soutiennent que, comme il y a microbe, la contagion est obligatoire. Cependant les faits cliniques ne peuvent être annulés par les plus séduisantes théories qui toutes passent, la clinique seule étant éternelle. Les faits sont donc là pour démolir la théorie, du moins dans le milieu où j'exerce. J'ai rendu témoins de ces faits la plupart de mes confrères de Byzance. Seuls les nouveaux débarqués, imbus de théories et sans expérience spéciale, sont d'un avis contraire. Nous leur désignons alors les nombreux lépreux observés par nous, avec prière de vérifier. Et, de bonne foi, ils sont définitivement acquis alors à notre cause, c'est-à-dire à la réalité. Il y en a même de si profondément convaincus qu'ils gardent des domestiques lépreux chez eux.

Remarquons enfin, chez E..., l'insensibilité de la peau dans les régions où celle-ci paraissait être normale, et l'arrêt de l'affection, grâce à l'hygiène dont la malade, appartenant à une famille aisée, pouvait suivre les préceptes. La plupart des miséreux lépreux observés par nous ont succombé rapidement aux progrès de la maladie, faute de propreté, de nourriture convenable et de soins ; tandis que la léprose fait halte, recule, guérit même ou tout au moins s'atténue et traîne, grâce à l'hygiène et à un traitement approprié. On voit donc de quelle utilité pourrait être un asile pour recueillir tous les lépreux ambulants en guenille, qui mendient dans nos rues, geignent dans les souffrances, agonisent lentement dans la plus profonde misère et dans la pourriture, et expirent enfin dans un état horrible sur des terrains vagues, comme les pestiférés des siècles barbares, aucun hôpital ne consentant à les recevoir, à leur prêter un lit pour rendre l'âme en paix !

OBSERVATION X. — *Commencée en 1883 et suivie jusqu'à 1896. Lèpre exsudative (tubercules et placards). Poussées nombreuses sous forme d'érythème et de taches violacées avec nodosités ; pigmentation des membres et de la face devenue négrine. Absence de gonflement des nerfs cubitaux jusqu'à 1894 ; conjonctivites, lépromes, exsudats envahissant la cornée, kératite ponctuée et diffuse, choroïdite, iritis, identiques à celles de la syphilis ; kératotomie, iridectomie.*

Isaac Aboïf, israélite espagnol, âgé de 21 ans, né à Péripacha, près de Haskioï, dans la Corne d'Or. Il est frère d'Hélène Aboïf et oncle d'Esterina Boutchouk, dont les observations précèdent. Père, mère vivants, indemnes. Marchand de draps, avec son père, il est à son aise ; mais cela ne l'empêche pas de se mal nourrir comme les pauvres de ses coréligionnaires : poissons salés ou fumés, plus ou moins avariés, olives, plats préparés à l'huile d'olive. Il était bien portant jusqu'à l'âge de 15 ans, lorsque son maître d'école lui donna un soufflet en pleine classe ; I... très impressionné s'évanouit, devint malade et garda le lit avec une forte fièvre, de la courbature, des maux de tête, etc. C'était en mai 1878. A la suite de ces symptômes généraux, les membres inférieurs se sont couverts de taches violacées, variant, comme dimensions, d'un pois à 2 francs. C'était comme des marbrures ou des macules reposant sur la peau tuméfiée et douloureuse conservant ses attributs normaux dans les intervalles. Ces macules noueuses ont duré plusieurs semaines, puis se sont affaissées et décolorées en passant par les nuances successives des ecchymoses par violences externes, en même temps que leur épiderme s'exfoliait. Au printemps suivant, poussée pareille, que rien ne parut provoquer. Cela continua ainsi d'année en année avec aggravation, dans ce sens que les nodules étaient plus durs et la coloration des macules plus foncée, presque noire, devenant plus tard brune.

Au printemps de 1881, à la suite de phénomènes généraux encore, fièvre, courbature, douleurs dans les membres, insomnie, inappétence..., recrudescence des accidents locaux des membres inférieurs, et pour la première fois sa figure, rose et blanche jusqu'alors, se congestionna et se tuméfia ; puis elle devint basanée et plus tard comme celle d'un mulâtre, pendant un an ; ce qui surprit toutes les personnes qui le connaissaient. Quelque temps après, à la suite d'une recrudescence, il eut une poussée de taches violacées foncées à la face, avec épaississement et infiltration du tégument. En automne 1881, manifestations pareilles, aux avant-bras, avec hyperesthésie au point de crier s'il venait d'être touché ou de se cogner les membres, même légèrement. En 1882, apparition de quelques tubercules lenticulaires au menton d'abord et bientôt sur les membres. En 1883, injection des yeux, photophobie, ulcère à la partie inférieure de la jambe gauche, épistaxis fréquents et abondants, rhinite.

En mai 1884, la peau des régions sourcilières est infiltrée ; elle a perdu ses poils et est parcourue par des capillaires dilatés. Les joues sont couvertes, dans leur 1/2 centrale, par de grandes macules violacées, doublées d'engorgement cutané, tandis que la partie inférieure de la face est parcourue par des linéaires ; télangiectasie. Au menton, petit groupe de tubercules bistres ; la barbe, arrêtée dans son développement, ne pousse que par-ci, par-là, très clairsemée ; au menton, il n'y a ni poils ni duvet. Épaississement, par exsudat, des bords des paupières ; des capillaires dilatés y serpentent. La conjonctive oculaire de l'œil droit est d'un rouge uniforme, écarlate, principalement au côté externe où l'on remarque un épaississement sous-muqueux dans le voisinage du bord cornéen. L'œil gauche a présenté déjà des phénomènes analogues en janvier 1884 ; après maintes injections fugaces, il a revêtu l'aspect actuel : la conjonctive est d'un amaranthe foncé, avec infiltration sous-muqueuse entourant la cornée, sous forme de croissant, à ses côtés supérieur, externe et inférieur ; ce bourrelet envahit, en partie, la membrane translucide qui est opaque dans sa partie restée libre, au point de masquer l'iris. Les ganglions cervicaux ne sont pas tuméfiés, ni ceux des coudes, ni les nerfs cubitaux. Le torse est indemne et blanc. Le bras gauche présente, à son côté externe, et à partir de son milieu, des marbrures avec épaississement du tégument et desquamation furfuracée. L'avant-bras est couvert, à sa partie postérieure, de taches violacées, sous forme de marbrures, de macules pigmentées, et de tubercules cutanés comme de gros pois logés dans la peau, sans proéminer. A la partie inférieure, toute la peau est bistre et infiltrée par un large exsudat en nappe ; le côté interne est chamarré de taches dont les unes pigmentées, les autres violacées, grandes comme des pièces de 5o centimes ; tandis que du côté antérieur, la peau est lisse, mince, normale. Bras droit dans le même état. Mains et doigts normaux ; cuisses violacées à leur 1/2 inférieure : peau infiltrée, épaisse, parsemée de taches encore plus foncées, comme ecchymotiques, arrondies, d'un centim. de diamètre et plus ; la peau où siègent ces macules est encore plus épaisse que le reste, et doublée d'exsudats ; régions poplitées et genoux normaux ; ce qui fait un contraste bizarre avec le corps des membres. Sur les placards, l'épiderme s'exfolie en lambeaux. A partir de leur 1/4 supérieur, les jambes sont bigarrées par les macules de teintes variées qui se fusionnent, par places ; tout le tégument est glabre, épaissi, dur, infiltré, sans conserver l'empreinte du doigt ; l'épiderme craquelé s'enlève sous forme de lambeaux. Les pieds et les orteils sont violacés, comme atteints de gelures ; à la jambe gauche, à l'union du 1/3 moyen avec le 1/3 supérieur, ulcère superficiel, irrégulier, mesurant 2 centim. sur 1 1/2, rouge, chagriné, saignant, entouré d'un cadre calleux, violacé ; point de varices (pl. 10, fig. 4). La sensibilité très émoussée partout où il y a coloration violacée ou pigmentée, tant à la face qu'ailleurs, est nulle sur toutes les infiltrations exsudatives. Mains normalement sensibles ; faiblesse générale ; dynamomètre 70° à droite, 68 à gauche. Iodoforme 0,6o par jour, progressivement. En juillet, fièvre, anxiété, attribuées à l'iodoforme ; néanmoins état général meilleur ; le dynamomètre donne 95° à droite et 85 à gauche ; cependant le 1/4 supérieur des jambes, indemne lors du précédent examen, est aujourd'hui légèrement pigmenté, blond, de moins en moins vers le genou, aux environs duquel la pigmentation devient ponctuée ; on dirait que seuls les follicules pilaires et les sébacés sont ainsi marqués, comme tatoués. Plus bas, les macules pigmentées, fauves, deviennent de plus en plus larges ; parfois elles se fusionnent ou bien quelques traînées de peau naturelle les séparent à peine. A partir du milieu de la jambe, la peau est uniformément basanée ; et à 3 travers de doigt de l'articulation tibio-tarsienne, le tégument devient normal, comme coloris. Liqueur de Fowler et 0,4o d'iodoforme par jour ; cautérisation des tubercules du menton au thermocautère, ainsi que de l'ulcération de la jambe et des exsudats en nappe des sourcils et des avant-bras, que je traverse à maints endroits par une pointe fine de platine rougi, fabriquée à cet effet, et que je maintiens sur place pendant quelques secondes, pour mieux détruire ces infiltrations exsudatives, néoplasiques. Sur ma prière, le Dr Van Millingen, oculiste distingué de notre ville, explore les yeux, qu'il trouve dans l'état suivant. Œil droit : les cils rares, sont atrophiés ; conjonctive palpébrale normale ; l'oculaire fortement injectée, vers les bords de la cornée ; à 3 millim. du bord cornéen, au côté externe, on voit, sur la sclérotique, 3 petits tubercules roses, comme du millet ; à la partie excentrique de la cornée, légères opacités superficielles, restes d'anciennes kératites circonscrites. Dans ces opacités on distingue, à la loupe, des vaisseaux capillaires ; iris décoloré, avec fines synéchies. Vision 4/60 à l'œil nu et 6/12 avec D. 2,5. Or, il s'agit d'une sclérite lépreuse avec iritis et myopie. Œil gauche : même état des paupières et des sclérotiques ; les exsudats entament le terrain de la cornée plus qu'à droite ; celle-ci est parsemée de petites opacités comme des têtes d'épingles ; synéchie circulaire totale ; à la partie interne et inférieure du sphincter, tubercule grisâtre (léprome) comme la tête d'un camion ; tension normale ; vision 2/6. Instillations d'atropine. Le Dr Von Millingen connaît toute la famille de ce jeune homme, qui compte plusieurs lépreux dans son sein, ainsi que nous l'avons déjà dit.

Le 10 août, l'ulcère de la jambe est cicatrisé ; amélioration aussi du côté des yeux ; coloration et injection bien moins intenses ; nuages de la cornée plus légers ; même traitement. Le 12 octobre, la congestion si intense des conjonctives a totalement *disparu*. Il ne reste qu'un relief semi-lunaire au côté externe de la cornée, de 4 millim. de largeur environ, qui l'encadre ; ce croissant siège sur la sclérotique. Les infiltrats sourciliers ont disparu ; excepté à la tête du sourcil gauche où persiste une nodosité avec des capillaires dilatés, à sa surface ; placard violacé sur chaque joue, avec bouffissure générale et télangiectasie ; ainsi les exsudats sous forme de tubercules et de placards ont partout disparu ; il ne reste à leur place qu'une coloration pigmentée jaune comme éphélidique, avec desquamation. I... peu soigneux et nonchalant s'est fortement cogné sur un meuble, par inadvertance, et la cicatrice de sa jambe s'est excoriée. Chose à remarquer, la sensibilité est revenue, bien qu'émoussée, aux régions sourcilières, aux jambes, ainsi qu'aux parties des avant-bras où elle était absolument nulle. Les grands exsudats cutanés des cuisses se résorbent, se circonscrivent et s'amollissent ; quelques-uns des petits tubercules se sont vidés par suppuration et ont laissé des cicatrices. La peau qui recouvre ceux qui persistent est d'un blond clair et n'a pas encore sa consistance normale ; l'épiderme mue par lambeaux ; non seulement la sensibilité y est revenue, mais il y a hyperesthésie ; la plus légère pression ou piqûre le fait souffrir ; il en est de même du froid et de la chaleur ; tandis qu'auparavant il y avait abolition du tact, du sens thermique et algique.

Le 2 janvier 1885, amélioration générale ; mais la cicatrice de la jambe s'est réouverte à la suite d'une contusion ; on y voit derechef un ulcère à contours calleux, à fond quasi-diphtéritique, saignant facilement à sa circonférence ; la peau qui l'entoure est violacée, luisante. Cautérisation au thermocautère. La sensibilité y est revenue ; elle est même exaltée au point que, pour pratiquer la cautérisation, autrefois indolore, il faut contenir le malade ; ergotine et Fowler. 29 janvier. La face est tuméfiée uniformément, sans infiltrations, les nodosités anciennes ont disparu ; la région hypothénar gauche s'atrophie et se creuse. L'ulcère de la jambe gauche se comble de plus en plus ; la cautérisation est toujours douloureuse. Iodoforme. Le 8 février Isaac se présente à la policlinique, très empiré. Ses yeux sont d'un rouge écarlate ; sclérotique complètement masquée par la congestion ; les vaisseaux serpentent très dilatés ; figure vultueuse, comme s'il était menacé d'asphyxie. Il frissonne devant nous continuellement, bien que sa peau soit brûlante et qu'il reste à côté du poêle. Je tremble intérieurement, dit-il, mes os sont gelés. Le tronc est horripilé, les membres marbrés, parsemés de taches bleues. Température prise à la bouche, 37°,5 ; au milieu de l'avant-bras droit, 34°,1 ; au côté interne du bras, 36° ; sur une nodosité de la cuisse droite, 35° ; à 2 travers de doigt en dehors d'elle, là où la peau a son aspect normal, 34°,4 ; pouls, 104 ; cuisses brûlantes à leur partie moyenne ; la peau y est violacée, tuméfiée, noueuse ; il y a un grand placard exsudatif; l'épiderme s'en détache par larges plaques; la pression y est très doulou-reuse ; à la limite de ce placard, grand comme la main, la peau est souple, pâle, mince; même disposition sur les mollets. Soif ardente, faiblesse général, sommeil agité et inter-rompu par des douleurs dans les membres tellement brûlants qu'il ne peut supporter les couvertures. C'est le 31 janvier que, sans cause connue, il a été pris de tremblements violents, auxquels a succédé la fièvre avec douleurs contusives et lancinantes, surtout aux cuisses, là où, le lendemain, ont apparu les nodosités dont nous avons parlé; en même temps céphalalgie et nausées. Ergotine, sulfate de quinine. Cet orage qui se répète de temps en temps, au milieu d'une amélioration qui promet, marque toujours une aggravation par saccades, chez Isaac. Le 15 février, la conjonctivite a diminué, ainsi que la photophobie; le blanc des yeux commence à être visible; cependant la vue est trouble à droite; à la partie supérieure de l'œil, à quelques lignes du cercle cornéen, on voit saillir sous la conjonctive un petit exsudat comme un grain de chènevis; c'est un petit léprome entouré de vaisseaux gorgés de sang; la cornée est lactescente dans son voisinage; pareil tubercule au côté externe de l'œil gauche. Le Dr Millingen a trouvé de la sclérite ; iris décoloré et adhérent; tension des globes ocu-laires; examen ophtalmoscopique négatif. Les accidents généraux ont disparu depuis 3 jours; les taches de la face, quasi-ecchymotiques, persistent. Au bord externe du bras gauche, placard allongé, de 5 centim. de long sur 1 et 2 de large, rouge, érysipélateux à bords sinueux, comme de l'érythème noueux; la pression, le contact même sont douloureux; placard semblable sur l'avant-bras gauche, et 4 autres plus petits sur le bras et l'avant-bras droits. Les mem-bres thoraciques présentent, en outre, des marbrures violacées, sous forme de traînées, larges d'un centim. et longues de 2, ou bien des ecchymoses comme consécutives à la frappe par un timbre sec. Ces colorations tranchent sur la peau normale qui en constitue le fond; toutes ces nodosités sont de date récente; elles ont paru après la tempête plus haut décrite. Entre ces taches et ces placards de nouvelle date, on remarque aussi les anciens plus pâles, pigmentés, à base moins engorgée, sans saillie au-dessus du niveau du tégument. Les larges exsudats des cuisses ont diminué d'étendue, de consistance et de couleur. On y voit aussi des macules bleues dispersées, comme aux membres thoraciques. Les jambes sont luisantes et ichtyosiques, à larges écailles. La sensibilité est exagérée partout sur les membres; la piqûre la plus légère est insupportable; le simple contact est fort douloureux; l'application d'un corps *froid,* d'un morceau d'acier, fait tressaillir le malade et lui donne la sensation d'un corps *brûlant.* Nous avons souvent rencontré cette perversion de la sensibilité chez nos lépreux. Le tronc n'a point participé à toutes ces altérations cutanées. Toute impression y est appréciée à sa juste valeur. Température de la chambre 15°, celle de la bouche du malade 37° ; un thermomètre plat est appliqué sur la grande nodosité violacée de la cuisse droite, et un autre à 3 travers de doigt au delà, sur la peau d'aspect normale ; après 1/4 d'heure, le premier accuse 32°,9 et le second 32°,6. Ergotine. Cette fois-ci encore tout allait s'amendant, progressivement, lorsque le 4 juin, il survint de nouveaux accidents; fluxion nouvelle des conjonctives devenues rouge cramoisi, avec œdème; gonflement douloureux des ganglions lymphatiques cervicaux, sous-maxillaires, inguinaux, de Scarpa et du coude; léger épaissis-sement des nerfs cubitaux, placards d'érythème noueux précédant, *in situ,* les grands exsu-dats, aux faces externo-postérieures des membres thoraciques, ainsi qu'aux pelviens ; plus tard, exfoliation épidermique. Ergotine en injections sous-cutanées 1/00. Après cette aggra-vation, une amélioration locale et générale survint de nouveau, comme les fois précédentes.

Le 15 octobre, le Dr Anagnostaki, professeur d'ophtalmologie à la Faculté d'Athènes, examine les yeux : pupille gauche ovalaire ; opacité de la capsule, épaississement de la conjonctive autour de la cornée, du côté externe ; iris décoloré ; à droite, tubercule près du bord externe de la cornée, pareil, au premier abord, aux vésicules de l'ophtalmie phlycténulaire ; en haut et en dehors, léger épaississement de la conjonctive s'étendant jusqu'à la cornée (exsudat lépreux). 26 novembre. Nouvelle fluxion des conjonctives et exsudat comme chènevis sur le côté externe de la sclérotique gauche, près du cercle cornéen, iritis aiguë : photophobie, larmoiement, névralgies ciliaires intermittentes, douleur vive à la pression la plus légère avec le doigt. Le Dr Millingen diagnostiqua une iritis avec cyclite. En outre, une infiltration gélatiniforme s'avance sur la cornée de manière à masquer une partie de l'iris. Nouveau placard exsudatif au 1/3 inférieur et au côté externe des avant-bras, d'un centim. sur 1/3, sans saillie, mais appréciable au palper, car l'exsudat siège dans la peau même ; on enfonce la pointe de platine rougie 4 fois dans chaque exsudat, à une distance d'un et de 2 centim. ; le malade accuse de la douleur et de la chaleur, plus encore que les fois précédentes ; il ne faut pas oublier qu'il y a eu des temps où les cautérisations n'étaient point senties. Ergotine. Le 2 février 1888, la figure est presque naturelle; les exsudats et les macules ont disparu ; mais il n'y a plus ni cils, ni sourcils ; cheveux parfaitement conservés. État grave des yeux (pl. 34). A gauche, l'exsudat a couvert, en grande partie, la cornée qui se trouve comme enchâssée dans un cadre ovoïde, proéminant de 2 millim. environ, rouge clair ; c'est comme une fente perpendiculaire de 4 millim., à travers laquelle on voit la pupille. Cet exsudat est conjonctival ; il a marché du cercle cornéen vers l'axe de l'organe, d'une manière centripète. En dedans de ce châssis néoplasique, la cornée est opaque sous forme d'un second cadre concentrique de 1 millim. de largeur. Le segment antérieur de l'œil est proéminent et tend à devenir staphylomateux ; c'est comme s'il était surajouté au globe ; il ne se confond pas avec lui de manière à en compléter la forme ; pupille comme frangée, rendue irrégulière, par des exsudats et des synéchies, immobile ; vue très confuse avec projection d'ombre sur les objets. L'œil droit présente, à son côté externe, la même disposition que le gauche ; mais les lésions sont moins prononcées. Les membres, pas plus que la figure, ne présentent plus ni tubercules, ni exsudats en plaques ; tout a régressé et s'est résorbé. La disposition violacée, sous forme de macules et de marbrures, a aussi disparu. La peau a recouvré son aspect normal aux membres thoraciques où il a eu des placards d'érythème noueux, avec épaississement consécutif des téguments ; mais, à la suite de cette régression, la peau s'y est amincie, atrophiée ; elle est plus fine que nature et se plisse très facilement ; télangiectasie très prononcée partout où il y a eu des exsudats ; cependant l'ulcère de la jambe gauche qui, cicatrisé, a recommencé à la suite d'un heurt accidentel, a envahi une grande surface, 8 centim. sur 3 ; bords calleux, coupés à pic, fond comme diphtéritique, suppuration abondante, fétide. Je cautérise les exsudats oculaires au thermocautère, très rapidement et l'ulcère de la jambe bien lentement. Ce malade, tombé entre les mains d'un charlatan, n'a plus reparu, malgré les messages que je lui envoyai jusqu'au 8 avril 1890. A cette date, il n'y avait plus d'exsudats cutanés qui n'ont pas réapparu depuis notre dernier examen. Les yeux sont dans un état déplorable : l'exsudat, qui envahissait la cornée gauche, l'a presque complètement recouverte ; il n'en laisse à découvert que le centre, dans une étendue de 2 millim. et encore cette partie est-elle lactescente et ne permet d'apercevoir que la lumière d'une manière diffuse. L'encadrement exsudatif de cette partie de la cornée, restée libre, est proéminent sous forme de bourrelet oblong, haut de près de 2 millim. ; c'est comme un dessin en passe-partout ; à peine peut-on apercevoir le pertuis pupillaire, immobile et déformé. La sclérotique, blanche, laisse voir les vaisseaux dilatés, volumineux, nichés dans son épaisseur. Mêmes lésions à droite ; mais c'est au côté externe seulement que la circonférence de la cornée est couverte sur le 1/4 de son étendue, de haut en bas, par l'exsudat conjonctival, adhérent de manière à faire corps avec la membrane translucide dont il est impossible de le détacher, même par la dissection. La vue est assez bonne de ce côté, relativement. Le Dr Kélaïdites, oculiste distingué, élève du professeur Panas, a pratiqué la kératotomie à gauche, au côté externe, avec le bistouri de Graeff ; il a traversé la cornée de part en part et incisé de haut en bas la totalité de la membrane au delà de la limite de l'exsudat. Les suites de l'opération ont été des plus simples ; le malade a pu sortir de chez lui le 8e jour. Plus tard, notre honorable confrère pratiqua l'iridectomie avec succès ; mais sans amélioration de la vue, les lésions profondes de l'œil rendant la vision impossible.

I... a continué à venir me voir, de temps en temps, jusqu'à 1892. Puis il n'a plus reparu. J'ai fini par le découvrir à Haïdar-Pacha près de Chryssoupolis, en octobre 1895. Depuis 2 ans la lèpre s'est arrêtée ; elle a même reculé, dans ce sens qu'on ne rencontre plus sur lui aucun exsudat, aucun tubercule, aucun placard : il n'y a que les cicatrices des tubercules qui avaient suppuré spontanément, de ceux qui ont été cautérisés et même de ceux qui, en grand nombre, ont disparu par régression, sans s'ouvrir ; la peau est, au niveau de ces derniers, déprimée, amincie et blanchâtre. Les ulcères des jambes, si vastes autrefois, se sont cicatrisés ; il n'en reste qu'un tout petit à la jambe gauche avec tendance à la cicatrisation, et un autre au nez, très exigu et presque fermé, après avoir rongé en grande partie l'aile gauche ; ainsi, la figure est presque normale ; à peine quelques pigmentations aux sourcils et au menton ; mais elle est glabre ; cheveux abondants ; trois nodosités, en chapelet, grosses comme des noyaux d'olives, sur les nerfs cubitaux, au-dessus du coude. La cornée droite est entièrement couverte par un exsudat rose, épais, sous forme de panne. La vue est nulle. A gauche, l'exsudat, bien qu'il s'étende également sur toute la cornée, est encore mince au centre et permet à la lumière d'y pénétrer. Aussi I... voit-il la lumière d'une manière diffuse mais suffisante pour se conduire ; embonpoint ; toutes les fonctions s'accomplissent bien ; cet état dure depuis 15 mois ; il y a donc trêve qui paraît être due, en grande partie, à la bonne hygiène que suit ce malade aisé.

RÉFLEXIONS. — La lèpre familiale, je dirai même ancestrale, chez ce malade éclata encore à la suite d'une émotion morale violente. Ses premières manifestations ont consisté en une multitude de taches violacées avec nodosités à leurs bases, précédées d'un mouvement fébrile intense, et suivies de desquamation épidermique. Nous avons assisté à plusieurs de ces poussées dont les unes, pareilles à celle de l'érythème noueux, les autres, de coloration foncée et comme consécutive à une extravasation sanguine, ne disparaissant pas sous la pression. Parfois, il y avait simultanément les unes et les autres, de manière que les membres étaient comme bigarrés. Le tronc resta toujours indemne. Les placards érythémateux disparaissaient, sans laisser de traces ; ou bien la tuméfaction concomitante de la peau dégénérait en larges exsudats ; parfois aussi, la coloration fauve succédait à l'érythème. Les taches violacées subissaient les transformations successives des ecchymoses et aboutissaient souvent aussi à des dépôts néoplasiques ou exsudatifs. La pigmentation, si prononcée, qui survenait sur place, là même où avaient apparu rapidement, du jour au lendemain, les taches violacées, ne saurait être expliquée autrement que par la modification de la matière colorante du sang. Sans entrer dans les discussions sur la formation du pigment, on doit admettre avec Virchow l'origine sanguine, et avec Perls, Nothnagel, Neumann et Martin Schmidt, l'existence du pigment ferreux d'origine hématique. Chez ce malade, la pigmentation était profonde, dermique et sous-dermique, et paraissait due à l'extravasation sanguine; tandis que chez d'autres malades, la pigmentation superficielle, épidermique, disparaissait par la mue de l'épiderme sous forme de lambeaux dont la face profonde était manifestement colorée par le pigmentum. Nous possédons plusieurs de ces lambeaux épidermiques qui emportaient avec eux toute coloration sépiée ou brun foncé de la peau; c'est encore le sang qui fournit le substratum de la matière pigmentaire de l'ectoderme (AUDRY. *Gaz. hebd.*, 8 décembre 1894). L'opinion d'Audry soutenant que le pigment venu du sang dans l'épiderme, ou né dans celui-ci n'y *desquame point*, nous paraît inadmissible.

Chez Isaac, la pigmentation a été générale à la face, à un moment donné, et presque abyssine ; elle a duré telle pendant un an. Il nous a été donné, bien souvent, de voir ainsi, chez des lépreux caucasiques, le tégument prendre des teintes éthiopiennes.

La lèpre exsudative a déterminé, chez ce malade, de grands placards et peu de tubercules qui ne sont tout de même que des exsudats cutanés, relativement exigus. Les uns et les autres disparaissaient dans les périodes d'amélioration par un processus régressif, le même que l'on observe lorsque la lèpre recule définitivement et marche vers la guérison. Il y a aussi à remarquer chez I... l'augmentation locale de la température sur les exsudats tégumentaires, et le retour de la sensibilité. Je ne saurais passer sous silence non plus l'absence de tout gonflement des nerfs cubitaux pendant de longues années chez un lépreux incontestable et avancé. Cette absence d'épaississement ou de névromes du cubital a manqué souvent chez nos lépreux; aussi sommes-nous bien loin d'y attacher une importance de *sine qua non*, comme le faisait notre regretté ami, le Dr Vidal, et comme le répètent encore plusieurs auteurs, à propos du diagnostic de la lèpre dans les cas peu accusés qu'ils renient, se basant sur leur absence.

Les lésions oculaires sont à étudier chez I... Après plusieurs congestions, survenues subitement en même temps que les poussées cutanées, congestions qui devaient siéger aussi dans l'œil, vu la photophobie qui les accompagnait, il se produisait un épaississement de la conjonctive, au voisinage du cercle cornéen, et même de petits lépromes comme du millet. L'épaississement conjonctival paraît avoir été un exsudat en nappe, comme il en a eu sur les membres et la face. Peu à peu, il survint une kératite circonscrite d'abord ou bien sous forme de petites opacités ponctuées, comme des têtes de camion ; puis, l'exsudat progressait de la périphérie vers le centre de la cornée qu'il entoura comme un cadre saillant et de plus en plus envahissant ; à tel point qu'à la fin on ne voyait plus de cette membrane qu'une petite clairière allongée de 3 millim. sous forme de fente entourée par le bourrelet saillant, néoplasique. Mais ce n'était pas tout ; l'iris lui-même a été atteint de bonne heure chez I..., ainsi que la choroïde. Le Dr Millingen a, en effet, constaté une irido-choroïdite et même une sclérite. Les lésions de l'iris ont été absolument pareilles à celles de la syphilis : décoloration, déformation, synéchies, immobilité. L'iridectomie n'a pas été d'un grand secours dans ce cas, à cause des progrès incessants des lésions oculaires. Il en fut de même de la kératotomie qui arrête, dans quelques cas, l'empiètement de l'exsudat conjonctival sur la cornée. Nous avons vu, en effet, dans la léproserie de Molde, en Norvège, dirigée par le Dr Kaurin, des malades kératotomisés dont les exsudats n'avaient plus progressé après cette opération. On dirait que le tissu cicatriciel, qui résulte de la section au couteau, oppose une barrière infranchissable à l'exsudat ; de façon que la cornée conserve sa transparence à sa partie centrale, d'une manière permanente ou tout au moins pendant fort longtemps. Nous avons fait faire souvent cette opération chez nos lépreux. Elle n'a pas toujours enfreint la marche de l'exsudat vers le centre de la cornée ; la cautérisation, la destruction faite avec adresse à plusieurs reprises, par le thermocautère, nous a donné de meilleurs résultats ; ainsi faisant, nous avons été assez heureux d'arrêter, parfois définitivement, cet envahissement de la cornée par cette sorte de 3e paupière adhérente qui, comme un voile marchant dans le sens transversal, ferme l'œil à toute lumière. Nous avons un lépreux dont les yeux sont ainsi préservés depuis 12 ans. Malheureusement, il n'en est pas toujours ainsi ; chez la plupart des malades, au bout de quelque temps, l'exsudat saute par-dessus la cicatrice obtenue par le tranchant ou par le thermocautère, et la cécité devient encore définitive. Dans tous les cas, on a gagné du temps ; ces procédés sont donc toujours à essayer, en admettant même qu'ils échouent dans la majorité des cas.

Pour en revenir à Isaac, il devint définitivement aveugle, comme la plupart des lépreux phymatodes ou tubéreux, lorsque l'éléphantiase n'a pu être entravée à temps, avant de déterminer des stigmates indélébiles.

OBSERVATION XI. — *Lèpre exsudative, troubles trophiques très curieux ; couperose, ichtyose, psoriasis, perte des yeux par kératites, pigmentation remarquable du corps, aspect momifique des mains, peau de la jambe semblable à celle du crocodile.*

(Observation empruntée à mon mémoire présenté à l'Académie en 1886.)

Maria Athanassiou, grecque, âgée de 3o ans, née à Ganohora, petite ville située sur le littoral de la mer de Marmara, d'où elle est venue directement à Constantinople, à 16 ans. Père, mère et grands-parents, connus d'elle, indemnes. Tous originaires de Ganohora, où il n'y aurait aucun lépreux, au dire de la malade. (Depuis, j'ai vu plusieurs lépreux de la ville de Ganohora, j'ai connu le curé de l'endroit, qui m'affirma la présence de la lèpre dans son diocèse. Plus tard, je me suis mis en relation avec des confrères exerçant à Ganohora, qui m'ont envoyé des observations prises à la léproserie même, à proximité de la ville ; cela démontre que les renseignements fournis par les lépreux ne méritent pas grand crédit, et qu'ils ne doivent être acceptés qu'après ample information et contrôle.)

M... a eu 3 sœurs et 1 frère ; point de lépreux dans sa famille (?). Arrivée à Constantinople en 1878, elle s'est placée comme bonne. Déjà, en 1877, elle eut une éruption de boutons à la face, qui a duré 9 mois (?) ; 3 ans après, récidive, pour laquelle on l'a envoyée aux eaux sulfureuses de Brousse. On ne peut savoir d'une manière exacte à quelle époque ont commencé à paraître les exsudats de la léprose ; peut-être ces éruptions cutanées, fugaces, appartenaient-elles à la lèpre, bien qu'elles ne laissassent pas de traces. Nous avons été bien des fois témoin de la chose. M... se nourrissait comme toute la famille dans laquelle elle servait, c'est-à-dire d'une manière variée ; mais dans son pays sa nourriture était exclusivement composée de poissons, d'huile et de garo (entrailles et branchies de poissons conservés dans la saumure). M... attribue les progrès de sa maladie aux grands chagrins, à des émotions violentes qui l'ont tourmentée pendant des mois, en 1881 : fiancée, elle devint enceinte et fut abandonnée ; fille-mère, elle eut des difficultés pour se placer et souffrit moralement et physiquement. En juin 1881, ont commencé les bouffées fréquentes de sang vers la tête ; sa face brûlait ; M... était en proie à une grande agitation ; elle devenait comme folle, se lavait la figure avec l'eau froide du puits, dont elle se versait aussi des seaux pleins sur la tête. Peu après, les sourcils et les oreilles ont été le siège des premiers exsudats lépreux. En même temps, elle souffrait d'un prurigo général qui l'obligeait de se gratter par tout le corps, jusqu'au sang ; ce dont elle n'est pas encore débarrassée. Jusqu'en 1882, elle a continué à servir comme bonne. Elle est restée à la même place pendant 3 ans. Personne dans les familles, où il y avait même des enfants en bas âge, n'a contracté la lèpre ; mais bientôt, sa face devenue hideuse, aucune famille n'a plus voulu l'accepter. Elle loua alors une petite chambre ; et, après avoir mangé toutes ses petites économies, la maladie faisant aussi des progrès, M... s'adressa à la charité publique ; et d'autant plus que ses yeux ont été gravement atteints ; depuis 10 mois, abandonnée et sans soins, elle devint presque aveugle.

Le 3 juin 1884, elle distingue à peine la lumière et se conduit difficilement dans la rue. En effet, des 2 côtés, la cornée a perdu sa transparence ; elle est épaissie ; des vaisseaux variqueux sillonnent la conjonctive et, arrivant jusqu'à la circonférence de la cornée, s'y ramifient ; au côté externe de l'œil droit, il y a une excroissance plate, sorte d'épaississement gélatineux de la conjonctive, grande comme une pièce de 20 centimes, peu proéminente, ayant l'apparence des lépromes, et que nous rencontrons souvent chez nos malades. A gauche, cet

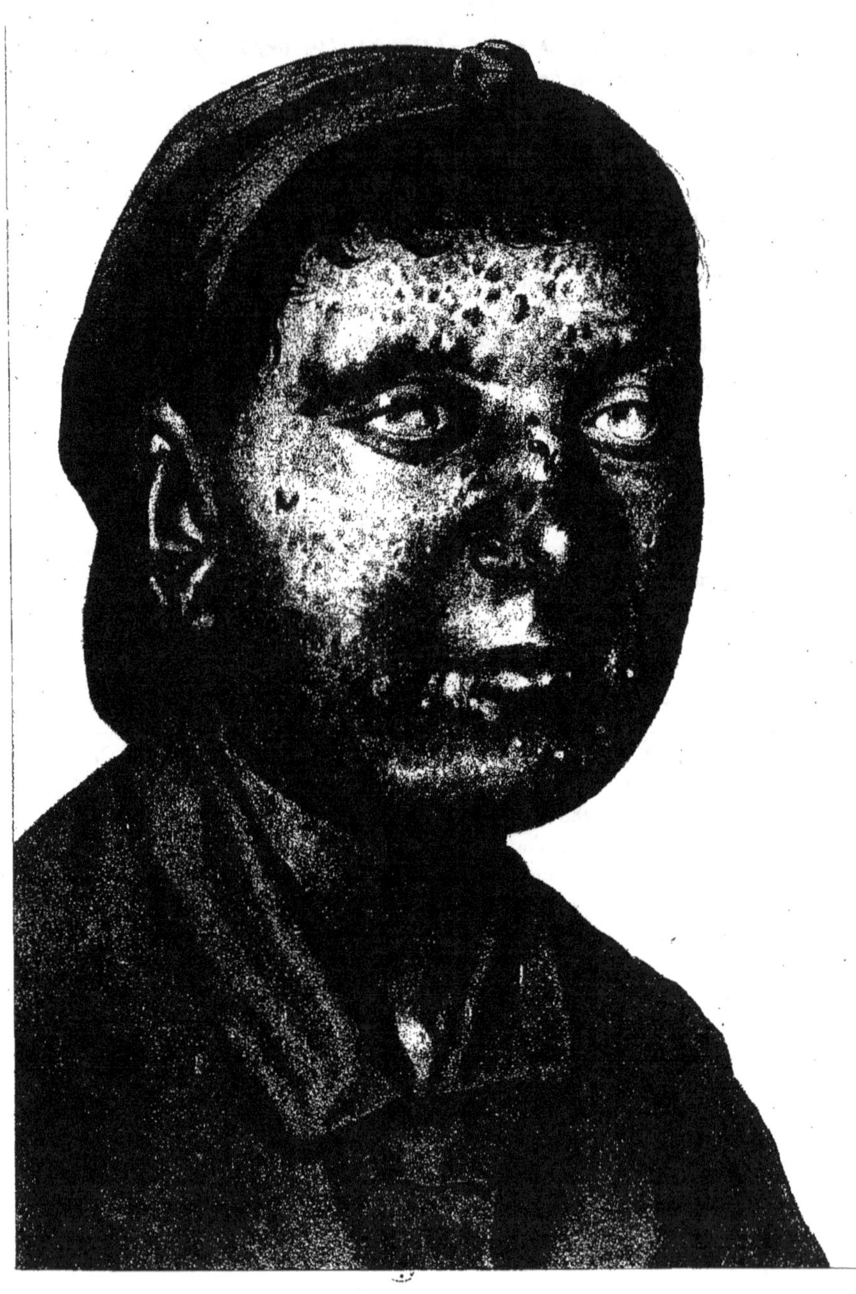

exsudat conjonctival est plus étendu et forme comme un cercle complet autour de la cornée, sur laquelle il empiète ; de manière que cet anneau rougeâtre a, dans certaines parties de sa circonférence, notamment en dehors, près de 1/2 centim. de largeur. L'iris, qu'on entrevoit à travers la cornée opaque, est d'un bleu sale ; on ne peut distinguer la pupille. Les yeux étaient primitivement lie de vin ; il y a eu iritis grave, selon le Dr Millingen, oculiste distingué de notre ville, qui a examiné la malade sur notre prière. Plus tard, le Dr Anagnostaki, professeur d'ophtalmologie à la Faculté d'Athènes, a trouvé que l'œil gauche était atteint d'hydrophtalmose et que la cornée droite s'est épaissie et devint opaque par suite de petits abcès développés dans son épaisseur. Les pavillons des oreilles sont énormes, lardacés, hypertrophiés uniformément, par un exsudat cutané qui a envahi la totatité du tégument qui est tendu et luisant. Il y a, en outre, quelques tubercules comme de gros pois, aux tragus, aux hélix et aux lobules. Ces derniers commencent à s'ulcérer (on peut voir la reproduction exacte de ces lésions dans la collection déposée par nous au musée de Saint-Louis) ; point de sourcils dont les régions sont envahies, principalement à leur moitié externe, par de grands exsudats proéminents, à surface lisse ; l'exsudat s'est uniformément épanché dans l'épaisseur de la peau sans former des inégalités ou des bosselures. La peau des régions sourcilières, ainsi épaissie, est d'une couleur bistre. Couperose rosacée au milieu du front, sur le nez et sur les replis labio-jugaux. Toute la peau de ces parties est d'un rouge vif ; elle est tendue, luisante et parsemée de petites pustules superficielles qui, desséchées ou arrachées par la malade, laissent à leur suite de petites croûtelles dures, rouge foncé, et plus tard de petites cicatrices. Gros dépôts d'exsudation spéciale dans l'épaisseur des joues ; mais entre les pustules aussi il y a un semis de tubercules lépreux qui s'amollissent et se résorbent sans avoir suppuré, ou bien qui s'ulcèrent et se vident (pl. 11). La peau, qui les renferme dans son épaisseur, est en plusieurs endroits d'une coloration violacée, comme s'il s'agissait d'ecchymoses profondes ; la consistance de la plupart de ces petits tubercules est comme gommeuse.

Engorgement des ganglions cervicaux sous forme de chapelet, et de ceux des aines ; rien aux coudes ; de chaque côté du cou, dans le voisinage du muscle sterno-cléido-mastoïdien, on voit de grandes taches pigmentées, bistres, sous forme de traînées de 4 et 5 centim. ; elles servent de fond à des taches plus foncées, parsemées à leur surface, comme des lentilles ou des pièces de 50 centimes. Même disposition aux mamelles ; c'est-à-dire coloration bistre avec rides de la peau, aspect luisant, sans desquamation, s'étendant irrégulièrement jusqu'à 4 et 5 centim. autour de l'auréole mammaire ; le mamelon est dur, épaissi, comme coriace. La disposition pigmentée existe aussi au dos, sous forme de 2 grands coups de pinceau, partant des épaules et descendant jusqu'aux flancs ; ces colorations sépiées commencent à 3 centim. environ de la ligne médiane et s'étendent jusqu'à une ligne perpendiculaire tirée de l'aisselle sur la crête iliaque. D'ailleurs partout sur le tronc, il y a un grand nombre de taches jaunes et bistres sans épaississement de la peau, avec desquamation furfuracée générale. A partir de l'épaule, dont la peau épaissie et rude est couverte d'une large tache, la pigmentation s'accentue de plus en plus, principalement sur les membres thoraciques, du côté de l'extension ; là l'épiderme est parcouru par des lignes dans tous les sens, qui entourent des taches bistre foncé, reposant sur un fond déjà pigmentaire, plus clair ; ces taches sont grosses comme des lentilles ou plus encore ; le tégument y prend l'aspect de la peau écailleuse d'une tortue, par la modification de l'épiderme épaissi (pl. 12). Cet état se prononce encore davantage à mesure qu'on s'approche de la main ; mais il ne siège que du côté de l'extension ; il y a aussi contraste frappant entre la face antérieure et la postérieure des avant-bras. De gros exsudats sous forme de tubercules sous-cutanés, sont parsemés par-ci, par-là sur toute l'étendue des membres ; ils ne sont appréciables qu'au toucher. Vers le coude, la peau devient comme celle d'un crocodile, et l'olécrâne est recouvert d'une cupule de peau hypertrophiée, fendillée, violacée, et bistre par places. (Voir la coll. du musée Saint-Louis.) Ainsi l'altération de la peau, ci-dessus décrite, est bien moins prononcée à la face antérieure des bras et des avant-bras dont le tégument conserve, par endroits, son aspect normal. De larges exsudats siègent dans la peau calleuse, hypertrophique et très foncée des environs des poignets. Un de ces exsudats, de l'avant-bras gauche, a une étendue de 4 centim. La peau du dos de la main, d'une couleur de nègre d'Abyssinie, a des rides transversales épaisses, rudes au toucher ; c'est comme les plis de la queue d'un lézard ; elle est desséchée, comme momifiée (pl. 12) ; tubercules gros comme une fève, dans l'épaisseur de la peau qui couvre les articulations métacarpo-phalangiennes de l'auriculaire et de l'annulaire. Paumes dés. mains normales. La cuisse droite est ichtyosique et très brunie par du pigmentum disposé en taches de formes et de dimensions variées, qui se confondent ou s'espacent ; si l'on y promène le doigt, on éprouve la sensation rude que donne le contact de la langue du chat. Aux environs des genoux, la peau livide présente de larges surfaces lisses, violacées, pareilles aux cicatrices parcheminées de vieux vésicatoires qui ont suppuré pendant longtemps. M... nous dit y avoir eu, il y a 2 ans, des ulcères qui sont restés ouverts durant des mois ; le 1/3 supérieur des jambes est presque normal ; mais au-dessous, la peau devient de plus en plus craquelée, de manière qu'au 1/2 inférieur, des îlots de 2 et de 3 centim., à formes multiples, à épiderme s'élevant et se détachant en écailles, donnent au tégument un aspect absolument pareil à celui de la peau de crocodile. C'est comme le cuir dont on confectionne des porte-cigares et des porte-monnaie à la mode (pl. 10, fig. 5 ; le reflet vert est une erreur du reproducteur). Il y a aussi, par endroits, des plaques mélaniques, comme s'il s'agissait de vieilles ecchymoses, avec épanchement de sang et endurcissement. Toute la peau de cette région est le siège d'une infiltration résistante, surtout là où il y a des plaques mélaniques ; on y sent comme des nodosités. M... n'a jamais eu ni ulcères ni tubercules aux jambes ; les cous-de-pied sont déformés, tuméfiés, pachydermiques, comme œdématiés, sans conserver l'empreinte du doigt ; ce gonflement dépend d'une exsudation solide dans l'épaisseur de la peau et au-dessous d'elle. C'est comme un pied d'éléphant. Le dos du pied et les orteils ont une couleur violacée ; l'épiderme y est finement craquelé et fait contraste avec les grandes figures quasi-géométriques du 1/3 inférieur de la jambe. A partir de la moitié de la cuisse, l'insensibilité est complète, des deux côtés ; j'implante l'aiguille jusqu'à 2 centim. de profondeur en plusieurs endroits, sans que M... s'en doute. Il ne s'écoule pas de sang de la piqûre, à partir du 1/3 inférieur de la jambe. On dirait que c'est une partie du corps peu arrosée de sang, participant peu à la vie active. La plante du pied est quelque peu sensible à la piqûre. Mon doigt promené sur le membre inférieur n'est point perçu, à partir du milieu de la cuisse. Mais si je comprime fort, M... m'en avertit immédiatement. Les parties profondes ont donc conservé leur impressionnabilité à la pression. Le champignon du thermocautère chauffé fortement me sert à l'exploration du sens thermique que je trouve à peine conservé vers le genou, et bien plus à la plante du pied ; un corps froid, verre ou métal, mis en contact avec la peau du membre, n'est point discerné, à partir du milieu de la cuisse, tant à droite qu'à gauche. M... ne sue qu'à la plante des pieds. Je cautérise avec le thermocautère les exsudats des pavillons des oreilles, que je traverse dans toute leur profondeur sans occasionner la moindre douleur. Bains, ergotine, vin chalybé.

Le 20 juin, je fais à la poitrine de cette malade 2 inoculations avec du suc puisé dans un tubercule de l'avant-bras de Bohor Lévy, le rabbin dont l'observation est relatée plus loin. Cette femme a continué à venir régulièrement toutes les semaines. J'ai cautérisé successivement toutes les régions où siégeaient les exsudats affectant la forme isolée de tubercules, ou en plaques : les pavillons des oreilles, les régions sourcilières, les membres thoraciques…; les infiltrations étendues étaient transpercées, à plusieurs reprises, à chaque séance, avec la pointe acérée de l'instrument, maintenue dans l'épaisseur des tissus pendant quelques secondes. M… n'accusait quelque douleur et de la chaleur que lorsque l'instrument arrivait profondément dans les tissus sous-jacents de la peau. Mais quelques instants après la cautérisation de ces parties insensibles au moment même, elle y ressent quelque légère douleur et chaleur. La face est dans le même cas ; toniques, arsenic et plus tard iodoforme jusqu'à 0,60 par jour. Tous les exsudats détruits ont définitivement disparu ; leur cicatrisation a été rapide.

Le 15 juillet, les pavillons des oreilles n'ont plus ni tubercules ni plaques exsudatives ; ils sont rentrés dans les proportions normales. M… a gagné des forces et de l'embonpoint. Cependant le corps conserve toujours sa pigmentation et les membres pelviens sont dans le même état, ainsi que les yeux. Les démangeaisons par tout le corps continuent. J'aurais beaucoup espéré pour cette malade si elle n'était condamnée à vivre dans la misère et la saleté, en exerçant la mendicité. Le 25 juillet, résultats de l'inoculation négatifs ; amélioration de l'état général ; M… engraisse ; expression de santé et de satisfaction ; mais l'acné rosacée est dans toute son activité. Le nez et les environs sont d'un rouge luisant, par suite d'une poussée érysipéloïde, si fréquente dans la lèpre. Quelques jours avant elle eut de la fièvre ; les membres pelviens et la figure ont été brûlants au point que la malade y appliquait continuellement des linges trempés dans l'eau froide : ergotine un gramme par jour, bains. 8 jours après, les symptômes aigus avaient disparu ; état local et général les mêmes qu'avant. Parti pour le congrès de Copenhague, je priai le Dr Euthyboule de diriger le traitement de mes lépreux.

En rentrant à Constantinople, novembre 1884, je trouve M… dans un état satisfaisant : pas de nouvelle poussée, la pigmentation s'éclaircit.

Le 20 février 1885, j'enlève au bistouri un petit lambeau de peau de l'avant-bras droit, que j'envoie au Dr C. Paul pour le faire examiner bactériologiquement ; chose curieuse, la plaie n'a point saigné. (Il était farci de bacilles de Hansen.) Les yeux sont devenus très proéminents et bigarrés ; on n'y distingue plus l'iris. Toute la surface de la cornée est comme barbouillée avec du noir et du blanc, par places (pl. 34, fig. 2); M… distingue à peine la lumière. La trêve continue. Il n'y a aucune manifestation nouvelle. La couperose de la face persiste et refleurit. Plus tard l'œil gauche devint staphylomateux. La sclérotique est comme mélanique à son côté externe ; elle paraît s'être considérablement amincie, de manière que la choroïde se laisse voir par transparence. Le segment antérieur de l'œil est comme surajouté au globe oculaire et appartient à une sphère bien plus petite. Un liséré brun clair, comme une bande de 4 millim. de largeur, se voit sur la sclérotique, entourant la circonférence de la cornée sur laquelle il empiète de manière à effacer toute démarcation. Plus en dehors de l'axe de l'œil, on remarque un autre liséré plus coloré, faisant cercle également, et de près de 5 millim. La cornée n'a conservé quelque transparence que par places, sous forme de petits îlots où la membrane paraît bien amincie ; tout près du centre, sur le côté interne, on voit, à travers la cornée lactescente, un pertuis noir, immobile ; c'est la pupille. M… ne distingue que le jour; elle voit vaguement l'ombre de mes doigts. L'œil droit est plus petit et comme aplati, en comparaison du gauche qui est très saillant. Sa cornée est lactescente, avec une tache jaune ocre au côté externe, s'avançant vers le centre. Cette tache en relief est un exsudat lépreux. Seule la partie supérieure de l'iris est visible à travers la cornée opaque; on ne peut guère distinguer la pupille. De ce côté, la malade entrevoit à peine la lumière; il y a quelque temps, M... éprouva des élancements fréquents et violents dans l'œil gauche. Pas de nouvelles manifestations lépreuses, si ce n'est une tache rougeâtre, en léger relief, sur la partie postérieure de la voûte du palais; c'est comme un coup de pinceau. La langue, terne, a perdu son velouté, son épithélium. Nez gonflé, rouge, luisant, par une reviviscence de la couperose, avec petites pustules disséminées. Vives démangeaisons. La lèpre paraît rester silencieuse. Elle a même reculé depuis des mois; on ne voit plus d'exsudats sur les membres. Santé générale très bonne. Plus tard cette femme, devenue complètement aveugle, ne pouvait plus sortir de son taudis pour mendier; il m'a été impossible de la faire recevoir dans un hôpital. Tous les conseils de ces établissements hérétogènes (hôpitaux grec, turc, arménien, allemand, italien, etc.) refusent absolument les lépreux; seul l'hôpital français en a reçu plusieurs sur ma prière. Cette malheureuse femme ne pouvant plus obtenir même du pain, a succombé à l'inanition, délaissée dans sa baraque infecte. Je dois ajouter, à ce propos, que nombre de mes honorables confrères d'ici ayant bien voulu suivre mes lépreux et se livrer à des enquêtes sérieuses, ont acquis la conviction que la lèpre ne se transmet pas par le contact chez nous. Aussi l'hôpital arménien, le grec, le turc reçoivent enfin les lépreux, depuis 1894; mais ils ne peuvent les garder longtemps, au préjudice des maladies aiguës. Il faudrait un asile pour recueillir les lépreux errants, estropiés, aveugles, mendiants, sans égard à leur nationalité et religion !

RÉFLEXIONS. — Je ne ferai que signaler les points les plus intéressants de l'histoire de cette lépreuse; d'abord c'est là un exemple de maladie cutanée vulgaire compliquant la lèpre. Les troubles trophiques survenus chez cette femme, sous l'influence de la lèpre, doivent attirer l'attention. Il y avait en effet chez elle des pigmentations variées, envahissant une grande partie du corps. La peau est aussi modifiée quant à la sécrétion de son épiderme qui s'est épaissi et s'altéra par places de manière à ressembler à la peau du crocodile et des ophidiens; ailleurs elle s'est ratatinée, desséchée, momifiée, ainsi qu'on le voit sur la planche 12, qui malheureusement ne rend que fort incomplètement encore la véridique aquarelle de l'éminent artiste Acquarone. Toutes ces modifications de la peau ont été précédées par des troubles de la circulation capillaire, qui ont certes agi sur la nutrition du tégument. Nous avons insisté sur l'asphyxie très prononcée des membres et sur les taches quasi-ecchymotiques, avec nodosités, comme par extravasations sanguines cutanées. La double kératite doit être attribuée aussi à la perversion de la nutrition, aux troubles trophiques.

Les inoculations pratiquées chez cette malade, sur des parties indemnes de son corps, sont restées sans résultat, ainsi que dans nos nombreuses expériences variées de plusieurs manières; aussi notre conviction sur la non inoculabilité de la léprose a

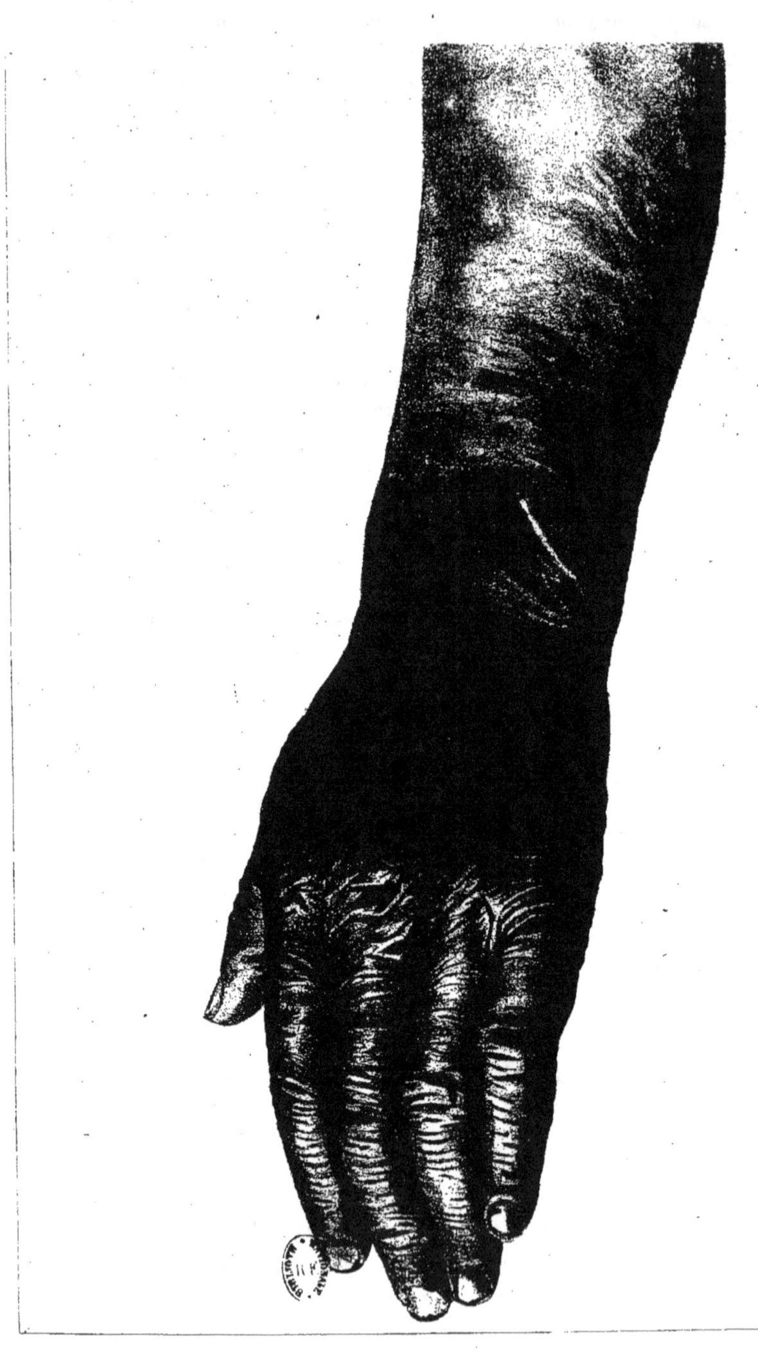

été telle que je n'ai pas craint de pratiquer de ces inoculations sur un médecin et plus tard sur plusieurs individus qui restent absolument indemnes depuis 14, 16 et 20 ans. Mon honorable confrère le Dr Lardy, chirurgien de l'hôpital français de Taxim, s'est blessé en pratiquant une opération sur un lépreux avancé, il y a de cela près de 7 ans ; il ne prit aucune précaution à la suite ; il n'est pas devenu lépreux ; pas plus qu'un autre honorable confrère, le Dr Khorassandji, qui s'est piqué jusqu'au sang, accidentellement, en explorant, avec une épingle, les surfaces ulcérées d'une lépreuse. Ces honorables confrères, autrefois ultra-contagionnistes, se sont bien modérés depuis qu'ils ont suivi des lépreux vivant librement dans notre ville. Le Dr Lardy les accepte toujours dans les salles communes de l'hôpital français.

Malgré la misère profonde de M. Athanassiou, la lèpre s'est arrêtée dans son évolution ; elle a même reculé. La cautérisation au thermocautère paraît avoir été d'une grande utilité ; plusieurs exsudats non touchés ont éprouvé un travail de régression, après quelques cautérisations pratiquées sur d'autres points du corps, et se sont résorbés définitivement ; on dirait que cette cautérisation a imprimé une activité de résorption, même à distance. Les cautérisations les plus étendues et les plus profondes sont bien vite suivies, chez les lépreux, d'une cicatrisation complète à l'encontre des craintes qu'on pourrait concevoir à priori ; et cela malgré leur état général parfois déplorable. Nous avons même vu, à notre grande surprise, la cicatrisation survenir rapidement chez des lépreux cachectiques, même après l'amputation des membres. Les Drs Lardy et Sévastopoulo en ont pratiqué plusieurs dans la léprose très avancée, pour tarir des suppurations sans fin, consécutives à des ostéites et à des nécroses des os, de nature lépreuse : amputation des doigts, enlèvement d'une partie du calcanéum et même amputation des membres. La cicatrisation a toujours été rapide et parfaite, souvent même par première intention.

L'observation de M. Athanassiou est une plaidoirie navrante et émouvante en faveur de nos lépreux ambulants dont l'abandon complet et par suite la misère profonde devraient émouvoir les cœurs les plus endurcis. Dépourvus de gîte, de pain et de tout, grelottant l'hiver dans des haillons infects qui laissent voir la plus grande partie de leur corps rongé par les ulcères, ces malheureux succombent plutôt à la faim, au froid, au chagrin qu'à leur maladie. Espérons que ces narrations aussi fidèles que les portraits reproduits dans cet ouvrage finiront par toucher qui de droit pour accorder à ces condamnés du sort, les secours réclamés par l'humanité et la civilisation !

OBSERVATION XII. — *Lèpre exsudative, troubles de la circulation capillaire, pigmentation éthiopienne, cachexie lépreuse.*

(Empruntée à mon mémoire présenté à l'Académie en 1886.)

Théodossia, 22 ans, née Dinoglou, réglée à 13 ans, mariée à Kiriaco, pêcheur. Elle a quitté Rodosto, son pays natal, à 10 ans, pour venir à Constantinople, où elle a toujours habité Arnaoutkioï, situé sur la rive européenne du Bosphore. Les renseignements qu'elle me fournit diffèrent de ceux donnés par le Dr Cambani qui exerce à Rodosto, et puisés auprès des personnes qui ont connu la famille de Th... Selon elle, son père est mort du choléra, il y a 17 ans; et la mère peu après; tous 2 indemnes; il n'y aurait pas de lépreux dans sa famille. Th... a 2 frères et 3 sœurs dont une, mariée à Rodosto, saine, ainsi que ses enfants. Le Dr Cambani m'écrit au contraire que la mère de Th... eut, d'un premier lit, un enfant qui succomba à la lèpre, isolé à la montagne, avant la naissance de celle-ci. Le 1er mari, indemne, est mort de maladie aiguë. Sa femme, la mère de Th..., âgée alors de 30 ans, quitta le village de Lambi, où elle était née, et vint s'établir à Coumbao, près de Rodosto, où elle épousa, en secondes noces, le nommé Dinoglou dont elle eut 4 enfants, savoir : une fille, morte de pneumonie, 2 fils, vivants, indemnes, et notre malade. Le père, second mari de la mère, cultivateur, indemne, est mort il y a 5 ans; tandis que la mère de Th... aurait succombé à la léprose à 50 ans. A Lambi, village situé à une petite distance de Rodosto et patrie de la mère de Th..., se trouvent actuellement 3 lépreux qui n'ont eu, d'ailleurs, ni parenté, ni aucune relation avec la famille de celle-ci. On manque absolument de renseignements sur les parents de la mère de Th... Notre malade n'aurait jamais rencontré de lépreux tant qu'elle était à Rodosto; elle vivait à la campagne, sans s'occuper de rien. A Constantinople, elle fut placée comme domestique et se maria à 19 ans. Th... était d'une beauté remarquable; au point qu'elle a été difficilement acceptée comme bonne par la femme d'un de mes amis. Elle n'a jamais eu de maladie cutanée, ni autre. Fausse couche, 3 mois après le mariage. Quelque temps après, nouvelle grossesse. Accouchement normal d'une fille qu'elle a nourrie pendant un an. Après avoir vu ses règles une seule fois, elle redevint enceinte et accoucha d'un fils qu'elle a nourri aussi pendant un an 1/2. Elle n'a plus eu ses règles depuis sa dernière conception. Lorsqu'elle était grosse de 2 mois de son dernier enfant, elle eut une grande frayeur : son mari a voulu poignarder un de ses amis; elle s'est jetée sur lui pour le désarmer et lui tourna son arme contre elle. Th... s'évanouit, et en fut malade pendant quelques jours. C'est peu de temps après, que son corps fut couvert de taches rouges dont plusieurs grandes comme des pièces de 5 francs, qui ont disparu après quelques jours.

En même temps les ganglions cervicaux et ceux des aines se sont engorgés. Ni le mari ni Th... n'ont eu la syphilis. L'engorgement ganglionnaire a duré 1 mois environ. Bientôt, il parut un petit tubercule près de la mâchoire inférieure, au bas de la joue droite; puis un pareil du côté opposé. Peu après, toute la face s'injecta et se couvrit d'une foule de petits tubercules. C'était l'automne de 1881; à la même époque, les avant-bras, les mains et le bas des jambes devinrent d'un rouge foncé, violacé.

15 avril 1884. Th... paraît très épuisée bien qu'elle ne présente ni suppuration, ni grande éruption. A peine voit-on quelques petites croûtes par-ci, par-là, sur des tubercules suppurés. Pâleur et faiblesse telle qu'elle ne peut faire quelques pas sans s'asseoir; haletante même au repos, elle est obligée de faire fréquemment des inspirations profondes; mains et jambes

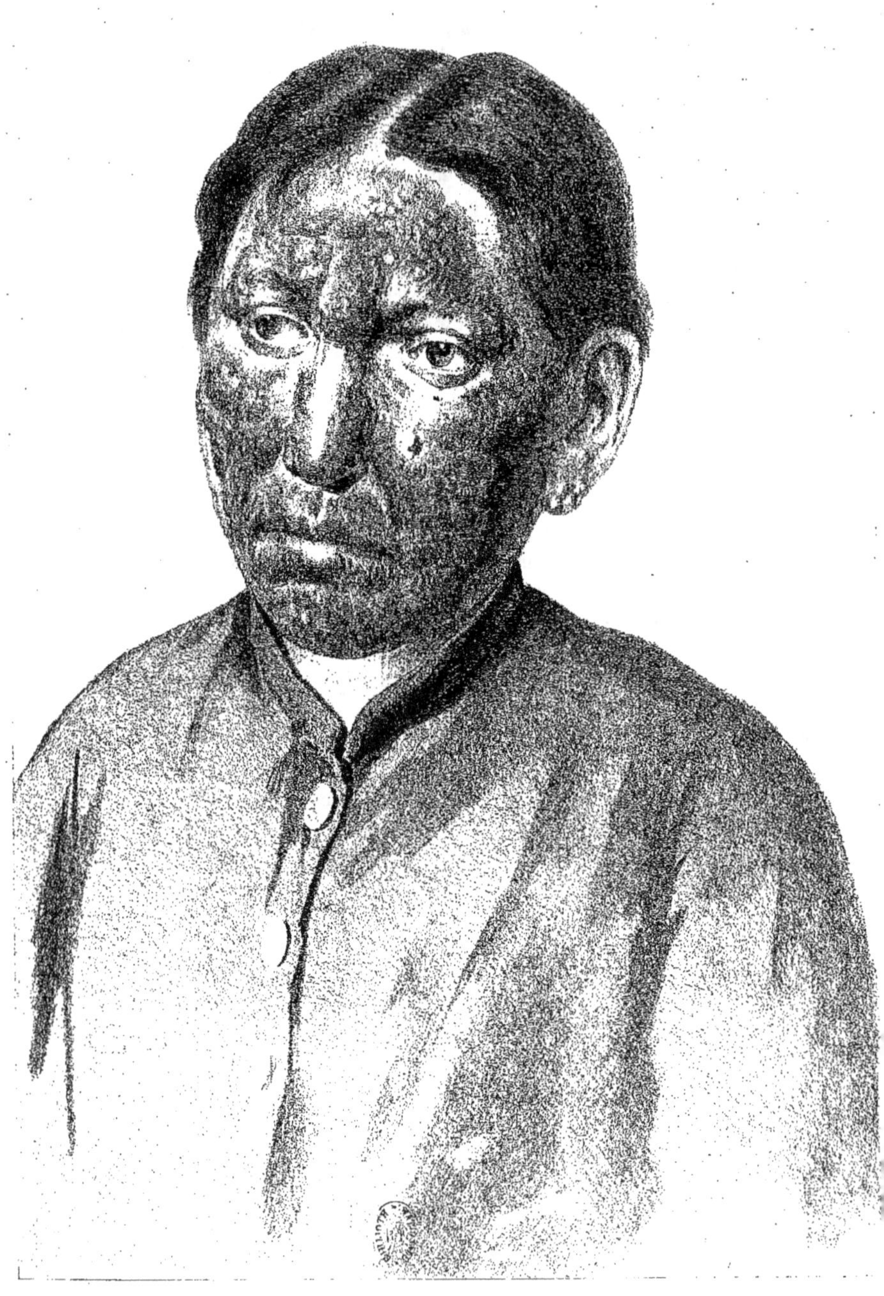

tremblantes ; pouls à 100. Battements du cœur très faibles, palpitations, souffle anémique intense, à la base du cœur ; souffle dans les carotides et bruit de diable au cou ; vertiges, élancements et sentiment de brûlure aux membres et à la face, bien que très frileuse. Quoique la lèpre ne date que de 2 ans 1/2 et que ses manifestations soient discrètes, la cachexie est profonde et la face très défigurée. Th... éprouva un grand chagrin par suite de la mort de son fils, du croup ; sa maladie eut de suite une grande recrudescence ; fièvre, inappétence, insomnie, agitation ; toute la nuit elle se couvre et se découvre ; car elle grelotte ou elle brûle alternativement. Aux régions sourcilières, grandes plaques d'exsudat qui infiltre toute la peau devenue saillante, empâtée et bistre, sans tubercules distincts. C'est une vraie peau d'éléphant ou de rhinocéros. Plus de sourcils (pl. 13). Du côté droit, l'épaississement éléphantiasique a gagné la paupière supérieure dans sa 1/2 externe jusqu'au voisinage de son bord libre ; 2 sillons verticaux, profonds, limitent les régions des sourcils ; entre ces sillons, la peau de la bosse nasale est bistre, hypertrophiée, saillante et inégale à sa surface ; tandis que la peau de la partie supérieure du front est mince et d'une pâleur cadavérique sur le trajet d'un ruban, ainsi que les paupières inférieures. Immédiatement au-dessous, commence encore un épaississement pachydermique, très bistre, sous forme de 2 larges placards saillants, bosselés, comme surajoutés aux joues, à la partie inférieure et postérieure desquelles on retrouve la peau mince, physiologique, mais exsangue et ridée, comme une peau de vieille femme ; un peu plus bas, quelques tubercules isolés, parmi lesquels d'ulcérés et couverts de croûtes épaisses, brunes. Le nez, normal à sa partie supérieure, est couvert d'une peau pachydermique inférieurement ; l'aile gauche est affaissée par effondrement de son cartilage. Autour des narines, tubercules en fonte, couverts de croûtes ; les narines aussi en sont obstruées ; lèvre supérieure infiltrée, épaissie, bosselée, bistre foncé partout ; de sorte qu'il n'y a aucune démarcation entre le tégument et la muqueuse. La peau de la lèvre inférieure, du menton et de la région sus-hyoïdienne est pachydermique dans sa totalité, et offre le même aspect abyssin que le reste de la face ; ce qui tranche avec le cou grêle, à tégument mince, pâle, terreux, immaculé. Pavillons des oreilles très grands, bistres, nigrins, bosselés, déformés par des tubercules saillants qui siègent surtout aux lobules et aux hélix. Ganglions cervicaux saillants. Peau du torse normale, très blanche ; corps émacié. Aux membres thoraciques, la coloration éthiopienne de la peau ne commence qu'à partir de la 1/2 inférieure des bras. C'est à la face postéro-externe que la peau est épaissie dans sa totalité, et de plus en plus jusqu'au coude, avec quelques tubercules parsemés par-ci, par-là, mais profondément nichés et appréciables à la palpation ; au coude, plaque épaisse, comme une pièce de 5 francs, saillante, irrégulière, constituée par plusieurs tubercules fusionnés dont quelques-uns couverts de croûtes grises qui s'enlèvent comme du parchemin. Le contour de ces placards est livide. Les muscles du bras et de l'avant-bras sont atrophiés, émaciés. Le bord cubital de l'avant-bras droit est le siège d'un épaississement de la peau dans sa totalité ; ce sont comme des plaques inégales, irrégulières qui se confondent. Leur couleur est pigmentée, foncée, éthiopienne ; là même où il n'y a pas de saillies superficielles exubérantes, la peau est empâtée et comme infiltrée dans toute son épaisseur. Les côtés externe, antérieur et postérieur de l'avant-bras conservent leur peau normale, jusqu'à l'union des 2/3 supérieurs avec le 1/3 inférieur ; la peau de ce dernier 1/3 est épaissie, violacée dans presque sa totalité, avec petits îlots de peau saine et mince par-ci, par-là. Le dos des mains est violacé, comme dans l'asphyxie locale à frigore ; température de la chambre 18° ; celle de l'aisselle 38° ; à la cuisse gauche 36°, à la jambe du même côté 34°,2 ; quelques tubercules ramollis et vidés, sur

le poignet et le dos de la main ; tubercule couvert de croûtes, à la partie supérieure de l'éminence thénar ; un autre, au dos du petit doigt. Le membre thoracique gauche offre les mêmes
altérations ; tubercule au pouce, au niveau de l'articulation de la phalange unguéale ; au dos
de la main, grande surface dénudée, résultat d'une brûlure. En effet, l'insensibilité de la
peau expose la malade à être brûlée sans conscience. Les cuisses n'ont ni taches, ni tubercules jusqu'aux environs de la rotule où siègent de larges placards très bistres, de 3 et
4 centim. La peau y est comme parcheminée. Ce sont là encore des traces d'anciennes brûlures et de pemphigus. Toute la surface de la peau des cuisses est rude et couverte de furfures ; les jambes infiltrées, œdématiées, conservent l'empreinte du doigt ; mais il y a, en
outre, une tuméfaction totale pachydermique par exsudat dense. Taches nombreuses bistres,
sans saillies, de forme et de dimension variées, qui deviennent plus grandes et plus foncées,
négrines, à mesure que l'on descend vers le pied ; nulle part de tubercules isolés ; mais
plaques d'infiltration cutanée de 1 centim. d'épaisseur environ. Tout à fait au bas des jambes,
la peau est ichtyosique ; des lignes transversales nombreuses, entrecoupées par d'autres,
dans tous les sens, circonscrivent des espaces comme losangiques allongés, perpendiculaires à l'axe des membres et qui se dépouillent facilement de leur épiderme craquelé. Pieds
violacés, tuméfiés, énormes, éléphantiasiques, brûlants, sans tubercules, plaques ou taches
pigmentées. Mollets atrophiés. Aucune déformation des orteils. Sensibilité absolument nulle
au contact, à la piqûre et à la température, à partir du 1/5 inférieur de la cuisse ; conservée
à la plante des pieds, bien que l'épiderme y soit très épais. Aux membres thoraciques, elle
est nulle aux mains (excepté à la paume), aux poignets et aux avant-bras, jusqu'aux coudes ;
seulement diminuée, dans le sens de la flexion, là où la peau a conservé son aspect normal.
Au bras, c'est le long du triceps qu'elle est nulle. Le doigt auriculaire, l'annulaire et le côté
interne du médius sont partout insensibles.

A la tête, la sensibilité est perdue aux pavillons des oreilles. Elle existe, bien que très
émoussée, partout ailleurs, même sur les infiltrations les plus épaisses ; elle est normale au
cuir chevelu, qui est très riche en cheveux, au cou, à la nuque et sur tout le reste du corps ;
règles toujours supprimées. Depuis plusieurs années n'a pas été au bain, où d'ailleurs on ne
la recevrait pas. Yeux comme vitreux, cadavériques ; sclérotique bleuâtre ; expression de
mort ; c'est comme des yeux artificiels. Pupilles paresseuses, presque immobiles. Vue trouble ;
examen ophtalmologique négatif. Au côté externe du globe oculaire gauche, au voisinage de
la cornée, tissu jaune-rose comme gélatineux, transparent, de 8 millim. environ, saillant sur
la sclérotique, à contours irréguliers. C'est comme une infiltration entre la sclérotique et la
conjonctive, qui couvre la cornée sur une étendue de 3 millim. environ et gêne la vue. Rien
du côté de l'iris. Il est à remarquer que, bien que l'affection ne date que de peu, relativement,
elle a marché avec une grande rapidité. Et effet, Th... est défigurée et profondément cachectique. Cette malheureuse est dans le dénûment, vit d'aumônes et ne mange que du pain sec ;
la misère, le chagrin de se voir abandonnée et évitée, le désespoir de ne pas guérir et la
perspective d'une vie de plus en plus affreuse, tout cela a agi sur son intelligence ; Th... est
hébétée ; mémoire aussi très affaiblie ; elle reste toute la journée au coin de son taudis, sans
bouger, sans parler, plongée dans la tristesse. Cependant, bien qu'elle soit un objet d'horreur
et de dégoût, son mari continue à avoir des rapports conjugaux fréquents avec elle ; sensibilité voluptueuse nulle. Voix enrouée par envahissement du larynx. Vin de quinquina
et proto-iodure de mercure à la dose de 0,10 par jour, sur l'insistance d'un confrère, qui
prétend en avoir retiré des avantages chez des lépreux, lors même qu'il n'y avait pas

de soupçon de syphilis. On vient à son aide pour améliorer tant soit peu sa nourriture.

Le 3o mai, amélioration dans l'état général; appétit meilleur, faiblesse moindre; maux de tête et fortes douleurs dans les jambes et les pieds. Température ambiante 20°; à l'aisselle 39°, au bras gauche 36°,6 ; à la cuisse gauche 34°,8 ; dynamomètre à droite 40°, à gauche 38°. Expression de la face heureusement modifiée; œil plus vivant; Th… est moins engourdie, plus courageuse; quinquina, proto-iodure de mercure, vin ferrugineux, meilleure nourriture qu'auparavant; cautérisation au thermocautère pointu des 3 exsudats en plaques de la face, de 3 autres aux mains et d'un tubercule de l'oreille; je les traverse profondément en 2 et 3 endroits; il en sort un liquide comme gommeux; la cautérisation n'est sentie qu'à la face. Je puise, avec la pointe d'une lancette, dans un exsudat de l'avant-bras et je pratique, immédiatement, 4 inoculations sur la poitrine normale de la même malade. 13 juin. Auriculaire gauche déformé, douloureux; l'articulation de la première phalange avec la seconde est ouverte; le stylet y pénètre ; aux coudes, ulcérations profondes que je cautérise au thermocautère. J'enlève un tubercule de l'avant-bras pour l'examen microscopique. Toutes ces opérations n'occasionnent aucune douleur (je dirai par anticipation qu'il était farci de bacilles). Je lui fais, sur le bras droit, 3 inoculations avec du suc pris sur un tubercule palpébral d'Elias Pardo, un lépreux phymatode avancé. Léger ptyalisme; gargarisme au chlorate de potasse ; pansement du doigt avec la vaseline iodoformée. 27 juin. Inoculations négatives; même état général; les ulcérations, consécutives à la cautérisation, marchent vers la cicatrisation. Le ptyalisme s'accentuant, on renonce au mercure et l'on prescrit la liqueur de Fowler et l'iodoforme de 20 à 0,5o par jour en 4 fois, vin de quinquina. J'ai continué à voir cette malade tous les 8 jours. La pâleur cadavérique avec yeux ternes, vitreux, a disparu; la peau s'est colorée, même à la face, là où elle n'avait pas été envahie par les exsudats; Th… paraît revenir à la vie; elle cause avec empressement; l'espoir renaît en elle; bon appétit; les forces augmentent; dynamomètre 4o à gauche, 5o à droite. Th… vient chez moi à pied, de Galata, distant de 25 minutes. J'ai continué à traverser, avec le thermocautère en pointe, les infiltrations du front, des joues, des oreilles, des sourcils; quinquina, liqueur de Fowler, iodoforme. De temps en temps un bain de savon. Tout ce qui est détruit par le thermocautère se cicatrise vite et bien. Le travail imprimé par la cautérisation dans la profondeur des exsudats paraît, outre la destruction sur place, occasionner une activité résorbante aux alentours. Malgré cette grande amélioration, la lèpre est si avancée chez Th… qu'on hésite à admettre la possibilité d'une guérison. De plus, cette pauvre malheureuse est dans la misère. Les règles restent toujours supprimées. Nous avons vu sa petite fille âgée de 4 ans, bien grasse, bien développée, d'une santé florissante et indemne. Il en est de même du mari.

Pendant mon absence pour le congrès de Copenhague, cette malade n'est revenue se montrer au confrère qui me remplaçait que 2 fois, pour se faire cautériser. On a continué l'arsenic et l'iodoforme. Amélioration progressive; pas de nouvelle poussée, ni fièvre annonçant de temps en temps une aggravation par saccades. Mais il reste encore beaucoup d'exsudats à détruire. La cautérisation de la face a toujours été douloureuse; celle des membres au contraire n'est pas perçue. Après cet état satisfaisant, la situation a empiré.

En rentrant du congrès de Copenhague, en novembre 1884, j'ai été voir cette malade, qui ne peut plus se déplacer. Émaciation au suprême degré; chose curieuse, résorption des exsudats même non cautérisés; ulcères sur les jambes, de 5o cent., comme par emporte-pièce. Malgré l'anesthésie à l'exploration, ces ulcères sont spontanément douloureux. L'épiderme des pieds s'exfolie en lambeaux colorés, comme si l'on avait passé sur eux une solution de nitrate d'argent ; ulcère de la cornée gauche avec hernie de l'iris. Le tronc a conservé sa blancheur normale ; tandis que la face et les membres sont quasi-éthiopiens ; cheveux conservés. Paraplégie, paralysie des sphincters, incontinence ; fièvre ardente : 39°,5 ; diarrhée continuelle, infecte, signes de septicémie ; ganglions lymphatiques inguinaux, cervicaux et du coude très tuméfiés ; nevromes des nerfs cubitaux. Dénuée de tout, Th... a été transportée, en caïq, par une pluie battante et la tempête, à l'hôpital des Sept-Tours. Après une traversée dangereuse de 2 heures 1/2, elle a été cruellement et barbarement refusée même pour la nuit, et resta dans la rue ! Le lendemain, sur ma prière, elle fut reçue à notre hôpital français de Taxim, le seul établissement réellement philanthropique qui ne refuse pas les moribonds, quelle qu'en soit la maladie et la nationalité, même gratuitement. Cette malheureuse a pu y mourir en paix, grâce aux soins humanitaires que lui ont prodigués le Dr Delacour, médecin de l'établissement, et les bonnes sœurs de Saint-Vincent.

RÉFLEXIONS. —La léprose a marché d'un pas très accéléré chez cette malade qui a succombé en 3 années. Cette fille, à peau très blanche et d'une beauté exceptionnelle, a eu la face hideuse par les exsudats et la coloration pigmentée quasi-éthiopienne : le tégument des membres avait subi la même modification, après plusieurs congestions et des érythèmes érysipéloïdes à répétition, durant, chaque fois, plusieurs jours et même des semaines. La misère profonde paraît avoir favorisé la marche extrêmement rapide de la lèpre chez Th..., de concert avec les émotions morales. Nous n'avons jamais vu la maladie parcourir tous ses stades et tuer ses victimes en si peu de temps, chez les malades plus ou moins à leur aise, ou bien douées de philosophie ; ce qui est presque la règle chez les lépreux d'Orient, que nous trouvons apathiques, se soumettre à leur sort, assister avec stoïcisme à la mutilation et à la décomposition de leur corps et s'y résigner sans murmure. C'est surtout chez les musulmans fatalistes que l'on est surpris de voir cette résignation aux décrets de la Providence, que rien ne saurait détourner de leur tête. Néanmoins, pendant un laps très court de temps, il est vrai, chez Th... la lèpre a pu être entravée dans sa progression ; une amélioration même fondamentale est survenue lorsqu'elle a pu se nourrir mieux, prendre des bains et que son moral a été remonté. Dès que ces conditions favorables ont été supprimées, la léprose a repris sa marche accélérée. Il est à remarquer que l'amélioration de l'état général coïncida avec la destruction, par le thermocautère, des nombreux placards exsudés que nous traversions en plusieurs points avec le platine pointu rougi, sans que la malade en souffrît, vu l'insensibilité complète. Ces cautérisations étaient prolongées pendant plusieurs secondes, et la malade voyait sans émotion ses chairs fumer. Il en résultait, outre la destruction, une suppuration abondante qui suintait de la surface des placards troués en écumoire, suivie bientôt d'un tissu cicatriciel qui paraissait étreindre et faire résorber le reste de l'exsudat. Un fait, constaté maintes fois par nous, eut lieu aussi chez Th..., à la période ultime de la lèpre ; lorsque le marasme complet annonçait la fin prochaine, tous les exsudats restants ont été résorbés. On dirait que l'organisme, en détresse, en inanition, fait flèche de tout bois, pour prolonger l'existence, lorsque ses victimes refusent tout aliment et qu'elles se nourrissent à leurs propres dépens.

Souvent chez les lépreux, la tuméfaction des ganglions lymphatiques annonce, dès le début, l'invasion d'une maladie infectieuse ; ceux du cou, des aines et principalement ceux du triangle de Scarpa s'engorgent et atteignent, parfois, le volume des œufs de petites poules. Cette tuméfaction augmente à chaque poussée nouvelle, à chaque travail congestif cutané, à l'apparition de ces érythèmes à retour ; leur affaissement survient pendant l'accalmie. Plus tard les petits ganglions du coude s'engorgent aussi parfois. Les nerfs cubitaux ne se sont tuméfiés que bien tardivement chez Th..., et ce n'est qu'à une période très avancée de la léprose qu'ils ont présenté des nodosités. Je saisis cette occasion pour affirmer derechef que chez bien des lépreux avérés, quelle que soit la forme de leur lèpre, on ne trouve pendant fort longtemps, ni engorgement des ganglions épitrochléens, ni névromes des cubitaux. Je viens de lire dans la thèse de Eichmuller que le Dr Ehlers a fait les mêmes constatations chez les lépreux d'Islande. On a donc grandement tort de se baser sur l'absence de ces lésions des nerfs au coude pour éliminer la lèpre, dans les diagnostics difficiles. Nous devons prévenir aussi contre une confusion que les plus grands maîtres peuvent commettre : celle de prendre les névromes du cubital au coude, pour des ganglions lymphatiques. Notre assertion se trouve justifiée par le fait suivant. En 1893, un malade, couché dans le service du professeur Straus, à la Charité, a été l'objet de longues contestations. Le jury du Bureau central en avait fait un syringomyélique, ainsi que le candidat qui obtint sa nomination sur cette épreuve ; tandis que nous affirmions qu'il ne s'agissait dans ce cas que de lèpre nerveuse de Danielssen. Ce malade portait à la région du coude, au-dessus de l'épitrochlée, deux petites nodosités que nous avions rattachées au nerf cubital. Le professeur Straus tenait, avec raison, à avoir une de ces petites tumeurs pour l'examen bactériologique. Il pria son collègue, le professeur Duplay, d'en exciser une. L'éminent professeur, après examen minutieux, déclara devant un nombreux auditoire qu'il y avait erreur, que ces tumeurs n'étaient pas des nodosités du cubital, mais tout simplement des ganglions lymphatiques. Or le professeur Straus a bel et bien constaté, après la biopsie, qu'il s'agissait de névromes. Hâtons-nous d'ajouter qu'il n'a pu y trouver le bacille de Hansen. Malgré cela la lèpre a si bien évolué chez ce malade, qui avait même servi dans la légion étrangère au Tonkin, que quelques mois après, un autre jury du Bureau central des hôpitaux, choisissant ce même malade pour l'épreuve clinique, posa le diagnostic *Lèpre*. Le Dr Chantemesse, professeur agrégé à la Faculté de médecine de Paris, a bien voulu me transmettre cette bonne nouvelle, lors de son passage à Constantinople, en pleine séance de notre Société médicale, le 3 novembre 1893. Voilà donc un exemple d'erreurs célèbres : premièrement pour les nodosités du cubital, prises pour des ganglions lymphatiques par un illustre professeur, et deuxièmement pour la lèpre prise pour de la syringomyélie par les membres éminents du jury du Bureau central. OR NUL NE PEUT PRÉTENDRE A L'INFAILLIBILITÉ. J'insiste sur ce fait de la plus haute importance, à savoir que chez ce lépreux les nodosités du cubital, dépendant de la lèpre dont elles constituent aussi un signe, lorsqu'elles existent, ne contenaient pas de bacilles. On aurait donc été conduit, de ce chef aussi, à exclure la lèpre. *E pure*, c'était un vrai lépreux comme la suite l'a péremptoirement prouvé. Nous devons ajouter que la compression forte, entre les doigts de l'explorateur, de ces petites tumeurs du coude, amène souvent un engourdissement des deux derniers doigts lorsqu'il s'agit de névromes du cubital. C'est là une épreuve facile qui, en général, fait éviter l'erreur.

Th... nous a présenté aussi un exemple de paralysie des membres inférieurs, que j'ai rencontrée quelquefois chez des éléphantiasiques, bien que la parésie soit bien plus fréquente. Quelle explication donner de ce fait ? Doit-on admettre que les phénomènes nerveux périphériques des lépreux dépendent d'une myélite infectieuse déterminée par le bacille ou par ses toxines ? Selon Babès, les divers microbes peuvent agir sur la moelle d'une façon spécifique. Dans la lèpre, le bacille peut pénétrer directement à l'intérieur des cellules nerveuses, sans entraîner de lésions appréciables ; tandis que la rage produit, au contraire, des nodosités inflammatoires en même temps qu'une altération grave des vaisseaux (2e *Congrès de méd. int. de Bordeaux*, août 1895). Cependant, on ne trouve que bien rarement le bacille de la lèpre dans la moelle. Le Dr Hachioti, professeur à la Faculté d'Athènes, est le premier qui l'ait constaté dans la moelle même ; il nous l'a montré au Congrès des médecins grecs, en 1888. Lorsqu'on ne constate pas sa présence, on pourrait admettre qu'il a disparu et qu'il agit par les toxines qu'il a sécrétées. On admet, en effet, que les toxines microbiennes ont une action élective sur le système nerveux, quo leurs effets sont parfois à longue échéance (expériences de Charrin), et que des affections médullaires sont déterminées par les agents infectieux, lorsque la culture des bacilles a lieu dans une région de la moelle, ou bien par leur toxine qui, diffusée dans l'organisme, impressionne les éléments constitutifs de la moelle, lors même que cette toxine est élaborée dans un point très restreint et souvent très éloigné de l'axe médullaire. On va même plus loin, en admettant que les lésions se concentrent d'une manière prépondérante ou exclusive sur les cellules ganglionnaires de l'axe gris, et particulièrement sur les grandes cellules des cornes antérieures (dégénérescence granuleuse, vascularisation du protoplasma, état vitreux de la cellule qui s'atrophie et perd ses prolongements) ;

il y a même parfois altération des cylindraxes, aboutissant à l'atrophie du tube, la névroglie restant intacte ; parfois les vaisseaux se dilatent et il y a même de petits foyers hémorrhagiques (Vaillard. *Congrès de Bordeaux*, 1895). Malheureusement, l'esprit public n'est pas dégagé, en Orient, des superstitions surannées, et les autopsies sont très difficiles à obtenir à Constantinople, où il n'y a pas d'asile pour les lépreux. Mais nos confrères de la Norvège, dirigeant les léprocômes, Hansen à Bergen, Kaurine à Molde, Strand à Trojnem, sont dans les meilleures conditions pour poursuivre ces recherches sur les lépreux et pour élucider la question. En jugeant par analogie, la chose nous paraît très probable ; car il a été constaté que le colibacille et le staphylocoque s'implantent dans la moelle et y colonisent. Mais parfois aussi, les éléments sont actionnés par la toxine élaborée par la bactérie siégeant en d'autres points de l'organisme. D'ailleurs, une même infection peut déterminer des accidents nerveux variés (Bouchard, Charrin, Roger, Vincent, Widal et Bezançon, Marie...).

Nous avons pratiqué plusieurs inoculations aux parois de la poitrine de Th... dont le torse était indemne, en empruntant à ses lépromes ou bien à ceux d'autres lépreux. Les résultats ont été négatifs, ainsi que dans les expériences faites par nous et le Dr Marini, soit sur les lépreux atteints de diverses formes, chez lesquels nous avons même implanté sous le tégument des tubercules lépreux pris sur des malades très avancés, soit sur des malades non lépreux, tuberculeux ou lupiques. Le Dr Marini, qui a étudié la lèpre pendant 18 ans à l'île de Chio, où elle est endémique, établi plus tard à Constantinople, nous a assisté pendant 10 ans dans nos études cliniques. Nous avons même essayé ces inoculations chez un confrère de bonne volonté, dévoué, mais surtout convaincu de la non inoculabilité de la lèpre. Toutes ces expériences ont toujours donné des résultats absolument négatifs. Les sujets ont été suivis pendant des années ; il y en a qui sont en observation depuis 20 ans.

Enfin, Th... vivait dans une seule pièce avec 8 autres personnes. Elle couchait, jusqu'au dernier moment, dans le même grabat infect avec son mari et sa fille, sans que personne fût contaminé. Montesquieu a dit : *le fait est un raisonnement qui fait preuve*. Or, il n'y a eu que de tels faits, sans la moindre exception, pendant nos 25 années d'étude sur la léprose. Les faits jugent les théories ; et l'École à laquelle nous appartenons, a toujours eu l'esprit clinique comme une de ses qualités les plus caractéristiques ainsi que le précepte d'examiner toujours les malades *e capite ad calcem* ; il est superflu de nommer l'École de Paris.

CHAPITRE IV

De la lèpre blanche, Leuké d'Hippocrate, Alphée, le Morbus phœnicicus d'Aétius, la Morphée de plusieurs pièces du musée de Saint-
Louis où on la désigne aussi indifféremment sous les noms de
sclérodermie, de Morphea alba plana de Wilson, et de trophonévrose.

Le mot *morphée* est employé aujourd'hui par les savants médecins de Saint-Louis
pour désigner une maladie, soi-disant neuve, qu'ils classent dans la catégorie des trophonévroses. Ces éminents confrères soutiennent que la morphée n'est point la lèpre.
Nous ferons d'abord remarquer que la trophonévrose, qui sert de rubrique à plusieurs pièces du musée, ne peut pas constituer une entité morbide. Au même titre
que la toux et la diarrhée, la trophonévrose, c'est-à-dire les troubles trophiques,
dépendant d'une manière d'être du système nerveux — le grand régulateur de la
nutrition de tous les organes — ne forme qu'un syndrome que l'on rencontre dans
une foule de maladies qui présentent une perturbation profonde de ce système.

Le mot *morphea* a été employé de tout temps comme synonyme de lèpre. Les
auteurs les plus anciens se servaient déjà des locutions de lèpre blanche ou *Leucé*,
plutôt Leuké, ou de Mélas ou lèpre noire, qui ne sont que la morphée de Saint-Louis.
Dans la Bible même, le tout premier livre qui parle de la lèpre, — où la confusion de
la véritable maladie avec une foule d'autres affections ne pouvait être évitée — il est
question de la lèpre blanche. « L'Éternel lui dit (à Moïse) : Qu'est-ce que tu as en
main ? Il répondit : Une verge. Il dit : Jette-la par terre; et elle devint un serpent.
L'Éternel lui dit encore : Mets maintenant ta main dans ton sein. Et il mit sa main dans
son sein; puis il la tira; et voici sa main était blanche de lèpre comme la neige. » (Exode,
second livre de Moïse, chap. IV.) Or, pour apprécier la valeur de ce miracle, il fallait
nécessairement que la lèpre blanche fût très commune en Égypte et connue de
Pharaon.

Alors Marie et Aaron parlèrent contre Moïse à l'occasion de la femme éthiopienne
qu'il avait prise... La colère de l'Éternel s'alluma contre eux et voici Marie était
lépreuse blanche et Marie resta 7 jours hors du camp. (Les Nombres, chap. XI.) Nous
ferons observer que nulle part dans l'Écriture on ne fait mention de tubercules, mais

Pl. 14

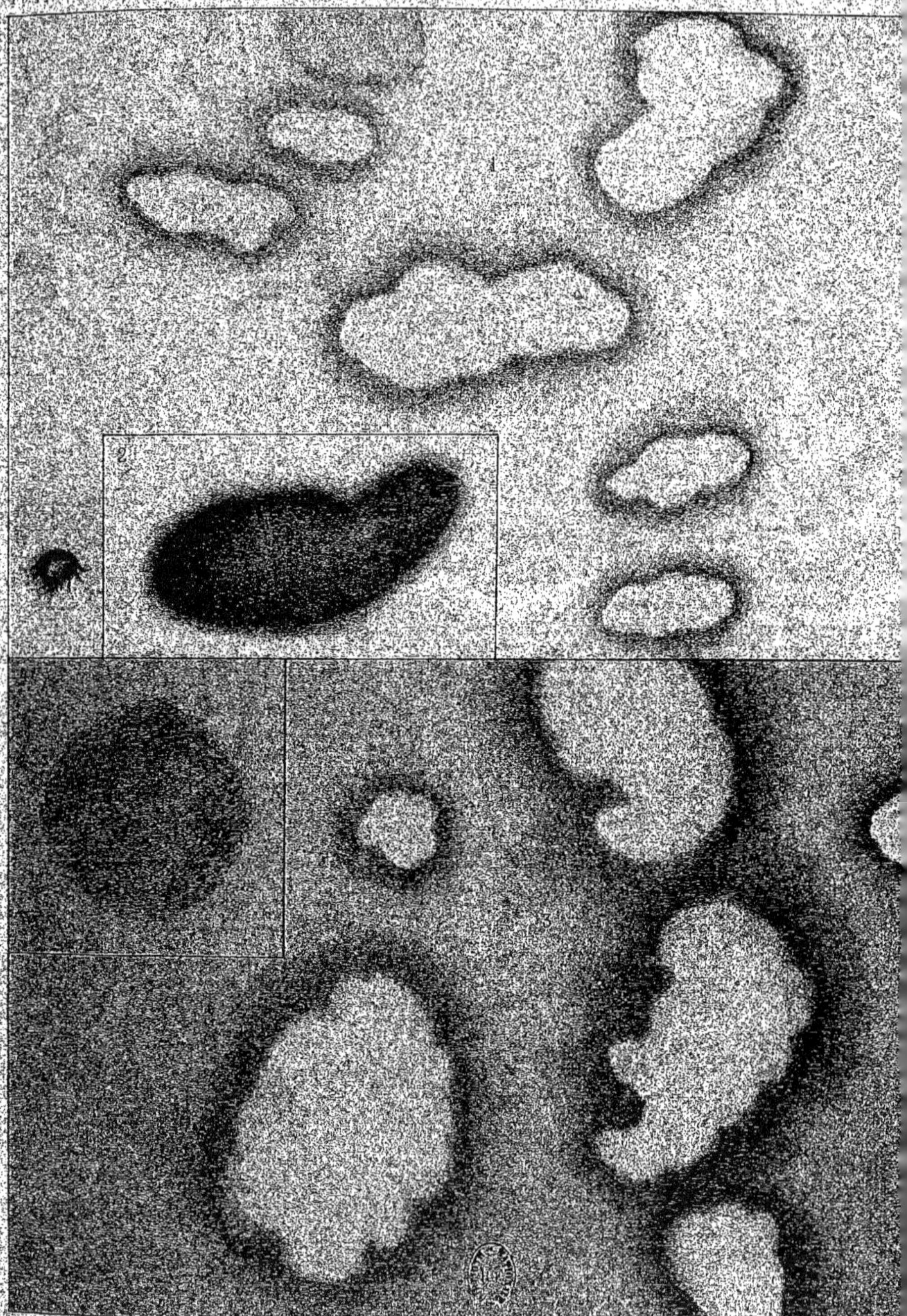

1. Sclérodermie Morphéa ou Cheloïde d'Addison, Musée S¹ Berthélemy, N° 824 Londres — 2. Pigmentation des placards (Paris ap)
3. Musée de S¹ Louis, N° 911, Lèpre maculeuse anesthésique   (Lèpre maculeuse?) — 4. Musée de S¹ Louis N° 534, L⁶
maculeuse psoriasiforme

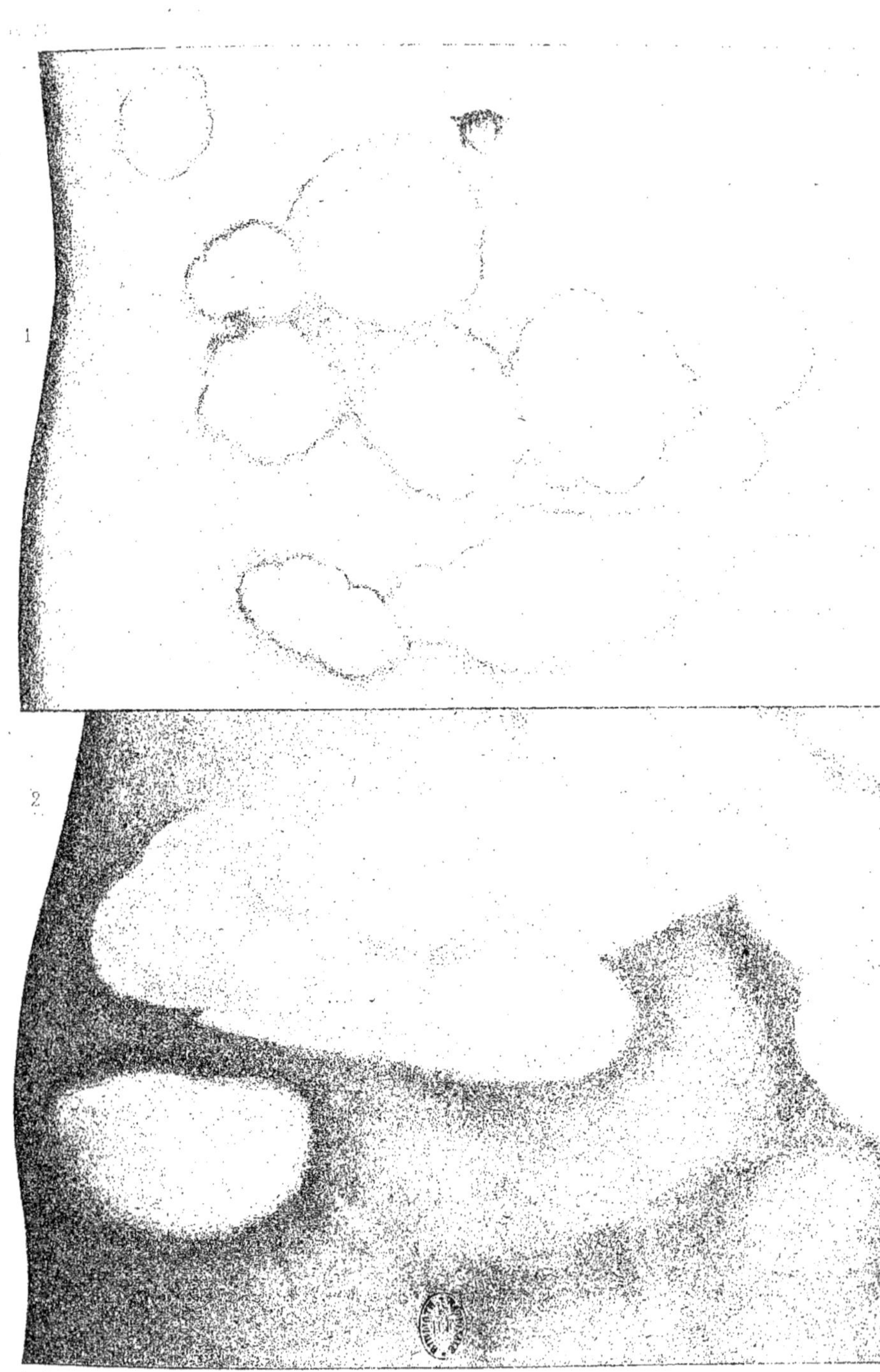

uniquement d'ulcères putrides, de l'obscurcissement ou de décoloration de la peau, d'haleine fétide, de voix altérée, d'altération des os. Il paraîtrait donc que la lèpre de la Bible avait surtout les formes ulcéreuse et maculeuse.

Naaman (II, livre des Rois, chap. V, 18) était atteint de la lèpre blanche. Job aussi était affecté de la même lèpre ou Leuké, selon Hensler, Hambourg 1790, qu'il appelait la fille aînée de la mort. Hippocrate dit : γίνονται δὲ λεῦκαι ἐκ τῶν Θανατοδεστάτων, οἶον καὶ ἡ νοῦσος Φοινικὴ καλεομένη. « Les Leuké sont des maladies les plus mortelles ; de même que la maladie phénicienne. » Il est à remarquer qu'Hippocrate ne désignait sous le nom de λέπραι que des exanthèmes printaniers fugaces ; tandis qu'il considérait la maladie *phénicienne* comme excessivement grave ; ce qui corrobore encore l'opinion que pour lui aussi c'était bien là la véritable lèpre.

Galien aussi l'appelle φοινικίη νοῦσος. Il ajoute que *cette maladie est pareille à celle qui règne en Phénicie et aux contrées environnantes.*

Hérodote s'exprime, à propos des Perses, de la manière suivante : Ὃς ἂν δὲ τῶν ἀστῶν λέπρην ἢ λεύκην ἔχῃ, εἰς πόλιν οὗτος οὐ κατέρχεται οὐδέ συμμίσγεται τοῖσι ἄλλοισι Πέρσῃσι. Φασὶ δὲ μὶν εἰς τὸν Ἥλιον ἁμαρτάνοντά τι ταῦτα ἔχειν. Ξεῖνον δὲ πάντα τὸν λαμβανόμενον ὑπὸ τούτων ἐξελαύνουσι τῆς χώρας, πολλοὶ δὲ καὶ τὰς λευκὰς περιστερὰς τὴν αὐτὴν αἰτίαν ἐπιφέροντες. « Si quelque citoyen a la *lèpre* ou la *Leuké*, il ne peut se rendre en ville, ni se mêler aux autres Perses. On dit qu'il en est ainsi pour avoir péché envers le soleil. On exile de la ville tout étranger qui en est atteint, et plusieurs, même les pigeons blancs, prétextant la même raison. » (Hérodote, livre I, chap. 138, édition Teubneri).

La Baras des auteurs arabes était aussi synonyme de Leuké et de Mélas (la lèpre blanche et la lèpre noire).

Aétius, Celse... considèrent aussi la *Leuké* d'Hippocrate comme étant la lèpre ou la maladie phénicienne, le *Morbus phœnicicus*. De même pour Hensler, le *Morbus phœnicicus* est la lèpre dont la morphée blanche serait un moindre degré. Ce qui prouve encore que la maladie phénicienne était bien la vraie lèpre, c'est qu'on la dénommait encore *Lepra Tyria*, c'est-à-dire lèpre de Tyr, capitale de la Phénicie.

Nous avons déjà dit que le mot *morphea* a été employé de tout temps pour désigner la lèpre. Ce mot se retrouve dans *Étienne*, traducteur d'Haly-Abbas au XIIe siècle. L'auteur s'en servait pour désigner *les formes les moins développées* de la maladie. Guy de Chauliac l'emploie aussi, au XIVe siècle, dans le même sens. Alibert considère aussi la *Leuké* comme identique à la lèpre des juifs et attire l'attention sur la dépression de la peau. Guillaume de Salicet, Lanfranc, Gadesden, Valescus, Gilbert... se servent aussi du mot *morphée* comme équivalent de lèpre. Danielssen, l'auteur contemporain qui fait le plus d'autorité en la matière, considère aussi la *Leuké* comme une forme de l'éléphantiasis des Grecs ou de la vraie lèpre, et admet sa synonymie avec la *morphée*. Duchenne, de Boulogne, qui signale aussi dans la lèpre l'atrophie des éminences thénar et hypothénar et les tuméfactions fusiformes des nerfs, du cubital surtout, qui permettraient de faire le diagnostic de la lèpre avec l'atrophie musculaire progressive, — tuméfactions qui, nous l'avons déjà dit, manquent souvent au début, — parle des macules à bords rouges et dont le centre est décoloré, c'est-à-dire de morphée.

Il y a enfin la *morphée noire*, ou *Mélas* et la morphée rouge, *morphea rubra*, dont nous fournissons des chromolithographies dans cet Atlas. Richter place dans la lèpre la pellagre, ainsi que le mal rouge de la Cayenne. *La pellagre serait une métamorphose de la lèpre opérée par le climat.*

Voilà donc démontré que la *Leuké* ou lèpre blanche, le *Mélas* ou lèpre noire, le *morbus phœnicicus* ou maladie phénicienne, l'*éléphantiasis des Grecs*, le *Zaraath* de Moïse (avec les restrictions que nous avons faites), le *Djuszam*, le *Baras* des Arabes et la morphée ont toujours été synonymes. Nous ajouterons enfin que, de de nos jours, dans toute l'Amérique du Nord et du Sud, ainsi qu'au Brésil, les médecins et les peuples se servent du mot *morphée* pour désigner la lèpre. Le professeur Charcot, dans ses leçons à la Salpêtrière, s'est toujours servi du terme *morphea* comme synonyme de *lèpre;* il recommandait à ses élèves de ne pas s'en servir auprès des malades américains qui saisiraient de suite sa signification. Or, nos éminents confrères de Saint-Louis auraient dû, tout au moins, commencer par baptiser autrement la maladie nouvelle qu'ils ont observée, *non décrite* jusqu'à nos jours, au lieu de mettre le trouble dans la nomenclature tant de fois séculaire. Mais allons plus loin. Ces dénominations amènent réellement une confusion regrettable; tandis qu'en faisant rentrer toutes ces variétés dans la classe de la *léprose*, l'esprit ombrasse d'un seul coup tous les états morbides, variétés, métamorphoses et atténuations de la même affection. On constitue ainsi un tout de ces nombreuses affections *para* et *périlépreuses*.

Ainsi faisant, le trait lumineux du professur Fournier a dissipé tous les nuages épais qui couvraient toutes les modifications de la syphilose déviée de sa forme classique ordinaire, et a mis de l'ordre dans cet imbroglio inextricable avant lui. Il faut se pénétrer de cette vérité, qu'à part la syphilis, il n'y a pas de maladie qui présente moins d'unicité que la lèpre qui constitue une vraie morphée dans le sens étymologique du mot, lorsqu'on vient à comparer entre elles ses nombreuses et disparates manifestations.

Les Drs Besnier, Hallopeau, Vidal et d'autres se servent aussi du mot *sclérodermie* pour désigner quelques-unes de leurs pièces déposées au musée Saint-Louis, sur lesquelles on voit des placards blancs entourés de cadres roses, lilas ou pigmentés.

Voyons un instant si réellement la morphée de l'hôpital Saint-Louis peut prétendre à la nouveauté et si elle possède les droits requis pour s'émanciper de la grande classe de la *léprose* et pour constituer une maladie à part.

D'après les étiquettes apposées sur les pièces du musée Saint-Louis, qui reproduisent admirablement la nature, grâce aux procédés ingénieux de Baretta, nos éminents confrères ne se sont pas encore formé une idée bien nette de leur maladie nouvelle. Le mot *morphée* est en effet employé avec quelque confusion ; ainsi la pièce n° 1280, signée *Vidal* et consistant en un placard blanc entouré d'un cercle irrégulier pigmenté blond, porte le libellé suivant : Lésions trophiques : *Atrophie cutanée consécutive à une affection non déterminée ; lichen plan scléreux à la période atrophique ou morphée.* La pièce n° 1055, due à M. Besnier, est cataloguée comme il suit : *Sclérodermie en plaques systématiques, morphée linéaire ; bras gauche.* Est-ce de la sclérodermie ou de la morphée ? ou bien ces deux maladies ne feraient-elles qu'une seule entité morbide ? Dans ce cas, il s'agit simplement d'une traînée pigmentée fauve qui, sous forme d'un ruban jaunâtre, à bords irréguliers, large par places de 2 centim., parcourt le bras et l'avant-bras, du côté de l'extension, jusqu'au poignet. Malheureusement, je n'ai pu trouver, dans les registres du musée, les observations détaillées se rapportant à ces pièces. C'est là une lacune regrettable fréquente, concernant les pièces du musée. Quoi qu'il en soit, je puis affirmer avoir rencontré souvent la lèpre revêtissant absolument cet aspect de placard blanc entouré d'une auréole blonde ou violette et identique au cas de mon regretté ami le Dr Vidal. J'ai vu maintes fois aussi, à la suite de l'érythème noueux initial de la lèpre, les placards rubanés, d'abord rouges ou roses, devenir plus tard blonds, pigmentés, par une transformation du coloris *in situ*, et tout à fait pareils à la pièce 1055 ; seulement dans les localités lépreuses, ces manifestations de l'éléphantiase n'en restent pas là d'ordinaire. La lèpre évolue, et de nouveaux signes, de nouvelles modifications du tégument se déroulent devant les yeux de l'observateur avec plus ou moins de rapidité ; mais parfois aussi très lentement, comme en France où la lèpre est le plus souvent atténuée ou fruste. J'ajouterai que j'ai rencontré dans mes excursions scientifiques, aux environs d'*Oloron*, dans les Basses-Pyrénées, — où la lèpre survit, atténuée et fruste, comme dans bien des endroits en France, notamment en Bretagne, — un individu dont le bras était absolument pareil à la pièce du Dr Besnier. Le Dr Casamajor, fils, d'Oloron, m'accompagnait dans cette excursion.

Moraga, de Santiago de Chili, dit en parlant du début de la lèpre : « Parfois une tache hyperhémiée érythémateuse ou achromique, aplatie, brillante, lisse, à bords

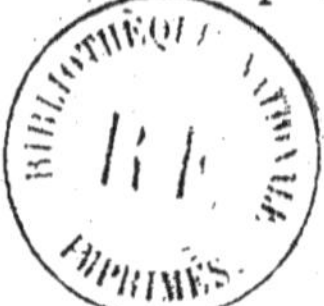

nets rosés ou foncés, ouvre la scène ; ces placards sont anesthésiques ; mais il arrive qu'ils *restent sensibles* et sont même hyperesthésiques, dans certains cas. » (*Maladies de la peau d'origine nerveuse*, 1895.) Le D' Ehlers, de Copenhague, a rencontré aussi en Islande, chez trois lépreux, des placards de *morphea* (ce mot est de lui) constitués par des îlots blancs entourés de cercles lilas (obs. 17, 97, 99 de la thèse Eichmuller). Il a vu aussi la lèpre commencer par une tache blanche sur la cuisse, et par des engourdissements, 3 ans avant la confirmation de la maladie (obs. 85). Le D' Mandil, de notre ville, vient de m'amener une israélite espagnole présentant aux avant-bras et aux jambes quelques placards, comme des pièces de 5 francs, constitués par un îlot blanc entouré d'un cadre lilas, de 25 millim. et de un centim. par places, sinueux, sans élévation, sans furfures ; par un léger frottement on faisait mieux ressortir le cadre lilas. Bien que cette dame n'eût aucun autre symptôme, je la déclarai lépreuse, à mon honorable confrère (juin 1896). Nous suivons son observation. La lèpre se confirme de plus en plus.

Nos éminents confrères de Saint-Louis, pour poser leur diagnostic de lèpre réclament le tableau classique parfait, idéal de la maladie, ou bien les formes les plus vulgaires. Ils ne veulent admettre ni l'atténuation de la maladie due au temps, aux améliorations hygiéniques, à la dilution du principe morbide, quel qu'il soit, par le croisement, toutes conditions qui font dévier du type primordial. Si l'on procédait de la sorte pour la syphilis, à quelles erreurs ne s'exposerait-on pas ? Et n'en serait-il pas de même pour presque toutes les maladies de la nosographie ? Aussi avons-nous vu, à la présentation des malades aux séances si intéressantes et si instructives de la Société de dermatologie de Paris, les plus distingués spécialistes hésiter à diagnostiquer la lèpre, lorsqu'elle n'était pas classiquement manifeste et surtout lorsqu'il s'agissait de Français qui n'avaient pas voyagé dans les pays lépreux, et qui *ne pouvaient pas, par conséquent, avoir la lèpre ;* et pourtant, il s'agissait bel et bien de la lèpre, comme nous l'avions déclaré, ainsi que la suite l'a péremptoirement démontré. A ce propos, je citerai surtout le cas d'une Dieppoise, présentée par notre distingué dermatologue, le D' Du Castel, médecin de l'hôpital Saint-Louis, dans l'embarras. Personne n'a voulu accepter notre diagnostic de lèpre autochtone ; cependant j'étais dans le vrai ; car la maladie évoluant, ne laissait plus aucun doute, plus tard, ainsi qu'a bien voulu me l'écrire mon honorable confère, le D' Du Castel lui-même, et le déclarer à la Société aussi, en représentant la malade, 2 ans plus tard. Je viens de revoir cette lépreuse aujourd'hui criarde, dans le service du D' Du Castel à l'hôpital Saint-Louis (août 1896).

Mais poursuivons notre enquête au musée de Saint-Louis. La pièce n° 1587 est signée par notre excellent ami, le D' Hallopeau ; elle porte l'étiquette suivante :

morphée à grands éléments. Il s'agit de placards blancs de peau légèrement dure, entourés d'un cercle violacé tirant sur le lilas (lilac ring). L'observation de ce malade, non déposée au musée, a été publiée dans le Bulletin du 12 janvier 1893 de la Société française de dermatologie. Nous y reviendrons tout à l'heure pour démontrer qu'il s'agit d'un cas de lèpre évidente (pl. 15, fig. 2). La pièce n° 994, qui est aussi du Dr Hallopeau, porte le titre de *sclérodermie en plaques; morphée.* Nous avons fait reproduire aussi un de ces placards (pl. 16, n° 3), pour montrer que les différences entre ces plaques de *morphée* et celles de notre lépreuse *Rosa*, ne sont pas suffisantes pour en faire une maladie à part; au contraire, tout plaide en faveur de leur simultitude absolue : aspect du tégument, îlots achromatiques, cercle encadrant, *lilac ring*, etc.; « une différence de localisation suffit-elle à entraîner une différence de nature? » Le Dr Hallopeau pose lui-même cette question quelque part et il répond : *nous ne le pensons pas* (Bull. de la Soc. de dermatologie de Paris, 1895, p. 402). Nous ne saurions mieux dire. Je m'empresse d'ajouter que ce dessin 3 reproduit très mal la pièce de Baretta, si véridique, qui est identique aux placards de ma malade *Rosa* et qui se rapporte aussi parfaitement à l'observation n° 1 de la thèse de Rueda : une tache blanche nacrée comme incrustée. Si, après avoir étudié la vitrine 77 du musée Saint-Louis, consacrée aux pièces de morphea, sclérodermie, trophoses..., on examine la vitrine 22 dont les pièces portent toutes le titre de *lèpre maculeuse anesthésique,* on trouve le n° 911 représentant de nombreuses macules de dimensions variées constituées par des cercles lilas circonscrivant des îlots blancs; des lisérés pigmentés entourent excentriquement les cercles lilac ring. Le placard est donc constitué tout à fait comme celui de la morphée blanche des pièces de la vitrine 77; et pourtant la désignation est différente. L'observation de cette pièce 911 ne figure pas sur le registre. La pièce n° 912 : *lèpre maculeuse anesthésique,* ressemble à la précédente; ce sont encore des plaques plus blanches que nature, entourées de lisérés étroits, ou larges de 5 millim. par places, s'estompant à leur partie excentrique. Le n° 531 est intitulé *lèpre maculeuse squameuse :* lèpre pityriasique, pityriasis lépreux. On remarque, sur le bras, un placard supérieur arrondi, plus grand qu'un franc, à contours lilas et bruns. A la partie inférieure de ce même bras, se trouve un autre placard allongé de 12 centim. environ, entouré d'une bande de lilas pigmenté. L'observation de cette pièce manque également. Le n° 627 porte *lèpre;* on y trouve des îlots blanchâtres entourés d'auréoles de 5 millim. de largeur, par places, dont les unes pigmentées jaunes, les autres lilacées. Ici le liséré lilas est excentrique et contigu à la bande pigmentée qui circonscrit l'îlot blanc. On lit sur l'étiquette : taches fauves annulaires de la région thoracique d'origine plus *récente,* apparues en France à la suite d'une immersion dans l'eau froide. Sur la même planche se trouve appliqué le bras du même malade, n° 626 : « tache annulaire de la région épicondylienne, survenue il y a 3 ans, dans le cours de la 5e année; lésion remarquable par la dépression et la décoloration de la zone centrale, par l'anneau légèrement surélevé, irrégulier, fauve, à surface un peu granuleuse (comme la fig. 1 de notre planche 16); la sensibilité, abolie au centre achromatique, n'est que diminuée dans les parties pigmentées ». Cette pièce n'a pas son observation non plus.

Ainsi, d'une part, tous les trois éminents confrères de Saint-Louis, Vidal, Besnier et Hallopeau, n'ont pas encore une idée bien arrêtée sur la maladie qu'ils font reproduire, puisqu'ils l'appellent *trophose, lichen plan scléreux, morphée, sclérodermie, affection non déterminée;* ce qui ne manque de produire une confusion regrettable; et d'autre part, des lésions identiques se trouvent placées dans une autre vitrine sous la dénomination de *lèpre.* Nous engageons les confrères qui désirent constater combien ce triage est arbitraire, de se rendre au musée et de comparer ces diverses pièces. Si les observations de tous ces malades étaient conservées, la démonstration de leur identité aurait été rendue bien plus facile.

Maintenant, je dirai en passant que plusieurs malades, considérés comme atteints de la sclérodermie des auteurs, sont absolument lépreux. J'ai été témoin de tels faits à Paris et au dernier congrès international de dermatologie à Londres (août 1896). J'espère pouvoir prouver la chose plus tard, comme je l'ai fait pour la syringomyélie. J'ai été assez heureux pour voir que ce que j'ai dit pour cette dernière affection et pour la maladie de Morvan, confirmé plus tard par des observateurs distingués, a été accepté par les auteurs les plus compétents, parmi lesquels plusieurs élèves de feu le professeur Charcot, passés maîtres aujourd'hui. D'ailleurs, des faits nouveaux se surajoutent chaque jour à ceux que j'ai signalés le premier. J'espère donc avoir le même bonheur pour mes recherches concernant la morphée et la sclérodermie dont plusieurs victimes sont des lépreux ordinaires, ou bien des cas de lèpre atténuée ou quelque peu modifiée. Mais ce que je ne puis comprendre, et qui met le trouble dans les idées, ce sont ces dénominations multiples indifféremment employées : morphée, sclérodermie, lichen plan, trophose. Ne démontrent-elles pas l'incertitude qui règne dans l'esprit des auteurs quant à la pathogénie de cette maladie si diversement qualifiée ? Eh bien, la léprose revendique tout au moins un grand nombre de ces malades censés atteints de morphée, de sclérodermie et de sclérodactylie, affections prétendues nouvelles et méconnues de nos prédécesseurs. Si l'on tient à avoir déjà un commencement de cette démonstration, pour ce qui regarde la sclérodermie et la sclérodactylie, on n'a qu'à feuilleter la remarquable thèse du Dr Lagrange, une véritable monographie sur la matière. On sera bien vite convaincu que plusieurs observations de cet auteur distingué sont du ressort de la lèpre, même la plus classique.

La sclérodermie en plaques et la morphea alba de plusieurs pièces du musée de Saint-Louis ne sont que de la léprose, avons-nous dit et soutenu. Le fait suivant que le Dr Hallopeau a communiqué à la Société de dermatologie de Paris, le 12 janvier 1893, sous le nom de *morphea alba plana*, est la plus éloquente et la plus persuasive plaidoirie en faveur de l'opinion que nous soutenons, à savoir que la morphée de Saint-Louis n'est qu'une des formes de la lèpre, qu'on rencontre dans les foyers lépreux. C'est absolument la lèpre que les Américains, tout en reconnaissant sa nature, désignent couramment sous le nom de *morphea*. Nous transcrivons ici l'observation de M. Hallopeau. Le lecteur n'a qu'à la comparer à quelques-unes des observations insérées dans le chapitre de la Lèpre maculeuse de cet Atlas, pour se convaincre qu'il ne s'agit ni plus ni moins que de lèpre. Pour mieux convaincre le lecteur, nous avons reproduit en *chromo* la pièce du Dr Hallopeau, ainsi qu'une aquarelle de Saint-Barthélemy de Londres, et enfin les macules d'une lépreuse de la Martinique, actuellement à Paris, et dont j'ai pris l'observation, grâce à l'amabilité du Dr Chatelain. On n'aura qu'à examiner les macules de tous ces malades. Voici d'abord l'observation de M. Hallopeau. Je transcris :

Observation XIII

(Planche 15, fig. 2.)

« Malade observée depuis 2 ans, dans le service, âgée de 57 ans, née à Tarn où il n'existe pas de tels malades (1). En 1886, malaise, courbature ; peu après apparut, à la partie supérieure de l'abdomen, une plaque indurée, allongée transversalement, décolorée ; plaques identiques aux aines, au cou, au dos, aux membres ; elles étaient isolées, entourées de peau saine, indolentes, avec *conservation de la sensibilité ;* ni engourdissements, ni sensations pénibles aux extrémités. Les plaques s'agrandirent ; de nouvelles apparurent ; une d'entre elles, située sur la cheville droite, *s'ulcéra et sa cicatrisation a été longue.* Malaise général, affaiblissement et séjour au lit pendant 2 mois ; puis X... est reçue à Saint-Louis, le 28 février 1892. Les plaques présentent les caractères décrits par Erasmus Wilson : circulaires ou ovalaires, souvent polycycliques, ou en bandes allongées, indurées, décolorées, sauf à la périphérie qui est lilas. Il y en a 34, disséminées. L'une d'elles a 60 centim. sur 16 ;

---

(1) Nous ferons remarquer que le département du Tarn se trouve entre ceux du Hérault et de Haute-Garonne, dans lesquels il y a encore survivance de la lèpre. Ainsi nous avons découvert plusieurs lépreux autochtones à Toulouse, fait absolument ignoré avant notre communication à l'Académie, le 9 mai 1893, et qui reste encore peu connu à l'heure qu'il est ; puisque le Dr Chantemesse, suppléant le professeur Sée, soutient, dans une leçon faite à l'Hôtel-Dieu (*Progrès médical*, 27 avril 1895), que le malade *syringomyélique* qu'il présentait à ses auditeurs, ne pouvait pas être lépreux, bien que son affection ressemblât beaucoup à la lèpre, vu qu'il n'avait jamais voyagé, qu'il était de Toulouse, et que la lèpre n'existait pas dans cette ville, d'après les renseignements certains qu'il a pu avoir. Or, nous avons inséré dans notre mémoire à l'Académie et dans le *Bulletin de la Société de dermatologie de Paris*, les phototypies de lépreux toulousains que nous avons observés avec les Drs Caubet, Chabaud, Basset. Le malade du Dr Chantemesse est un lépreux incontestable. Donc les départements du Tarn et de Tarn-et-Garonne, voisins de celui de la Garonne, conservent aussi des reliquats de la lèpre.

elle siège à la partie antérieure du tronc (1) ; ses contours sont formés de fragments de cercles juxtaposés ; une autre sur le cou et le thorax, comme un collier. Il y en a au dos et sur les membres, de petites et de grandes. Sur l'avant-bras gauche, placard *érythémateux rouge sombre; c'est ainsi*, d'après la malade, *que commencent toutes les plaques*. Leur évolution est d'ailleurs très variable ; tandis que ce placard de l'avant-bras persiste avec les mêmes caractères, depuis 4 mois, un érythème semblable, développé du côté externe de la cuisse droite, datant de 4 jours seulement, présente déjà de l'induration dans sa partie centrale ; aux membres, disposition symétrique des plaques ; sensibilité intacte, jamais d'asphyxie des extrémités. La maladie rétrocède ; le *lilac ring*, qui constitue une zone d'extension, s'atténue, puis s'efface ; les plaques indurées diminuent d'étendue, perdent leur coloration de *cire blanche*, pour devenir *érythémateuses* (2) ; 2 plaques symétriques, au milieu de la face interne des tibias, *s'ulcèrent* dans leur totalité, rapidement ; l'ulcération de droite atteint 11 centim. sur 5 ; elles ne se cicatrisent qu'après 3 mois de séjour au lit. En octobre 1893, la peau du placard abdominal reprit sa consistance normale, perdit sa coloration blanc jaunâtre et devint *brune très foncée;* seulement à sa partie inférieure, persistent plusieurs plaques typiques de morphée, de 1 à 5 francs ; 2 nouvelles plaques se sont développées récemment, l'une sous le sein gauche et l'autre au cou. Celles du thorax, des lombes et des membres supérieurs ont disparu ou sont transformées en *taches pigmentaires ;* les ulcères des jambes persistent, recouverts de croûtelles. Bien que rétrogradée, la maladie est encore en activité.

« Le 16 décembre, la plupart des plaques ne sont plus représentées que par des macules *d'un brun foncé;* cette pigmentation n'est pas uniforme ; en bien des points, elle est parsemée de nombreuses macules décolorées. Au membre supérieur droit, une plaque a disparu, sans laisser de vestige ; une autre n'est plus reconnaissable qu'à une *légère teinte bistrée* avec amincissement notable du tégument; les ulcères des jambes se sont cicatrisés ; à droite la cicatrice mesure 8 centim. sur 3 ; elle est d'un brun sombre ; son épiderme est ridé ; la peau y est très amincie ; on y voit les vaisseaux dilatés, à la périphérie ; les parties, sur lesquelles s'étendait auparavant *la plaque sclérodermique*, dit le Dr Hallopeau, sont lisses et amincies; à gauche une cicatrice semblable est surmontée d'une plaque d'induration scléreuse de 3 centim. sur un. Au tronc les seules plaques qui restent décolorées et indurées sont situées : sur le bord inférieur droit de l'ancienne plaque cervicale, au-dessous du sein droit, sur le côté gauche de l'abdomen, au niveau de l'entrecroisement des lignes ombilicale et mamelonnaire gauche; les grandes plaques sus-inguinales sont en régression. Particularité remarquable, tandis que pour les autres plaques la régression se fait graduellement de la périphérie vers le centre, et que leur induration et leur décoloration s'opèrent ainsi, étant entourées d'un cercle d'abord *érythémateux, puis pigmenté* qui les envahit peu à peu, la plaque du côté gauche s'est pigmentée et a repris sa consistance normale dans sa partie centrale. La régression s'y opère donc en même temps au centre et à la périphérie. A la partie antéro-interne de la cuisse droite, on constate une *tache rouge sombre* peu accentuée et très légèrement indurée; *c'est ainsi, comme nous l'avons vu déjà, que se manifestent les plaques de nouvelle formation*, ajoute le Dr Hallopeau. Enfin, depuis un mois, il se produit sur les membres inférieurs des *taches violacées avec légère induration* sous-dermique; elles s'effacent gra-

---

(1) Le Dr Poncet a observé au Mexique de telles macules lépreuses s'étendant du cou au sacrum. (Obs. 9 de la thèse de Rueda, Paris, 1893.)

(2) Il faudra dire : pour redevenir érythémateuses ; puisque *toutes ces plaques commencent par un érythème,* au dire même du Dr Hallopeau. Voir quelques lignes plus haut.

duellement en prenant une *teinte ecchymotique* ; il s'agit d'extravasations sanguines.

« Le 25 décembre, biopsies au niveau de la plaque sus-inguinale gauche et de la nouvelle signalée au haut de la cuisse ; le collodion biioduré, qu'on a appliqué pour maintenir la baudruche sur les plaies, détermina une dermite ; et le 18 janvier, des excoriations sont survenues sur les parties redevenues saines ; l'induration scléreuse s'est reproduite ; les surfaces se sont colorées en rouge ; mais déjà elles pâlissent, dans leur partie centrale. *Ce sont de nouvelles plaques de morphée qui se sont développées sous l'influence de cette irritation accidentelle.* L'induration scléreuse, située au-dessus de la cicatrice du membre inférieur gauche, s'est notablement étendue ; elle a un diamètre de 5 centim. *Sensibilité et motilité parfaitement intègres.* » L'auteur fait remarquer que dans aucun cas les plaques n'avaient, jusqu'ici, été ni aussi nombreuses ni aussi étendues ; et il poursuit ainsi : « la disparition de l'induration scléreuse coïncide constamment avec une hyperhémie..... il est frappant de voir l'altération de ces vastes surfaces qui, pendant si longtemps, avaient tranché sur les parties saines, par leur décoloration et leur induration, n'être plus représentées aujourd'hui que par des *macules d'un brun très foncé* » (tout cela ressemble absolument aux poussées périodiques de la lèpre maculeuse). « Il faut noter encore la facilité avec laquelle 3 plaques sont devenues le siège d'ulcérations persistantes. L'éruption de cette femme a présenté tous les caractères classiques de la maladie qu'a décrite Addison et qu'Erasmus Wilson a désignée sous le nom de *morphea alba plana ;* l'induration des plaques, leur coloration comme de la vieille cire jaunie, l'anneau lilas qui pendant longtemps les a entourées, ne peuvent laisser de doute à cet égard. Nous devons dire cependant que, d'après Vidal (présent à la séance), ces éléments éruptifs différeraient de ceux de la *vraie morphée*, par la restitution ad integrum des parties envahies (1), ils appartiendraient à la *sclérodermie en plaques.* Nous ne pouvons méconnaître, continue toujours le Dr Hallopeau, que dans certains cas, la morphée laisse à sa suite de véritables cicatrices ; mais *ce mode de terminaison ne nous paraît pas suffisant pour justifier la création d'une espèce morbide distincte.* »

« Notre fait vient précisément nous apporter le témoignage que la régression des plaques de *morphée* peut se faire suivant les modes divers ; nous avons vu, en effet, qu'au membre supérieur droit, des plaques avaient disparu sans laisser la moindre trace ; mais pour les autres plaques, il n'en a pas été de même ; en dehors de la pigmentation, nous avons noté un amincissement du derme avec aspect lisse de la surface cutanée. Enfin aux jambes, on trouve 3 cicatrices consécutives à des ulcérations provoquées par des causes *accidentelles, réellement insignifiantes ;* nous trouvons ainsi réunis chez ce même sujet les caractères *assignés par Vidal à la morphée et à la sclérodermie en plaques ;* il s'agit, suivant nous, d'une seule et même maladie ; il existe bien une sclérodermie en plaques, indépendante de la morphée, mais ses caractères sont différents ; les plaques sont alors moins nettement limitées ; leur consistance est inégale ; le lilac ring fait défaut ou est prononcé ; enfin et surtout il existe d'habitude, concurremment, des signes de sclérodermie généralisée et de sclérodactylie. Nous avons vu que l'éruption s'était rapidement améliorée, pendant le séjour de

---

(1) Dans la lèpre maculeuse, quelle qu'en soit la variété, les placards blancs ou colorés, ainsi que leurs encadrements roses ou devenus pigmentaires, peuvent se modifier tantôt d'une manière centripète, tantôt d'une manière centrifuge, se revivifier et même disparaître ; le tégument sur lequel repose le placard peut persister induré, revenir à l'état normal et quelquefois s'amincir par atrophie ; ces divers modes de processus ont été signalés dans maintes de nos observations ; ils figurent dans plusieurs cas relatés dans cet ouvrage et les léprologues les ont signalés depuis longtemps, ainsi que les poussées successives, comme chez la malade du Dr Hallopeau.

la malade à l'hôpital; on sait que l'évolution rétrograde est la règle pour les plaques de morphée. Aussi est-il très difficile d'apprécier les résultats du traitement.

Conclusions du Dr Hallopeau : « 1° *Les plaques de morphée peuvent atteindre des proportions très considérables et former une large ceinture embrassant la moitié du tronc ou un grand collier au-devant du cou.*

2° Leur régression se caractérise d'abord par la substitution d'un érythème à la plaque indurée et décolorée; elles finissent donc *comme elles ont commencé;* cette substitution se fait le plus souvent de la périphérie vers le centre de la plaque; elle peut commencer également par sa partie médiane.

3° A cet *érythème succède rapidement une pigmentation d'un brun foncé qui pâlit très lentement et peut finir par s'effacer entièrement.*

4° Les plaques de *morphée s'excorient et s'ulcèrent* avec une grande facilité par des causes insignifiantes.

5° Elles laissent à leur suite un amincissement très notable du tégument.

6° Quand il y a ulcération, c'est une cicatrice pigmentée et *indélébile* qui se produit. » Or, cette description méticuleuse du savant médecin de Saint-Louis se rapporte absolument à la lèpre maculeuse blanche. On n'aura qu'à substituer le mot *léprose* au mot *morphée* sans que personne trouve à redire.»

A la séance du 7 février 1893 de la Société de dermatologie, l'auteur complète cette observation : « l'examen histologique et bactériologique des biopsies, fait par le Dr Jeanselme, n'a pas décelé de bacilles lépreux.... *de cet échec on ne peut rien conclure,* dit le Dr Hallopeau, *contre l'hypothèse qui prétendait identifier cette morphée avec la lèpre.* Car on pourrait supposer une localisation des parasites dans les nerfs trophiques. Mais les caractères cliniques suffisent pour la faire rejeter. L'intégrité de la sensibilité, au niveau des plaques les plus anciennes, l'induration ligneuse qu'elles présentent dans leur partie centrale, la pigmentation qui succède à leur localisation et leur évolution rétrograde qui peut être complète, sont autant de particularités qui séparent cette affection de la lèpre chronique ». Or M. Hallopeau est induit en erreur; tous ces phénomènes sont de la monnaie courante dans la lèpre pigmentaire maculeuse et dans la variété blanche. Tous les léprologues les constatent quotidiennement, surtout dans les léproseries des pays chauds; et l'argumentation tombe de suite si l'on se base sur ce complexus, pour établir l'existence de la *morphea alba plana.* Le Dr Hallopeau ajoute plus loin : « il est vrai que Kaposi a signalé une induration marquée parmi les caractères de la morphée lépreuse dont il attribue la description à E. Wilson. Mais il est reconnu que *cette prétendue lèpre n'est autre chose que la morphea alba plana* ». Selon nous, il faudrait renverser ces termes et dire que la morphea alba plana n'est que la lèpre. « Admettre d'autre part qu'il s'agirait d'une lèpre tellement modifiée et atténuée qu'elle serait méconnaissable, est une supposition qui ne repose sur aucun fondement. »

Je me permettrai de dire à M. Hallopeau que son cas n'est pas un exemple de lèpre atténuée, ni très modifiée, méconnaissable ; mais un exemple de lèpre maculeuse quasi-classique. Je ne comprends pas non plus la désignation de *lèpre chronique* dont il se sert ; quelle serait donc la lèpre aiguë ? toute lèpre est une affection à marche chronique ; il peut y avoir des poussées, des processus saccadés, avec haltes et même recul presque vers l'état normal, retour même de la sensibilité, etc. ; mais qui dit lèpre entend une affection essentiellement chronique.

Cette observation de M. Hallopeau vaut plus que tous les arguments que j'ai fait valoir jusqu'à présent pour démontrer que la morphea de Saint-Louis n'est rien autre chose que la lèpre. Le Dr Hallopeau est un si parfait observateur, que la description si circonstanciée de sa malade rend la chose évidente pour tout clinicien qui a suivi l'évolution de la lèpre maculeuse sur un grand champ d'observation, c'est-à-dire dans une localité où les allures de la léprose, si variées, si polymorphes, s'écartent parfois tant soit peu, surtout au début de la lèpre type, du tableau parfait *si ne varietur*, tel que l'exigent les livres classiques, c'est-à-dire l'idéal constant de la maladie selon un cliché constant. Mais pour cette lépreuse du Dr Hallopeau la déviation de la lèpre de son tableau synoptique n'est pas du tout grande, au contraire ; elle se réduit cliniquement à la persistance de la sensibilité ; et, bactériologiquement, *à la non-constatation du bacille*, par les biopsies ; or, réellement ces deux conditions ne sont, ni l'une ni l'autre, le *sine qua non* de la léprose. En effet, la persistance de la sensibilité peut se rencontrer parfois chez des lépreux, et le bacille peut être introuvable. Quant au processus de l'affection, à la manifestation de l'exanthème, à ses modifications *in situ*, à la pigmentation de l'érythème rouge, plus ou moins clair lors de son apparition, au mode de l'envahissement des placards, aux cercles de lilas, à l'ordre de décoloration, pour laisser le tégument revenir à son état normal, tantôt d'une manière centripète, tantôt d'une manière centrifuge, à la sclérose des placards, tout appartient à la léprose ; et il faut réellement de grands efforts d'imagination pour distraire cette femme des lépreux maculeux classiques. D'ailleurs pour s'en convaincre, le lecteur n'a qu'à jeter les yeux sur les planches de cet Atlas reproduisant quelques types de la léprose maculeuse, et de suivre même la description si minutieuse, si consciencieuse de notre savant confrère, en regardant ces planches ; il y trouvera tout ce que le Dr Hallopeau signale. D'ailleurs, Danielssen, Poncet, Camacho de Colombie... ont cité des faits presque identiques (thèse de Rueda, obs. 3 et 9) ; tout léprologue, qui a étudié la lèpre dans ses foyers, ne saurait douter de la présence de la lèpre chez la malade du Dr Hallopeau. Faut-il passer en revue les symptômes saillants pour prouver qu'elle a présenté le complexus de la lèpre maculeuse ordinaire ? Début par malaise et courbature, puis apparition de plaques indurées multiples ; ce premier stade n'a pas été

constaté par le Dr Hallopeau, de sorte que nous ne pouvons savoir d'une manière cer.
taine s'il y a eu mouvement fébrile et un premier érythème fugace qui, parfois, très
peu prononcé et rose au début, échappe aux malades.

Bientôt, nouvelle apparition de plaques, précédée encore de symptômes généraux et ulcère à la jambe, très long à se cicatriser. L'étude de la malade directement par
le Dr Hallopeau ne commence qu'à partir de ce moment, c'est-à-dire le 28 février 1892,
le début de l'affection datant de 1886. Or, à sa réception à Saint-Louis, elle était couverte de *34 placards* circulaires ou ovalaires, souvent polycycliques, décolorés, sauf
à la périphérie ; sur l'avant-bras gauche siégeait un placard *érythémateux rouge
sombre ;* et le Dr Hallopeau ajoute que *c'est ainsi que commencent toutes les plaques.*
Je souligne ces phrases ainsi que je continuerai à le faire pour tout ce qui appartient
d'une manière indéniable à la léprose maculeuse. « *Ce placard persiste tel depuis
4 mois.* Bientôt *la maladie rétrocède, le lilac ring, qui constitue une zone d'extension, s'atténue, s'efface,* et les plaques deviennent *érythémateuses ; vastes ulcères de
onze centimètres sur les jambes, durant 3 mois ;* le grand placard abdominal *devient
pigmenté foncé,* ainsi que ceux des membres, du thorax, des lombes. En décembre la
plupart des plaques ne sont plus que des *macules d'un brun foncé ;* il y en a qui se
sont *éclaircies et ont presque disparu.* Les ulcères des jambes se sont cicatrisés,
et la plaque *sclérodermique* de la périphérie s'est amincie. » Le mot sclérodermie dont
se sert ici le Dr Hallopeau jette de la confusion ; est-ce qu'il signifie tout simplement
plaque dure, pachydermique, ou bien est-il employé, à dessein, pour préjuger sa
nature et signifier qu'il appartient à l'entité morbide désignée sous le nom de *sclérodermie?* Quoi qu'il en soit, « les plaques continuent à disparaître, à régresser, leur
cercle est d'abord *érythémateux puis pigmenté ;* et *cette pigmentation* s'opère
de la *circonférence* au centre, et sur un placard *tant au contre qu'à la périphérie* ».
Or la pigmentation des placards érythémateux de la lèpre maculeuse ne s'opère pas
autrement ; et dans le nombre on en rencontre dont la pigmentation s'effectue simultanément dans sa totalité ; « *puis il survient un nouveau placard sur la cuisse, rouge
sombre, induré ;* et le Dr Hallopeau ajoute : *c'est ainsi que se manifestent les plaques de
nouvelle formation,* comme nous l'avons déjà dit. Plus tard, *des taches violacées avec
induration sous-dermique apparaissent sur les membres inférieurs ; elles passent
par les teintes ecchymotiques ».* C'est encore là tout à fait ce qu'on rencontre dans
le cycle de certains cas de lèpre maculeuse, ainsi que nous l'avons déjà consigné dans
le chapitre consacré à cette variété de la léprose. Puis, nouvelle poussée que l'auteur
qualifie toujours de *morphée ;* ce qui serait parfait s'il accordait au mot la même
signification qu'en Amérique où *morphea* veut dire tout bonnement *lèpre.* Notre
regretté ami le Dr Vidal, présent à la séance de la Société de dermatologie, lors de la

communication du Dr Hallopeau, a soutenu qu'il ne s'agissait pas là de *la vraie morphée*; mais que c'était de la *sclérodermie*, à cause de la restitution *ad integrum* des parties envahies. Réellement ce sont là des subtilités byzantines. D'ailleurs, je ferai remarquer que ce retour du tégument *ad integrum* se rencontre aussi parfois dans la lèpre. Le malade dont la planche 17 reproduit l'état, a eu maintes fois ces retours de la peau à l'état normal. C'est consigné du reste dans son observation.

Le Dr Hallopeau a répondu au Dr Vidal qu'il admettait que dans certains cas la *morphée* laisse des cicatrices; mais que ce mode de terminaison était insuffisant pour créer une espèce morbide distincte; et plus bas, il ajoute : « *nous trouvons réunis, chez ce même sujet, les caractères assignés par le Dr Vidal à la morphée et à la sclérodermie en plaques; mais, il s'agit, pour nous, d'une seule et même maladie* ». Nous sommes de l'avis du Dr Hallopeau, il n'y avait pas deux affections chez sa malade; seulement il s'agissait de *lèpre maculeuse*. Si l'on se basait sur de tels faits pour soutenir les deux entités morbides nouvelles, la morphée et la sclérodermie, réellement il ne faudrait pas trop argumenter pour les démolir toutes deux. Mais il n'en est pas toujours ainsi; le tableau de la léprose n'est pas toujours aussi fini, aussi complet que chez la malade du Dr Hallopeau, ce qui justifie en apparence les discussions et les semblants de raison en faveur des néologistes. L'observation du Dr Hallopeau appartient donc à la lèpre maculeuse indéniable; tandis que dans plusieurs autres cas de Saint-Louis il s'agit de lèpre fruste, atténuée qui prêterait à discussion qui se terminerait d'ailleurs en faveur de la lèpre. Notre savant confrère nous objectera que la sensibilité persistait chez sa malade. Mais, bien que rarement, la sensibilité peut être conservée chez les lépreux. Le Dr Poncet a remarqué aussi que l'anesthésie peut manquer lors même qu'il y a des lésions trophiques profondes. On peut donc rencontrer des lépreux sans anesthésie; de tels faits ne manquent pas dans la science. Le Dr Rendu en a même observé un exemple à Paris (Soc. méd. des hôpitaux, 10 février 1893), et le Dr Morvan cite un cas où la sensibilité était conservée dans toutes ses formes. Chez ce malade, il n'y avait que lésions de la *trophicité*; il s'agit de l'observation XV, relative à un ancien marin de l'État, avec cicatrices nombreuses et polydactilites. La lecture de cette observation convainc qu'il s'agit d'un lépreux. Chez certains éléphantiasiques la sensibilité est non seulement conservée, mais exaltée; il y a hyperalgie, ou bien à l'insensibilité succède la sensibilité de retour. De sorte que l'insensibilité éphémère peut échapper au malade et au médecin (1).

(1) Il ne faut pas oublier que la sensibilité avait disparu aussi chez quelques malades de Saint-Louis atteints de morphée, ce qui l'identifie alors absolument avec la lèpre. Ball a cité aussi de tels faits à propos de sa sclérodermie. D'autre part, ainsi que nous l'avons répété, la sensibilité peut persister dans la lèpre bien qu'exceptionnellement. Outre les Drs Poncet, Rueda et nous, feu le Dr Quinquaud a aussi constaté la persistance de la

Quant à l'absence du bacille de Hansen, nous avons déjà établi qu'il manque souvent, dans certaines formes de la lèpre, parmi lesquelles la maculeuse, et que cette absence ne suffit pas non plus pour distraire ces cas, cliniquement établis, de la léprose. Pas plus que la non-constatation du bacille de Koch n'empêche qu'il s'agisse parfois de la tuberculose, pour le clinicien consommé. D'ailleurs le Dr Hallopeau lui-même admet que « de *l'absence de bacille, on ne peut rien conclure contre l'hypothèse qui prétendait identifier cette morphée avec la lèpre; car on pourrait supposer une localisation des parasites dans les nerfs trophiques* » (Société de dermatologie de Paris, 9 février 1893). Je suis en cela tout à fait d'accord avec mon savant confrère, bien que ce ne soit là qu'une hypothèse probable que cette présence du bacille dans les nerfs. *Quant aux caractères cliniques de sa malade suffisants pour faire rejeter la lèpre,* nous soutenons *mordicus,* au contraire, qu'ils suffisent amplement pour démontrer qu'il ne s'agit ni plus ni moins que de la lèpre maculeuse. D'ailleurs nous avons pour nous une autorité dermatologique, le Dr Kaposi, qui admet la lèpre dans certains cas de *morphea alba plana* d'*Erasmus Wilson.* Il est vraiment regrettable pour la science, qu'on ait perdu de vue cette intéressante malade (pour laquelle je me suis bien des fois adressé à mon savant confrère le Dr Hallopeau) et qui tranche déjà magistralement la question de la morphée de l'hôpital Saint-Louis tout au moins pour certains des malades qu'on y observa. Il est plus que probable que cette femme a succombé à la lèpre, à la fin, indéniable pour tout le monde. C'est que les lépreux doivent être suivis pendant longtemps, lorsqu'ils prêtent à l'équivoque, pour que leur observation vaille. Nous avons vu maintes fois la léprose débuter par des plaques entourées de liséré érythémateux rose ou lilas, peu accusées d'abord et avec conservation de la sensibilité. Plus tard, la maladie évoluant, l'îlot circonscrit blanchit ou se pigmente de plus en plus, puis, par un travail régressif, centripète ou centrifuge, la pigmentation se résorbe en partie ou en totalité; ou bien les placards blancs circonscrits par des lisérés roses ou violets sont définitivement remplacés par des macules pigmentées sombres. Parfois même, plus tard, on constate le bacille, introuvable auparavant. Tous ces processus variés se rencontrent dans la lèpre, qui est une vraie *morphée,* surtout lorsqu'elle évolue régulièrement sans s'arrêter à un de ces stades, et non comme cela arrive, en général, dans les climats où la maladie n'est pas endémique.

Puisque l'observation du Dr Hallopeau nous a fait entamer la discussion sur la *morphea* et la sclérodermie, allons un peu plus loin, pour mieux prouver la confusion qui règne à ce sujet.

sensibilité, principalement du tact, sur des placards lépreux (*Soc. de Biol.,* 22 mars 1890). On voit donc que l'on ne doit pas toujours faire fond sur cette persistance pour éliminer absolument la lèpre.

A propos d'un cas de sclérodermie présenté à la Société de dermatologie de Paris, par le D^r Du Castel, le 14 juin 1894, le Dr Hallopeau a soutenu que dans la lèpre l'induration locale n'est pas aussi prononcée que dans la morphée ou sclérodermie et que l'absence de tout autre signe de lèpre initiale, et particulièrement d'alopécie sourcilière, de desquamation péri-unguéale et d'épaississement du nerf cubital, peut être invoquée contre la lèpre; or je puis affirmer avec tous les léprologues que la lèpre peut parfaitement exister sans présenter ces signes, principalement au début. Le Dr Hallopeau enfin s'en rapporte à la constatation du bacille pour affirmer s'il y a lèpre. Or nous savons que cette pierre de touche n'est pas décisive. Le Dr Rueda aussi a rencontré des taches achromiques chez les lépreux des Marquises, parfois nacrées et comme incrustées (thèses de Paris, 1893), sans constatation de bacille. Je ferai enfin remarquer que les lisérés roses ou violacés deviennent rapidement foncés, pigmentés, dans les pays méridionaux où le pigment est toujours bien plus accusé que dans le Nord.

Le Dr Besnier appelle la morphée de Wilson et de Fox *dermatosclérose lardacée* ou *sclérodermie en plaques* (*Annales de dermatologie*, 1880). Il établit une distinction entre la sclérodermie vraie et la sclérodermie œdémateuse, la sclérémie de Chaussier et d'Alibert. En effet, il y a une confusion regrettable, dans les auteurs, sous le nom de sclérodermie, entre des états morbides essentiellement différents. Nous reviendrons plus loin sur cette importante question de la sclérodermie qui est à l'ordre du jour. Pour le moment, bornons-nous à dire que le Dr Besnier a rendu un grand service à la science, en séparant, le premier, magistralement, le sclérème des adultes, de la sclérodermie. Cette confusion avait été commise par Gintrac, Doublet, Chaussier, Alibert, Thirial et plusieurs autres auteurs. Notre éminent confrère a eu le grand mérite de grouper dans un chapitre très légitime « une série nombreuse de types morbides *incomplètement déterminés* encore. On doit dès maintenant connaître, dit-il, les morphées ou sclérodermies en plaques, les sclérodermies lardacées (pour ne pas les confondre avec les carcinodermes), la sclérodactylie de Ball et les sclérodermies asphyxiques et mutilantes des extrémités. C'est à ces formes pathologiques diverses que nous appliquons plus particulièrement la dénomination de sclérodermies » (*loco citato*). Quant à nous, en acceptant la séparation du sclérème d'avec les sclérodermies, faite par M. le Dr Besnier, nous allons plus loin et nous déclarons que bien des malades atteints de ces divers états morbides, ci-dessus énumérés, rentrent dans la *léprose*, maladie polymorphe qui mérite la dénomination de morphée que lui accordaient souvent les anciens, et que lui conservent encore, de nos jours, les médecins et les peuples d'Amérique.

Ainsi donc, la Leuké d'Hippocrate, à laquelle se rapportent parfaitement plusieurs pièces du musée Saint-Louis, étiquetées sclérodermie ou morphea, n'est que la lèpre. Cette opinion a déjà été soutenue par des dermatologues qui font autorité dans la science.

Alibert considère la Leuké comme identique à la lèpre des juifs ; il attire l'attention sur la modification de la peau et sur sa dépression, au niveau des placards blancs. Bazin s'était servi du mot Sclérodermie pour désigner « une forme de la lèpre avec modification du tégument qui perd sa souplesse ». Thirial (*Journ. de méd. de Trousseau*, mai et juin 1845, et *Union méd.*, 1847), Forget de Strasbourg (*Gaz. méd. de Strasbourg*, 1847), ont aussi décrit une *maladie singulière* qu'ils appellent le sclérème des adultes. Bien qu'ils y aient confondu des états morbides absolument dissemblables, quelques-unes de leurs observations se rapprochent des Sclérodermiques de Saint-Louis. Thirial y reconnut deux formes : la variété blanche et la variété brune, par accumulation du pigment, c'est-à-dire l'*achromatique* et l'*hyperchromatique*. Ce sont là les deux variétés de la lèpre maculeuse.

Au dernier Congrès de dermatologie tenu à Londres en août 1896, nous avons vu des malades manifestement lépreux présentés comme étant atteints de sclérodactylie, de la maladie de Reynaud et de cancer de la peau de Kaposi. Les Drs Gaucher, Saboureau, Ehlers, léprologue danois, et Zaferino, léprologue de Lisbonne, ont constaté aussi le fait. C'est qu'il s'agissait d'individus qui n'avaient jamais quitté l'Angleterre, qui n'ont jamais été en relation avec des lépreux. Or, on croit toujours, à Londres, que la lèpre autochtone n'y existe pas. Ces lépreux indigènes prouvent le contraire.

Au petit musée improvisé de ce Congrès, nous avons vu également des mains de lépreux nerveux, avec griffe très accusée, et désignées sous le nom de syringomyélie ; et des cas de lèpre mutilante sous la rubrique de mal de Reynaud.

Enfin, deux jolies aquarelles (n°s 824 et 825), empruntées au musée de l'hôpital Saint-Barthélemy, y figuraient sous le titre de *morphea*. Nous avons prié M. Méheux, l'habile dessinateur de l'hôpital Saint-Louis, présent aussi au Congrès, d'en prendre copie. Ce dessin est tellement intéressant que nous l'insérons dans cet ouvrage (pl. 14). Au bas de cette aquarelle on lisait : « Sclérodermie localisée (synonymie, *keloïd of Addison morphea*). La maladie consistait en plaques lisses dures. Le dessin reproduit l'abdomen d'un ouvrier de moyen âge ; signé Godart, Dr M. ». Il s'agit, ainsi qu'on peut le constater sur notre chromolithographie, de plusieurs macules ovalaires constituées par un îlot blanc entouré d'un liséré lilas. L'aquarelle 825, appartenant au même malade, a été faite 7 ans après ; tous les placards sont devenus uniformément pigmentaires. Nous avons prié notre distingué confrère le Dr L. Bunch, de vouloir bien nous procurer l'observation de ce malade. Il a eu la bonté de rechercher sur les registres du musée de Saint-Barthélemy sans rien trouver. Le Directeur lui a dit qu'on ne l'avait pas conservée. On voit que les choses ne se passent pas autrement à Londres qu'à Paris. Les observations des dessins et des pièces des musées manquent souvent.

Je prie le lecteur de comparer ce dessin de *morphea* du musée de Saint-Barthélemy à la figure I de la planche 15 qui reproduit les macules abdominales d'une jeune lépreuse incontestable de la Martinique, habitant actuellement Paris (septembre 1896). L'aquarelle a été faite par le même artiste, M. Méheux. Qu'on examine aussi les planches 16 et 17, figure 2, appartenant à des lépreux de Constantinople, ainsi que le dessin 2 de la planche 15 qui reproduit la morphea de M. Hallopeau, dont l'observation a été relatée plus haut, et enfin les pièces étiquetées *lèpre maculeuse* de la vitrine 22 du musée de Saint-Louis, savoir : n°⁵ 911, 912, 531, 627, et l'on aura bien vite acquis la conviction que c'est toujours le même élément pathologique : des îlots blanchâtres, entourés de lisérés plus ou moins roses ou lilas, circonscrits parfois eux-mêmes par des cercles pigmentés. Nous ferons remarquer que plus le tégument du malade est blanc, plus le liséré sera lilas, que finalement la pigmentation envahit ce liséré et d'autant plus vite et d'une manière plus accusée qu'il s'agira d'une peau brune basanée comme celle des gens des pays chauds ; tandis que les personnes du Nord ont le lilac ring plus prononcé. Aussi sur les peaux fortement pigmentées et chez les nègres, le liséré violet est introuvable. Mais cette coloration en plus ou en moins ne suffit pas pour faire varier le diagnostic.

Il est curieux, en effet, de rencontrer la lèpre blanche chez les nègres. La peau des placards, devenue blanche par la disparition du pigment, donne un aspect étrange au tégument ; mais il n'y a aucun liséré ni rose, ni lilas, ni fauve. Le Dr Valassopoulo, ancien élève de Saint-Louis, qui exerce avec distinction à Alexandrie d'Égypte, nous a écrit avoir observé un tel cas ; la négresse, d'une trentaine d'années, n'avait, comme manifestation lépreuse, que des placards blancs dont la peau amincie et atrophiée, d'un jaune clair, était presque complètement anesthésique. Il n'y avait nulle part ni tubercules, ni infiltrations. Notre honorable confrère ajoute : c'est la *morphea alba atrophica*, qu'il classe, sans hésiter, dans la léprose. Nous avons observé un cas pareil, avec cette différence, que le nègre présentait, outre les placards identiques à ceux décrits par le Dr Valassopoulo, siégeant sur le tronc, des tubercules de dimensions variées, à la face et aux membres ; ce qui confirmait encore la nature de la maladie.

Conclusion : La Leuké ou Alphée (ἀλφός, blanc), la Morphea et la lèpre Blanche ne constituent qu'une seule maladie. Il est vrai que la sensibilité peut être conservée dans la lèpre blanche ou morphée de Saint-Louis ; mais elle peut l'être dans les

autres formes de la lèpre, même sur les placards hypodermiques de la maculeuse.
Or, ce signe unique, sur lequel on se fonderait pour soustraire la *morphea* à la lèpre,
perd toute son importance et ne suffit pas, à la rigueur, pour ériger la morphea en
entité morbide. Tout au plus pourrait-on la désigner sous le nom de lèpre
esthésique en opposition à la lèpre *anesthésique*, et la considérer comme une forme
aujourd'hui bénigne dans le centre de l'Europe. Bien que le bacille spécial ne se rencontre pas dans la lèpre maculeuse en général, nous espérons que l'on pourra le
découvrir, ne fût-ce qu'une fois, dans la morphée de Saint-Louis. Cela suffira pour
convertir tout le monde intransigeant.

OBSERVATION XIV. — *Lèpre maculeuse, blanche, morphea alba; placards blancs entourés
de lisérés lilac ring.*

(Planche 15, fig. 1.)

M. Méheux, dessinateur scientifique, qui a reproduit pour nous l'aquarelle de Morphea
exposée au Congrès de dermatologie de Londres, et quelques pièces de Baretta déposées dans
la vitrine du musée Saint-Louis, sous la même dénomination de Morphea, a été frappé de
la ressemblance entre tous ces dessins et les manifestations présentées par une lépreuse qu'il
a été chargé de photographier, et voulut bien me la montrer. J'ai été très heureux de cette
aubaine et je le priai de m'en faire une aquarelle exacte que je joins ici pour compléter
ma démonstration, à savoir, que la lèpre maculeuse la plus évidente peut présenter tous
les caractères qu'on a assignés à la *morphea alba* qui rentre ainsi dans la léprose. Le
Dr Chatelain a bien voulu me laisser prendre l'observation de sa petite malade, que je
relate ici.

E. P..., âgée de 11 ans, est née à la Martinique, à Saint-Pierre, de parents français. Le
père est de Paris; il serait rhumatisant; éprouve, par moments, des douleurs violentes dans les
membres inférieurs, à partir des genoux, surtout lorsque le temps est froid et humide, et
marche avec difficulté. La mère est très bien portante; ils n'ont jamais eu de maladie cutanée, ni la syphilis. Mère originaire de Bazas, dans les Landes, à 2 heures de Bordeaux. Elle
se rendit à la Martinique en 1876, avec ses parents. Elle s'y maria, peu avant leur mort, il y
a une vingtaine d'années, et n'a jamais quitté la Martinique, si ce n'est en mars 1896, pour
rentrer en France.

A la Martinique cette dame tenait un restaurant; tandis que le mari s'est rendu dans
les pays contestés, à Carsouen, pour travailler dans les mines d'or, et au Brésil. Mme X... eut
huit grossesses; elle ne possède que deux filles, une âgée de 18 ans, mariée à la Martinique,
saine; et la petite lépreuse. Son premier enfant vint à terme, mais il succomba peu après au
croup. Elle eut une série de fausses couches; la première à deux mois, la deuxième à deux
mois et demi, la troisième à trois mois; les deux autres avortements ont eu lieu à quatre et
cinq mois. Il y a des lépreux à la Martinique, nous dit-elle, mais nous n'avons jamais eu de
relations avec eux; j'en ai vu de loin à figures déformées, pleines de boutons avec de grosses
oreilles, d'autres qui perdaient les ongles et les doigts sans douleurs, disait-on, d'autres couverts
de cloques comme s'ils s'étaient brûlés; mais nous les évitions toujours, c'étaient des indigènes
noirs qu'on rencontrait dans la rue. Mme X... nous affirme n'avoir jamais vu un malade avec
des éruptions pareilles à celles de sa fille; lors de sa naissance, celle-ci n'avait rien à la peau;

à quatre mois elle fut couverte de gros clous comme des œufs (?) qui suppuraient et se vidaient. Cette éruption a duré trois mois environ. Il est à remarquer que la maladie actuelle de la petite fille a commencé en janvier 1896, deux mois avant le départ pour la France. C'était d'abord de grandes taches sur les jambes, circonscrites par des lignes roses ou rouges. Pendant la traversée, la mère s'aperçut des macules abdominales de sa fille, qui se sont accentuées de plus en plus pendant le voyage qui a été de vingt-trois jours. Les premières macules du ventre ont paru au voisinage du nombril; elles étaient grandes comme des pièces de 20 centimes; les cercles qui les entouraient étaient roses, puis rouge clair; elles se sont accusées et foncées progressivement jusqu'à devenir lilas. Bientôt après ont paru les placards du dos.

Actuellement, le 9 septembre 1896, tout le corps est bigarré; il est couvert de placards dont plusieurs plus grands que la main et d'autres petits, comme un franc.

Leurs contours sont comme géographiques, sinueux, minces ou bien constitués par des bandes de trois et de cinq millimètres; leur coloration est en général brune, pigmentée, mais il y en a aussi qui sont violets, surtout ceux qui siègent sur l'abdomen; quelques placards des membres muent en furfures.

Mais les macules les plus importantes, à notre point de vue, sont celles qui environnent le nombril (pl. 15, fig. 1). Elles sont constituées par des îlots plus blancs que nature, arrondis ou allongés, dont les uns plus petits qu'un franc, les autres bien plus grands; ils sont circonscrits par un liséré légèrement fauve, sinueux, et, plus excentriquement, par une coloration *lilac ring* très accusée, absolument semblable aux descriptions ou aux dessins de la morphea de Saint-Louis et de tous les auteurs qui admettent cette entité morbide. (Voir la fig. 2 de la même pl. 15, la pl. 14 et la fig. 3 de la pl. 16.) Quelques-unes de ces macules se touchent par leur encadrement et se confondent. Les lisérés, au dire de la mère, étaient uniquement violets, il y a six semaines; M. Méheux les a vus aussi bien moins pigmentés; ils ont commencé à brunir, surtout depuis qu'on a fait des frictions d'ichtyol. Si on les voyait au sortir du bain, la coloration lilas serait plus prononcée.

La sensibilité au toucher et à la piqûre est presque nulle sur les îlots blancs de l'abdomen; tandis que les encadrements sont sensibles. Il est à noter que les placards situés à la base de la poitrine ou bien immédiatement au-dessus du pubis sont normalement sensibles; tandis que ceux des membres et du dos sont insensibles. Un corps froid (une bobèche en cristal) appliqué sur certains placards donne une sensation de chaud; tandis que sur d'autres il est normalement apprécié; la sensibilité s'accuse davantage si on recommence l'exploration; une cuiller, trempée dans l'eau très chaude, est ressentie tiède sur quelques macules, et ne l'est point sur d'autres, principalement sur celles des membres.

La face présente aussi, à gauche, un grand placard rouge, légèrement violacé, peu dessiné, diffus. Les ganglions lymphatiques ne sont nullement tuméfiés aux environs des coudes; nerfs cubitaux normaux; il n'y a pas de douleurs spontanées dans les membres; mais il y a, par moments, une telle hyperesthésie que le seul attouchement est douloureux. Appétit un peu diminué, sommeil bon. X... ne se plaint de rien; mais elle est frileuse; il est vrai que le climat de Paris est tout autre que celui de la Martinique. Le Dr Chatelain nous a promis de pratiquer une biopsie et de faire rechercher le bacille par M. Lateux.

Réflexions. — Je n'ai pas grand'chose à dire sur cette malade. Il me paraît suffisant, pour gagner la cause que je défends, d'en montrer l'aquarelle et d'exposer les symptômes qui démontrent péremptoirement qu'il s'agit de lèpre avec placards blancs entourés de *lilac ring*, qui ne diffèrent en rien des taches de la *morphea alba* des auteurs. Le résultat de l'examen bactériologique fut négatif.

OBSERVATION XV. — *Lèpre blanche, Leuké d'Hippocrate, le Morbus phœnicicus d'Aétius, pareille à la morphée de plusieurs pièces du musée de Saint-Louis où on la désigne aussi, parfois, et indifféremment, sous le nom de sclérodermie.*

Rosa R..., israélite spaniote, fille, âgée de 18 ans, née à Péri-Pacha, village situé dans la Corne d'Or, réglée à 13 ans. Ses parents et leurs ancêtres ont vécu dans le même village; aucun membre de leur famille n'aurait eu la lèpre ; R... n'a jamais vu de lépreux. Père mort de typhus à 55 ans ; la mère vivante a plus de 60 ans. R... a 3 frères et 2 sœurs ; une de ces dernières est manifestement scrofuleuse. Bien constituée, potelée, belle, blonde aux yeux bleus, avec une chevelure luxuriante, R... a eu néanmoins, dans son enfance, une ostéite de l'humérus gauche ; et, il y a quelques mois, une adénite scrofuleuse sous-maxillaire.

En juillet 1885, elle a remarqué, par hasard, sur ses cuisses, de petites macules dont les unes roses, les autres légèrement pigmentées, blondes ; quelques semaines déjà auparavant, elle était incommodée par des congestions des joues qui, rouges d'abord, devenaient plus tard livides, avec sentiment de tension et de brûlure ; parfois frissons erratiques et mouvement fébrile. De même que tous les lépreux en proie à ces phénomènes, elle avait recours, instinctivement, à l'eau froide plusieurs fois par jour pour se rafraîchir la figure. Malgré ces bouffées, elle jouissait d'une santé satisfaisante ; elle continuait à bien manger ; sa nourriture a toujours été exécrable, comme celle de tous les israélites espagnols miséreux de Constantinople : poissons gâtés, fumés, salés ou bien frais, en décomposition avancée, refusés par tout le monde, achetés à vil prix, toujours cuisinés avec de l'huile d'olive de mauvaise qualité, rance ; elle ne se baignait qu'une seule fois par an, la veille des Pâques dans une piscine dont l'eau n'était renouvelée que tous les 2 ou 3 jours, malgré l'affluence considérable des chalands de même condition qu'elle, plongées en même temps. Chaque matin on fait la toilette de cette eau croupie, en ramassant avec un rateau à planchette la crasse de la surface (1).

En octobre 1885, R... présente, aux environs du nez, un ponctué fauve, comme un tatouage discret. Les joues sont marquées de quelques macules rouge foncé comme des pièces de 20 centimes. A la partie inférieure de la face, il y a quelques coups de pinceau sépiés; et à la région sus-hyoïdienne quelques macules clairsemées érythémateuses, roses, plus grosses que des lentilles, à bords sinueux, comme morbilleuses, se détachant bien sur le fond constitué par le tégument normal très blanc. A la poitrine, roséole constituée par une multitude de petites macules roses et entre elles quelques taches fauves. Les premières disparaissent sous la pression. Au dos, placards pigmentés, allongés dans le sens des côtes, siégeant dans les espaces intercostaux; épaules comme barbouillées de sépia. Il en est de même des

---

(1) Le degré de civilisation se mesure à la quantité d'eau et de savon que l'on consomme. Rochard, discours prononcé à la Société française des habitations à bon marché, 26 janvier 1891. A ce prix, en Orient, il y a des localités où la civilisation n'a pas encore paru.

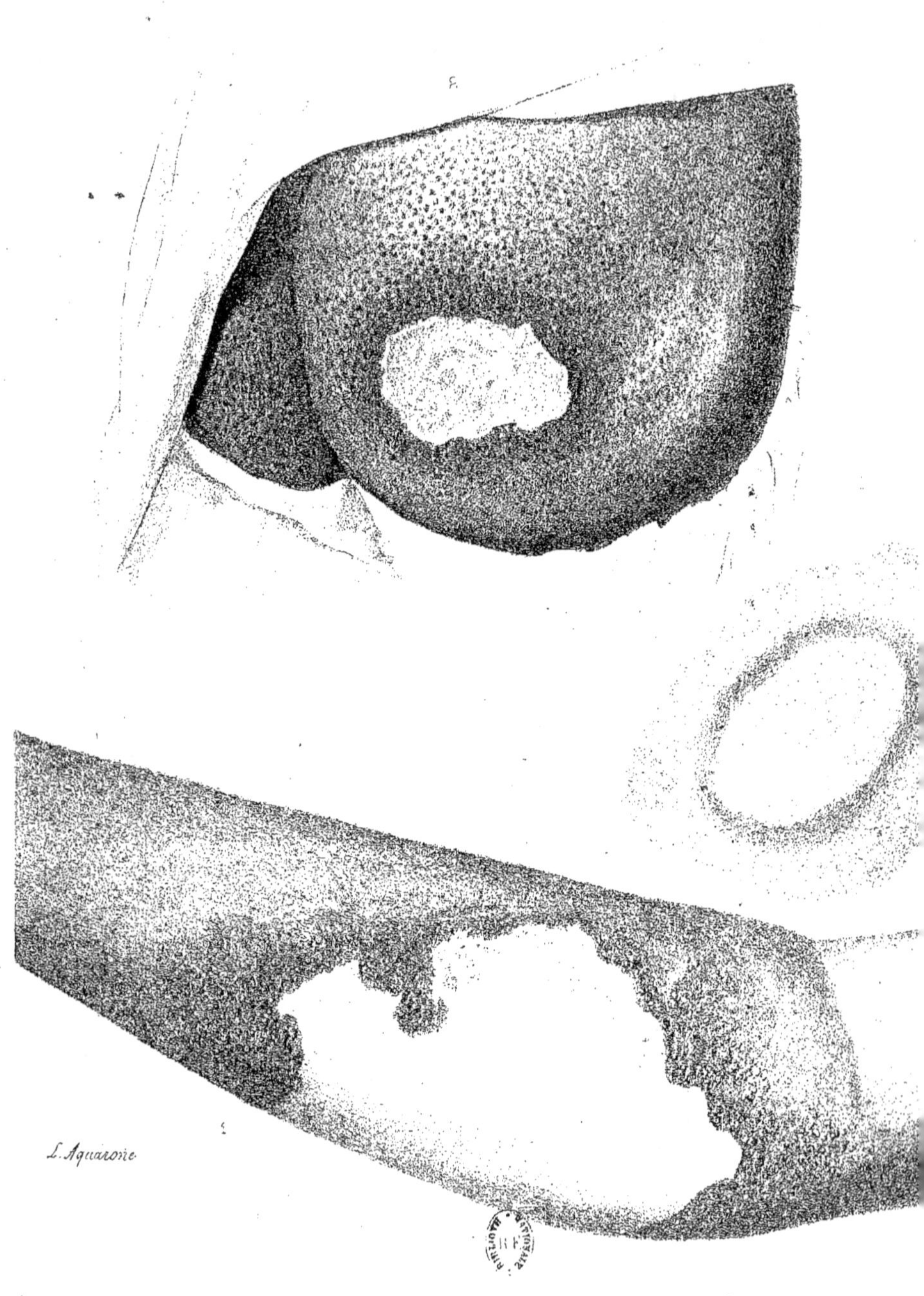

1 Lèpre blanche, Leucé d'Hippocrate, Morbus phénicicus. 2_Placard de la fesse de la même malade, entouré de lilac rin
3._Reproduction d'une pièce du musée de St Louis, N° 994. Sclérodermie en plaques. Morphée. L
(Har

membres thoraciques, à leur côté externe. Au côté interne de l'avant-bras droit, îlot de peau bien plus blanche que nature, lisse, glabre, d'une longueur de 12 centim. environ sur 8 de large, à deux travers de doigt de l'épitrochlée, et empiétant sur la face antérieure. Ce placard blanc ressort manifestement et se trouve circonscrit en haut, par un rebord ondulé, saillant, quelque peu bronzé, parsemé de petits grains palpables et visibles (pl. 16, fig. 1). Il en est de même de son encadrement inférieur qui est d'un brun plus accusé encore ; tandis que latéralement la délimitation est plus graduée et va en mourant, jusqu'à la peau normale, sans ligne de frontière tranchée. Ce placard blanc jure à distance sur le reste du tégument ; il ne ressemble point au vitiligo dont il s'éloigne surtout par son encadrement. La surface en est résistante, dure et sans desquamation. Partout ailleurs, sur le membre, la peau est normale. R... ne s'aperçoit pas, lorsque je frôle cette surface blanche, avec un bout de papier ou bien lorsque j'y promène mon doigt. Le tact y est donc aboli. Je perce de part en part un pli de cette morphée blanche, sans produire ni douleur ni suintement sanguin ; tandis que partout ailleurs la piqûre la plus légère est très douloureuse, même sur l'encadrement brunâtre. A la face, il n'y a que les régions sourcilières dont la sensibilité soit émoussée ; bien qu'il n'y ait pas d'infiltrat et que les poils se conservent. Une boule de bronze, froide, promenée sur la peau, est partout ressentie telle quelle, excepté sur le placard blanc où elle donne une sensation de corps chaud (perversion du sens thermique). A la région des sourcils, la malade sent le contact des corps froids bien moins que partout ailleurs à la face, et les trouve tièdes.

Au milieu de la fesse droite, légèrement nuancée de violet (trop exagérée sur le dessin), on remarque un autre placard blanc, circonscrit par un cadre lilas (lilac ring) prononcé. Ce placard, plus blanc (la chromolithographie a eu le tort de barbouiller de rouge ce placard ; voir l'original déposé au musée Saint-Louis) que la peau normale de n'importe quelle partie du corps, grand comme la moitié de la paume de la main, légèrement déprimé, est comme situé sur un plan inférieur par rapport au niveau du tégument environnant ; il est lisse ; tandis que la peau qui l'entoure est granuleuse, hérissée de petits points saillants, comme la peau de dinde. Les piqûres les plus profondes, pratiquées sur cette plaque de morphea, n'occasionnent aucune sensation. Il en est de même des corps chauds et froids. Les macules du dos sont bien moins sensibles que la peau normale des environs. Les cuisses sont tachetées de petites macules roses, irrégulières, éparpillées avec désordre. De plus, tout le tégument est comme horripilé. Les jambes sont tuméfiées et légèrement bronzées ; leur surface est lisse et glabre ; sauf leur côté externe où l'épiderme mue en furfures ; là aussi le contact, les piqûres d'épingle, le champignon du thermocautère Paquelin, froid ou surchauffé à la lampe à alcool, ne sont point ressentis, tout comme sur les placards de morphea ; et, chose curieuse, la malade accuse du froid lorsque l'instrument détermine même des brûlures sur les placards blancs. Dès qu'on dépasse leurs limites, R... se retire en se plaignant. Le côté externe des jambes sent incomplètement la température d'un corps très chaud et supporte son contact, lorsqu'à la région poplitée le moindre attouchement est douloureux. Ni ganglions engorgés, aux coudes, ni nodosités ou épaississement des nerfs cubitaux. Ergotine, bains, solution de Fowler. En novembre, amélioration. Il n'y a plus eu ni bouffées, ni congestions de la face ; état général satisfaisant. Les macules du dos, de la poitrine et des cuisses s'effacent. Décembre, les règles n'ont pas paru depuis 2 mois ; la peau du coude gauche s'est épaissie, elle est d'un rouge brun ; l'épiderme est devenu écailleux. Janvier. Cette pauvre fille employée à la régie des tabacs pour la fabrication des cigarettes, à raison d'un franc par jour, que cette généreuse administration accorde à ses ouvrières, a été renvoyée. Elle en a été désolée et réduite à la misère. Ces deux conditions, morale et substantielle, ont imprimé une marche funeste à sa maladie, immédiatement. Les placards pigmentés du dos, en train de s'effacer, se sont accusés, comme coloris, et se sont étendus ; il y a eu une nouvelle poussée de macules ; les extrémités des membres sont bleuâtres, lorsque la température de la chambre, où l'observation est prise, est de 17°, et que les parties sont chaudes au toucher ; le tégument des membres est chagriné, comme du maroquin à gros grains ; ces petites élevures, saillantes comme des petites têtes de camion, uniformément réparties, serrées les unes contre les autres, sont encore plus violacées que le fond sur lequel elles reposent. Les placards blancs sont dans le même état. Chaulmoogra. En février 1886, la disposition granuleuse, granitique, des jambes s'est prononcée davantage. Il s'est produit, en plus, une modification craquelée de l'épiderme, avec desquamation ; chaque petit îlot d'épiderme, à figure quasi-géométrique, circonscrit par des lignes minces, est constitué par un polygone irrégulier de 3 à 4 millim., ayant à son milieu une petite macule pigmentée qui s'enlève avec la lame épidermique. Les cuisses sont parcourues par de larges coups de pinceau fauves. Tout le reste est dans le même état.

Nous avons perdu de vue cette malade. J'ai prié le Dr Mandil, qui exerce dans le quartier habité par R..., de la suivre. En juin 1886, la lèpre a évolué très vite chez cette pauvre fille, logée dans un taudis infect, grouillant dans la saleté la plus sordide et ne se nourrissant que de croûtes de pain desséchées et souvent moisies que l'on mendie pour elle. La figure devint *myxœdémique*, le nez s'est affaissé ; la cachexie était complète. Elle est morte positivement d'inanition, sans secours, sans soins, au centre de notre capitale, refusée brutalement à la porte de tous les hôpitaux quel qu'en fût le tutélaire, saint ou sainte.

RÉFLEXIONS. — Au dire des parents et de la malade, les placards blancs ont précédé toute autre manifestation de la léprose, pendant plusieurs mois chez cette malade. Cette achromie, peu prononcée au début, s'est accentuée progressivement, ainsi que son encadrement rose et plus tard violet à peine appréciable au commencement. Si donc la lèpre s'était arrêtée à cette période de son évolution d'une manière définitive ou bien par suite d'une halte prolongée, ainsi que cela se voit parfois, nul doute qu'on aurait été en droit de diagnostiquer une *morphea* identique à celle des auteurs modernes. Or, ces haltes de la léprose se rencontrent surtout dans les contrées où la maladie a perdu toute son intensité, où son évolution lente, anormale, atténuée, ne détermine que des cas légers ou *frustes* qui, parfois, s'éloignent de la marche classique, telle qu'on l'observe dans les localités où la lèpre sévit encore avec violence, endémiquement. Dans l'Europe centrale, en France surtout, où nous avons observé la survivance de la léprose à l'état fruste, la maladie peut être réduite à une seule manifestation légère, n'ayant rien de typique ; mais, à côté de ces cas indécis, on trouve aussi la lèpre classique la plus évidente, même la forme la plus grave, la tubéreuse qui est la quintessence de la diathèse. Or, les manifestations légères sont, en général, méconnues, quant à leur nature, et d'autant plus que la conviction générale était que la lèpre avait complètement disparu de la France depuis trois siècles. Dans ces circonstances, il était tout naturel que ces cas qualifiés de *bizarres*, de *singuliers*, d'innomés, qu'on ne pouvait caser nulle part dans la nosographie, fussent considérés comme appartenant à des maladies qui avaient échappé jusqu'alors à l'attention, et qu'ils réclamassent des noms nouveaux. La lèpre a presque disparu de l'Europe centrale, grâce aux progrès de l'hygiène et du bien-être répandu à toutes les classes sociales, ce qui n'empêche qu'il y ait encore de nombreux cas dont la plupart atténués. En Orient, nous en sommes encore au moyen âge, et la léprose continue à y rencontrer toutes les conditions favorables à sa prospérité et à son évolution, sans entraves. Cependant, nous avons signalé sa disparition dans quelque localités également transformées, au point de vue de l'hygiène, dans lesquelles elle sévissait avec violence, il y a environ 40 ans. Grâce à l'intelligence et à l'instruction des habitants, les léproseries désertes tombent en ruine. (Voir : *Les voyages chez les lépreux*.)

OBSERVATION XVI. — *Lèpre phénicienne, Leuké d'Hippocrate (de* λευκός, *blanc),*
Morphea alba.

D... J., grec, âgé de 48 ans, né à Constantinople, à Phanar, faubourg situé dans la Corne d'Or ; n'a fait qu'un seul voyage, en Bulgarie, à 15 ans, en 1865 ; il n'a jamais eu la syphilis. Pas de lépreux dans sa famille, à sa connaissance ; il n'a jamais été en relation avec des lépreux, non plus ; mère également native de Phanar. Mais son père, mort depuis plusieurs années, capitaine de vaisseau faisant le petit cabotage, était originaire de l'île de Koutali ; située tout près de celle de Marmara, à 3 heures de Byzance. La lèpre est endémique dans ces deux îles, nous l'avons déjà dit. D... a une sœur et un frère mariés, avec enfants. A Koutali, il compte des cousins-germains, c'est-à-dire des enfants de deux frères de son père ; tout ce monde est indemne. D... se maria en 1873 avec une Constantinopolitaine dont la famille n'a jamais eu de lépreux. Il naquit de ce mariage 3 enfants dont 2 sont morts ; l'aîné, un garçon, à 5 ans et demi, d'une maladie de la moelle épinière qui dura 6 mois, et une fille, de la dysenterie. Il conserve une fille âgée actuellement de 20 ans, indemne.

En 1870, D... eut des douleurs très violentes dans les membres, qualifiées de rhumatismales. Elles ont toujours persisté depuis, modérées mais avec exacerbations. Rien autre jusqu'en mars 1891, lorsqu'il s'aperçut que ses pantoufles le gênaient, à cause d'un léger gonflement des pieds. Même incident aux mains, en avril : son alliance étranglait son annulaire ; tous les doigts étaient un peu raides et difficiles à plier. Le Dr Calfoglou, consulté en ce moment-là, examina minutieusement le malade et constata de l'anesthésie aux avant-bras, et par places sur les jambes ; en même temps, douleurs spontanées, violentes, principalement aux articulations des pieds, et faiblesse extrême des jambes ; peu de résistance à la marche, enchifrènement nasal et partant gêne de la respiration qui s'accomplissait surtout par la bouche toujours béante ; épistaxis de temps en temps, et jetage séro-purulent. Les cils étaient en partie tombés. Mon honorable confrère demanda mon avis sur son client qui vint me voir, le 5 juin 1891. D... était alors dans l'état suivant : douleurs dans les articulations des mains et des pieds, rhumatoïdes, qui l'empêchaient de dormir ; extrémités un peu gonflées, uniformément, sans œdème, acromégaliques. La région des deltoïdes est insensible, des deux côtés, au contact et aux piqûres; elle ne perçoit que faiblement la température des corps qu'on y applique ; il en est de même des avant-bras, du côté de l'extension ; le dos des mains est sensible, ainsi que la paume et les doigts; aux jambes l'insensibilité existe au 1/3 moyen de la face antérieure, uniquement sur une surface d'un travers de doigt, tant à droite qu'à gauche. La face, sensible sur toute son étendue, ne présente rien autre qu'un léger gonflement du nez. La muqueuse olfactive est boursouflée ; croûtes gluantes, écoulement muqueux parfois épais et même sanguinolent. Odorat aboli ; pas d'ozène; voix nasonnée. Sourcils clairsemés; bords des paupières légèrement dégarnis de leurs cils, depuis peu. Rien autre ne fut constaté, malgré l'examen le plus minutieux auquel nous nous sommes livré. Appétit conservé ; mais faiblesse extrême, comme s'il se relevait d'une grave maladie ; les urines ne contiennent pas d'albumine. Nous avons dit au Dr Calfoglou qu'il y avait de fortes présomptions pour que son client fût atteint de la lèpre que j'avais vue plusieurs fois débuter de cette manière insidieuse ; mais qu'il fallait surveiller la marche de la maladie avant de trancher une question aussi grave. Analgésine, ext. fluide de quinquina avec arsénite de potasse ; injections nasales boriquées.

En août, à un second examen, nous trouvons un petit placard blanc sur la tempe gauche, et deux autres à la région du coude du même côté. Le tégument y est plus blanc que nature et tout à fait achromique, ce que fait bien ressortir la peau basanée du sujet; la sensibilité y est émoussée et les piqûres d'épingle ne sont pas suivies de suintement sanguin, comme cela a lieu tout autour de ces macules blanches; il y a donc *ischémie*.

Le 12 novembre, les pavillons des oreilles sont gonflés et rouges, comme envahis par un érysipèle léger; sentiment de chaleur incommodant. A la tempe gauche, le petit placard blanc d'un centimètre, à bords irréguliers, s'est accentué davantage. Toute la peau environnante conserve sa coloration normale. La sensibilité y est très diminuée, ainsi qu'à la partie inférieure du pavillon auriculaire droit, et à l'aile gauche du nez; il ne reste plus de cils aux paupières inférieures, et bien peu aux supérieures ; sourcils, moustache, barbe, cheveux abondants, gris, normaux ; fosses nasales dans le même état. Rien à la bouche. L'avant-bras gauche présente trois macules blanches dont les deux plus petites, situées au-dessus de l'olécrâne, sont transversalement dirigées et tranchent sur le tégument rouge brun qui les entoure (pl. 17, n° 1). L'autre placard, dirigé dans le sens du membre, est long de plus d'un centim. et large d'autant dans sa partie inférieure; il est irrégulièrement circonscrit, sous forme d'îlot blanc achromique. La sensibilité est émoussée sur les placards et sur la peau sur une étendue de 8 centim. de long et 3 de large. Au côté externe du bras droit et à la partie supérieure de l'avant-bras légèrement tuméfiés, on remarque aussi quelques taches achromiques hordéiformes entourées d'une coloration rouge.

En janvier 1892, nous remarquons quelques macules achromiques sur les cuisses, entourées de lisérés rouges, sans modification de l'épaisseur de la peau, sans ourlet d'encadrement, sans altération de l'épiderme, sans mue. Même aspect au côté externe de la partie moyenne des jambes; tronc normal. Rien autre chose à noter. Il va sans dire que le diagnostic s'est définitivement confirmé. Ergotine, chaulmoogra, injections nasales avec aristol.

Le malade ayant une situation dans le monde, nous n'avons confié le secret de sa maladie qu'à notre honorable confrère le Dr Colfoglou. D... continue donc à vivre dans sa famille et dans la société, comme si de rien n'était, et j'ajoute par anticipation, que ni sa femme, ni ses parents, pas un de ses nombreux amis ou connaissances, personne en un mot, n'a contracté la maladie. Nous suivons attentivement l'évolution de la lèpre chez ce malade qui présente tous les 3, 6 ou 8 mois, un mouvement fébrile précédé de frissons, et suivi d'une prostration extrême qui l'arrête court et le condamne même au lit. Les douleurs des membres augmentent alors; il y a des placards hyperesthésiques, des engourdissements, des fourmillements et parfois aussi quelques placards d'érythème noueux. La sensibilité a éprouvé de curieuses modifications chez lui. Elle revint un certain nombre de fois, aux régions où elle était abolie et s'y exalte même, pendant les accès fébriles, aux tiers inférieurs des avant-bras et des jambes; il arriva que le tact fut revenu lorsque le sens thermique restait aboli et que les piqûres d'épingle n'occasionnaient aucune douleur. La marche torpide de l'affection continuait toujours, lorsqu'en 1895, à la suite d'une émotion violente, l'affection reçut un coup de fouet qui lui fit subir un grand pas en avant et la rendit incontestable aux yeux des plus hésitants confrères consultés. Une congestion de la face, quasi-érysipélateuse, altéra la physionomie, fit tomber complètement les sourcils aux 2/3 externes de la région, gonfla les pavillons des oreilles et fut suivie de l'apparition d'un placard ulcératif sur le voile du palais, à aspect granuleux, avec alternance de petites ulcérations miliaires jaunâtres. Deux mois après, tout cela disparut; mais 4 mois plus tard, après une courbature et un mouvement fébrile modéré, les mains se sont gonflées, et il apparut à leur dos de larges placards érythémateux qui devinrent bientôt pigmentés. Après quelques semaines, tout s'est dissipé de nouveau; mais les placards achromiques persistent encore. Les nerfs cubitaux, tuméfiés d'abord uniformément, présentent pour la première fois deux nodosités de chaque côté, comme des flageolets, aux environs des coudes. D... continue ses occupations et sa vie sociale ordinaire, sans aucun incident dans son entourage. Chaulmoogra et arsenic, alternativement; mais les lésions nasales continuent à s'aggraver. Je prie le D' Narlys, spécialiste pour les maladies rhino-laryngées, d'examiner D... Mon honorable confrère m'écrivit que les fosses nasales sont encombrées de tumeurs végétantes; il en est de même du palais qui est comme envahi par un épithélioma. La perforation de la cloison est énorme. Le D' Narlys, qui a étudié plusieurs lépreux avec nous, ajoute : « un médecin peu expérimenté y verrait la syphilis »; ce qui a tranché toute équivoque, c'est la constatation du bacille de Hansen, sur un fragment de peau pigmentée que j'ai enlevé à l'avant-bras gauche. Voici l'état de D..., le 28 octobre 1895 : les placards ont disparu; le tégument du dos des mains est aminci, atrophié, froncé, comme s'il était plus large que les parties sous-jacentes, ainsi que chez les vieillards de 80 ans (D... n'en a que 53). Cette atrophie a fait suite à la tuméfaction; elle est le fait de la lèpre et s'observe sur n'importe quelle partie du corps. La force des mains est revenue; quelques engourdissements parcourent les membres; sensibilité de retour en partie. Ainsi, la tête, le nez et les pavillons des oreilles restent insensibles aux piqûres; le chaud, le froid et le contact sont perçus. Le cou et tout le torse sont sensibles en tout. Les avant-bras, à leur face antérieure, les paumes des mains, les pulpes des doigts conservent leurs diverses sensibilités; tandis que du côté de l'extension, seul le tact est conservé; les piqûres et la température ne sont pas ressenties. Les névromes du cubital au coude sont réduits au volume de deux grosses lentilles, de chaque côté. Aux membres pelviens, l'insensibilité apparaît absolue à partir du 1/3 inférieur des jambes; seul le point culminant des arcades plantaires reste sensible à tous les modes; la chaleur et le froid sont lentement perçus, c'est-à-dire après avoir maintenu le corps en contact pendant quelques secondes. Malgré l'amélioration et la disparition de certaines manifestations, la lèpre persiste et progresse même; le vomer est détruit en grande partie; les ulcérations nasales sont étendues et nombreuses; au palais, près

du voile, on voit une surface ulcérée, granulée et gaufrée, à bords serpigineux d'un centim.
transversalement et d'un 1/2 antéro-postérieurement ; la base de la luette est donc envahie,
mais le gonflement irrégulier presqu'en chou-fleur derrière les incisives supérieures a disparu.
La vue s'est obscurcie à droite ; l'iris a perdu de sa contractilité à la lumière ; le malade voit
trouble. L'examen ophtalmoscopique n'a rien dévoilé. Actuellement, juin 1896, la maladie
fait trêve.

Réflexions. — D... continue ses occupations et sa vie sociale, comme toujours ;
il vit au milieu de sa famille, sans la moindre précaution ; tout le monde continue à
être indemne ; et encore une fois, voilà comment la clinique donne des démentis aux
plus séduisantes théories. Nous avons les mains pleines de faits pareils, *sans avoir
jamais rencontré un seul* en opposition avec eux. Nous avons gardé strictement le
secret de la nature de la maladie de D..., ignorée même par sa femme. Au début le
diagnostic était bien scabreux ; car il ne s'agissait que de congestions cutanées légères
avec fièvre, courbature, diminution de la sensibilité sur quelques parties du corps,
et rhinite ; plus tard, l'apparition de quelques macules blanches a confirmé nos soupçons exprimés à première vue, grâce à l'expérience acquise. En effet, nous avons été
souvent témoin de tels débuts insidieux de la lèpre qui met quelquefois plusieurs
années pour s'affirmer davantage. En ce moment même nous avons en observation
deux israélites espagnols qui présentent ces phénomènes prémonitoires que nous
incriminons déjà et que nous combattons, étant certains de la présence de la maladie.

L'achromie des placards chez ce malade, aussi limitée, est rare ; et, n'était
l'addition d'autres symptômes ultérieurs, par l'évolution de la lèpre, bien des confrères n'auraient pas accepté notre diagnostic. Et vraiment cette réserve est justifiée
par la gravité d'une telle déclaration, qui équivaut à une terrible condamnation presque sans appel, sur la simple présence de quelques troubles indécis, et de peu d'importance, en apparence.

La lèpre ne se confirma chez D..., qu'à l'âge de 48 ans. Mais à quelle date avait-
elle pris réellement possession de lui. Ces douleurs, qualifiées de rhumatismales,
parcourant les membres, parfois d'une violence extrême, avec fièvre, et à répétitions,
n'étaient-elles pas déjà le signal de la maladie commençante, bien des années auparavant ? Y avait-il alors des placards anesthésiques, des érythèmes noueux ou érysipéloïdes fugaces, comme c'est souvent le cas, qui ont échappé au malade et aux
médecins ? La chose serait possible ; car souvent, il nous est arrivé de découvrir nous-
même ces placards anesthésiques, et les premières macules, complètement ignorés par
les malades. Il n'est pas improbable qu'une hygiène sévère, au point de vue de la
propreté et de l'alimentation, et un traitement approprié, institué dès le début de ces
troubles circulatoires et nerveux, annonçant déjà l'infecton de l'organisme, n'eût pu

arrêter l'évolution de la lèpre ou tout au moins la ralentir, l'entraver dans sa marche, si torpide chez ce malade; c'est ce que nous nous flattons d'avoir obtenu dans bien des cas. Les médicaments qui nous ont paru le mieux réussir dans ces circonstances sont l'ergotine comme décongestif, le bromure de potassium, à dose modérée, un ou deux grammes par jour, pour apaiser l'éréthisme nerveux, et les bains généraux savonneux, tièdes.

Une question de la plus haute importance se lève à propos de D...; comment a-t-il pu contracter la lèpre? Il n'a jamais habité une localité lépreuse; il n'a jamais été en relation avec des lépreux; il n'en a jamais même rencontré, nous dit-il, que dans la rue et il les a toujours soigneusement évités, par répugnance. D... est Constantinopolitain pourtant; et la présence de nombreux lépreux ambulants ferait admettre, à un examen superficiel, que c'est par la contagion inconsciente qu'il a dû gagner la lèpre. Cette interprétation ne serait pas la vraie, selon nous.

Les nombreux lépreux ambulants de Constantinople se livrent, comme nous l'avons déjà dit, à une foule de métiers qui les mettent en relations continuelles avec la population indigène de Byzance, composée d'éléments si hétérogènes comme nationalités. Nous avons dit n'avoir pas rencontré jusqu'à présent, et malgré nos recherches persévérantes, un seul cas de transmission de la maladie à l'entourage des lépreux, pas même au conjoint, mari ou femme, alors même que la lèpre est très avancée chez l'un d'eux couvert d'ulcères infects, de tubercules fondus, d'ulcérations de la bouche..., et que les relations sexuelles continuent toujours; quand même le mari lépreux, à la période ultime, a engrossé sa femme qui met au monde un enfant lépreux. Or, lorsque la contagion n'a jamais pu, à notre connaissance ici à Constantinople, s'effectuer dans ces relations quotidiennes et les plus intimes, comment admettre la supposition que c'est par un contact occulte par la monnaie en circulation, comme on l'a prétendu, par un contact médiat et inaperçu ou par l'air ambiant que la contamination ait pu s'effectuer? Plusieurs médecins s'occupent de l'étude de la lèpre à Constantinople. Quelques-uns, parmi ces honorables et distingués confrères, croient théoriquement à la contagiosité de la lèpre. Mais malgré nos instances, ils ne nous ont jamais montré un tel fait; ils n'en ont pas produit, non plus, devant notre Société médicale qui nomma, il y a six ans, une commission permanente dans le but d'étudier minutieusement les faits favorables à la théorie de la contagion, malgré l'appel fait aux membres de la Société, principalement à ceux qui se sont déclarés contagionnistes, dans les discussions qui ont eu lieu au sein de cette compagnie. Nous possédons, il est vrai, quelques observations appartenant à des lépreux grecs nés à Constantinople, dont les parents et les grands-parents sont indemnes, — comme le malade précédent — qui n'ont jamais visité des localités lépreuses, ni fréquenté des lépreux. Mais les ancêtres de tous ces lépreux indigènes, constantinopolitains, et souvent leurs père et mère sont originaires de pays lépreux. Dans ces cas, logiquement, une seule explication est plausible : c'est qu'il s'agit d'*atavisme ;* dans leur lignée ascendante il doit y avoir eu des lépreux ; et l'hérédité morbide a sauté plusieurs générations. Nous n'avons jamais rencontré la lèpre chez un Constantinopolitain qui ne remontât à une telle origine. J'ai toujours soutenu la même thèse pour nos juifs espagnols qui comptent parmi eux de nombreux lépreux. Or, je le répète, ces israélites nous viennent d'Espagne, où ils se sont dirigés directement de la Palestine ; ils sont donc les descendants directs des Hébreux de Moïse parmi lesquels la lèpre a beaucoup sévi ; ils portent en eux un passé lépreux séculaire. Ces Hébreux, les seuls israélites qui aient la lèpre à Constantinople, sont d'autant plus facilement lépreux, qu'ils ne se croisent pas, qu'ils se marient toujours entre eux et perpétuent ainsi leur *atavisme lépreux.*

Observation XVII. — *Lèpre maculeuse hyperchromique et achromique ; la morphée la plus fréquente du Nouveau-Continent, la Leuké d'Hippocrate, dont la morphée de Saint-Louis paraît n'être qu'une atténuation. Preuves d'hérédité.*

J. Cohen, israélite espagnol, 22 ans, célibataire, marchand ambulant de poissons salés, habitant Couscoundjouk, village situé sur la rive asiatique du Bosphore, n'a pas eu la syphilis ; père, mère vivants, ni lépreux, ni syphilitiques. Ils ont eu 4 enfants, tous indemnes, ainsi que les parents ascendants, descendants et collatéraux. Après m'avoir affirmé n'avoir jamais eu de lépreux dans sa famille, pressée de questions, la mère finit par avouer que 2 filles de sa sœur, cousines-germaines de notre malade, sont mortes à 3o et à 35 ans ayant la figure couverte de boutons, et hideuses ; mais que, sachant que ses nièces étaient lépreuses, personne de chez elle ne les fréquentait. J'ai déjà souvent répété que, en Orient, on nie toujours avoir quelque lépreux dans sa famille, afin que l'on ne soit entaché de cette tare héréditaire qui nuit à l'établissement des enfants. Aussi est-il très difficile et souvent impossible de savoir la vérité sur ce sujet. Disons en passant, à titre de renseignement, prouvant que l'hérédité directe n'est pas fatale, d'ailleurs comme dans toutes les maladies familiales, que ces 2 nièces étaient mariées et que l'aînée a laissé un fils âgé actuellement (en mai 1895) de 34 ans ; et l'autre 2 filles, en ce moment de 3o et de 20 ans, tous indemnes, ainsi que leurs enfants. Cohen n'a eu que des fièvres intermittentes ; sa vie a été dure ; il vendait, tout débraillé, des allumettes dans la rue, et fut misérablement nourri. Adolescent, il changea de métier, gagnait de l'argent et s'adonnait à la boisson, de manière à s'ingurgiter, chaque jour, près d'un litre 1/2 d'eau-de-vie blanche (raki). A 18 ans, employé comme gardien d'une maison riche, il brisa, par maladresse, un grand vase de prix ; il en fut désolé et malade. Coïncidence ou non, peu après, il remarqua sur ses jambes quelques macules qui n'ont eu qu'une courte durée (?) ; 4 mois après, nouvelles taches peu prononcées, rosées et fugaces sur les membres thoraciques. Jamais rien à la face ; ni fièvre, ni indisposition qui l'obligeât de s'aliter. Tel était son état, bien peu inquiétant en apparence, lorsqu'un jour il remarqua, par hasard, sur son corps, quelques taches plus blanches que le tégument normal, entourées de *cercles rougeâtres* qui se sont foncés et brunis par la suite.

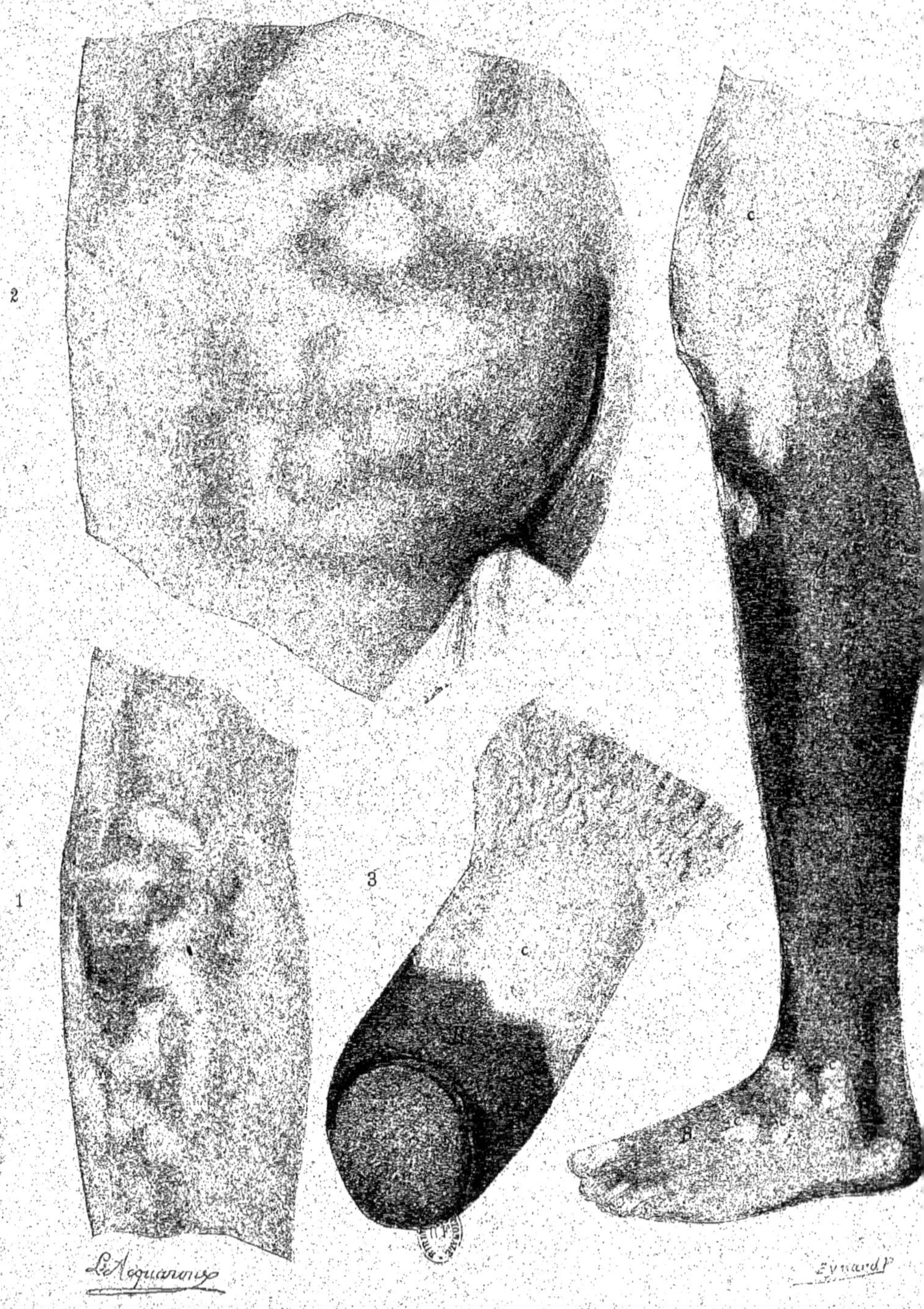

1. Leuce d'Hippocrate. — 2. Fesse, lèpre maculeuse hyper et achromique. — 3 et 4. Vitiliogo chez un lépre
A B B. Peau normale. — c c c c c c c. Peau décolorée.

En octobre 1885, C... paraît d'une bonne santé et d'une constitution robuste ; bien que sans souffrance, il s'inquiète pourtant sur son avenir, se doutant probablement de la nature de son affection, commune chez ses coreligionnaires. Il vint me trouver précisément le jour consacré aux lépreux. Face normale ; chevelure, cils, sourcils, barbe, moustache bien garnis ; quelques taches de rousseur sur les ailes du nez et sur les pommettes. Rien autre à noter du côté de la tête, si ce n'est une macule violacée, comme une pièce de 20 centimes, sur le palais ; les tissus y sont comme déprimés, sans ulcération d'ailleurs ; c'est comme un coup de pinceau ; C... en ignorait la présence. La sensibilité est partout normale à la face. A la naissance du cou, près du sternum, petit cercle blond, sans saillie, sans autre modification de la peau, circonscrivant un petit îlot de peau normale. Même disposition sur la mamelle gauche. Au dos, au-dessous des angles inférieurs des omoplates, quelques petites papules roses, peu marquées, et 3 placards oblongs dans la direction des côtes, situés dans les espaces intercostaux, irrégulièrement délimités par un cercle sinueux légèrement blond, circonscrivant des îlots plus blancs que la peau normale. Au bas des reins et sur les fesses, quelques papules blondes et des macules achromiques d'une blancheur remarquable que fait encore plus ressortir la bande pigmentée qui les encadre. Pour se faire une idée exacte de ces îlots achromiques, entourés de cercles hyperchromiques, on n'a qu'à jeter un regard sur la planche 17, figure 2. Cette décoloration est survenue progressivement. Les cercles bruns ont été pendant longtemps *roses*, puis légèrement *violacés ;* plus tard ils se sont foncés, pigmentés, élargis. Au côté externe et inférieur de la cuisse gauche, au milieu d'un placard rouge, on remarque 4 petits îlots *blancs* comme des coups de pinceau. Si l'on exerce une pression avec le doigt sur ces placards, pendant quelques secondes, les cercles rouges deviennent légèrement jaunes, comme ictériques, et les taches blanches apparaissent encore plus claires ; tandis que les cadres pigmentés ne se décolorent presque pas. La pression cessée, tout revient à l'état antérieur. Quelques placards semblables siègent sur les jambes. Il est à noter que plusieurs des îlots blancs sont comme déprimés et situés sur un plan inférieur, eu égard au tégument normal des environs. Sur les placards des membres, très poilus ailleurs, les poils sont rares et cassés. A la face postérieure des cuisses, on trouve de ces placards moins âgés, à encadrement rouge violet et à fond à peine plus clair que la peau normale. La coloration des cercles et l'achromie des îlots s'accentuent à mesure. Chose à noter, les piqûres d'épingle font très facilement jaillir un sang foncé sur les cadres violacés, et sur les roses. Au contraire, rien ne s'écoule lors même que j'enfonce l'aiguille profondément dans la peau blanche achromique, ischémique. Signalons de suite que ces piqûres sont peu senties sur les cadres, principalement sur les sépiés et encore moins sur QUELQUES-UNS DES ILOTS achromiques. Lorsqu'on explore la peau avec un gros bouton métallique froid, C... l'accuse *chaud* sur les placards blancs, peu froid sur les encadrements, et très froid, tel qu'il est, au delà. La peau des jambes est un peu épaissie, légèrement bronzée, comme craquelée, mais sans ichtyose, sans furfures. Elle est peu sensible au milieu de leur hauteur. Pieds normaux. Sur les membres thoraciques, quelques placards absolument pareils à ceux déjà décrits : une bande rouge *violet* ou sépié, plus ou moins coloriée, entoure des îlots à tégument bien plus blancs que nature. Rien autre à noter ; point de tubercules, point d'ulcères. Ganglions lymphatiques épitrochléens légèrement tuméfiés, ainsi que ceux du cou, des aines et du triangle de Scarpa ; pas de nodosités des nerfs cubitaux ; en comprimant les petites grosseurs du coude on ne détermine aucun rayonnement douloureux vers l'auriculaire et l'annulaire ; deux fois par semaine, injections sous-cutanées de solution de Fowler, de 10 à 20 gouttes ; propreté, bains, régime lacté et végétarien.

En décembre, les encadrements circonscrivant les îlots achromiques se rétrécissent et s'éclaircissent de plus en plus; tandis que les placards blancs se sont agrandis à leurs dépens. A certains endroits, l'encadrement a été comme interrompu, par la disparition de la couleur sépiée. Cet effacement, cette résorption du cercle hyperchromique, se voit surtout autour des placards de la *morphée blanche* de l'avant-bras droit. Notons aussi que ce malade sue facilement et abondamment lorsqu'il fait chaud, ou lorsqu'il est impressionné. La coloration bronzée de la partie supérieure des jambes s'éclaircit aussi. Quant à la sensibilité, il n'y a pas grand changement depuis la dernière exploration, si ce n'est qu'elle est plus émoussée encore aux 3/5 moyens des jambes, et délimitée nettement comme si l'on y avait appliqué un bandage circulaire. Au membre thoracique droit, la sensibilité est conservée à la main; elle devient nulle à partir de la ligne articulaire radio-carpienne jusqu'à 3 travers de doigt de l'articulation huméro-cubitale, dans le sens de l'extension et de la flexion. La région de la saignée conserve, comme presque toujours, sa sensibilité normale. Au bras, la 1/2 antérieure de l'îlot de la morphée blanche est sensible; tandis que le côté externe est insensible; sur tout le reste du bras droit, les *encadrements sépiés et les placards achromiques sont sensibles.* Même disposition à gauche, c'est-à-dire que certaines parties des îlots blancs sont sensibles et d'autres insensibles. Ce malade a été perdu de vue. Son observation présente beaucoup d'analogie avec le malade du Dr Hallopeau, obs. XIII, et avec celle du Dr Chatelain, obs. XIV.

Un fragment d'un encadrement hyperchromique et un autre d'un îlot achromique ont été enlevés pour la biopsie. L'examen le plus attentif n'y a pas fait constater de bacilles. Les faits ont parfois l'impertinence de démentir les plus belles théories ; car la lèpre est incontestable.

RÉFLEXIONS. — Nous attirons d'abord l'attention du lecteur sur les cachotteries des lépreux et de leurs parents, relativement à l'origine familiale de la maladie. Il est bien rare que les lépreux avouent spontanément que la léprose sévit dans leur famille. Parfois ils se coupent, pendant une instruction habilement dirigée ; ce qui est arrivé chez C... Mais il n'en est pas toujours ainsi. Les malins se méfient et ne se livrent pas ; on est alors induit en erreur et l'on croit que la lèpre est une acquisition toute nouvelle dans la famille des patients ; d'où des interprétations fausses sur son origine, et tendance à l'attribuer à la contagion. La lèpre est une maladie ancestrale et même ethnique. Elle saute souvent plusieurs générations, pour réapparaître dans la lignée descendante, lors même qu'il n'y a eu aucun contact avec le lépreux ascendant, mort depuis 50 et 80 ans. Nous avons rencontré la lèpre chez des descendants qui n'ont jamais été en contact avec l'ancêtre lépreux, décédé bien avant la naissance de ceux-ci, et lors même que les grands-parents sont restés dans leurs pays, tandis que leurs enfants, indemnes, sont allés s'établir dans d'autres contrées éloignées où ils se sont mariés. Et ce sont les enfants de ces derniers individus indemnes, c'est-à-dire les petits-enfants ou les arrière-petits-enfants des lépreux, venus au monde dans des endroits où la lèpre n'est pas endémique, qui sont devenus tout à coup lépreux, sans avoir jamais été en relation avec des éléphantiasiques. Ces observations ne démontrent-elles pas suffisamment l'hérédite de la lèpre?

La prédisposition ou le germe existant, des causes occasionnelles et souvent des conditions individuelles font éclater la maladie plutôt chez tel que tel autre descendant du progéniteur lépreux. Parmi ces causes secondaires, éventuelles, qui contribuent à l'éclosion du germe, nous plaçons la misère et ses conséquences afférentes : la saleté, la mauvaise nourriture composée surtout de substances dont les toxines, éliminées surtout par la peau, prédisposent aux affections cutanées (poissons salés, pourris, coquillages, huiles de mauvaise qualité, rances, de sésame, d'olive...). Enfin l'abus des alcooliques, l'exposition du corps aux grandes variations météorologiques qui influencent incontestablement la circulation cutanée : grande chaleur, grand froid, se succédant d'une manière brusque, et les émotions contribuent à son éclosion ou en hâtent l'apparition. Hypothèse pour hypothèse, peut-être le microbe ou ses spores trouvent-ils des conditions de prospérité et de pullulation dans ces causes morbides vulgaires, il est vrai, mais dont le rôle est pourtant bien efficace, lorsqu'il y a hérédité ou endémie.

La forme que la lèpre a revêtue chez ce malade, très commune en Amérique et au Brésil, est désignée dans ces contrées sous le nom de *morphea*. Sa caractéristique est l'apparition de taches blanches achromiques, circonscrites par des cercles colorés, violets, rouges ou pigmentés, souvent roses au début. En général, le corps en est bariolé. Qu'on s'imagine maintenant sur une partie du corps, un ou deux placards de ce genre, discrets, dont le liséré est resté rose ou lilac ring, et cela d'une manière bénigne, silencieuse, sans escorte de phénomènes généraux, sans aggravation successive de l'affection ainsi *atténuée*; et l'on aura certains cas de la morphea de l'école de Saint-Louis, dont on voit des reproductions fidèles au musée de cet hôpital. Est-ce que le plus ou le moins d'étendue ou de généralisation d'une manifestation cutanée autorise à scinder les groupes naturels, à les émietter, et à en faire des maladies différentes, lorsque l'élément constitutif, qui établit la caractéristique, est le même ? Eh bien, nous avons rencontré de ces placards discrets de morphea, peu étendus chez des sujets manifestement lépreux et dont l'affection a évolué tantôt rapidement, tantôt d'une manière torpide et presque fruste ; et cela même dans les localités lépreuses. Le sujet de l'observation XV, dont le dessin n° 1 de la planche 17 reproduit le coude, en est un exemple. Dois-je répéter que parmi les morphéiques de l'hôpital Saint-Louis il y a des lépreux évidents, classiques, à tableau complet comme le malade du Dr Hallopeau, dont j'ai transcrit l'observation plus haut, tout à fait analogue à celle de mon malade (observ. XVII) ?

La conservation de la sensibilité, sur laquelle se basent nos éminents confrères pour distraire leur morphée de la *morphea* des localités lépreuses et de celle des anciens auteurs, s'observe aussi parfois chez les lépreux classiques ; bien que ce soit

là le syndrome le plus constant et le plus précieux de la lèpre, l'insensibilité caractéristique peut donc manquer. Il n'y a pas de léprologue qui ne soit de notre avis ;
ce qui vient à l'appui de cet aphorisme bien véridique qu'il n'y a point de signe pathognomonique absolu en nosographie. Et, sans aller plus loin, on a vu dans l'observation
de Cohen quelques placards de morphée conserver leur sensibilité. Quelle serait donc
la raison qui justifierait la création d'une maladie nouvelle apparue dans l'Europe
centrale, lorsqu'on rencontre des cas analogues et parfois absolument identiques dans
les localités lépreuses ? Et par une fatalité du sort cette nouvelle morbidité a été bap-
tisée du nom de *morphée*, terme qui, de tout temps, a servi à désigner la lèpre, et
qu'on lui conserve toujours en Amérique.

Il est à remarquer aussi que chez quelques lépreux, les encadrements pigmentés,
hyperchromiques sont roses et même violets à leur début (lilac ring) ; ils se foncent
de plus en plus par la suite. Dans certains cas même, dont nous avons été témoin, les
encadrements conservent toujours cette coloration lilas ; ou bien ils deviennent d'un
rouge foncé presque jambon ou bien pigmentés ; après plusieurs mois ou des années,
tout placard peut disparaître. Deux éventualités peuvent se présenter alors : la lèpre
s'arrête et recule, ou bien elle continue son évolution et confirme sa présence par
des manifestations nouvelles de plus en plus accentuées.

Il se passe là certes une modification dans la circulation capillaire, consécutivement à la manière d'être, au fonctionnement des nerfs cutanés dilatateurs et constric-
teurs des petits vaisseaux, d'où hyperhémie, afflux du sang et gêne dans son parcours en certains endroits ; et ailleurs constriction, anémie locale, *ischémie*, qui
décolore le tégument. La preuve qu'il en est ainsi, c'est que la plus légère piqûre fait
suinter abondamment un sang noirâtre, non oxygéné, sur les cadres, principalement
avant leur période pigmentaire ; tandis qu'en enfonçant, même profondément, l'épingle
dans l'épaisseur des placards blancs, *achromiques*, nous n'avons pu obtenir une
goutte de sang. La formation du pigment est consécutive à la stase du sang et probablement à la modification de ses éléments colorants (1). Dans les climats méridionaux

---

(1). Selon le D⁣ʳ MARIE, la pigmentation est due à une réduction particulière, in situ, de l'hémoglobine du sang ;
ce qui confirme cette origine, c'est la nature ferrugineuse de la pigmentation. L'hémoglobine se dissout et se
transforme en granulations pigmentaires (*Sem. méd.*, 22 mai 1895). LAPIQUE et AUSCHER ont trouvé dans leurs
analyses, que le pigment ocre contenait du fer ; tandis que le noir n'en contenait pas et paraissait d'origine
simplement organique (*Soc. de biologie*, 25 mai 1895). Selon le Dʳ CARLET, étant donné le fond incolore d'un tissu,
on peut le nuancer avec les trois éléments fondamentaux de coloration qu'on observe dans l'organisme : le
rouge, provenant du sang, le jaune dérivant de la bile, le noir se développant sous forme de pigment dans les
cellules de la couche profonde de l'épiderme. Or, en mélangeant ces couleurs dans des proportions convenables,
on obtient toutes les nuances des races humaines (*Dict. encycl.*, art. Peau, page 166). Tandis que, selon NOTHNA-
GEL, le pigment naît sur place par action métabolique des cellules. Enfin le Dʳ AUDRY soutient (*Gaz. hebdom. de
méd. et de chir.*, 8 décembre 1894) que les pigmentations hyperchromiques pathologiques sont sous l'influence
de troubles hématiques et constituées par une substance d'origine sanguine ; tandis que la pigmentation normale est consécutive à l'action chromatopoiétique des cellules malpighiennes. BOINET, professeur agrégé à l'École

à soleil ardent la pigmentation est plus accusée, plus vite produite ; tandis que dans la *morphée* des contrées du Nord le liséré lilac ring peut ne pas devenir pigmenté ; c'est la laitue attachée dont les feuilles, dérobées au soleil, ne se colorent que peu.

Cohen présentait un spécimen de morphea tant soit peu généralisée ; tandis que l'observation XV est un exemple de morphea cantonnée à deux régions du corps. Signalons enfin une certaine analogie entre cette morphea et la *Leucomélanodermie* syphilitique du professeur Fournier.

Le Dr Gémy, professeur de dermatologie à l'école d'Alger, a communiqué au congrès de dermatologie de Lyon, en 1894, quelques observations fort intéressantes de Leucomélanodermie. Ce distingué confrère fait remarquer, avec infiniment de raison, que déjà le professeur Arnould a décrit, dans les *Mémoires de médecine et de chirurgie militaires*, avril 1862, cette affection sous le nom de *lèpre kabyle*. Le Dr Vincent s'en est occupé aussi, dans un mémoire publié dans le deuxième fascicule de 1862, et le Dr Bertherand dans son livre de *Médecine et hygiène des Arabes*. Selon le Dr Vincent, cette maladie à placards blancs entourés de cercles pigmentés serait la syphilis des indigènes de l'Afrique, *identique* dans une de ses grandes manifestations avec la lèpre *du moyen âge et probablement avec l'éléphantiasis des Grecs*. Le Dr Gémy s'efforce de ranger définitivement cette maladie des Kabyles dans la syphilis, se basant sur l'absence du bacille de Hansen. Mais ce bacille manque souvent dans cette forme de lèpre bien qu'indubitable. Or cet argument est sans valeur. D'ailleurs dans un cas de lèpre nerveuse, confirmée par le professeur Leloir à Alger même, le Dr Gémy n'a pas constaté le bacille ; et néanmoins il a admis la lèpre malgré cette absence et avec raison (congrès dermatologique de Lyon, 1894). On est donc en droit de ranger parmi les lépreux plusieurs de ces Kabyles, présentant la symptomatologie de la léprose et considérés déjà comme lépreux par plusieurs confrères distingués déjà cités ; ce qui n'empêche pas que la leucomélanodermie peut exister aussi dans la syphilis. C'est là encore une analogie des manifestations, parmi tant d'autres, entre ces deux maladies, souvent confondues et de tout temps.

Le Dr Gémy soutient que les malades leucomélanodermiques, dont il a présenté les photographies au congrès, n'avaient rien de *commun avec la lèpre tuberculeuse ou anesthésique ;* c'est exact ; mais il y a bien d'autres variétés de la lèpre, en dehors de ces deux formes classiques, qu'il passe sous silence ; et précisément la *leuké* ou *morphea alba*, qui se rapporte absolument à la description donnée par notre hono-

de Marseille, pour étudier l'augmentation du pigment noir et de la mélanodermie dans la maladie d'Addison, fit de nombreuses expériences sur des rats, et trouva le pigment dans la peau et dans le sang. Dans tous les cas on doit admettre que le pigment résulte d'une transformation des globules rouges exsudés ou bien d'un trouble dans la nutrition des cellules du corps de Malpighi.

rable confrère de certains de ces malades, appartient à une des expressions peu connues de la léprose par la plupart des auteurs qui se bornent à n'en signaler que trois formes : la tubéreuse, la maculeuse et l'anesthésique. Ainsi des Kabyles leucomélanodermiques des Drs Arnould et Vincent, sont des lépreux incontestables. D'ailleurs la Baras des Arabes est la lèpre mélanique et la morphea. Alibert la considère aussi comme identique avec la lèpre des Hébreux. Pour Hensler aussi, nous l'avons déjà dit, le *morbus phœnicicus* est synonyme du mot *lèpre*. Enfin, l'éminent léprologue contemporain, feu Danielssen, admet aussi que la Leuké est fréquemment une forme de l'éléphantiasis des Grecs, c'est-à-dire de la lèpre véritable. Ainsi dans son ouvrage, *De la forme anesthésique de la spedalskhed*, avec planches, cet observateur éminent s'exprime de la manière suivante : « les taches se foncent parfois et deviennent comme noires ; il s'y sécrète du pigment ; puis elles pâlissent, surtout au milieu, d'où aspect annulaire. Parfois la décoloration progresse et la peau devient *blanche, insensible* », ce qui veut dire que parfois aussi elle reste sensible. Cela est aussi à retenir, car plusieurs auteurs, plus rigoristes que la nature, récusent la lèpre, de ce que la sensibilité n'a pas été abolie sur ces placards de morphée.

OBSERVATION XVIII. — *Lèpre nerveuse de Danielssen, compliquée de vitiligo.*

(Planche 17, fig. 3 et 4.)

Pendant mon séjour en France, en 1892, mon distingué confrère, le Dr Euthyboule, qui me remplaçait à Constantinople, m'avait expédié l'aquarelle d'un malade fort curieux qui s'était présenté à notre policlinique du jeudi, jour consacré aux lépreux. La note suivante accompagnait ce dessin : « Ce malade, atteint de la lèpre dite anesthésique, incontestable, offre quelques particularités fort intéressantes. La déformation de ses mains et de ses doigts est typique ; la peau du malade, originaire de l'île de Chio, est très brune ; mais en le découvrant totalement, on remarque sur tout son corps, au-dessus des genoux, ainsi qu'au-dessus des poignets, jusqu'au cou et à la nuque, une décoloration uniforme, *une morphée blanche généralisée*. La peau, au niveau de cette vaste surface, qu'on pourrait comparer, comme étendue, à un maillot de pantalon très court, ressemble à celle d'une femme blonde, très blanche. La décoloration est absolument uniforme ; ce n'est qu'à ses terminaisons, au niveau de la nuque, des poignets et des genoux, qu'elle présente des bords déchiquetés, des languettes, ainsi que quelques îlots ou quelques bandes de *vitiligo*, isolées et détachées. »

Rentré à Constantinople, je retrouvai ce malade que j'ai prié M. Acquarone de dessiner derechef avec tout le réalisme dont il est capable.

Voici quelques détails complémentaires sur lui. Thomas Myotéris, âgé de 28 ans, maçon de son état, est natif du village de Pagida, distant de 3 heures de la ville de Chio. Nous avons dit, maintes fois, que la lèpre est endémique à l'île de Chio que nous avons visitée (*Voyages chez les lépreux*) et que, chose curieuse, on découvre de nombreux lépreux dans tel village, à Volissos par exemple, ou à Plumari, lorsque tel autre situé à une 1/2 heure de distance du premier, est absolument indemne, bien qu'en communication continuelle avec lui; les habitants de l'un et de l'autre se hantent à tout moment, sans la moindre précaution. Il y a plusieurs lépreux à Pagida. M... nous avoue que son oncle, le frère de son père, était lépreux. Reconnu comme tel, depuis des années, il vivait retiré dans une cabane qu'il s'était construite au milieu de sa vigne; il n'était fréquenté, pas même visité ni par M..., ni par sa famille. La lèpre aurait débuté chez notre malade en 1888. L'hiver, il travaillait en plein air; il eut très froid aux mains et, pour y remédier, il les plongea dans l'eau très chaude, ce dont il ne s'aperçut pas; lorsque les assistants jugeaient cette température très élevée et n'y pouvaient tenir leurs mains. Son attention une fois éveillée sur son inaptitude à sentir, il s'explorait de temps en temps lui-même, et remarquait que la sensibilité des extrémités diminuait de plus en plus. 2 ans après, l'auriculaire gauche, et, bientôt après, le droit commencèrent à s'arquer. Le 27 juillet 1893, les doigts des 2 mains restent toujours à moitié fléchis; il est impossible de les redresser, soit passivement, soit au gré du malade, par suite de la rétraction insurmontable des tendons des fléchisseurs. L'index et le médius gauches sont mutilés par suite de panaris profonds. La phalangette du premier a été éliminée, ainsi qu'une partie de la phalangine, et il ne reste au second qu'un bout de la phalange métacarpienne. Les muscles des régions thénar et hypothénar sont très atrophiés des 2 côtés; rhagades sur les plis palmaires de quelques doigts; faiblesse extrême des mains et maladresse des doigts. Aux coudes, la peau est modifiée, froncée; elle ressemble tout à fait à une grosse baie de raisin sec de Malaga, disposition que nous rencontrons fréquemment chez les lépreux. Les paupières inférieures sont atrophiées et paralysées; M... ne parvient pas à les clore, de sorte que, lorsqu'il dort, le 1/3 inférieur des globes oculaires reste à découvert; épiphora des 2 côtés. Ce malade est très brun, comme un mulâtre. Néanmoins, on voit au cou, immédiatement sous le menton, un placard de 5 centim. de long sur 4 de large, à bords irréguliers, absolument *achromique;* sa coloration est celle d'une peau caucasique normale. Le tégument y est souple, sans proéminence, sans dépression, sans furfures, et sa sensibilité reste physiologique. M... nous affirme que ce placard date de 16 ans, et qu'il n'y a jamais éprouvé une sensation quelconque. Les membres thoraciques sont d'un blanc rose, à partir des poignets qui sont comme festonnés sur la limite des 2 colorations; tout le tronc est de la même nuance. Les fesses sont d'un brun très foncé et jurent avec le torse. Aux environs des genoux et symétriquement, le tégument normal, chocolat, des extrémités s'engrène avec la peau de dessus, rose et décolorée, comme celle d'Albinos. 6 petits placards achromiques tranchent sur le côté externe du pied gauche, au milieu du tégument brun foncé normal (*c, c,* pl. 17).

La peau de la verge a subi la même décoloration à sa partie postérieure; tandis que le prépuce conserve sa pigmentation chocolat, normale (pl. 17, fig. 3). La peau décolorée partout où nous l'avons indiqué, est absolument celle d'un Albinos. La sensibilité est physiologique à la face, au cou, à la nuque, au torse, indifféremment quant à la pigmentation, ou à l'achromatisme albinosique. Les membres thoraciques, à partir de la moitié de leur hauteur, jusqu'aux doigts exclusivement, sont insensibles à la température, aux piqûres, au contact. Les paumes des mains conservent leur sensibilité, mais diminuée. A partir de leur 1/4 supérieur, les jambes sont insensibles à tous les excitants. Les nerfs cubitaux ne sont pas épaissis au voisinage des coudes. M... a 2 enfants sains, pour le moment, dont l'un de 4 ans et l'autre de 18 mois; sa femme, avec laquelle il continue toujours ses relations intimes, est indemne. M..., venu à Constantinople uniquement pour nous consulter, rentra à Chio et se fit admettre à la Léproserie, qui, grâce à la population et aux dons des compatriotes établis à l'étranger, est, relativement aux autres cloaques similaires, assez bien tenue.

RÉFLEXIONS. — Ce malade est atteint de la lèpre nerveuse, il n'y a aucun doute à cet égard. Mais cette décoloration, cette achromie si étendue dépend-elle de la lèpre, ou bien en est-elle indépendante ? On a souvent confondu le vitiligo avec la lèpre blanche, à une époque où le diagnostic de cette maladie n'était pas encore assis sur des signes certains. On est convaincu de cette erreur après lecture des livres anciens ; et dans certains pays où la lèpre est endémique, cette confusion continue toujours. Ainsi, j'ai vu dans les léproseries, qu'aucun médecin ne dirige, de pauvres diables affectés de vitiligo simple être séquestrés avec des lépreux. Le Dr Mung a rencontré la même chose dans le Turkestan. Ainsi dans son remarquable Atlas photographique des lépreux de cette contrée, figurent aussi des sujets atteints de vitiligo vulgaire. Il est évident que l'achromie de la peau peut s'observer en dehors de toute autre maladie cutanée. D'autre part, la syphilis et la lèpre peuvent déterminer la disparition du pigment cutané, dans des régions même où il n'y a pas eu ulcération et par conséquent destruction de la couche de Malpighi, bien que l'hyperchromie soit plus fréquente dans ces deux affections. Nous pensons que le meilleur signe pour constater la présence de la lèpre chez des malades qui n'ont pas d'autres symptômes autorisant à la diagnostiquer, est constitué par la perte de la sensibilité. Mais il se peut que l'achromie ne soit qu'un vitiligo simple, sans coïncidence même de léprose. Il arrive aussi que cette achromie chez un lépreux soit indépendante de l'éléphantiasis qu'elle précède ou accompagne par hasard. C'est là ce qui est arrivé chez notre malade. En général, les modifications que la lèpre détermine dans la coloration de la peau, hyperchromie ou achromie, sont accompagnées, avons-nous dit, de la perte ou tout au moins de la diminution de la sensibilité, à quelques exceptions près. Or, chez M..., les régions achromiques conservaient leur sensibilité qui était pourtant abolie ailleurs. Les membres thoraciques et pelviens, de couleur normale chocolat, dans toute leur étendue, n'avaient perdu leur sensibilité qu'à partir de leur tiers inférieur, par le fait de la léprose. Chez plusieurs individus du peuple, principalement dans les pays où le soleil est très ardent, les parties du corps habituellement nues acquièrent une couleur très brune d'Abyssin. Mais on ne put alléguer une telle cause chez notre malade, très brun, quasi-Arabe depuis sa naissance dans sa totalité avant tout signe de la léprose. D'ailleurs des parties non exposées au soleil étaient de couleur chocolat, comme le prépuce ; et d'autre part on remarquait sur les pieds mêmes toujours nus, des macules achromiques. Nous en concluons donc que la coloration chocolat chez ce lépreux était physiologique et que l'achromie n'était pas occasionnée par la léprose, comme cela a lieu dans la morphea alba ou la lèpre blanche ; or il s'agissait d'un vitiligo vulgaire chez un lépreux. On sait que dans certains cas le vitiligo est consécutif à la compression. Les Drs Gaucher et Hallopeau ont présenté de tels faits à

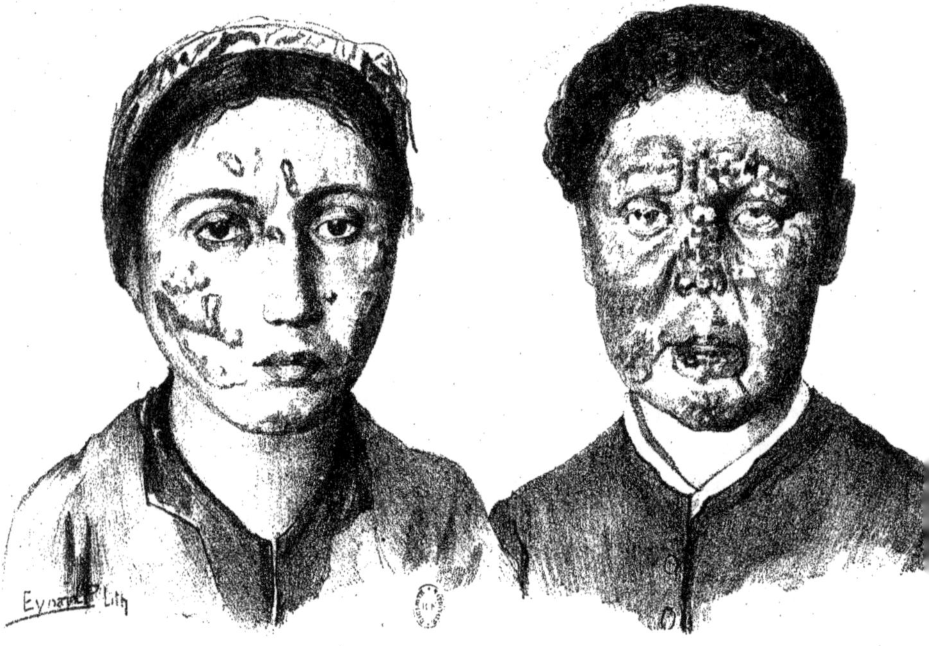

LEPRE FORME KELOÏDE (FEMME GRECQUE)   LEPRE TUBERCULEUSE ou PHYMATODE (FEMME

la Société de dermatologie de Paris. Chez le malade de Gaucher (11 juillet 1895), la décoloration siégeait sous la pelote du bandage herniaire; les poils même étaient décolorés, tandis que la région voisine était hyperchromique.

OBSERVATION XIX. — *Lèpre tubéreuse, face léonine, lépromes fongueux des yeux, nez déformé, ulcérations du palais, tubercules de la langue, membres couverts d'exsudats jusqu'aux doigts inclusivement; tronc immaculé, hyperkératose de la plante des pieds, insensibilité là même où le tégument paraît normal. Ganglions lymphatiques très tuméfiés; cautérisations au thermocautère même des lépromes oculaires, avec bons résultats. Une cousine lépreuse. V... a couché pendant 15 ans, jusqu'à la période ultime de la lèpre, dans le même lit, avec une amie, sans la contaminer. (Planche 18, tête de droite.)*

Vida, israélite espagnole, 22 ans, réglée à 14, demeurant à Ortakioï, village situé sur la rive européenne du Bosphore, orpheline; son père a été assassiné à 55 ans, et sa mère a succombé à la fièvre typhoïde à 45 ans; ils ont habité toujours Ortakioï, ainsi que leurs ancêtres. La fille du frère maternel de Vida, c'est-à-dire sa cousine germaine, est lépreuse. Elle habite Haskioï, faubourg situé dans la Corne d'Or, depuis 7 ans. Auparavant elle demeurait aussi à Ortakioï. Il est à remarquer que la lèpre n'a débuté chez cette cousine Léa, que 2 ou 3 ans après son départ d'Ortakioï. On ne peut donc accuser L... d'avoir transmis la maladie à Vida. Les membres de la famille, que j'ai vus, n'ont jamais su qu'il y ait eu de lépreux parmi leurs ascendants ou leurs collatéraux. V... n'a jamais été en relation avec des lépreux, elle n'en a même jamais vu. A l'âge de 3 ans, elle eut la gale pendant plus de 18 mois. Plus tard, non vaccinée, elle fut atteinte de la variole; et quelques années après, elle a souffert d'un eczéma tenace qui a duré 2 ans et qui récidiva.

La lèpre a commencé chez elle en 1870, c'est-à-dire lorsqu'elle avait à peine 7 ans, par quelques petits boutons épars sur les jambes. Mais, déjà auparavant, elle avait souvent des congestions de la face qui devenait très rouge, gonflée et brûlante; de telle sorte que V... se bassinait souvent la figure avec de l'eau froide, pour combattre cette sensation de brûlure intolérable. Ce n'est que plusieurs mois après, que les régions sourcilières commencèrent à se dégarnir, ainsi que les paupières, et que la peau de ces régions s'épaissit par un exsudat interstitiel. Plus tard, de nombreux tubercules ont apparu à la face. Il y a 3 ans (en 1882), le nez s'est déformé. V..., restée orpheline, fut accueillie par un ami de son père, dès l'âge de 5 ans. Cet excellent homme, rameur, par conséquent pauvre, l'a adoptée et élevée avec sa propre fille, sans faire de distinction entre ces deux enfants, depuis 17 ans. Sa fille, actuellement âgée de 15 ans, est d'une beauté remarquable. Ces deux jeunes filles sont inséparables, jour et nuit et couchent dans le même lit. J'ajouterai par anticipation que ni la mère ni le père d'adoption, ni leur fille n'ont été contaminés, bien qu'aucune précaution n'ait été prise, qu'aucune modification dans leur vie commune n'ait été faite, jusqu'à la mort de la lépreuse. V... n'a été bien réglée que pendant 2 ans; les menstrues sont supprimées depuis 1880. Intelligente, vive, leste, causeuse et toujours gaie, malgré son état affreux, elle s'est fait aimer par cette brave famille qui est navrée de la voir dans cette terrible situation. Il n'y a que 6 ans que Vida s'est aperçue, par hasard, que ses avant-bras, ses jambes et certaines parties de sa figure avaient perdu leur sensibilité.

Voici quelques détails circonstanciés sur son état en septembre 1885. (Planche 18, tête de droite, très mal reproduite par la chromolithographie, bien que l'aquarelle, déposée au musée de Saint-Louis, fût très belle et minutieuse.) Face horrible, nez aplati, effondré, par la disparition de la cloison; il n'y a plus qu'un seul orifice et encore obstrué, insuffisant à la respiration qui s'opère par la bouche. Toute la face est envahie par des lépromes de volume varié, qui lui donnent une expression hideuse. C'est un vrai masque léonin, avec de gros reliefs et des sillons profonds, notamment les verticaux intersourciliers. Cette figure grotesque, gonflée, tuméfiée par les exsudats et les fréquentes congestions qui s'y ajoutent, est posée sur un cou normal qui paraît grêle et hors de toute proportion avec la tête qu'il supporte. Il n'y a plus un seul poil à la face, tandis que les cheveux sont abondants; aux pavillons des oreilles quelques rares tubercules; vue très compromise; 2 excroissances charnues rouges, comme de petits pois, se voient au côté externe des sclérotiques; la droite couvre toute la moitié externe de la cornée jusque près de son centre. Ce sont des lépromes conjonctivaux qui ont commencé à quelques millimètres du cercle cornéen; par leur extension, ils ont empiété de plus en plus sur la cornée; mais en outre, la pupille gauche est déformée, anguleuse; l'iris de ce côté n'a plus la même nuance que le gauche; la malade y voit très trouble et distingue à peine les objets; ce qui indique des altérations profondes, car une grande partie de la cornée reste encore transparente.

La face muqueuse des lèvres est bistre, chose que j'ai rarement rencontrée, ainsi que la partie supérieure du front et le pourtour de la bouche; langue parsemée de gros lépromes variant d'un petit à un gros pois, sur une bande, médiane, antéro-postérieure, large par places de plus d'un centimètre et s'étendant de près de la pointe jusqu'au V papillaire. Toute la partie moyenne du voile du palais est couverte d'une ulcération à bords jaunâtres, serpigineux, à surface chagrinée avec petites dépressions pouvant loger des grains de millet, ce qui donne un aspect finement gaufré; luette normale; goût conservé; odorat aboli; vu l'affaissement du nez et l'obstruction des narines, l'exploration des fosses nasales est impossible; écoulement séro-sanguinolent infect; voix enrouée et nasonnée; muqueuse du larynx rouge, injectée, tuméfiée. Tronc maigre; presque pas de glandes mammaires; les veines superficielles se dessinent partout sur une belle peau blanche intègre. Membres supérieurs grêles; au milieu de chaque bras, 2 grosses tuméfactions, à bords irréguliers, rouges et chaudes, comme prémonitoires de gros furoncles. Ce sont des nodosités, comme il y en a déjà eu maintes fois, qui, au bout de 8 à 10 jours, s'affaissent, deviennent violacées et se réduisent à des noyaux exsudatifs. A partir du coude, les avant-bras sont farcis de tubercules de toutes dimensions, depuis des lentilles, jusqu'à des haricots et des fèves. Plusieurs se sont ulcérés et se vident, laissant à leur suite des cicatrices irrégulières dont quelques-unes stellées. Paumes des mains normales; ongles conservés; seul l'auriculaire droit est tant soit peu rétracté. Mais, chose assez rare, tout le côté dorsal des doigts est envahi par de petits lépromes, sous forme de tubercules, jusqu'à la phalange unguéale. Les membres pelviens sont couverts, à partir du genou, de lépromes grands et petits dont plusieurs suppurent; entre eux, l'épiderme s'exfolie sous forme de lambeaux qui se détachent facilement; le dos des pieds est gonflé, infiltré d'exsudats lépreux. L'épiderme de la plante des pieds est épaissi, hyperkératosé, fendillé comme l'écorce des vieux chênes, et se détache par placards. Tout le masque facial est insensible aux piqûres d'épingle, au contact, au froid et au chaud, jusqu'à la racine des cheveux et la base du maxillaire inférieur. Les tubercules de la langue sont dans le même cas. A partir du muscle deltoïde, les membres thoraciques sont insensibles, les régions de la saignée exceptées, jusqu'aux phalanges unguéales; du côté de la face palmaire, la sensibilité s'est conservée jusqu'au-dessous des saillies des régions thénar et hypothénar. Bien que la peau des cuisses conserve à la vue ses attributs normaux, la sensibilité à la douleur est nulle à partir du 1/3 moyen, jusqu'aux orteils. La température n'est pas ressentie non plus ; et la preuve c'est que V... se brûle continuellement sans s'en apercevoir. Bien que très frileuse, elle éprouve souvent comme des bouffées de chaleur intense, dans les membres et à la face. Ganglions épitrochléens et de Scarpa très tuméfiés ; ces derniers comme des œufs de pigeon ; les cervicaux se gonflent beaucoup et deviennent très douloureux à la palpation, toutes les fois qu'il y a vers la face une nouvelle poussée, toujours précédée de congestion, de boursouflure et de brûlure ardente. Nerfs cubitaux sans nodules, mais gonflés. V... est venue régulièrement chaque jeudi, à la policlinique, pour se faire cautériser au thermocautère. Le 30 septembre, j'ai cautérisé rapidement, avec une pointe de platine fort mince, chauffée au rouge, le léprome charnu qui avait déjà couvert une grande partie de la cornée ; même opération le 20 octobre ; on poursuit aussi, à chaque séance, la destruction des lépromes de la face et des membres, dont on cautérise un certain nombre à chaque séance. En novembre, le léprome oculaire a disparu ; on y voit un tissu cicatriciel qui se rétracte comme pour étrangler tout ce qui n'a pas été détruit par le thermocautère. Les progrès de ce léprome, qui menaçait de couvrir toute la cornée et d'amener la cécité complète, ainsi que nous en avons vu de nombreux exemples, ont été arrêtés ; les suites de ces cautérisations ont toujours été des plus simples. Les applications de compresses trempées dans l'eau boriquée froide constituaient tout le pansement ; ergotine, lors des hyperhémies cutanées et dans les intervalles, arsenic et chaulmoogra.

RÉFLEXIONS. — Tout marchait assez bien, lorsque le tramway qu'elle prenait pour venir d'Ortakioï à la clinique ayant refusé de la recevoir, le traitement a dû être interrompu. J'ai bien été la voir, un certain nombre de fois, chez elle ; mais il devenait impossible de la suivre régulièrement. La maladie a évolué alors avec une grande rapidité et violence. Il est probable que le chagrin d'avoir interrompu un traitement qui lui donnait des espérances a été pour beaucoup dans cette aggravation ; les tubercules de la face et des membres se sont multipliés et développés ; les paupières même en ont été couvertes à leurs bords libres ; les cornées ont été aussi envahies par des lépromes nouveaux sous forme de gros champignons, débutant toujours sur la conjonctive ; la vue fut définitivement perdue ; la voix s'est éteinte aussi, par les progrès des lésions laryngées ; les membres pelviens se sont couverts d'ulcères étendus, outre les exsudats en fonte ; le tout fournissait une suppuration abondante et infecte. Empoisonnée par ces suppurations, réduite à un état squelettique par inanition, minée par une fièvre hectique due, certes, à l'auto-intoxication, V... a succombé en avril 1886. Cette malheureuse a continué à être soignée avec dévouement par sa famille d'adoption ; la fille de son bienfaiteur pansait ses plaies, restait toujours avec elle, lui prodiguait continuellement ses soins, et, ce qui plus est, a continué, jusqu'à la fin, à coucher dans le même lit, autant pour éviter tout chagrin à son amie aveugle et impotente que parce qu'il n'y avait pas d'autre lit dans le malheureux ménage ! J'ajouterai en terminant que la fille de ce brave israélite n'a pas contracté la lèpre. Elle s'est mariée depuis et elle a 2 enfants pleins de santé. Aucune mesure de désinfection n'a jamais été pratiquée dans leur hutte où avait demeuré pendant près de 18 ans une lépreuse dont le corps, pendant les dernières années de sa vie, était couvert d'ulcérations fournissant des microbes à foison, ainsi que la biopsie l'avait fait constater.

OBSERVATION XX. — *Lèpre exsudative, forme chéloïde. Pas de lépreux dans la famille, ni à sa connaissance. Début par bouffées faciales, courbature, fièvre, etc., à répétitions; teinte violacée; macules et plus tard exsudats sous les macules; coloration sépiée des membres thoraciques.*

(Planche 18, tête de gauche.)

Maria, habitant Aïnali Cavak, dans la Corne d'Or, née à Ortakioï, sur le Bosphore, 34 ans. Mère, père et tous les membres de sa famille, à elle connus, indemnes. Réglée à 13 ans, mariée à 14, elle n'a jamais eu de maladie sérieuse. Premier accouchement d'un mort-né à la suite d'une grande frayeur. Puis, successivement 9 enfants dont il ne survit que 3. L'aîné a actuellement (en 1884) 13 ans, l'autre 5 et le dernier 9 mois; les 2 premiers sont du sexe masculin. Trois sont mort-nés; les autres ont succombé à 3 et à 5 ans à des maladies aiguës. M... a toujours nourri. Le mari, passementier, gagne très peu; aussi le ménage ne mange que du pain et du fromage, des légumes secs préparés à l'huile d'olive et des poissons salés, rebut des épiciers.

Le 2 février 1884, à la suite d'une contrariété, accès nerveux presque maniaque. A la surexcitation, succéda un abattement avec perte de connaissance. Le médecin appelé constata une congestion cérébrale avec face vultueuse et céphalalgie intense; il exprima au mari ses craintes pour un accès d'aliénation mentale; c'était 45 jours après l'accouchement; l'écoulement lochial venait de s'arrêter brusquement; quelques jours après, tous les symptômes congestifs se sont dissipés. Un mois environ après, la face se congestionna de nouveau, devint très rouge et brûlante; pour se soulager M... la mouillait toujours avec de l'eau froide. Peu après, la figure devint *violacée;* ce qui attirait les remarques de tout le monde. Cette vultuosité de la face dura 15 jours. Elle fut soignée par le Dr Bonvenisti. La face se dégonfla plus tard tout en conservant, par ci par là, des macules rouges. En juillet 1884, on voit sur la joue droite un placard rouge lie de vin, sans saillie au-dessus de la peau épaissie à son endroit. Des taches pareilles ont précédé toutes les proéminences qui siègent actuellement à la face; il y eut une transformation *in situ;* 2 semaines après, s'accusant de plus en plus, elles ont atteint, dans l'espace de 3 ans, le relief qu'elles présentent en ce moment. A leur début, elles étaient tellement sensibles, que la malade souffrait énormément lorsque son enfant, en jouant, lui donnait de petits coups; tandis qu'autour de ces saillies il n'y avait point d'hyperesthésie. Le tégument normal sert de fond à ces saillies chéloïdes, nombreuses, la plupart allongées et superposées comme des bourrelets durs et volumineux (pl. 18, dessin de gauche). Ainsi, à un travers de doigt au-dessus du sourcil droit, il y a une saillie d'un centimètre, oblique, rouge, en relief de 4 millim., semblable à ces cicatrices survenant après des coupures accidentelles ou chirurgicales qui se doublent d'un tissu fibro-plastique roulant sous les doigts, et désignées sous le nom de *chéloïdes.* Une autre saillie identique, oblique, se trouve tout près de la précédente, un peu à gauche de la ligne médiane. Ces saillies *roses*, que le lithograveur a trop colorées, tranchent sur la peau normale, sur laquelle elles sont comme juxtaposés; un autre bourrelet identique siège transversalement sur la paupière supérieure au-dessous du bord orbitaire; tandis qu'à la paupière droite il n'existe qu'une simple macule blonde de 2 centim. environ, ressemblant au xanthome de ces régions, à cette différence près que sa couleur est un peu plus pâle. Sur la joue droite, ces saillies chéloïdes atteignent, en certains endroits, une largeur de 2 à 3 millim., et circonscrivent des portions de peau absolument saine, des îlots ronds, ou en croissant. Ces cordons en relief, obliques, ou courbes, se sont rencontrés par leur extension et se touchent en certains endroits. Sur la pommette gauche se trouve aussi, comme greffée, une petite tumeur chéloïde d'un centimètre de longueur, et au-dessous d'elle une autre plus grande repose sur la joue. Un léprome saillant, comme 1/2 pois, se trouve plus loin à gauche, et un autre, à droite de la bosse nasale. Enfin, sous le menton, un cordon en relief, rouge pâle, à surface irrégulière, de 2 et par places de 3 millim., circonscrit un îlot de peau normale, grand comme une pièce de 2 francs. Nulle pigmentation; rien ailleurs, aux oreilles, au thorax, aux seins, ou au torse.

Le membre thoracique droit est indemne; le gauche l'a été, jusqu'il y a 15 jours. Actuellement, il y a, au bord interne de l'avant-bras, 3 petits placards d'exsudat bistres, légèrement saillants au-dessus de la peau épaissie; même léprome près de la tête du cubitus; un autre à 5 centim. plus haut; au coude, exsudat pigmenté de 4 centim.; au bord radial de l'avant-bras, infiltration cutanée profonde, sans rien d'apparent sur la peau. Tout le reste du corps est absolument sain. Toutes ces tumeurs chéloïdes sont hyperesthésiques au froid; tandis que les piqûres y sont incomplètement ressenties ainsi qu'aux environs. Bien que la peau des membres inférieurs paraisse normale, la sensibilité y est très émoussée, à partir du 1/3 supérieur des jambes. Le dos des pieds est normalement sensible; réflexes rotuliens nuls. L'exploration de la sensibilité à la face démontre une grande hyperesthésie sur les lépromes. La biopsie d'un fragment de chéloïde fit constater une infinité de microbes de la lèpre. Iodoforme, Fowler. La fille de M..., ici présente, âgée de 9 mois, a de l'eczéma au cuir chevelu et aux oreilles. Le 18 juillet, M. Acquarone dessine la tête de M...; après quoi, je traverse, avec le thermocautère pointu, toutes les proéminences chéloïdes de la face, en plusieurs parties de leur trajet. Deux semaines après, tout ce qui a été cautérisé se trouve affaissé et tend à disparaître. Le 25 août, on recommence la petite opération sur les endroits qui n'ont pas été touchés la dernière fois. Ergotine, Fowler.

Parti pour le Congrès médical international de Copenhague, j'ai prié le Dr Euthyboule de continuer les observations de mes lépreux. Ce distingué confrère a inscrit ses remarques sur le registre des observations. Les lépromes se sont fondus par suppuration, à la suite des cautérisations. La peau a recouvré son aspect normal et presque sa souplesse. Un chéloïde non touché demeure toujours le même. Les menstrues sont suppléées par des épistaxis. Le 11 septembre, tout ce qui a été cautérisé a disparu, mais quelques petits nodules viennent de pousser sur le menton; on poursuit toujours la cautérisation de tous les exsudats. L'état de cette malade a continué à s'améliorer; de sorte qu'à mon retour à Constantinople, elle paraît guérie. Elle devint enceinte, bien que non réglée. La gestation a bien marché; l'accouchement n'a rien présenté d'insolite. Mais son enfant devint athrepsique, c'est un vieillot d'une maigreur extrême, atteint de diarrhée colliquative. Je ne trouve sur lui aucune manifestation lépreuse. Nourri par la mère déjà si mal alimentée, il succomba à 6 mois. Le mari est toujours indemne. J'ai constaté que cette famille se loge dans un taudis au rez-de-chaussée d'une maison sordide. Elle y occupe 2 pièces avec 6 autres personnes de sa famille et leurs enfants. Personne n'a été contaminé jusqu'en avril 1896. La femme paraît toujours guérie. On ne voit chez elle que les cicatrices des cautérisations transcurrentes sous forme de traînées brunâtres, sans relief, sans épaississement de la peau. Ce sont des lignes pigmentées, blondes et minces. Cependant en examinant attentivement tout le corps, je trouve que la 1/2 inférieure des jambes est insensible, glabre et légèrement tuméfiée. A la tête des métacarpiens, du côté dorsal, la peau est épaissie, sous forme de tubérosités, superposées, comme des pois cassés. Sensibilité physiologique à la face et aux membres thoraciques.

Réflexions. — Doit-on considérer cette malade comme guérie ; ou bien ne s'agit-il que d'une trêve de la lèpre, ainsi que nous en avons maintes fois constaté des exemples, durant des mois et même des années ? L'avenir seul pourra répondre à cette question ; car, quoi qu'on en ait dit, la lèpre peut guérir. Nous avons été assez heureux pour constater des guérisons maintenues pendant 10 et 20 ans. Les patients ont succombé, à un âge avancé, à des maladies vulgaires. Je sais bien que les sceptiques opposent toujours le même argument à ces guérisons : à savoir que si la vie s'était prolongée encore, la maladie, à l'état de puissance occulte, aurait réapparu. Selon ces *pessimistes* la syphilis et la tuberculose seraient dans le même cas. Une existence mathusaléenne pourrait seule donner raison à nos contradicteurs ; je la souhaite à nos lépreux pour donner un démenti plausible à ceux qui n'admettent la curabilité d'aucune de ces trois affections.

Observation XXI. — *Lèpre exsudative polymorphe : exanthèmes, papules, tubercules, placards psoriasiformes ; alternatives de disparition complète et de réapparition des manifestations, à plusieurs reprises.*

Bohor Lévy, rabbin, 49 ans, professeur d'hébreu à l'école israélite de Camondo, né à Ebron, — ville célèbre de l'antiquité et lieu de sépulture des patriarches Abraham et Jacob — à 6 heures de distance de Jérusalem, qu'il a habité jusqu'à 1863. Depuis cette date, il demeure à Constantinople, à Haskeny, village situé dans la Corne d'Or. Son père, indemne, a succombé à une pneumonie à 55 ans. Mère morte à 80 ans, de vieillesse. Le ménage n'a eu qu'un seul enfant. La mère avait 46 ans lorsqu'elle a eu son unique enfant, Bohor ; mari et femme se sont unis étant veufs tous deux. Le père de B... a eu 6 enfants de son premier lit, tous morts en bas âge. Quant à la mère, elle n'a jamais conçu que Bohor. Elle est restée veuve pendant 18 ans. Voici pourquoi : la loi israélite veut, conformément au Tavrak ou Ancien Testament, que lorsqu'une femme devient veuve, le frère de son mari l'épouse. C'est obligatoire si ce frère n'est pas marié ; facultatif s'il a une femme déjà, bien qu'un israélite puisse épouser deux femmes et même plus. En effet, dans l'antiquité les Juifs ont toujours eu le droit d'en épouser 3 ou 4, ce qui a lieu encore de nos jours à Bagdad, à Yemen, à Tunis, au Maroc, partout en un mot où la loi civile autorise la polygamie. Les frères du père de Bohor étant des sourds-muets, la veuve n'a voulu en épouser aucun. Elle n'a donc pu se remarier qu'après leur mort.

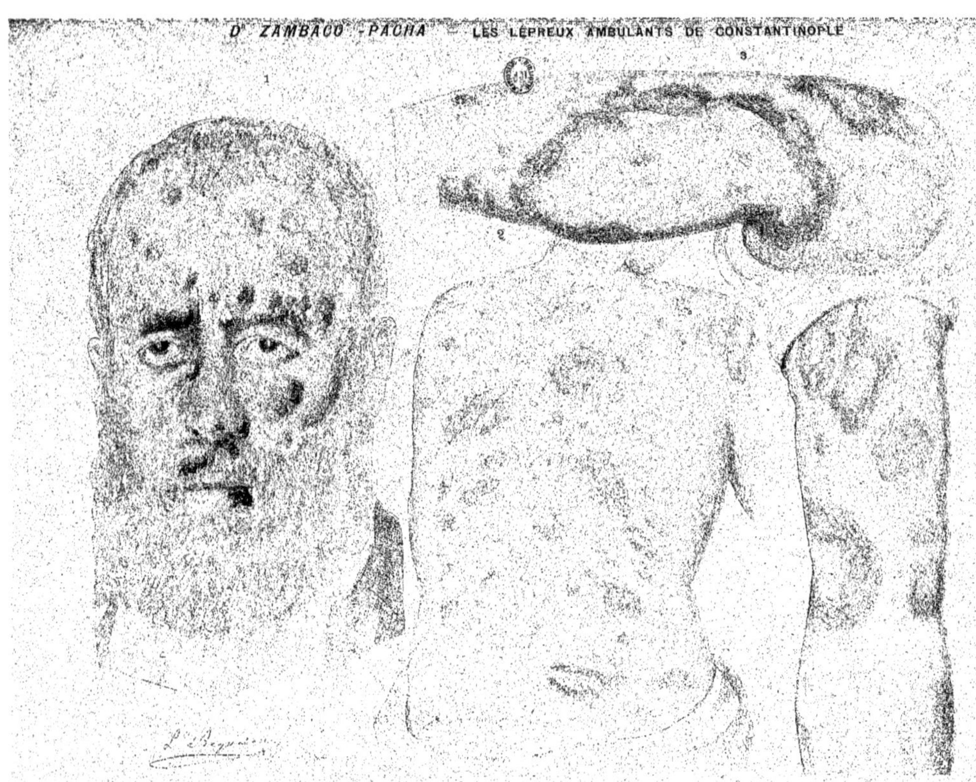

1, 2. Lèpre exanthématique; poussée printanière. — 3, 4. Poussée automnale de l'année suivante, disparue l'hiver.

B... n'a jamais eu de maladie cutanée. Il me dit qu'à son pays natal il n'y a pas de lèpre; cependant mes renseignements prouvent le contraire. Il me fait remarquer qu'à Ebron personne ne mange de poissons. La nourriture habituelle est la viande, et du *boulgour* — blé concassé préparé avec de l'huile de sésame, — du couscousse, des macaronis, des légumes et du blé vert (on brûle à point le froment dans les champs, sur pied, avant la maturité et on le conserve ainsi pour en faire des plats). On y boit une espèce d'eau-de-vie préparée avec des figues et des poires sèches, qui enivre même à petites doses.

B... est chargé de famille; il nourrit, outre ses nombreux enfants, ses brus et leurs enfants. Aussi vit-il dans la misère; et depuis un an, il ne mange que du pain et du fromage du pays, fermenté et très salé, ainsi que du poisson salé (thon, maquereaux et sardines préparés dans la saumure); il a, en outre, abusé du raki (eau-de-vie blanche) dont il prenait régulièrement 200 grammes chaque nuit. Il ne connaît personne qui souffre d'une maladie analogue à la sienne. Il sue beaucoup depuis son arrivée à Constantinople. Il ne s'est baigné que lorsque la loi d'Israël le lui a imposé : avant la fête de Hamoursouze, des azymes, une fois par an. La maladie actuelle a commencé les premiers jours de mai 1883. 6 jours avant, B... a eu une grande frayeur : étant en caïk, une barque tomba sur lui et le fit chavirer; précipité à l'eau, B... se serait noyé sans le secours d'un nageur. Quelques semaines après, sa femme s'aperçut, la première, de 2 îlots dont l'un, situé au milieu de la jambe gauche, était constitué par un cercle rouge, légèrement en relief, circonscrivant de la peau absolument saine en apparence; cet îlot était grand comme une pièce de 5 francs. Même disposition sur le membre droit, mais le cercle, bien plus grand, s'étendait depuis le milieu de la jambe jusqu'au milieu du jarret; fièvre, inappétence, insomnie; tout son corps était tellement sensible que le plus léger attouchement le faisait souffrir et tressaillir. Après 30 jours de durée, tous ces phénomènes ont disparu ainsi que les cercles mentionnés. B... n'a plus rien eu jusqu'au mois de mai 1884; il éprouva une grande émotion, et quelques jours après, apparition de symptômes généraux suivis de nouvelles manifestations cutanées : on a voulu assassiner son fils en sa présence; fièvre ardente, abattement, et parfois nervosité telle qu'il se disputait avec tout le monde; il perdait patience avec ses élèves de l'école. Enfin il fut obligé de garder le lit. Son corps a été envahi, alors, par des macules rouges scarlatiformes, apparues d'abord sur les jambes. 3 ou 4 jours après, la même coloration rouge vive, disposée en placards, s'est manifestée au dos, puis, des taches parcilles sans épaississement, sans exsudats, se sont disséminées sur la nuque, et 12 jours après, l'affection a paru à la figure.

Aujourd'hui, 13 juin (pl. 19, n° 1), il y a 24 jours que la maladie a débuté; la face présente des plaques saillantes, d'un rouge foncé aux régions des sourcils, notamment à droite. Les poils tombent continuellement et sont très clairsemés. Ces larges plaques remontent vers la base frontale où elles rencontrent des épaississements isolés de la peau toujours d'un rouge framboise et d'un centim. environ; la région sourcilière gauche, moins envahie, présente néanmoins un gros exsudat niché dans l'épaisseur de la peau, et 2 autres saillants tout à côté; mêmes lésions sur les joues. Ainsi la peau située au-dessus du sillon naso-labial est livide et épaissie sur une étendue de 3 centim.; les ailes du nez sont uniformément épaissies par des exsudats. La lèvre supérieure présente, à droite, un épaississement en relief de plus d'un centim. Les poils de la moustache tombent; une plaque saillante et livide au côté gauche de la lèvre inférieure, commence près de la commissure et s'avance jusqu'à la ligne médiane; elle a la consistance d'un chancre induré en régression; macules avec saillie du côté gauche du cou et à la nuque, où l'on voit encore des tubercules isolés, comme des pois. Tubercules aussi sur les lobules des oreilles et sur les hélix. Au-dessous du deltoïde droit, à la région classique des cautères, un rebord saillant large d'un centim. supérieurement et plus étroit en bas, circonscrit un îlot ovoïde de 3 centim. de peau normale, quant à son aspect. L'épiderme qui couvre ce cadre s'écaille perpendiculairement à sa direction et se détache par petites plaques argentées qui laissent voir, par transparence, la coloration rouge livide ; foule de petits tubercules saillants, comme des lentilles, disséminés çà et là aux environs de cet encadrement ; le tout ressemble, à s'y méprendre, aux manifestations syphilitiques. Près du coude et à l'avant-bras, larges plaques, rouge jambon, en relief sous forme de cadres, circonscrivant aussi des îlots dont la coloration diminue d'une manière graduée jusqu'au centre qui est normal ; la partie encadrée du tégument paraît comme déprimée. Sur plusieurs de ces cadres, l'épiderme se détache sous forme de paillettes toujours perpendiculairement au rebord. Un grand nombre de tubercules jambonnés, saillants, se voient sur la peau saine. Les poils manquent partout où il y a des exsudats, en plaques ou sous forme de tubercules. La main est gonflée dans sa totalité à sa face dorsale ; ce n'est pas un œdème qui conserve l'empreinte du doigt, mais une infiltration consistante. L'index et l'annulaire, à la moitié inférieure dorsale, jusqu'aux environs des ongles sont livides ; leur peau est envahie dans sa totalité par des exsudats pareils à ceux déjà décrits. Altérations pareilles, moins étendues, à gauche. Tout le dos est comme tatoué, maculé par des plaques comme celles déjà décrites, entourant des îlots de peau de couleur presque normale, ronds ou allongés. Les cadres sont en relief et montrent la peau du centre comme affaissée (pl. 19, fig. 2). Ces cercles, d'abord minces, étroits, s'étendent de plus en plus par une progression centripète et envahissent ainsi parfois la totalité de la peau circonscrite, primitivement saine. Ce ne sont alors que des placards ; à l'abdomen, nombre de tubercules saillants, comme des pois, tranchent par leur couleur foncée sur la peau blanche, et 4 grandes taches dont la périphérie est livide et en relief, tandis que leur centre rose est comme déprimé ; un placard circonscrit par des lignes sinueuses saillantes, à l'instar des cartes géographiques indiquant les montagnes, commence au milieu de la crête du tibia droit, remonte vers la rotule, s'incline en arrière vers la région poplitée, marche en dedans et descend postérieurement sur le mollet. C'est un cadre rouge livide, saillant de 2 et 4 millim. par places, et d'un ou 2 centim. de largeur. Il circonscrit, d'une manière ondulée, une surface de peau saine de 15 centim. environ sur 2. C'est là le plus grand cercle que le malade présente. En outre, des plaques larges comme la paume de la main, d'un rouge livide uniforme ou bien perdant graduellement, de la circonférence au centre, et de leur épaisseur et de leur couleur, jusqu'au rose, siègent à la partie externe de la cuisse près du cou-de-pied. D'autres plus petites, au nombre de 7, et des tubercules, comme des pois, sont disséminés sur toute la surface du membre. Large placard, comme 5 francs, sous le métatarsien du gros orteil ; malgré l'épaisseur de l'épiderme, on voit la coloration rouge foncé à travers, et l'on sent l'exsudat. A gauche, grand cercle de 8 centim. au milieu de la jambe, à rebord livide large, dans certains points, de 4 et 5 centim. ; la peau de ce cadre est lisse et dans certains points l'épiderme comme froncé. En dedans de ce premier cercle livide, une bande de 5 millim., plus foncée, bistre, régulièrement circulaire, circonscrit un îlot de peau saine, grand comme 5 francs. Pléiade de petites plaques et de tubercules autour de ce grand placard. (Il y a plusieurs aquarelles de ce malade intéressant dans les cartons du musée Saint-Louis). B..., instruit et intelligent, me fournit des renseignements très exacts. Les exsudats ont été précédés par une chaleur locale intense ; c'était un sentiment de brûlure et de piqûre d'épingle ; 2 jours après, la peau devint comme horripilée, hérissée de petites saillies légèrement colorées en rose, sur des tracés où parurent plus tard les cercles ; 4 jours après cet aspect chagriné, survint la couleur livide ; le rebord n'est devenu saillant qu'un peu plus tard. Bien que B... eût la fièvre, il y a 24 jours, et que tout son corps fût alors constamment brûlant, il lui survenait souvent pendant 10 à 15 minutes une brûlure cuisante bien plus intense à l'endroit même où devait paraître un exsudat. Sa forte constitution s'est beaucoup affaiblie depuis un mois : les mains font marquer 108° au dynamomètre ; température ambiante 23° ; celle de l'aisselle 37°. Le thermomètre plat du Dr C. Paul, appliqué pendant 1/4 d'heure à la partie inférieure du dos, à droite, sur une grande plaque saillante, marque 35° ; température d'à côté sur le tégument normal, 33°,8. J'enlève avec le bistouri, pour l'examen microscopique, la partie centrale d'un placard exsudatif du dos, en pleine évolution ; B... n'a éprouvé aucune douleur. Il n'a même pas su que je le disséquais. 3 inoculations sont faites sur la partie supérieure de la poitrine de ce malade, à droite, avec du suc puisé à 2 de ses exsudats en pleine évolution. Ergotine, bicarbonate de soude, quinquina, bains généraux prolongés.

Le 20 juin, fourmillements dans le dos et le membre thoracique droit ; sentiment de brûlure et de démangeaisons sur les plaques de la figure. Nulle suppuration. Diminution de la plaque de la lèvre inférieure ; affaissement de celles de la face. Mais 3 tubercules nouveaux pointent sur l'avant-bras droit. Continuation du traitement. Je puise du suc d'un tubercule et j'en inocule une lépreuse, Maria Athanassiou, à la poitrine, tout à fait immaculée. 27 juin : tous les exsudats, sans exception, se flétrissent ; les cercles s'affaissent et se foncent. L'épiderme s'exfolie partout. Résultats de l'inoculation négatifs ; 80 pulsations. Température ambiante 23° ; à l'aisselle 38° ; celle de la jambe gauche, au 1/3 supérieur, sur une partie saine de la peau, 33° ; un autre thermomètre appliqué en même temps sur un placard exsudatif situé un peu plus bas, donne 34°. Cautérisation de plusieurs exsudats au thermocautère. B... a continué son traitement régulièrement ; les cautérisations ont été répétées tous les huit jours ; amélioration progressive ; les grands cercles ont continué à s'affaisser, à s'exfolier, à se foncer en couleur ; tous les tubercules cautérisés ont disparu. Le 13 juillet, les exsudats de l'aile gauche du nez et des sourcils sont traversés par le cautère en pointe et les placards du dos cautérisés au champignon ; l'exsudat, si volumineux, de la lèvre supérieure a presque disparu ; pas de manifestations nouvelles. On continue l'ergotine, les bains et les cautérisations hebdomadaires. 20 juillet : la face a repris sa physionomie naturelle ; les exsudats cautérisés disparaissent ; ceux qui n'ont pas été touchés se résorbent lentement, se desquament et présentent une couleur jambon. Dynamomètre 145 à droite et 130 à gauche ; moral excellent. Fowler, quinquina, ergotine, bains ; cautérisation interstitielle de l'exsudat sourcilier droit que je traverse 4 fois, ainsi que des exsudats du sourcil gauche, de la lèvre supérieure et du dos de la main gauche. 28 juillet : la face ne conserve plus qu'une légère coloration rouge foncé, là où siégeaient les exsudats saillants ; tous les tubercules, toutes les infiltrations des membres ont disparu ; la peau a recouvré aussi sa souplesse naturelle ; mais sa coloration est brune ou jambon, comme les traces d'un psoriasis syphilitique en voie de guérison. Les cercles exsudatifs saillants des membres inférieurs ne sont plus en relief, et leur épiderme tombe abondamment. La *sensibilité est revenue* à la face, ainsi qu'aux membres supérieurs, entre les exsudats, et jusqu'à leurs limites, partout où la peau avait conservé sa couleur normale ; mais les îlots circonscrits par les cadres ne sentent encore, ni les piqûres, ni les brûlures ponctuées que j'y fais au thermocautère.

Il est à remarquer que, quelques minutes après ces cautérisations, le malade éprouve une légère douleur: perception tardive. Fowler, quinquina, ergotine.

L'amélioration de B… a continué pendant mon voyage à Copenhague et en Norvège, lorsque le Dr Euthyboule me remplaçait. A mon retour à Constantinople (octobre 1884), le malade n'a plus *la moindre manifestation* de la maladie, ni à la face, ni ailleurs. Il ne reste que quelques traces à peine perceptibles de ses cercles encadrants, autrefois si en relief. Ce sont des lignes presque mathématiques ; néanmoins les parties de peau qu'elles circonscrivent sont toujours anesthésiques ; les poils poussent à nouveau, tant sur le trajet des cadres que dans les îlots.

Janvier 1885. L'amélioration a toujours continué ; les cercles basanés des membres se résorbent de plus en plus ; la partie de la peau qu'ils circonscrivent reste toujours insensible aux piqûres, tandis que le froid y est un peu apprécié ; si l'on maintient le champignon de Paquelin pendant quelques secondes, le malade accuse de la chaleur, tandis qu'immédiatement en dehors des cercles pigmentés, fauves aujourd'hui, le malade sent normalement. A la face, la sensibilité est *revenue* partout où il y a eu autrefois des macules et des exsudats dont il ne reste plus trace ; il en est de même des cicatrices des tubercules de la nuque, détruits par le thermocautère. Les poils ont repoussé soit à la face, soit dans les îlots des membres, circonscrits par les bandes pigmentées, et chose curieuse, seulement là où l'on a pratiqué des cautérisations ponctuées ; aussi pour expérimenter, je n'avais pratiqué des cautérisations que sur la jambe gauche ; or c'est sur celle-ci seulement que les poils ont réapparu. 20 février : B…, qui s'observait toujours attentivement, a remarqué un petit gonflement au niveau de l'apophyse montante du maxillaire supérieur gauche ; la peau s'épaissit ; un peu brûlante, elle est le siège, par moments, d'une chaleur incommode ; il constata aussi de l'insensibilité, en s'explorant à l'aiguille ; quelques jours après, tout signe objectif disparut ; mais l'insensibilité persista. B… ne revint me voir que le 20 avril. Je constate au-dessous de l'os malaire droit une tuméfaction avec chaleur, comme s'il y avait menace de furoncle ; au côté gauche de la face, il y a une région insensible, limitée par le bord inférieur de l'os malaire, la ligne de la barbe, le sillon naso-labial et le nez, jusque près de l'angle interne de l'œil ; à gauche, l'insensibilité n'occupe qu'un centim. carré au-dessous de l'os de la pommette ; les poils des sourcils, de la moustache et de la barbe, qui étaient tombés au niveau des macules, ont partout repoussé ; toutes ces parties *ont récupéré leur sensibilité normale ;* cependant, à la nuque, à 3 travers de doigt de l'oreille droite, sur une surface d'un centim. carré, la sensibilité est nulle à l'exploration par l'épingle ; mais, chose à remarquer, quelques secondes après, D… y éprouve une légère douleur. Il existe encore sur l'avant-bras droit, là où l'on voyait autrefois un cadre rouge exsudatif, une ligne fauve entourant un îlot de peau à aspect normal avec retour de la sensibilité. Le grand cercle pigmentaire de la jambe droite dessiné par M. Acquarone (pl. 19), déjà décrit, s'est éclairci et devint fauve. Mais l'encadrement s'élargit d'une manière centrifuge ; il présente actuellement une bande de 2 doigts de largeur, insensible, ainsi que la partie circonscrite. Cet îlot a été exploré par nous il y a quelques semaines au thermocautère pointu. Or, partout où la peau a été ainsi touchée, il survint des taches pigmentées qui tatouent la peau de l'îlot de couleur normale ; bouffées de chaleur fréquentes à la face qui s'injecte et devient très rouge. Nous sommes témoin d'un tel ictus spontané et non motivé. Injections hypodermiques de solution de Fowler.

Le 20 janvier 1886, B… nous revient après une longue absence. Il avait suspendu tout traitement, se voyant et se sentant très bien. Mais dans ces derniers temps, de grands chagrins paraissent avoir occasionné un réveil de la maladie, comme un coup de fouet : fièvre, douleurs profondes aux lombes et dans les membres, sentiment de cuisson sur le corps sans démangeaisons ; et au plus fort d'une émotion, il apparut un exsudat sur le sourcil gauche. Actuellement, placards érysipélatoïdes récents, aux côtés internes des régions sourcilières ; 4 placards pareils, d'un à 2 centim., d'un rouge violet, sur le front ; 2 plus petits sur les joues, et un autre sur la lèvre inférieure ; la peau y est tuméfiée par des nodosités. Les pavillons des oreilles sont injectés, rouges, comme envahis par l'érysipèle ; nouvelle poussée aussi au dos, depuis 20 jours : placards nombreux de dimensions variées, allongés dans le sens transversal, saillants, amaranthe, disparaissant momentanément sous la pression du doigt ; le centre de la plupart de ces placards est blanchâtre, comme exsangue, déprimé ; quelques-uns se touchent et se confondent par leurs bords. En outre, il y a des macules uniformes. Toute cette éruption est en saillie et plusieurs des placards ont leur surface chagrinée. Le centre décoloré des placards a perdu de sa sensibilité. Placards aussi d'apparition récente, mais discrets et pâles sur la partie antérieure du tronc ; aux bras et avant-bras, autour des plaques anciennes insensibles, apparut un encadrement rouge amaranthe, saillant, de 1 et de 2 centim. de largeur ; autour de ces placards, il y a de petits exsudats disposés en satellites. Enfin, des taches rouges, comme frappées par un timbre sec, sont éparpillées sur les membres ; 2 macules, comme des pièces de 5 francs chacune, siègent à la nuque ; elles sont décolorées à leur centre, sur une surface de 5o centim. Le cuir chevelu a toujours été respecté. Les dos de l'index et du médius gauches sont gonflés et rouges, sur les 2 premières phalanges. La sensibilité y est nulle. Sur les fesses, grands encadrements violacés à centre blanc déprimé sur une surface comme 1 franc ; cet îlot est entouré d'un liséré pigmenté ; de sorte qu'on voit sur les fesses 3 couleurs qui s'encadrent : *violacée, pigmentée et blanche.* Ce sont de vraies macules de morphée. Placards d'un rouge livide sur les cuisses et les mollets, entourés également de lignes pigmentées sinueuses. La partie inférieure des jambes est marbrée de rouge, et tuméfiée. Partout où le malade a été brûlé, même accidentellement, il y a des taches pigmentées. Par la description qui précède on voit que toute la surface du corps de B... est comme zébrée par cette nouvelle poussée. 15 août. La poussée a continué de plus en plus envahissante ; les exsudats amaranthe se sont étendus et élargis ; les pavillons des oreilles sont livides et gonflés ; le nez et les joues, jusqu'aux paupières, en sont couverts aussi ; sentiment de tension et de brûlure ; modification sur la plupart des cadres saillants : l'épiderme s'est épaissi et fendillé d'une manière radiée (voir pl. 38, fig. 1). Cette poussée est tellement générale, qu'il y a des placards exsudatifs aux dos, aux paumes des mains et sur les doigts jusqu'à leur pulpe, et même autour des ongles ; gros orteils violacés et comme gonflés par des engelures ; ganglions lymphatiques partout tuméfiés ; les épitrochléens gros comme des avelines. La piqûre la plus légère, sur une partie quelconque des placards, laisse suinter un sang très foncé abondant, tandis que les parties centrales, blanches, ne saignent même pas à cette exploration. La sensibilité est perdue sur la plupart de ces exsudats noueux. Elle est conservée normale ou émoussée sur les îlots qui gardent la couleur naturelle de la peau, et dont plusieurs paraissent même plus blancs que nature ; cependant le froid est quelque peu apprécié là où les piqûres et la chaleur n'occasionnent aucune sensation. Les encadrements s'élargissent de plus en plus. Fièvre, 39° ; élévation aussi de la température locale de 0,5 sur les placards nouveaux, et sentiment de brûlure spontané très incommode. Scrotum tuméfié, envahi par un grand placard livide ; impuissance depuis 2 ans ; bains de son, ergotine. J'enlève un lambeau sur un placard de la nuque et j'en sculpte un autre sur un placard du dos; B... n'a éprouvé aucune douleur au moment même; mais 10 minutes après, sensation de brûlure sur les plaies. J'ai envoyé ces fragments de peau au Dr E. Vidal pour l'examen bactériologique ; ils ont été trouvés pleins de bacilles par MM. Marfan et Siredey.

17 septembre. Les placards ont perdu leur exubérance; ils sont jambonnés, comme des manifestations syphilitiques; les portions encadrées, à couleur presque normale, ont perdu leur sensibilité; face redevenue normale, comme aspect et couleur; sourcils, moustache et barbe en partie tombés. L'épiderme s'enlève en minces pellicules; peau redevenue souple et sensible, excepté sur une partie grande comme un franc à la région sous-orbitaire; retour de la sensibilité aussi sur tous les encadrements récents; tandis que les îlots à aspect normal sont insensibles; les anciens cadres pigmentés un peu sensibles. Amélioration remarquable de l'état général; travail de régression des exsudats. Bains, ergotine, arsenic, quinquina. 29 octobre : Tous les exsudats sont résorbés; partout la peau est redevenue mince; il ne reste qu'une pigmentation peu accusée, comparable à l'auréole mammaire des femmes brunes. Sur les placards uniformes, la peau récupère progressivement sa coloration normale, d'une manière centrifuge; l'envahissement a eu souvent lieu d'une manière centripète. Le côté externe de la face dorsale de la 1re phalange du petit doigt et une surface comme 2 francs, au niveau des têtes des métacarpiens de l'auriculaire et de l'annulaire, sont insensibles.

Le 5 décembre, les manifestations se sont de plus en plus dissipées ; les cadres pigmentés s'amincissent et se décolorent; ils ont recouvré tout à fait leur sensibilité normale ; tandis que les îlots demeurent insensibles; cependant le froid est peu senti sur les régions pigmentées même et encore bien moins sur les îlots blancs; tandis que la chaleur n'est point appréciée sur ces derniers points. Le bout d'une ficelle promené sur tout le corps est peu senti sur les surfaces pigmentées, et encore moins sur les îlots; or, les îlots ne sentent point la chaleur; ils apprécient un peu le froid. Depuis 3 semaines, la nuit surtout, douleurs spontanées, brûlantes sur les îlots, qu'exagère le moindre toucher; le contact de sa chemise même lui occasionnant ce sentiment de brûlure, le malade se couche presque nu : perversion de la sensibilité.

Le 25 décembre, j'enlève une rondelle de peau sur un ancien placard du dos, où le tégument est redevenu souple et presque normal. L'exsudat ayant été finalement résorbé, il n'y reste qu'une légère pigmentation; B... a peu senti; quantité de bacilles. Chevelure toujours normale; sourcils, moustache, barbe repoussés.

Je n'ai plus vu ce malade qu'à de longs intervalles. L'école Camondo ayant été supprimée par les héritiers établis à Paris, le rabbin n'a pu gagner sa vie à Constantinople, et rentra chez lui, à Ebron, près de Jérusalem, en 1892. Un distingué confrère, le Dr Peppo Achioté, ancien élève de ce rabbin et du professeur Charcot, a suivi avec moi l'évolution de la lèpre chez B...; il lui a continué ses soins et constaté, lorsqu'il a quitté Constantinople, que la trêve de la maladie, pour ne pas dire autrement, avait continué. Il n'y a plus eu de nouvelles manifestations depuis mon dernier examen qui remonte à septembre 1890; il ne restait sur le corps de B... que quelques lignes légères d'une pigmentation blonde à peine appréciables.

Réflexions. — Le développement de la lèpre a été très tardif chez B...; les premiers symptômes ne se sont manifestés qu'à 43 ans. Il s'est passé 20 ans entre les premières manifestations de la lèpre, restée stationnaire et silencieuse, et les secondes qui ont consisté en une deuxième poussée vers la peau. Toutes les aggravations de la lèpre chez ce malade sont survenues à la suite de quelque grande émotion. Ce fait démontre, avec bien d'autres en notre possession, le rôle important que joue le moral dans le développement et dans l'aggravation de la lèpre dont les poussées successives sont souvent provoquées par une frayeur ou un chagrin. Chez B....., à la suite d'un mouvement fébrile intense, survinrent des macules qui se sont doublées, plus tard, d'exsudats. La ressemblance de quelques-unes des manifestations cutanées de ce malade avec la syphilis, est aussi à retenir; cette similitude parfois complète fait souvent commettre des erreurs de diagnostic. C'est ainsi que s'explique l'opinion du Dʳ Gémy, professeur de dermatologie à l'école d'Alger, qui me faisait dire, en 1889, par le Dʳ Sabadini, n'avoir jamais vu la lèpre chez les Arabes, si souvent syphilitiques. La description qu'il a donnée au Congrès de Lyon en 1894, de quelques éruptions cutanées, qu'il attribue, *malgré leurs bizarreries*, à la syphilis, démontre qu'il s'agissait de la lèpre souvent méconnue ; ce qu'il avoua du reste avec une probité scientifique louable devant ce même congrès, pour certains de ces malades. De même que chez plusieurs de nos lépreux, la température locale des placards récents, c'est-à-dire d'une nouvelle poussée accompagnée de fièvre, était plus élevée que celle de la peau environnante.

Les nombreuses inoculations faites sur les parties intactes de la peau de B....., avec des parcelles de lépromes et leur suc pris sur lui-même ainsi que sur un autre lépreux, sont restées sans résultats. J'ai fait maintes fois de ces inoculations sur de nombreux malades ; je les ai même répétées sur des sujets soit phtisiques, soit sains, toujours sans succès. La cautérisation au thermocautère, que j'ai été le premier à employer contre la lèpre — ma communication au congrès international de Copenhague en 1884 en fait foi — a paru rendre service à ce malade aussi. Enfin je ferai remarquer le retour de la sensibilité sur les placards lépreux, lorsque les manifestations ont reculé, et que le malade a paru entrer dans la voie de la guérison. N'omettons pas de dire qu'aucun des élèves de ce professeur d'école, aucun de ses enfants et petits-enfants avec lesquels il a toujours demeuré, n'a été contaminé.

Je terminerai en insistant sur l'aspect de plusieurs placards de ce malade, constitués par des îlots blancs entourés d'un liséré *lilac ring* en même temps que d'autres îlots étaient circonscrits par des cercles jambon ou pigmentés. On sait que ce sont là les signes de la *Morphea* des auteurs modernes.

Observation XXII. — *Lèpre tubéreuse guérie à la suite d'un traitement par l'iodoforme et le thermocautère.*

(Empruntée à mon mémoire présenté à l'Académie en 1886.)

Samaria Orara, juif espagnol, 19 ans, habitant Haskioï, dont il est natif, dans la Corne d'Or, n'est jamais sorti de la capitale. Père mort à 34 ans de maladie aiguë ; grand-père paternel excessivement nerveux, souvent en colère, il tremblait et avait l'écume à la bouche, mort à 72 ans, indemne ; une de ses sœurs vit à Ortakioï sur le Bosphore ; elle a 4 enfants ; une autre sœur a 3 fils, pères de famille à leur tour ; tout ce monde est sain, ainsi qu'une autre sœur stérile, âgée de 70 ans, demeurant à Jérusalem. La femme du grand-père paternel de S..., morte à 71 ans, eut 24 enfants, tous indemnes ; mais plusieurs petits-enfants de ce grand-père ont eu des maladies cutanées chroniques (?). Il faut dire en passant que les affections de la peau sont très communes en Orient chez les Juifs ; ce qui dépend de leur misère, de leur malpropreté et de leur mauvaise alimentation : poissons salés, fumés, putrides, huile d'olive rance, etc. La grand'mère maternelle, morte à 58 ans, eut 3 enfants dont il ne reste qu'un fils habitant Londres. Le grand-père maternel a succombé à une maladie accidentelle. En un mot, personne dans la famille, parmi les parents ascendants ou collatéraux, n'a eu la lèpre. S... a un frère aîné et une sœur âgée de 16 ans. Tous deux sont indemnes ; seulement tous les hivers, pendant 4 ou 5 mois, ils ont constamment des engelures profondes aux mains, qui se fendillent et suppurent. S... demeure, depuis 3 ans, avec le mari de sa tante, qui l'accompagne à ses visites chez moi, et qui a 2 enfants en bas âge. Tout le monde demeure dans la même chambre, mange à la même table avec les mêmes ustensiles, et boit dans le même verre. Il n'y a que son linge que sa tante lave à part, sur le conseil d'un médecin. S... a eu, à 12 ans, une affection de la peau, à la région temporale droite, qui a laissé des cicatrices stellaires blanches, très visibles (?). Des cicatrices nombreuses, comme des scrofulides, siègent aussi sur la joue du même côté, petites et pareilles à celles de la variole qu'il n'a pas eue. Cicatrices analogues sur la joue droite. Elles tranchent toutes, par leur blancheur, sur la couleur rouge violacé des joues. De gros boutons, mûrissant lentement et suppurant pendant 1 ou 2 mois, ont précédé ces cicatrices. Cicatrices plus grandes, étoilées, comme celles du rupia sur les avant-bras, les cuisses et les jambes. En effet, il y a 7 ans, il a eu une affection cutanée profonde qui a duré tout un été. S... prétend que les boutons furonculeux d'il y a 7 ans lui faisaient très mal, quand il les pressait pour les vider ; tandis que les boutons actuels sont absolument insensibles. Pendant trois ans cette éruption ecthymateuse guérissait l'hiver et reparaissait l'été. Il y a quelques années, étant à l'école, il s'est assis sur un clou placé debout par la gaminerie des camarades ; ce clou s'enfonça dans ses chairs sans que S... s'en aperçût. Ce sont les enfants qui l'en ont informé. A partir de ce moment, il se perçait souvent la peau avec une épingle, pour jouer, sans éprouver la moindre douleur ; il engageait ses petits amis à en faire autant. Tout le monde était étonné de le voir se trouer ainsi la peau des jambes et des avant-bras, sans souffrance. Cependant il sentait la chaleur et souffrait en s'approchant du feu. Deux ans après cette constatation de l'insensibilité à la douleur, sa mère remarqua, en le baignant, à l'union du 1/3 moyen avec le 1/3 inférieur de la jambe droite, une coloration rouge qui faisait le tour du membre comme un brodequin. Cette bande d'un rouge vif, sans démangeaison, blanchissait sous la pression ; un

placard pareil couvrait toute la joue droite. Ces macules ont disparu après plusieurs mois de durée sans laisser de trace. 2 ans après, une infiltration et des tubercules se sont manifestés aux régions sourcilières et sur les tragus ; c'était en 1880. Bien que sur pied, S... a été alors réellement malade ; il avait de la fièvre, éprouvait parfois des frissons et souffrait de maux de tête ; inappétence ; à peine prenait-il quelques gorgées de lait. Il a traîné ainsi pendant près de 5 mois ; après quoi, l'appétit revint ainsi que les forces. Il allait et venait, bien que l'évolution des boutons continuât. Il était désolé de ce que personne au monde ne s'occupait de lui ; accablé et triste, il parlait souvent de sa triste vie et de sa fin. Les tubercules des régions sourcilières se sont ulcérés, un an environ après leur apparition, et se sont vidés ; depuis 18 mois, tubercules à la lèvre supérieure et au menton. En août 1885, fièvre typhoïde de moyenne intensité. L'état général de S... s'améliore l'hiver ; mais, dès que le printemps arrive, il perd son appétit et ses forces ; il devient morose et la maladie se réveille et marche ; très frileux, il reste toujours accoudé sur un brasier pendant toute la mauvaise saison.

Le 27 mai 1884, S... est très maigre et faible. Il n'a jamais exercé de profession ; silencieux toute la journée au coin de la chambre, il ne s'occupe de rien. Le matin, il n'a pas envie de quitter son lit ; expression de tristesse et d'abattement ; nulle douleur spontanée. L'exploration par l'aiguille fait constater que les bras et les avant-bras conservent leur sensibilité du côté de la flexion ; tandis qu'ils sont insensibles à leurs 2/3 inférieurs, dans le sens de l'extension où la peau est épaissie et comme infiltrée dans sa totalité. La sensibilité, nulle au dos des mains, se réveille de plus en plus, à partir de la tête des métacarpiens jusqu'au voisinage des ongles ; cou et cuir chevelu sensibles ; pavillons des oreilles insensibles. La face conserve quelque peu sa sensibilité là où la peau présente sa couleur et sa finesse normales ; mais elle n'a gardé ces attributs qu'à une partie de la région frontale et aux abords de la base de la mâchoire inférieure. Les joues, les lèvres, les sourcils présentent un tégument épaissi, saillant, rouge foncé, comme érysipélateux ; nez uniformément grossi, luisant, comme rissolé par le soleil ; il en est de même de la peau qui environne la base des orbites. Ainsi, une espèce de masque rouge et saillant occupe la face dans presque sa totalité. En outre, tubercule comme un pois au côté gauche de la lèvre supérieure ; sous l'épiderme tendu, rampent plusieurs vaisseaux capillaires, variqueux ; à droite, 3 tubercules, avec tendance à se fusionner ; 2 autres, saillants, siègent sur la lèvre inférieure, à la limite du menton qui en présente aussi quelques-uns plus petits. Tous ses tubercules reposent sur une peau épaisse, dure et fortement colorée ; tubercule plat, comme 50 centimes, sur la partie supérieure et externe de la région malaire droite ; peau des lobules des oreilles et des hélix infiltrée d'une manière uniforme, sans tubercules circonscrits ; exsudat saillant comme 2 francs, aplati, mobile sur l'os, dans l'épaisseur de la peau de la bosse frontale droite. Mêmes plaques diffuses, allongées, aux régions sourcilières colorées en rouge foncé, chute des sourcils ; main droite violacée ; épiderme fendillé dans tous les sens, comme ichtyosique, desquamation furfuracée avec quelques croûtelles. Gerçures profondes sur les plis normaux de la face dorsale des doigts. Rien du côté de la paume des mains, si ce n'est une certaine atrophie des muscles des régions thénar et hypothénar. Point de déformation des ongles ou des doigts qui ont conservé toute leur agilité ; muscles de l'avant-bras grêles et flasques, grandes macules pigmentées, bistres, saillantes, remontant jusqu'au 1/3 supérieur, avec infiltration de la peau et desquamation du côté du bord cubital de l'avant-bras ; taches psoriasiques par-ci, par-là, et cicatrices stellaires, blanches ou violacées, avec épiderme parcheminé et déprimé. Ce sont des cicatrices anciennes, indélébiles.

Taches pigmentées comme des lentilles, disséminées, au pli de la saignée. Peau du coude épaissie, violacée, avec tubercules profonds tout autour; taches de psoriasis guttata à l'avant-bras. Même disposition à gauche, mais moins prononcée. La peau du tronc, du dos, de la poitrine, de l'abdomen, des flancs et des fesses est normale; mais sur les cuisses, grandes cicatrices irrégulièrement étoilées, pareilles à celles de l'ecthyma et du rupia. Tégument normal à la 1/2 supérieure de la jambe droite, mais violet, infiltré, comme lardacé, adhérent aux tissus sous-jacents, à la 1/2 inférieure; épiderme tendu, s'écaillant par places; œdème, empâtement aux environs des malléoles, de manière que le cou-de-pied est déformé, comme s'il s'agissait d'une tumeur blanche.

Au dos du pied, ulcère comme une pièce de 5 centimes, creux et comme fait par emporte-pièce, à fond jaune; suppuration déliée et fétide. Cet ulcère a succédé à une petite phlyctène; ulcération superficielle au côté interne du dos du pied; épiderme de la plante fendillé superficiellement avec desquamation, de manière à figurer des lignes blanches sur le fond violacé général. Le pied et toute la jambe, jusqu'à la rotule, sont insensibles aux piqûres; cuisse sensible, excepté sur une bande de 4 travers de doigt étendue de la patte d'oie à la 1/2 de sa hauteur; même aspect du membre gauche. A l'union des 2/3 supérieurs avec le 1/3 inférieur de la jambe, et du côté externe, grand ulcère profond qui a entamé toute l'épaisseur de la peau; diamètre transversal 4 centim.; hauteur 2 et 3, par places; bords en relief et coupés à pic; fond formé par le tissu cellulaire en suppuration. Cet ulcère a commencé par une petite gerçure, sans tubercule, sans phlyctène. Cuir chevelu très garni; impétigo et plaques épaisses de pityriasis. Pubis garni; organes génitaux développés; preuve que la lèpre a commencé après la nubilité; sans quoi elle aurait arrêté le développement des organes génitaux, ainsi que nous l'avons souvent observé; Fowler, iodoforme, abstinence de poissons, d'huile, de plats salés; bain général toutes les semaines; pansements avec de l'eau phéniquée et le carbonate de fer. S... s'est soumis rigoureusement à tous nos conseils, grâce à son beau-frère, qui fait toutes les dépenses avec un dévouement bien louable.

8 mai 1886. État remarquablement amélioré. La face a perdu sa couleur rouge maladive, vultueuse; elle a pâli et pris une expression de douceur; pas de nouveaux boutons. J'enlève, au bistouri, un gros tubercule de la face, pour l'examen microscopique, sans déterminer de douleur. Je traverse en croix, avec la pointe du thermocautère rougi à blanc, les gros tubercules; je brûle profondément les ulcères des jambes, avec le champignon de Paquelin, sans que le malade souffre le moins du monde. Je fais 3 inoculations avec de la matière du gros tubercule de la face sur la poitrine du même malade; l'inoculation a été négative. L'amélioration a continué; les tubercules brûlés ont disparu et les cautérisations se sont vite cicatrisées. Expression de santé et satisfaction du malade, devenu gai par l'espoir de guérir. Le Dr Marini, qui nous aide à la policlinique, fait 3 inoculations sur le bras gauche en puisant, avec une lancette, dans le tubercule de la lèvre supérieure. Je cautérise plusieurs tubercules qui ne l'ont pas été jusqu'à présent, et je réapplique le cautère sur les ulcères des membres inférieurs. Celui du pied droit est réduit à une pièce de 50 centimes; celui de la jambe gauche se comble aussi; appétit revenu. Il est à remarquer que la cautérisation est maintenant un peu douloureuse; tandis que les premières fois elle a été pratiquée à l'insu du malade, dont je faisais détourner la tête et fermer les yeux; même traitement.

4 juillet. Résultats de l'inoculation négatifs; amélioration progressive et rapide; cicatrisation complète de l'ulcère du pied droit; celui de la jambe gauche se rétrécit de plus en plus.

Je détruis, par le thermocautère, un tubercule de l'aile gauche du nez et un autre du menton. S... n'a éprouvé ni douleur, ni chaleur pendant l'opération.

Ce malade a continué à venir chez moi toutes les semaines. Sous l'influence du traitement, tous les tubercules détruits ont disparu, en laissant une petite cicatrice. Les ulcères des membres inférieurs se sont fermés ; il faut noter que la sensibilité à la douleur revenait, de plus en plus, à l'ulcère de la jambe gauche ; de telle façon qu'aux dernières cautérisations il fallait faire contenir le malade par 3 aides. La sensibilité est normale jusqu'au 1/3 inférieur des avant-bras, d'où elle diminue progressivement jusqu'aux doigts qui sentent parfaitement, sur toute leur longueur ; la paume de la main est aussi sensible, soit au contact, soit à la pointe d'une épingle, ainsi qu'aux corps chauds ou froids. La face a aussi récupéré sa sensibilité ; elle sent partout le contact de mon doigt ; tandis que l'année passée, il y avait insensibilité absolue dans certaines parties de la figure, ainsi que cela a été noté. Néanmoins, la douleur occasionnée par la pointe d'une épingle est bien moindre là où ont siégé les tubercules, et aux environs, dans une zone de 5 millim. Il en est de même pour les corps chauds ou froids. Le dynamomètre a montré une augmentation de la force musculaire de plus en plus notable : de 75, l'aiguille a monté à 95 et à 100. La main gauche marque toujours une dizaine de degrés en moins. Aucun nouveau tubercule. La face a pris une expression de santé et d'intelligence qui frappe tout le monde ; la remarque est faite par les confrères qui viennent les jeudis, jours consacrés aux lépreux, suivre les résultats du traitement, ainsi que par les parents du malade qui renaît à la vie, rit et s'amuse, convaincu qu'il est en voie de guérison ; il se montre aux nombreux lépreux qui viennent à la consultation pour leur donner du courage. Arsenic, iodoforme. Le Dr Euthyboule, qui m'a remplacé à Constantinople pendant mon voyage en Danemark, a continué le traitement. A mon retour, je trouve la guérison définitive. Je fais continuer néanmoins le traitement par intervalles. J'engage S... à proscrire de son régime alimentaire, pour toujours, l'huile, les salaisons, le poisson, les épices. Mais pourra-t-il s'astreindre à ces privations, lorsque tout le monde à table ne se nourrit que de ces choses, habitude invétérée des israélites espagnols d'Orient ?

RÉFLEXIONS. — S'agit-il ici d'une guérison définitive, ou bien la maladie arrêtée, entravée, reculée, resterait-elle à l'état occulte, comme c'est le propre de bien des diathèses, pour reparaître plus tard ? Je m'abstiendrai de trancher la question pour le moment. Je disais en 1886, je me promets de ne pas perdre le malade de vue. Toujours est-il que le traitement institué et rigoureusement suivi a été d'une grande utilité. Or ce malade n'a pas eu de récidive. Je l'ai revu maintes fois. Il continue à bien aller. Il travaille dans une papeterie et reste toute la journée debout ; il a eu le tort de ne plus continuer son régime et d'avoir mis de côté tout traitement. Je considère ce malade, sauf démenti, comme définitivement guéri. Cependant un morceau *de peau enlevé à l'avant-bras*, dans les environs d'une cicatrice consécutive à la destruction d'un tubercule par le thermocautère, et envoyé par moi à mon regretté ami le Dr E. Vidal, a présenté quelques bacilles de Hansen à M. Marfan et Siredey. Néanmoins la maladie n'a pas récidivé depuis 1887. Cet individu succomba à une pneumonie grippale l'hiver de 1893.

Ainsi chez Samaria, chez lequel toute manifestation lépreuse avait disparu depuis des années, on a constaté la persistance du bacille de Hansen dans la peau, tandis que le professeur Cornil n'en a point trouvé dans des fragments de peau d'un autre lépreux, que lui a remis, de ma part, le Dʳ C. Paul, et provenant d'un endroit où les lépromes volumineux avaient disparu par régression, la lèpre tubéreuse persistant toujours. D'autre part, dans un fragment de peau d'un lépreux incontestable le professeur Straus n'a trouvé qu'un état vésiculeux des cellules du corps muqueux de Malpighi. Je n'ai pas à commenter ces faits. Mais il était de mon devoir de les signaler.

OBSERVATION XXIII. — *Lèpre exsudative précédée d'anesthésie cutanée ; plus tard négritie, exanthèmes érysipélatoïdes, troubles vasculaires, exsudats ; face léonine, lactescence symétrique des cornées, de haut en bas sous forme de voile, par trophose (kératite interstitielle lépreuse), cécité ; mort 22 ans après le début de la lèpre. Efficacité des cautérisations par le thermocautère.*

Despina Pzarou, grecque, 57 ans, née à Cambo, village de l'île de Chio où la lèpre est endémique ; il y a en effet des léproseries et un village de lépreux. Père mort de vieillesse ; la mère, âgée de 75 ans, vit encore ; tous deux indemnes. Aucun parent ascendant ou collatéral n'aurait eu la lèpre. D... est à Constantinople depuis 13 ans. Elle s'est fixée à la grande île des Princes, dans la mer de Marmara, à une heure de Byzance, où une grande partie de la population aisée de Constantinople passe l'été dans de charmantes villas. Épouse d'un jardinier, elle demeure dans la rue Christo, et a toujours été en communication avec toute la population de l'île où il n'existe, en fait de lépreux, que quelques autres jardiniers, originaires également de l'île de Chio. Réglée à 15 ans, mariée à 21, elle a eu 7 enfants dont 5 sont vivants. Un enfant est mort de scarlatine, l'autre du choléra. Sa fille aînée, âgée de 30 ans, a 2 fils sains, l'un de 10 et l'autre de 6 ans ; une seconde fille âgée de 28 ans, célibataire, a des crevasses profondes aux mains chaque hiver et quelques taches sur la peau (?). Je la verrai ; 3 fils âgés de 23, 19 et 17 ans sont indemnes, ainsi que le mari qui cohabite toujours avec D... La lèpre aurait débuté chez elle il y a 14 ans (en 1870), par l'insensibilité, découverte par hasard, au dos de la main droite, à la base de l'auriculaire, et sur le poignet gauche du côté de l'extension, sur une surface comme une pièce de 5 francs ; en même temps, sensation de fourmillements dans les membres dont la peau devint un peu rude. C'était tout. Le tégument avait conservé sa couleur normale ; il n'y avait ni macules, ni boutons. Un confrère consulté, appliqua des sinapismes sur les plaques insensibles, puis l'électricité ; 4 ans plus tard, en octobre 1885, la face devint brune très foncée, presque noire, sans que D..., s'exposât au soleil, ce dont elle ne pouvait se rendre compte. Cette pigmentation était limitée à la face et dura un an ; après quoi il survint un gonflement érysipélateux au dos du pied et au 1/3 inférieur de la jambe droite. Cet exanthème érysipélatoïde disparut quelques jours après ; puis toute la face fut prise d'une tuméfaction rouge avec chaleur, et tension ; fièvre, céphalalgie, courbature ; ces phénomènes ont duré 5 semaines ; mais la face conserva une couleur violacée ; les membres pelviens, à partir du 1/3 inférieur de la jambe, et les thoraciques, à partir du 1/3 inférieur de l'avant-bras, ont conservé aussi

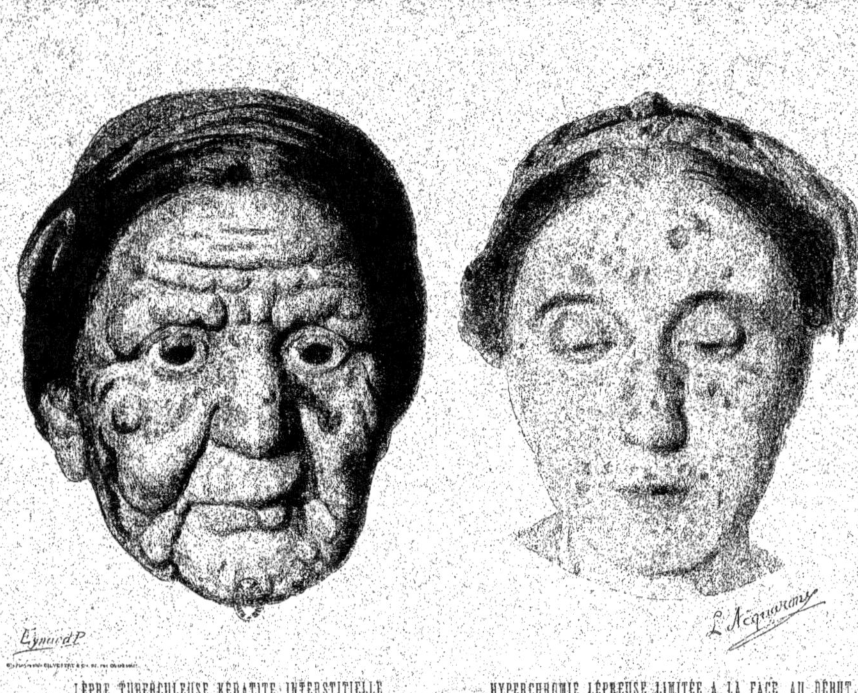

LÈPRE TUBERCULEUSE. KÉRATITE INTERSTITIELLE.   HYPERCHROMIE LÉPREUSE LIMITÉE A LA FACE, AU DÉBUT.

une coloration foncée, asphyxique, avec gonflement et tuméfaction ; en outre, ces parties étaient souvent le siège de vives démangeaisons, et à la suite du plus petit bobo, d'un coup ou d'une égratignure, il s'y formait un ulcère qui durait 2 et 3 mois. Ce n'est que 3 ans après la répétition de ces accidents qu'apparut l'efflorescence tuberculeuse de la face et des membres, ainsi que la chute des sourcils.

En juin 1885, D... a la figure bistre dans sa totalité (elle était très blanche auparavant), absolument glabre et léonine, par ce fait que la peau, doublée d'un exsudat épais, dessine fortement les plis normaux qui devinrent saillants et constitués par des sillons très accentués. Cette exagération considérable des plis se voit aux naso-labiaux, les labio-maxillaires, les jugo-oculaires, les transversaux du front et les perpendiculaires intersourciliers. Toute la peau faciale est pachydermique ; il n'existe qu'un seul tubercule détaché sur la pommette droite. La figure de cette femme est actuellement d'un brun pâle, comme les têtes en cire, et uniformément malaisienne ; les lèvres mêmes ne tranchent pas sur le reste de la peau. A cause de l'épaississement du tégument, la face manque d'expression en rapport avec les sentiments éprouvés. Aucune émotion ne peut s'y refléter ; c'est comme une tête inanimée, artificielle, baroque et hagarde. Les capillaires ont disparu de l'épaisseur de la peau, par la compression de l'exsudat qui l'a envahie dans toute son épaisseur ; aussi il n'y a jamais de coloration, et les piqûres à l'aiguille, même profondes, ne font pas suinter de sang. Les pavillons des oreilles sont devenus énormes par des exsudats en nappe, et les lobules, farcis de tubercules, sont allongés outre mesure. (Je ferai remarquer que telle est l'altération des traits chez les lépreux phymatodes en général, lorsque la face est ainsi envahie par les exsudats, que la physionomie est détruite et que tous les lépreux léonins ont absolument le même masque et rendent impossible toute distinction de type et de race.) Les cornées sont nébuleuses à leur 1/2 supérieure (pl. 21, tête de gauche), sans exsudation plastique environnante, sans injection de la conjonctive ; c'est un aspect laiteux qui dépend d'une modification de la cornée, d'une kératite interstitielle, par troubles trophiques. La vue est naturellement trouble ; les objets sont aperçus comme enveloppés d'un nuage épais ; yeux ternes, comme vitreux, sans expression, sans vie, comme des yeux artificiels. Ganglions cervicaux et sous-maxillaires tuméfiés ; à la base du cou, une traînée pigmentée, transversale, sous forme de ruban, large de deux travers de doigt ; pas une seule dent à la mâchoire inférieure ; quelques rares chicots à la supérieure ; exulcération granulée sur la partie membraneuse du voile du palais. Bien que la région deltoïdienne conserve de chaque côté les attributs normaux du tégument, elle est insensible à la douleur, à la température et au contact ; au côté postéro-externe des bras et des avant-bras, taches pigmentées blondes et exsudats dans l'épaisseur de la peau, perceptibles à l'exploration digitale ; peau des coudes épaissie et écailleuse ; il y a eu des ulcères. A partir du 1/4 supérieur des avant-bras, la peau est pachydermique et de plus en plus vers la main. Cette disposition n'existe que du côté postérieur et externe. Sur le poignet, gros exsudat, arrondi, comme le 1/3 d'une mandarine, surajouté et saillant ; tandis que du côté de la flexion, la peau est mince et normale ; un autre exsudat, pareil au précédent, couvre le dos des mains. Il n'y a jamais eu de tubercules détachés, ni d'ulcérations spontanées ; les cicatrices qu'on y voit sont consécutives à des brûlures accidentelles dont la malade n'avait pas conscience. Paume de la main sensible. Démangeaisons vives, parfois, sur les membres, durant 15 et 20 jours ; ulcérations consécutives aux grattages, longues à se cicatriser. Ni ganglions, ni épaississement des nerfs, au voisinage de l'épitrochlée. Dos des doigts couvert, au niveau des premières phalanges, de gros exsudats insensibles ; tandis que les deux dernières phalanges, grêles, conservent leur sensibilité. Fesses à l'état normal. Ganglions inguinaux peu tuméfiés ; ceux de Scarpa, gros comme des œufs de pigeon. A partir du 1/3 inférieur, la peau des cuisses devient ichtyosique, et les jambes de plus en plus violacées, en commençant par leur 1/3 supérieur ; des lignes circonscrivent des placards d'épiderme polymorphes, pareils à la peau du crocodile, qu'on enlève facilement ; tégument infiltré, épais, comme ligneux, adhérant aux parties sous-jacentes. Un morceau de métal *froid*, appliqué sur les cuisses, est perçu *chaud ;* les paumes des mains l'apprécient tel qu'il est. Les sentiments de la douleur, de la température et du contact sont abolis aux jambes et aux pieds, même aux arcades plantaires qui, en général, sont, chez les lépreux, avec les creux poplités, les dernières à perdre la sensibilité dans tous ses modes. Les piqûres les plus légères des parties inférieures des jambes font suinter un sang peu coloré, pareil au sorbet de groseille. Réflexes rotuliens conservés ; paresthésie : fourmillements et engourdissements fréquents dans les membres qui éprouvent en outre, à leur partie inférieure, un sentiment de constriction, comme s'ils étaient serrés dans des brodequins ou dans des guêtres étroites. Dynanomètre 60, de chaque côté. D... vit avec sa fille, son gendre et leurs 2 enfants de 10 et de 6 ans ; tout est en commun. Son linge seulement est lavé à part. Huile de chaulmoogra.

Le 13 août, D... m'amène sa fille *Aspasie*, âgée de 28 ans, non mariée, qui porte, depuis 3 ans, au milieu du bras droit et à son côté externe, un placard plus blanc que la peau normale, long de 8 centim., oblong, mesurant 4 centim. à sa partie la plus large ; c'est un îlot circonscrit par une ligne, légèrement pigmentée blonde, onduleuse. Au côté externe des avant-bras, à l'union du 1/3 supérieur avec le 1/3 moyen, 2 cicatrices violacées comme un franc, irrégulières, pareilles à celles des brûlures superficielles, lisses, luisantes et minces à leur centre, circonscrites aussi par un cadre pigmenté. A... nous dit que l'hiver dernier, 15 ou 20 heures après une émotion vive, il survint à ces régions des phlyctènes qui se sont cicatrisées quelques semaines après. Nous avons beaucoup de mal pour obtenir la narration de la maladie de cette fille qui se cramponne à l'illusion de ne pas être lépreuse. Déjà 2 ans auparavant, elle avait eu, pendant l'hiver, 2 autres bulles qui se sont vite cicatrisées, après rupture ; à peine y distingue-t-on 2 petites taches blanchâtres qui tranchent sur le tégument brun de la malade. Enfin une autre macule, plus blanche que nature, grande comme 50 centimes, entourée d'une auréole fauve de 3 millim. de largeur, siège sur le côté antéro-interne du bras droit. Dans leur voisinage, le tégument est parcouru par des lignes minces, les unes blondes, les autres roses, onduleuses, à peine marquées, mal définies, encadrant des îlots dont la coloration est quelque peu plus claire que nature. Sentiments de douleur et de brûlure aux membres et à la face qui devint toute rouge et tuméfiée en 1882 (érysipélatoïde). La *sensibilité* est presque nulle sur le placard du bras droit, ainsi que sur le côté externe et postérieur de l'avant-bras du même côté, à partir du 1/3 supérieur ; elle se retrouve au dos de la main, bien qu'émoussée. Les cicatrices du pemphigus sont absolument insensibles ; membre thoracique gauche insensible à partir du 1/3 supérieur de l'avant-bras, mais uniquement à sa face postéro-externe ; ni ganglions épitrochléens, ni épaississement ou nodosités des nerfs. Au côté externe des cuisses, quelques macules violacées, peu foncées, de même que sur le 1/3 inférieur des jambes dont la peau est glabre et un peu épaissie, comme infiltrée, sans conserver l'impression du doigt. Les règles, apparues à 14 ans, duraient 4 jours ; mais depuis 4 ans elles ne durent qu'un ou deux jours ; amaigrissement depuis l'hiver dernier. Aspasie, très impressionnable, se met à trembler à la suite de la moindre émotion. Réflexes exagérés ; larmes faciles, boule hystérique. Elle souffre moralement et s'inquiète de son état. Les confrères consultés n'y ont vu que de la chlorose. Ergotine, chaulmoogra, pour la mère et la fille. Les exsudats volumineux de Despina, la mère, ont été cautérisés au thermocautère, toutes les 2 ou 3 semaines ; lorsqu'elle pouvait descendre de l'île des Princes, distante de 2 heures de Constantinople, grâce aux bateaux tortues de la compagnie.

Le 1er octobre, les placards saillants d'exsudat ont abondamment suppuré par le fait de la cautérisation profonde et multiple ; affaissés, ils sont en voie de se cicatriser. État général satisfaisant. Pas de nouvelle poussée ; même traitement. Nous traversons par le poinçon en platine rougi, certains plis pachydermiques de la face. Lorsque la pointe a été profondément enfoncée, probablement au delà de l'épaisseur du tégument, la malade accusa de la douleur. Le Dr Anagnostakis a exploré les yeux. Il propose d'employer, contre la kératite interstitielle, la cocaïne qui a une action ischémique sur les vaisseaux. Mais le gouvernement ottoman défend absolument, au détriment des malades, l'introduction de ce médicament en Turquie, sans prérogative pour les pharmaciens, de même que le hachisch et la trinitrine, moyens d'une si grande utilité ; il nous a donc été impossible de suivre le conseil de notre savant confrère, professeur d'ophtalmologie à la Faculté d'Athènes.

2 décembre. A cause de la distance et du mauvais temps, Despina ne vient pas régulièrement à la policlinique. Aussi le traitement se fait-il à bâtons rompus. Les exsudats siégeant au dos des phalanges ont augmenté et sont devenus comme de petits plastrons, à l'instar des doigts du gantelet des armures antiques ; tandis que les faces palmaires sont normales. Tous les exsudats profondément cautérisés fondent et se restreignent. La peau des 2/3 supérieurs des avant-bras est brune, chocolat, uniformément, comme celle d'un mulâtre, et plissée par des lignes nombreuses qui se croisent dans tous les sens ; elle est molle et souple au toucher. Au milieu du palais, saillie antéro-postérieure, sous forme de bande en relief, plus colorée que les parties saines environnantes ; le nuage des cornées s'étend de haut en bas comme un rideau blanc laiteux ; il s'est approché du centre pupillaire ; aussi la vue s'obscurcit-elle progressivement (pl. 21). Janvier 1886. Grâce aux cautérisations, les infiltrats diminuent de plus en plus, les grosses tumeurs bombées, saillantes et arrondies qui couvraient la totalité du dos des mains, et que j'ai percées nombre de fois sur bien des points, par le poinçon du thermocautère, se sont affaissées et ont presque disparu ; chose remarquable, leur cautérisation est aujourd'hui douloureuse pour la première fois. L'opacité de la cornée s'accentue de plus en plus ; de laiteuse, elle est devenue opaque, nacrée ; à gauche, ce voile couvre déjà les 2/3 supérieurs de la cornée. La vue est très compromise de ce côté. A droite, ce voile ne descend pas au-dessous du centre de la pupille. Les mouvements des doigts ont perdu de leur agilité, tout comme s'il s'agissait d'un rhumatisme chronique insidieux. Notre distingué ophtalmologue, le Dr Millingen, a examiné soigneusement les yeux de D... Il a constaté l'atrophie des cils, et des leucomes superficiels aux parties supérieures des cornées, suite de kératite superficielle de nature lépreuse.

Février. Les orteils du pied droit sont d'un rouge grenat, et leurs pulpes exulcérées ; l'épiderme environnant mue en écailles nombreuses et épaisses. De plus, ulcération antéropostérieure au côté interne du pied, au milieu du métatarsien du gros orteil, de 2 centim. sur 1/2 ; une autre transversale, plus petite, au dos du pied, près de la base des 2 derniers orteils ; les bords en sont nets, en relief, le fond jaune, déprimé ; sécrétion sanieuse infecte. Ces ulcères, indolores, ont été précédés de pustules et de croûtelles. Chose à noter et qui confirme l'amélioration : depuis 2 semaines D... apprécie la température élevée ou basse de l'eau lorsqu'elle se lave les pieds ; elle sent le froid et éprouve le besoin de mettre des bas de laine, ce qui n'avait pas lieu les années précédentes. Néanmoins l'état local des yeux empire. La kératite interstitielle envahit de plus en plus la cornée et intercepte les rayons lumineux, de sorte que la vue est très embrouillée, même à droite. Même traitement.

Les habitants de l'île de Pringuipo (voir le plan de Constantinople au commencement de ce livre) se sont enfin aperçus du facies hideux de cette lépreuse et réclament son expulsion. Aussi cette malheureuse, de crainte d'être envoyée d'office à la léproserie de l'île de Chio, sa patrie, et de se voir ainsi éloignée de ses enfants et petits-enfants, s'est-elle calfeutrée chez elle, et ne se montre plus au public qui la croit déguerpie. Son traitement a donc été nécessairement abandonné. La maladie a progressé plus tard ; de nouvelles poussées d'exsudats ont couvert la face et les membres ; puis survint leur suppuration et la production d'ulcères nombreux dont plusieurs très étendus sur les membres inférieurs, sécrétant un liquide affreusement infect. Le chagrin de se voir ainsi abandonnée et privée de tous soins médicaux, bien que les siens fissent leur possible pour adoucir son existence, a été aussi pour beaucoup dans l'aggravation de son état. Néanmoins D... a résisté jusqu'à 1891. Elle succomba à une fièvre continue, avec dépérissement allant jusqu'à l'autophagie, phénomènes dus, selon toute apparence, à la septicémie. Une diarrhée indomptable finit par l'emporter, ainsi que cela se voit souvent chez les malades de sa catégorie. L'opacité des cornées a été totale, aussi la cécité a-t-elle été complète. A la fin D... discernait à peine le jour de la nuit.

RÉFLEXIONS. — Malgré son séjour prolongé au milieu de sa famille et des jeunes enfants, et l'infection de la chambre qu'elle occupait, pendant tant d'années, fréquentée par tous, personne n'a été contaminé. Il n'y a de lépreux, dans cette maison, que *sa fille* Aspasie dont nous avons parlé plus haut et atteinte déjà depuis plus de 13 ans. Encore une fois, il n'y a, en fait de lépreux, à l'île de Pringuipo, que quelques jardiniers originaires de l'île de Chio, localité lépreuse. Nous avons découvert en outre deux bonnes lépreuses, provenant des îles de l'Archipel, et placées dans deux familles aisées qui ne s'en doutent guère. Mais il n'y a pas un seul lépreux soit parmi la population fixe et indigène de l'île de Pringuipo, soit parmi les nombreuses familles qui viennent l'été, en villégiature, dans cette charmante résidence. La lésion oculaire de cette malade est fort curieuse et assez rare chez les lépreux. En effet, nous avons rencontré très souvent l'altération de la cornée consécutivement à un exsudat conjonctival, débutant le plus souvent sur le côté externe du globe oculaire ; exsudat qui, par ses progrès, entame la cornée et la recouvre totalement. Il n'y a plus alors de membrane transparente ; il ne s'agit que d'une couche néoplasique qui fait corps avec la cornée et condamne le malade à la plus profonde obscurité. On voit également l'opacité à la suite de conjonctivite et de kératite. Mais chez D... la lésion a commencé à la cornée même, sans inflammation, sans injection ; toute la conjonctive environnante conservait ses attributs normaux. De plus, c'est à la partie supérieure et des deux côtés à la fois, qu'a commencé l'aspect laiteux qui descendit progressivement comme un rideau. Il n'y a point eu d'ulcération, pas de vaisseaux de nouvelle formation, pas de congestion autour. Il ne s'agissait donc que de troubles purement trophiques, dépendant de l'état général; et la meilleure preuve, c'est qu'il y a eu symétrie absolue des deux côtés. C'est la troisième fois que nous avons observé une kératite marchant ainsi de haut en bas et envahissant régulièrement et simultanément des deux côtés, degré par degré, selon une ligne horizontale, la membrane translucide de l'œil; tandis qu'il est commun de rencontrer les ulcérations, les taies, les pannus, irréguliers, se développant comme par hasard sur un point de la cornée d'où ils progressent sans uniformité. L'observation de D... est fort intéressante aussi sur d'autres points. La lèpre a débuté par des placards d'insensibilité cutanée, constituant alors le signe unique de la maladie; ce n'est que bien plus tard que survinrent, soit les congestions érysipéloïdes, soit l'asphyxie locale, la pigmentation, etc. Ce début par l'insensibilité, sans aucun autre symptôme concomitant, démontre pleinement la nature nerveuse de la lèpre, même dans sa forme tuberculeuse la plus léonine. Enfin, je tiens à attirer l'attention du lecteur sur le traitement par le thermocautère que j'ai été le premier à employer contre la lèpre, ce dont j'ai pris acte par ma communication au congrès international de Copenhague, tenu en 1882. La non transmissibilité de la lèpre à aucun habitant de l'île où il y a plusieurs lépreux hétérochtones en communication avec tout le monde, et dont plusieurs domestiques servent dans les familles, est aussi un fait confirmatif de mes nombreuses observations, sans la moindre dérogation, poursuivies pendant plus de 22 ans à Constantinople, ville pleine de lépreux ambulants. On pourra nous objecter qu'Aspasie, la fille de Despina, atteinte de lèpre maculeuse, a été contaminée par sa mère et que c'est là un exemple de contagiosité. Je répondrai que toutes les fois que j'ai rencontré deux lépreux sous le même toit, dans la même famille, il s'est toujours agi de descendants de la même lignée, de la même souche, de parents directs, et non devenus par alliance. Ainsi, par exemple, quelque cousin ou un enfant du lépreux, peut présenter les signes de la lèpre, ce qui ne prouve point que la lèpre ait été contractée par contagion, car je n'ai jamais vu qu'une personne étrangère à la famille du lépreux, cohabitant pendant des années avec celui-ci, un conjoint même coïtant avec un éléphantiasique très avancé, plein d'ulcères et défiguré par la léprose à son apogée, ait contracté la maladie. Dans ces conditions, lorsqu'un enfant de lépreux devient lépreux lui-même, il est logique de ne pas incriminer la contagion, mais d'admettre tout simplement la transmission par hérédité.

Quant aux cautérisations par le thermocautère de Paquelin, voici de quelle manière nous procédons. Nous avons fait fabriquer un poinçon en platine qui nous sert pour détruire les lépromes. S'il s'agit d'un tubercule, il suffit de le transpercer une seule fois ; en maintenant pendant une ou deux secondes la pointe dans son épaisseur on le détruit totalement; si ce sont de grands exsudats, comme ceux qui siégeaient sur les membres de D…, nous enfonçons à plusieurs reprises l'instrument rougi dans son épaisseur, où il pénètre, qu'on nous permette la comparaison, comme dans du beurre, en le maintenant chaque fois en place pendant un certain temps. Ainsi faisant, on détruit les petits tubercules par une seule cautérisation, tandis que les exsudats volumineux réclament plusieurs séances, selon leur volume, sur différents points de leur étendue. La suppuration qui succède à ces cautérisations finit par détruire la partie même du léprome non cautérisée; la cicatrisation, qui ne se fait pas attendre, étouffe en quelque sorte, par son tissu de nouvelle formation, la partie même qui n'a pas été détruite par le feu. Ce traitement n'est que la méthode sclérogène du professeur Lannelongue, qui consiste à entraver la marche de la tuberculose par les modifications déterminées dans les tissus environnants. Reste l'état général à modifier par l'hygiène et le traitement interne. Cette méthode, d'autant plus facile à appliquer dans la lèpre que l'insensibilité du malade lui épargne toute douleur, nous donne d'excellents résultats. Malheureusement elle n'est applicable qu'à la lèpre exsudative et à la maculeuse avec épaississement du tégument ; c'est en étudiant les efforts bienfaisants de la nature, dans la lèpre exsudative, que nous avons été amené à agir dans le même sens qu'elle, et à la traiter par la cautérisation transcurrente. En effet, lorsque la *lèpre phymatode* guérit spontanément, bien que parfois certains exsudats puissent se résorber, en général ceux-ci se ramollissent, suppurent et se vident; les bactéries enlèvent aux cellules, dit-on, une partie plus ou moins considérable des substances nécessaires à leur entretien, d'où mortification ; c'est une concurrence entre la bactérie et l'organisme. Mais cette mortification peut être occasionnée aussi mécaniquement, par infarctus, par l'accumulation de bactéries dans les lacunes vasculaires ; il peut y avoir ainsi nécrobiose et embolie, et même ischémie. Enfin, selon le Dr Pouchet, on peut invoquer, pour expliquer les mortifications variées dans la lèpre, la dissociation, la perforation des cellules (*Progrès méd.*, 28 décembre 1895). La cicatrisation plus ou moins longue à obtenir, après la cautérisation, rend l'endroit inapte à la production d'un nouvel exsudat, à cause de l'impénétrabilité du tissu cicatriciel. Et, si l'état général du malade, amélioré par les conditions hygiéniques favorables, vient en aide, la régression spontanée des exsudats — ce qui en est la démonstration — d'une part, et la destruction des tubercules par la suppuration spontanée d'autre part, débarrassent le malade de ses éruptions. La léprose s'arrête alors; elle recule dans son évolution; il n'y a plus de nouvelles manifestations ; et le malade peut être considéré comme guéri. Le professeur Bouchard a dit, il y a longtemps, que la thérapeutique des maladies infectieuses ne consiste pas à tuer le microbe, à l'aide d'un antiseptique, mais à en entraver le développement, à venir en aide à l'économie envahie, à lui donner, par les moyens de l'hygiène et de la matière médicale, le temps et la force de détruire les envahisseurs. Et de fait, c'est en agissant ainsi qu'on met les tuberculeux et les lépreux en état de lutter et de vaincre. Nous avons rencontré de telles guérisons spontanées même dans nos voyages aux pays lépreux. Le Dr Danielssen nous en a montré à Bergen en 1886, et le Dr Aicardi à San-Remo. Les malades, placés dans les léproseries dirigées par ces savants léprologues, y sont entourés de soins assidus et intelligents qui contribuent, certes, à guérir certains de leurs malades proprement entretenus, bien nourris et moralement satisfaits, bien que non soumis à un traitement médical (1). Il n'y a donc rien de surprenant que des lépreux placés dans ces conditions hygiéniques, en opposition diamétrale avec la vie misérable qu'ils menaient avant leur admission à l'asile, puissent voir leur maladie entravée et même définitivement arrêtée. Mais j'ajouterai qu'il m'a été donné de rencontrer de ces cas heureux de guérison de la lèpre, même chez les malheureux lépreux les plus abandonnés, parqués dans les léproseries d'Orient, sales et dégoûtantes, où ces pauvres parias vivent d'aumônes, grouillent dans les ordures et se nourrissent de détribus ou d'aliments altérés, en putréfaction — poissons salés ou fumés, huile et fromages rances, etc., — que le lieutenant général de la police de Lutèce en 1789 défendait de vendre en les *qualifiant d'indignes d'entrer dans le corps humain;* ce qui prouve que la lèpre est spontanément curable.

Or, si l'on vient en aide aux malheureux lépreux par les soins hygiéniques, — la propreté du corps et les aliments convenables, — par les consolations qui remontent leur moral dont l'état exerce une grande influence sur l'évolution de la lèpre, par un traitement approprié général et local, par la cautérisation des exsudats qui empêche les colonies bacillaires, l'émigration des microbes qu'on détruit sur place en prévenant ainsi l'effusion de leurs toxines, et cela avant l'extinction des forces et l'épuisement par les suppurations spontanées interminables, on peut espérer d'arracher à la mort affreuse qui les tue à petit feu, un certain nombre de ces malades. C'est ce que j'ai été heureux de constater chez quelques-uns de mes

____

(1) Il est donc incompréhensible que le Dr GOLDSCHMIDT *(Soc. d'édit. scient.,* 1894), qui étudierait la lèpre depuis des années à Madère, n'ait jamais rencontré un cas de guérison et, basé sur un seul fait, qu'il prône, comme souverain, l'usage de l'europhène.

Le Dr Leroy de Mirecourt a soutenu aussi devant l'Académie, en 1889, « que jusqu'à présent on n'avait pas encore réussi à guérir la lèpre, pas plus qu'à en empêcher le développement ». D'autre part, le Dr Leclerc, médecin de la léproserie de l'île de la Réunion, soutient que « qui veut guérir la lèpre le peut ». Or la vérité se trouve entre ces deux extrêmes. Biett, Cazenave, Devergie, les médecins de la Norvège, nous-même, tous les léprologues ont vu la lèpre reculer et faire des haltes de 10, 20 et 40 ans; ce qui équivaut à la guérison.

lépreux ambulants. Je pense qu'il ne serait pas par trop prétentieux de réclamer une part dans ces améliorations et dans ces guérisons, grâce au traitement rationnel que nous avons institué.

Les cautérisations par le galvano-cautère déterminent les mêmes effets. Pour les personnes, peu courageuses, que la vue de la pointe rougie peut effrayer, comme un appareil d'inquisition, le galvano-cautère est préférable, bien que la peur des patients ne survive pas à la première séance du thermocautère. Car lorsqu'ils ont constaté que l'opération n'est pas douloureuse et que leurs exsudats fondent avec rapidité, et se cicatrisent dans quelques jours, ils sont à réclamer eux-mêmes la cautérisation de tous leurs tubercules.

Un praticien ambulant, homme du peuple, avait proposé à Despina de guérir ses ulcères en les suçant. J'ai vu cette pratique acceptée par certains lépreux d'Asie où elle est courante, paraît-il. L'opérateur applique sa bouche sur l'ulcère, suce, crache et recommence à plusieurs reprises. Le peuple imite ainsi la manière de faire des animaux, surtout du chien; il est possible qu'il ait emprunté ce traitement à l'Évangile où il est dit que le lépreux saint Lazare, devenu le patron de ces parias et représenté sur les missels et les vitraux des églises, était couché à la porte du mauvais riche, sa cliquette à la main, pendant que les chiens léchaient ses ulcères. Un tel vitrail se voit à la cathédrale de Bourges. D'ailleurs les anciens avaient l'habitude de sucer les plaies. Ainsi Homère dit : « Quand Ménélas fut blessé à la jambe, Machaon (1) fut appelé : il retire la flèche, examine la plaie, la suce, et y répand un baume adoucissant » (peut-être suçait-on les plaies de crainte que les armes ne fussent empoisonnées). A Labrador — presqu'île de l'Amérique du Nord dans la Nouvelle-Bretagne, découverte en 1496 par Sébastien Cabot — les indigènes font lécher leurs plaies et leurs ulcères par leurs chiens et s'en trouvent très bien (*Journal d'hygiène*, 13 avril 1893).

---

(1) C'était le médecin qui, plus tard, fut blessé aussi en combattant. Le roi Idoménée le confia alors à Nestor, le priant de le prendre à son char et de le conduire hors de la mêlée. Homère dit, à ce propos : *un médecin c'est plusieurs hommes.*

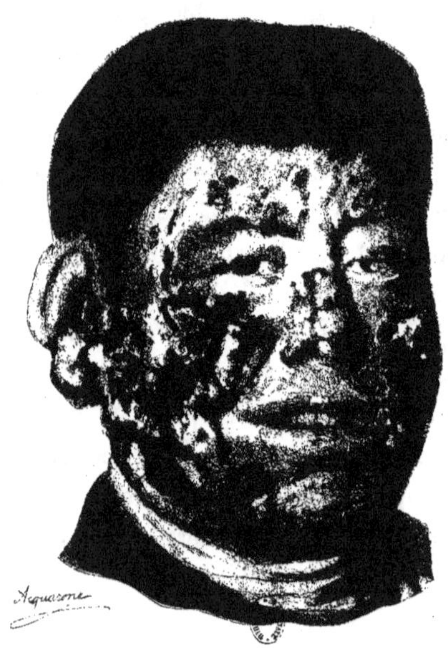

Lèpre tuberculeuse, période de suppuration et de destruction

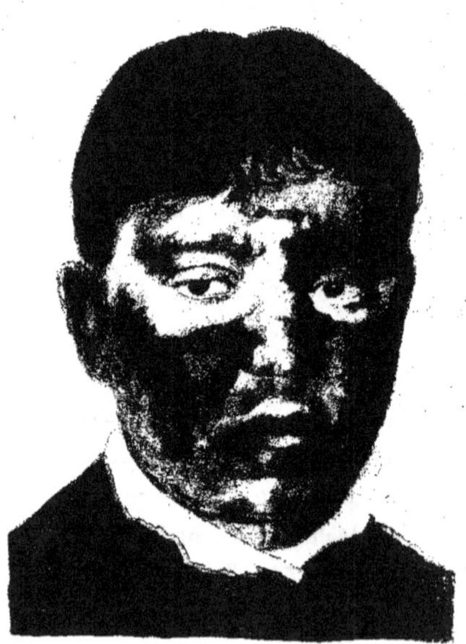

Lèpre tuberculeuse, période congestive

CHAPITRE V

La lèpre Antonine, Anesthésique, Nerveuse ou de Danielssen.

La forme dite nerveuse de la lèpre, que je crois juste, à une époque où tant de maladies portent des noms de médecins, de désigner sous le nom de *lèpre de Danielssen*, léprologue norvégien éminent qui le premier l'a bien décrite et parfaitement représentée dans son Atlas, est une expression très fréquente de l'éléphantiase. Néanmoins cette forme de la léprose, presqu'aussi commune que la tubéreuse dans les localités lépreuses, avait déjà attiré l'attention des anciens auteurs, qui en parlent en termes bien clairs, et celle des peintres qui en ont fixé par leur pinceau les caractères les plus saillants. Et sans aller plus loin, le professeur Charcot et P. Richer ont inséré, dans l'Iconographie de la Salpêtrière, la phototypie d'un tableau espagnol du moyen âge où figure un tel lépreux, avec sa griffe spéciale, évoquant la grâce de sa guérison ou bien demandant l'aumône à la porte d'une église.

La lèpre nerveuse dans sa forme pure, sans association triplice, c'est-à-dire sans l'alliance de l'exsudante et de la mutilante, ses alliées qui la renforcent parfois, présente les signes suivants : les doigts s'incurvent et se rétractent au point qu'il devient impossible de les étendre passivement ou activement; les muscles interosseux et ceux des régions thénar et hypothénar s'atrophient progressivement (1); à une période plus avancée de l'affection les mains en griffe caractéristique ou en gaffe, ainsi qu'elles sont représentées dans les planches 23, 24, 25, ne peuvent remplir leurs fonctions, par leur faiblesse et leur maladresse; et d'autant moins que la sensibilité se trouve elle-même émoussée ou abolie. La phalange unguéale du pouce rétractée aussi, lorsque l'affection a atteint son point culminant, fait un angle avec

(1) C'est là la règle presque constante, mais il n'en est pas moins vrai qu'il y a des cas de lèpre, soit nerveuse, soit mutilante, sans atrophie des muscles de la main. Le Dr Hansen, de Bergen, nia ce fait à propos de la thèse que j'ai soutenue que la maladie de Morvan n'était pas autre chose que la lèpre. Selon le Dr Hansen, l'absence de l'atrophie justifierait la distinction entre ces deux maladies. Or, nous avons vu des lépreux appartenant soit à la forme nerveuse, soit à la mutilante, sans atrophie des muscles thénar et hypothénar. Le Dr Hallopeau a déposé au musée Saint-Louis et communiqué aussi un tel cas à la Société de dermatologie de Paris : il me donna raison contre le Dr Hansen. Le Dr Ehlers en a observé aussi en Islande. J'ai enfin dit que dans quelques cas de lèpre, la mutilante surtout, les muscles avaient subi la transformation graisseuse, et les mains restaient potelées. Le Dr Rueda a observé la même chose en Colombie.

la métacarpienne, sans possibilité de recouvrer, même momentanément, sa direction rectiligne. La main, décharnée, devient parfois squelettique (pl. 23) ; les phalanges métacarpiennes fortement étendues, les phalangines et les phalangettes étant dans la flexion forcée, impriment à la main un aspect tout particulier et caractéristique (pl. 23 et 25). Des gelures, des gerçures et des maux perforants siègent aux mains et aux pieds. On voit, par les lésions des mains, ci-dessus énumérées, que c'est surtout le nerf cubital qui est affecté, du moins tout d'abord ; car c'est lui qui innerve les deux lombricaux, tous les interosseux ainsi que l'adducteur du pouce, tous les muscles de l'éminence hypothénar, tous les muscles qui font mouvoir le petit doigt ; d'où difficulté pour pincer avec le pouce et l'index, impossibilité d'étendre le petit doigt, difficulté pour le rapprocher de l'annulaire. La diminution de la force dynamométrique de la main résulte de la parésie des deux faisceaux internes du muscle fléchisseur profond, innervés également par le nerf cubital. Notons, en passant, que tous ces phénomènes, précédés de paresthésie, de fourmillements, d'engourdissement et de douleurs dans le petit doigt et l'annulaire, ont été rencontrés dans la syringomyélie, et, par les Drs Gaucher et Champenier, dans la névrite syphilitique de la période secondaire, ainsi que dans l'atrophie musculaire progressive Aran-Duchenne.

La dissociation des trois modes de sensibilité se rencontre fréquemment dans la lèpre de Danielssen ; c'est-à-dire que le tact persiste, lors même que toute perception à la douleur et à la température se trouve abolie. J'ai souvent constaté le fait, et Quinquaud a signalé aussi un tel exemple (*Société de biologie*, 22 mars 1890). Chez certains lépreux, la sensibilité thermique seule persiste. Mais, ainsi que nous le dirons plus loin avec détails, la dissociation des modes de la sensibilité n'appartient pas plus à la syringomyélie qu'à la léprose. C'est là un syndrome qu'on rencontre dans bien des états morbides. D'ailleurs, cette dissociation peut être obtenue par l'ingestion même de certaines substances médicamenteuses. Les Drs Dujardin-Beaumetz et Bardet ont constaté que l'exalgine fait disparaître la sensibilité à la douleur, le tact persistant (Académie des sciences, 18 mars 1889). Chez quelques lépreux, en même temps qu'il y a amélioration de toutes les manifestations *de la maladie*, il survient aussi une sensibilité de *retour*, sur les placards naguère anesthésiques ; tandis que chez d'autres malades l'insensibilité persiste, lors même qu'il y a trêve à longue échéance et même guérison. On est obligé d'admettre, dans le premier cas, que le cylindraxe a été respecté et qu'il y a névrite sans dégénérescence wallérienne. Le nerf peut alors récupérer ses fonctions. Le Dr Brissaud a parfaitement établi le fait pour toutes les paralysies toxiques (Thèse de concours pour l'agrégation 1886).

L'anesthésie, qui constitue souvent le tout premier symptôme, le signe initial de la léprose, peut siéger sur des plaques disséminées aux membres, même sur le tronc, et étonner l'individu, d'apparence parfaitement saine, qui les découvre par le fait du plus pur des hasards. Or, la dissociation de la sensibilité n'est point un signe de la *syringomyélie;* c'est à tort qu'elle a été signalée comme un phénomène exclusif à cette création nouvelle, et suffisant pour la différencier d'avec la léprose. En effet, Charcot disait dans ses leçons : « c'est la dissociation de la sensibilité qui est le point de repaire dans la syringomyélie, et sans sa présence qui n'est pas absolument spécifique, toute la clinique de la syringomyélie serait dans le désarroi ». Et de fait, comme cette dissociation existe parfois dans la léprose, la syringomyélie est en désarroi. D'autre part, dans la syringomyélie qualifiée de *typique,* on a trouvé des plaques où l'anesthésie était totale, non dissociée. Le Dr Rueda, dont le travail sur la lèpre sera cité souvent dans cet ouvrage, a fait la même remarque que nous. La malade autopsiée par le Pr Jeoffroy, et observée pendant longtemps dans le service de Charcot, avait aussi une anesthésie sous tous les modes, sans dissociation. Il en fut de même des cas de Monod et Reboul (de Marès que nous avons prouvé être lépreux), de Rotly, d'Arnault, de Marwedel. Ainsi d'une part la dissociation se rencontre dans la lépre (cas de Thibierge, Marestang, Rosembach, Zambaco…), et d'autre part elle peut manquer dans la syringomyélie de la Salpêtrière ; or ce signe *précieux* sur lequel on a voulu se baser, pour ériger l'édifice, fait défection et celui-ci s'écroule par la base. De même lorsqu'on s'efforce de différencier la sclérodermie et la sclérodactylie avec la lèpre, en se fondant sur la conservation de la sensibilité dans les premières, et sa constante disparition dans la seconde, on commet une grande erreur ; car d'une part l'insensibilité a été également signalée chez plusieurs sclérodermiques, et d'autre part dans la lèpre, même avancée, la sensibilité peut persister. Poncet, Rueda, Moraga et nous, avons été témoins de tels exemples. Pour le Dr Dejerine la syringomyélie est caractérisée par l'atrophie musculaire, une scoliose, la dissociation de la sensibilité : conservation de la sensibilité tactile marchant de pair avec des altérations extrêmement intenses de la sensibilité douloureuse et thermique, « c'est cette dissociation qui permet de pouvoir, pendant la vie, reconnaître avec certitude cette affection ». Cependant Roth a cité des cas de syringomyélie où l'anesthésie thermique existait seule, avec l'atrophie musculaire ; et nous avons de notre côté signalé les mêmes phénomènes dans la lèpre nerveuse. « A ces symptômes fondamentaux, poursuit le Dr Dejerine, s'ajoutent d'autres : hyperkératinisation, bulles, état lisse de la peau, fragilité des os, lésions articulaires, panaris, mutilations…, quelquefois la sensibilité tactile peut disparaître. La syringomyélie est une maladie à marche très lente, pouvant s'arrêter

quelquefois dans son parcours. Rien ne prouve jusqu'ici qu'elle puisse rétrocéder. »
Quant à la lésion anatomo-pathologique, on sait que le Dᶜ Dejerine admet toujours un
gliome, une anomalie de développement des éléments constitutifs de la substance
grise centrale de la moelle épinière ; tandis que, pour lui, dans la maladie de Morvan,
il n'y a que névrites périphériques ; dans la lèpre nerveuse on peut observer un
tableau clinique analogue à celui de la syringomyélie ; mais « le diagnostic se fait,
poursuit le même auteur, par la notion de l'existence de la lèpre dans la localité
et par ce fait que presque toujours dans la lèpre nerveuse la sensibilité tactile est
altérée comme les autres modes de la sensibilité ». Enfin le Dᶜ Dejerine indique,
comme signe distinctif, les macules dans la lèpre nerveuse (clinique de Bicêtre,
Sem. méd., 12 juin 1889). Or, nous avons établi que les mêmes symptômes, absolument, se rencontrent dans la lèpre nerveuse qui peut aussi ne présenter aucune
manifestation cutanée et ressembler alors identiquement à la syringomyélie. D'autre
part, la survivance de la léprose autochtone en Europe ayant été prouvée, l'argument
de la localité occupée par le malade, qui n'a pas voyagé en pays lépreux, perd toute
sa force.

Ainsi en continuant la comparaison entre la lèpre nerveuse et la syringomyélie,
on trouve que les différences s'évanouissent de plus en plus. Tous les troubles trophiques sont identiques (cela n'a pas échappé à la perspicacité de notre illustre
Charcot, *Traité des maladies nerveuses*) : pemphigus, état lisse de la peau (glossy-
skin), atrophie des muscles, périostites, nécroses, bouffissures, œdème blanc ou bleu
des extrémités, faux phlegmons, eschares, panaris analgésiques, chéiromégalie,
arthropathies, scoliose ; car nous avons rencontré même la scoliose dans la lèpre
nerveuse ; l'observation 24 insérée dans ce travail en fait foi.

Le Dᶜ Rueda, de la Colombie, a écrit (*loco citato*) « il y a dans les pays tropicaux
(j'ajouterai, et en Orient) à côté des cas de la léprose nerveuse classique, d'autres cas
qui ne se traduisent que par des atrophies musculaires, des lésions trophiques et
des déformations. Le diagnostic avec la syringomyélie peut se faire en clinique dans
les cas typiques, mais dans les cas anormaux, il est très difficile et parfois il n'y a
que la bactériologie qui pourra décider le diagnostic ». Ainsi le Dᶜ Rueda conteste tacitement le diagnostic de syringomyélie posé à la Salpêtrière et ailleurs,
toutes les fois que le bacille n'a pas été recherché ; et en général il ne l'a pas été.
Quant à moi, j'irai plus loin et je dirai que parfois dans la lèpre nerveuse, prise
pour la syringomyélie, la bactériologie a décelé le bacille et restitué à la léprose
ces cas avec éclat ; tels sont les faits du professeur Pitres, de Bordeaux, ainsi que
celui du professeur Sousa Martin, de Lisbonne. Mais ces constatations sont exception-
nelles ; et dans l'immense majorité des cas de lèpre nerveuse *pure*, le bacille est

introuvable. Il n'a été constaté ni par nous, ni par Bouchard, Straus, Nocard, Gombault... ; Hallopeau ne l'a pas trouvé non plus, chez quelques lépreux nerveux évidents, hospitalisés comme tels à Saint-Louis. Le Dr Hansen lui-même admet que dans la lèpre nerveuse le plus souvent le bacille est introuvable. Dans sa dernière lettre datée de juin 1896, il m'écrit que dans ces cas le bacille a existé, mais il a disparu plus tard, laissant ses toxines.

La résorption spontanée des phalanges s'observe tout aussi bien dans la syringomyélie que dans la lèpre et, j'ajouterai, aussi dans la sclérodermie ou dans la sclérodactylie et dans l'aïnhum. Le Dr Rueda, Poncet, Marestang, Grasset, Apolinario, Camacho, Zambaco, en ont observé des exemples. Le Dr Evaristo Garcia a montré à la Société anatomique de Paris, déjà en 1876, de nombreuses altérations osseuses provenant de ses malades de la Colombie, où la résorption osseuse dans la lèpre nerveuse serait bien plus active qu'en Europe. Cette résorption des os y est parfois tellement complète que les mains et les pieds ne sont plus représentés que par des morceaux de chair. J'ai déposé au musée Saint-Louis les pieds et les mains d'une lépreuse de l'asile de Scutari, dont presque tous les os étaient en grande partie résorbés. On voit combien les signes, soi-disant différentiels entre la lèpre, la syringomyélie, la sclérodactylie... se rencontrent dans toutes les variétés de la léprose.

A une période avancée de la maladie de Danielssen, les paupières, notamment l'inférieure, s'atrophient et se rétractent ; le globe oculaire reste alors plus ou moins à découvert, même pendant le sommeil (pl. 34, fig. 1) ; parfois la commissure labiale correspondante se rapproche de la ligne médiane ; il y a alors asymétrie de la face (pl. 24). Sans décrire à fond cette forme de la léprose, désignée aussi sous le nom de nerveuse, de tropho-nerveuse et de paralytique, ce qui serait déplacé dans ce travail, je dois m'appesantir sur un point de la plus haute importance, à savoir que les symptômes ci-dessus signalés sont parfois *les seuls* à constituer son tableau morbide, en l'absence absolue de macules ou de tubercules. Ce fait est à retenir.

Il n'en est pas moins vrai que dans la grande majorité des cas, des macules pigmentées ou érythroïdes apparaissent souvent sur le tégument, avant ou en même temps que la manifestation des phénomènes nerveux constants, caractéristiques, que nous venons d'énumérer. Ce sont des placards parfois fugaces, plus ou moins étendus, entourés par des encadrements sinueux souvent linéaires et peu dessinés, circonscrivant des îlots dont le milieu conserve l'*aspect normal* du tégument. La sensibilité de cet îlot est tantôt abolie, tantôt conservée ; dans tous les cas, il est fréquent d'y rencontrer, tout au début, une hyperesthésie marquée. Mais il n'en est pas toujours ainsi ; bien loin de là. Il y a des individus atteints de la lèpre nerveuse la plus manifeste, la plus avancée, et qui n'ont présenté à aucune période de leur maladie la plus petite macule, le plus petit tubercule, en un mot la moindre manifestation cutanée. C'est donc bien à tort que l'école de la Salpêtrière s'est appliquée à différencier la lèpre d'avec la syringomyélie en se fondant sur la présence des manifestations cutanées qui seraient constantes dans la première et toujours absentes dans la seconde. Car, même dans les localités où la lèpre sévit avec rapidité, on rencontre la forme de Danielssen privée de toute lésion cutanée. Les léprologues ne sauraient que partager notre opinion, fondée sur l'observation rigoureuse d'un grand nombre de faits. Le D\u02b3 Ehlers cite aussi de tels exemples dans son enquête en Islande (thèse de Eichmuller, 1896) ; cependant les D\u02b3\u02e2 A. Hansen et C. Looft, de Bergen, ont soutenu, en 1894, que la lèpre nerveuse a toujours été accompagnée de macules, du moins à une certaine époque de son évolution, et que ces macules peuvent plus tard disparaître et échapper à l'observation. Néanmoins, disent-ils, certaines parties du corps conservent toujours des placards insensibles et plus pâles que le reste du tégument, surtout à l'épaule, aux bras, aux cuisses. Ce seraient les traces de macules antérieures. Aussi, ces auteurs appellent-ils la lèpre nerveuse, *maculeuse anesthésique* (La lèpre au point de vue clinique et anatomo-pathologique; *Bibliotheca medica*, 1894). Je n'ai pas résidé suffisamment à Bergen, pour savoir méticuleusement comment se comporte la lèpre en Norvège. Mais je puis affirmer qu'en Orient toutes sortes de macules peuvent faire défaut à tous les stades de la lèpre nerveuse. Il se peut que la lèpre nerveuse évolue autrement à Constantinople. Les maladies peuvent souvent changer d'allures selon les climats. Ce fait n'échappait pas à Hippocrate qui marquait toujours l'endroit où il observait « Ἔγραφον ἐν Θάσῳ », disait-il dans son chapitre sur les épidémies. Je dirai donc de mon côté, *j'ai écrit à Byzance*. La faune et la flore varient selon les latitudes. Les propriétés toxiques des plantes et des animaux ne sont pas constantes chez les mêmes sujets. Ainsi, selon Dorvault, la ciguë, qui tua Socrate à Athènes, n'est point toxique dans certains pays. Le D\u02b3 Marion, médecin principal de la marine, actuellement bibliothécaire en chef à Brest, nous a dit avoir vu avec surprise et émotion les marins français la manger en salade à Terre-Neuve. Et pourtant c'est la même plante ; car transportée en Europe, elle récupère ses propriétés toxiques. N'en est-il pas de même du venin du scorpion et de celui de la vipère, autrement dangereux ailleurs que dans nos climats ; il en est ainsi des maladies. Nos confrères de la marine et de l'armée insistent longuement sur les différences essentielles qui existent dans certaines affections, pathogéniquement identiques, selon qu'on les observe chez nous ou bien dans les colonies. Le D\u02b3 Laveran admet parfaitement cette différence pour les fièvres graves des pays intertropicaux (*Acad. des sciences,*

27 avril, 1896). Dans le paludisme, dit-il, c'est toujours le même parasite ; mais dans certains pays, comme à Madagascar, il a une plus grande activité et les modifications inhérentes à la différence des milieux suffisent à l'expliquer. La virulence des microbes varie beaucoup avec les milieux de culture. Les plantes et les animaux des tropiques dégénèrent le plus souvent quand on les transporte dans nos climats. Il ne serait donc pas impossible que la lèpre nerveuse évoluât différemment en Norvège qu'en Orient.

Le D'Hansen a recours aussi, à propos des macules dans la lèpre nerveuse, au témoignage de feu Danielssen, dont la compétence est indiscutable, dit-il. Je suis absolument de son avis pour la haute valeur de l'illustre léprologue norvégien. Mais nous demandons au D' Hansen pourquoi conteste-t-il cette compétence indéniable lorsqu'il s'agit de la conviction profonde et motivée de Danielssen contre la contagiosité de la lèpre, qu'il a vainement recherchée pendant 50 ans de sa vie, et qu'il a toujours énergiquement niée, soit dans ses écrits, soit dans ses conversations avec les confrères, ainsi qu'il l'a fait aussi devant le D' C. Paul et moi, lorsque nous visitâmes son asile en 1884? Le D' Danielssen répétait toujours avoir pratiqué des inoculations sur lui-même et sur nombre d'individus sains, sans avoir jamais réussi à transmettre la lèpre. Le D' Hansen, ultra-contagionniste, récuse-t-il la *compétence indéniable* de Danielssen, à propos de la contagiosité de la lèpre ?

Le D' Marestang, qui a essayé à plusieurs reprises de différencier la lèpre nerveuse d'avec la syringomyélie en combattant nos idées, est cependant de notre avis, quant à l'existence de la lèpre nerveuse sans macules, ni tubercules. Il a observé la lèpre à la Martinique. (*Lèpre et maladie de Morvan*. Imprimerie Lahure.)

Il en est de même du D' M. Rueda qui étudia la lèpre en Colombie (thèse de Paris 1893, *De la lèpre nerveuse*), du D' Lucio, léprologue très distingué du Mexique, qui écrivit en 1851, « que loin d'être constantes, les taches sont rares dans la lèpre nerveuse ou maladie de saint Antoine (L. antonine) ». Le D' Poncet, qui observa aussi la lèpre au Mexique, ne les croit pas constantes non plus. Ajoutons enfin que, par contre, le D' Bruhl a rencontré des taches dans quelques cas de syringomyélie (?).

On voit par ce qui précède que tout ce qui a été attribué, comme symptôme exclusif à la syringomyélie, se rencontre également dans la lèpre nerveuse ; c'est ce qui explique les erreurs commises par les plus éminents confrères qui ont vu la syringomyélie là où il s'agissait tout bonnement de la lèpre nerveuse. J'ai démontré ces erreurs devant l'Académie ; et de savants confrères vinrent plus tard appuyer, par des observations personnelles, la vérité annoncée par nous, en montrant même le bacille chez des individus considérés pendant longtemps comme syringomyéliques.

Cependant il n'en est pas constamment ainsi. Il arrive même souvent que, lorsqu'il n'y a encore aucun signe nerveux de la maladie de Danielssen, un sujet robuste et de santé florissante en apparence, soit pris d'un mouvement fébrile intense suivi bientôt de l'apparition de placards rouges qui se forment rapidement, deviennent grenat, jambon et bistre, et qui, une fois apparus, persistent ou disparaissent pour revenir de temps en temps sous forme de poussées. Ce n'est alors qu'après ces manifestations cutanées que l'auriculaire commence à se courber le premier, et que la lèpre de Danielssen, avec son escorte nerveuse, se confirme de plus en plus. Dans certains cas, au contraire, la lèpre nerveuse débute toute pure, et ce n'est que plus tard, et comme complication, qu'apparaissent les macules. Nous venons d'assister à un tel fait consigné dans ce travail. Il s'agit du malade Raphael Cohen (observ. 25) qui présenta pendant des années les signes communs à la syringomyélie et à la lèpre; à tel point que certains confrères croyaient plutôt à la première. Chez ce malade, la lèpre nerveuse a continué à évoluer, lorsqu'en juin 1896, il présenta pour la première fois une éruption érythémateuse qui convertit nos contradicteurs. Enfin dans les variétés exsudative et maculeuse, les symptômes nerveux peuvent venir s'y joindre à une certaine époque plus ou moins éloignée de leur début. Dans toutes ces éventualités, la maladie porte le nom de mixte et réunit les symptômes de deux et même de toutes les trois formes, déjà signalées, de la léprose.

En se basant sur l'apparition parfois simultanée ou successive des signes de plusieurs variétés chez le même individu, certains auteurs proclament qu'il n'y a qu'une seule forme de lèpre qui, selon son évolution et ses trêves dans ses diverses périodes, d'après la prépondérance de tel ou tel symptôme, a motivé et parut justifier, bien à tort, la fragmentation de la maladie en plusieurs variétés. Selon ces confrères, la lèpre, ne possédant qu'une forme unique, la tuberculeuse ou phymatode, les exsudats seraient la manifestation la plus ultime et la plus grave de l'affection arrivée à son apogée. Ces exsudats seraient toujours survenus sans les entraves, par cause ignorée, qui contrarient souvent le processus classique de la lèpre, et l'empêchent de parcourir son cycle normal.

On ne peut douter que la lèpre nerveuse n'ait existé de tout temps dans les hôpitaux de Paris. Duchenne l'a certes rencontrée et confondue avec d'autres états pathologiques, sous le nom d'atrophie musculaire progressive qui comprend, d'après nos connaissances actuelles, tout un groupe pathologique. On sait qu'en 1885, Charcot divisa les atrophies musculaires progressives en deux catégories : celles d'origine spinale et celles d'origine myopathique; les premières seraient acquises, les secondes familiales. Ainsi que nous l'avons déjà dit, l'étude de la moelle épinière a été trop négligée dans les léproseries où l'on peut facilement autopsier tous les lépreux; il n'en est pas de même en Orient où l'on se brise contre les superstitions et les fanatismes! Mais les léprologues dont les asiles leur donnent toutes facilités, n'ont pas encore recherché, conformément aux moyens d'exploration acquis aujourd'hui, quel est réellement l'état de la moelle, des cornes antérieures, surtout au niveau des régions qui correspondent aux membres envahis, aux renflements brachial et lombaire, et des ganglions spinaux.

Danielssen avait déjà constaté l'hyperhémie des méninges spinales, un exsudat albumineux entre la dure-mère et l'arachnoïde, la substance grise plus pâle et plus ferme, et, là où l'anesthésie avait été plus prononcée, ces membranes épaissies. Parfois la substance de la moelle était amincie et dure comme du cartilage, la substance grise jaunâtre et l'exsudat albumineux s'étendait au-dessus des racines nerveuses, dans le canal intervertébral. Le Dr Langhaus (*Arch. Virchow*, vol. 64, cah. 2) a trouvé, chez un lépreux, une myélite avec ramollissement des cornes postérieures, des colonnes de Clarke et de la commissure grise. Il y avait une *cavité prononcée* (syringomyélie), surtout à la région cervicale. Le Dr Looft est porté à y voir surtout un cas de syringomyélie, parce que le malade *provenait d'une contrée non lépreuse*. Mais nous savons aujourd'hui que la lèpre peut se rencontrer, autochtone, partout, et que la patrie du malade n'autorise, dans aucun cas, à exclure la léprose. D'ailleurs, on a bien rencontré la syringomyélie (un canal dans la moelle) chez des lépreux évidents avec constatation des bacilles. Le Dr Steudner a publié un cas analogue à celui de Langhaus (*Contribution à l'anatomie pathologique de la lèpre mutilante*, 1867). Le Dr Looft récuse aussi ce cas qu'il considère comme appartenant à la maladie de Morvan qu'il admet comme entité morbide indépendante de la lèpre. Il combat ainsi l'opinion que j'ai soutenue devant l'Académie, en 1892, que les malades de Morvan et les syringomyéliques ne sont, le plus souvent, que des lépreux ; ce qui est admis aujourd'hui en France. Le Dr Looft ajoute, à mon adresse, que j'attendrai longtemps la démonstration de cette hypothèse sur les données anatomiques, les deux maladies, la lèpre et la syringomyélie, se laissant bien différencier, tant au début que dans la suite. Nous pensons qu'à l'heure qu'il est les idées de notre confrère ont été bien modifiées par les faits nombreux qui sont venus porter appui à notre manière de voir. Je citerai parmi eux, outre mes observations personnelles dont le nombre va croissant, celles des médecins de la plus haute valeur, Pitres, Grasset, Chauffart... S. Martin, de Lisbonne, suivit pendant deux années, dans sa clinique, un malade considéré comme syringomyélique qui a présenté, à l'autopsie, un canal creusé dans la moelle, rempli d'une pulpe farcie de bacilles lépreux. (*Congrès de Rome* 1894.) Prus, *Arch. Derm. und Syph.*, 1896, relate un cas de Morvan avec constatation du bacille de la lèpre (XXXV, 2 H., p. 298).

Le Dr Tchiriew a décrit aussi un cas de lèpre anesthésique avec lésion de la moelle. Il y avait infiltration des parois du canal central (syringomyélie) par de petites cellules (?) et, en outre, diminution quantitative des cellules nerveuses des cornes postérieures, et des tubercules lépreux dans le larynx (*Lésions de la moelle épinière dans un cas de lèpre anesthésique*; *Arch. de physiol.*, n° 19). Il est regrettable que le Dr Armauer Hansen, qui a à sa disposition un vaste champ d'observation, en sa qualité de médecin de la léproserie de Bergen, ne se soit pas sérieusement occupé de l'anatomie pathologique de la moelle dans la lèpre anesthésique dont les exemples encombrent les salles de son asile. Ce léprologue distingué avoue lui-même n'en avoir examiné que, *macroscopiquement* et superficiellement, *20 cas seulement*. N'est-ce pas très étonnant de la part de celui qui montra le premier le bacille de la lèpre ? Le Dr Looft, assistant à l'hôpital Lungegaard (léproserie) de Bergen, a publié dans les *Archives de Virchow*, en 1892, une contribution à l'anatomie pathologique de la lèpre anesthésique. Mais on va voir par les emprunts que nous faisons à ce mémoire, très intéressant d'ailleurs, que ces études ne sont ni complètes, ni suffisantes.

L'examen des nerfs des lépreux anesthésiques a toujours donné au Dr Looft *des résultats négatifs*; il est porté à croire que cette absence de bacilles était due à ce que *le processus lépreux était usé* dans les nerfs des parties examinées, depuis longtemps atteintes. Prenons cette hypothèse pour ce qu'elle vaut.

Cependant, en 1886, le professeur Hassioti, d'Athènes, a constaté le premier et nous montra, lors du congrès médical qui s'y est tenu, le bacille de Hansen dans la moelle épinière d'un lépreux anesthésique. Il publia le fait, plus tard, in *Monatshefte f. prakt. Dermatologie*, Bd. VI, n° 23. Sudakewitch a trouvé aussi le bacille lépreux dans les ganglions spinaux, avec dégénérescence et atrophie des cellules ganglionnaires (*Beiträge z. Pathol. Anat. u. Physiol. von Ziegler*, Bd. II, 1887). Bien que périphériste, c'est-à-dire partisan de la névrite périphérique chez les lépreux, comme cause engendrant les manifestations, en dehors de la moelle, le Dr Looft admet pourtant que celle-ci doit être atteinte chez les lépreux, vu les troubles symétriques de la sensibilité et de l'atrophie, le manque de réflexes patellaires et l'ataxie. Et de fait, il constata une fois, dans l'observation n° 1 de son mémoire, après macération dans le liquide de Müller et l'alcool, et la coloration d'après la méthode de Weigert, une dégénérescence prononcée des cordons postérieurs et l'atrophie des racines postérieures, peu de filaments nerveux à myéline aux cordons postérieurs, vacuoles dans le tissu de soutien hyperplasié ; augmentation dans le tissu conjonctif, surtout autour des vaisseaux dont les parois étaient épaissies. Les cellules ganglionnaires des cornes postérieures avaient, çà et là, des formes arrondies sans prolongements ; aux racines postérieures, gonflements des filaments nerveux et hyperplasie du tissu conjonctif interstitiel ; gonflement prononcé dés filaments nerveux à myéline des ganglions spinaux de la région cervicale ; moins de dégénérescence aux régions thoracique et lombaire de la moelle ; mais les ganglions présentaient les mêmes lésions partout. *Il n'a pu rencontrer nulle part le bacille de la lèpre.* Névrite interstitielle prononcée avec gonflement des filaments nerveux à myéline, *augmentation du tissu conjonctif entre les fibres des muscles de la main et* dégénérescence graisseuse de ces fibres.

Chez le malade de la seconde observation, la moelle cervicale, très détériorée par l'autopsie, n'a pu être examinée avec avantage. La moelle dorsale présentait : la dégénérescence des cordons postérieurs, l'atrophie des racines postérieures, et des lésions absolument identiques à celles du malade précédent, quant aux filaments nerveux et les ganglions spinaux dont quelques cellules n'avaient pas de noyaux, et d'autres étaient surmontées d'un petit amas pigmentaire ; *point de bacilles ;* mais, çà et là, de petits noyaux colorés, comme des bacilles ; le nerf cubital était atteint de névrite. Ainsi dans tous les 2 cas, atrophie prononcée des racines postérieures avec dégénérescence fibreuse, gonflement des vaisseaux nerveux et lésions des cellules nerveuses, surtout des ganglions spinaux ; névrite chronique des nerfs périphériques. Quant à la substance grise de la moelle épinière, les lésions des cellules nerveuses des cornes postérieures *étaient si peu claires*, si difficiles à constater, que je ne veux pas les relater, dit le Dr Looft. Dans les cornes postérieures et dans les racines antérieures, pas de lésion anatomique. Or « les lésions trouvées ressemblent à celles du vrai tabes et surtout à celles du tabes par ergotisme, tel que le décrit le Dr Laczek (*Arch. de psychiatrie*, vol. XIII) ; la névrite périphérique est le symptôme précurseur, le symptôme qui apparaît le premier dans la lèpre anesthésique qui est due à l'invasion directe des bacilles ; mais pas dans toute leur longueur ». Cependant, nous avons vu que très souvent on ne peut constater, par biopsie, nulle part des bacilles. L'opinion donc du Dr Looft est inadmissible ; il est vrai qu'il ajoute que les parties périphériques et centrales des nerfs ne montrent que très peu de lésions et souvent rien que des lésions secondaires. L'auteur est ainsi conduit à se demander à quoi se rapportent les lésions de la moelle épinière : aux névrites périphériques ou bien à l'invasion générale des bacilles ? et il termine en disant que la moelle épinière est affectée secondairement et que les racines postérieures comme les ganglions spinaux, sont les premiers atteints. Cependant Hassioti d'Athènes et Sudakewitch y ont rencontré des bacilles. N'est-il pas surprenant que le Dr Looft se trouvant dans un asile de lépreux de 700 lits, où toutes les autopsies sont faisables, ne cherche pas à élucider la question ? et qu'il ne base ses hypothèses que sur une seule autopsie ? car la moelle de son second malade a été abîmée par les manœuvres pour l'arracher du rachis. J'ajouterai que le Dr Looft est périphériste par théorie ; car contagionniste intransigeant, il ne peut admettre la pénétration du bacille que par la périphérie et par conséquence sa présence dans les nerfs doit, pour lui, précéder son introduction dans la moelle. Nous avons démontré que, dans l'immense majorité des cas, les biopsies faites, même de bonne heure, n'ont pas découvert le bacille dans les nerfs cutanés des membres où siègent les premières manifestations de la lèpre nerveuse.

Depuis quelque temps, une tendance s'est dessinée, parmi les neurologues, à rattacher à une origine spinale (troubles dynamiques et lésions matérielles) divers processus névritiques, précédemment attribués à des altérations exclusivement périphériques. Achard et Brissaud (*Gaz. hebd.*, 5 mars 1896), étudiant le siège des douleurs dans le zona, ont vu que celles-ci ne correspondaient point aux trajets des nerfs ; ils ont été amenés « à placer plutôt dans la moelle que dans les ganglions et les nerfs périphériques, la lésion initiale, en considérant surtout que les troubles sensitifs de cause médullaire, ceux de la *syringomyélie* par exemple, ont des limites qui ne répondent pas aux territoires des nerfs cutanés, et qui affectent généralement, sur le tronc, une direction assez horizontale ». Ces remarques s'appliquent à la lèpre. On sait d'ailleurs que dans les maladies infectieuses, parmi lesquelles figure incontestablement la lèpre, les troubles nerveux sont attribués, par certains auteurs, aux altérations protopathiques de la substance grise de la moelle, qui provoquent la lésion dégénératrice dans les racines antérieures (névrite parenchymateuse). Le Dr Dejerine, promoteur de cette opinion (*Arch. de physiologie*, 1878), a changé d'avis depuis ; et en admettant l'opinion de Leyden, il considère les troubles nerveux dans les maladies infectieuses, dans la diphtérie par exemple, comme l'expression d'une névrite multiple qui entraîne consécutivement les lésions spinales. Selon Charcot, « l'atrophie musculaire est produite par la lésion cavitaire de la moelle, c'est-à-dire de la substance grise des cornes antérieures ; tandis que, si la lésion touche les cornes postérieures, il y a troubles de la sensibilité. Les cordons latéraux peuvent aussi être atteints ; il survient alors la paralysie spasmodique ; et il y a peu de syringomyélies sans paralysie spasmodique ». Nous noterons que nous avons rencontré cet état spasmodique dans quelques cas de lèpre nerveuse.

Le Dr Crocq fils, dans son remarquable travail (*Arch. de méd. expérimentale*, juillet 1895), est d'avis, par suite d'expériences, que, chez le lapin du moins, le poison diphtéritique atteint exclusivement la moelle épinière et la partie inférieure du bulbe, en provoquant une myélite primitive et des névrites périphériques secondaires.

Le Dr Marinesco a essayé de prouver par des faits histologiques, expérimentaux et anatomo-cliniques, qu'il n'existe pas de névrites périphériques (dégénérescence parenchymateuse des nerfs), sans participation des centres d'origine des nerfs affectés (*Société de biologie*, 25 janvier 1896). Les expériences démontrent que le pouvoir conducteur pour la douleur appartient à la substance grise de la moelle, dont il suffit une conservation très limitée pour en assurer la transmission (Laborde). Il en est de même de la sensibilité thermique ; toutes les deux passent par l'axe gris de la moelle. Le Dr Dejerine a ajouté (*Société de biologie*, 8 février 1890) : « c'est pourquoi elles sont perverties ou supprimées dans la syringomyélie qui détruit surtout le centre de la substance grise et les cornes postérieures ; mais la sensibilité tactile passe par les cordons postérieurs et les cordons médians qui restent intacts dans la syringomyélie...; le tact est absolument indépendant du sens thermique qui est lié, au contraire, au sens de la douleur ». Cette dissociation existe cependant, sans que la moelle soit creusée par un canal, chez les lépreux et dans d'autres maladies. De plus, nous avons vu le sens thermique persister, lorsqu'il y avait insensibilité à la douleur ; on sait enfin que l'exalgine abolit la sensibilité à la douleur, en laissant persister celle du contact. Or cette théorie non plus ne saurait résister à l'argumentation.

Le Dr Gombault a trouvé, dans une autopsie de maladie de Morvan, — lisez lèpre, — pratiquée sur un malade du Dr Prouff à Morlaix, qu'au renflement cervical, la substance grise centrale, où semblent résider les fonctions de la trophicité, était épaissie et renfermait des fibrilles conjonctives et beaucoup moins de tubes nerveux qu'à l'état normal. Le Pr Charcot, s'emparant de ce fait, a soutenu, pour justifier la dualité de la maladie de Morvan et de la syringomyélie, que dans la première il y a myélite scléreuse diffuse s'étendant aux cordons postérieurs ; tandis que dans la syringomyélie, dit-il, seules les parties centrales de la moelle sont atteintes ; aussi les *sensations* qui passent par les cordons postérieurs sont conservées dans la syringomyélie ; tandis que dans la maladie de Morvan l'anesthésie est complète. L'illustre professeur de la Salpêtrière s'est trop hâté de conclure ; car le Dr Morvan lui-même a publié, plus tard, des observations de malades de Morvan conservant tous les modes de la sensibilité. Et pour notre compte, nous avons rencontré la dissociation même chez les malades de Morvan, tout comme dans la lèpre mutilante, dont on ne saurait la distraire, et parfois même une insensibilité étendue sur une grande partie du corps. Charcot, qui avait constaté une anesthésie complète sensitive et sensorielle sur un malade de Morvan, admet la coincidence avec l'hystérie, bien que le sujet n'eût ni points hystérogènes, ni attaques. Ce malade de Morvan était tout simplement lépreux. Il est donc inutile d'invoquer une hystérie anomale pour expliquer son anesthésie lépreuse.

Le Dr Guerould (*loco citato*) mentionne aussi les lésions du système nerveux central dans la lèpre nerveuse : infiltrations à la face postérieure de la moelle, entre l'arachnoïde et la pie-mère, épanchement séro-albumineux se prolongeant jusqu'aux racines postérieures des nerfs rachidiens, surtout aux régions cervicale et lombaire, lorsque l'anesthésie est limitée aux membres. Si elle est générale, les exsudats comprimeraient toute la moelle. Il en aurait vu même à la face supérieure du cerveau et au ganglion de Gasser. Nous avons déjà dit que toutes ces lésions avaient été constatées par le Dr Danielssen chez les lépreux de Bergen. Or, on le voit, toutes ces études anatomo-pathologiques déposent contre les névrites uniquement périphériques et plaident, au contraire, en faveur des lésions centrales du système nerveux que de nouvelles recherches sont appelées à mieux démontrer.

Une technique plus perfectionnée vient de montrer aux Drs Ballet et Dutil, soit dans la moelle, soit dans les ganglions, des lésions ignorées jusqu'alors dans la polynévrite avec atrophie musculaire, parésie des membres supérieurs et troubles de la sensibilité (*Soc. méd. des hôpitaux*, 13 décembre 1895). Selon Ballet, tout neurone s'altère secondairement dans sa partie centrale (cellule) quand son expansion cylindraxile (tube nerveux périphérique) est lésée. Lorsqu'on se trouve en présence d'altérations simultanées de la moelle et des nerfs, il est difficile d'affirmer si les premières ont été la conséquence des secondes, ou si elles se sont développées parallèlement à elles ou si même elles ne les ont pas commandées. Or les périphéristes se trompent en proclamant l'intégrité des centres nerveux. Il n'y a pas d'indépendance absolue entre les diverses parties du neurone. (Ballet, *Progrès médic.*, 27 juin 1896.)

Il est à présumer, en procédant par analogie, que, dans le type Aran-Duchenne, il y a dans la lèpre nerveuse disparition des cellules multipolaires des cornes antérieures et atrophie simple ou pigmentaire des éléments persistants. De la ressemblance de la séméiologie, on peut soupçonner l'identité des lésions anatomo-pathologiques. Mais ce n'est là qu'une hypothèse à vérifier. D'ailleurs le début de la lèpre nerveuse a lieu, de même que dans les atrophies musculaires progressives d'origine spinale ou myélopathiques, par les muscles des extrémités des membres. J'ai prié MM. les Drs Acchioté et Michalocopoulo, anciens élèves de la Salpêtrière, de rechercher la réaction de dégénérescence chez quelques lépreux de la forme nerveuse que je leur ai adressés. Ils l'ont constatée, tous les deux séparément, surtout chez un israélite espagnol, lépreux incontestable ayant la main gauche simienne, en griffe, type Aran-Duchenne, avec dissociation syringomyélique de la sensibilité, gonflement du cubital et plaques d'anesthésie. Or, dans les myopathies, il n'y a pas de réaction de dégénérescence. L'observation de ce malade n° 26, consignée dans le chapitre de la lèpre nerveuse de ce travail, est d'une haute importance. La réaction de dégénérescence électrique était complète à la main et partielle pour le bras et l'avant-bras gauches ; ce qui annonce une lésion du cylindraxe sur un point quelconque du trajet nerveux, c'est-à-dire des cellules nerveuses des cornes antérieures (centres trophiques des nerfs spinaux moteurs) jusqu'aux troncs où les terminaisons de ces nerfs à la périphérie. Or, dès qu'une lésion destructive du cylindraxe siège sur un point quelconque, à partir des cornes antérieures de la moelle, on constatera la réaction de dégénérescence. On peut donc admettre que dans la lèpre nerveuse il y a lésion de la substance nerveuse tant des centres nerveux que des nerfs périphériques ; et la réaction de dégénérescence sera complète ou partielle selon le degré et la nature de ces lésions. Or, la réaction de dégénérescence prouve deux choses : 1° la destruction du cylindraxe ; 2° que cette destruction a eu lieu sur un point du nerf spinal qui est un prolongement ininterrompu des cylindraxes de la cellule (motrice et nutritive) des cornes antérieures de la moelle (1).

On voit, par ce qui précède, que l'étude approfondie de la lèpre nerveuse ouvre de nouveaux horizons, et qu'il y a lieu de rechercher quelle est la quote-part de la lèpre parmi les nombreux cas *d'atrophie musculaire progressive myélopathique.* Il est certain que, par sa conception unitaire, Duchenne de Boulogne a placé plusieurs lépreux dans sa classe d'atrophie musculaire progressive ; car l'atrophie musculaire y figure comme élément primordial et exclusif. Or cet élément intervient dans une foule de maladies du système nerveux : la sclérose latérale amyotrophique de Charcot, les polynévrites atrophiques, la syringomyélie de la Salpêtrière... Les études ultérieures ont établi des distinctions nombreuses fort légitimes entre tous ces états qui figuraient dans l'atrophie musculaire progressive de Duchenne. Or, parmi ces maladies il y a eu des syringomyéliques, et il est prouvé aujourd'hui que plusieurs malades dits syringomyéliques ne sont que des lépreux. En effet, dans l'atrophie musculaire progressive d'origine spinale, l'atrophie débute par les muscles thénar et hypothénar ou par le premier interosseux, et la main prend, dans la suite, la forme de griffe et de celle du singe, dont la description s'applique tout à fait à la main de nos lépreux nerveux. Or, il y a lieu à l'avenir, lorsqu'on sera en présence d'une atrophie musculaire progressive type Aran-Duchenne, de songer

(1) Dans une leçon sur l'atrophie hystérique, publiée par Babinski dans le *Progrès médical*, le 17 avril 1886, Charcot a insisté « sur l'absence des réactions de dégénérescence, et il en conclut qu'il n'y a pas de lésion matérielle de la substance grise de la moelle ni des nerfs périphériques, mais des troubles trophiques dynamiques tout simplement. Les cornes antérieures de la moelle constituant le centre trophique des muscles, leur lésion matérielle détermine des troubles permanents et non passagers comme ceux de l'hystérie ». Ces troubles étant définitifs dans la lèpre nerveuse, leur cause est nécessairement une lésion du système nerveux. Néanmoins, il nous a été donné d'observer chez des lépreux guéris ou améliorés, la sensibilité de retour et la force musculaire revenue.

à la lèpre nerveuse et de s'efforcer de toutes manières à établir le diagnostic entre ces deux maladies qui se ressemblent énormément et ont certes été souvent confondues ensemble. Charcot paraît admettre cette confusion dans les phrases suivantes, écrites avec P. Richer à propos du tableau d'Albert Dürer : la guérison d'un lépreux à la porte du temple de Saint-Jean ; « il s'agit de la lèpre mixte avec des mains contrefaites ; la gauche surtout *affecte l'attitude de la griffe atrophique des interosseux de Duchenne de Boulogne*. Le médecin y découvre de la façon la plus évidente les marques de l'atrophie musculaire progressive décrite aussi par l'éminent clinicien de notre époque, Duchenne. N'est-il pas intéressant de montrer l'art devancer la science et de donner non seulement une image exacte de la lèpre, mais formuler d'une manière absolument précise, en l'année 1513, les caractères morphologiques d'une altération musculaire qu'un savant ne devait régulièrement décrire que trois siècles plus tard » ; ce qui précède démontre que dans l'esprit de Charcot la lèpre et l'atrophie musculaire de Duchenne se confondent dans leur symptomatologie, et autorise déjà d'entrevoir les erreurs de diagnostic (*Iconographie de la Salpêtrière*). Guy de Chauliac avait aussi remarqué que les régions thénar et hypothénar se creusaient chez les lépreux par l'atrophie des muscles. Et Astruc, qui nous légua la liste des 15 questions auxquelles devait répondre l'homme de l'art, chargé d'examiner, au moyen âge, les soupçonnés de lèpre avant de les interner, y fait figurer l'atrophie des éminences thénar et hypothénar, ainsi que l'anesthésie des mains.

Une autre conclusion que l'on doit tirer de ce qui précède, c'est que, de même que la syringomyélie de Charcot est d'origine myélopathique et non myopathique, c'est-à-dire non consécutive à une lésion des muscles ou des dernières ramifications nerveuses, de même la lèpre nerveuse n'est pas une *névrite périphérique*, mais une myélopathie. On peut soupçonner aussi, puisque les recherches anatomo-pathologiques ne l'ont pas encore clairement démontré, que dans la lèpre nerveuse il y a lésion des grosses cellules des cornes antérieures (comme dans la paralysie infantile) qui sont à la fois l'origine des nerfs moteurs des muscles des membres et leur centre trophique ; d'où paralysie, atrophie et dégénérescence. Ainsi dans la syringomyélie et dans la lèpre nerveuse il y a tous les signes de la myélopathie : topographie de l'atrophie type Aran-Duchenne, existence de la réaction de dégénérescence ; signes qui n'existent pas dans la myopathie atrophique progressive. La désignation d'atrophie musculaire progressive ne suffit plus aujourd'hui ; car cette atrophie musculaire progressive se trouve réduite à l'état de syndrome commun à nombre de maladies diverses. Dans l'atrophie musculaire type Aran-Duchenne, Eulenbourg a vu que le plus souvent l'atrophie commence par la main, soit par les muscles de l'éminence thénar, soit par le premier interosseux; ce qui est constant pour la lèpre nerveuse et pour la syringomyélie. Dans toutes les trois affections, la main prend l'aspect de la griffe et devient même simienne. Dans toutes les trois, les muscles des avant-bras peuvent s'atrophier plus tard; tandis que dans les myopathies non spinales, c'est la racine du membre qui s'atrophie. Pour le moment je n'ai voulu qu'appeler l'attention des observateurs, principalement des neurologues, sur les ressemblances frappantes de ces trois affections : l'atrophie musculaire type Aran-Duchenne, la syringomyélie et la lèpre nerveuse, affections qui peuvent être facilement confondues ensemble, surtout à leur début. La syringomyélie est, d'après Charcot, une atrophie musculaire deutéropathique, comme la sclérose latérale amyotrophique et la pachyméningite cervicale hypertrophique. Nous pensons aussi que dans la lèpre nerveuse la myopathie est de cause spinale, qu'elle est deutéropathique; et nous sommes porté à croire que parfois on a qualifié d'atrophie musculaire type Aran-Duchenne des cas de lèpre nerveuse tout bonnement.

Enfin chez certains sujets la lèpre présente les allures d'un pseudo-tabes. Un tel fait se trouve inséré à la fin de ce chapitre (observ. 25). Un praticien distingué de notre ville, le Dr Khorassandji, nous dit avoir observé aussi un cas pareil; et le Dr Barthélemy de Paris, notre excellent ami, me demandait, en mai 1893, à propos d'un tabétique avec ptosis, dont la mère est lépreuse, si la lèpre, maladie infectieuse, peut donner lieu au tabes comme la syphilis. Quant à l'importance qu'on a voulu accorder à l'épaississement des nerfs du bras à la région du coude, notamment du cubital, dans la léprose, nous avons déjà établi ailleurs et même dans ce travail, que ce n'est point là non plus un signe pathognomonique de la lèpre, comme le prétendait notre regretté ami le Dr Vidal (1). La lèpre nerveuse peut exister, et depuis longtemps, sans que les nerfs soient noueux, gonflés ou épaissis d'une part; et d'autre part, ces névrites s'observent dans d'autres maladies que la lèpre. Le

(1) Le Dr Cramer de Wiesbade, dans un cas de lèpre nerveuse avec névrome du nerf médian, enleva cette petite tumeur qui était un foyer caséeux situé dans l'intérieur même du tronc nerveux, avec prolongements, et pratiqua le curettage. Le microscope fit constater quelques bacilles de la lèpre dans la matière caséeuse. Peu après, un noyau pareil, développé sur le tronc du cubital, fut traité de la même manière. A la suite de ces curettages, les plaques lépreuses avec anesthésie cutanée et impotence fonctionnelle de la main ont disparu, et la peau a recouvré, dit-il, partout sa sensibilité. Le malade, revu au bout de 2 ans, fut trouvé complètement guéri (21e congrès de la Société allemande de chirurgie, tenu à Berlin en juin 1892). On sait aussi que les Drs Combenale et Marestang ont trouvé, chez un lépreux, la dégénérescence crétacée du névrome cubital (Soc. de biologie, 20 juin 1891). De ce fait unique, ils ont généralisé et admis « que le processus irritatif qui aboutit à la sclérose interstitielle des nerfs dans la lèpre anesthesique, est dû à la localisation dans les faisceaux du bacille de Hansen, qui occasionne l'infiltration du carbonate et du phosphate de chaux, comme la tuberculose »; il suffira d'objecter que souvent ces nodosités ne contiennent pas de bacilles. Le professeur Straus n'en a point trouvé dans les névromes cubitaux d'un lépreux incontestable de son service nosocomial. Enfin il suffira de feuilleter la thèse du Dr Eichmuller pour se convaincre que l'épaississement des nerfs cubitaux manque souvent dans toutes les formes de la lèpre la plus avérée. Ce gonflement a manqué dans un tiers environ des lépreux d'Islande, comme chez beaucoup de nos malades.

Dr Gaucher a signalé à la *Société française de dermatologie* des névrites syphilitiques du cubital, se comportant tout à fait comme celles des lépreux, avec sensibilité abolie et atrophie musculaire de la main (séance du 18 avril 1895). Le professeur Neumann avait déjà publié un fait analogue, bien avant, dans *Wiener Med. Blätter* (n°^{s} 46 et 47, année 1886) et de notre côté nous avons vu de tels faits.

Pour me résumer, je dirai, en terminant, que la définition que donnait Charcot de la syringomyélie, « maladie caractérisée anatomiquement par la présence d'une cavité creusée dans l'axe médullaire, et cliniquement par une atrophie type Aran-Duchenne et par la dissociation de la sensibilité » (clinique des maladies nerveuses; *Sem. méd.*, mai 1891), est loin de s'appliquer à cette affection seule. Au contraire, le groupe des phénomènes que l'école de la Salpêtrière considère comme exclusifs à l'entité morbide qu'elle a créée, la syringomyélie, se rencontre dans une foule d'états pathologiques dépendant d'une lésion de la moelle ; ce qui veut dire que la syringomyélie n'est qu'un syndrome. En dehors de la lèpre, on l'a rencontrée dans le béribéri; le Dr Bikeler a observé les symptômes dits syringomyéliques dans les hématomyélies (*Club médical de Vienne*, novembre 1893). Le Dr Galloway (*Soc. pathol. de Londres*, et *Mercredi médical*, 25 mars 1891) a trouvé un canal creusé dans la moelle chez un paralytique général... Nous reviendrons d'ailleurs sur ce sujet.

OBSERVATION XXIV. — *Lèpre anesthésique de Danielssen avec macules et exsudats, aggravation par la grossesse. Scoliose. Bacille introuvable pendant plusieurs années.*

(Planche 23.)

K..., âgée de 22 ans, israéliste espagnole; père, mère indemnes; personne dans la famille n'aurait eu la lèpre ; jamais en relation avec des lépreux. Mariée à 17 (en 1880), elle eut à 20 ans son premier enfant qui succomba au croup; 3 ou 4 mois après ce premier accouchement, fièvre, courbature, faiblesse et éruption érythémateuse générale : placards, comme un franc même aux paumes des mains, avec centre normal. Après 6 mois de durée, l'érythème s'est effacé progressivement. Peu après, coloration violacée le long du bord cubital de la main droite et de l'auriculaire qui commença à se rétracter; l'index devint froid, pâle et raide (ischémie); après quoi il commença à se fléchir; 3 semaines environ après, mêmes phénomènes au médius, puis à l'annulaire. 2me enfant, qu'elle a nourri, en 1884. Peu après l'auriculaire gauche commença à se recourber aussi; en octobre, tous les doigts, excepté les pouces, sont rétractés ; les phalanges métacarpiennes en extension forcée tendent à se renverser sur les métacarpiens; tandis que les phalangines et les phalangettes sont fléchies en demi-cercle avec impossibilité de les rendre rectilignes activement ou passivement; pouce droit gonflé, comme s'il s'agissait de rhumatisme. La peau, qui recouvre les articulations phalango-phalangiennes, du côté de l'extension, dure, s'ulcère et se cicatrise successivement, surtout l'hiver. Ongle du médius gauche épais, rugueux, en sabot; muscles des régions thénar et hypothénar très atrophiés, notamment à droite où, en place des saillies,

il y a des creux. Ainsi la main, mal proportionnée, ressemble à ces mains grotesques des peintures religieuses byzantines. Muscles interosseux atrophiés ; K... ne peut imprimer à ses doigts des mouvements de latéralité ; mains faibles, ne s'adaptant pas aux objets qu'elles veulent saisir ou explorer, et d'autant plus maladroites que la sensibilité y est très diminuée. Occlusion des paupières incomplète ; sourcils et cils conservés ; chevelure abondante ; quelques macules pigmentées à la partie gauche supérieure du thorax et au cou. Sensibilité très émoussée sur les plaques pigmentées du cou, et nulle à la face, jusqu'à un centim. au-dessous de la base du maxillaire, et à la nuque, jusqu'à un centim. de l'implantation des cheveux ; il en est de même du front ; pavillons des oreilles, joues, nez, régions sourcilières insensibles ; les paupières, le menton, les lèvres sentent tant soit peu ; résultats de l'exploration identiques pour l'algie, la température et le contact ; toute la main gauche, jusqu'aux pulpes des doigts inclusivement, ne perçoit pas les piqûres ; région de la saignée sensible, ainsi que la face antérieure du poignet. Tout le reste de l'avant-bras est insensible. Chose curieuse, la sensibilité est conservée, dans tous ses modes, sur une bande large d'un centim. et longue de 3, à partir de l'articulation radio-carpienne ; bras insensible à ses faces antérieure et externe, jusqu'au sommet du deltoïde ; les côtés interne et postérieur sont sensibles. Membre thoracique droit plus atrophié que le gauche, également atteint dans sa sensibilité ; toute la région deltoïdienne est insensible ; faiblesse telle, des 2 côtés, que K... ne parvient pas à faire marcher l'aiguille du dynamomètre. A partir du 1/3 inférieur de la cuisse droite, insensibilité complète, excepté à la région poplitée et en arrière du couturier, jusqu'à la ligne médiane ; néanmoins, le membre est le siège de douleurs spontanées, profondes et violentes ; même état à gauche. Mal perforant au-dessous de la tête du 5e métatarsien droit, d'un centim. de diamètre et d'égale profondeur ; épiderme de la circonférence hypertrophié ; fond quasi-diphtérique ; marche très douloureuse ; mal perforant identique au pied gauche, à la même région. Fesses insensibles ; une bande pigmentée de 2 millim., sinueuse, en croissant, à convexité supérieure, siège au milieu de chacune d'elles. Aux genoux, cicatrices comme celles de pemphigus, larges comme 5 francs. Tronc normal. Cautérisations des maux perforants au thermocautère, sans provoquer de douleur. 20 janvier. 2 plaques érythémateuses, à bords sinueux, légèrement saillantes, couvrent les joues. La paupière supérieure gauche, insensible à la piqûre, perçoit quelque peu la température. Une nouvelle exploration attentive fait constater que la chaleur n'est point ressentie dans les diverses régions insensibles ci-dessus énumérées, tandis que le froid y est apprécié ; d'ailleurs la malade est très frileuse. La pulpe du pouce droit et celle du médius perçoivent le contact d'un glaçon, mais point le champignon du thermocautère dont je ne puis supporter moi-même la chaleur. Au niveau des articulations phalango-phalangiennes de l'index et du médius, exulcérations spontanées de 50 centim. ; on dirait que la peau tendue, adhérente aux parties profondes, et comprimée de dedans en dehors par la flexion des doigts, craque et s'ulcère ; quelques macules pigmentées, fauves sur le thorax et les mamelles, comme des pièces de 20 et de 50 centimes. La sensibilité diminue d'une manière graduée à partir d'un travers de doigt au-dessous du ligament de Fallope, de façon qu'au milieu de la cuisse, K... ne sent ni le contact de mon doigt, ni les piqûres d'épingle ; mais, si je presse fortement, ou bien si je serre les masses musculaires, elle accuse de la souffrance ; d'ailleurs, des douleurs spontanées violentes parcourent toujours les membres jusqu'au bout des doigts. Partout où j'ai exploré, avec la pointe d'une épingle, il est survenu rapidement de petites élevures rouges, comme les bulbes des poils par horripilation (*dermographisme*). La région de la patte d'oie droite est aujourd'hui sensible, ainsi que le 1/3 inférieur du côté interne de la cuisse correspondante ; ces parties étaient insensibles, il y a deux mois. Depuis les cautérisations au thermocautère, les maux perforants se comblent et ne sont plus douloureux pendant la marche. Iodoforme 0,45 par jour.

13 mars. Les placards des joues persistent, s'épaississent et se chagrinent ; croûtelles, comme des plaques mortifiées, sur les articulations phalango-phalangiennes des doigts, du côté de l'extension. Les mains se décharnent de plus en plus ; elles sont squelettiques (pl. 23). J'enlève un morceau de peau à la partie inférieure du genou droit, au bistouri, sans occasionner de douleur (ce morceau, envoyé à M. le professeur Bouchard, avec d'autres pièces biopsiées, n'a pas montré de bacilles). Je sculpte un tubercule lépreux à la face d'un lépreux léonin, nommé Pardo, et, après l'avoir divisé en 3, j'en introduis les parcelles dans la peau de la poitrine de cette malade, en 3 différents endroits. Le 26 mars, je fais une incision à la peau de la poitrine et j'y place un morceau de tubercule lépreux, enlevé, séance tenante, à l'avant-bras droit de la lépreuse phymatode Kiryazi. J'anticipe sur la suite de l'observation pour déclarer que toutes ces inoculations ont été définitivement négatives, ainsi que bien d'autres pratiquées sur de nombreux sujets. Quelques jours plus tard, à la suite d'un mouvement fébrile (38°,2), comme elle en éprouve souvent, et d'une courbature prononcée, des rhagades profondes ont apparu ; sur l'articulation phalango-phalangienne du pouce droit, du côté de l'extension, il y en a une très profonde, comme consécutive à une incision par le couteau, à bords très écartés ; tout le doigt est très gonflé ; autre rhagade à l'index, au niveau de l'articulation de sa phalange métacarpienne avec la phalangine ; ces ulcères menacent de détacher les doigts ; d'autres se voient de temps en temps sur le point culminant de l'arc décrit par les doigts rétractés, c'est-à-dire au niveau des articulations des premières phalanges avec les phalangines, du côté de l'extension. Ulcération analogue au-dessus de l'articulation métatarso-phalangienne du gros orteil gauche.

En juin, il a fallu interrompre l'iodoforme ; la solution de Fowler a été injectée sous la peau régulièrement tous les 8 jours, jusqu'à la dose de 20 gouttes. La piqûre n'est pas perçue, mais la poussée du liquide est très douloureuse. Les nerfs cubitaux présentent, surtout le gauche, au-dessus de l'épitrochlée, une nodosité, comme un gros pois ; sa pression retentit douloureusement jusqu'aux 2 derniers doigts. Les placards des joues persistent. Réflexes des genoux, faibles. La pulpe du pouce gauche est la seule partie sensible de la main ; pansement à l'huile de gurjon. En août, de grands placards pigmentés se voient sur les jambes ; un nodule apparut derrière l'hélix droit. Je l'ai coupé et envoyé au Dr Vidal qui n'a pas constaté de bacilles. Ganglions de Scarpa très volumineux. Les maux perforants sont devenus excessivement sensibles à la cautérisation ; réapparition des menstrues. On continue les injections de Fowler et les pansements à l'huile de gurjon. Le 31 octobre, frissons, puis fièvre, maux de tête, vertiges, démangeaisons nocturnes ; le lendemain, K... est couverte de nombreuses macules sur les membres, roses, rubéoliques, légèrement saillantes, les unes lenticulaires, disposées en ligne dans le sens de l'axe du membre, les autres se touchent et se fusionnent en cercle, entourant un îlot de peau saine ; d'autres enfin, échancrées, irrégulières de 3 et de 4 centim ; ergotine. Cette éruption a disparu après 6 jours, sans laisser de traces. Les symptômes généraux ont cessé et la malade rentra dans son état habituel. Fowler.

En janvier 1885, l'articulation métacarpo-phalangien du pouce droit est très gonflée et déformée, comme s'il s'agissait d'une dactylite ; les mouvements sont très limités et douloureux. A la suite d'une petite gerçure, par le froid, il s'est formé une rhagade profonde, comme une coupure par un couteau, à la base et à la face dorsale de l'index droit. Les articulations des phalanges avec les phalangines sont ankylosées, au point que toute extension est devenue impossible. Traces de brûlures inconscientes sur les mains et petites crevasses qui sont le point de départ de nouvelles rhagades ; 4 nodosités, comme des pois cassés, sur les têtes des métacarpiens droits, à la face dorsale. Mêmes lésions des orteils ; articulation tibio-tarsienne droite gonflée et douloureuse, principalement du côté de la malléole externe. Tubérosité, comme une féverole, au dos du gros orteil droit. L'insensibilité persiste sur toutes les parties mentionnées déjà ; elle a envahi aussi les conjonctives oculaires que je touche avec mon doigt sans que K... cligne les paupières. J'enlève, au bistouri, sans douleur, une partie du placard pigmenté de la joue droite que j'envoie au professeur Bouchard ; la plaie qui en est résultée s'est rapidement cicatrisée. Dans la lettre que j'ai reçue en réponse, l'éminent professeur me dit qu'on n'a pas constaté de bacille de Hansen.

Le 28 janvier, la petite gerçure de la base de l'index droit est devenue une rhagade profonde de 1/2 centim. ; elle touche à l'articulation dont elle occupe toute la face dorsale ; on dirait qu'elle va détacher le doigt ; même lésion, avec même tendance, à l'articulation de la phalange unguéale de l'index avec la moyenne. La pulpe du doigt est noire et menacée de mortification. Plusieurs panaris analgésiques ont évolué sur divers doigts, sans aboutir à la mutilation, pas même à la chute de l'ongle ; mais les doigts se déforment et se dévient en tous sens ; ongles épais, raboteux, en écailles étagées ; phlyctène noire sur le gros orteil droit, comme une grande ampoule de pemphigus ; il s'y développa, peu après, une ulcération qui a creusé jusqu'à l'os. Les maux perforants, presque cicatrisés, ont reculé et présentent actuellement une profondeur de plus d'un centim. Tout le pied est gonflé, douloureux, brûlant, ainsi que la partie inférieure de la jambe, comme s'il s'agissait d'une lymphangite ; sensibilité nulle au toucher, à la température, à la douleur. K... accuse une sensation spontanée pénible, comme si on la plongeait dans la glace. La main droite aussi est saisie d'un froid glacial ; cependant en la touchant avec ses lèvres, K... s'aperçoit qu'elle est, au contraire, brûlante. Cet état continuait lentement avec des baisses et des hausses, toujours déplorable, lorsque le 25 février 1886, K... nous déclare être enceinte ; ce dont elle ne se doutait guère jusqu'au moment où elle sentit les mouvements du fœtus, les règles étant supprimées depuis 10 mois. La situation a empiré consécutivement à la grossesse ; ce que, d'ailleurs, nous avons toujours constaté chez nos lépreuses. Les placards pigmentés de la face se sont foncés et devinrent exubérants ; de nouveaux apparurent au front ; les conjonctives se sont injectées du côté externe. La langue a perdu son velouté ; elle devint glabre et lisse ; les déformations des doigts et des ongles, l'atrophie des muscles et les griffes des mains se sont accusées de plus en plus. Eschare de 1/2 centim. au côté externe du genou gauche, entourée d'une auréole rouge écarlate ; grandes taches violacées, avec épaississement de la peau, aux fesses ; ce sont des infiltrats. J'enlève un morceau de l'exsudat en nappe, siégeant à la base de l'orbite droit ; on y constata beaucoup de bacilles. Accouchement le 26 mai. État de la malade affreux ; tous les symptômes se sont aggravés ; les pavillons des oreilles mêmes se sont gonflés comme par une exsudation uniforme, en nappe ; face gonflée, méconnaissable ; ses placards sont devenus comme érysipélatiformes et l'épiderme se desquame en lambeaux ; dos des mains gonflé, comme eczémateux, brun, avec desquamation épidermique ; plaques érysipélatoïdes sur les avant-bras, à contours irréguliers. Il y en a, sur le tronc et les membres, dont l'aspect est le même que ceux de la lépreuse Sassone (pl. 7) dont l'état s'est très aggravé aussi par la grossesse. K... nourrit son enfant.

Dans la suite, tout faisait présumer que cette marche aiguë de l'affection réveillée, allait emporter la malade ; les placards de la face se sont exubérés jusqu'à atteindre une saillie de 5 millim. ; il y en a eu un, à la base de l'orbite, près du rebord de l'os malaire droit, 2 autres à gauche et un exsudat saillant, allongé, vertical au milieu du front ; les conjonctives oculaires s'injectent de plus en plus à leur côté externe ; le milieu de la langue demeure toujours sans velouté ; il est lisse, glabre, rouge ; l'atrophie des muscles de la main s'accuse de plus en plus, ainsi que la déformation des doigts qui sont en gaffe, et celle des ongles qui s'épaississent, s'inégalisent à leur surface qui est comme rongée. Les placards des fesses, rouge violacé, sont doublés d'un épaississement cutané ; ce sont des infiltrats en nappe. Sur le côté externe du genou gauche, eschare de 2 centim. sur 1 1/2, jaune foncé, entourée d'une aréole rouge écarlate. La malade, peu soucieuse, ignore si celle-ci a été précédée de phlyctène ; pied droit tuméfié, violacé. Nous soupçonnons quelque lésion osseuse. 10 juin 1886. L'état continue à s'aggraver ; face toute gonflée, méconnaissable ; pavillons des oreilles très tuméfiés comme dans l'érysipèle ; sourcils tombés ; cuir chevelu normal ; pas de chute des cheveux ; mains œdématiées ; paumes couvertes d'une éruption pareille à celle de l'eczéma chronique ; sur les membres thoraciques, les pelviens et le tronc, nombreux placards irréguliers, jambon, à contours sinueux, avec desquamation. La grossesse et la parturition ont aggravé, excessivement, l'état de cette malade. Le 25. Toute la face gonflée pèle, comme à la suite d'un érysipèle grave ; les placards, dont plusieurs très étendus, deviennent fortement pigmentés, à leur circonférence ; tandis que leur centre tend à recouvrer les caractères normaux de la peau ; ces encadrements ont par places une largeur de un et même de 2 centim. et les îlots, 3 et 4 ; ils sont couverts de lambeaux d'épiderme et de furfures. Les articulations des membres, celles des doigts surtout, sont gonflées et très douloureuses, comme dans le rhumatisme aigu ; les paumes des mains, livides, pèlent aussi ; les plis palmaires des doigts sont crevassés et couverts de croûtes ; tous les ongles sont déformés comme lorsqu'ils sont affectés d'eczéma. La 1/2 gauche du dos est couverte par un placard violacé à épiderme farineux. A droite, grand cadre rouge violacé, circonscrivant un îlot de peau saine de plus de 20 centim. ; ce cadre est couvert de plaques micacées ; sur le torse, taches disséminées, de même nature, dont les unes comme 1 franc, les autres comme des pièces de 20 centimes. Courbature, fièvre, soif. Tous les placards sont douloureux à la pression, bien qu'insensibles aux piqûres d'épingle ; leur température est élevée (38°), température de l'aisselle 37°,8 ; celle du tégument, au delà des placards et d'apparence normale, 36°,9. Cette malheureuse manque de tout. Dans cet état déplorable, elle est obligée de se traîner, littéralement, pour s'occuper de son ménage, de son mari, de son premier enfant et du nouveau-né qu'elle allaite toujours ! 25 août. Depuis l'accouchement, la lèpre continue à marcher au grand galop. Cette femme, très belle encore avant la grossesse, est devenue hideuse : la face gonflée, sans sourcils, est couverte de grands cercles jambon ou pigmentés, saillants, qui circonscrivent, d'une manière interrompue, les joues, dont la peau centrale reste normale. Tout le front est uniformément bistre et partagé en 2 par un exsudat longitudinal, saillant, jambon. Les paupières inférieures s'atrophient de plus en plus, et ne peuvent se clore ; de telle sorte que, pendant le sommeil, elles laissent voir un centim. du blanc des yeux. La 1/2 inférieure du nez est gonflée et d'un rouge brique. Le cou offre, de chaque côté, de larges placards bistres ; les lobules des oreilles sont aussi infiltrés et bistres ; ganglions cervicaux très tuméfiés. Rien au cuir chevelu qui conserve sa chevelure abondante. Au côté gauche du dos, grand placard pigmenté s'étendant de l'angle inférieur de l'omoplate jusque près de la crête iliaque ; ses bords sinueux s'avancent jusqu'à la colonne vertébrale d'une part, et d'autre part jusqu'à une ligne verticale, tirée du bord postérieur de l'aisselle.

Ce placard, en relief, est à surface rugueuse; un autre pareil couvre la fosse sus-épineuse et l'épaule. A droite, 3 placards bistres circonscrivent des départements tégumentaires normaux, hérissés de petites croûtelles, comme celles du prurigo; et de fait, il y a des démangeaisons irrésistibles qui privent la malade de tout repos. Les régions lombaires sont couvertes aussi de petits placards bistres dont le centre conserve les attributs de la peau normale; aux bras et les avant-bras aussi, larges plaques bistres qui jurent, à leurs confins, avec le tégument sain; mains, doigts, tuméfiés et d'un rouge brique, tant à leur face dorsale qu'à la palmaire; les phalanges unguéales se dévient de plus en plus, les unes à droite de leur axe, les autres à gauche, la main faisant une gaffe constante par la semi-ankylose des articulations des premières phalanges avec les phalangines. La peau qui recouvre leurs articulations est ulcérée, à la face dorsale; tension extrême du tégument, consécutive à la flexion forcée, permanente. L'index gauche a perdu sa phalangette par suite d'un processus pareil à celui du panaris, mais avec douleurs épouvantables, bien que l'exploration montre la sensibilité abolie, dans tous ses modes, à partir du coude. K... se brûle continuellement les doigts sans s'en apercevoir. J'ai envoyé le bout de l'index, spontanément amputé, au professeur Straus *qui n'y a point trouvé de bacilles*. Les membres pelviens sont *paraplégiques;* la malade peut à peine les remuer; impossibilité, par conséquent, de marcher, même de se tenir debout. Nous avons été la voir chez elle à Haskioï. De même que les mains, les pieds sont tuméfiés et d'un rouge violacé, asphyxique. Les orteils, fortement fléchis, forment des griffes; leur épiderme s'enlève sous forme de lambeaux. Cependant les maux perforants de la plante sont comblés, cicatrisés. Les jambes gonflées, sans œdème, ne conservent pas l'empreinte des doigts; de grands placards jambon encadrent la rotule dont la peau reste normale; nombreux placards semblables sur les cuisses et les fesses. On peut donc dire que la plus grande surface du tégument est bistre ou jambon et que quelques parties limitées ont seules conservé leur blancheur normale. L'impression qu'on éprouverait de prime abord, à la vue de ce corps pie, serait que les parties blanches, si exiguës, constituent la lésion par une sorte de vitiligo; tandis que c'est le contraire qui a lieu; c'est la coloration bistre qui a envahi la presque totalité de la peau et qui est pathologique. Ganglions de Scarpa tuméfiés, comme des œufs de petites poules. Douleurs violentes dans les genoux et les creux des jarrets; sentiment de chaleur brûlante sur tout le corps, alternant avec des frissons. La sécrétion lactée est tarie. Chaulmoogra et arsenic. Cette malheureuse est toujours toute seule chez elle; son mari, cireur de bottes ambulant, ne rentre que la nuit; misère profonde. 20 septembre. Amélioration surprenante. La coloration jambonnée et pigmentée commence à s'éclaircir, depuis notre dernier examen; plusieurs placards ont complètement disparu; la face est dégonflée, mais elle reste encore chamarrée de petites traînées pigmentées d'un centim. de largeur, qui, partant de l'os malaire, marchent vers le nez, en contournant la base de l'orbite, et se replient vers le sillon naso-labial; elles serpentent ainsi en contournant la joue. Cependant K... éprouve des bouffées de chaleur fréquentes; grande susceptibilité de la peau à la chaleur du soleil ou du feu; douleurs spontanées dans les mollets et les cuisses; la paraplégie a disparu; K... marche très bien à présent; mais elle se fatigue vite. Le mal perforant se creuse à nouveau; ulcérations aux coudes. Les phalanges unguéales des pouces font un angle presque droit avec la métacarpienne; à cause de leur ankylose; impossible de les redresser; ulcérations sur le point culminant de la courbure; état général satisfaisant. Cet amendement des manifestations diverses a continué; de sorte qu'à la fin de décembre, K... est venue nous voir de Haskioï, distant d'une heure de Péra, en bateau et en tramway, par le froid et la neige. Il n'y a plus nulle infiltration; il ne reste, comme traces de la formidable poussée que nous avons décrite, qu'une coloration légèrement basanée, qui a succédé à celle de jambon et de sépia; rhagades perpendiculaires des lèvres et des ailes du nez; la main a une forme bizarre : les saillies des régions thénar et hypothénar ont disparu entièrement; il y a, au contraire, des creux très accusés; les quatre derniers doigts sont constamment fléchis dans la paume de la main, de manière que leur pulpe touche aux têtes des métacarpiens, sans possibilité de les en détacher; les doigts sont gonflés, violacés, asphyxiques et jurent avec l'atrophie squelettique des paumes des mains. Les pouces sont aussi très gonflés, violacés, en griffe inflexible; on dirait que la phalangette, malade, occasionne cette grande tuméfaction; croûte brune, de 3o centim., à bords irréguliers, sur l'articulation de la phalange unguéale du pouce; douleurs profondes lancinantes, en ce point.

Cependant je traverse, avec une épingle, les tissus et j'arrive jusqu'à l'os sans que la malade s'en aperçoive. La chaleur n'est pas sentie non plus; tandis qu'un corps froid (un glaçon), appliqué sur une partie quelconque de la main, occasionne de fortes douleurs et des tremblements de la main; tous les doigts sont couverts d'ulcérations d'un centim. environ, sur leur articulation phalango-phalangienne; celles de la main gauche sont à vif; le médius droit est livide, gonflé, douloureux, comme dans le panaris profond. La peau des régions du coude présente l'aspect du *raisin sec de Malaga,* sur lequel j'ai déjà insisté, à propos des malades précédents. Toutes les ulcérations se sont aggravées avec la froide saison. K... habite une hutte, sans feu! Le mal perforant a creusé sous la tête du premier métatarsien; il est grand comme un franc; suppuration ichoreuse qui ne contient pas de bacilles. Les orteils, de même que les doigts, se dévient sans règle, les uns à droite, les autres à gauche; ils sont gonflés et violacés; le premier est très tuméfié et fait gros dos par la flexion permanente, forcée, de la phalange unguéale sur la métacarpienne. Jambes, encore quelque peu infiltrées, parcourues par des lignes ondulées pigmentées, fauves; sensibilité des membres pelviens, nulle jusqu'à 4 travers de doigt au-dessus de la rotule, mais normale aux creux des jarrets et aux arcades plantaires.

Depuis 1887, le tégument de cette lépreuse n'a plus présenté rien d'anormal; il n'a été le siège d'aucune poussée; toute trace de macules, d'exsudats et de pigmentation a disparu; de sorte que les manifestations restent limitées aux pieds et aux mains; il va sans dire que l'atrophie et la paralysie des paupières inférieures persistent toujours. Nous avons suivi et nous maintenons toujours en observation Kamhi, qui vient nous voir à de longs intervalles, son existence étant devenue supportable. Ses mains se déforment de plus en plus, les paumes des mains, décharnées, font contraste avec les doigts gros, tuméfiés, dont quelques-uns à boudin; panaris ou dactylites successifs dont les uns très profonds, lents, non douloureux, se terminent par fistule et issue de séquestre; les autres, superficiels, se dissipent après plusieurs semaines de durée, en laissant à leur suite le doigt plus gonflé, plus déformé et livide, pendant des mois. Les maux perforants des pieds se répètent, se creusent pendant quelque temps; puis ils marchent vers la cicatrisation qu'ils atteignent ou non, pour recommencer et sécréter un liquide peu consistant infect. En 1891, le Dr Lardy, chirurgien de notre hôpital français, et habile en recherches bactériologiques, incise un panaris de l'index droit, il s'en écoule un liquide jaune clair, séreux, contenant des corpuscules blancs et d'assez nombreux corps granulés (Rörncher Rügeln). L'examen bactériologique de plusieurs préparations, d'après Erlich, Koch, Weigert, Gram, coloration simple au bleu de méthyle, ne décèle aucun micro-organisme (ni bacilles, ni microcoques). En 1892, après un gonflement considérable du talon droit, une coloration violacée et des douleurs profondes, pendant 3 mois, phénomènes qui ont fait soupçonner une ostéite, il s'établit en effet une fistule à travers laquelle le stylet rencontrait le calcanéum dénudé et sonore. Admise à notre hôpital français, le Dr Lardy a pratiqué l'extraction du séquestre, sans chloroforme, sans douleur. La cicatrisation a été obtenue au bout de 4 semaines; mais le pied est resté déformé, gonflé, et la marche difficile; un petit lambeau cutané enlevé, sur le côté externe de l'avant-bras gauche, a présenté quelques bacilles lépreux. L'examen a été fait avec le Dr Lardy. En 1894, le gros orteil droit a été atteint de dactylite profonde, avec élimination de la phalangette; plus tard, le second orteil gauche a présenté les mêmes phénomènes. Néanmoins K..., satisfaite de son état, continue à vivoter. Je l'ai examinée pour la dernière fois en juin 1896. Elle est toujours dans le même état. Rien du côté de la peau, ni tubercules, ni macules, ni pigmentation. L'anesthésie persiste partout où elle a été signalée. Les nerfs cubitaux sont épaissis aux coudes, comme des plumes de corbeau; les ganglions des aines restent toujours tuméfiés, mais bien moins qu'il y a 4 ans. Les mains sont toutes déformées (voir les crayons déposés au musée Saint-Louis), et présentent par intervalles des dactylites plus ou moins profondes ou onyxis; tous les ongles plus ou moins déformés; embonpoint, état général assez bon, malgré la misère profonde du ménage; les règles viennent chaque mois ou tous les deux mois. Incurvation de la colonne vertébrale dorsale à gauche, qui n'existait pas auparavant. En un mot, actuellement K... présente le tableau le plus accusé de la syringomyélie de Paris.

Le mari reste toujours indemne, ainsi que tous les amis et parents qui continuent à fréquenter sa cabane. Le dernier enfant est mort de bronchite; toujours malingre, il a mal poussé. Quant à sa fille, âgée de 12 ans environ, elle se développe très bien. En l'examinant partout je n'ai trouvé qu'une dizaine de petits boutons, comme du millet et plus exigus encore, sur la fesse droite, saillants, non bistres, à aspect de verrue (?). L'enfant n'a jamais consenti à ce que j'en enlevasse un, pour l'examen microscopique. Je recommencerai mes tentatives.

RÉFLEXIONS. — Kamhi est le type classique de la lèpre nerveuse de Danielssen; les érythèmes et la pigmentation en placards, disséminés par tout le corps, ont ouvert la scène, avec des phénomènes généraux, tels que frissons, fièvre, courbature, douleurs dans la continuité des membres et aux articulations, etc. Puis survinrent les rétractions des doigts, l'atrophie des muscles de la main et des paupières inférieures, les troubles trophiques : rhagades, maux perforants, dactylytes, onyxis, mutilations des doigts. L'anesthésie a signalé le début de la lèpre et persiste toujours. Nous suivons cette malade depuis plus de 16 ans; et nous pensons que, pour que les recherches sur la lèpre puissent aboutir à des conclusions justifiées, il faut absolument que l'observateur prenne son temps, et qu'il ne se hâte pas trop de conclure à première vue et d'une manière extemporanée, comme cela a lieu en général. Pour ce qui nous concerne, tous nos malades sont étudiés pendant de longues années et leur surveillance ne s'arrête que devant la mort, ou bien lorsque leur éloignement de notre ville nous met dans l'impossibilité de les suivre.

Ainsi chez K..., on a vu se dérouler successivement le tableau parfait de la lèpre anesthésique de Danielssen. Mais il n'en est pas toujours ainsi. Les manifestations cutanées peuvent faire absolument défaut (1), ou bien, bornées à quelques légers érythèmes très fugaces et éphémères, elles échappent au malade et d'autant plus facilement que le cortège fébrile est parfois à peine prononcé ou manque. L'attention n'est alors éveillée que lorsque la rétraction des doigts et les troubles trophiques entrent en scène. Et voilà souvent la syringomyélie Parisienne. Ainsi, tous les auteurs, pour différencier celle-ci d'avec la lèpre, se basent sur l'absence de tubercules et de macules d'abord ; en second lieu, sur la non constatation du bacille de Hansen ; et enfin sur ce que le malade n'est pas sorti de France, qu'il ne s'est pas rendu dans une localité lépreuse et n'a jamais été en relation avec des lépreux. Or aucune de ces raisons alléguées n'est plausible au point d'autoriser à exclure la lèpre, en leur absence. Le premier stade de la lèpre, la période cutanée, peut manquer ou bien échapper par sa fugacité. La lèpre existe autochtone en France ; cela a été prouvé par nous et confirmé depuis par plusieurs auteurs ; inutile d'y insister. Enfin les recherches les plus minutieuses, par les plus compétents, ne parviennent pas toujours à faire constater le bacille, surtout au début de la maladie. Et sans aller plus loin, des parcelles de peau pigmentée même de Kamhi, envoyées par nous au début de la maladie, au professeur Bouchard et au Dr Vidal, n'ont pas montré le bacille qui fut constaté plus tard, même des bouts de doigt détachés spontanément par le fait de la lèpre, examinés par le professeur Straus et le professeur Nocard, n'ont pas montré un seul bacille à la période même la plus avancée de la maladie. J'ajoute que c'est bien tard, c'est-à-dire 6 ans environ après les premiers examens et 10 ans après le début de la lèpre, que le bacille a pu être constaté chez Kamhi. Et pourtant elle était déjà incontestablement lépreuse depuis 1880. Peut-être même la maladie existait-elle déjà avant, insidieusement, sans éclat, annoncée rien que par des placards anesthésiques, comme il nous a été donné de l'observer bien des fois. Les éminents confrères de Saint-Louis réclament toujours le bacille pour admettre la lèpre, lorsqu'il s'agit du diagnostic posé par les autres ; tandis qu'ils sont loin de s'appliquer les principes qu'ils prêchent, qu'il nous soit permis de le leur dire, sans les froisser. Car dans leurs services nosocomiaux et même en ville, ils posent couramment le diagnostic de lèpre, sans se soucier de la présence du bacille qu'ils ne recherchent même pas. Et je suis le premier à leur rendre raison ; car ils ne les rencontreraient pas chez la plupart de leurs lépreux atteints de la forme nerveuse,

---

(1) Le Dr Marestang aussi, qui continue à plaider — bien qu'avec mollesse dans ces derniers temps — pour l'indépendance de la syringomyélie, avoue actuellement, pour l'avoir observé, que la *lèpre trophonévrotique peut exister absolument indemne de toute manifestation cutanée* ; le Dr Ehlers est du même avis.

de la maculeuse ou de la mutilante, pures, c'est-à-dire sans coexistence de tubercules; *le bacille manque, en général, chez ces malades, ou du moins ne peut être constaté pendant de longues années;* tandis qu'il est constant et facile à voir dans la forme exsudative. Je me suis demandé bien des fois pourquoi nos éminents confrères sont bien plus exigeants, au point de vue de la présence du bacille, pour les autres que pour eux-mêmes. Ils ont parfaitement raison de se fonder sur leur grande expérience pour ne pas craindre les erreurs de diagnostic au seul examen clinique; mais ceux qui ont vu des milliers de lépreux ne peuvent être considérés non plus comme des novices. Demandez aux professeurs Potain et Bouchard si devant un phtisique avéré, ils temporisent pour le déclarer jusqu'à la constatation du bacille. Et quel est le vétéran qui parmi ses nombreux tuberculeux incontestables, de par la clinique, n'a pas rencontré des cas où le plus habile bactériologue n'a pu constater le bacille de Koch, du moins pendant quelque temps, malgré l'examen réitéré et le plus minutieux des crachats? Notre éminent dermatologue, le Dr Besnier et son distingué disciple, passé maître aujourd'hui, le Dr Thibierge, médecin des hôpitaux de Paris, soutiennent, avec raison, que le lupus érythémateux est du ressort de la tuberculose, et s'expriment à ce propos de la manière suivante (*Gaz hebd.*, 19 mai 1894) : « On oppose aux arguments cliniques l'absence du bacille de Koch et les résultats négatifs des inoculations aux animaux. Ces arguments ne sont pas aussi péremptoires qu'ils le paraissent. La formule anatomo-pathologique de la tuberculose peut varier, la technique expérimentale encore se perfectionner; les divers états du bacille de Koch ne sont peut-être pas encore tous connus ou démontrables; peut-être aussi le bacille n'intervient-il pas dans la production du lupus érythémateux par lui-même, mais par les substances toxiques qu'il élabore. *Il serait donc imprudent de baser exclusivement sur les recherches de laboratoire, l'opposition à une doctrine dont la clinique donne la démonstration quotidienne.* » Ce raisonnement est frappé au coin de la plus sévère logique. Mais pourquoi ces savants auteurs ne l'appliquent-ils pas également à la léprose, lorsque la clinique affirme aussi, péremptoirement, la présence de cet état morbide, et réclament-ils toujours et quand même le bacille? Le Dr Hallopeau pense aussi que si l'on ne rencontre pas le bacille de Koch dans le lupus érythémateux, c'est qu'il s'agit d'une tuberculose atténuée (*Congrès international de dermatologie de Vienne*, septembre 1892). Le Dr Ehlers, qui a pris 122 observations de lépreux à l'île d'Islande, parmi lesquels plusieurs atténués et frustes qu'il appelle *abortifs*, n'a jamais cru utile de rechercher le bacille (thèse de Eichmuller, 1896.)

Je déclare donc que, si nos savants confrères de Saint-Louis voulaient bien ne pas avoir deux poids et deux mesures, s'ils avaient la condescendance de douter aussi de leur diagnostic et n'affirmer la léprose qu'après la constatation du bacille, ils ne le rencontreraient pas chez plusieurs de leurs malades atteints effectivement des formes nerveuse, maculeuse et mutilante de cette maladie. L'expérience est bien facile à faire. Et d'ailleurs elle a été faite quelquefois, bien que rarement, par eux, par M. Hallopeau surtout. Il faudrait répéter la biopsie sur tous les lépreux de Saint-Louis, non exsudatifs; la chose est si facile. Je ne comprends même pas pourquoi on se garde de la pratiquer. On dirait qu'on s'attache à éviter tout bouleversement des théories exclusives en vogue. Cependant les systèmes sont périssables, ce qui est éternel c'est la clinique, ainsi que le disait Hufeland. Quant à nous, je le répète, nous possédons nombre d'observations de lépreux évidents dont les fragments de peau, des doigts entiers même détachés spontanément ont été examinés par les bactériologues les plus éminents (Bouchard, Cornil, Nocard, Straus, Marfan et Siredey, ces deux derniers sur la prière de feu le Dr Vidal) qui n'ont pu découvrir un seul bacille. *Et pure* il s'agissait tellement de la lèpre qu'ils ont été emportés par elle. Parfois le bacille a été trouvé à des époques ultérieures : 3, 5 et 10 ans après notre diagnostic posé en l'absence du microbe. Le Dr Gémy, professeur de dermatologie à l'école d'Alger, est aussi de notre avis, ainsi que le professeur Leloir ; il a diagnostiqué, parfois avec ce dernier confrère, la lèpre nerveuse chez des Arabes, uniquement à ses signes cliniques, lorsque *le bacille de Hansen manquait absolument.* (*Bull. méd. d'Alger*, 10 décembre 1895.)

Cette observation, de même que toutes celles consignées dans cet ouvrage et les centaines recueillies par nous, *sans une seule exception*, déposent contre la contagiosité que la théorie s'efforce de soutenir et de promulguer. J'ignore ce qui se passe en Amérique et aux îles de Sandwich ; mais je soutiens que la lèpre n'est contagieuse ni à Paris, ni à Constantinople. Notre savant dermatologue, le Dr Besnier, admet bien cette vérité pour Paris, mais il la rejette pour Byzance. J'ignore le pourquoi de cette concession, exclusivement en faveur de *la ville-lumière.*

Je ne ferai que signaler la faiblesse musculaire chez K..., allant jusqu'à la paraplégie, dans certains moments. En effet, nous avons rencontré la parésie et même la paralysie chez quelques lépreux. Enfin, malgré la misère et le peu de soins accordés à cette malade, la léprose marche à haltes prolongées, bien lentement ; elle aurait été guérie peut-être et dans tous les cas bien plus entravée, si on la plaçait dans des conditions favorables. Mais nous n'avons pu obtenir encore la création d'un léprocome si impérieusement réclamé par l'état affreux et si précaire de nos nombreux lépreux ambulants, parfois hideusement estropiés, faisant horreur et pitié et sillonnant néanmoins les rues de notre capitale !

OBSERVATION XXV. — *Lèpre nerveuse ou anesthésique de Danielssen, empruntant quelques symptômes à l'ataxie locomotrice et à la sclérodactylie; asymétrie faciale, scoliose, dissociation de la sensibilité, tact conservé; paraplégie, épaississement des nerfs cubitaux; ptosis de la paupière (syndrome bulbo-protubérantiel du professeur Raymond, spécial à la syringomyélie, selon lui). (Planche 24.)*

Capravelos, originaire de Volo, cédé à la Grèce en 1876, à la suite de la guerre turco-russe, du bourg de Lavcos, situé à 9 heures de distance de cette ville, nous affirme n'avoir eu aucun lépreux dans sa famille, ni parmi ses connaissances. Cependant la lèpre existe dans les environs de Volo, et, pour notre compte, nous avons vu plusieurs malades de cette provenance. Révolutionnaire militant, il a fait partie des bandes qui ont tenu la campagne pendant plusieurs mois en 1876. Pas de syphilis. A la suite d'une grande émotion, il eut une faiblesse extrême générale; la sensibilité aurait été abolie alors aux 4 membres, et émoussée partout ailleurs; à tel point qu'il ne pouvait se tenir debout; il restait forcément alité et déplaçait même ses membres avec difficulté. On avait qualifié cet état de paralysie rhumatismale et on envoya C... aux eaux minérales sulfureuses d'Ipati, en Grèce. A la suite de ce traitement balnéaire, le temps aussi aidant, il reprit l'usage de ses membres et put marcher. Cependant d'autres symptômes apparus ont annoncé l'évolution de la maladie. Les doigts des deux mains se sont rétractés, progressivement, en commençant par les auriculaires, de manière à présenter les griffes ou gaffes caractéristiques. Plus tard il survint une atrophie des paupières inférieures et enfin un ptosis de la supérieure gauche (pl. 24). Le 9 avril 1891, il ne présente à la face ni exsudats ni macules (d'ailleurs C... n'en a jamais vu nulle part sur lui), mais une asymétrie manifeste : le côté gauche est comme ramassé; la commissure abaissée touche au bord de la langue, lorsque le malade la tire. Le nez commence à se déformer; il y a des exulcérations à son bout et dans les fosses nasales. Ptosis de la paupière supérieure gauche; le malade ne peut la relever, si ce n'est avec le doigt; pas de contracture. Les membres thoraciques sont insensibles aux piqûres, et de plus en plus, à partir du 1/3 supérieur des avant-bras. Les paumes des mains sont absolument insensibles au froid et au chaud, tandis que le tact persiste. Nerfs cubitaux gonflés au-dessus du coude, uniformément comme des plumes de poule, sans nodosités. Le tronc conserve sa sensibilité normale et ne présente rien à noter. Ganglions de Scarpa très volumineux. Les membres pelviens perdent aussi leur sensibilité, à partir de 2 travers de doigt du genou; c'est-à-dire qu'ils apprécient le contact des objets, même les plus petits et les plus légers qu'on y promène, tandis qu'il y a analgésie et abolition du sens thermique. Une exploration, faite minutieusement sur toute la surface du corps, fait découvrir au tiers inférieur et interne des jambes, symétriquement, de chaque côté, une surface *grande comme la paume de la main qui conserve sa sensibilité normale dans tous ses modes.* Aux genoux, nombreuses cicatrices de pemphigus qui a paru à plusieurs reprises. Le sens musculaire est conservé; C... rend compte de la position de ses membres, imprimée passivement, ses yeux étant fermés; mais si l'on place, aux paumes des mains ouvertes, des poids divers, ceux-ci ne commencent à être appréciés qu'à partir de 10 grammes; si l'on fait l'expérience ses mains étant appuyées par leur dos sur les cuisses, le malade étant assis, il juge plus difficilement le poids des corps placés sur ses mains. C'est donc par la résistance musculaire, mise en jeu pour soutenir un corps, qu'il se rend compte de son poids, et non par la pression. La marche est incertaine, les jambes sont tenues écartées, la pointe des pieds est posée la première, puis le talon; il fait des pas avec précaution, et, qu'on nous passe la comparaison, comme s'il voulait éviter l'écrasement d'œufs semés sur son passage. Ses jambes sont engourdies; les mouvements de flexion des pieds sur les jambes sont pénibles. Autrefois sensations, dans l'épaisseur des masses musculaires, tantôt d'un froid glacial, tantôt de fer chaud; tandis qu'actuellement, il y a des élancements comme si on y enfonçait des pointes aiguës, et cela tant aux membres pelviens qu'aux thoraciques. Réflexes rotuliens abolis à droite, exagérés à gauche; miction et défécation normales de tout temps; pas de troubles gastriques. Les mains méritent une étude spéciale; la gauche est décharnée : région thénar creuse, l'hypothénar excavée; les 4 derniers doigts restent toujours à moitié-fléchis, avec impossibilité de les redresser activement ou passivement; l'ongle du médius est très déformé, épaissi; tendons des fléchisseurs rétractés; mais les phalanges métacarpiennes peuvent être étendues sur la main; l'espace interosseux qui sépare le pouce de l'index est concave, du côté du dos, par l'atrophie complète des muscles; d'ailleurs tous les interosseux sont atrophiés; le dos de la main a un aspect original : les os métacarpiens font saillie comme les rayons d'une claie, avec intervalles creux et vides. La phalange unguéale du pouce est ankylosée à angle droit, disposition très commune dans la lèpre de Danielssen, dite *anesthésique;* callosité tubéreuse, saillante sur le pisiforme, proéminente de près de 5 millim.; autre callosité analogue au côté externe, près de l'extrémité supérieure du métacarpien du pouce; et une 3ᵉ au côté externe de l'articulation métacarpo-phalangienne. Enfin un épaississement de la peau, dur au toucher et paraissant être dû, comme les précédents, à une modification du derme et de l'épiderme hyperkératisé, s'étend transversalement du milieu de la paume de la main à la tête du métacarpien du pouce. Au point culminant de la courbe formée par les doigts rétractés en arc, du côté dorsal, bien entendu, la peau de tous les doigts est amincie, tendue, adhérente aux os; mêmes lésions à droite, mais moins prononcées. En effet, c'est l'auriculaire seul qui commence à se rétracter; l'atrophie musculaire est moins avancée aussi. Mais, chose remarquable, sur laquelle il y a lieu d'insister, la phalangette de l'index *a presque disparu;* elle *est réduite*, par résorption, car il n'y a jamais eu élimination d'os, *au volume du pisiforme.* Aussi l'extrémité de ce doigt, très aminci et très raccourci, est-elle hors de toute proportion avec les suivants. Notons, en passant, que cette atrophie des phalanges par résorption, signalée fréquemment dans la sclérodermie, se rencontre assez souvent aussi dans la lèpre de Danielssen. Les mains de ce malade ne lui servent pas beaucoup; les doigts sont maladroits, incapables de tout mouvement précis; C... est dans l'impossibilité de se boutonner; il saisit les objets avec tous les doigts à la fois, qu'il serre contre la paume de la main, en dépassant le but. Les ongles des pieds sont épaissis, rabougris, celui du gros orteil surtout; mal perforant de chaque côté, sous la tête du métacarpien. Enfin ce malade est atteint, depuis quelque temps, de scoliose; autrefois il recevait des compliments sur sa belle taille svelte de Palikare à fustanelle; aujourd'hui la colonne vertébrale s'incurve à droite, au milieu de la région dorsale, et forme une petite courbure en sens inverse, au bas de la région. En outre, C... est un peu cyphosé. Le côté droit de la poitrine est plus bombé que le gauche, et l'épaule droite un peu plus élevée. Ce malade rentré chez lui, à Volo, a été obligé, par la population qui reconnut la lèpre, de s'isoler à la montagne, dans une hutte que la municipalité lui a fait construire, et de vivre en compagnie de quelques éléphantiasiques qui y sont cantonnés; un homme est chargé de leur apporter leur nourriture tous les deux jours. C... est venu exprès à Constantinople pour nous consulter; il retourna à Volo après une semaine de séjour ici.

Réflexions. — L'observation qui précède présente plusieurs points instructifs. Je désire attirer l'attention du lecteur sur les plus importants. Bien qu'il ne connaisse aucun lépreux dans sa famille, Capravelos provient d'une localité où la maladie a toujours existé. Le début de la léprose a été annoncé par des douleurs violentes dans les membres, avec affaiblissement et parésie ; ce qui fit penser à une paralysie rhumatismale. Nous savons que la lèpre de Danielssen commence souvent par des douleurs rhumatoïdes qui, avec la déformation des articulations des doigts, font croire à l'existence d'un rhumatisme vulgaire. Mais il y a eu, en outre, chez ce malade, des phénomènes spinaux que nous avons parfois observés dans la lèpre anesthésique de Danielssen. Les douleurs le long du rachis, et plus tard la parésie et la paraplégie, ne laissent subsister aucun doute dans l'esprit, que chez ce malade le point de départ était central et non périphérique ; ce qui dépose contre l'opinion de certains auteurs qui soutiennent que la lèpre nerveuse n'est qu'une névrite qui débute toujours par la périphérie et affecte une marche centripète. Nous avons déjà dit que le Dr Ballet, professeur agrégé, bien connu par ses remarquables travaux sur les maladies nerveuses, vient de constater, avec le Dr Dutil, ex-chef de clinique de Charcot, grâce à une technique plus perfectionnée, des lésions évidentes de la moelle dans un cas de polynévrite avec atrophie musculaire, parésie des membres, troubles de la sensibilité, etc.; l'autopsie montra, outre les lésions de polynévrite banale, des altérations radiculaires et médullaires. Sur les coupes de la moelle, colorées par la méthode de Nissl, le protoplasma de la cellule était tuméfié et dépourvu de prolongements. Sur des préparations colorées à l'hématoxyline et à l'éosine, le noyau de la cellule était rejeté à la phériphérie et crénelé, parfois étoilé ; sur des coupes colorées au picro-carmin, on ne trouvait que des lésions mal déterminées ; donc ce dernier moyen est insuffisant ; et si l'on n'avait recours qu'à lui, on aurait nié l'existence de toute altération médullaire ; or il y a des lésions médullaires dans la polynévrite. Il n'est pas douteux qu'à la suite de la dégénération des cellules de la moelle, on trouve toujours des lésions radiculaires et des lésions névrotiques (*Soc. méd. des hôpitaux*, 13 décembre 1895, et *Sem. médicale*).

D'ailleurs les lésions de la moelle dans certains cas de lèpre ont été constatées par des léprologues, et tout dernièrement le professeur Sousa Martins, de Lisbonne, ancien élève distingué de la Salpêtrière, a présenté, au congrès international de Rome, l'observation d'un lépreux anesthésique dont l'autopsie a montré un canal creusé dans la moelle, contenant d'innombrables bacilles de Hansen (1). J'insiste sur

____

(1) *Un cas de syringomyélie relevant de la lèpre. Actes du Congrès de Rome*, t. III, p. 349. — Ce fait est trop important, il nous donne trop raison, pour que nous n'en relations pas ici quelques détails. « Le malade offrait le tableau le plus parfait de la syringomyélie de la Salpêtrière : atrophie des muscles, dissociation de la sensibilité (tact conservé, perte de la sensibilité douloureuse et thermique, réaction de dégénérescence). Diagnostic posé

ce fait que ce lépreux indéniable présentait tous les phénomènes dits *syringomyé-liques* et qu'il a été considéré comme atteint de cette nouvelle maladie, pendant plus de deux ans et demi ! Or ce cas prouve indubitablement que, dans la lèpre nerveuse,

en juin 1891, *syringomyélie ;* plus tard, paraplégie. En 1892, ce fait a servi de sujet de thèse à M. Judice Cabral qui a combattu les idées du Dr Zambaco sur la lèpre, et conclu à la syringomyélie (*Contribuição para o estudo da syringomyelia*, Lisbonne). La réaction de dégénérescence avait disparu un an après l'entrée du malade à l'hôpital. Décès en décembre 1893. Le malade avait gardé le lit pendant les 8 derniers mois. Akinésie des bras, des avant-bras et de la main gauche ; marche impossible. A l'ouverture du canal rachidien, la région cervicale présente une couleur sombre foncée, à travers les méninges intactes. Des hémisections transversales postérieures de la moelle cervicale donnent issue à quelques grammes d'un liquide marron ; *une large fistulation de cette partie de la moelle en occupait toute la longueur jusqu'au bulbe.* La moelle épinière et un des nerfs médians ont été remis à Camara Pestana, directeur de l'Institut bactériologique de l'État, qui les étudia avec son adjoint Annibal Bettencourt. On trouva que la moelle cervicale était creusée par une cavité intéressant les substances grise et blanche ; cavité remplie d'une masse diffluente brune. Sur les préparations faites avec cette substance, colorées pendant 10 minutes par la fuchsine phéniquée de Ziehl, décolorées par l'acide nitrique au tiers, nous avons vu, disent ces messieurs, une grande quantité de bacilles ayant pris la couleur rouge de la fuchsine, disposés en amas de 4 µ de longueur, présentant des espaces clairs séparés par des granulations fortement colorées, gra-nulations qui, maintes fois, existent à l'extrémité du bacille. *Ces caractères sont ceux du bacille de Hansen.* L'étude histologique faite jusqu'en février 1894, ne comprend que la moelle lombaire et une partie de la dorsale. Méthodes de coloration de Weigert-Pal et Martinotte. Le canal épendymaire est remplacé par un amas de cellules polyé-driques se colorant fortement par le carmin d'alun. Sclérose intense des cordons pyramidaux croisés. Intégrité des cellules motrices. *Voici donc,* poursuit le professeur Sousa, *un cas de syringomyélie diagnostiqué 2 ans 1/2 avant la mort, confirmé par l'autopsie et démontré bactériologiquement, comme dépendance de la lèpre. Les idées émises par Zambaco-Pacha, acceptées de suite par Zeferino Falcad, devant la Société des sciences médicales de Lisbonne, ont reçu dans ce cas une éclatante confirmation* que je suppose être la première. Est-ce à dire que tout cas de syringomyélie a une pareille étiologie ? Ce serait, à mon avis, trop généraliser. Le monopole de la fistulation de la moelle, accordé au bacille de Hansen, serait, quant à moi, dit le Dr Sousa Martins, aussi hasardé que le monopole qu'on préten-drait accorder au bacille de Koch dans les formations cavitaires du poumon..... Pour le moment je crois admis-sibles les conclusions suivantes : il n'y a pas lieu d'admettre une espèce *nosologique dite syringomyélie. La syrin-gomyélie peut relever de différentes maladies. La lèpre est une de ces maladies.* » Je viens de recevoir une lettre de M. Sousa Martins dans laquelle il m'annonce que chez ce malade, dont la moelle pullulait de bacilles lépreux, le distingué directeur du laboratoire de bactériologie à Lisbonne, Camara Pestana, *n'a pas constaté de bacilles dans les nerfs du membre thoracique.* Quelle valeur peuvent donc conserver les assurances de nos éminents contradic-teurs qui prétendent qu'en présence d'un malade dit syringomyélique ou chez lequel on soupçonne la lèpre, la biopsie peut trancher la question. La lèpre doit être récusée, selon ces messieurs, si le bacille de Hansen manque sur les fragments de peau enlevés aux avant-bras, et, selon d'autres, dans la sérosité des vésicatoires qu'on y aurait appliqués ! Ces doctrines, basées sur des théories conçues dans le cabinet, et démenties par la clinique, conduisent fatalement à des erreurs de diagnostic. Si le Dr Marestang a eu la chance de rencontrer le bacille une fois dans les nodosités du cubital d'un lépreux, et le Dr Cramer de Wiesbade, dans ce même nerf chez un autre malade (21e Congrès de la Société allemande de chirurgie tenu à Berlin, juin 1892) ; par contre, l'absence de ce bacille dans les ramifications nerveuses de la peau et dans les nodosités ou dans les troncs ner-veux tuméfiés du coude, est fréquente et paraît constituer la règle. Nous avons déjà dit que le professeur Straus de Paris n'a pas rencontré de bacille non plus chez un lépreux incontestable couché dans son service à la Charité ; la nodosité avait été enlevée par le professeur Duplay. D'ailleurs, il ne serait pas impossible que l'hypothèse du Dr A. Hansen soit vraie. Ce léprologue distingué nous a écrit être de notre avis quant à l'im-possibilité de constater le bacille dans un grand nombre de lépreux avérés. Mais comme il n'admet pas qu'il puisse y avoir léprose sans son bacille, il suppose que celui-ci a été de passage et qu'il a laissé à sa suite ses toxines qui continueraient à agir. Le fait est que cela a lieu pour la diphtérie. Au Congrès de Bordeaux (août 1895) le Dr Cassaet a fait une communication importante au nom du Dr Charrin, sur les myélites infectieuses par leurs bacilles ou leurs produits, communication qui corroborerait l'opinion du Dr A. Hansen. D'ailleurs le pro-fesseur Bouchard avait déjà établi que ces principes paralysants s'éliminaient par les urines ; certaines paralysies des lépreux étant fugaces, cette interprétation pourrait leur être appliquée. Cependant il nous est arrivé souvent de ne pas trouver le bacille pendant plusieurs années lorsque, cliniquement, la lèpre avait été déjà diagnostiquée par nous, et de constater sa présence dans la suite, 3, 4 et 6 ans après le diagnostic posé. Ce fait contrarie sin-gulièrement la théorie séduisante du Dr A. Hansen.

la moelle épinière peut être atteinte et que la syringomyélie n'est pas une entité morbide, comme nous l'avons déjà dit ; car le complexus syringomyélique peut exister
dans nombre d'affections de natures diverses.

Revenant à notre malade Caprovelos, nous ferons remarquer qu'il présentait
plusieurs phénomèmes nerveux et quelques symptômes de l'ataxie locomotrice,
plus quelques-uns de ceux que l'on attribue à la sclérodactylie : amincissement
de l'extrémité de l'index droit, et son raccourcissement par résorption de la phalange unguéale, ainsi que l'amincissement et l'adhérence aux os de la peau qui
couvre les articulations des phalanges avec les phalangines. On le voit donc, de
même que dans toutes ces affections, dans la léprose aussi les malades peuvent
s'écarter du tableau classique qui voudrait que tous les sujets d'une et même maladie
fussent absolument identiques et comme tirés sur le même cliché. Ce rigorisme, ce
purisme, dans l'évolution de la lèpre, est fictif et s'éloigne singulièrement de l'observation clinique. Il expose à des erreurs de diagnostic, d'ailleurs souvent commises.
Nous pensons, au contraire, que ces faits plus ou moins anormaux qui s'éloignent du
type primitif, du tableau idéal, doivent être mis à contribution pour approfondir la
pathogénie en médecine. Ils conduisent à juger des affinités, de la parenté même,
de plusieurs maladies considérées comme distantes et distinctes, à première vue.
Ce sont là des cas qui parfont la chaîne, empruntant des ressemblances, des phénomènes communs que l'on constate également dans plusieurs états morbides censés
éloignés les uns des autres et de nature essentiellement différente. Ces cas de
transition font réfléchir et approfondir l'essence des maladies par l'observation
minutieuse des cas qui confinent et se confondent. Ces faits servent de trait d'union,
de pont de passage, en quelque sorte, d'un état morbide à l'autre, autorisent à
généraliser et font dépister l'analogie et même l'identité de plusieurs expressions
morbides d'une et même nature. Des recherches dans ce sens permettent de généraliser et de grouper des états pathologiques en apparence tout différents, lorsqu'on
les étudie dans leurs types classiques, et de leur assigner, en définitive, la même
origine ; de même qu'en histoire naturelle, des éventualités, des circonstances acces-
soires éloignent parfois les êtres du type primitif et créent des variétés qu'on doit
reporter, cependant, toujours à la forme fondamentale, sans attacher plus d'importance qu'ils ne le méritent aux écarts créés par le hasard ou par un concours de
circonstances ignorées. Il nous semble que cette manière de généraliser, d'envisa-
ger les choses en médecine, est toute philosophique, et qu'elle satisfait bien plus
l'esprit que la tendance à émietter la pathologie par des subdivisions, à créer à tout
bout des entités nouvelles à n'en plus finir, se basant sur des distinctions spécieuses
insignifiantes au fond, et dans tous les cas secondaires et de peu d'importance. C'est

augmenter à l'infini le nombre des maladies du genre humain, déjà malheureusement trop nombreuses. La zoologie nous enseigne les modifications qu'impriment
aux sujets d'une et même race, le hasard, les conditions ambiantes, la sélection
fortuite... et pourtant le King-Charles, le Terre-Neuve, le lévrier et le Saint-
Bernard, n'en émanent pas moins du même chien primitif, selon toutes les apparences
et les arguments de la *monogénie*. Il en est de même en botanique, en nosographie et
même en bactériologie, selon les dernières recherches de Charrin, qui démontrent le
transformisme des bacilles comme toutes les métamorphoses attribuées à la succession des innombrables siècles.

Observation XXVI. — *Lèpre nerveuse de Danielssen unilatérale pendant des années, présentant tous les signes de la syringomyélie. Éruptions cutanées nulles au début, ne sont
survenues que 5 ans après. Tact conservé; scoliose; rétrécissement du champ visuel; réaction de dégénérescence.*

Raphaël Cohen, israélite espagnol, m'a été adressé par mon distingué confrère le
Dr Khorassandji, avec la note : *Lèpre anesthésique dite syringomyélique*, le 19 novembre 1893.
Il est natif de Larisse, ville de la Thessalie, cédée à la Grèce après le congrès de Berlin. Ses
parents et ancêtres appartiennent à l'émigration juive qui, fuyant l'inquisition espagnole,
vint demander asile en Turquie, il y a 4 siècles. Il y a en effet, à Larisse, une petite colonie de
ces israélites qui, vivant toujours à l'écart de la population indigène, se marient entre eux, et
qui ont conservé l'espagnol comme langue intime de famille; c'est là le cachet distinctif
spécial et incontestable de tous les israélites qui ont émigré d'Espagne en Turquie; ils ont
perdu leur langue primitive, l'hébreu; car ce sont des juifs venus en Ibérie au XIe siècle
après la prise de Jérusalem par les Romains, quelques-uns même bien avant, après la captivité de Babylone. Ils ne parlent aujourd'hui que l'espagnol corrompu qu'ils écrivent toujours
avec les caractères de l'hébreu autrefois leur langue ethnique. C..., âgé de 29 ans, est garçon
de recettes chez un banquier; il n'y aurait pas de lépreux dans sa famille; il n'en a jamais
fréquenté, ni ne se rappelle en avoir rencontré nulle part. Un de ses frères a succombé à une
maladie de cœur; un autre, bien portant, est en Amérique. C... a joui aussi d'une excellente
santé, jusqu'en juin 1891. Il commença alors à éprouver des douleurs dans l'avant-bras et
aux doigts du côté gauche, par intervalles, qualifiées de rhumatismales. En même temps il
constata que l'auriculaire gauche avait perdu sa sensibilité; il le brûlait sans s'en apercevoir.
L'année suivante, l'annulaire devint aussi insensible et l'auriculaire commença à se rétracter.
Quelques mois après, l'annulaire, et plus tard le médius se sont recourbés à leur tour dans le
sens de la flexion avec impossibilité de les redresser, de les rendre rectilignes, soit activement,
soit passivement. Le 19 octobre 1893, nous examinons le malade avec minutie. Main droite
absolument normale. A gauche, les muscles des régions thénar et hypothénar sont considérablement atrophiés; il y a creux en place de saillies; il en est de même des interosseux, surtout
de celui qui s'étend du métacarpien du pouce à celui de l'index. Les nerfs cubitaux ne sont
ni noueux, ni même gonflés; l'auriculaire et l'annulaire sont moyennement rétractés; les
autres doigts sont rectilignes; il n'y a pas lésion d'ongles, ni rhagades; toute la surface du
corps, attentivement examinée, ne présente ni taches ni boutons; C... n'en a jamais eu. Le

côté externe de l'avant-bras gauche est insensible aux piqûres et à la température; mais il sent le frôlement d'un morceau de papier que j'y promène; or *le tact est conservé*. Les deux derniers doigts ont perdu toute sensibilité. Par l'exploration minutieuse, nous constatons, à la région péronière gauche, une surface, large d'environ 10 centim., qui n'apprécie ni les piqûres, ni le froid, ni le chaud, le tact étant conservé, bien qu'amoindri. Il en est de même de toute la plante du pied droit, qui est aussi plus blanche que nature. La colonne vertébrale est un peu incurvée (scoliose). Le côté droit de la poitrine est un peu plus bombé. Le membre thoracique droit est indemne. Absolument rien autre à noter. Malgré les promesses données, ce malade n'a plus reparu jusqu'au 16 juin 1895; il n'a suivi aucun traitement, malgré notre recommandation de prendre l'huile de chaulmoogra. Voici dans quel état nous l'avons retrouvé lors de notre second examen, 19 mois après le premier (pl. 25, fig. 3). Les 4 derniers doigts de la main gauche sont fortement rétractés dans la paume; il ne peut les redresser et je ne parviens pas à les rendre rectilignes par une forte pression, après les avoir appliqués sur la table; à partir du 1/3 inférieur du bras, l'anesthésie est complète dans tous ses modes; la main et les doigts sont insensibles aussi, excepté les bouts de l'index et du pouce, c'est-à-dire la région de leurs phalanges unguéales; la face antérieure du genou gauche a perdu la sensibilité dans tous ses modes. Le tiers inférieur de la jambe est également insensible jusqu'à l'articulation tibio-tarsienne; plante du pied insensible; talon et orteils sensibles. Les muscles thénar et hypothénar ont presque disparu; leurs régions sont creuses; il en est de même des interosseux. Les muscles de l'avant-bras commencent aussi à s'atrophier. C… est dans l'impossibilité de me serrer les mains, et ne peut guère se servir de ses doigts. Sur la tête du métacarpien de l'auriculaire, côté dorsal, petite tubérosité de la peau, comme un pois cassé. A droite, placard anesthésique au dos de la main, étendu du métacarpien du médius à celui du pouce. Ruban insensible large de 1 à 2 centim. sur le côté interne de l'avant-bras, depuis l'épitrochlée jusqu'au milieu du bord cubital. Nous avons prié le Dr Michalacopoulo, ancien élève de la Salpêtrière, d'explorer les yeux de Cohen, le 14 août 1895. On sait qu'à l'état normal, tandis que le champ de la vision pour la lumière blanche est fixe et égal pour tous les sujets, le champ chromatique est soumis à de larges variations individuelles, c'est pourquoi la valeur du rétrécissement pour le blanc est bien plus considérable que celle du rétrécissement pour les couleurs.

D'après les lois tracées par Landolt, c'est le champ du blanc qui est le plus étendu; puis viennent, dans un ordre décroissant, le jaune, le rouge, le vert et le violet. Or, c'est là l'ordre que suit généralement la disparition des couleurs, dans les rétrécissements organiques. Dans l'hystérie, au contraire, la disparition chromatique suit l'ordre suivant : violet, vert, rouge, jaune et bleu, avec cette exception commune que le rouge se transpose et disparaît le dernier. Les caractères de cette dyschromatopsie sont très importants à connaître au point de vue du diagnostic. Ces généralités établies, disons ce que notre honorable confrère a constaté chez Cohen ; rétrécissement du côté nasal de l'œil gauche pour le blanc, en comparaison avec celui de l'œil droit, et un rétrécissement chromatique décroissant, organique du même côté et du même œil. Tout cela s'explique facilement, dit le Dr Michalocopoulo, par un léger ptosis avec un rétrécissement de la fente palpébrale gauche, dû à la parésie du muscle de Muller d'origine médullaire (centre cilio-spinal), comme cela arrive souvent dans la syringomyélie. Or, chez le lépreux Cohen, l'exploration des yeux a montré, à gauche, les mêmes lésions que dans la syringomyélie. Cohen a quitté Constantinople pour Smyrne où il est resté jusqu'au mois de mai 1896. Revenu à Constantinople à cette date, nous l'avons trouvé dans l'état suivant :

main gauche encore plus simienne que lors de notre dernier examen ; l'atrophie de ses muscles s'est prononcée davantage. La droite est aussi plus atteinte ; les doigts commencent à se rétracter. Depuis quelque temps, placards *d'érythème rose*, allongés de 2 et 3 centim. dans le sens de l'axe des membres thoraciques, sur les bras et les avant-bras ; ils sont roses et disparaissent par la pression. C... nous dit que ces placards sont fugaces ; leur durée est de 4 à 6 jours ; quelques jours après leur disparition, ils réapparaissent sur place ou ailleurs ; ils ne sont pas précédés de fièvre. Ptosis plus prononcé de la paupière supérieure gauche, ce qui fait paraître plus petit l'œil de ce côté.

Les membres sont souvent parcourus par des douleurs rhumatoïdes, parfois assez intenses. La scoliose s'est accentuée ; la colonne vertébrale dorsale est incurvée de manière à présenter une forte courbure à droite. Rien autre à noter du côté du tégument, ni macules, ni boutons ; le nerf cubital gauche est bien plus gros que le droit qui reste normal ; il est uniformément tuméfié près du coude, comme une plume d'oie. A l'avant-bras, les nerfs et les muscles répondent très bien à l'électricité ; à la main atrophiée, simienne, absence complète de réaction électrique des muscles atrophiés. Nous avons prié de nouveau deux distingués confrères, anciens élèves de la Salpêtrière, les Drs Acchioté et Michalacopoulo, chacun de son côté, d'explorer électriquement ce malade ; les notes de tous les deux sont pareilles. Ils ont trouvé la réaction de dégénérescence électrique. Le Dr Michalacopoulo m'a fourni plus de détails circonstanciés ; il a constaté la dégénérescence électrique complète à la main gauche et incomplète au bras et à l'avant-bras. Voici sa note : « Excitabilité galvanique : main droite normale pour les nerfs et les muscles. Main gauche : modifications quantitatives (diminuées) pour les nerfs radial et médian ; réaction de dégénérescence P. F. C. > N. F. C. ; contractions paresseuses et traînantes pour les muscles interosseux des régions thénar et hypothénar. Excitabilité faradique : — indirecte des nerfs, et directe des muscles — normale. Main gauche : normale pour les nerfs médian et radial, ainsi que pour les muscles du bras et de l'avant-bras ; diminuée pour le nerf cubital, les muscles interosseux et les muscles des régions thénar et hypothénar. » Ce confrère n'hésite pas à considérer Cohen comme lépreux ; le Dr Acchioté restait indécis jusqu'à l'apparition de l'érythème. Pour moi, il n'y a jamais eu de doute qu'il ne s'agît de lèpre nerveuse ou de Danielssen. La dégénérescence électrique se rencontre dans la lèpre nerveuse. Le Dr Acchioté l'a constatée de son côté chez une lépreuse observée par lui-même et dont voici un résumé : « Boulissa Seni, âgée de 50 ans, israélite espagnole, habitant Haskioï, dans la Corne d'Or, quartier Arabadjilar, est atteinte d'une lèpre maculeuse et atrophique. Sans les macules si prononcées de la lèpre, on se croirait en présence d'un cas de syringomyélie pure. Ce cas pourrait être facilement pris pour de la syringomyélie ; et pourtant c'est un bel exemple de lèpre nerveuse et maculeuse, incontestable. Atrophie très accusée des muscles des éminences thénar et hypothénar, ainsi que des interosseux. Réaction de dégénérescence assez prononcée ; les nerfs et les muscles répondent à un courant faradique, par des contractions lentes, au courant galvanique et au pôle positif surtout ; ce qui indique une réaction de dégénérescence assez manifeste. » Or ces deux faits prouvent que la réaction de dégénérescence s'observe dans la lèpre nerveuse et que ses atrophies musculaires sont myélopathiques, comme disait Charcot, et non myopathiques. Nous avons insisté avec détails sur ce point dans le chapitre qui traite de la lèpre nerveuse, en général.

RÉFLEXIONS. — Cette observation se passe de commentaires : il s'agit d'un cas de lèpre qu'on prendrait facilement pour de la syringomyélie. Les manifestations cutanées ne sont survenues que 5 années après le début de la léprose et confirmèrent le diagnostic que nous avions posé dès le commencement. Nous avons déjà dit qu'elles peuvent faire défaut pendant toute la durée de la maladie ; il en est de même du gonflement des nerfs cubitaux à la région du coude. Chez ce malade, enfin, il y avait rétrécissement du champ visuel et réaction de dégénérescence.

Observation XXVII. — *Lèpre anesthésique de Danielssen absolument identique à la syringomyélie ; insensibilité même au tronc, limitée à quelques régions ; à la face, surface insensible au froid seulement ; ailleurs le froid détermine une impression de chaleur ; en d'autres endroits, seule la chaleur est appréciée ; ailleurs le sens thermique est aboli, lorsque les piqûres sont ressenties.* (Planche 25, fig. 1.)

Manoli Spiridaki, grec crétois, agriculteur, âgé de 3o ans, célibataire, de l'Éparchie Sitia, village Mouliana, où il a vécu jusqu'à l'âge de 23 ans ; il vint alors à Constantinople se placer comme domestique dans une maison bourgeoise ; il n'a jamais eu la syphilis ; père, mère, indemnes, ainsi que leurs géniteurs, dit-il. Cependant, pressé de questions, il avoue que le frère de son père, c'est-à-dire son grand-oncle, était atteint de la lèpre tuberculeuse. S... a 3 frères et autant de sœurs, tous sains, ainsi que leurs enfants, jusqu'à présent. Mouliana, dont les 2,ooo habitants s'occupent de la culture des olives et des céréales, se trouve à un jour de distance d'un léprochori (village de lépreux), comme il y en a tant à l'île de Crète ; on y amène, en séparant ainsi de la population saine, tout habitant dès qu'on a constaté chez lui les premiers signes de la lèpre. Bien qu'il n'y ait aucune communication entre son village et le léprochori, nous dit S..., la lèpre se déclare de temps en temps chez ses convillageois. La Démongérontie envoie de suite ces nouveaux conscrits de la *Lova* (lèpre) au léprochori, afin d'empêcher la propagation de la maladie qui y apparaît néanmoins continuellement, malgré toutes ces précautions.

En 1883, à la suite d'un refroidissement, S... devint, progressivement, sourd ; peu après, les sourcils ont commencé à tomber, bien qu'il n'y eût pas d'éruption. Par contre, le coude gauche était couvert d'un groupe de petits boutons, avec démangeaisons vives et suppuration, pendant 2 mois. S... y porte, depuis, de larges cicatrices superficielles, comme des pièces de 5 francs argent ; même éruption aux fesses, qu'un confrère crétois cautérisait au nitrate d'argent. Peu après, tous les doigts de la main gauche ont commencé à se rétracter à la fois. S... accuse, comme cause occasionnelle de la déformation quasi-rhumatismale de sa main, l'humidité de la prison où il fut retenu pendant 10 mois, pour avoir voyagé en Turquie sans passeport ! Après cet emprisonnement, il fut tout simplement relâché, l'accusation n'ayant pu établir une culpabilité quelconque. Le malade se croit encore affecté de rhumatisme et nous fait observer que par un temps froid et humide ses doigts se rétractent davantage et deviennent douloureux. Depuis 1885, la main droite est le siège d'engourdissements et de raideur, au point qu'il ne peut fléchir les doigts, surtout lorsqu'il fait froid ou humide. Voici quel était l'état de S... en mars 1889 : Chevelure mérovingienne ; pas de sourcils ; peu de cils ; moustache et barbe très clairsemées ; cependant il n'y a aucune éruption à la face, il n'y en a jamais eu. Paralysie incomplète de la paupière inférieure gauche, appréciable surtout lorsqu'il essaie de fermer les yeux, comme s'il s'agissait de dormir. Boursouflement de la conjonctive qui présente une sorte de chémosis rose, surtout du côté externe de la cornée; yeux larmoyants, principalement le gauche; vue affaiblie; voile du palais couvert d'une exulcération jaunâtre, à bords serpigineux; langue dépourvue de toute villosité, glabre et luisante; gencives d'un rouge amaranthe. La peau du cou est plissée, ridée, comme dans la vieillesse avancée; quelques petits placards d'eczéma vulgaire sur le tronc. L'ami qui accompagne Spiridaki nous affirme que ce malheureux, triste et morose, est très affaissé et son intelligence baisse depuis qu'il se voit atteint de la lèpre qu'il a reconnue lui-même, pour avoir rencontré plusieurs malades comme lui dans son pays, en Crète, où l'on compte près de 4,000 lépreux. L'exploration de la sensibilité fait constater qu'elle est abolie sur tout le dos, excepté sur une bande de 3 travers de doigt, correspondant à la région de la colonne vertébrale et sur toute sa longueur. La nuque est absolument insensible. S... ne s'aperçoit pas que je traverse de part en part, avec une épingle, un pli de sa peau; abolition aussi du sens thermique partout où il y a analgésie. La sensibilité existe à partir du bord antérieur du grand dorsal et de l'aisselle, jusqu'aux environs du mamelon; plus en avant, l'insensibilité réapparaît aux bords du sternum et aux régions épi et hypogastriques. Quant à la face, la région sourcilière gauche est insensible à tous les excitants; la droite est normale; les joues seules sont insensibles aux piqûres; la *région malaire gauche est insensible uniquement au froid.* S... éprouve ces sensations d'une manière faible et tardive; tandis que le cuir chevelu conserve ses sensibilités physiologiques. L'application d'un corps froid sur *la paupière supérieure droite détermine une sensation de chaleur.* Sur la paupière gauche, le contact et le froid ne sont pas ressentis, tandis que les corps chauds sont appréciés. Il y a donc perversités multiples de la sensibilité. Le membre thoracique gauche est insensible à la douleur partout, même à la région de la saignée et à la paume qui conservent presque toujours cette sensibilité lorsque tout le reste du membre l'a entièrement perdue; auriculaire insensible, ainsi que le côté interne de l'annulaire; les autres doigts sensibles à leurs faces palmaire et dorsale, mais seulement tout près des ongles. La paume de la main n'est sensible qu'à sa partie moyenne et à la région thénar; l'hypothénar dépourvue de toute sensibilité. Le *pouce ressent partout la piqûre;* mais le sens *thermique y est aboli,* de même que le tact et le discernement de la nature des tissus; la chaleur et le froid ne sont appréciés sur le membre thoracique gauche, qu'uniquement à la pulpe des doigts. Au membre thoracique droit, nous retrouvons la sensibilité à la région de la saignée, quant au tact et à l'algie; *mais le froid n'y est pas ressenti;* tout le reste : bras, avant-bras, poignet, dos de la main, demeure anesthésique en tout; mais les doigts de ce côté conservent la sensibilité dans tous ses modes, aux régions dorsale et palmaire, ainsi que la paume de la main. Les déformations des mains sont caractéristiques. Les saillies musculaires des régions thénar et hypothénar ont disparu; il en est de même des interosseux dont l'atrophie fait saillir les métacarpiens séparés par des creux. La phalange unguéale du pouce gauche s'incline sur la métacarpienne, à angle obtus, sans possibilité de la redresser; tous les autres doigts, rectilignes à leurs phalanges métacarpiennes, sont à moitié rétractés plus bas et ne peuvent être redressés, ni passivement, ni activement; saillie des tendons fléchisseurs, et semi-ankylose des articulations. Les ongles des 3 doigts du milieu sont déformés, bombés, épaissis, recourbés, altérés dans leur texture d'apparence fibreuse dans le sens de l'axe du membre; faiblesse et maladresse des doigts qui ne peuvent ni serrer, ni saisir les petits objets, ni combiner leurs mouvements avec souplesse; de sorte que le malade ne peut ni porter des objets lourds, ni se boutonner, ni s'habiller. Pour se nourrir, il est obligé de saisir la cuillère entre la paume de la main et tous les doigts. Deux névromes comme de petits pois au nerf cubital droit, au-dessus du coude. La lèpre progressait lentement chez ce malade qui succomba à une hernie étranglée à l'hôpital français. L'autopsie fit constater le gonflement des ganglions spinaux, surtout des 6e, 7e et 8e paires; l'examen bactériologique y fit constater quelques bacilles lépreux, pas de canal dans la moelle.

RÉFLEXIONS. — Cette observation est à méditer par tous les neurologues qui, n'ayant point vu la lèpre nerveuse de près, ni eu l'occasion d'étudier son polymorphisme symptomatique si varié, si capricieux, concernant surtout la sensibilité dans tous ses modes, s'efforcent à différencier la lèpre, leur lèpre idéale, d'avec la syringomyélie, en se basant précisément sur les troubles sensitifs divers que cette dernière maladie seule présenterait, troubles qui n'existeraient pas dans la lèpre. Il aurait été plus conforme à la vérité et plus correct de dire qu'ils ne les ont pas rencontrés chez les quelques rares lépreux classiques qu'ils ont eu l'occasion d'observer à Paris. Ce malade a présenté une foule de perversités de la sensibilité; tantôt c'étaient les piqûres seules qui étaient ressenties, le tact et le sens thermique étant abolis, tantôt c'est la chaleur ou le froid seul qui était apprécié.

Dans une savante leçon que vient de faire le professeur Raymond à la Salpêtrière sur la syringomyélie (Le syndrome bulbo-protubérantiel de la syringomyélie; *Gaz. des hôpitaux*, 9 mars 1895), le malade qui en constitue la pièce démonstrative présentait des troubles de la sensibilité nombreux que le savant successeur de Charcot refuse à la lèpre. Il en est de même du Dr Chantemesse, professeur agrégé de la Faculté, suppléant à l'Hôtel-Dieu le professeur Sée, qui, hésitant quant au diagnostic à poser chez son malade, fort embarrassant d'ailleurs, et très indécis, serait porté à ne pas le considérer comme lépreux, en se fondant sur la déviation de la colonne vertébrale et sur son origine toulousaine (Sur un cas de syringomyélie à forme acromégalique; *Progrès médical*, 27 avril 1895). On reconnaîtra d'abord qu'il eût été préférable d'édifier le diagnostic plutôt sur la séméiologie que sur l'acte de naissance ou sur le passeport du malade. D'ailleurs les renseignements donnés à notre savant confrère sur Toulouse sont absolument erronés. Le confrère de Toulouse, interrogé par le Dr Chantemesse et qui affirma qu'il n'y a pas de lépreux soit dans cette ville, soit dans les environs, se trompe; car dans mon enquête scientifique, j'ai rencontré des lépreux à Toulouse même. J'en ai présenté des photographies à l'Académie de médecine, séance du 9 mai 1893 (*La lèpre dans le midi de la France*). Ces photographies, que je dois à l'obligeance des Drs Caubet et Basset, démontrent péremptoirement la survivance de la lèpre à Toulouse, patrie du malade du Dr Chantemesse, dont la lèpre ne saurait être exclue de par ce chef. Quant aux déviations de la colonne vertébrale, sur lesquelles se baserait aussi notre distingué confrère pour établir son diagnostic de syringomyélie, ces déviations existent dans la lèpre ; nous les avons rencontrées souvent dans la forme de Danielssen ; elles se sont manifestées pendant l'évolution même de la léprose. Le fait a déjà été établi dans plusieurs observations insérées dans cet Atlas, principalement dans les nᵒˢ 24 et 25. Nous reviendrons, d'ailleurs, avec détails, sur ces distinctions subtiles établies par les plus savants neurologues, dans leurs leçons, et nous démontrerons, preuves en mains, c'est-à-dire avec observations à l'appui, qu'il n'y a pas un seul symptôme de la syringomyélie qui ne se rencontre également dans la lèpre nerveuse la plus incontestable.

Pour le moment, continuons à faire ressortir les points instructifs de l'observation de Spiridaki. D'abord son oncle était atteint de la lèpre tuberculeuse ; tandis que lui-même était affecté de la forme nerveuse. Ce qui établit, sans conteste, ainsi que plusieurs faits qui figurent dans ce travail, que dans une et même famille, la lèpre peut revêtir tantôt une forme, tantôt une autre. S... était donc atteint de la lèpre nerveuse de Danielssen, qui débute parfois comme un rhumatisme chronique ; il a présenté tous les symptômes positifs et négatifs de la syringomyélie. On ne saurait soutenir qu'il ne s'agissait ici que d'un syringomyélique. Le tableau des processus morbides était bien celui de la lèpre ; et, par un bonheur rare, le microbe, si souvent réclamé par nos contradicteurs, a été trouvé chez ce malade. Il n'aurait pas été constaté que S... n'en aurait pas été moins lépreux pour nous ; pas plus que les nombreux lépreux nerveux de l'hôpital Saint-Louis, chez lesquels le bacille n'a été rencontré, ni même recherché. On ne pourrait donc soutenir que nos malades, identiques aux syringomyéliques de Paris, ne sont pas lépreux, mais atteints tout bonnement de syringomyélie qui ne saurait être exclue de Constantinople, comme je l'ai entendu dire. Je réponds d'ores et déjà à cet argument spécieux qu'à ce compte les lépreux de la forme nerveuse qui encombrent les léproseries dans tous les pays du monde, peuvent aussi être considérés comme atteints de syringomyélie, ainsi que les Hébreux de l'Exode et tous les lépreux de l'antiquité, sans exclure celui représenté par Albert Dürer en 1513, que l'illustre Charcot a reconnu aussi comme tel (*Nouvelle Iconographie de la Salpêtrière*, 1888 ; tableau rencontré dans une église en Espagne par Charcot et P. Richer). Il est réellement surprenant que la maladie de Morvan et la syringomyélie ne se soient jamais rencontrées dans les pays où règne la lèpre ; mais uniquement dans les contrées où cette dernière est censée avoir totalement disparu. Cette exclusion déjà des maladies nouvelles, des localités lépreuses, est bien suggestive. Pourquoi cette sélection ? Nous n'avons vu nulle part que les léprologues (même les Dʳˢ Hansen de Bergen, et Kaurine de Molde, qui n'acceptent pas nos idées sur l'identité de la lèpre avec la maladie de Morvan et certains syrin-

gomyéliques de Paris) aient mentionné avoir jamais rencontré ces maladies nouvelles là où ils exercent. Cependant ils seraient mieux placés que nos savants
neurologues parisiens pour établir le diagnostic différentiel qu'ils s'efforcent de
faire par ouï-dire, se fondant sur ce qui a été publié en France par nos sommités
médicales.

L'alternance dans une et même famille des variétés de la léprose, revêtissant
tantôt la forme phymatode, tantôt la maculeuse ou la nerveuse, coupe court à toute
discussion quant à la nature identique de ces diverses expressions d'une maladie
pathogéniquement unique, malgré ses différentes expressions. Nous avons rencontré parfois la filiation la plus directe dans ce sens : le père ou la mère atteinte de la
lèpre tuberculeuse engendrent des enfants présentant la forme maculeuse ou la
nerveuse, et vice versa.

Je ferai remarquer aussi, que de même que chez quelques syringomyéliques,
l'ouïe a été atteinte chez le lépreux Spiridaki, que la vue s'est affaiblie sans lésion
matérielle appréciable, et chez un autre lépreux (observ. 25) il y a eu même ptosis
de la paupière, phénomène sur lequel insiste aussi le professeur Raymond dans ses
leçons sur la syringomyélie (syndrome bulbo-protubérantiel). La chute des sourcils
et de la barbe chez S..., bien qu'il n'y ait eu aucune manifestation cutanée, constitue un syndrome assez rare dans la lèpre nerveuse. Les troubles de la sensibilité
méritent de fixer l'attention tout particulièrement, chez ce malade ; nous les avons
constatés sur les membres et sur le torse, tant en avant qu'en arrière, ainsi que
sur certaines parties de la face. Et, chose remarquable, il y avait tantôt analgésie
seule, tantôt abolition du sens thermique uniquement ; et, dans certaines parties, la
sensibilité était éteinte dans tous ses modes. Il y a eu aussi perversion : l'application d'un corps froid sur la paupière supérieure droite déterminait une sensation
de brûlure. Il est rationnel d'admettre dans ces cas, pensons-nous, au lieu de névrites parsemées partout, plutôt une affection centrale. Les quelques autopsies rares,
que la science possède, donnent pleinement raison à cette manière de voir. La perte
de la sensibilité des doigts, excepté dans le voisinage des ongles, est aussi une
singularité rare. Le pouce gauche ressentait la piqûre, mais non la température ; tandis qu'à la région de la saignée, à droite, le tact était conservé ainsi que l'appréciation de la chaleur, mais non celle du froid. Ces anesthésies, variantes dans leurs
modes et cantonnées dans diverses régions du corps, paraissent aussi capricieuses
que celles des hystériques ; tant il est vrai que les affections du système nerveux
peuvent se ressembler parfois, et présenter les mêmes syndromes, malgré la différence essentielle quant à leur pathogénie.

Le botulisme paraît jouer un rôle important dans les localités lépreuses et préparer favorablement le terrain, comme cela a lieu chez les Crétois. En effet, l'alimentation modifie la composition de nos humeurs d'une manière occulte, mais pourtant constatable par le développement des états constitutionnels. Le sang, aboutissant de toutes les absorptions de l'économie, est le bouillon de culture des animaux vivants. A notre époque les doctrines humorales des anciens triomphent, grâce aux expériences persuasives de la bactériologie. Ce que les anciens avaient vaguement entrevu et théoriquement énoncé, se trouve confirmé et scientifiquement interprété de nos jours. Toute la sérothérapie immunisante, préventive ou thérapeutique, est fondée sur les modifications humorales ; toute intoxication par cause interne ou externe modifie la composition et par suite les propriétés des humeurs de l'économie. On ne saurait donc refuser à l'alimentation un rôle important dans la composition de nos humeurs et par suite tout au moins dans la réceptivité, dans l'aptitude à contracter les maladies dont le bacille y rencontre des conditions favorables.

Les habitants de Mouliana, patrie de notre malade, se nourrissent de légumes cultivés et sauvages et de porc ; ils consomment beaucoup d'huile d'olive qui fait le fond de leur cuisine ; ils en emploient plus d'un demi-litre pour un plat de choux ; ils y font cuire même la viande de porc. De plus, on y abuse du raki (eau-de-vie blanche) et d'un vin très capiteux qui contient jusqu'à 20 p. 100 d'alcool ; chaque homme en consomme 5 et 6 litres chaque jour. Le paysan en quittant son chez soi, le matin, pour se rendre à son champ, avale préalablement 250 à 300 gr. de raki ; leur pain est confectionné avec de l'orge ; Mouliana étant éloigné de la mer, on n'y mange pas de poisson frais ; mais dans toute l'île de Crète on se nourrit aussi de morue salée venant de la Norvège et le plus souvent avariée et pourrie ; on y consomme aussi beaucoup de fromage du pays, très gras, fermenté. Les agriculteurs travaillent toute la journée à la montagne, exposés au soleil ardent de l'île pendant la température torride de l'été, et au froid humide et neigeux de l'hiver. Le villageois, surpris par la pluie, continue néanmoins son travail tout trempé ; il ne changera que le soir, en rentrant chez lui. En outre, les variations de la température sont très grandes toute l'année. L'été il souffle souvent, sur une partie de l'île, un vent brûlant venant directement de la Lydie. On comprend donc facilement que les ingesta et les circumfusa agissent puissamment sur la circulation capillaire de la peau. Le surcroît d'élimination, par cet émonctoire, des déchets organiques irritants et des produits altérés des mauvaises digestions habituelles — chose admise de tout temps et qu'ont surabondamment et scientifiquement prouvée les belles recherches du professeur Bouchard, — favorisé le développement de toutes les maladies cutanées chez la populace crétoise, excessivement sale, qui ne se *baigne jamais* et ne se lave que rarement. En effet, chaussé de bottes à l'écuyère, pour se mettre à l'abri des

morsures des serpents venimeux dont l'île pullule, le paysan ne les ôte que lorsqu'elles sont hors de service, pour les remplacer par une paire neuve qui aura le
même sort. Il se couche et se lève tout botté, sans jamais faire prendre le frais à ses
pieds. Dans toutes ces conditions de mauvaise nourriture et de malpropreté, il est
tout naturel que les maladies cutanées soient très communes chez le peuple et que la
lèpre, endémique dans le pays, quelle qu'en soit d'ailleurs la cause déterminante,
trouve ainsi un terrain on ne peut plus favorable à son développement; car l'étiologie de la léprose certes est synthétique (1).

OBSERVATION XXVIII. — *Lèpre de Danielssen (mère). Début comme un rhumatisme douloureux ; pas de pemphigus ; greffe caractéristique ; ongles déformés, rhagades, une phalange résorbée, ulcérations et amincissement de la peau au point culminant de l'arc des
doigts, comme dans la sclérodactylie ; atrophie des muscles, insensibilité des doigts,
excepté à la région des phalanges métacarpiennes, maux perforants, ichtyose, troubles
trophiques croisés.*

Trana Masalto, israélite espagnole, 45 ans, née à Ortakioï, faubourg situé sur la rive
européenne du Bosphore, qu'elle a toujours habité. Père natif d'Andrinople, où il y a aussi
une grande colonie israélite espagnole ; mère constantinopolitaine. Pas de lépreux dans sa
famille, à sa connaissance ; pas de syphilis ; règles parues à 16 ans ; ménopause à 41. Elle
n'a que 2 frères dont l'un est son aîné : tous les 2, pères d'enfants et indemnes jusqu'à
présent. Mariée à 17 ans, T... eut 6 enfants dont 2 seuls survivent. L'aîné, Aaron, est
lépreux. Son observation, insérée dans ce travail, suit celle-ci. L'autre enfant, une fille, âgée
de 30 ans, est saine. T... n'a eu, pendant sa jeunesse, que la teigne. La maladie actuelle a
commencé en 1883, par des douleurs violentes, qualifiées de rhumatisme, de l'épaule droite,
et bientôt de tout le membre jusqu'aux doigts, inclusivement. Ces douleurs de longue durée,
parfois s'apaisaient pendant des semaines, pour revenir plus tard avec la même intensité,
étaient lancinantes et intermittentes ; intolérables pendant l'hiver, elles survenaient même
l'été ; il y avait localisation d'un froid glacial, avec engourdissement, faiblesse du membre et
impossibilité d'apprécier le poids des objets, de saisir l'aiguille et de coudre. Plus tard, la
sensibilité s'est progressivement émoussée, de telle manière que depuis 1883, le membre
thoracique droit est complètement analgésique. Pendant les paroxysmes, la face se gonflait,
devenait rouge, congestionnée et brûlante, au point que la malade cherchait continuellement
un soulagement dans l'immersion de sa tête dans l'eau froide, été et hiver. Le tact est
aussi aboli ; cependant si elle vient de se brûler la main ou l'avant-bras, elle éprouve,
plusieurs minutes après, comme une sensation de chaleur par un jet de vapeur chaude.
La déformation de la main a commencé par l'auriculaire ; 5 mois après, l'annulaire a été
pris, puis le pouce, et plus tard le médius ; l'index a été atteint en dernier lieu ; jamais de
pemphigus, ni aux genoux, ni ailleurs. En 1884 parut, sur le dos de la main droite, une
macule livide qui s'étendit jusqu'au poignet ; elle s'effaça après quelques semaines.

En octobre 1885, la figure ne trahit point la présence de la lèpre. Cheveux, sourcils.

(1) Voir *Voyages chez les lépreux;* Masson, éditeur, 1891.

cils conservés ; point de macules, ni modifications d'aucun genre du tégument ; paupières normales, sans atrophie, sans paralysie. Néanmoins, la sensibilité est partout obtuse, soit à la piqûre, soit à la température des corps, principalement aux régions sourcilières. Elle est normale au cuir chevelu et au cou. La main droite est très déformée (pl. 26, main supérieure de gauche) ; griffe caractéristique de la lèpre anesthésique de Danielssen ; pouce de singe, non opposable ; la phalange unguéale est fléchie jusqu'à angle droit, et anky-losée ; tous les autres doigts se maintiennent fléchis de façon que leur pulpe arcboute sur la tête des métacarpiens, avec impossibilité de les redresser, à cause de la puissante rétraction des tendons fléchisseurs. Mais les premières phalanges sont fortement tendues sur les os métacarpiens et donnent ainsi à la main cet aspect singulier de la *gaffe* lépreuse. Les phalangines de l'index et de l'annulaire, outre qu'elles sont fléchies en crochet, se trouvent fortement déviées de l'axe des doigts ; tous les ongles de la main sont déformés, épaissis et tendent à ressembler aux griffes des animaux, celui de l'auriculaire surtout, qui est pointu et acéré. Entre la phalange métacarpienne de l'index et la phalangine, rhagade profonde comme produite par un instrument tranchant ; elle occupe tout le pli de la flexion ; il en est de même de l'annulaire. Celui-ci, bien qu'il n'y ait pas eu d'éli-mination d'os, est raccourci ; sa phalange unguéale est *résorbée* et réduite à l'état d'un petit os sésamoïde ; l'ongle, tout petit et noir, se trouve comme apposé sur un vestige de pulpe. Du côté de l'extension, l'auriculaire et l'annulaire ont la peau du point culminant de leur courbure, au niveau des articulations phalango-phalangiennes, ulcérée et couverte de croûtelles, tout comme dans la sclérodermie ; callosités tubéreuses, comme des duril-lons, de la grandeur d'un 1/2 pois, sur les têtes du métacarpien et de l'annulaire, dans le sens de l'extension ; muscles interosseux très atrophiés ; il en est de même de ceux des régions thénar et hypothénar ; ce qui fait paraître la main très allongée. Les tendons des fléchisseurs font saillie, comme des cordes, dans la paume de la main ; muscles de l'avant-bras quelque peu atrophiés aussi, comparativement à ceux du côté gauche (cette femme est droitière) ; tégument de la main droite, normal ; le membre gauche ne présente rien d'anormal ; la main n'est point déformée. La sensibilité est obtuse à l'avant-bras droit, et diminue de plus en plus, à mesure qu'on s'approche de la main, au point d'être nulle au dos de la main ; elle réapparaît sur les phalanges métacarpiennes, pour disparaître totalement plus bas, sur les phalangines et les phalangettes. La paume de la main est aussi insensible, la région thénar exceptée. La peau y est épaissie et dure. La face dorsale du poignet est occupée par une macule livide, transversale, comme un ruban de 2 travers de doigt ; ce placard disparaît sous la pression, pour revenir de suite après ; une autre macule livide, comme un timbre sec frappé, de 50 centim., au 1/3 inférieur de l'avant-bras, dans le sens de l'extension. Mal perforant sous la tête du métatarsien du gros orteil gauche : dépression profonde sous forme de cratère de 3 millim. de diamètre, avec rebords épaissis, s'écaillant ; plus loin, une croûte noire, comme une pièce de 20 centimes, craquelée, datant de 3 mois. La sensibilité diminue progressivement, à partir de la 1/2 de la jambe ; elle est nulle au dos du pied et aux orteils. Ichtyose datant de quelques mois. Le membre pelvien droit est en tout normal. Rien à signaler du côté du tronc, pas plus qu'aux fesses. On a dû remarquer que les *troubles signalés atteignent le membre thoracique gauche et le pelvien droit.*

Nous avons continué à observer cette lépreuse que nous avons visitée en mai 1896. Elle vit toujours ; sa maladie progresse très lentement. Les déformations s'accusent de plus en plus ; la main gauche a été prise de la même manière et fut déformée aussi progressivement; la sensibilité y a diminué de même et disparu dans la suite. Trana a succombé à une pneumonie grippale en 1890.

RÉFLEXIONS. — Ainsi que dans la grande majorité de nos lépreux espagnols, les parents ascendants de Trana, jusqu'à la seconde génération, paraissent avoir été indemnes. Mais il est impossible de remonter plus haut. Et, comme la lèpre est ancestrale chez les israélites espagnols, descendants directs et sans croisement des Hébreux de l'Exode, réfugiés en Ibérie surtout, après la prise de Jérusalem par les Romains (XIe et XIIe siècles), et plus tard de l'Espagne en Turquie, sous l'inquisition, la transmission de la lèpre a lieu, dans cette race, tout simplement par atavisme. J'ai démontré le fait devant l'Académie de médecine de Paris en juin 1891, par une lettre, communiquée par le Dr Lagneau, un de ses membres les plus érudits.

En effet, les israélites espagnols sont les seuls Constantinopolitains qui comptent des lépreux dans leurs rangs. Et ce qui confirme encore cette origine atavique de la léprose, c'est qu'il nous a été donné aussi — nous l'avons déjà dit — de rencontrer parfois la lèpre chez des Grecs descendants de parents originaires de localités lépreuses, lorsque ceux-ci n'en étaient point affectés, et qu'ils ne connaissaient pas non plus de lépreux dans leurs familles. Or, parmi les enfants de ces Grecs, — la plupart insulaires, venus à Constantinople des îles de Chio, de Marmara, de Coutali, voisine de la précédente, etc. — enfants nés à Constantinople, d'où ils ne sont pas sortis et qui n'ont jamais approché de lépreux, on rencontre parfois des éléphantiasiques. La seule explication plausible que l'on puisse donner de l'apparition de la léprose dans ces familles récemment domiciliées à Byzance, lorsqu'aucun autre Constantinopolitain, vrai indigène, n'a jamais présenté la lèpre, c'est que la maladie est héréditaire, ancestrale, dans leurs familles provenant de foyers lépreux, et qu'elle s'est transmise aux arrière-petits-enfants, par atavisme, les parents directs et les grands-parents ayant été épargnés. Nous possédons de nombreux faits à l'appui de cette hérédité ancestrale que nous considérons comme démontrée par l'observation. Un examen superficiel de ces cas pourrait faire croire à une contagion éventuelle, inconsciente, dans une ville où il y a de nombreux lépreux ambulants. Mais cet argument spécieux tombe de lui-même devant le fait que seuls les descendants de parents originaires de localités lépreuses sont exposés à avoir la lèpre, parmi les Constantinopolitains qui tous sont également exposés à la contagion des nombreux lépreux ambulants. Ainsi chez Trana la lèpre ancestrale a paru lorsqu'aucun membre vivant de sa famille n'a été lépreux. Et, chose curieuse, son frère aîné et son frère né après elle, sont restés sains. C'est que, ainsi que dans toutes les maladies héréditaires, tous les descendants des lépreux ne sont pas fatalement frappés de la maladie; de même que l'atavisme physiologique, démontré par la zootechnie, l'atavisme pathologique exerce aussi sa sélection. Il arrive néanmoins que l'hérédité pathologique s'exerce directement, sans interruption, sans lacune, d'un géniteur à un de ses enfants, ainsi que cela a eu lieu chez le fils de Trana.

Cette observation démontre aussi que l'évolution de la lèpre ne s'astreint point à suivre une ligne uniforme toujours la même et tracée d'avance, conformément à la prétention des auteurs classiques. La léprose a commencé chez T... comme un rhumatisme et elle a continué pendant longtemps à emprunter les allures de cette maladie. Le pemphigus, *presque* constant dans la lèpre nerveuse, a fait défaut ici ; une seule macule a paru plus tard au poignet, après la confirmation de la léprose. Notons de suite qu'il y a des lépreux de cette catégorie qui n'ont jamais présenté une seule macule, ainsi que cela a eu lieu du reste chez le fils de cette malade. Il n'y a pas eu non plus chez cette lépreuse avancée, la paralysie de l'orbiculaire des paupières, si fréquente dans la lèpre nerveuse ; peut-être serait-elle survenue plus tard sans sa mort précoce. Malgré l'anesthésie, la griffe caractéristique, le pouce simien, les troubles trophiques..., les personnes peu familières au diagnostic de la lèpre pourraient douter de la présence de cette maladie chez cette femme, et n'y voir qu'un rhumatisme chronique, n'était la lèpre du fils qui éclate aux yeux les moins exercés. Ce fait donc prouve aussi que les caprices, dans l'évolution de la lèpre, sont nombreux, et qu'on a tort de la contester lorsqu'elle n'a pas cette marche idéale tracée dans les livres. Il n'échappera pas non plus au lecteur qu'une phalange a disparu par *résorption*, et que la peau des doigts présentait, du côté de l'extension, les lésions signalées comme spéciales à la *sclérodactylie*. Une singularité à signaler aussi, c'est la conservation de la sensibilité des doigts uniquement sur leurs phalanges métacarpiennes.

OBSERVATION XXIX. — *Lèpre anesthésique de Danielssen avec mutilation des doigts consécutivement à de nombreuses dactylites. Débuts en 1875, par céphalées, frissons, fièvre et douleurs rhumatoïdes très violentes. Pemphigus. Rétraction des doigts ; pouce simien, atrophie musculaire; maux perforants, troubles curieux et perversion de la sensibilité; pigmentation du tronc uniforme, comme une cotte; point de macules ; pas de tubercules; ichtyose ; raisin sec de Malaga aux coudes, paralysie et atrophie des orbiculaires des paupières.* (Planche 26.)

Aaron Masalto, fils de la femme Trana, qui fait le sujet de l'observation précédente, âgé de 22 ans, célibataire, malade depuis 12 ans. Début par des frissons intenses, de la courbature, de la fièvre, à la suite desquels il survenait des douleurs très violentes dans les bras durant plusieurs jours. Plus tard celles-ci se sont étendues aux mains et aux doigts. Peu après ces symptômes alarmants, survenaient des phlyctènes de pemphigus au dos des 4 derniers doigts, allongées, couvrant presque toute leur longueur. L'apparition du pemphigus était le signal de la fin de l'orage, comme une véritable crise. Cette filiation de phénomènes, qui faisait aliter le malade, s'est répétée maintes fois. Et, chose à noter, chaque fois la sensibilité s'émoussait de plus en plus, progressivement, sur le membre, jusqu'aux doigts, inclusivement. Trois mois environ après l'apparition des premières phlyctènes de pemphigus, les mains ont commencé lentement à se déformer. La gauche a été la première atteinte; ce fut d'abord l'auriculaire, puis, successivement, les autres doigts, en rang, de manière que le pouce a été le dernier pris. Jamais, nulle part, soit des macules, soit des tubercules. En 1881, survint la paralysie des orbiculaires des paupières. A... remarqua que des larmes s'écoulaient sur la joue, sans qu'il pleurât; il sent, depuis, une sécheresse désagréable des yeux, et ne peut clore les paupières que très incomplètement.

Le 11 octobre 1885, chevelure abondante; barbe, moustache, sourcils, cils conservés; la figure, amaigrie, a l'expression d'un homme peiné qui pleure sans que cela soit réellement; ni taches, ni tubercules. Les globes oculaires ne peuvent se couvrir qu'à leur quart supérieur, lorsqu'il fait semblant de dormir. A peine parvient-il à clore à moitié ses paupières, lorsqu'il contracte ses orbiculaires avec force; les paupières inférieures sont amincies, atrophiées; elles ne se relèvent pas vers les sourcils lorsqu'A... veut les fermer; ce sont les paupières supérieures seules qui en font tous les frais, et encore ne peuvent-elles descendre au delà du milieu de la cornée; tendance à l'ectropion : les paupières inférieures, légèrement renversées, montrent les points lacrymaux atrophiés; les larmes coulent continuellement sur les joues; conjonctives injectées. Ces lésions s'observent tant à droite qu'à gauche; aussi n'y a-t-il pas de déviation de commissure ou de la langue. Tous les muscles du tronc sont normalement développés : grands pectoraux, grands dorsaux, dentelés, etc.; il en est de même de ceux de la nuque et des deltoïdes; mais ceux des bras, et surtout ceux des avant-bras, sont atrophiés. Les mains sont très déformées et mutilées; les muscles des régions thénar et hypothénar très atrophiés, de manière que ces régions sont creuses; d'où la paume de la main paraît bombée; mal perforant au niveau de la tête du métacarpien de l'index droit; deux autres, moins profonds, ont débuté, il y a quelques semaines seulement, au niveau de la tête du métacarpien de l'index gauche; un peu plus bas une rhagade profonde, comme une entaille faite par un instrument tranchant, s'étend le long du pli qui se dirige de la base de l'index vers le milieu de la paume. Cette gerçure, largement déhiscente, est profonde de 1/2 centim., ses rebords sont calleux, durs, fendillés. Interosseux très atrophiés, on peut dire disparus; le pouce droit (pl. 26) est très raccourci; il y a eu dactylite et élimination d'os; son ongle très déformé a pris l'aspect d'une griffe allongée; l'index, mutilé, ne conserve que sa phalange métacarpienne et la 1/2 de la phalangine; pas de trace d'ongle; le médius a perdu sa phalangette; l'annulaire est rétracté et raccourci de moitié par *résorption des phalanges;* il n'y a pas eu d'élimination d'os; l'ongle est en sabot; le petit doigt, arqué, ne peut être redressé; son ongle se recourbe en griffe de carnassier.

Le pouce gauche est simien (pl. 26, fig. 2); il n'a pas perdu d'esquille; la phalange unguéale est ankylosée à angle droit sur la métacarpienne; ongle très épaissi; tous les autres doigts sont déformés et mutilés; l'annulaire et l'auriculaire ont perdu leur phalangette et ne conservent qu'un petit bout de la phalangine; l'annulaire et l'index, la moitié de leur phalangette, tout en conservant un vestige d'ongle, sous forme de petit sabot arrondi, placé à l'extrémité du moignon; tous ces doigts sont arqués et ankylosés, l'index sous un angle très aigu. Muscles des régions thénar et hypothénar atrophiés; le pouce n'est pas opposable; rhagades et ulcères profonds à la face palmaire. La peau du dos des mains est amincie; son pannicule graisseux a disparu, comme chez les vieillards; cicatrices de brûlures inconscientes. Le tégument des coudes est ridé et présente l'aspect d'un grain de raisin sec de Malaga, sur une étendue de 2 francs. Toute la peau de la face postérieure des avant-bras est dure au toucher et glabre, excepté sur une petite surface, au côté externe du 1/3 moyen, où l'on voit une touffe de poils. Les nerfs cubitaux sont à peine gonflés à la région des coudes. A partir du coude, le membre thoracique droit est absolument insensible sur toute sa face postérieure; tandis que dans le sens de la flexion il ne l'est qu'à son 1/3 inférieur. Toute la main est insensible, ainsi que les doigts dans les deux sens, flexion et extension. La sensibilité du membre thoracique gauche aux piqûres diminue progressivement, dans le sens de l'extension, à partir de l'insertion inférieure du deltoïde, de manière à devenir nulle à la 1/2 inférieure de l'avant-bras; tandis que, du côté de la flexion, l'insensibilité commence à l'union du 1/4 inférieur avec les 2/4 supérieurs. Le tact est aboli sur toute l'étendue des membres thoraciques, là même où la piqûre est ressentie; A... n'apprécie ni un bout de papier qui le frôle, ni une mouche qui s'y promène; mais il sent partout la pression que l'on y exerce.

Le sens thermique est aboli partout, même à la région deltoïdienne; A... croit que je le touche avec mon doigt lorsque je le fais avec la glace; un peu plus bas, il accuse même de *la brûlure*. Du côté interne, et au 1/3 moyen du bras, la sensation est tardive et n'a lieu que quelques secondes après le contact du corps froid. A la région de la saignée, la sensation est immédiate; mais il y a perversion : il accuse de la chaleur lorsqu'on y applique la glace. A partir de l'insertion supérieure des deltoïdes, le tronc est d'un brun pigmenté prononcé, uniforme, comme si le malade portait un long gilet sans manches. La limite supérieure de cette pigmentation générale est constituée par une ligne sinueuse qui part de l'acromion et descend au bord antérieur de l'aisselle; la symétrie est parfaite à droite et à gauche. Cette pigmentation remonte jusqu'à mi-hauteur du cou, où elle est bien limitée par une ligne qui, oblique de l'insertion inférieure du muscle sterno-mastoïdien, remonte vers le milieu du col et se recourbe en arrière, pour se diriger, horizontalement, vers la nuque où elle serpente; inférieurement, la limite de cette sorte de cotte de sépia s'étend jusqu'aux crêtes iliaques, en se prolongeant en arrière, par une pointe, vers le pli interfessier; latéralement, la limite est formée par une ligne qui descend obliquement jusqu'à la région trochantérienne, d'où elle change de direction pour aboutir au sommet du triangle de Scarpa. Ce gilet sépié sans manches recouvre donc tout le torse, il est bien plus brun à sa partie inférieure. La partie pigmentée du tronc est plus sensible aux piqûres et à la température, que les endroits dont le tégument est normal. Les ganglions de Scarpa sont très tuméfiés. Mont de Vénus garni de poils; organes génitaux normaux. Le côté externe des cuisses est ichtyosique et farineux. Cicatrices nombreuses de pemphigus aux genoux. Les piqûres sont peu appréciées aux côtés externes des cuisses et aux fesses, ainsi que les corps chauds et froids. La sensibilité est tant soit peu conservée au côté externe du 1/3 moyen de la jambe, de chaque côté, symétriquement. Tout le reste est absolument insensible. A droite, au-dessus de la malléole externe, je découvre une petite surface, de 4 travers de doigt, où la sensibilité est normale. Chose rare, les régions poplitées aussi sont insensibles; tandis qu'en général, lors même que les membres sont insensibles sur toute leur étendue, les régions de la saignée et les poplitées conservent leur sensibilité. La plante des pieds et l'arcade plantaire ont l'épiderme très épaissi et fendillé, comme l'écorce d'un vieux chêne; mal perforant sous la tête des 2 premiers métatarsiens; ulcère sur le second orteil; tous les ongles sont déformés, épaissis, en sabot. Le gros orteil droit, atteint de dactylite, comme tous les doigts des mains, a été amputé à l'hôpital israélite, où l'on a méconnu la nature de la maladie. Août 1895. Aaron vit toujours, de plus en plus estropié par la succession de dactylites interminables qui aboutissent tantôt à l'élimination d'un séquestre, tantôt à une mutilation ou tout au moins à une plus grande déformation des appendices. Les nerfs cubitaux présentent des nodosités comme des flageolets ; puis, trêve.

RÉFLEXIONS. — Voici un cas de lèpre incontestable qui a commencé comme un rhumatisme violent, à l'âge de 10 ans. La mère était atteinte de la lèpre anesthésique de Danielssen ; tandis que chez lui, la maladie tout en empruntant à la forme de Danielssen le pouce simien et la griffe spéciale, il y eut, en outre, mutilation de presque tous les doigts, comme dans la forme amputante. C'est là une complication assez fréquente ; car outre les variétés pures, mutilante et anesthésique, on rencontre des malades chez lesquels les manifestations se combinent et présentent des cas mixtes. D'ailleurs il en est ainsi dans toutes les variétés de l'éléphantiasis. Chez Aaron les nombreuses dactylites (panaris) ont déterminé la déformation des doigts. Mais il y a lieu de remarquer que l'annulaire droit a été raccourci par *résorption* des phalanges, sans élimination, comme dans la sclérodactylie. A propos de l'insensibilité, nous appellerons aussi l'attention sur sa perversion dans certaines régions des membres, de manière que les corps froids déterminaient une sensation de chaleur. Il y avait aussi paresse dans la transmission de l'impression, de façon que la conception n'avait lieu qu'après qu'on avait supprimé le contact. La symétrie parfaite des lésions et des phénomènes morbides justifie encore cette fois-ci la pensée qu'il ne s'agit pas d'une altération périphérique des nerfs, mais d'un processus central. D'ailleurs les nerfs cubitaux n'étaient que fort peu gonflés lorsque déjà tous les doigts étaient mutilés, et l'atrophie avec paralysie des deux paupières inférieures, simultanément, plaide aussi en faveur de la lésion centrale. Nous pensons qu'il importe au plus haut point d'explorer la moelle et l'encéphale des lépreux dans les asiles où les autopsies sont faciles. Malheureusement en Orient, la chose n'est guère possible. Les superstitions règnent dans toute leur puissance. Il est très probable que dans les cas comme celui d'Aaron, on rencontrera des lésions spinales constatées d'ailleurs dans les hôpitaux ordinaires chez des malades dont plusieurs ont été des lépreux méconnus ou bien des para-lépreux. Malheureusement, les recherches anatomo-pathologiques de l'axe cérébro-spinal ont été négligées jusqu'à présent par les léprologues directeurs des asiles. La difficulté d'ouvrir la colonne vertébrale et la perte de temps que ces investigations nécessitent ont été, je pense, un obstacle à ces recherches importantes, destinées à jeter un grand jour sur la pathogénie de la lèpre, de la syringomyélie, le mal de Morvan, la sclérodactylie et l'aïnhum dont le cadre a grandi de plus en plus, depuis quelques années, puisque de maladie spéciale aux nègres, autrefois, et n'affectant que le 5e orteil, elle est devenue actuellement, pour plusieurs auteurs, une affection mutilante de tous les orteils et des doigts même chez les blancs.

La pigmentation du torse d'Aaron, que nous avons rencontrée chez plusieurs lépreux, est encore un indice des troubles nutritifs. Chez ce malade il n'y eut nulle part de macules sur les membres si éprouvés. Le tronc seul était couvert comme d'une maille sépiée qui ne disparaissait pas par le frottement d'un linge trempé dans l'ammoniaque liquide.

Il est à remarquer que chez la mère de ce lépreux, l'affection s'est manifestée d'une manière croisée sur le membre thoracique droit et le pelvien gauche; tandis que chez le fils les manifestations de la léprose avaient envahi les quatre membres et la face. Ces caprices apparents de la maladie dépendent certainement de lésions centrales siégeant aux points d'émergence des nerfs qui animent les parties affectées.

CHAPITRE IV

La lèpre mutilante.

En tant que variété simple, sans complication, la lèpre mutilante consiste en la mortification partielle ou totale d'un doigt, et, en général, de plusieurs autres, successivement, à la suite de dactylites simulant le panaris ; à cette différence près que la douleur, qui constitue le symptôme par excellence de cette dernière affection, y fait défaut. Il peut arriver, néanmoins, que la première dactylite, en date, et même les suivantes soient plus ou moins douloureuses ; et cela lors même que la sensibilité à la douleur recherchée par l'explorateur, l'appréciation de la température et le tact se trouvent absolument abolis. Le professeur Charcot admet aussi que les premiers panaris, dans les maladies de Morvan, peuvent être douloureux, de sorte que dans tous les deux cas, la persistance de la sensibilité à la douleur ne suffit pas pour écarter l'idée de ces états morbides. (Leçon sur la maladie de Morvan ; *Sem. méd.*, 11 décembre 1889.) En effet, il existe dans la lèpre amputante, comme syndrome *presque* constant de ces mutilations digitales, la diminution, voire la disparition de la sensibilité dans tous ses modes et, parfois, la dissociation, c'est-à-dire l'analgésie et la thermo-anesthésie, coïncidant avec la conservation du tact. Pour le moment il importe de retenir cette dissociation dont on a voulu faire un signe pathognomonique de la syringomyélie et s'en servir pour différencier celle-ci d'avec la lèpre. Les troubles de la sensibilité siégeant aux doigts et remontant à une hauteur variable des avant-bras et des jambes, troubles qu'on découvre parfois aussi, fortuitement, dans d'autres régions, sous forme de plaques analgésiques, peuvent précéder de beaucoup ces phénomènes locaux des doigts, et annoncer déjà le début de la léprose, en l'absence de tout autre symptôme.

Le processus morbide qui détermine la mortification des doigts n'est pas toujours le même. Il arrive en effet, et c'est là le cas le plus fréquent, que le travail commence par la profondeur des tissus. L'appendice se gonfle et se déforme ; sa coloration rouge foncé devient violacée ; une suppuration et, *plus tard, une fistule* avec issue de séquestre osseux, succèdent aux premiers phénomènes d'une inflammation subaiguë, insidieuse et lente dans son évolution ; puis des phalanges même entières s'éliminent ;

l'ongle peut tomber ou non ; de sorte qu'il ne reste parfois qu'un moignon disgracieux, difforme, inutile et embarrassant (pl. 25, fig. 4, et pl. 26, fig. 3 et 4). Dans d'autres cas, des vestiges d'ongles déformés, altérés dans leur texture, se remarquent sur les moignons, lors même que la phalangette a été éliminée dans son entier et que le doigt est tout rabougri ou bien fol comme celui d'un gant.

Chez quelques lépreux, le travail mortificateur commence par la superficie : une toute petite phlyctène, la plupart du temps spontanée, ou bien coïncidant avec quelque contusion fortuite, pointe vers une partie du doigt ; elle se remplit d'un liquide foncé, sanguinolent, se rompt et fait place à une ulcération insignifiante en apparence ; mais, par ses progrès en surface et surtout en profondeur, le travail destructeur atteint, bien que lentement, la charpente du doigt qui peut être désarticulé et frappé de mort au niveau d'une jointure ; ou bien la nécrose s'opérant dans la contiguïté d'une phalange, l'extrémité articulaire centrale ou périphérique de celle-ci est conservée, lorsque tout ce qui se trouve au-dessous ou au-dessus est frappé de mortification. Ces éliminations ressemblent parfois, par la régularité de leurs cicatrices, à des amputations pratiquées, selon l'art, par un opérateur habile. La figure 9 de la planche 27 reproduit une main dont les 4 derniers doigts ont été mutilés par le fait de la lèpre, sans la moindre intervention de la chirurgie. Les cicatrices n'en sont pas moins artistiques et obtenues sur le trajet d'une ligne transversale, uniforme et régulière ; mais il n'en est pas toujours ainsi, bien loin de là. Les moignons les plus affreux succèdent parfois à des suppurations profondes et interminables ; ou bien les doigts sont affectés par étage, successivement, à de longs ou de courts intervalles. Ces suppurations sans fin impatientent le malade qui prie et supplie qu'on le débarrasse de ses doigts inserviables par leur maladresse et déjà *morts* par la disparition de toute sensibilité. Et l'on finit toujours par acquiescer à ses prières ; sinon, le patient lui-même s'ampute les doigts à l'aide du rasoir, des ciseaux ou de la hache ; et cela d'autant plus facilement que l'opération ne lui occasionne la moindre douleur. Le travail mortificateur reste d'ordinaire limité aux doigts dont l'élimination, une fois obtenue, amène une trêve de la maladie. Parfois — ce qui est rare malheureusement, dans les foyers lépreux où l'affection sévit avec énergie et persistance — l'arrêt de la maladie est définitif à cette période, à moins d'admettre une récidivité à terme infini, jamais atteint, une épée de Damoclès suspendue au-dessus de la tête de cet individu pour toute son existence qui se déroule souvent bien longue sans réalisation de cette crainte.

Dans d'autres cas, les membres sont atteints progressivement d'une manière centripète sur toute leur longueur : après les doigts, c'est la main qui se détache et tombe ; puis l'avant-bras et même le bras. Ce travail ascensionnel s'opère également sur les membres pelviens; il peut durer des mois, voire même des années et emporter enfin le malade, non pas par les souffrances, qui en général sont nulles, mais par l'abondance de la suppuration et la septicémie (pl. 30). Dans d'autres cas la résistance est telle, que le malade survit à ces mutilations qui l'ont réduit à l'état de cul-de-jatte. J'ai publié un tel fait dans mes *Voyages chez les lépreux*, au chapitre de l'île de Chypre.

Dans les formes bénignes, au contraire, un ou deux doigts sont seuls atteints et estropiés; parfois même les ongles seuls tombent ou se déforment à la suite d'onyxis lents, en général indolores. On voit qu'il s'agit, alors, tout simplement de troubles trophiques ou tropho-nerveux qui ne manquent jamais de figurer dans le tableau de la lèpre grave ou légère, classique ou atténuée, quelle qu'en soit la variété. Enfin dans la léprose mutilante parfois le détachement des appendices peut s'effectuer par la constriction d'un anneau rigide, comme dans l'*aïnhum* des auteurs. Nous en parlerons plus loin. Dans cette forme mutilante de la léprose, les muscles des régions thénar et hypothénar, de même que les interosseux et souvent ceux des avant-bras subissent une diminution de volume; mais cette atrophie n'est pas constante d'une manière absolue. Elle manque principalement chez les mutilés qui ont conservé leur courage au travail, et qui exercent leurs membres continuellement en se rendant utiles autant que possible. Ainsi, j'ai vu des lépreux aux doigts très estropiés, s'occuper à ramasser et à tailler des pierres; d'autres, s'attachant la faucille avec des lanières, se livraient à la moisson ou à la taille des vignes. Les muscles des mains et des avant-bras chez ces malheureux, profondément mutilés, n'avaient subi aucune atrophie. Il en était de même d'un lépreux de Bergen dans le service de Danielssen, qui, malgré la mutilation atroce de tous ses doigts, parvenait encore à confectionner des filets pour pêcheurs (pl. 28, fig. 7).

J'ai envoyé, à plusieurs reprises, des doigts de lépreux, détachés même spontanément, aux bactériologues les plus éminents de Paris. *Eh bien, aucun d'eux, ni Bouchard, ni Cornil, ni Nocard, ni Straus n'y ont rencontré le bacille de Hansen.*

Nous venons de décrire, succinctement, la marche mutilante pure, monosymptomatique en quelque sorte, qui comprend aussi la maladie dite de Morvan. Mais il n'en est pas toujours ainsi; la mutilation des doigts vient parfois renchérir encore sur le complexus symptomatique des autres variétés de la lépose, et constituer ainsi les formes *mixtes*. C'est ainsi que la nécrose des doigts peut être rencontrée à une période plus ou moins avancée de la lèpre exsudative au phymatode, et dans la forme dite nerveuse que j'appelle maladie de Danielssen, du nom de l'éminent léprologue norvégien qui le premier en a donné une description parfaite.

Dans la lèpre estropiante, les mutilations et les déformations qui s'ensuivent ne résident pas toujours uniquement aux appendices des membres. Le nez peut être le siège d'ostéite éliminatrice, et s'affaisser en encoche, simulant absolument les déformations consécutives à la syphilis (pl. 27 et 40).

Il arrive enfin que la lèpre, purement et simplement *mutilante* pendant plusieurs années, au lieu de s'arrêter ou de rétrograder, s'adjoigne des manifestations empruntées aux autres formes devenues ses coassociées. Il m'a été donné de voir, en effet, après plusieurs années de durée, survenir chez des lépreux uniquement mutilés des doigts ou des orteils, jusqu'alors, une poussée de macules ou bien d'exsudats, sous forme de tubercules et de placards. Mais il n'en est pas moins vrai, je le répète, que la mutilation des doigts, avec quelques troubles trophiques, et la perturbation de la sensibilité, peut constituer, d'une manière permanente et définitive, toute l'expression de la léprose, dans les localités même où elle sévit encore avec violence. Nous verrons plus tard que cette forme exclusivement mutilante survit en France avec son intensité classique, ou bien atténuée, mais toujours suffisamment esquissée pour ne pas échapper à ceux qui, par une expérience justifiée, sont en état de reconnaître la léprose à son port et à ses allures, partout où ils la rencontrent, sans chercher à étayer le diagnostic uniquement par des considérations géographiques ou historiques. N'en est-il pas de même de la syphilis ? Ne se dérobe-t-elle pas souvent aussi à l'examen des médecins, très instruits d'ailleurs, qui ne sont pas suffisamment versés dans son étude ? L'expérience quotidienne nous démontre cette vérité incontestable.

Nous avons été surpris d'entendre soutenir, au sein même de la Société de dermatologie de Paris et par des confrères éminents, que tel malade qu'on y présentait pour un diagnostic embarrassant, ne pouvait être lépreux, parce qu'il était né en France, qu'il n'avait jamais voyagé, et qu'il n'a jamais été en rapport avec des lépreux. Notre diagnostic de lèpre *autochtone* n'a pas été admis alors par mes savants collègues, faute de passeport d'extériorité portant le timbre d'une localité lépreuse exotique. Néanmoins, la suite a prouvé que l'exhibition d'une telle feuille de route n'est point de rigueur pour asseoir le diagnostic, et que la lèpre *autochtone*, indigène, existe en Europe, comme reliquat du fléau qui y a sévi pendant des siècles, et qui a atteint son apogée au moyen âge. Le D^r Du Castel, médecin de l'hôpital Saint-Louis, qui avait montré une telle malade à la Société française de dermatologie de Paris en 1893, s'exprima de la manière suivante le 18 décembre 1895 : « En 1893 je vous avais déjà présenté cette femme, demandant votre avis. Elle avait alors une éruption bulleuse et l'anesthésie des membres supérieurs. Le diagnostic était hésitant entre celui de lèpre ou de syringomyélie. Comme la malade n'avait jamais quitté la France et qu'on ne trouvait absolument rien de suspect dans son histoire au point de vue d'une contagion possible, on pencha vers la seconde hypothèse ; cependant notre collègue le *Dr Zambaco qui assistait à la séance n'hésita pas à affirmer la lèpre.* Or aujourd'hui la face est congestionnée, érythémateuse, les membres couverts de macules anesthésiques et atteints d'atrophie musculaire. M. Darier, après biopsie, a trouvé les bacilles de Hansen non douteux et en assez grand nombre. Le diagnostic de *lèpre nostras est donc définitivement établi* » (*Mercredi médical*, 18 décembre 1895). Je ne sais pas pourquoi le savant médecin de l'hôpital Saint-Louis l'appelle *lèpre nostras*. Cette lèpre ne diffère en rien de la lèpre universelle, cosmopolite ; puisque le bacille aussi y a été trouvé. On devrait l'appeler lèpre *autochtone*, pur sang, pour éviter toute comparaison avec le choléra *nostras* qui diffère essentiellement du choléra indien. En 1893, nous avions reconnu déjà la lèpre chez la malade du D^r Du Castel, malgré l'avis contraire de tous nos collègues présents de la Société de dermatologie ; *et cela sans constatation du bacille qui n'existait pas alors.* Or on peut facilement diagnostiquer la lèpre lors même que le bacille de Hansen n'a pas été constaté. D'ailleurs pourquoi en serait-il autrement de la léprose que de la tuberculose ? Est-ce que les cliniciens les plus éminents n'admettent pas son existence lors même que le bacille fait absolument défaut ? Tout dernièrement encore, le professeur Hayem parlait de la manière suivante à ses élèves, dans sa leçon sur l'*anémie et la tuberculose ; pathogénie et traitement :* « De l'examen auquel nous venons de nous livrer, il résulte trois faits incontestables ; la malade est tuberculeuse, bien que les crachats muco-purulents, très peu abondants, ne renferment pas de bacilles... *Je peux affirmer la tuberculose* malgré l'absence de bacilles ; car les signes de la maladie sont évidents » (*Tribune médicale*, 18 décembre 1895). Et le Dr Comby, médecin des hôpitaux, vient de dire la même chose à propos de la méningite tuberculeuse : « quelquefois la recherche du bacille de Koch reste négative, bien que la méningite soit tuberculeuse » (*Société médicale des hôpitaux*, 13 décembre 1895, et *Progrès médical*, 18 décembre 1895). « Je n'attache pas la même importance que mes collègues à la bactériologie pour le diagnostic des angines. *Au nom de l'ancienne médecine et de la clinique*, dit le Dr Gaucher, professeur agrégé et médecin des hôpitaux, je continuerai, abstraction faite des enseignements de la bactériologie, à considérer comme diphtéritiques toutes les angines à plaques blanches, épaisses, étalées, et à ranger dans les angines herpétiques toutes celles qui s'accompagnent d'exsudations grisâtres, pultacées ; que ces exsudations contiennent ou non le bacille de Löffler ; car la spécificité du bacille ne me paraît pas démontrée. Personne ne peut contester qu'il y a un grand nombre d'angines dans lesquelles on ne trouve pas le bacille de Löffler, et qui sont pourtant excessivement graves et souvent mortelles. Dans ces conditions, il me semble tout à fait illogique de prendre le bacille de Löffler pour guide » (*Soc. méd. des hôpitaux*, 5 juillet 1895, et *Sem. méd.*, du 10 juillet).

Ainsi on diagnostique la rage, la syphilis, la tuberculose, la *diphtérie même*, ces deux dernières étant péremptoirement bacillaires, en l'absence du bacille. On ne voit pas *à priori* pourquoi la léprose ne dérogerait-elle pas, de son côté, en sévissant sans bacille constatable, pourquoi ferait-elle exception ? Et de fait, elle n'y fait point, puisqu'il y a aussi, parfois, lèpre incontestable en l'absence du bacille. Les savants médecins de l'hôpital Saint-Louis diagnostiquent couramment leurs lépreux, sans avoir recours à la biopsie; c'est-à-dire sans rechercher même le bacille; nous les avons vus faire; et le Dr Hallopeau vient de me l'écrire. Mais leur rigorisme est inflexible; ils exigent absolument la constatation du bacille lorsqu'il s'agit de nos diagnostics. Est-ce parce que nous avons vu des milliers de lépreux et que nous nous occupons spécialement de la lèpre depuis plus de 25 ans, lorsque les salles Saint-Louis ne contiennent en tout que 4 ou 5 lépreux par an ?

Ainsi des cas de léprose autochtone ont été constatés en nombre en France, depuis nos recherches et nos enquêtes en Bretagne, dans le midi de la France et dans les hôpitaux de Paris. De sorte qu'à l'heure présente, il est indéniable que la lèpre autochtone existe tant en province qu'à Paris et certainement par toute l'Europe. Mon honorable et distingué confrère le Dr Düring a eu l'amabilité de me signaler un cas de lèpre autochtone constaté, tout dernièrement, à Heidelberg. Au mois de février dernier, le professeur Czerny a communiqué à *Munchener med. Wochenschrift*, l'observation d'un malade qui, 5 années auparavant, s'était présenté à lui, avec des panaris. Depuis, des ulcères trophiques, des nécroses des extrémités, des pigmentations... ont apparu; et enfin une tumeur avec fistule au-dessus du tendon d'Achille, on y pratiqua le raclage, et les tissus ainsi enlevés présentaient le bacille de Hansen. Ce malade, natif du grand-duché de Bade, n'a quitté l'Allemagne que pour la France pendant la guerre de 1870, il n'a jamais été en contact avec des lépreux. Le professeur Czerny a désigné ce cas sous le nom de *lèpre indigène*. Dans *Sammlung klinischer Vorträge*, n° 20, le Dr Hoffmann a publié un mémoire sur la syringomyélie; l'observation 3, accompagnée d'une lithographie, appartient aussi à un lépreux indigène incontestable. Enfin, on vient de découvrir dans l'arrondissement de Memel, situé dans la Prusse orientale, 28 lépreux autochtones! Il n'y a, bien entendu, aucun isolement. Les arrondissements voisins, en communications continuelles avec celui de Memel (Heydekrug, Tilsitt, Ragnit), sont indemnes. Les lépreux sont soignés dans les hôpitaux ordinaires. Disons que, bien que contagionniste, le Dr Blaschko a déclaré à ce propos, à la Société de médecine de Berlin, le 29 avril 1896, que l'*isolement dans les léproseries est une cruauté inutile*, et le Dr Lewin a ajouté : *Je nie absolument la contagiosité de la lèpre.*

Cette lèpre autochtone ne diffère en rien de la vraie, de la classique, dans certains cas; mais parfois elle est atténuée et fruste.

Les Drs A. Hansen et C. Looft, de Bergen, mettant en doute la survivance de la lèpre en Bretagne, ont écrit, en 1894 (Die Lepra vom klinischen und pathologisch-anatomischen Standpunkt. *Bibliotheca medica*) que le bacille, preuve irréfutable de diagnostic, n'a pu être constaté même dans les cas de lèpre tubéreuse que j'ai rencontrés en Bretagne. Je regrette d'être forcé de relever deux erreurs dans ces assertions. D'abord en 1893, dans une communication à l'Académie, j'ai dit que dans des fragments de peau d'un Breton (voir pl. 43, fig. 6) atteint de la lèpre autochtone tubéreuse et habitant Belle-Isle, près Quiburne, d'où il n'est jamais sorti, fragments que j'ai pu obtenir grâce à l'amabilité de mon distingué confrère le Dr Calmette, de Quimper, le Dr Straus, professeur de bactériologie à la Faculté de médecine de Paris, constata d'innombrables bacilles de la lèpre (séance de l'Acad. de méd. de Paris du 9 mai 1893). En second lieu, tous ceux qui se livrent à l'étude de la lèpre, d'une manière suivie, reconnaissent que, chez bien des lépreux, pour ne pas dire chez la plupart, atteints des formes maculeuse, nerveuse et mutilante pures, *le bacille fait défaut;* ou bien il n'est pas constatable, ce qui revient au même pour le clinicien. En serait-il autrement à Bergen? Nos honorables confrères Hansen et Looft sont en état de démontrer et de confirmer ainsi la maxime d'Hippocrate Ἔγραφον ἐν Θάσῳ (j'écrivis à Thassos), pour faire comprendre que les choses puissent se passer autrement ailleurs.

Mais pour cela il faudrait que ces Messieurs pratiquassent la biopsie sur tous les lépreux de leur asile, autres que les tubéreux particulièrement étudiés, par eux, au point de vue du microbe. Personne ne conteste la présence constante du bacille dans la lèpre tubéreuse. Mais dans les autres formes de la léprose, tous les bactériologues ont vu le bacille souvent manquer. Unna et C. Bœck n'ont pu trouver le bacille dans les érythèmes et les pigmentations cutanées des lépreux. Unna ne l'a jamais constaté dans la lèpre des nerfs, « ce qui ne l'empêche pas d'y voir, *avec l'esprit*, un léprome du système nerveux (*Congrès de dermatologie de Paris*, 1889). Ces lépromes (imaginaires) seraient de petits nodules des nerfs vaso-moteurs atteints de lèpre. Les extrémités périphériques des nerfs en souffrent les premières, consécutivement. L'anesthésie correspondrait à la pigmentation et non à l'érythème ». Je ferai remarquer que l'anesthésie existe souvent sur des placards où il n'y a jamais eu ni pigmentation ni érythème. Les Drs Du Castel et Hallopeau, médecins de l'hôpital de Saint-Louis, admettent aussi que l'on ne peut rejeter le diagnostic de lèpre en l'absence du bacille spécifique; car la biopsie ne l'a pas montré chez ces savants confrères dans des cas de lèpre incontestable (*Soc. de dermat. et de syphil. de*

Paris, 8 février 1894). Dans une récente publication les Drs Hansen et Looft admettent aussi la léprose en l'absence du bacille ; car ces confrères disent bien « quoiqu'il n'ait pas été prouvé expérimentalement que la lèpre est une maladie chronique produite par le bacille » ; et ils reconnaissent que l'examen des nerfs des lépreux anesthésiques leur a toujours donné des résultats négatifs (*Arch. de Virchow*, 1892) ; ce qu'ils attribuent à l'ancienneté de la maladie dont les bacilles auraient disparu. Quoi qu'il soit de cette hypothèse, retenons le fait clinique : l'absence du bacille dans les cas de lèpre évidente ; et ajoutons que souvent des lépreux, cliniquement incontestables, n'ont pas présenté de bacilles, à la biopsie, pendant plusieurs années, et qu'on y a pu les trouver 3, 4 ou 6 ans après, lorsque la maladie avait évolué de plus en plus. Dans ces cas on ne peut soutenir que le bacille a disparu de bonne heure, laissant ses toxines agir après son éclipse.

Quant à l'atrophie constante des muscles des régions thénar et hypothénar chez les lépreux, à l'encontre du mal de Morvan, comme l'a soutenu le Dr Hansen en combattant l'identité de ces deux états morbides, le Dr Rueda, de la Colombie, a observé, comme moi, des lépreux sans cette atrophie ; parfois même au lieu d'être creuses et déprimées, ces régions étaient potelées et saillantes, consécutivement à une fausse hypertrophie due à un dépôt de graisse. Le Dr Hallopeau, de son côté, a montré à la Société de dermatologie de Paris un cas de lèpre nerveuse indiscutable, sans atrophie des muscles des mains, et me donna raison contre l'opinion du Dr Hansen (Bulletin de la *Soc. de dermat. de Paris*, avril 1894).

Ainsi des faits nouveaux, signalés continuellement par des confrères distingués de Paris, des départements et de l'étranger, démontrent de plus en plus la survivance de la lèpre dans l'Europe centrale, principalement en France ; ce que nous nous sommes efforcé de prouver. Le temps est un collaborateur nécessaire de la raison ; il suffit de savoir attendre, a dit Renan. Je viens de recevoir une lettre (décembre 1895) du Dr Aubry, de Saint-Brieuc (Côtes-du-Nord, Bretagne), dans laquelle il me parle d'un nouveau cas de lèpre tuberculeuse chez un Breton de Guingamp, qui n'a jamais voyagé et qui n'a jamais été en contact avec des lépreux. Ce pauvre malheureux a été considéré comme syphilitique pendant près de 18 mois et bourré de spécifiques, à son grand préjudice. Le Dr Aubry a eu l'amabilité de me faire parvenir la photographie et l'observation de cet intéressant sujet, que j'ai eu l'honneur de présenter à l'Académie de médecine de Paris, le 28 juillet 1896. (Planche.)

Une nouvelle observation de *léprose autochtone* va paraître dans les *Annales de dermatologie*. Il s'agit encore d'un Breton présenté à l'hôpital Saint-Louis et qui n'a jamais voyagé. La démonstration même, exigée par les intransigeants, du bacille spécifique, a été faite par le Dr Darier. Il fut reçu à Lariboisière chez D. Brissac.

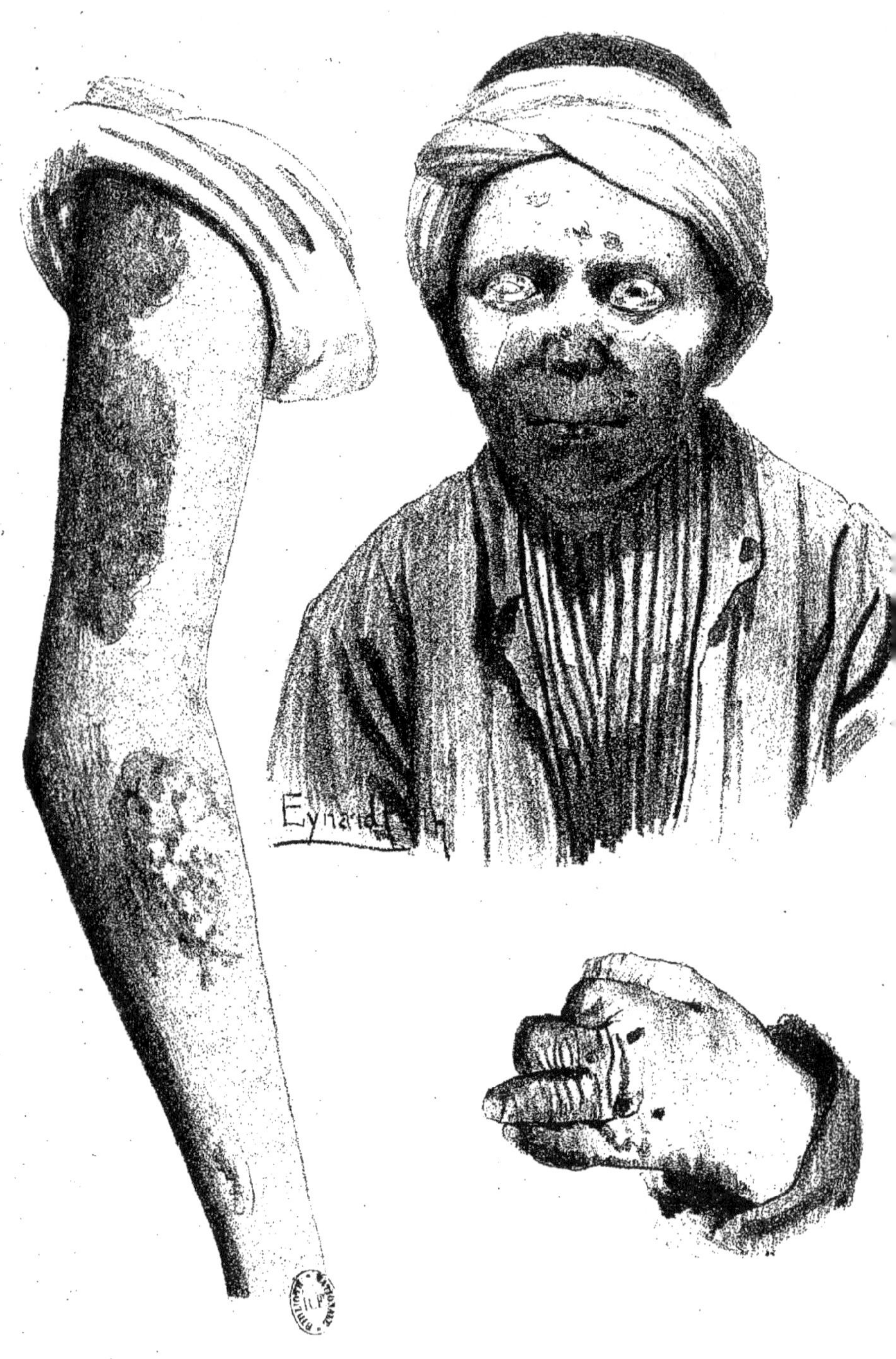

LEPRE MUTILANTE ECZEMA (YEUX DE CAMELÉON)

Imp. Distribué, 44, Rue St Louis-en-l'Ile, Paris.

Observation XXX. — *Lèpre mutilante, eczéma ; curieuses altérations oculaires (yeux de caméléon), cécité ; marche très lente de l'affection pendant 27 ans, malgré les déplorables conditions hygiéniques ; mort par maladie intercurrente.* (Planche 27.)

Omer, musulman, âgé de 40 ans, originaire du vilayet (département) de Castambol, sur le littoral de la mer Noire, l'ancienne Paphlagonie, colonie phénicienne. Père âgé de 60 ans, indemne, ainsi que sa femme. Mais l'oncle de son grand-père, c'est-à-dire le frère du père de ce grand-père, a été lépreux ; cependant ce lépreux était mort bien avant la naissance d'Omer ; il n'y a donc pas lieu d'invoquer la contagion de ce côté-là. Nous avons dit que la lèpre est commune à Castambol, ainsi que la syphilis, avec laquelle on la confond souvent. Il arrive même, ainsi que nous en avons vu des exemples, que les deux maladies existent sur le même sujet, tantôt en suivant leur marche indépendante, tantôt en succédant l'une à l'autre, ou bien en alternant dans leurs manifestations, et parfois en s'influençant mutuellement, de manière à produire un état morbide quasi-hybride. O... a 6 frères et 3 sœurs, tous bien portants. Dans son village, à Coura-Cazassi, il n'y a pas de lépreux, dit-il. Mais nous savons que, dans tout le vilayet, la lèpre fait des ravages, qu'il y a une léproserie ou plutôt un faubourg, près de la ville même de Castambol, habité exclusivement par des lépreux, et que, dès qu'un habitant de n'importe quelle partie de ce département est atteint ostensiblement de la lèpre, le peuple s'agite et les autorités le placent de suite au Miskinhané (léproserie), ou bien on l'expédie à Constantinople, pour être interné dans la léproserie de Scutari, située sur la côte d'Asie, à une demi-heure de Byzance. (Voy. *Voyage chez les lépreux*, Paris, 1891.)

O... s'est très bien porté jusqu'à 20 ans ; il n'a jamais eu d'affection cutanée antérieure ; à 19 ans, il vint à Constantinople et se fit pâtissier (borekdji), pétrisseur et plus tard vendeur ambulant de feuillantines. Peu après son arrivée ici, un jour, il a remarqué, par hasard, sur ses avant-bras, quelques taches qui ont disparu quelque temps après (?). Il séjourna à Constantinople pendant 18 mois ; puis il rentra dans son pays où il resta 3 ans ; une nouvelle éruption de macules, très fugace, apparut sur les membres, quelques mois après son retour à son foyer ; il revint à Stamboul ; et peu après, ses sourcils ont commencé à tomber.

A Castambol, la lèpre étant très commune, le peuple la reconnaît à la chute des sourcils, bien qu'il la confonde souvent avec la syphilis. O... ayant constaté cette chute sur lui-même, et se rappelant aussi avoir eu, à deux reprises différentes et à 2 ans d'intervalle, quelques macules rosées, soupçonna la lèpre et se présenta spontanément à la léproserie de Scutari dont les pensionnaires, ses pays, très experts en fait de diagnostic de la lèpre, ainsi que l'Imam (aumônier) qui y demeure depuis près de 50 ans, — son père ayant été son prédécesseur — ont confirmé la présence de la léprose et acceptèrent Omer dans leur cénobie, sans autre forme de procès. C'était en 1860. La lèpre a évolué depuis sans trêve ni merci, mais bien lentement.

En février 1884, la main droite est très mutilée. Il ne reste de l'auriculaire qu'un petit bout de la phalange métacarpienne ; du côté dorsal, une tubérosité comme une 1/2 féverole, repose sur l'articulation métacarpo-phalangienne. Il y eut une dactylite qui débuta comme un panaris douloureux ; après plusieurs mois de suppuration, O... détacha lui-même son doigt, avec un rasoir, pour se débarrasser de cette inutilité gênante. L'annulaire et le médius ne conservent que la phalange et la tête de la phalangine ; il y a eu le même processus que pour le petit doigt; O... les détacha aussi de la même manière. L'index est comme étranglé; c'est un doigt *fou*, à cause de l'expulsion de la phalangine dont la région est constituée uniquement par les parties molles, la phalange et la phalangette étant conservées; pouce déformé et garni d'un ongle qui se recourbe sur la pulpe atrophiée, comme une griffe; du côté correspondant à l'index, ulcération qui creuse. La main gauche est déformée aussi. Ainsi l'index ne conserve que la 1/2 de sa phalange et un tout petit bout de la phalangine. L'annulaire est un doigt de polichinelle qu'on peut retourner dans tous les sens, à cause de l'absence de la phalangine ou seconde phalange, éliminée à la suite d'un panaris de longue durée; l'auriculaire est estropié aussi par suite de l'expulsion d'une partie de sa phalangine. La peau du dos de la main est épaissie et d'une couleur violacée, à la suite d'un eczéma chronique; sur le bras et l'avant-bras gauches, placards d'eczéma, avec croûtes épaisses, fendillées. Sur le bras droit aussi, eczéma chronique dont les croûtes détachées, depuis 2 jours, laissent voir une surface lisse, luisante, humide, comme celle d'un vésicatoire en train de se cicatriser. Au côté externe de l'avant-bras, placard croûteux desséché, fendillé, avec épaississement de la peau violacée; même disposition sur le bras. Il est fâcheux que ces particularités n'aient pas été très bien reproduites par la chromo-lithographie. Pas de nodosités, ni d'épaississement des nerfs cubitaux aux environs du coude. Le tact est aboli partout sur les membres thoraciques; le malade n'y perçoit ni le frôlement d'un morceau de papier, ni mon doigt que je traîne sur toute leur étendue. Il a cependant, partout, notion de la pression que j'y exerce. Les piqûres d'épingle ne sont pas appréciées non plus, lorsque le tronc sent même la moindre piqûre de puce. Abolition aussi du sens thermique; O... n'éprouve absolument rien lorsque j'applique sur les membres thoraciques de la glace ou une boule métallique surchauffée. Les 2 gros orteils sont privés de leur phalange unguéale, à la suite de panaris mutilants. Sur les jambes et les cuisses, placards d'eczéma dont les uns croûteux fendillés, les autres à peau hypertrophique, les autres lisses et luisants, par suite de la chute des croûtes. La sensibilité, nulle dans tous ses modes aux pieds et aux jambes, n'est qu'émoussée sur les cuisses. La face est très déformée. Les paupières inférieures sont incomplètes; on dirait qu'on les a rognées avec des ciseaux; il y a eu un travail ulcé-ratif; les supérieures ont leur bord un peu épaissi et comme bosselé. En 1878, apparut, au côté externe du globe oculaire droit, comme un petit épaississement de la conjonctive; cette membrane, ainsi que la sclérotique s'est, depuis, épaissie et modifiée progressivement; bientôt la vue devint nulle par suite de lésions profondes que l'on ne peut que soupçonner, l'examen ophtalmoscopique ayant manqué; l'œil ne voyait plus rien lorsque la cornée conser-vait encore sa transparence. Ce n'est qu'en 1880 que l'œil droit a été atteint.

En février 1884, les globes oculaires sont saillants et ne peuvent être recouverts par les paupières; le gauche conserve, à sa partie supérieure, une partie de sa sclérotique, blanche, ainsi que la transparence d'un segment semi-lunaire de la cornée qui laisse voir l'iris et une partie de la pupille immobile; c'est comme un œil vitreux; tout le reste du globe oculaire est couvert comme par un tégument épaissi, exubérant qui a été charnu pendant longtemps. L'œil droit a, bien plus que le gauche, l'aspect d'un œil de *caméléon :* le globe, saillant, se meut dans tous les sens; la sclérotique est remplacée par un tissu hypertrophié; à son milieu on remarque une fente transversale qui n'est qu'une ulcération jaune d'où suinte un pus continuel; il y a donc eu une ophtalmite profonde qui a détruit toutes les parties consti-tuantes de l'œil, un hypopyon, un abcès qui se vide continuellement. Figure absolument glabre; quelques petits boutons mal définis au front; nez affaissé, bout écrasé, diminué de volume et comme appartenant à un appendice bien plus petit que la moitié supérieure de l'organe. Ozène, écoulement de muco-pus continuel, narines déformées et réduites à 2 petites fentes insuffisantes à la respiration; aussi celle-ci s'accomplit-elle surtout par la bouche entr'ouverte. La partie inférieure de la face est d'un rouge prononcé qui forme comme un masque couperosique. Il n'y a pas de démarcation des lèvres qui sont de la même coloration que les parties environnantes; gerçure verticale, profonde, au milieu de la lèvre inférieure. Ce masque est parsemé de petites croûtelles jaunâtres. Pavillons des oreilles eczémateux; il en est de même de la nuque; ganglions cervicaux et sous-occipitaux tuméfiés; cuir chevelu dénudé et couvert de petites cicatrices blanches. Le malade y aurait eu une éruption pustuleuse, chronique qui a fait tomber les cheveux, dont il ne conserve que quelques touffes par-ci par-là dont plusieurs blanches; rien à la bouche; sensibilité de la face émoussée.

Dès que O... a été reçu à la léproserie, il épousa une lépreuse; le règlement de cet asile, qui est un *Téké*, un couvent musulman, ne tolère pas le célibat. Il faut absolument que le récipiendaire épouse; s'il y a quelque femme disponible dans l'établissement, il doit se conjuguer, quel que soit l'âge de la future et l'état de sa santé. S'il n'y a point de candidate, l'*imam* se met en quête d'une femme, en parcourant la ville. Et il finit toujours par découvrir une miséreuse; dénuée de tout et qui consent à épouser un lépreux, elle indemne, pour s'abriter sous un toit, et s'assurer un morceau de pain au prix même de sa claustration dans une léproserie; car les lépreux sont emprisonnés et dans l'impossibilité de sortir de la *Cénobie*; tandis que les personnes indemnes qui s'y logent peuvent se promener librement par toute la ville, chaque jour, si cela leur plaît. Lorsque Omer épousa sa première femme, la vue n'était pas très atteinte. Le couple lépreux eut un enfant conçu lorsque ses géniteurs étaient lépreux avancés; il a été nourri par sa mère et élevé au milieu des lépreux. Nous ne l'avons pas perdu de vue. Bien développé, il n'a pas présenté jusqu'à présent le moindre signe qui trahît son origine ou sa candidature à la léprose (mai 1896). Sa femme ayant succombé à la lèpre, dans l'asile, Omer se maria, en secondes noces, avec une autre lépreuse qu'il enterra aussi après 6 ans de vie conjugale. Il n'a pas eu d'enfant de cette seconde femme, pas plus que de la troisième qu'il prit 6 jours après son second deuil. En attendant, la maladie progressait sans interruption chez lui, bien que très lentement; c'est à la léproserie qu'il eut cette suite interminable de panaris; puisque lors de son admission il ne présentait que la chute des sourcils, et de l'insensibilité, à laquelle les pensionnaires de l'établissement savent attacher la plus grande importance lorsqu'ils sont consultés, *même par des médecins*, sur l'état de quelque malade soupçonné d'être lépreux ! Plus tard, les yeux aussi ont été atteints et leur état s'est empiré de plus en plus, sans aucune intervention médicale. Puis ont apparu aussi les placards d'eczéma, etc.

En août, l'insensibilité de la face est complète jusqu'au cou; aux membres, la limite en est en haut à l'insertion supérieure des deltoïdes et en bas à la crête iliaque. Ce malheureux supporte son bien triste sort avec un courage et un stoïcisme suprenant ! Le bon Dieu m'a donné la lèpre, dit-il, il n'y a rien à faire qu'à se soumettre à ses ordres. Et tous ses camarades répètent à l'envi : nous aussi nous serons aveugles probablement, nous perdrons nos doigts, et nous mourrons après avoir terriblement souffert de la pourriture de nos corps; mais que faire ? les plus valides auront soin de nous; et à leur tour, les survivants leur rendront les mêmes services. Et pas un mot d'impatience ou de plainte !

O.... est dans un état de saleté sordide; il ne s'est pas baigné depuis 25 ans ! Le bain de l'asile est en ruine depuis des années; et défense d'en sortir, pour se baigner en ville, où d'ailleurs il serait refusé partout. A ma visite à la léproserie, en novembre 1885, je trouve à côté d'Omer un jeune militaire assis sur le grabat de sa cellule; c'est son frère caserné à *Suleïmanié*, distant d'un 1/4 d'heure de l'asile; indemne, il vient le voir souvent et passer les après-midi avec lui. Quelque temps après, j'y ai rencontré aussi une de ses sœurs, Almée, également indemne, qui, ayant appris l'aggravation de l'état de son frère, vint le voir, de Castambol. Elle a 45 ans; elle est donc son aînée.

La lèpre d'Omer continua son évolution bien lentement; il y a eu un moment où j'espérais à un arrêt définitif, ainsi que j'en ai constaté de nombreux exemples; car la lèpre s'arrête parfois spontanément et définitivement, après avoir estropié et aveuglé ses victimes. J'ai vu de tels exemples dans plusieurs léproseries d'Orient et même dans celle de la Norvège. Omer a perdu l'œil gauche aussi, par l'extension de cette membrane pachydermique qui a couvert la cornée de bas en haut. Une dysenterie, due au régime déplorable de ces misérables lépreux de Scutari, survint et l'emporta dans l'espace de 3 semaines. Ce malheureux ne se nourrissait que de légumes secs cuits dans de la mauvaise huile d'olive; car chaque chambrée fait sa cuisine à part, avec le produit des aumônes bien maigres que les passants déposent dans des troncs placés à la limite de l'asile, sur la route, et *les 4 francs* par mois que le ministère des œuvres pieuses accorde généreusement à chaque ménage lépreux, appointements qui éprouvent, la plupart du temps, ainsi que ceux de tous les employés de l'Empire, 6 et 8 mois de retard.

Réflexions. — Tout d'abord cette observation démontre l'hérédité familiale de la lèpre. En effet, la maladie existait dans la lignée ascendante du père d'Omer; l'oncle de son grand-père a été lépreux. On a réellement grande chance de pouvoir remonter parfois aussi haut dans l'ascendance des lépreux, gens du peuple qui ne s'occupent guère de leur arbre généalogique. On voit donc par ce fait que la lèpre peut sauter plusieurs générations et réapparaître dans la postérité, uniquement chez un seul rejeton. Les frères et les sœurs d'Omer sont demeurés tous indemnes. En général, on se contente de s'enquérir des parents directs, contemporains; et si l'on ne rencontre pas la lèpre parmi eux, on déclare que la maladie est acquise. J'ai plusieurs lépreux nés dans des localités où la lèpre n'est pas endémique et dont les parents étaient indemnes; parfois même les géniteurs de ces derniers n'ont pas eu la lèpre. Eh bien, ces arrière-petits-fils et même leurs arrière-petits-neveux — qui n'ont jamais voyagé dans les pays lépreux, qui n'ont jamais été en contact avec des lépreux, qui vivaient dans des conditions hygiéniques satisfaisantes — ont été atteints de la lèpre, parfois même à un âge avancé. C'est que leur père ou leur mère, ou bien leur grand-père ou leur grand'mère étaient originaires d'un endroit où la léprose sévit endémiquement; ils ont dû avoir quelque lépreux dans leur lignée. L'apparition soudaine de la lèpre confirmée, incontestable, chez un habitant d'une ville éloignée de tout foyer lépreux, et exclusivement chez des descendants d'étrangers provenant de localités où la lèpre est endémique, ne peut être guère expliquée autrement que par l'hérédité familiale, ancestrale, par l'atavisme morbide.

La lèpre débuta chez Omer à 19 ans, par une éruption cutanée légère, fugace, dont nous n'avons pas été témoin. Deux ans après, nouvelle éruption qui disparut aussi vite, sans laisser de traces ; il se rappela alors la légende qui a cours dans son département et s'adressa aux lépreux de Scutari, experts en la matière, qui l'ont accueilli à bras ouverts, comme camarade d'infortune, se fondant principalement sur l'insensibilité. De tout temps les lépreux ont été considérés comme capables de diagnostiquer la maladie dont ils étaient atteints. En France même, pendant le moyen âge, après l'examen des maîtres chirurgiens requis par le sénéchal, on demandait aussi la confirmation des *méseleux* eux-mêmes. La lèpre n'était pas purement et simplement mutilante chez Omer. En effet, bien qu'elle ne se fût manifestée, pendant près de 15 ans, que par des panaris et des dactylites, les yeux ont été atteints plus tard et perdus, par le fait de la lèpre ; cependant il y a des lépreux dont l'affection ne se trahit pas autrement que par cette suite de panaris qui estropient l'une ou les deux mains et sans aucune autre manifestation que l'anesthésie. Ces cas se rapprochent et s'identifient même avec le mal de Morvan qui, pour nous, n'est pas autre chose que la lèpre mutilante, reliquat des anciennes léproseries, et qui persiste à travers les siècles, par atavisme. Ce mal de Morvan est, parfois, absolument identique à la lèpre mutilante des foyers lépreux en activité encore de nos jours. Mais souvent aussi ce panaris analgésique, comme on l'a appelé aussi, est la lèpre atténuée et même fruste, grâce aux progrès de la civilisation, à ceux de l'hygiène et aux croisements qui ont dilué, en quelque sorte et amoindri, le germe morbide.

Les lésions oculaires ont été fort curieuses chez Omer ; il y a eu altération des sclérotiques devenues fongueuses d'abord, et plus tard pachydermiques, en même temps que la cornée s'épaississait et perdait sa transparence, et que des lésions profondes détruisaient les parties constituantes de l'œil. Telle a été la marche des troubles de la vision à droite où une abcédation de l'œil amena la cécité. Quant à l'œil gauche, l'immobilité de l'iris et l'irrégularité de la pupille trahissaient aussi la présence de lésions profondes ; mais la vision a été définitivement perdue par un mécanisme externe pour ainsi dire. C'est l'envahissement de bas en haut de cette modification pachydermique de la conjonctive, précédée d'une injection et d'une inflammation de la membrane, qui vint couvrir en totalité la cornée et empêcher la pénétration des rayons lumineux. C'est cette altération qui rendit Omer aveugle définitivement de l'œil gauche ; bien que déjà les lésions profondes, il est vrai, ne permettaient guère que de discerner le jour de la nuit.

J'appellerai enfin l'attention du lecteur sur l'insensibilité des quatre membres et de la face chez Omer, lorsque le tronc avait conservé sa sensibilité exquise, dans tous ses modes. Je pense que, lorsqu'on constate une perte absolue de toute sensibilité sur les quatre membres et à la face, il n'y a pas lieu de supposer l'existence de névrites périphériques ; mais qu'il est bien plus rationnel d'admettre d'emblée la présence de lésions centrales du système nerveux dont les nécropsies, bien qu'en petit nombre encore, ont démontré l'existence. D'ailleurs, on a déjà rencontré des lésions spinales chez des lépreux présentant tousles syndromes syringo myéliques, et nous avons déjà dit que le Dr Sousa Martin communiqua, au *Congrès médical inter-national de Rome* de 1894, l'observation d'un lépreux de Danielssen chez lequel l'autopsie montra un canal creusé dans la moelle, c'est-à-dire une vraie syringo-myélie. La cavité de ce canal abondait en bacilles de Hansen (*Revue neurologique*, 31 mai 1894). Ne perdons pas de vue non plus que les nerfs du bras n'étaient pas même gonflés chez Omer. Du reste, chez de nombreux lépreux incontestables et avancés, le nerf cubital ne paraît pas altéré pendant la vie. Or la non-constatation de son épaississement n'autorise pas à rejeter la lèpre, comme Vidal et Marestang le prétendent avec quelques autres confrères. Enfin j'insisterai, à propos d'Omer, sur la fréquence des maladies cutanées vulgaires compliquant la lèpre. La syphilis éveille la dartre, disait Bazin. Il en est de même de la lèpre. La pathologie humaine offre de nombreux exemples de ces prédispositions morbides de l'organisme, créées par des infections antérieures.

Je ne cesserai de répéter, ayant été tant de fois témoin de la lenteur de l'évolution de la lèpre — qui s'arrête aussi spontanément après avoir déterminé des destructions horribles, — que la création d'un asile en Orient, satisfaisant aux exigences hygiéniques les plus élémentaires même entraverait la marche de cette affreuse maladie et permettrait à ces malheureux de supporter la vie que le sort cruel leur a réservée. Lorsqu'on voit que des asiles ont été créés dans les pays civilisés pour les quadrupèdes invalides, chats, chiens, chevaux, on serait vraiment porté à regretter d'être créé être humain condamné à vivre impotent, errant, estropié et lépreux, dans des contrées où l'homme ne vient que bien après les frères inférieurs de Michelet, c'est-à-dire les bêtes. Il serait vraiment préférable d'être King-Charles londonien que lépreux à Byzance. Dans la patrie des Palmerston et des Beaconsfield, les chiens, après avoir été dignement soignés dans les hôpitaux très bien organisés, grâce à l'afflux des souscriptions des âmes sensibles, sont enterrés dans une charmante petite nécropole située dans le Hyde-Parck, la plus aristocratique promenade de la capitale. De gentilles pierres tombales et des inscriptions affectueuses perpétuent la mémoire des meilleurs amis des lords et des myladies. Nos lépreux peuvent envier leur sort !

Observation XXXI. — *Lèpre familiale, tantôt tuberculeuse, tantôt nerveuse; griffes, résorption des phalanges chéiriques et élimination des podiques à la suite de dactylites. Arrêt de la léprose depuis 30 ans ; guérison.*

Hava, de Djanguiri, département de Castambol, ancienne Paphlagonie, âgée de 40 ans, mulsumane, malade depuis plus de 25 ans, placée à la léproserie de Scutari, à 1/2 heure de Byzance, depuis 22 ans, est une des femmes d'Omer qui fait le sujet de l'observation précédente. Sa mère Eminé est morte de la lèpre dans son pays ; son père Ahmed était indemne ; mais le frère de son père, c'est-à-dire son oncle, était lépreux aussi. Donc Hava a une double origine lépreuse. Grands-parents sains. Personne autre n'aurait eu la lèpre dans sa famille, ou parmi ses amis, du moins à sa connaissance. Elle eut un frère, Hussein, et une sœur, Fatimé, tous les deux morts lépreux à l'asile de Scutari : le premier, célibataire, de la lèpre tuberculeuse, 6 mois après son admission ; et la sœur, de la même forme qu'Hava (lèpre de Danielssen), après y avoir passé 8 ans, et épousé Omer. De l'union de ces deux lépreux (Omer et Fatimé) naquit une fille, Halimé, qui a maintenant 28 ans et qui demeure à Castamouni. Il est à remarquer que cette enfant est née ici, à la léproserie de Scutari, où elle a passé ses premières années, et que malgré son origine, sa naissance et son séjour prolongé dans la léproserie, elle demeure indemne.

Hava a été réglee à 15 ans et elle continue à voir chaque mois pendant 3 ou 4 jours. Avant d'être formée, elle eut du pemphigus aux coudes, aux avant-bras, aux genoux et sur les pieds ; ces grandes phlyctènes crevaient et séchaient bien vite. Elle attribue sa maladie à de grandes frayeurs éprouvées et qui la hantaient même la nuit, sous forme de rêves, au point de la réveiller en sursaut, toute tremblante : peu de temps après ces émotions, elle remarqua que ses membres étaient insensibles. Quelque temps après l'apparition du pemphigus, sans pouvoir en préciser la date, ses doigts ont commencé à se rétracter, à se déformer. Mais cette déformation n'a subi aucun progrès, aucune modification, depuis qu'elle est admise à la léproserie, c'est-à-dire depuis plus de 22 ans.

Au moment de mon premier examen, en juillet 1885, H... ne présente absolument rien à la face, ni exsudats, ni taches, ni modifications de la couleur de la peau. Il en est de même des pavillons des oreilles. Les cils et les sourcils sont conservés. Sur les membres thoraciques, cicatrices anciennes, superficielles, de pemphigus qui n'a plus reparu depuis 25 ans; la peau y est plus blanche et plus mince. La musculature est normale. Les mains forment une griffe spéciale : les 4 derniers doigts sont à moitié courbés dans la paume, sans pouvoir se redresser; mais ils peuvent être fléchis à l'extrême. Il en est de même de la phalange unguéale du pouce. Les phalanges métacarpiennes et les moyennes ont leur longueur normale; mais les unguéales sont très atrophiées et réduites à un état rudimentaire. Les articulations de la phalange moyenne avec la métacarpienne et avec l'unguéale sont ankylosées, de manière que la flexion des doigts se fait dans l'articulation métacarpo-phalangienne. Il n'y a jamais eu ni carie, ni nécrose, et par conséquent élimination d'os ; les ongles sont petits, déformés, comme des griffes ; la pulpe des doigts a disparu ; de sorte que, comme chez les animaux, c'est l'ongle seul qui constitue l'extrémité terminale de ces appendices. L'auriculaire droit est encore plus atrophié que les autres : à la place des deux dernières phalanges, il y a deux petits osselets comme le pisiforme. Ainsi tout le doigt atrophié, recourbé, ankylosé, n'a pas plus d'un centimètre et 1/2 de longueur. La phalange unguéale du pouce est ankylosée, à angle droit, sur la métacarpienne, dans le sens de la flexion; muscles des régions thénar et hypothénar très atrophiés, de manière qu'on y voit des creux prononcés; tandis que le milieu de la paume est saillant, par le relief des tendons fléchisseurs. Ces dispositions sont symétriques des 2 côtés. A partir de 2 centim. au-dessus du coude, le membre est privé de sensibilité, du côté de l'extension, jusqu'aux extrémités des doigts dont la pulpe même est à peine sensible; le milieu de la paume de la main conserve sa sensibilité; ganglions sus-épitrochléens un peu engorgés, ainsi que les nerfs cubitaux. Le pied gauche ne conserve qu'un petit bout de son 4e orteil qui a perdu sa charpente et n'a qu'un ongle tout réduit et déformé; les autres orteils manquent absolument; de sorte que le bord antérieur du pied est comme festonné par les petits mamelons indiquant la base des orteils tombés successivement, après avoir été atteints de panaris. Les 3 derniers orteils droits sont réduits à de petits mamelons charnus de 1/2 centim. chacun, tout en conservant leurs ongles; toutes leurs phalanges ont été éliminées. Le gros orteil et le 2e sont comme amputés à leur racine. La sensibilité, obtuse aux genoux, devient nulle au-dessous, dans la totalité du membre, à son côté externe et postérieur; tandis qu'elle persiste, bien que très diminuée, du côté interne; elle est normale au creux poplité et à l'arcade plantaire. Je dois remarquer que la malade ne sent ni le contact, ni la douleur provoquée, dans toutes les parties anesthésiées que j'ai signalées; tandis qu'*elle y perçoit la chaleur et le froid*. Il y a donc chez elle une dissociation pathologique des divers modes de la sensibilité, sur toutes les parties affectées, le sens thermique seul persistant. Les muscles des membres sont volumineux; leurs poils sont partout conservés. La peau y est naturelle; il n'y a nulle part ni boutons, ni exsudats, ni taches pigmentées ou autres; il n'y en a jamais eu. H... se trouve dans le même état, absolument, que lors de son placement à la léproserie; de sorte que la maladie est définitivement arrêtée depuis 32 ans. Elle ne se plaint de rien, se porte très bien; mange bien, est bien réglée et se trouve très satisfaite de son état. Feu son premier mari, lépreux qu'elle a épousé, ici, a succombé, en 1875, après 14 ans de ménage. Hava n'a eu qu'une seule enfant, une fille qui mourut à 4 mois, accidentellement; car elle paraissait bien développée et viable. Elle nous dit qu'il y a dans son pays plusieurs lépreux, comme elle ou phymatodes. Nous répétons qu'elle n'a jamais eu de tubercules, aucune tache ou macule, absolument rien en dehors de ce qu'elle présente aujourd'hui (1896).

RÉFLEXIONS. — Nous avons cru utile de placer l'observation de Hava, une des femmes d'Omer, après celle de ce dernier. Dans sa famille on comptait plusieurs lépreux dont les uns phymatodes, les autres à forme nerveuse ou mutilante. Ce qui prouve que toutes ces formes ne sont que des modalités de la même morbidité mutante. H... n'a jamais eu ni macules, ni tubercules; ce fait démontre, avec bien d'autres, que les manifestations cutanées peuvent faire absolument défaut dans la lèpre, pendant toute son évolution, et l'erreur des médecins qui se basent sur ces manifestations cutanées, pour différencier la lèpre nerveuse d'avec la syringomyélie.

Les lésions de la lèpre ont consisté chez H... uniquement en dactylites mutilantes, avec déformation des doigts ou bien en *résorption des phalangettes;* symptômes qui peuvent exister aussi dans d'autres maladies que la lèpre qui aurait pu passer inaperçue à un examen superficiel. En effet, l'affection pouvait être autrement étiquetée par un médecin peu expérimenté en fait de lèpre. Nous insistons sur la résorption des phalangettes chez H..., tout à fait comme dans la sclérodermie. La dissociation de la sensibilité a été très curieuse aussi, dans ce sens que le tact et l'algie étaient abolis, tandis que le sens thermique était conservé.

OBSERVATION XXXII. — *Lèpre mutilante identique au mal de Morvan. Extrémité de l'index à constriction aïnhoïde. Jamais de tubercules ou de macules.*

J..., grecque, âgée de 40 ans, sans profession, depuis 25 ans, à cause de l'état toujours empirant de ses mains, autrefois couturière. Bien réglée depuis l'âge de 16 ans, mariée à 27, elle n'a eu qu'un seul enfant, mort dans sa première année. Elle est née à Constantinople, dans le faubourg de Phanar, où elle a toujours habité, sans avoir jamais voyagé. Elle n'a jamais vu de lépreux. Il n'y en aurait pas dans sa famille. Son père et sa mère, indemnes, sont morts du choléra, il y a 28 ans; mais tous les deux étaient originaires de l'île de Chio, où la lèpre est endémique et où nous avons vu la maladie sauter 2, 3 et 4 générations. Lorsqu'il y a un lépreux dans une famille aisée, on le fait immédiatement partir à l'étranger, ou bien on le place dans une léproserie et l'on cache soigneusement cette tare de famille qui ferait un grand tort à ses jeunes gens à marier; car, de par la tradition, on évite à Chio, d'épouser les personnes qui comptent un lépreux même parmi les ascendants éloignés; l'expérience ayant enseigné aux habitants de l'île, que la maladie reparaîtra dans la lignée descendante, parfois après plusieurs générations.

J... demeure avec sa sœur mariée et ayant une fille de 20 ans. Cette famille qui vit en commun, depuis plus de 22 ans, est parfaitement saine ainsi que le mari de J... qui continue toujours ses relations intimes avec elle. La maladie a commencé chez J..., depuis plus de 22 ans (en 1873), par l'engourdissement de l'auriculaire, puis de l'annulaire, qui remonta jusqu'au côté interne de l'avant-bras, la sensibilité restant normale. En 1882, le chaud n'étant pas très bien senti, J... commença à se brûler souvent les doigts. Ce n'est que plus tard que survinrent les panaris mutilants. Peu de temps après le début de la maladie, J... s'adressa à un sorcier qui, incriminant l'esprit malin, le conjura avec des offrandes, en même temps qu'il cautérisa la base des doigts du côté dorsal. Cette opération *a été douloureuse. J... avait aussi conservé l'impressionnabilité au froid, ainsi que le tact.* Les mutilations des mains ont commencé par un panaris profond de l'auriculaire droit, qui fit tomber l'ongle; le nouveau poussa tout déformé (pl. 25, fig. 4). Ce doigt resta rétracté, depuis. Après une trêve de 5 ans, un nouveau panaris apparut au médius. La malade n'a jamais eu aucune macule, aucun tubercule, aucune manifestation cutanée. Successivement tous les autres doigts de la main droite, l'annulaire, l'index et le pouce ont été pris de dactylites ou panaris profonds, avec chute des ongles et élimination d'os. Huit ans après le début de cette suite de panaris à droite, la main gauche a commencé à présenter les mêmes processus morbides, successivement à tous les doigts.

En avril 1889, les mains se trouvent dans l'état suivant : la droite présente absolument les déformations de la maladie dite de Morvan, lorsque cette affection violente et persévérante a atteint tous les doigts qu'elle a profondément altérés, ainsi que nous en avons vu des exemples dans le Finistère, chez les sujets étudiés par notre distingué confrère le Dr Morvan lui-même et à la Salpêtrière (voir pl. 26, fig. 3 et 4, et celles de *la survivance de la lèpre en France,* à la fin de cet ouvrage). Le pouce, réduit à un petit moignon, ne conserve qu'un bout de sa phalange métacarpienne, avec un vestige de sécrétion cornée, arrondie, irrégulière, placée au centre, simulant l'ongle. L'index, rabougri, recourbé, gros, ankylosé dans une flexion forcée, ne conserve de son extrémité qu'un petit mamelon, comme un très gros pois, étranglé à sa base par un anneau circulaire resserré qui donne à l'extrémité l'aspect *aïnhoïde*. Le médius a perdu une partie de sa phalangine dont le bout est ankylosé dans l'extension; l'articulation de la phalange avec la phalangine est au contraire ankylosée dans la flexion forcée; l'ongle, très déformé, bilobé et en sabot, continue à pousser lentement. L'annulaire, boudiné, n'est constitué que par la phalange et un petit noyau de la phalangine, soudé à la précédente. Une petite écaille cornée, occupant le centre du moignon, tient place d'ongle. L'auriculaire, tout raccourci et gonflé, soudé dans la flexion forcée, complète ces mutilations caractéristiques. Les muscles des régions thénar et hypothénar sont peu atrophiés, ainsi que les interosseux. Or cette main, absolument inserviable, est celle de Morvan. Gerçures et rhagades profondes fréquentes à la face palmaire, principalement l'hiver. Sur la tête des 4 derniers métacarpiens, dans le sens de l'extension, petites tubérosités, comme des durillons semblables à des demi-pois. La main gauche n'a de déformé et de mutilé que le médius et l'index, à la suite de panaris profonds aussi. Rien à noter du côté de la face : sourcils, cils, cheveux conservés; pas d'atrophie des paupières; point de taches, pas de facies lépreux; d'ailleurs ces signes négatifs sont constants dans la lèpre mutilante pure, sans complication de la tubéreuse ou de la nerveuse de Danielssen; sensibilité de la face normale. Le 5ᵉ orteil gauche est déformé, consécutivement à un panaris; il a revêtu aussi la forme *aïnhoïde*. Les ongles du 2ᵉ et du 3ᵉ orteil sont écailleux; mal perforant sous la tête du 3ᵉ orteil. Au pied droit, le 5ᵉ orteil manque; le premier est spatulé, avec ongle épaissi de 5 millim. ; 2 cicatrices de maux perforants que la malade considère comme des blessures consécutives à des clous de sa bottine. La sensibilité au froid et au chaud est très obtuse et tardive au 1/3 inférieur du bras droit, et nulle partout à l'avant-bras et à la main, jusqu'aux extrémités des doigts *inclusivement*. La région de la saignée conserve néanmoins sa sensibilité, ainsi que la thénar. Les piqûres ne sont perçues qu'à la face antérieure de l'avant-bras. Il est à noter que la sensation au contact, c'est-à-dire le *tact*, est partout conservée; ces explorations sont faites avec le concours de notre distingué confrère le Dʳ Lardy, chirurgien de l'hôpital français. Les modifications de la sensibilité sont en tout pareilles à gauche. Tronc absolument normal; il n'y a ni modification de la sensibilité, ni éruptions aucunes. Insensibilité à partir du 1/3 inférieur de la jambe droite jusqu'à la racine des orteils qui ressentent à peine les piqûres d'épingle, le chaud et le froid. La peau de l'arcade plantaire est manifestement plus sensible que les environs. *La malade sent le contact du doigt promené partout où les piqûres et la température ne sont pas appréciées;* il en est de même de la pression par le doigt.

Mêmes modifications à gauche, mais plus prononcées; car les orteils n'y apprécient point les piqûres; la région poplitée ressent le froid. Douleurs spontanées dans les avant-bras, les cuisses, les mains et les pieds, profondes, nocturnes, rapportées dans les os, par la patiente. Nerfs cubitaux gonflés et légèrement noueux aux coudes. L'examen le plus minutieux ne révèle rien autre. Cette malade continue à vivre presque dans le même état. La lèpre s'est arrêtée dans sa marche depuis 1889 ; néanmoins, à de rares intervalles il y a quelques onyxis ou des dactylites des orteils.

RÉFLEXIONS. — Cette malade revue, bien des fois, en est au même point à peu près. La lèpre, après en avoir mutilé si profondément les extrémités, paraît arrêtée dans son travail destructif; puisqu'elle ne manifeste presque plus depuis plus de 15 ans (1895). Cette guérison est-elle définitive? cela se pourrait bien; nous en avons vu des exemples parmi nos lépreux de la ville, et même dans les léproseries ignobles d'Orient, bien que les malades y grouillent dans la saleté la plus sordide et meurent presque de faim. La guérison survient aussi spontanément, par les seuls efforts bienfaisants de la nature, soit chez les malades du Finistère étudiés par le Dr Morvan, soit dans les léproseries de Bergen ou de San-Remo. Tous ces malades se ressemblent comme des gouttes d'eau et défient toute différenciation de la part des plus fins diagnostiqueurs. Nous empruntons un exemple à la section de feu le Dr Danielssen, à Bergen, que notre regretté et éminent confrère nous a montré en 1884 (pl. 28, fig. 7) ; Marès, le malade de la Salpêtrière, considéré, pendant dix ans comme atteint du mal de Morvan, est aussi un exemple frappant de l'identité de cette maladie avec la lèpre (pl. 46, fig. 9 et 10). Tous les éminents confrères de Saint-Louis se sont rangés à mon avis, lorsque je leur exhibai Marès.

Nul doute que tout neurologue aurait diagnostiqué le mal de Morvan ou la syringomyélie, sans hésitation, chez J..., s'il l'avait rencontrée dans le Finistère où le panaris analgésique a vu le jour, ou bien dans les hôpitaux de Paris. Et pourtant, il s'agit bel et bien de la léprose mutilante pur sang, sans complication des autres variétés qui viennent souvent charger et embrouiller le tableau. C'est parce que chez plusieurs lépreux, atteints de la forme mutilante, il y a simultanément des macules, des tubercules et les lésions de la forme nerveuse (la griffe par exemple) que les promoteurs de l'entité morbide Morvan ont été induits en erreur lorsqu'ils soutinrent dans leur diagnostic différentiel que *la lèpre se distingue du mal de Morvan par les éruptions cutanées, les macules ou les tubercules.* Eh bien, non ; la lèpre mutilante simple n'est accompagnée d'aucune manifestation cutanée. Elle est identique au mal de Morvan avec lequel elle se confond sans possibilité de la discerner. Ces deux affections ne font donc qu'une et même chose.

Ainsi l'observation de J... constitue encore un exemple frappant de l'identité de la lèpre avec la maladie de Morvan, que personne ne saurait contester ; la main n° 4 de la planche 25 et les n°s 3 et 4 de la planche 26 appartiennent aussi à la lèpre mutilante incontestable observée à Constantinople. Ne sont-elles pas aussi des mains de Morvan, comme les n°s 9 et 10 de la planche 46 et les n°s 1, 2, 5 de la planche 45 ?

On nous objectera toujours l'absence du bacille, et nous soutiendrons, de notre côté, aussi, avec la même constance, que le bacille de Hansen n'est pas toujours constatable dans les formes pures de la lèpre mutilante ou de la nerveuse de Danielssen; tandis qu'il ne manque jamais et se rencontre à foison, lorsqu'il y a tubercules ou exsudats. Est-ce que le Dr Gombault, malgré son habileté reconnue, a pu constater le bacille chez Marès, le lépreux indiscutable de l'aveu de toutes les sommités de Saint-Louis (voir pl. 46, fig. 9 et 10). Pendant les 10 ans que ce malade a promené sa lèpre dans les services des plus éminents professeurs de Paris, tout le monde avait diagnostiqué, invariablement, la *maladie de Morvan*. Où aller chercher le bacille dans la lèpre mutilante ? Les doigts, qui sont le siège de la manifestation la plus éclatante de la lèpre n'ont montré le bacille ni au D͏ʳ Gombault, qui eut à sa disposition des doigts de Marès, ni aux professeurs Bouchard, Straus, Nocard, ou à notre regretté ami, le D͏ʳ Vidal (avec MM. Siredey et Marfan) qui, tous, ont eu à examiner des doigts de mes lépreux, envoyés par moi-même à toutes ces sommités bactériologiques.

Je ne saurais assez insister sur la symptomatologie de J... qui a présenté le tableau le plus parfait de la syringomyélie, type Morvan de l'école de la Salpêtrière où cette entité morbide a eu ses fonts baptismaux : succession de panaris mutilants, lente dans ces processus avec entr'actes nombreux, ayant atteint plusieurs doigts ; mutilations et déformations identiques aux photographies de la Salpêtrière concernant le mal de Morvan ; doigts rabougris, distordus, quelques-uns boudinés (et, chose curieuse à retenir, deux d'entre eux ont été étranglés comme dans l'*aïnhum* des auteurs), perte de la sensibilité à la douleur et du sens thermique, *le tact étant conservé;* troubles trophiques des ongles, rhagades, maux perforants; absence de toute *manifestation dermique ;* en un mot, aucun symptôme de la lèpre cutanée vulgaire. Les muscles de la main n'étaient presque pas atrophiés. Mais cette absence de l'atrophie a souvent été constatée par nous, même chez les lépreux affectés de la forme nerveuse de Danielssen. Le D͏ʳ Hansen a contesté cette absence de l'atrophie musculaire dans la lèpre, et me l'opposa, lors de ma publication dans la *Semaine médicale* du 13 juin 1893, intitulée : *État actuel de nos connaissances sur la lèpre.* En effet, le D͏ʳ Ehlers publia dans ce même journal une lettre que lui adressa le D͏ʳ Hansen, soutenant que l'atrophie des muscles de la main est *constante sans exception aucune* dans la lèpre, et suffit pour la diagnostiquer du mal de Morvan ; il se base pour soutenir cette opinion sur mes dessins mêmes accompagnant mon article sus-mentionné. Nous regrettons de voir qu'un léprologue éminent, exerçant sur un champ si prolixe en variétés lépreuses, exprime un tel avis en contradiction flagrante avec l'observation clinique. Nous avons rencontré souvent la lèpre mutilante, même dans ses foyers actifs, sans atrophie des muscles de la main. Un dermatologue des plus distingués, le D͏ʳ Hallopeau, médecin de l'hôpital Saint-Louis et membre de l'Académie de médecine de Paris, présenta à la Société de dermatologie un lépreux atteint de la forme nerveuse, précisément sans atrophie musculaire. Dans sa communication, il m'a donné raison, contre l'opinion soutenue par le D͏ʳ Hansen (séance du 14 avril 1894).

Le gonflement des nerfs cubitaux à la région du coude ne constitue pas non plus un signe distinctif en faveur de la lèpre, comme le soutient le Dr Vidal et bien des confrères avec lui. D'abord, dans bien des cas de lèpre avérée et avancée même, ce gonflement et les nodosités manquent absolument ; le Dr Ehlers a constaté aussi cette absence dans son enquête en Islande. Du reste, ces modifications des troncs cubitaux font presque toujours défaut au début de la maladie ; et d'autre part, ces gonflements peuvent s'observer chez les malades atteints du soi-disant mal de Morvan, ainsi que je l'ai constaté et signalé dans ma communication à l'Académie, en 1893 (*Les lépreux de la Bretagne*) (1). Enfin chez plusieurs syphilitiques, les nerfs cubitaux se gonflent et s'épaississent. Ce n'est donc point là un signe pathognomonique de la lèpre, tant s'en faut. Et sans aller bien loin, le Dr Gaucher a présenté, à deux reprises différentes, à la Société de dermatologie de Paris, des exemples de névrites syphilitiques du cubital. Le nerf cubital était gonflé, la phalange unguéale de l'auriculaire insensible ; de plus, diminution de la sensibilité aux deux autres phalanges de l'auriculaire et de l'annulaire, ainsi que de la 1/2 interne du médius et de la 1/2 interne de la main, à ses 2 faces ; faiblesse musculaire des doigts... On le voit, c'est tout comme dans les névrites cubitales des lépreux. Peut-on donc faire fond sur la névrite du cubital pour diagnostiquer à coup sûr la lèpre ? et quel ne serait-il pas l'embarras du praticien lorsqu'il est en présence, en même temps que de la névrite cubitale, de ces manifestations communes également à la lèpre et à la syphilis, ainsi que nous en avons fourni de nombreux exemples dans ce travail ?

On le voit donc, on ne peut se baser sur aucun signe différentiel pour diagnostiquer le mal de Morvan d'avec la lèpre mutilante même la plus classique, comme le cas que je viens de décrire. Et si l'on se met à étudier les cas atténués et frustes de la lèpre mutilante, on ne trouverait aucun argument plausible pour distraire le mal de Morvan de la *léprose*.

Est-ce que l'on pourrait contester à la lèpre le privilège constant en nosographie d'avoir, à côté du type parfait, des variantes, des modifications, des atténuations, selon les circonstances, et des écarts du type classique ? Faudra-t-il donc rejeter pour la lèpre ce qui est admis pour toutes les autres maladies, et ne reconnaître cette affection que lorsqu'elle reproduit le cliché idéal des livres didactiques ? Est-on autorisé à exclure du cadre de la lèpre les cas qui ne se conforment pas complètement et servilement à la description classique de cette affection et d'en créer, par cette exigence insoutenable, des maladies nouvelles, toutes les fois qu'il y a quelques petites dérogations au tableau parfait de la léprose ? La vraie clinique ne

(1) Le Dr Prouff m'a montré à Morlaix des individus atteints de la maladie de Morvan avec pertes des phalanges à la suite de nombreux panaris, etc., dont les nerfs cubitaux étaient extrêmement gonflées au coude, fait qu'il a signalé dans son mémoire. J'ai déjà prouvé ailleurs que ces malades ne sont que des lépreux, reliquat de la lèpre qui a ravagé l'Armorique pendant le moyen âge.

saurait admettre ce morcellement fantastique des grandes divisions nosographiques naturelles. En procédant de la sorte on embrouillerait la nosologie, au lieu de la simplifier et d'en rendre la conception conforme à l'observation et à ce qui se voit pour toutes les maladies du cadre pathologique ?

Avant de terminer, je dois insister sur ce fait important que deux des doigts mutilés chez la lépreuse de cette observation ont été étranglés par le même procédé que dans l'aïnhum des auteurs.

Je suis heureux d'annoncer que le Dr Ehlers, léprologue distingué de Copenhague, vient de m'écrire que *dans un cas de maladie de Morvan, le Dr Prus a constaté le bacille de la lèpre*. Il s'agissait d'un cas, le premier, de lèpre observé dans la ville de Lemberg. (*Arch. f. Psychiatrie und Nervenkrankeiten*, 1895, XXVII, 3.) Nous pensons que cette constatation démontre avec éclat la justesse du diagnostic clinique, et qu'elle fera accepter par tout le monde que la maladie de Morvan n'est que la lèpre ; ce que nous avons toujours soutenu. (Décembre 1895.)

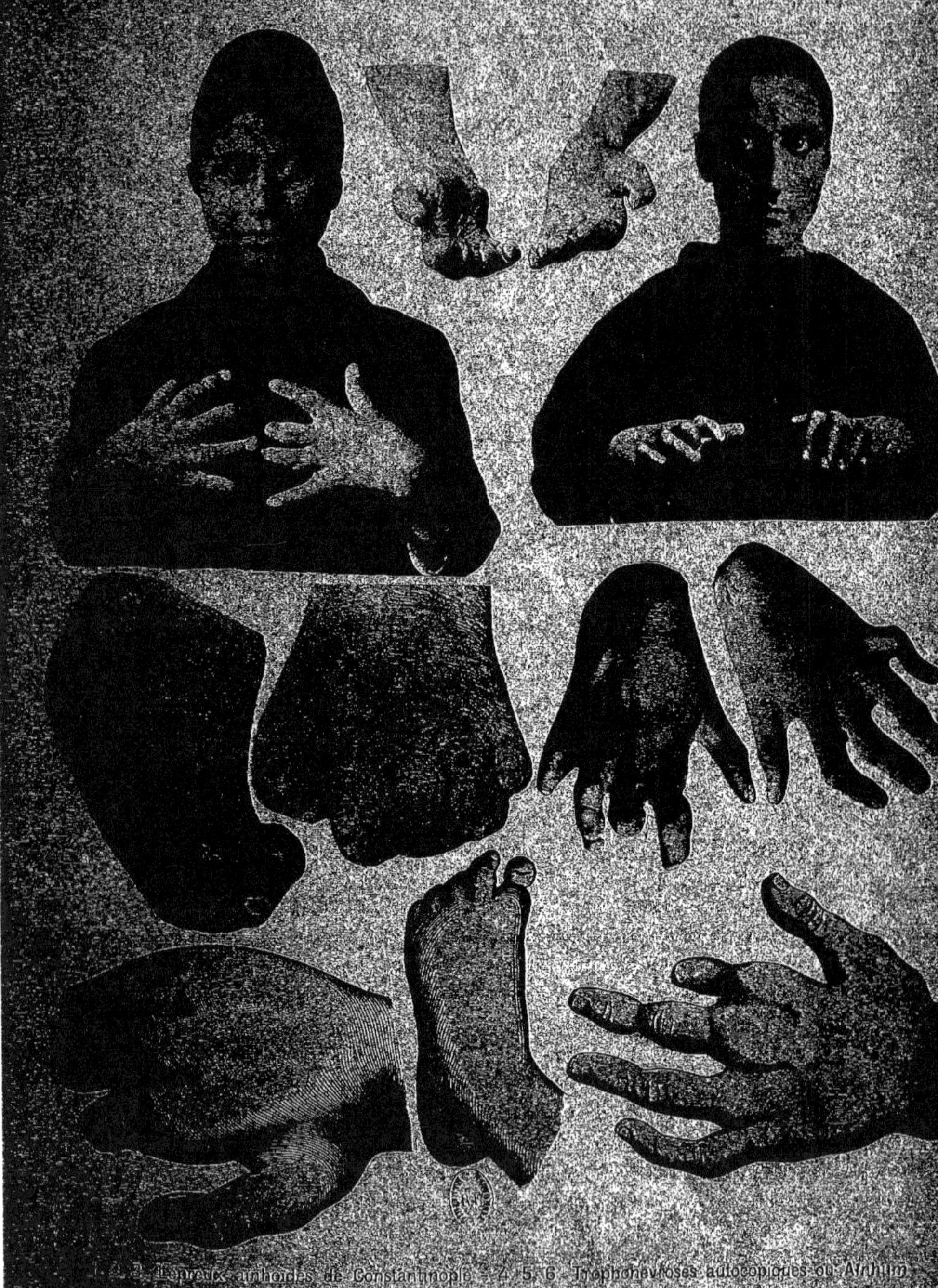

1, 2, 3. Lépreux anhoïdes de Constantinople. — 4, 5, 6. Trophonévroses autoscopiques ou Arthum du Dʳ Lancereaux. — 7. Lèpre mutilante du service de Danielsen à Bergen, pareille au mal de Morvan. — 8, 9. Lèpre mutilante de Constantinople.

CHAPITRE VII

L'Aïnhum des auteurs n'est qu'une modalité de la léprose mutilante.

Le 28 juillet 1896, j'ai eu l'honneur de faire, à l'Académie de médecine de Paris, une communication dont la conclusion — après discussion minutieuse de tous les faits connus dans la science, et relation d'observations probantes qui nous sont propres — a été que *l'Aïnhum ne constitue pas une entité morbide indépendante, mais une modalité de la léprose mutilante*, dans laquelle le processus de mutilation, toutes choses égales d'ailleurs, consiste en un anneau constricteur qui détache l'appendice — tantôt avec travail ulcératif, tantôt sans cela — en même temps que d'autres symptômes, en général, coexistants, démontrent clairement la nature lépreuse de l'affection. Je vais résumer cette communication, en l'enrichissant de quelques faits nouveaux et en la corroborant de l'approbation de confrères distingués et compétents en la matière. En effet, cette communication a eu le bonheur de convaincre tant à l'Académie qu'ailleurs ; témoins les nombreuses adhésions orales et écrites que j'ai recueillies depuis, de toutes parts.

Seul le Dr de Brun, de Beyrouth, a combattu la fusion que j'ai établie, en soutenant que la malade qui lui a servi de thème pour son article de la *Semaine médicale*, du 5 septembre 1894, était atteinte réellement d'aïnhum, et non de lèpre, comme j'ai essayé de le prouver dans ma communication ; et que ces deux états morbides constituent deux entités distinctes. Je m'empresse d'ajouter, par anticipation, que l'affection de cette malade du Dr de Brun a évolué depuis 1894, et que, d'après la suite de l'observation et les photographies que je possède — et dont je reproduis les deux principales dans la planche 44 de ce travail — ce fait du Dr de Brun, au lieu de contredire l'identité de l'aïnhum et de la lèpre, la démontre de la manière la plus éclatante, ainsi que la possibilité, de la part des observateurs les plus distingués, de se tromper et d'écarter de la léprose, des lépreux mutilés par le processus d'un anneau rigide, étrangleur. Le Dr Sachs, inspecteur sanitaire à Beyrouth, a, sur mes instances, découvert, non sans peine, la malade du Dr de Brun, que ce confrère avait perdue de vue depuis 1894. Le Dr Sachs s'était déjà livré à des études spéciales sur la lèpre à l'île de Candie, à l'île de Rhodes et à Dédéagatch.

Après avoir consciencieusement étudié la petite Syrienne, il la montra aussi à plusieurs médecins de Beyrouth, qui, tous, ont été unanimes pour la reconnaître lépreuse, sans hésitation. Il faut noter que la lèpre a de tout temps sévi avec violence en Syrie et que jamais personne n'y a rencontré le soi-disant aïnhum. A Damas, à une certaine distance de Beyrouth, ses victimes sont nombreuses et mendient à la porte de la ville. Le Dr Sachs ajoute, dans la lettre qu'il m'a adressée le 1er octobre 1896, que la lèpre s'est tellement accentuée chez cette petite malade, que le Dr de Brun ne saurait, à l'heure qu'il est, contester la nature de l'affection.

Mais voyons d'abord *qu'est-ce que l'aïnhum des auteurs?*

En 1867, les D[rs] Da Silva Lima et Wucherer, de Bahia (Brésil), ont décrit, pour la première fois, une affection *singulière des nègres africains transportés au Brésil, constituée par une stricture à la base du 5e orteil d'un seul pied, stricture qui en détermine, à la longue, l'amputation.* Le mot aïnhum signifierait serrer, dans la langue des Nagos ; ce serait là une maladie *locale*, sans retentissement sur l'organisme. La même année, le Dr Méricourt inséra un article, *sur cette nouvelle maladie,* dans les *Annales de la marine* et éveilla l'attention des médecins français. De son côté, à la même date, la Société pathologique de Londres admit que cette *singulière maladie était spéciale aux nègres.* Mais, peu après, le Dr Collas, médecin en chef de la marine, à Pondichéry, constata l'aïnhum chez les Hindous et le rattacha à la lèpre. Il en fit une variété de la forme *dactylienne amputante.* Le Dr Rochard appuya l'opinion du Dr Collas. Plus tard, Beauregard, Nielly, se sont occupés de la question ; Guyot signala l'aïnhum à la Nouvelle-Calédonie, Coni et Corre chez les Malgaches, Fontan chez les Arabes, Dupouy chez les indigènes du Sénégal, Messum chez les Cafres, Despetis à la Martinique..., et d'autres confrères l'ont constaté aux Indes Françaises, à Bourbon, à l'Amérique du Nord et du Sud, au Dahomey... Puis Pineau, Dühring, Legroux s'en sont occupés aussi, en Europe. Enfin nous venons de l'observer à Constantinople. Voilà donc le cercle de l'aïnhum très élargi ; puisqu'il sévit aussi sur d'autres races que l'éthiopienne, voire même sur la caucasique. Les auteurs mentionnés ne le considèrent plus comme une maladie locale limitée au 5e orteil. Ils admettent qu'il peut mutiler plusieurs orteils, et détacher les doigts et les mains. On a classé même, dans l'aïnhum, les amputations congénitales, les ectromélies de Geoffroy Saint-Hilaire, consécutives à l'enroulement du cordon ou à un arrêt de développement. En 1882, le professeur Lannelongue fit une savante communication sur ce sujet, à l'Académie de médecine. Ladmiral et Reclus adhèrent à cette manière de voir qui a été combattue par Rochard et Trélat, ainsi que par le professeur Duplay, dans le Dictionnaire encyclopédique. Plus tard, dans une discussion au sein de la Société de chirurgie, le professeur Lannelongue et le docteur Reclus, revenus de leur première opinion, ont reconnu l'indépendance des amputations congénitales et de l'aïnhum. Mais ils y ont rattaché le cas de Mirault d'Angers, un état mutilant, les doigts et les faits analogues ; ils furent suivis par plusieurs auteurs.

Nous voilà déjà bien loin de la définition de l'aïnhum, donnée par les premiers auteurs, « maladie locale, singulière, spéciale aux nègres, n'atteignant que le 5ᵉ orteil par un anneau constricteur, rigide, siégeant sur un côté de l'orteil qu'il détache, à moins qu'un chirurgien n'intervienne pour l'amputer, ou bien que le patient, ennuyé par ce petit *bobo*, ne s'opère lui-même ». Ainsi des confrères éminents font rentrer dans l'aïnhum une foule de mutilations spontanées des orteils, des doigts et des membres, déterminées par d'autres mécanismes que la *stricture d'un anneau rigide*.

En 1863, le professeur Verneuil a communiqué à la Société de chirurgie, au nom du Dʳ Mirault d'Angers, et sous le titre *d'affection singulière des doigts et des mains*, une curieuse observation que l'on rattacha au rhumatisme ; mais que des auteurs postérieurs, notamment le Dʳ Lancereaux, ont rangée aussi dans l'aïnhum, ainsi que l'on verra plus loin.

Résumons, en quelques mots, ce cas de Mirault d'Angers, que l'on voit cité partout, et voyons s'il ressemble à l'aïnhum des nègres. « Une femme de 38 ans est atteinte d'une poussée de rhumatisme généralisé, durant plusieurs mois. L'année d'après, le doigt annulaire droit devint le siège de douleurs violentes, suivies de tuméfaction, de raideur articulaire et de la formation d'un sillon à sa racine. (Je ferai remarquer déjà que ce sillon constricteur n'a pas été initial, insidieux, comme dans l'aïnhum des nègres, mais consécutif au gonflement du doigt ; ce qui est fréquent dans tout gonflement démesuré.) Six mois plus tard, le médius se prend de la même manière, et l'on voit apparaître un *ulcère* sur l'avant-bras gauche. Le médius est amputé et la plaie, difficile à cicatriser, revêt les caractères de l'ulcère spontané. Des *ulcères* de 10 et 12 centimètres apparaissent sur les jambes *et durent 3 ans*. Quelques doigts se gonflent et prennent la forme de *carottes*. Un an plus tard, le médius gauche est envahi aussi, puis l'annulaire ; ils exigent l'amputation. Puis, la maladie retourne encore à droite et détermine la perte de l'indicateur. Ainsi dans l'espace de 15 ans, 4 doigts furent perdus, un cinquième fut estropié, et de ceux qui restaient, 2 seuls ont été respectés ; les 3 autres étaient rétractés et demi-ankylosés. Le professeur Verneuil rapprocha ces lésions de la *sclérodermie*. Le Dʳ Bouttier, thèse de 1885, admit l'identité de l'aïnhum et de la sclérodermie de par l'anatomie pathologique et la clinique, dit-il. Disons, en passant, que Guimaraës, Fontan, Reclus sont portés aussi à considérer l'aïnhum comme une *forme de la sclérodermie*.

Nous le demandons instamment, en quoi le cas de Mirault ressemble-t-il à l'aïnhum des nègres : maladie *locale*, limitée au *cinquième orteil*, étranglé par un anneau constricteur rigide, sans aucun retentissement général? Ce cas ne se rapporte-t-il pas plutôt à la lèpre mutilante?

Le Dr Coulogner, dans sa thèse de 1895, revenant à l'opinion des tout premiers auteurs, n'admet l'aïnhum que lorsque l'anneau constricteur siège aux orteils; il rejette tous les autres cas observés en Europe ou ailleurs, quand la maladie atteint les mains. Or, pour cet auteur, ni le cas de Mirault, ni celui de Lancereaux, relaté plus loin, ne sont de l'aïnhum.

Le D^r Da Silva fait de l'aïnhum une maladie à part n'ayant rien de commun avec la lèpre ; tandis que, nous l'avons déjà dit, Collas, Corre et Rochard sont portés à le faire rentrer dans la léprose. On voit donc par ce qui précède, que la question est bien loin d'être définitivement résolue.

Le 5 septembre 1894, le Dr de Brun a publié, dans la *Semaine médicale*, un article sur l'aïnhum. Un fait observé par lui à Beyrouth, a servi de base à cet article. Heureusement que l'observation détaillée prise soigneusement par notre confrère, fait assister le lecteur au déroulement du tableau complet de la léprose, et suffit déjà pour trancher la question. Voici un résumé succinct de cette observation telle que l'a relatée le Dr de Brun ; je la soumets au jugement de tous les léprologues.

OBSERVATION

« Une petite Syrienne, âgée de 8 ans, habite, dans le mont Liban, la localité d'Aïn-Méry. (Il y a eu erreur ; elle est née et habite Kéfornisse. Z.) Il y a un an environ, c'est-à-dire en 1893, le 5e orteil du pied droit s'est détaché peu à peu, sans douleur, sans hémorrhagie, sans plaie, par suite d'une constriction spontanée qui débuta vers l'âge de 3 ans au niveau du pli digito-plantaire et qui, peu à peu, a étranglé l'orteil à sa base, comme l'aurait fait un fil résistant qu'on eût serré progressivement. C'est à 7 ans que l'orteil s'est détaché, un beau jour, en entier, à la suite d'un léger choc, non sphacélé, mais vivant, comme un molluscum dont le pédicule aurait été étranglé à l'aide d'une ligature élastique. Ces renseignements sont fournis par son jeune frère. Pendant que le 5e orteil subissait ce travail, les autres orteils du même pied étaient successivement menacés. Un sillon se creusait peu à peu au niveau du pli digito-plantaire du 4e, puis du 3e, puis du 2e orteil ; ces sillons, s'enfonçant de plus en plus, paraissent devoir fatalement progresser jusqu'à la chute des orteils. C'est dans ces conditions que l'enfant fut conduite à l'hôpital Saint-Joseph, et soumise à l'examen du Dr de Brun. *Cette fille*, un peu chétive, ne *présentait aucune malformation congénitale* ; tête, thorax bien développés ; ses membres bien nourris n'offrent ni *asymétrie, ni anomalie*. Seul le pied droit mérite une description spéciale ; il n'a plus que 4 orteils ; le 5e manque. Le 4e est profondément modifié : à son point d'implantation sur le pied, existe un sillon profond, linéaire, semblable à celui que produirait un fil solide qu'on aurait vigoureusement serré. Ce sillon, accusé surtout au niveau des faces plantaire, externe et dorsale, est très marqué du côté de la face interne. L'orteil est déjeté en haut et en dedans; la circonférence de l'orteil, au niveau du sillon, est de 3 centim.; elle est de 4 1/2 au niveau de la partie non étranglée, comme celle de son homologue gauche. Ainsi étreint, l'orteil a l'aspect d'une cerise un peu allongée et légèrement flétrie; coloration normale; un certain degré d'épaississement de l'épiderme qu'on peut enlever par couches, sur le côté externe; ongle un peu altéré, peu épais; il a perdu sa résistance et son adhérence aux parties sous-jacentes; pas de cicatrices, pas de suppuration. L'orteil a subi, dans sa *totalité*, une modification profonde; sa consistance est moins ferme et analogue à celle des *lipomes*. Bien que son pédicule ait *3 centim. de diamètre*, il est tellement mobile et flexible, qu'il paraît constitué par des parties molles; il semble que la 1re phalange ait été résorbée. Une épingle est enfoncée, sans difficulté, au milieu du pédicule. Elle est sortie, sans résistance, à la face opposée; or les parties profondes ont été altérées aussi; *ce qui ne peut être attribué à la constriction; puisque le pédicule est épais. Si l'os était modifié* mécaniquement par étranglement, seules les parties molles auraient été comprimées et altérées. Les parties molles de l'orteil ont subi la *transformation graisseuse;* mais l'os existe encore. L'épingle enfoncée a rencontré sa résistance; il n'a été résorbé qu'au niveau du pédicule. Le 3e et le 2e orteil commencent à se modifier : leur ongle est moins résistant, moins adhérent; au niveau du pli digito-plantaire, ces orteils présentent une profonde encoche, limitée à la face plantaire; le 1er orteil présente aussi un sillon, au côté plantaire, à son point d'insertion sur le pied. Enfin le pied gauche n'est pas absolument indemne; son petit orteil présente un sillon semblable à celui du gros orteil droit. Ces lésions sont plus que suffisantes pour caractériser l'aïnhum, et si un certain nombre d'affections peuvent produire, soit pendant la vie intra-utérine, soit au cours de l'existence, de semblables mutilations, *seul l'aïnhum procédant ainsi, par voie d'étranglement, peut emporter un orteil par la formation et l'évolution spontanée d'une constriction non congénitale.*

« Cependant la malade présente un certain nombre de particularités dont la plupart n'ont pas, que je sache, été signalées, jusqu'à présent, poursuit le Dr de Brun. L'aïnhum n'attaque en général qu'un seul orteil, le 5e d'un seul côté, et rarement de deux côtés, très exceptionnellement le 4e et le 3e. *Dans aucun cas la maladie n'a frappé tous les orteils d'un pied, ni menacé l'autre pied, comme chez notre sujet.* En second lieu, continue toujours le Dr de Brun, tous les observateurs sont unanimes à affirmer l'absence de *troubles trophiques* dans l'aïnhum, à part quelques rares altérations des ongles, un état rugueux et comme velouté de la plante des pieds, un état squameux de la paume des mains et la desquamation chez quelques sujets. »

Mais qu'est-ce donc tout cela, je le demande, sinon des troubles trophiques, en commençant par la résorption des phalanges ?

« Chez notre malade, poursuit le Dr de Brun, non seulement nous en avons relevé un certain nombre, mais encore nous avons pu constater l'existence de *troubles vaso-moteurs, de troubles sensitifs et de troubles moteurs.*

« *Troubles trophiques :* ceux qui siègent au delà de l'étranglement sont, l'altération des ongles, la consistance lipomateuse du 4e orteil droit. Les autres orteils du même pied ont subi un travail qui les a rapetissés et rendus arrondis. »

(Cette résorption des os, des phalanges surtout, se rencontre fréquemment dans la lèpre; elle a été signalée aussi dans la sclérodactylie. Z.)

« De plus, le pied droit s'est élargi et sa voûte plantaire s'est affaissée. *Ce pied a subi une hypertrophie totale;* l'épiderme s'est épaissi et forme, en arrière des 3 dernières phalanges, une plaque épaisse cornée, sillonnée de profondes craquelures. Le dos du pied est tuméfié sans garder l'empreinte du doigt, à la pression. (C'est ce que l'on appelle de la pachydermie. Z.)

« *Troubles vaso-moteurs :* pieds très froids; en les touchant on aurait-dit qu'ils appartenaient à un *cadavre,* malgré les couvertures; température du pied droit 34°, plus tard 34°,7; puis 31°; température axillaire 37°; celle de la cuisse 36° et 35°; l'atmosphérique 26°. Or, abaissement de la température aux membres inférieurs, plus accusé à droite qu'à gauche; cette hypothermie, même à gauche, fit craindre que la maladie ne passât plus tard de ce côté. D'ailleurs un léger sillon se voit déjà au pli digito-plantaire du petit orteil. Les pieds sont violacés, parfois très asphyxiques et pourtant humides. »

(Tous ces troubles sont fréquents dans la léprose; ils n'ont jamais été signalés dans l'aïnhum des auteurs. Z.)

« *Troubles sensitifs :* diminution de la sensibilité au contact et à la douleur, aux membres inférieurs. L'anesthésie, beaucoup plus marquée à droite qu'à gauche, est d'autant plus accusée qu'on se rapproche du pied; elle est presque complète aux 3 premiers orteils droits, et absolue au 4ᵉ que l'on traverse de part en part avec une aiguille, sans souffrance. La sensibilité à la chaleur, légèrement diminuée à gauche, l'est beaucoup plus à droite, surtout au pied dont le dos ne sent qu'un simple contact lorsqu'on y applique une spatule brûlante. Sensibilité à l'électricité très amoindrie aussi à la jambe et au pied droits. »

(Je répéterai encore que ces troubles sensitifs n'ont jamais été signalés dans l'aïnhum, par les auteurs qui l'ont érigé, les premiers, en entité morbide, et qu'ils manquent rarement dans la léprose. Z.)

« *Troubles moteurs :* démarche incorrecte; les mouvements de la jambe droite sont raides; les articulations ont comme perdu de leur souplesse, pied dévié en dehors; la jambe droite progresse par un mouvement de totalité, sans que le genou et la hanche se plient; cependant les articulations sont indemnes; réflexes rotuliens presque abolis à droite, très exagérés à gauche. »

(J'insisterai toujours, et à mesure, sur l'absence de tous ces troubles dans l'aïnhum des premiers auteurs, observé chez les nègres, qui ne serait qu'un petit *bobo local,* atteignant le 5ᵉ orteil, sans retentissement aucun, ailleurs, sur l'économie; tandis que tous ces phénomènes se rencontrent dans la léprose. Z.)

« Pour en finir avec les *singularités* de cette malade, ajoute le Dʳ de Brun, disons que jusqu'à présent l'aïnhum était considéré comme une affection propre aux gens de couleur : les nègres sont particulièrement prédisposés ; ils en sont atteints soit dans leur pays d'origine, soit après leur émigration, soit même quand ils sont issus de parents émigrés. » (Or la maladie peut être héréditaire, ethnique ; nouvelle ressemblance avec la léprose. Z.) « Quelques Indiens pourraient également en être atteints, mais jusqu'à présent l'aïnhum n'a jamais été observé chez les Sémites et n'a jamais été constaté en Syrie » (tandis que la lèpre est très commune chez les Sémites et ravage la Palestine depuis l'époque biblique. Elle survit toujours à Beyrouth et dans le Liban. A quelques heures de Beyrouth, à Damas, on rencontre de nombreux lépreux ; tous les touristes parlent des lépreux mutilés, horribles qu'on y rencontre. D'ailleurs, nous avons constaté le fait nous-même, en décembre 1896. Z.)

« Signalons également, dit le Dr de Brun, ce fait remarquable et singulièrement suggestif, à savoir *qu'un jeune homme habitant le même village que notre fillette et dont la maison confine à la sienne, a été atteint, avant elle, de la même affection qui lui a enlevé tous les orteils.* A part cette indication qui laisserait entrevoir la possibilité d'une contagion, nous ne trouvons rien qui puisse expliquer l'affection de cette enfant. » (Si ce fait est suggestif, il ne peut l'être que pour la lèpre. Le Dr de Brun ne dit pas par quel processus sont tombés les doigts du voisin de la petite Syrienne. Est-ce par un anneau constricteur ou par dactylites ? Il n'est pas rare de rencontrer dans les rues, dans toute la Syrie, des lépreux à doigts mutilés par la lèpre ; tandis que l'aïnhum n'y a jamais été signalé. Z).

Le Dr Brun aborde ensuite la pathogénie de l'aïnhum, guidé par ce seul fait *si singulier* qui ne ressemble à aucun des cas d'aïnhum décrits par les confrères qui l'ont observé chez les nègres, et dont la description, au contraire, se rapporte parfaitement à la lèpre quasi-classique, à part la stricture des orteils par le mécanisme d'un anneau. Mais je m'empresse d'ajouter déjà que bien des léprologues ont rencontré et signalé ce processus aïnhoïde chez des lépreux incontestables, comme on le verra plus loin.

Le Dr de Brun dit plus loin : « On a prétendu que *l'aïnhum était une simple variété de la lèpre. Cette opinion ne saurait être soutenue.* La lèpre trophoneurotique n'arrive à produire des mutilations des pieds, qu'après une longue période caractérisée par des éruptions spéciales (taches érythémateuses, pigmentaires, apigmentaires, pemphigus lépreux, laissant des cicatrices indélébiles), par des douleurs neuralgiques et par l'épaississement régulier ou fusiforme ou plus rarement noueux de certains nerfs. En outre, lorsque la période des mutilations est arrivée, l'anesthésie des membres est déjà complète et l'on peut observer en même temps les atrophies musculaires, les rétractions tendineuses et fibreuses, les déformations des pieds et des mains (griffe lépreuse), qui donnent à l'affection un aspect si particulier. Au reste, *la lèpre ne mutile jamais à la façon de l'aïnhum.* »

Réellement si le Dr de Brun n'avait pas donné tant de retentissement à son *aïnhum sémitique*, soit par sa publication dans la *Semaine médicale* en 1894, soit par sa communication à l'Académie le 25 août 1896, en essayant de combattre la mienne faite le 28 juillet, je n'aurais pas discuté si longuement son observation qui reluit la lèpre à chaque phrase. Mais comme les médecins, en général, ne connaissent pas la lèpre, ils seraient fort embarrassés pour conclure entre Hippocrate qui dit oui et Galien qui soutient que *non*, — si je ne relatais pas *in extenso* les idées de mon honorable contradicteur sur la léprose. Le passage ci-dessus transcrit, fourmille d'hérésies ; toute personne, qui a longuement observé la lèpre, sait d'abord qu'il peut arriver que cette maladie mutile les doigts par le mécanisme d'un anneau rigide constricteur, comme chez le malade du Dr de Brun. Collas, Rochard, Corre..., et de nos jours Ehlers de Danemark, Boinet de Marseille, Poncet de Cluny, citent de tels faits. Notre planche 28 représente des doigts ainsi mutilés chez des lépreux que nous avons observés, avec le Dr Düring, à Constantinople ; et l'on verra aussi, un peu plus loin, l'opinion du Dr Moore qui a étudié longuement la lèpre aux Indes. Or, c'est une erreur insoutenable que de dire que *la lèpre ne mutile jamais à la façon de l'aïnhum.* De plus, la lèpre trophoneurotique, la *forme mutilante* surtout, peut détacher les doigts sans que le malade ait jamais présenté des manifestations cutanées, sans douleurs névralgiques, sans modification des nerfs, sans que l'anesthésie des membres soit complète, absolue, sans atrophie des muscles, sans rétraction des doigts... Le Dr de Brun trouvera la confirmation de notre dire dans les observations publiées par les léprologues les plus autorisés. Tout récemment encore le rapport présenté au gouvernement Danois par le Dr Ehlers, sur la lèpre en Islande, et la thèse du Dr Eichmuller, relatent plusieurs faits de ce genre. Nous y renvoyons le Dr de Brun.

C'est une erreur aussi que de soutenir que *jamais la lèpre ne se localise à un point limité du corps* (Dr de Brun, *Sem. méd.*, 1894, p. 398, seconde colonne). Il y a des lépreux monosymptomatiques, comme des syphilitiques. En théorie, on lit dans les livres le tableau complet de la lèpre avec toute l'escorte symptomatique classique, exposée par le Dr de Brun. Mais en clinique, il n'en est pas toujours ainsi. Très souvent on rencontre des lépreux n'ayant qu'une seule manifestation lépreuse pendant très longtemps, et même pour toujours, lorsque la maladie a fait halte. Enfin nous répéterons, avec tous les léprologues, que les os des extrémités se résorbent souvent dans la léprose, comme dans l'aïnhum des auteurs. Or, il résulte de la discussion à laquelle nous venons de nous livrer, que la malade du Dr de Brun est une lépreuse quasi-classique. Elle présente tous les troubles circulatoires, sensitifs, moteurs de la léprose. Quant au mécanisme de l'amputation spontanée des doigts par anneau constricteur, il s'observe parfaitement dans la lèpre la plus évidente. Bien des léprologues l'ont signalée. Que fallait-il donc en plus au Dr de Brun pour dire que sa malade était une lépreuse, au lieu d'en faire un cas d'aïnhum *singulier*, unique dans la science, tel qu'on n'en a jamais vu nulle part? Comment la symptomatologie lépreuse si riche, si parfaite de sa malade, et la naissance dans une localité où la lèpre continue toujours à sévir endémiquement sur sa race, n'ont-elles pas éveillé son attention? tout cela était pourtant suffisamment suggestif.

Le Dr de Brun fait de l'aïnhum une maladie podique, il n'admet pas que l'aïnhum atteigne la main, comme dans le cas du Dr Lancereaux (pl. 28, fig. 4, 5, 6). Cependant le mécanisme qu'il décrit chez sa malade fait parfois détacher les doigts tout comme les orteils. Est-ce qu'on serait autorisé d'en faire une affection à part, rien que par le déplacement du siège de manifestations identiques? Ce serait là une fâcheuse manière de classifier les maladies. Si la goutte affectait un doigt au lieu du gros orteil classique, faudrait-il en faire une autre entité morbide? La clinique démontre chaque jour que les orteils et les doigts, parties analogues en anatomie transcendante, sont atteints des mêmes phénomènes morbides.

J'aurais pu en rester là de la réfutation de l'opinion du Dr de Brun, car l'argumentation à laquelle je me suis livré a déjà prouvé suffisamment que sa petite Syrienne est tout simplement une lépreuse.

Mais pour démontrer de la manière la plus éclatante que cette Syrienne est effectivement atteinte de la lèpre, j'ai prié le Dr Sachs, résidant à Beyrouth, de découvrir cette malade et de me tenir au courant de ce qui s'est passé chez elle, depuis que le Dr de Brun l'a vue, c'est-à-dire depuis 1894. Ce distingué confrère, autant pour m'être agréable que par intérêt pour la science, a fini par trouver la petite fille. Il l'a photographiée et m'envoya les épreuves dont la vue ne peut laisser subsister le moindre doute sur la nature lépreuse de son affection (pl. 44, fig. 11 et 12). Voici un résumé de sa lettre datée du mois de septembre 1896: « Après une année de recherches, j'ai pu enfin découvrir la petite malade considérée comme atteinte d'aïnhum par le Dr de Brun. L'enfant, nommée Héloun (Hélène), est du village Kéfornisse et non d'Aïn-Méry.

« Elle présente, en ce moment, plusieurs particularités intéressantes qui ne sont pas mentionnées dans l'observation du Dr de Brun. La maladie a continué à évoluer; elle a tellement révélé la symptomatologie de la lèpre mutilante la plus évidente, depuis 2 ans, que le Dr de Brun ne saurait hésiter à admettre le fait. Pour le moment, il est absent de Beyrouth. La mère et les deux sœurs de H... que j'ai vues, sont indemnes. Mais les renseignements que j'ai eus sur le père me paraissent suggestifs. Pendant de longues années, il a eu aux pieds, des ulcères dont la description se rapporte au mal perforant, et des rhagades aux paumes des mains. Héloun a une attitude vicieuse lorsqu'elle est debout ; ce qui dépend d'une scoliose prononcée. Outre les grandes déviations du rachis, le thorax est très déformé et bombé à droite ; l'épaule du même côté est bien plus haute que la gauche, et les 2 crêtes iliaques ne sont pas au même niveau (pl. 44, fig. 12), d'où légère claudication pendant la marche. Le pouce de la main droite est considérablement plus volumineux que le gauche. Les muscles de l'avant-bras droit sont un peu atrophiés ; il y a aussi insensibilité complète ; car la peau traversée de part en part, par une épingle, n'a occasionné aucune sensation. Il n'y a ni cicatrices, ni macules ; les nerfs cubitaux ne sont pas gonflés. Les membres pelviens sont violacés et constamment froids, jusque près des genoux. Le pied droit est volumineux, hypertrophié. Le tégument du dos de ce pied est luisant et ridé. On y voit 2 cicatrices dont l'une, large d'un et longue de 4 centim., dans la direction du muscle tibial antérieur ; l'autre plus petite, semi-lunaire, se trouve au milieu du dos du pied. Les 4 derniers orteils manquent complètement ; des cicatrices sinueuses et difformes marquent le bord antérieur du pied. Le gros orteil est comme étranglé à sa base au niveau du pli digito-plantaire ; on y voit un sillon très prononcé (pl. 44, fig. 11). Anesthésie complète jusqu'à l'articulation tibio-tarsienne ; une épingle enfoncée profondément entre le gros orteil et le 2e métatarsien n'a point été ressentie ; et, chose à noter, malgré la profondeur de la piqûre, il n'y a point eu de suintement sanguin. La sensibilité ne redevient normale qu'au-dessus de la 1/2 de la jambe ; il y a aussi thermo-anesthésie. Le pied gauche est violacé et très hypothermique ; sillon très marqué au pli digito-plantaire du 5e orteil. Diminution très prononcée de la sensibilité à la plante de ce pied. *Asymétrie faciale* très prononcée : le côté gauche de la figure est plus épanoui, la joue plus bombée, la commissure labiale abaissée, ainsi que l'angle externe des paupières. »

Il y a donc semi-paralysie du nerf facial gauche. Ainsi la lèpre a évolué chez la petite fille et elle est devenue incontestable pour tout le monde, depuis que le Dr de Brun a publié son observation, c'est-à-dire depuis 1894 ; la mutilation des trois orteils, l'anesthésie envahissant les membres thoraciques, et la paralysie de la face — signe si fréquent de la lèpre anesthésique pure ou mixte, c'est-à-dire venant compliquer une des autres formes de la lèpre, la mutilante, la tubéreuse ou la maculeuse, — ces nouveaux symptômes survenus depuis deux ans confirment absolument le *diagnostic de lèpre*.

Le Dr Sachs est porté à admettre que le père de Héloun, d'après les informations qu'il a eues, était lépreux. Il n'a pu découvrir le jeune homme syrien, pays de la petite malade, qui avait perdu également tous les orteils du pied droit. Dans sa lettre à moi, mon confrère ajoute que cette mutilation lépreuse est très commune en Syrie. Des mendiants ainsi estropiés se rencontrent tant sur la route de Jaffa à Jérusalem qu'à Damas ; cela est du reste de notoriété publique. La conclusion du Dr Sachs est claire et nette : *la petite Syrienne du Dr de Brun est incontestablement lépreuse. Son opinion a été partagée par plusieurs confrères de Beyrouth auxquels il a montré la petite Héloun.* Je pense que le fait de la cause du Dr de Brun, comme on dit en jurisprudence, étant démontré appartenir à la léprose d'une manière si éclatante, toute discussion sur sa communication faite à l'Académie, le 25 août 1896 en faveur de l'aïnhum, devient absolument oiseuse. Sa communication aide au contraire à démontrer que *l'aïnhum des auteurs* a pour origine des méprises de la part des médecins qui n'ont pas eu l'occasion d'étudier suffisamment les allures si variées de la léprose (1).

Or la petite Syrienne du Dr de Brun est tout bonnement atteinte de la *léprose mutilante podique* qui commence à se compliquer de la forme nerveuse, témoins l'asymétrie de la face et la diminution de la sensibilité aux membres thoraciques.

Le processus de mutilation par anneau constricteur se rencontre, avons-nous dit, tout autant dans la *lèpre mutilante cheirique que dans la podique.* A Constantinople nous avons eu la chance, le Dr Düring et moi, de rencontrer des lépreux dont les doigts se sont mutilés par ce procédé du prétendu aïnhum des Éthiopiens, dans les pays desquels, il ne faut pas l'oublier, la lèpre sévit avec violence,

Les malades que nous avons observés avec mon honorable confrère (pl. 28) sont des Arméniens d'Erzeroum et de Van où la lèpre existe toujours.

Bien que je fusse convaincu que la petite malade du Dr de Brun n'était qu'une lépreuse, tant par la description détaillée fournie par ce distingué confrère, dans la *Semaine médicale* du 5 septembre 1894, que par la suite de l'observation que m'a transmise le Dr Sachs, en septembre 1896, appuyée par des photographies décisives, j'ai tenu, absolument, à étudier moi-même le fait en litige et voir par mes propres yeux la Syrienne atteinte soi-disant *d'aïnhum.* Ainsi, je n'ai épargné ni la fatigue, ni la perte de temps, ni les frais, et je me suis rendu à Beyrouth, en décembre 1896, uniquement pour élucider définitivement la question ; cette discussion devant aboutir à la suppression du cadre nosologique, d'une entité morbide universellement admise, il importait, selon moi, de faire la lumière la plus vive sur ce cas controversé, sans réplique possible. Aussi m'excusera-t-on, je pense, d'insister si longuement sur ce fait *d'aïnhum syrien.*

Le 18 décembre 1896, j'ai eu la satisfaction de voir et d'étudier l'état d'Héloun à Beyrouth même, où le gouverneur du Liban, S. E. Naoum Pacha, la fit venir par

____

(1) Dans le *Bulletin de l'Académie de médecine* du 28 juillet 1896, p. 128, il y a eu une erreur typographique facile à rectifier avec un peu de bonne volonté. Après avoir dit que des doigts de lépreux envoyés par moi à MM. Bouchard, Nocard et Straus n'ont pas montré le bacille, j'ajoute que ce bacille étant *inconstatable* dans la lèpre mutilante *pure,* son absence dans l'aïnhum, où il n'a été recherché d'ailleurs qu'une seule fois par le Dr Dantec, ne prouve rien contre l'identité de la lèpre et de l'aïnhum établie par moi. Or, au lieu *d'inconstatable* on a imprimé *incontestable.* Ce qui jure, manifestement, avec tout le contenu de mon travail. Le Dr de Brun a fait fond sur cette coquille pour combattre mes assertions avec mes propres armes, soi-disant,

une estafette ; ce dont je lui exprime ma plus vive gratitude. Voici en peu de mots l'état de la malade à cette date :

Héloun Aad, âgée de 11 ans, née et habitant Kéfornisse, village situé dans le Liban, à 7 heures de distance de Beyrouth. L'enfant est accompagnée par son oncle qui complète les renseignements fournis d'ailleurs avec lucidité et précision par la petite fille dont l'intelligence est fine et précoce par le fait du climat.

Cependant, physiquement la petite est chétive et débile. Ainsi que le Dr Sachs l'a relaté dans sa note, le père, mort il y a 4 ans à la suite d'une chute, a eu pendant de longues années des ulcères sur la jambe et le pied droits et des rhagades profondes de la paume de la main du même côté, dont les 4 derniers doigts étaient rétractés, sans possibilité de les étendre. On ignore si la sensibilité était diminuée, s'il y avait d'autres manifestations, s'il y a eu d'autres lépreux dans la famille. Le Dr Sachs a bien voulu nous promettre qu'il ira lui-même à Kéfornisse où l'on ne peut se rendre qu'à cheval, pour faire une enquête et voir la mère d'Héloun. Celle-là, bien portante, est de Kéfornisse aussi, village de 120 foyers; elle eut 6 enfants. On ne peut nous dire s'il y a actuellement d'autres lépreux. Mais, il y a quelques années, il y eut une femme qui avait perdu le médius et l'annulaire de la main droite; celui-ci s'était détaché à l'articulation métacarpo-phalangienne, et le premier au niveau de l'articulation phalango-phalangienne. La mère d'H... était placée, dernièrement, dans une ferme où la petite jouait toute la journée avec un garçon de son âge qui avait perdu le 1er et le 2e orteil spontanément; le 3e était tuméfié et suppurant. Cependant Héloun avait déjà perdu le 5e orteil avant de connaître ce garçon mutilé. Car lorsqu'elle n'avait que 3 ans ce petit orteil, malade, gênant la marche et suppurant de manière à salir la robe de sa mère à chaque pansement, fut abattu, à la fin, par celle-ci, par un coup de ciseaux, sans la moindre douleur, tandis que le 4e et le 3e doigt se sont détachés à la suite d'un anneau constricteur. H... marche nus pieds, comme tous les enfants et même les adultes pauvres en Syrie. Elle a perdu son 4e orteil pendant la marche, sans s'en apercevoir; et la solution de continuité, consécutive, a suppuré pendant plus d'un mois, avec puanteur.

Le 18 décembre 1896, le pied droit ne conserve pas le gros orteil; cicatrice horizontale à la base des orteils mutilés, sinueuse avec hyperkératose. Au niveau de la tête du 5e métatarsien, il y a eu rhagade perpendiculaire qui commence à la tête de cet os et remonte jusqu'à 3 centim. sur le dos du pied; elle a une profondeur de plus de 3 millim.; à ses bords, l'épiderme épaissi s'enlève facilement. Le 2e orteil conserve la tête de sa phalange métatarsienne. Ce pied droit est bien plus volumineux que le gauche; sa peau est pachydermique; elle ne glisse point sur les parties sous-jacentes; on ne peut la pincer; sur le dos de ce pied, cicatrice large comme 3 travers de doigt. Elle serait consécutive à une ancienne brûlure. Le tégument du 1/5 inférieur de la jambe droite est pachydermique aussi; mais moins que celui du dos du pied dont la plante présente 2 cicatrices de maux perforants qui ont duré longtemps, et obligeaient de marcher sur la pointe du pied. Les pieds et le 1/4 inférieur des jambes sont violacés. Sensibilité complètement abolie au pied droit où le Dr Sachs, présent à cet examen minutieux d'H..., a implanté toute la longueur d'une épingle ordinaire jusqu'à la tête, sans que la petite, dont les yeux étaient maintenus fermés, éprouvât la moindre sensation. Nous traversons de part en part aussi un gros pli de la peau du dos du pied et un autre au 1/4 inférieur de la jambe, à l'insu de H... La sensibilité ne commence à se manifester qu'au-dessus du 1/4 inférieur de la jambe et de plus en plus, progressivement. Un corps froid, appliqué sur le pied et sur la jambe, n'est apprécié qu'au-dessus du 1/4 inférieur de celle-ci. Un corps brûlant non ressenti au pied, commence cependant à l'être bien plus bas que le corps froid : à 1 centim. à peine de l'articulation tibio-tarsienne; la sensibilité aux piqûres est obtuse sur le pied gauche; il en est de même du froid, tandis que la chaleur est plus appréciée à partir de 2 travers de doigt de l'articulation tibio-tarsienne. Chose à noter, les corps *froids* donnent la sensation de chaud. — Membres thoraciques. Les piqûres d'épingle déjà peu senties, sur l'avant-bras gauche, le sont bien moins sur le droit, principalement du côté de l'extension; il en est de même du dos des mains. Le froid aussi et la chaleur sont plus appréciables sur l'avant-bras gauche que sur le droit. Le côté gauche de la face est plus large, plus épanoui que le côté droit, et la commissure gauche se rapproche davantage du bord de la langue tirée hors de la bouche, que la droite. Il y a donc asymétrie de la face. Cependant les paupières peuvent se bien clore des deux côtés. Sourcils, cils, cheveux abondants; point de boutons ou de taches; aucune éruption nulle part. La sensibilité aux piqûres, au froid, au chaud est moindre à droite qu'à gauche. *Scoliose* très prononcée : deux inflexions à droite dont la plus accentuée, au niveau de la région dorsale; épaule droite et mamelon du même côté bien plus élevés que les gauches (pl. 44, fig 11 et 12). Le côté gauche du tronc sent plus les piqûres d'épingle et le froid, il n'y a pas de différence pour le chaud. L'application d'un corps froid ou chaud occasionne, de suite, une contraction fibrillaire des muscles, bien plus prononcée à gauche qu'à droite. Démarche incertaine, un peu mal équilibrée; le poids du corps est rapidement transmis sur le sol par le membre droit; tandis que le membre gauche reste plus longtemps sur le sol; la pointe du pied droit est tournée en dehors. Peut-être le pied droit ayant été fort longtemps souffrant, H… a pris l'habitude d'ainsi marcher. Enfin, le nerf cubital gauche est tant soit peu gonflé.

On le voit clairement, l'affection d'Héloun a fait de grands progrès depuis 1894. Le diagnostic de lèpre ne saurait être contesté par personne en 1896. Aussi notre distingué confrère, le Dr de Brun, à qui nous avons montré Héloun, pendant notre séjour à Beyrouth, après l'avoir minutieusement examinée, a déclaré avec toute la probité scientifique d'un homme dont le but unique est la recherche de la vérité, que *s'il avait vu Héloun dans l'état où elle se trouve aujourd'hui, il n'aurait pas hésité un seul instant pour la déclarer lépreuse.* Notre honorable confrère a ainsi tenu la promesse donnée : « Ma conviction ultérieure, a-t-il dit, si le Dr Zambaco peut la provoquer, n'en fera que plus d'honneur à son apostolat ». (*Bul. de l'Acad. de méd.*, 25 août 1896, p. 249.) Ajoutons que les renseignements consignés plus haut prouvent que d'autres cas de lèpre mutilante se sont présentés dans la localité habitée par la famille d'H… et que, très probablement, son père aussi a été lépreux.

La figure I, pl. 28, représente la main avec la griffe caractéristique de la lèpre dite anesthésique, tandis que l'index droit est étranglé à sa base, par une constriction circulaire, sans ulcération, identique à celle de l'aïnhum des auteurs. L'extrémité de l'annulaire du même côté est tout à fait étranglée par un sillon en tout pareil à celui que produirait un lien ou une bride fibreuse qui aurait pour effet de détacher l'extrémité unguéale. Cette extrémité ressemble à une petite *cerise* appendue par un pédicule. Elle s'est détachée plus tard. L'os, résorbé, formait le noyau de cette petite baie molle, lipomateuse. On voit, par cette description, qu'il s'agissait d'une lésion en tout identique à celle de l'aïnhum des Éthiopiens. Au milieu de ce même doigt et à sa face dorsale, on voit une encoche, comme une entaille qui retrace aussi la description donnée par les auteurs dans quelques cas d'aïnhum. S'il n'y avait eu, chez ce malade, que cet étranglement des doigts, personne n'aurait résisté à l'entraînement d'en faire un aïnhum européen affectant les mains ; et si, par hasard, la lésion occupait le 5ᵉ orteil, tout le monde aurait été unanime. La lèpre ayant continué à évoluer, depuis que cette photographie a été prise, voici, en peu de mots, l'état de ce lépreux le 29 juin 1896 :

OBSERVATION XXXIV. — *Lèpre aïnhoïde chez un Arménien.*

Jeune homme de 20 ans, originaire d'Erzeroum où il nous affirme avoir rencontré des individus aux mains déformées, avec griffes comme la sienne, et avec doigts mutilés, ainsi que des figures léonines de la lèpre tubéreuse. D'ailleurs, nous avons vu, le Dʳ Düring et moi, chacun de son côté, plusieurs Arméniens de Van et d'Erzeroum, atteints de diverses formes de la léprose. *Sa mère a eu l'auriculaire gauche recourbé, et les muscles de la main atrophiés.* Elle serait morte poitrinaire à 36 ans. Père indemne; X... n'a qu'un frère de 12 ans qui demeure avec lui; il est sain. La main droite (pl. 28, fig. 1) a été modifiée depuis 1893, date de la photographie, par les progrès de la léprose. Ainsi l'index droit, étranglé à sa base, absolument comme dans l'aïnhum des auteurs, ne présente dans le fond du sillon, non ulcéré d'ailleurs, qu'une circonférence de 5 centim. ; tandis que celle de l'index gauche est de 8 centim. au point correspondant. Au-dessus du sillon, il y a un coussin lipomateux, dont la circonférence mesure 9 centim. 1/2 ; l'index gauche n'en a, au même point, que 7. Cette stricture linéaire manque du côté de la paume de la main. Or, l'anneau est incomplet et n'occupe que les 3/4 de la circonférence du doigt. Le médius est fortement fléchi : il est impossible de le redresser. L'annulaire est moins fléchi que le précédent; il présente au côté dorsal une encoche de haut en bas, avec bourrelet lipomateux saillant, de près d'un centim. dans sa partie la plus épaisse. La circonférence du doigt, au niveau de l'encoche, est de 5 centim. et au niveau du bourrelet lipomateux de 7 1/2. Le lobule de l'extrémité du doigt, figuré sur la photographie, s'est détaché il y a quelques mois, sans douleur, sans saignement; de sorte que le doigt n'est plus constitué que par deux phalanges ; ce doigt reste toujours arqué (voir la reproduction radiographique de cette main (pl. 44, fig. 13). Auriculaire, à moitié fléchi, demi-ankylosé, ainsi que tous les autres doigts, excepté le pouce; sa phalange unguéale est presque entièrement résorbée; à sa place il ne reste qu'un lobule arrondi, étranglé à sa base, lipomateux, pareil à celui qui termine l'annulaire, sur la photographie. Ce lobule graisseux est haut de 6 millim. (Notons que l'hypertrophie du tissu graisseux de l'extrémité du doigt atteint a été signalée, par les auteurs, dans l'aïnhum des nègres. Le D' Silva Lima dit : la partie située en avant du sillon est globuleuse ou ovoïde. Le sillon, qui n'est pas ulcéré, mais formé d'un anneau fibreux complet, identique à celui que présentait l'annulaire, 2 ans auparavant, a une circonférence de 2 centim.; celle-ci est de 5 centim. immédiatement au-dessus de l'anneau constricteur. Ce lobule, qui représente le 3ᵉ fragment du doigt, va se détacher, un de ces jours, comme dans l'aïnhum, comme l'extrémité de l'annulaire l'a déjà été, chez ce même malade. (En décembre 1896, j'ai détaché par un coup de ciseaux, ce lobule sans douleur, sans saignement.) Médius très recourbé, maintenu toujours arqué par une demi-ankylose, mais pouvant se fléchir complètement; ongle épaissi en sabot; pouce normal. La main gauche présente la griffe spéciale de la léprose nerveuse : les 4 derniers doigts sont rétractés, les 1ʳᵉˢ phalanges sont dans l'extension forcée; le reste des doigts est très fléchi; avec impossibilité de les redresser; atrophie des muscles interosseux, des deux côtés, et des muscles de l'hypothénar, surtout à gauche; à droite, c'est la région thénar qui présente un creux en place de la saillie normale; insensibilité à la douleur, incomplète sur l'avant-bras, complète sur le gauche, notamment du côté de l'extension; un pli de la peau traversé par une aiguille n'occasionne aucune souffrance; paume de la main droite, sensible; la moindre piqûre y occasionne des mouvements réflexes violents; tandis qu'à gauche, la paume de la main est analgésique et la piqûre n'y détermine pas de mouvements réflexes; le sentiment de la pression est conservé.

X... ne distingue pas le chaud du froid; il accuse de la chaleur, lorsque le corps qu'on applique sur l'avant-bras et sur les mains est froid (perversion); sentiment du tact perdu sur les avant-bras et le dos des mains; X... se coupe et se brûle souvent, en travaillant, sans s'en apercevoir autrement que par la vue. Quant aux membres inférieurs, il n'y a rien à noter objectivement; mais à partir du genou, il y a analgésie, tandis que le tact et le sens thermique sont conservés. *Incurvation* de la colonne vertébrale avec convexité gauche, à la région dorsale; nerfs cubitaux gonflés, avec petites nodosités.

Après cette description du malade est-il utile d'en discuter le diagnostic ? Et cet individu ne cumule-t-il pas les signes de l'aïnhum des auteurs et ceux de la lèpre nerveuse ? Dira-t-on que ce lépreux est atteint en même temps d'aïnhum ? Certes non. Or parmi les manifestations lépreuses vulgaires, il y a eu aussi chez X... étranglement par anneau constricteur, par le mécanisme décrit dans l'aïnhum, et cela par le fait même de la léprose dont le processus, dans ce cas, s'écarte quelque peu de l'ornière routinière de la lèpre mutilante.

La phototypie 2, planche 28, montre que la dernière phalange de l'auriculaire est aussi entourée d'un anneau étrangleur qui va la détacher par ses progrès. La figure 3 représente un étranglement par constriction manifeste entre la 2ᵉ et la 3ᵉ phalange de l'index droit; ce qui rapproche encore ce fait de l'aïnhum des auteurs; tandis que le médius de la même main et les quatre doigts de la main gauche présentent les lésions de la sclérodermie; fait aussi très important et très suggestif. Il n'y a pas de doute que des confrères éminents auraient fait de ce cas un exemple de sclérodactylie qui, selon nous, rentre bien souvent dans la léprose, ainsi que je le démontrerai plus tard. Pour le moment, bornons-nous à dire que dans la lèpre *atrophiante*, les phalanges peuvent être résorbées et amincies, comme dans la sclérodactylie, et que déjà, un homme de grande valeur, le Dr Grasset, correspondant de l'Académie, est tout disposé aussi à rapprocher, à fondre même dans la léprose, la sclérodactylie des contemporains. En revenant au malade de la figure 3, nous ajouterons l'effiliation de l'index et de l'auriculaire gauches, par résorption des phalanges dans le sens de leur longueur, tandis qu'au médius et à l'annulaire du même côté, la 3e phalange est réduite par résorption, dans tous les sens, à un petit fragment d'os soudé et immobile. Le médius droit présente, avons-nous dit, une déformation considérée comme caractéristique de la sclérodactylie. C'est la flexion forcée de la phalange unguéale, rudimentaire, sur la phalangine, et sa rétraction de manière à former avec cette dernière un angle presque droit, ouvert du côté palmaire. Enfin, l'atrophie, l'altération et la déformation des ongles, surtout de l'annulaire gauche, complètent le tableau de la sclérodactylie. Ainsi les mains de ce malade réunissent tous les signes de la sclérodactylie, sans en excepter la sclérose et l'adhésion de la peau sur quelques phalanges. Et pourtant, il s'agit encore d'un lépreux ambulant de Constantinople, reproduit par le Dr von Düring dans l'Atlas international de 1893, sous le titre de *sclérodactylie à forme d'aïnhum*. Ce malade présente, ainsi qu'on peut le constater sur la phototypie et mieux encore sur la chromo-lithographie de l'Atlas ci-dessus mentionné, une atrophie assez accentuée des paupières inférieures, surtout de la gauche, lésion que l'on constate souvent dans la léprose nerveuse ou de Danielssen. Chez ce malade, l'érythromélalgie, c'est-à-dire les troubles capillaires asphyxiques, le gonflement, les fourmillements, ont ouvert la scène, symétriquement des deux côtés. L'on sait que la lèpre débute souvent de cette manière. Ce cas réunit donc, à lui seul, tout à fois, les symptômes de l'aïnhum des auteurs, ceux de la sclérodactylie et ceux de la lèpre nerveuse ; il prouve l'identité de la nature de ces trois états morbides qui se confondent ensemble, chez ce malade, de manière à former un tout et à rentrer ainsi dans la léprose dont ils ne constituent, tout au plus, que des modalités. Je pense qu'il ne viendra à l'esprit de personne que cet individu pourrait être atteint à la fois de trois affections indépendantes : de l'aïnhum, de la sclérodermie et de la lèpre. D'ailleurs la résorption des phalanges et l'adhérence de la peau sur la charpente osseuse des doigts ont été signalées dans *l'aïnhum*, par les auteurs européens qui ont élargi le cercle de cette maladie par l'addition des cas qu'ils ont observés en France ; cas qui, encore une fois, s'éloignent considérablement de l'aïnhum des nègres tel qu'il est défini par nos confrères de la marine : *une maladie locale, sans aucun retentissement sur l'état général, constituée uniquement par l'apparition d'une stricture à la base du 5ᵉ orteil.* Il est vrai que certains auteurs, à cause de la connexité de ces deux états morbides chez certains malades observés en Europe, se sont vus obligés de rapprocher l'*aïnhum* de la *sclérodermie.* Mais ils n'ont pas songé qu'il ne s'agissait, dans tous les cas, que d'expressions d'une et même maladie, de la léprose. Ainsi le Dʳ Despetis dit textuellement, dans sa thèse déjà citée, *que l'aïnhum s'approche de la sclérodermie dont les bandes indurées parfois offrent une singulière prédilection pour les régions articulaires qu'elles étranglent à la manière des bracelets.* Ce médecin trouve que les altérations anatomiques qu'il a constatées dans l'aïnhum sont pareilles à celles que rencontra Rindfleisch dans le *sclérome* des adultes, nom par lequel quelques auteurs ont désigné la sclérodermie (*Traité d'histologie pathologique* traduit par F. Gros, Paris, 1873, p. 323). Il en conclut que l'aïnhum est une sclérose localisée, c'est-à-dire une *sclérodermie circulaire.* Il y aurait sclérose, rétraction du tissu fibreux qui diminue la nutrition par constriction, perturbation de la nutrition et parfois état graisseux, lipomateux, comme dans le cas étudié par le professeur Cornil et le Dʳ Wücherer. Le Dʳ Leroy de Méricourt présenta en effet, à la Société de Biologie, en 1870, une note du Dʳ Cornil sur l'examen histologique d'un doigt atteint de cette *singulière maladie.* La section des parties malades a montré une hypertrophie considérable de la couche papillaire et de l'épiderme. Le derme n'était pas atrophié ; le tissu cellulo-adipeux était normal, mais très développé, ressemblant à celui des lipomes ; glandes normales, tissu osseux devenu graisseux. Au niveau du sillon, le corps muqueux était mince, les papilles atrophiées.

Le Dʳ Despetis ajoute que la résorption des phalanges est encore un point de ressemblance entre l'aïnhum et la sclérodermie. *Il réclame aussi, comme un cas d'aïnhum, le malade de Mirault,* d'Angers, qui a présenté pourtant le tableau le plus parfait de la lèpre et dont malgré cela s'emparent tous les auteurs européens qui ont écrit sur l'aïnhum dont ils ont bien élargi le domaine, relativement aux premières descriptions que nous devons à nos confrères des colonies sur cette *maladie spéciale aux nègres.* Nous avons vu, d'autre part, que le Dʳ Coulogner exclut tous ces faits de l'aïnhum dont il fait une affection exclusivement *podique.* Cependant, il y a des cas dans lesquels les doigts ont été atteints absolument par le même processus que les orteils. On ne saurait donc les distraire du même casier morbide et en faire une maladie à part. Quant au mécanisme par lequel les extrémités digitales se détachent, et aux transformations subies par celles-ci, la description que donne le Dʳ Coulogner de l'aïnhum s'applique absolument à la lèpre de nos Arméniens (pl. 28) ; le bout ressemble, dit cet auteur, à une *petite cerise appendue par un petit pédicule dont il se détache plus tard.* L'os se résorbe graduellement ; le bout devient un lipome où l'on ne retrouve que les vestiges de la phalange. Or, toutes ces modifications ont été constatées chez nos malades, chez celle du Dr Lancereaux et sur celui du Dr Lardy dont les recherches radiographiques les ont mises en toute évidence, ainsi que nous le dirons plus loin. Les Drs Evaristo Garcia, Camacho, Poncet de Cluny et Ehlers ont insisté sur cette résorption, chez les lépreux, bien plus active dans certaines contrées. Le Dr Coulogner admet que le cas du Dr de Brun est l'aïnhum. Or, il est démontré aujourd'hui de la manière la plus évidente, qu'il s'agit d'un lépreux. D'ailleurs, aucune des observations du soi-disant aïnhum, insérées dans la thèse de Coulogner, ne permet de conclure, tellement elles sont brèves et incomplètes. Seul, parmi les auteurs, le Dr Despetis dit, à propos d'un malade : qu'il ne présentait pas de signe de lèpre, tout brièvement, sans nous dire même s'il a recherché minutieusement l'insensibilité, ainsi que les autres manifestations de la lèpre, qui, parfois, sont très légères et difficiles à dépister. Enfin, Despetis range l'aïnhum dans la classe des dégénérescences graisseuses ; tandis que deux autres observateurs distingués, nos confrères de la marine, Corre et Guyot soutiennent que l'aïnhum est une maladie générale qui dépend d'une altération des centres nerveux trophiques, et la rapprochent de la lèpre. Le fait de Guyot paraît être un cas de lèpre aïnhoïde congénitale qui a continué à évoluer après la naissance. Si des enfants naissent avec la lèpre maculeuse, ainsi que nous l'avons établi le premier, pourquoi n'en naîtraient-ils pas avec la mutilante ?

Dans une thèse remarquable soutenue à Montpellier par le Dr Apolinari, ancien interne, en 1881, il est dit aussi : un sillon creuse le petit doigt (chez ce lépreux) et probablement fera tomber le doigt, comme à gauche (ce qui, en effet, a eu lieu plus tard). Même processus à la base de l'annulaire gauche.

Le Dr Lancereaux, dans une savante leçon publiée dans la *Semaine médicale* du 26 septembre 1894, a réuni les amputations spontanées des membres et l'aïnhum sous le nom de *tropho-neurose autocopique*. Cette heureuse dénomination résume les principaux caractères de cet état pathologique qui consiste en la chute spontanée des doigts avec troubles vasculaires, troubles de la sensibilité et troubles trophiques. Les dessins 4, 5 et 6 qui accompagnent l'article de la *Semaine médicale*, reproduits dans notre planche 28, ont servi d'appui au professeur pour soutenir ses doctrines. La description détaillée que cet auteur émérite nous donne de ses malades, et les dessins mentionnés s'appliquent tellement à la lèpre mutilante qu'il est vraiment impossible d'en faire une maladie à part. En effet, la déformation des doigts, leurs mutilations, les sillons qui les étranglent, sont absolument identiques à ceux présentés par les deux lépreux ambulants de Constantinople que nous avons reproduits sur la planche 28, figures 2 et 3, au-dessus des dessins du Dr Lancereaux. De plus, il y avait, chez la malade de notre savant confrère, perte de la sensibilité et du sens thermique. En un mot, tous les signes de la léprose. A notre dernier voyage en France, en août 1896, après de longues recherches nous avons fini par découvrir cette malade du Dr Lancereaux. Voici en quelques mots son état, à cette date.

Observation XXXV. — *Aïnhum du Dr Lancereaux.*

A..., âgée de 24 ans, est née à Paris. Elle a un frère et une sœur bien portants; personne dans sa famille n'aurait eu une maladie pareille à la sienne. Sa mère est de Batignolles. Son père est du Puy, département de la Haute-Loire (traversé par les Cévennes où les Phéniciens allaient chercher des métaux). La mère de son père est des environs de Toulouse. Il n'a jamais voyagé. A... nous dit *être venue au monde* sans aucune déformation des mains, sans sillons; sa mère, vivante, l'affirme. Les trois derniers doigts de la main droite ont été atteints à 7 mois. Elle n'a été soignée que par un herboriste; elle a perdu consécutivement les 3 doigts. Elle a marché à 9 mois, et eut toutes ses dents à 22 mois; ses règles ont paru à 10 ans. L'index de cette même main droite fut atteint à 4 ans; il est tombé quelques mois après, sans douleurs. A 6 ans, l'index gauche présenta un sillon entre la 2e et la 3e phalange, et se détacha quelques mois après, sans déterminer aucune souffrance. A 12 ans, le gros orteil gauche a présenté un sillon constricteur qui creusait sans douleur; il y suintait un liquide sanguinolent. L'orteil a été de plus en plus étranglé (pl. 28, fig. 5). Engourdissements, perte de la sensibilité à la piqûre, à la température, à l'électricité. Reçue à cette époque à l'hôpital Laënnec, elle y a été traitée pendant 6 mois par l'électricité (plaques et pinceau). Le champ visuel a été trouvé normal et X... distinguait parfaitement toutes les couleurs; d'ailleurs jamais d'accidents hystériques. Quelque temps après avoir été observé et dessiné par le Dr Lancereaux, le gros orteil s'est détaché tout seul, un beau matin; il survint une hémorrhagie inquiétante. Le Dr Péan appliqua alors un point de suture à l'hôpital International. C'était le jour de l'assassinat du Président Carnot.

A 15 ans ont commencé à se former deux brides au-dessus du genou, sous forme de rubans resserrant de plus en plus; à 22 ans, elle a été opérée par le Dr Delbet qui enleva, après chloroformisation, ces deux brides de la cuisse. La sensibilité, nulle entre les deux brides, revint après l'opération et persiste toujours bien que diminuée.

Voici dans quel état nous avons trouvé X... le 11 août 1896. 4 doigts manquent à la main droite. Elle n'y conserve qu'un petit bout des phalanges métacarpiennes; pouce indemne. La sensibilité est très diminuée au-dessous des têtes des phalanges, jusqu'aux extrémités mutilées; à la main gauche la phalangette de l'index manque; ce qui reste du doigt est très grêle. Sillon au milieu du médius occupant le côté dorsal seulement. Ce sillon n'a commencé qu'il y a 18 mois. Il s'accentue de plus en plus; un autre sillon moins prononcé apparut, en même temps, à la base de ce même doigt dont il occupe toute la face dorsale; ce doigt est insensible à la piqûre, au chaud, au froid; il est engourdi et très faible; le bout en est effilé, mince, par résorption de la phalange unguéale; rien à noter du côté des ongles. Auriculaire gauche à moitié rétracté. Il n'y a pas trace du gros orteil gauche. Le moignon a été désarticulé, après la chute spontanée de l'appendice, pour le régulariser. Ongle du 2e orteil épaissi, déformé en sabot. La sensibilité est nulle aux piqûres et à la température, à partir des articulations tarso-métatarsiennes, surtout les orteils, à leur face dorsale et plantaire. Pied bot varus à droite. De ce côté tous les ongles sont épaissis, déformés. Engelures aux pieds et aux mains, pendant l'hiver. Cette malade, blonde, ne ressemble ni à son frère ni à sa sœur qui sont très bruns ; elle est détestée par sa mère qui l'a même mise à la porte de chez elle ; tandis qu'elle aime beaucoup ses deux autres enfants. Il paraît que la mère a eu, et continue à avoir, une conduite déréglée. Huit jours après son mariage, elle se rendit au bal de Bullier avec son amant, un chef cuisinier. Son mari, licencié en droit, fut très malheureux de la conduite de sa femme ; il serait mort de chagrin.

Il est évident qu'il ne s'agit pas ici d'amputation congénitale ; car l'enfant est née sans mutilation aucune ; elle nous l'a affirmé ; et les premiers phénomènes, qui ont abouti à ces amputations, n'ont commencé que plusieurs mois après la naissance. Les processus de l'étranglement ont continué à paraître pendant toute la vie, soit aux mains, soit au pied successivement ; il s'agit donc d'une maladie générale et non de mutilation par un mécanisme qui aurait débuté pendant la vie intra-utérine, et qu'on pourrait imputer aux amputations congénitales. Or, quelle peut être cette maladie amputante qui continue ainsi à estropier les extrémités de cette jeune fille, par des troubles de nature trophique ? Nous pensons qu'il est rationnel de la rattacher à la lèpre un peu modifiée ; je ne dirai pas atténuée dans ses conséquences, puisqu'elle détache les doigts comme dans la forme amputante, bien que très lentement. La marche de l'affection est un peu anomale ; outre les mutilations, il y a aussi chez cette malade, des troubles de la sensibilité et des troubles trophiques, signes suffisants, en général, pour diagnostiquer la lèpre. Le processus de mutilation est celui que l'on a constaté dans l'aïnhum des nègres. Et cette fois-ci les lésions ont été, en même temps, *podiques et cheiriques*. Est-ce que les partisans de l'aïnhum rejettent ce cas de ce que les mains aussi ont été le siège des mêmes troubles, des mêmes mutilations par étranglement consécutif à l'anneau constricteur ? Continueraient-ils à soutenir, en face des cas de ce genre, que l'aïnhum ne peut siéger qu'aux pieds ?

Mais comment cette jeune fille a pu devenir lépreuse ? Et d'abord la lèpre survit en France, par atavisme ; elle existe de nos jours du côté de Toulouse et dans les environs des Cévennes. Nous avons constaté cette survivance (communication à l'Académie le 9 mai 1893). Or le père et la grand'mère de cette malade sont originaires de la Haute-Loire. D'autre part, peut-on être sûr de la maternité de l'enfant, surtout lorsque la mère a eu une conduite légère ? Les Drs Hillairet et Gaucher ont publié un cas de lèpre dont l'origine a été démontrée, grâce à l'habileté avec laquelle notre spirituel confrère et ami, le Dr Gaucher, a conduit l'interrogatoire. Le père et la mère de cette lépreuse, Français tous deux, étaient indemnes, et la provenance de la maladie embarrassait, bien que le diagnostic fût certain. Or le Dr Gaucher confessa la mère et obtint l'aveu que cette enfant n'était pas du père légal, mais d'un amant créole, atteint de lèpre. L'incertitude de la paternité ne doit jamais être oubliée par le médecin qui cherche dans l'hérédité légale l'origine d'une maladie constatée chez les enfants. Qui sait si la rencontre de quelque étudiant étranger, au bal de Bullier, n'a pas été la cause déterminante de la maladie amputante de la malade du Dr Lancereaux. Il y a parfois des lépreux parmi les étudiants exotiques. Toujours est-il que nous ne voyons pas quelle autre affection que la léprose aurait pu déterminer ces amputations des doigts et des orteils, débutant après la naissance; amputations pareilles à celles de nos lépreux ambulants de Constantinople, reproduits sur la même planche 28, fig. 1, 2 et 3.

Le Dr Lancereaux dit lui-même que l'aïnhum, la sclérodermie, l'ulcère perforant et tous les *désordres secondaires* de la lèpre sont d'une origine nerveuse. Je suis d'accord avec mon éminent confrère, à cette restriction près, que les désordres nerveux sont *essentiels* dans la lèpre, et non *secondaires*. L'ulcère perforant, si commun dans la léprose, a été considéré par le Dr Poncet de Cluny, dans son remarquable travail sur la lèpre du Mexique, comme suffisant à lui seul, pour reconnaître, dans cette contrée, la lèpre. Il trahirait dans nos pays l'existence de la lèpre atténuée. J'avoue ne pas être en état de confirmer l'assertion de mon honorable confrère. Il n'en est pas moins vrai que, outre les lépreux indiscutables qui présentent fréquemment des maux perforants, nous avons rencontré ces derniers chez des individus ne présentant que quelques légers signes de la léprose, tels que l'anesthésie et les dactylites que des confrères peu expérimentés auraient prises pour des panaris vulgaires.

L'autre malade du Dr Lancereaux, celle qui était couchée au n° 13 de la salle Ste-Martine, a eu aussi les doigts amputés spontanément et des ulcères trophiques de longue date. Les dessins, qui les reproduisent dans le numéro de la *Semaine médicale* déjà cité, se rapportent à la lèpre mutilante. Deux des mains ressemblent à la main dite de *Morvan*; et nous savons que la maladie qui porte ce nom n'est que la lèpre quelquefois un peu atténuée. Les ulcères et les maux perforants de cette malade viennent aussi à l'appui de notre manière de voir. En outre, chez cette femme, la peau de quelques doigts était luisante, tendue et adhérente aux tissus sous-jacents, comme chez quelques sclérodermiques; disposition qui se rencontre aussi chez des lépreux affectés de la forme nerveuse; car il est incontestable que plusieurs de ces prétendus sclérodactyliques, dont les observations ont été publiées, sont tout simplement des lépreux, parfois classiques. On n'a qu'à lire la thèse du Dr Lagrange partout citée. Donc les malades du Dr Lancereaux ne peuvent être considérés comme atteints d'*aïnhum* défini : *une maladie locale, constituée uniquement par l'apparition d'une stricture à la base du 5e orteil*. Ils présentent au contraire le tableau complet de la lèpre ordinaire, et sont une nouvelle confirmation de la survivance de la lèpre en France. D'ailleurs la lèpre mutilante pourrait être dénommée parfaitement une *névrose vaso-trophique autocopique*. Si le bacille de Hansen était toujours constatable dans la léprose, on y aurait eu une démonstration pour tout le monde ; mais ce bacille n'est constant que dans la forme tubéreuse de la lèpre. Nous le répétons, des doigts amputés spontanément, ou par les malades lépreux eux-mêmes ou bien par les médecins pour tarir des suppurations interminables, n'ont pas présenté un seul bacille à des bactériologues tels que MM. Bouchard, Straus, Nocard, auxquels nous les avons envoyés. Cependant le voici constaté par le Dr Prus. Je dois ce renseignement qui va rallier tout le monde à notre opinion, à l'amabilité de mon distingué confrère le Dr Ehlers, de Copenhague, qui me l'a transmis le 14 novembre 1896, en m'indiquant la source : *Arch. f. Psychiatrie und Nervenkrankheiten*, 1895, XXVII 3, et *Arch. f. Dermat und Syphilis*, 1896, XXXV, p. 298.

Le Dr Laugier expose, dans un rapport médico-légal, un cas d'aïnhum chez une Parisienne qui a perdu la moitié des 3 derniers doigts de la main droite, quelque temps après la naissance, et, vers l'âge de 3 ans, la moitié de l'index ; de manière que la main fut réduite à l'état d'une pince de homard (*Journal de méd. de Paris*, 5 juillet 1896). Cette malade est la même que celle du Dr Lancereaux, dont nous avons déjà donné l'observation plus haut.

Le Dr Tenneson, médecin de l'hôpital Saint-Louis (*Traité clinique*, 1893), admet, avec Fontan et Boutier, que l'aïnhum n'est pas spécial à la race nègre, et rapproche cette maladie de la sclérodermie. Pour cet auteur distingué, *la sclérodermie mutilante est un genre dont la sclérodermie annulaire* (c'est-à-dire l'aïnhum) *est une espèce*; de même que l'aïnhum, les amputations congénitales seraient des sclérodermies annulaires.

Nous avons déjà dit ce que l'on doit penser des amputations intra-utérines, occasionnées par une cause mécanique agissant pendant la vie intra-utérine, ou par un arrêt de développement, qu'elles doivent être absolument séparées des amputations déterminées par une cause pathologique développée et se produisant après la naissance.

Nous avons déjà dit aussi qu'on rencontre parfois, chez des lépreux incontestables, la mutilation des doigts par stricture d'un anneau rigide, les étranglant progressivement jusqu'à leur chute. Le Dr Apolinario signale aussi le fait dans sa thèse (Montpellier, 1881). Il en est de même de Brassac, Poncet de Cluny, Corre, Collas et Boinet de Marseille (Étude clinique de la lèpre, in *Marseille médical*). Voici ce que cet observateur distingué m'a écrit le 15 septembre 1896 :

« Dans une série de 400 lépreux que j'ai observés à Choleu (Cochinchine), à à Than-Moi (près de la frontière chinoise) et à Hanoï, j'ai vu un assez grand nombre de chutes des doigts ou des orteils, consécutives à un sillon ulcératif et éliminateur de la base. Ici évidemment la lèpre était seule en question. Je crois que beaucoup de cas, décrits comme de l'aïnhum, sont de nature lépreuse; mais pour savoir si l'aïnhum pur forme une entité morbide bien définie et distincte, on n'a qu'un seul moyen indiscutable, c'est la recherche du bacille lépreux. A Choleu, j'ai vu un cas net d'aïnhum avec sillon caractéristique chez un homme qui ne présentait pas d'autres lésions incontestables de lèpre. L'examen microbien n'a pas été fait, j'étais en excursion. » Notre honorable confrère ne nous dit pas s'il a trouvé le bacille aux doigts amputés par la constriction circulaire chez ses lépreux incontestables, mais atteints uniquement de la forme mutilante de la lèpre, sans tubercules, ce dont j'ai lieu de douter. Et alors son critérium devient nul. Nous avons dit plus haut que des bactériologues éminents ne l'y ont jamais constaté; or la présence du bacille démontre mathématiquement l'existence de la lèpre; cela est incontestable; mais son absence n'autorise point à l'exclure. Espérons qu'on finira par le trouver dans l'aïnhum aussi, ne fût-ce qu'une fois, pour convertir tous les intransigeants, comme cela vient d'avoir lieu pour la maladie de Morvan; ce qui constitue un grand triomphe pour la médecine clinique tant vilipendée dans ces derniers temps par les théoriciens bactériologues. Le Dʳ Boinet termine sa lettre en me disant : « En réalité l'aïnhum pur est exceptionnel en Indo-Chine et le plus souvent ces lésions dans ce pays sont imputables à la lèpre. » D'autre part, le même confrère dit, dans son mémoire paru dans *Marseille médical* en 1896, p. 159 : « Nous avons noté chez des lépreux, ce liséré, ce lien fibreux semblable à une ligature de caoutchouc qui enserre fortement la racine des doigts. Chez un lépreux qui n'avait plus que le petit orteil droit, on pouvait constater à la base de ce doigt un liséré ulcératif profond. La section, qui entraînait cette élimination, était aussi nette que si elle avait été produite par une anse galvanique. Chez un lépreux de Choquan, on voyait, à la base du gros orteil renflé en massue, un sillon circulaire net, profond, sans *ulcération appréciable* de la peau. Ces altérations rappelaient l'aspect de ces doigts étranglés par l'aïnhum. Chez un lépreux, un étranglement profond existait au cou-de-pied, comme s'il avait été enserré par un lien fibreux » (Nimier).

Bref, le Dʳ Boinet a vu bien des fois, chez des *lépreux incontestables*, le procès des mutilations des doigts par un lien étrangleur. Il n'aurait rencontré qu'une *seule fois* un cas d'aïnhum qui ne présentait pas d'autres lésions de la lèpre. Il est à noter que notre honorable confrère était *en excursion* et ne nous donne pas l'observation détaillée de ce malade unique atteint d'aïnhum qu'il n'a vu que rapidement, sur pied, dans une excursion. Quant au Dʳ Poncet, voici ce qu'il nous a écrit le 6 décembre 1896 : « J'ai vu à Mexico une petite lépreuse dont le pied antonin était en train de perdre ses phalanges ; le cinquième doigt était étranglé à sa base par une dépression circulaire qui réduisait à rien son attache, sans que les parties, séparées presque, fussent congestionnées. La partie isolée avait l'aspect des autres phalanges, insensible mais non asphyxique, ni gangrenée. L'enfant, âgé de 12 ans, avait la lèpre antonine héréditaire ainsi que sa mère. Le lépreux autochtone de Vichy (pl. 44, fig. 7) avait de profonds sillons à la base du pouce, de l'index et de l'annulaire. » Le D⁰ E. Garcia dit que chez les lépreux antonins de la Colombie, la résorption osseuse est très active ; il en a montré des exemples à la Société anatomique de Paris, en 1876. Le D⁰ Rueda est du même avis ; la résorption des os est très active parfois, chez les lépreux et complète de manière que, l'os disparu, il n'y reste plus que la chair, comme dans un moignon. Le D⁰ Camacho a constaté la même chose (thèse de Rueda, Paris, 1893).

Dans un article paru dans le *British Journal of Dermatologie*, nᵒˢ 64 et 66, vol. VI, le D⁰ Ehlers de Copenhague, léprologue distingué, s'exprime de la manière suivante, en parlant de la maladie de Morvan, de la syringomyélie et de l'aïnhum : « ... These circumstances are of course in favor of Zambaco's view, that our defective knowledge of leprosy nowadays had let the medical profession to invent new maladie, which never the lese are nothing but the good old leprosy of the Middle Ages... With regard to aïnhum, the theory might reasonable. » Cet honorable confrère a eu l'amabilité de m'adresser une lettre, le 13 octobre 1896, dans laquelle il me donne l'opinion de l'éminent D⁰ Moore, chirurgien général du gouvernement de Bombay, opinion relatée dans le *Journal of the leprosy investigation commitee*, London, August 1890, page 26. « The condition described as aïnhum, i have several times seen associated with leprosy and have considered it to be a manifestation of leprosy. » Enfin, dans une lettre que nous avons reçue le 18 décembre 1896, le D⁰ Ehlers nous dit : *je partage absolument vos idées sur l'aïnhum.*

Pour nous résumer, nous dirons qu'il n'existe pas dans la science une seule observation détaillée, satisfaisante, prise par un médecin connaissant à fond la lèpre, qui établisse nettement, lucidement, incontestablement, l'existence de l'entité morbide appelée *aïnhum*. Les faits relatés dans les thèses et les mémoires des confrères de la marine sont très écourtés et insuffisants. On n'a jamais étudié minutieusement les malades, en songeant à la lèpre et en recherchant sa symptomatologie. On se borne uniquement à la description de l'anneau constricteur, étranglant le doigt. Si les malades de ces confrères, qui, par parenthèse, ne sont pas méticuleusement étudiés, présentent les signes criards, le tableau complet de la léprose classique en même temps qu'ils perdent les doigts par anneau constricteur, ils en font de la *lèpre* aïnhoïde. S'ils n'ont pas constaté des manifestations saisissantes de la lèpre, ils en font de l'*aïnhum*. Or, pour qu'une observation vaille, lorsqu'il s'agit de discussion scientifique qui met en cause l'existence d'une entité morbide, on doit y noter avec soin même les signes négatifs.

Seul le Dʳ Collas, ancien médecin en chef de la marine à Pondichéry, a recherché attentivement chez de tels malades les symptômes de la léprose; aussi les a-t-il toujours rencontrés, et rattacha, le premier, l'aïnhum à cette maladie. Il conjure les médecins de penser toujours à la lèpre. Cet observateur distingué a rencontré chez des malades, outre la constriction classique de l'aïnhum par l'anneau rigide, des troubles trophiques et des modifications importantes des téguments. La peau des pieds était noire, sèche, rude, comme micacée, l'épiderme chagriné comme la peau des chiens de mer... Ses études l'ont conduit à considérer l'aïnhum comme étant la lèpre noire des médecins *tamouls*, le *karoupoukustham*. Le Dʳ Da Silva Lima a constaté les mêmes modifications, les mêmes troubles trophiques de la peau. Corre et Guyot, qui ont rencontré le soi-disant aïnhum dans les colonies, sont d'avis aussi que l'aïnhum n'est pas une maladie locale, mais qu'il dépend d'un état constitutionnel et le rapprochent de la lèpre. Il est vrai qu'un autre médecin distingué de la marine, le Dʳ Brassac, a soutenu que l'aïnhum forme une entité morbide indépendante, se basant sur ce qu'il n'a pas rencontré le processus de l'anneau rigide sur plus de 500 lépreux. Cependant il admet que d'autres l'ont rencontré chez des lépreux, et relate le cas d'un individu qui a perdu *d'abord le 5ᵉ orteil par l'aïnhum, et, plus tard,* d'autres doigts par la lèpre. N'est-il pas rationnel de ne voir chez ce malade qu'une seule affection procédant par l'amputation des doigts avec un mécanisme différent, comme cela a eu lieu chez plusieurs lépreux observés soit par nous, soit par d'autres léprologues, au lieu d'admettre deux affections indépendantes se suivant à la piste.

Quant à l'aïnhum observé soi-disant en Europe, on peut affirmer qu'il n'en est rien; car jamais il ne s'est agi d'une affection bornée uniquement au *5ᵉ orteil amputé par un anneau constricteur*, comme chez les nègres Nagos. Tous ces faits s'éloignent considérablement de l'aïnhum et rentrent dans la léprose; ou bien appartiennent-ils aux amputations congénitales. Et il est vraiment regrettable de voir que certains auteurs ont confondu ensemble des états si différents. Dans les aïnhums censés des auteurs, les mutilations des appendices affectent tantôt les pieds (*podiques*), tantôt les mains (*cheiriques*); et parfois, elles sont *podo-cheiriques*, simultanément. Il y a toujours eu, dans ces cas, des troubles circulatoires, trophiques et nerveux, apanage constant de la léprose. Dans la lèpre amputante la plus évidente, on voit également tantôt les mutilations siéger aux orteils, tantôt aux doigts et parfois avoir lieu par le processus de l'anneau rigide, constricteur, comme nous l'avons établi plus haut, en montrant même des phototypies qui mettent la chose hors de doute (pl. 28).

La vitrine 94 du musée Saint-Louis contient une jambe de nègre (nᵒ 1245), offerte par le Dr Pereira Guimaraës, en 1888. C'est un moulage fait à Rio-Janeiro. Le 5e orteil de ce membre est comme rongé par un anneau constricteur qui présente aussi une *ulcération granulée* de 8 millimètres, occupant les côtés interne et supérieur, empiétant sur l'orteil par ses 4 millimètres, et par autant à sa base, du côté de l'espace interdigital. Du côté externe la peau reste intègre sur une étendue de 1 1/2 centim. ; de sorte que l'anneau est incomplet. Les 2 parties de l'ulcération se touchent et s'appliquent comme les feuilles d'un livre ; l'orteil est ainsi étranglé à sa base. Or, il ne s'agit pas, ici, d'un anneau linéaire rigide, seulement ; mais aussi d'un ulcère rongeant, occupant une bande large et étendue. Ce fait du Dr Guimaraës a été l'objet d'un rapport remarquable fait à la Société de chirurgie par le Dr Reclus, qui conclut à la non identité de l'aïnhum et des amputations congénitales. Ce cas, bien qu'observé chez un nègre du Brésil, s'éloigne donc de la description donnée par les premiers auteurs qui disent que le caractère de l'aïnhum consiste en une *stricture par un anneau fibreux* sans lésion cutanée ; ou tout au plus avec une érosion linéaire, car il y a eu une large ulcération rongeante. Et l'on ne doit pas oublier que, de même que le prétendu aïnhum, la lèpre peut produire l'amputation des orteils et des doigts par le mécanisme de l'anneau constricteur purement et simplement et que dans tous les deux cas, un ou plusieurs doigts peuvent être atteints et mutilés par ce processus. Bien que rare, la lèpre monosymptomatique, n'atteignant qu'un seul doigt, et faisant halte après sa chute, se voit parfois ; ce sont là des cas atténués que l'on rencontre dans la pratique. J'ai présenté un tel malade au congrès de Dermatologie de Paris tenu en 1889. Ce malade, après avoir perdu un gros orteil, n'a plus rien présenté depuis.

Un cas d'aïnhum des auteurs, que le hasard m'a fait étudier, finira, je pense, par convaincre tout le monde que lorsqu'on passe ces malades au crible de l'observation méticuleuse, on découvre les signes certains de la lèpre même chez les nègres dont le 5e orteil étranglé par un anneau rigide paraît, de prime abord, constituer toute l'affection.

Observation XXXVI

Halimé, âgée de 3o ans environ, esclave, est, selon toutes les apparences, une négresse du Soudan. Couleur noire de jais, front un peu fuyant, pommettes légèrement saillantes, nez écrasé à narines larges, rondes, ouvertes obliquement en haut et en avant, de manière à laisser pénétrer le regard profondément dans les fosses nasales ; lèvres épaisses, cheveux courts et crépus, crâne arrondi, intelligence bornée. Cette Éthiopienne, bien bâtie, bien musclée, est reçue à l'hôpital allemand de Constantinople, le 4 mai 1894. Selon son dire, le mal qui l'a décidée à y entrer a commencé, 2 ans auparavant, par des douleurs profondes et de plus en plus accusées dans le 5e orteil gauche qui était pourtant insensible aux piqûres. Elle y remarqua un petit sillon occupant la face plantaire de l'appendice, là où il se détache de la plante, qui s'étrangla de plus en plus et s'ulcéra à la suite, de manière à fournir un léger suintement. C'était tout. Un an après, le 5ᵉ orteil droit a été pris, à son tour, de la même façon. Ce sont encore des douleurs ressenties dans l'épaisseur de l'orteil s'arc-boutant pendant la marche, qui ont attiré son attention. Elle y vit aussi une stricture ou sillon plantaire, à la base de cet orteil qui conservait ses dimensions normales. Bientôt il s'y forma une ulcération suppurante. L'ulcération et la stricture n'ont pas fait le tour de la base du doigt. Elles sont restées, toutes deux, limitées à la 1/2 inférieure de sa circonférence. Plus tard, les deux orteils, gonflés, volumineux, quelque peu douloureux spontanément, insensibles à l'exploration, la gênaient de plus en plus pour se chausser et pour marcher, aussi réclamait-elle instamment leur ablation. Lors de son admission à l'hôpital, l'ulcération de l'orteil gauche était annulaire, large de 2 à 3 millim., profonde, située au niveau du sillon digito-plantaire, allant jusqu'à l'os, est-il écrit sur la note que le Dʳ Kambouroglan, l'habile chirurgien de l'hôpital, m'a remise, après l'avoir copiée sur le registre de cet établissement. Toutes les deux ulcérations étaient tapissées de granulations d'un rose pâle. La marche était impossible, à cause des douleurs éprouvées dans les orteils par la pression des chaussures. La désarticulation fut pratiquée le 8 mai 1894, et la cicatrisation, par première intention, obtenue le 16 de ce mois. Le 6 juin 1896, je finis par découvrir cette négresse. Un examen minutieux me révèle des signes précieux qui imposent le diagnostic de léprose. Cicatrices de pemphigus évident sur le genou gauche. H... s'est rappelée y avoir eu des phlyctènes et des ulcérations, pendant longtemps. Tout le membre inférieur gauche est insensible jusqu'au genou, et le droit jusqu'à l'union des 2/3 inférieurs avec le 1/3 supérieur, aux piqûres, au froid, au chaud, au contact ; arcade plantaire sensible ; il n'y a que 4 orteils à chaque pied ; les deux cinquièmes ayant été amputés, comme nous l'avons déjà dit plus haut. Le 4ᵉ orteil droit présente, depuis quelques mois, un sillon avec légère stricture, à son côté digito-plantaire. Ce sillon occupe tout ce côté exclusivement, sans se prolonger, pour le moment, aux côtés latéraux et dorsal. Il y a un léger suintement, sans ulcération proprement parlant. Halimé nous affirme que le même processus a eu lieu sur les 5ᵉˢ orteils. Pour le moment, il n'y a pas de douleurs ; l'orteil est insensible aux piqûres et à la température. A la plante du pied, près de la tête du premier métatarsien, petite cicatrice, arrondie, pareille à celle des maux perforants guéris. La pulpe du 3ᵉ orteil droit est gonflée, tuméfiée, déformée, annonçant comme un commencement de dactylite. La pointe de l'aiguille n'y occasionne pas de souffrance ; néanmoins, la malade y éprouve quelques élancements. Les jambes sont comme engourdies et parcourues par des fourmillements et la nuit par des élancements. La peau des membres inférieurs est glabre, sans aucune éruption ; celle des jambes est partout couverte d'une infinité de lignes, très minces s'entre-croisant dans tous les sens et circonscrivant ainsi des espaces de formes variées, irrégulières, comme le craquelé du Japon. *Un seul tubercule* comme un pois, niché dans le tégument, siège au milieu du mollet droit. L'examen le plus minutieux ne nous a pas fait découvrir d'autres tubercules (le Dʳ Ehlers n'a pu trouver aussi qu'une seule nodosité, pas bien caractéristique, chez un lépreux d'Islande, observation 42 de la thèse Eichmuller). Il n'y a rien ailleurs ; mais la sensibilité, dans tous ses modes, est peu accusée sur les avant-bras, notamment au côté postéro-externe. Aux plis palmaires, il y a souvent des rhagades profondes, des maux perforants, surtout l'hiver ; c'est le pli palmaire du côté droit, s'étendant de l'articulation métacarpo-phalangienne de l'index vers le milieu de la paume, qui est souvent le siège d'une rhagade suppurante, profonde, longue à se cicatriser. Le nerf cubital droit est uniformément gonflé près du coude, comme une plume d'oie ; celui de gauche présente une nodosité douloureuse à la pression, un peu allongée, comme un petit flageolet. Santé générale satisfaisante ; menstrues régulières. Halimé appartient, depuis plusieurs années, à un bon maître. Elle est bien nourrie, bien soignée, et vit en commun avec la famille de ce grand personnage turc, sans la moindre précaution. Elle a été enlevée et vendue à l'âge de 10 ans environ. Nous avons proposé de l'envoyer derechef à l'hôpital, pour faire enlever le 4e orteil qui a commencé à l'incommoder, et en même temps le tubercule du mollet droit, dont l'examen bactériologique intéresse la science.

Voilà donc un exemple d'aïnhum éthiopien pur sang, consistant en stricture du 5e orteil gauche, puis du droit, sans autre mutilation. Le processus d'étranglement des orteils est identique à celui indiqué par nos confrères de la marine, qui ont observé *le vrai aïnhum des nègres*, et l'excellente constitution de la malade éloigne de prime abord toute pensée de maladie générale. Tout cela est incontestable, et personne, je pense, n'hésiterait à voir chez la négresse Halimé, l'aïnhum des confrères brésiliens. Cependant, un examen minutieux a fait constater l'ensensibilité aux membres inférieurs et aux avant-bras, une modification de la peau des jambes qui présente un aspect de craquelé, sans ulcérations, sans déchirure de l'épiderme, les traces de pemphigus aux genoux, et de maux perforants aux pieds et aux mains, enfin un petit tubercule unique au mollet droit et le gonflement des nerfs cubitaux. Est-ce possible de méconnaître la lèpre chez cette négresse ? Certes, non. Mais la maladie est bénigne, à marche lente, sans retentissement sur l'état général, privée enfin de ces signes criards, indispensables au public et aux médecins non initiés, pour dire qu'il y a lèpre ; aussi la maladie n'a-t-elle point éveillé l'attention de l'entourage. Or l'observation de Halimé tranche la question et autorise à caser définitivement l'aïnhum des nègres dans la *léprose mutilante podique de forme bénigne*.

Je dirai donc pour me résumer que, conformément aux soupçons de quelques auteurs, l'aïnhum des nègres n'est que la léprose mutilante présentant un modus particulier pour le détachement des orteils : l'étranglement par un anneau constricteur ; processus que nous avons rencontré, d'ailleurs, avec le Dr von Düring, sur des lépreux incontestables de Constantinople. Ce même processus a été rencontré par le Dr Ehlers de Copenhague, sur des lépreux d'Islande (thèse d'Eichmuller, observ. 4, 63, 64), par le Dr Boinet sur ceux de la Cochinchine, par le Dr Collas à Pondichéry, par Corre chez un Malgache en *permanence* d'une diathèse lépreuse, par Brassac sur un lépreux, par Moore à Bombay, par Apolinario à Colombie (thèse de Montpellier), par le Dr Poncet de Cluny à Mexico. L'aïnhum qualifié de *nostras* par les médecins européens n'est non plus que la lèpre. Mais cet *aïnhum censé* s'éloigne de la description donnée par les auteurs des colonies, de l'aïnhum des Nagos ; il offre encore bien plus les signes évidents de la léprose classique comme nous l'avons démontré plus haut. En effet, tous ces malades présentaient des troubles vasculaires, nerveux et trophiques, apanage inséparable de la léprose. Ces divers troubles n'ont pas été recherchés chez les nègres censés atteints d'aïnhum, dont les observations sont très brèves, incomplètes et non concluantes.

Or, la lèpre mutilante peut être *podique* ou *cheirique*, monodactylienne ou polydactylienne, amputant les doigts par des phénomènes ressemblant au panaris ou, bien que rarement, par un anneau rigide, constricteur qui étrangle l'appendice. Dans sa forme atténuée, la forme amputante, quel que soit son processus mutilant, elle peut rester limitée à un seul orteil ou à un seul doigt. D'ailleurs, les auteurs européens ont décerné le titre d'aïnhum même à des malades qui avaient perdu les doigts ou les orteils, par des dactylites ordinaires, panariformes, sans anneau rigide constricteur.

CONCLUSIONS. — *L'aïnhum des auteurs, éthiopien ou européen, est une modalité de la léprose mutilante.* Il est inconcevable que certains médecins, qui soutiennent que l'aïnhum est une entité morbide indépendante, excluent de son cadre les malades qui perdent les doigts absolument par le même procédé de l'anneau constricteur qui ampute les orteils. Est-ce que les manifestations identiques d'une maladie doivent varier de nom d'après les régions du corps qu'elle atteint? Et lorsque les mêmes lésions siègent simultanément, chez le même sujet, aux pieds et aux mains, comme chez le malade du Dr Lancereaux, faudrait-il donner un nom différent aux lésions des pieds qu'à celles des mains? Comment appliquer dans ces cas la définition de ces auteurs : l'aïnhum est une maladie qui *n'atteint que les pieds* dont il détache les orteils par le mécanisme d'un anneau constricteur, rigide?

Un mois environ après notre communication à l'Académie, le 18 août 1896, le Dr Berger présenta à la docte compagnie, de la part du Dr Lardy, chirurgien de l'hôpital français de Constantinople, la radiographie et une note relatives à un cas de lèpre aïnhoïde de la main. Il s'agissait d'un Arménien d'Erzeroum, âgé de 22 ans et dont l'affection a débuté dès l'enfance. Il présentait à la main gauche les signes typiques de la lèpre nerveuse : atrophie des muscles innervés par le nerf cubital gonflé et induré ; griffe caractéristique ; le groupe du médian est touché à un moindre degré. La main gauche porte les déformations de l'aïnhum. Le petit doigt a sa 3e phalange étranglée à sa base par un sillon profond qui le sépare presque entièrement du reste du doigt ; les rayons X ont fait disparaître complètement ce lambeau cutané, l'os correspondant ayant été détruit. L'annulaire présente au milieu de la phalange médiane un autre sillon oblique peu accusé ; l'index a, vers sa base, un sillon caractéristique d'aïnhum se dessinant très nettement sur la radiographie... La

3e phalange de cet index a déjà disparu par un processus analogue, et il ne reste de la phalangette qu'un débris d'os insignifiant. Cette lésion est très nettement indiquée par la radiographie. Enfin la 2e phalange du pouce a presque complètement disparu (par résorption), quoique le doigt ne porte pas de sillon d'aïnhum. « Nous avons déjà observé avec le Dr Zambaco Pacha, dit le Dr Lardy, plusieurs lépreux de Constantinople, et nous ne conservons pas de doute sur la nature de cette affection purement lépreuse. Chez un malade atteint d'aïnhum à la main, depuis de longues années, nous avons dû faire, pour cause de gangrène, l'amputation des deux jambes. Le Dr Nicolle, directeur de l'Institut bactériologique impérial, a trouvé le bacille lépreux dans les nerfs des deux pièces sonmises à son examen. Quant au 1er malade, il souffre uniquement de la gêne apportée aux mouvements de la main par la griffe cubitale. Le sillon se prononce de plus en plus au niveau des doigts atteints ; toute la partie située à la périphérie s'atrophie peu à peu et diminue de volume, jusqu'à ce qu'il ne reste plus qu'un moignon gros comme une forte verrue se détachant finalement, par accident. La sensibilité de la main, intacte aux régions innervées par le radial, est diminuée dans la région du médian et presque abolie dans la zone du cubital. « Le Dr Berger termine cette communication en applaudissant à la tentative faite par le Dr Lardy, l'habile chirurgien de notre hôpital à Constantinople, pour l'application de la radiographie dans l'évolution des lésions de la lèpre sur le squelette.

Pour terminer, je répéterai que ce qui induit en erreur des confrères éminents, relativement au diagnostic de la lèpre, c'est que n'ayant pas eu l'occasion d'observer un grand nombre de lépreux et d'étudier les variétés et les degrés divers de la léprose, ils exigent toujours, pour reconnaître cette maladie, le tableau donné par les classiques où figurent des taches et des tubercules. Il importe donc de ne pas oublier qu'à côté de ces types vulgaires, il y en a bion d'autres, et que nombre de lépreux sont anomaux, atypiques, irréguliers, atténués, frustes, notamment dans l'Europe centrale où la lèpre survit toujours, contrairement à l'opinion générale qui soutenait, jusquo dans ces derniers temps, qu'elle en a disparu définitivement depuis qu'on a supprimé les léproseries, depuis 1596. Des constatations certaines prouvent de plus en plus cette survivance par toute l'Europe. Nous traiterons plus loin, dans un chapitre spécial, de la *survivance de la lèpre en France.*

Ainsi, lorsqu'on se trouve en face de ces malades *bizarres, innominés, singuliers,* comme ils sont qualifiés par les auteurs, qui ne rentrent dans aucun des casiers connus de la nosologie, au lieu d'en faire de suite une maladie nouvelle, il faut songer à la lèpre qui survit partout en Europe, et rechercher les symptômes de la léprose sans oublier que, outre le type idéal, il y a des cas peu accentués, disparates, aberrants, qui s'éloignent considérablement de la lèpre classique, décrite dans les livres.

La syphilose, la léprose, et la neuropathie démontrent le polymorphisme nosologique bien mieux que toute autre maladie. Dépister la syphilis, dit le professeur Fournier, c'est un métier où l'on ne devient expert que par un dressage spécial. *Fit fabricando faber;* c'est affaire de spécialisation. Ces paroles s'appliquent parfaitement à la léprose qu'une expérience consommée fait découvrir parmi les malades catalogués sous les nombreuses dénominations du néologisme récent. On pourrait admettre à la rigueur, que quelques-uns de ces malades sont *paralépreux*, mot qui m'est suggéré par l'élocution heureuse, *parasyphilitique*, du professeur Fournier.

Nous n'en doutons point, il arrivera bientôt pour la léprose ce que notre illustre maître M. Louis a fait pour la fièvre typhoïde. Avant lui, les pyrétologues cataloguaient une foule d'entités morbides, sur lesquelles Pinel a tant insisté : fièvre gastrique, gastro-intestinale, putride, maligne, ataxique, adynamique, septique, etc. M. Louis a établi qu'il ne s'agissait, dans tous ces cas à allures si dissemblables, que d'une affection unique et il groupa ensemble tous ces états morbides identiques, sous le nom de fièvre typhoïde, malgré leur dissemblance. Est-ce qu'on exige aujourd'hui pour diagnostiquer la fièvre typhoïde le tracé idéal de Wunderlich? Le malade atteint d'une typhoïdette ou du typhus ambulatorius ressemble-t-il au typhique ataxique ou à l'adynamique? Et pourtant il s'agit toujours de la même entité morbide variable dans ses manifestations si dissemblables. Et de fait, si un médecin n'a vu qu'un ou deux cas de fièvre typhoïde aux mains tremblantes, à la face hébétée avec fuliginosités des lèvres, une fièvre très accusée et des taches lenticulaires, il ne reconnaîtra pas la fièvre typhoïde anormale, atténuée et fruste, ni celle qui débute comme une vésanie, ni celle qui s'annonce comme une bacillose pulmonaire, ni la forme apyrétique, si bien décrite par le Dr Vallin. Il en est de même de la léprose, et l'on peut même dire de toutes les maladies. Le groupement des états morbides analogues, pathogéniquement identiques, constitue un des envisagements les plus heureux de la médecine moderne qui s'efforce à mettre de l'ordre là où il n'y a eu que confusion et chaos, jusqu'à présent. Le rhumatisme, le scrofulisme, l'herpétisme, le névrosisme, la syphilose, la tuberculose, embrassent des états souvent très dissemblables entre eux, en apparence, bien qu'ils soient identiques quant à leur pathogénie. Leur mutation dans la lignée des malades, ascendante ou descendante, vient aussi corroborer cette synthèse qui satisfait l'esprit et en facilite la conception. Leur émiettement, au contraire, amène le trouble et maintient la confusion. L'étude approfondie de la *léprose* est appelée à rendre les mêmes services à la pathologie et à la pratique, en réunissant sous la même dénomination un tas d'affections considérées comme nouvelles, comme ayant échappé à l'observation de nos prédécesseurs et qui réclameraient des noms nouveaux, lorsqu'au fond il ne s'agit que des formes et des variétés d'une même entité morbide, la *léprose*, à manifestations variées, souvent anormale, irrégulière, aberrante, atténuée, métamorphosée, fruste, principalement dans les contrées où, grâce à la civilisation infusant les préceptes de l'hygiène, la lèpre a perdu toute sa violence d'autrefois au point de devenir méconnaissable par sa bénignité.

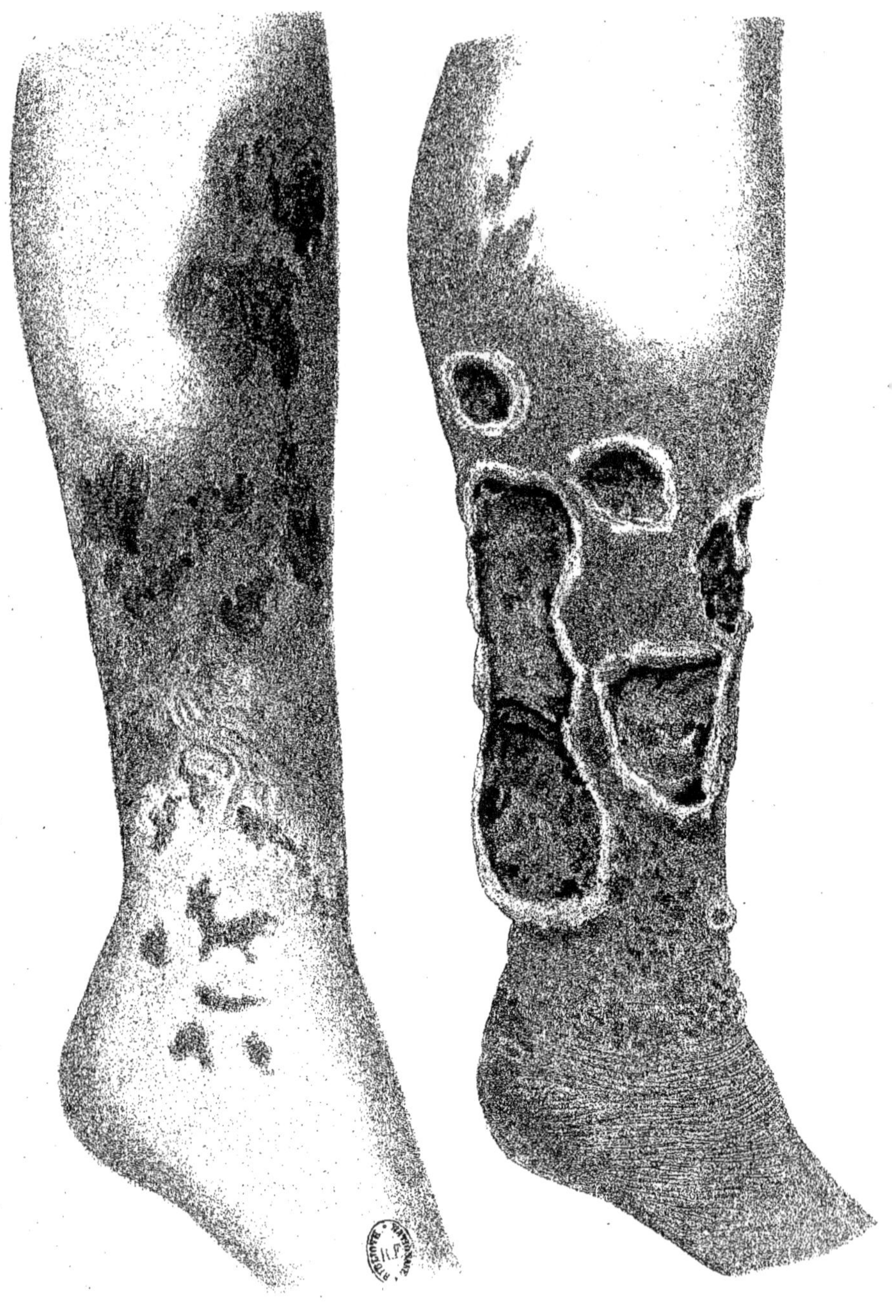

LÈPRE ULCÉREUSE (LAZARINE), AVEC TACHES PIGMENTAIRES.

CHAPITRE VIII

Lèpre ulcéreuse ou Lazarine.

————

Une des formes les plus répandues de la léprose et qui prête néanmoins à des erreurs fréquentes de diagnostic — notamment dans les pays où la lèpre est censée ne plus exister — est, certes, l'ulcéreuse ou Lazarine, ainsi dénommée de ce que le frère de Magdeleine, Lazare, que l'on confond à tort avec le ressuscité, en aurait été atteint. C'est par la même croyance universelle qu'il a été institué patron des lépreux, et que, sous les croisades, un ordre de religieux, invoquant ce tutélaire, a été créé pour soigner les ladres, qualification synonyme de lépreux.

La planche 29 représente deux variétés remarquables de cette lèpre ulcéreuse. La jambe de gauche reproduit des ulcérations superficielles qui s'étendent en surface, sans tendance à creuser : ces ulcérations commencent par une petite gerçure spontanée, ou bien à la suite d'une légère solution de continuité provoquée par une violence extérieure. De même que dans la variété que l'on voit sur la jambe d'à côté, une petite phlyctène, contenant un liquide trouble, foncé par l'extravasation de quelques globules sanguins, peut annoncer aussi le début de ces lésions. La phlyctène se rompt et, malgré toutes les précautions prises, les applications locales de toute nature et les traitements internes les plus variés, la petite ulcération gagne de plus en plus les tissus environnants et acquiert ainsi plusieurs centimètres de largeur. Dans la variété rongeante en profondeur, les tissus sont de plus en plus désorganisés, les tendons se dénudent et, dans des cas heureusement rares, ce travail destructeur survenant au niveau d'une articulation, peut, malgré tous les efforts qu'on lui oppose, arriver jusqu'aux ligaments, les attaquer à leur tour, et détacher le membre.

La planche 30 représente un tel accident dont je fus témoin. J'ai cité, dans une communication à l'Académie, à propos des lépreux de l'île de Chypre, le cas d'un malheureux qui a vu se **détacher** successivement, par étages, tous les segments constituant ses membres ; néanmoins, il a pu résister à toutes ces vastes suppurations et à ces dégâts épouvantables, obtenir la cicatrisation définitive et survivre à tous ces malheurs, à l'état de cul-de-jatte. Le Dr Carof, ancien médecin de la marine, établi à Brest, y a vu des dégâts analogues dans un cas de lèpre autochtone. (Comm. à l'Académie, 23 août 1893 : Les lépreux de la Bretagne.) D'autres fois des exulcérations très superficielles dépouillent les parties malades, les doigts, les orteils, les mains, de leur épiderme et laissent à nu de grandes surfaces suppurantes rouges au jaunes, pareilles à celles des brûlures superficielles (pl. 31). Dans d'autres cas, des ulcérations multiples, superficielles, plus ou moins petites, surviennent et se groupent sur un ou plusieurs doigts, en rongent les téguments, réduisent en déliquium une partie de la peau et occasionnent une espèce d'usure comparable à celle produite par les vagues sur certaines pierres peu résistantes que l'on rencontre sur les rivages, et dont la surface est réduite en un état quasi-spongieux avec des anfractuosités irrégulières; c'est la lèpre *ulcéreuse érodante*.

Souvent une pigmentation plus ou moins prononcée entoure des ulcères profonds et hideux, comme ceux des jambes, de la planche 29. De telles colorations s'observent même au delà des limites de ces surfaces suppurantes, à fond détergé rouge ou jaune, à bords serpigineux et en relief. Le tégument des environs s'hypertrophie uniformément, dans certains cas, et revêt l'aspect pachydermique; ou bien il y a de l'hypersécrétion épidermique par places, de la véritable hyperkératose.

Ces ulcères lépreux ont surpris, par leur ressemblance avec les vieux ulcères syphilitiques, notre éminent syphiligraphe le professeur Fournier, lorsque je les ai montrés à la Société de dermatologie de Paris (pl. 29).

A part la forme Lazarine de la lèpre, dans laquelle les ulcères constituent l'unique manifestation, en l'absence de tubercules, de macules et des symptômes tropho-nerveux de la variété nerveuse, le syndrome ulcère peut se rencontrer très souvent comme accident compliquant, comme épiphénomène chez tout lépreux, quelle que soit la forme ou la variété de l'éléphantiase, principalement lorsque l'affection a atteint un haut degré de son évolution. Ces ulcères lépreux intarissables siégeant surtout aux membres, sécrètent un pus sanieux de mauvaise nature, abondant, infect, se dessèchent passagèrement dans le cours d'une maladie intercurrente, pour se réveiller et recouvrer leur humidité dès la convalescence, et exposent enfin les misérables lépreux qui les portent à l'auto-intoxication, par la résorption du pus décomposé à leur surface.

Par le fait du traitement, et même d'une manière spontanée, ces ulcères se mettent parfois à marcher vers la cicatrisation qu'ils atteignent à la longue. Mais il n'est pas rare de voir un retour offensif s'opérer, sans cause appréciable. La petite solution de continuité, grande comme une fraction d'ongle, s'agrandit alors du jour au lendemain, s'étend et creuse avec une rapidité qui surprend et désespère malade et médecin. Parfois aussi, la cicatrisation obtenue, une peau lisse, luisante et mince y persiste; celle-ci craque au premier froid, à la première fatigue, à la suite d'une station debout prolongée, ou bien consécutivement au moindre choc ; et voilà encore une récidive qui ramène l'ulcère, rapidement, à son état grave antérieur.

En général, dans la lèpre ulcéreuse simple, pure pour ainsi dire, surtout au début, les sourcils, les cils, la barbe et la moustache sont conservés ; toute la symptomatologie consiste alors en ces ulcères accompagnés d'anesthésie. Mais lorsqu'il y a modification de la peau et principalement des altérations épidermiques, des troubles trophiques cutanés, les annexes du tégument, les systèmes cornés et pileux, s'en ressentent. Les régions poilues se dégarnissent alors plus ou moins, la face peut devenir même glabre par la chute de tous les poils ; et la figure, naguère la plus virile, se transforme en celle d'un eunuque. Le cuir chevelu seul est à l'abri de cette dépossession, à l'inverse de ce qu'on voit dans la syphilis. Je m'empresse d'ajouter que les manifestations lépreuses, macules, tubercules, et même l'anesthésie — phénomène concomitant presque inséparable de la léprose — respectent toujours la calotte crânienne ; je n'ai vu qu'une seule fois la lèpre envahir cette région, il s'agissait d'une poussée d'exsudats dans un cas de lèpre tuberculeuse généralisée, chez un calvitique.

J'ai rencontré un exemple de lèpre lazarine avec ichtyose et chute de tous les poils de la face chez un Breton lépreux autochtone dont j'ai présenté la photographie et l'observation à l'Académie et dont je reproduis la phototypie dans cet Atlas (pl. 45, fig. 6). Cet individu possédait une barbe et une moustache luxuriantes auparavant.

La lèpre Lazarine peut affecter une marche insidieuse pendant des années, en limitant ses manifestations, très légères d'ailleurs, à la muqueuse de certaines régions. La membrane de Schneider doit être citée, en premier lieu, comme siège de certaines ulcérations lépreuses à marche lente et dissimulée. De petites éraillures et un travail destructif, creusant en profondeur, occasionnent alors un flux nasal plus ou moins abondant, le plus souvent sanieux et infect. Plus tard, les dégâts deviennent considérables : la cloison est perforée, les cornets détruits ; et, comme aucune manifestation cutanée n'accompagne parfois ce processus nasal à évolution lente, la syphilis et la morve sont les affections que l'on soupçonne et qu'on dénomme déjà, sans songer à la léprose. J'ai été appelé à constater de telles erreurs commises par des praticiens très habiles d'ailleurs. Il est rare, dans ces circonstances, de ne pas découvrir, par une exploration méticuleuse, des placards anesthésiques sur certaines parties de la peau. Aussi doit-on interroger le tégument en tout sens et dans tous ses recoins, toutes les fois qu'il y a soupçon de léprose. La découverte de l'insensiblité dans quelques parties, même restreintes, de la peau, permettra d'affirmer, dans ces cas problématiques, la présence de la lèpre. Plus tard, c'est-à-dire après l'écoulement des mois ou des années, d'autres symptômes surgissent et rendent facile le diagnostic : ulcérations externes siégeant au lobule du nez et aux membres, chute des sourcils, des cils de la barbe, etc. (pl. 31, tête de droite).

Des ulcérations siégeant sur le palais et le voile, d'aspect parfois absolument syphilitique, peuvent aussi ouvrir la scène et constituer, pendant longtemps, le seul signe de la léprose. Dans ces cas, il est rare d'éviter une erreur de diagnostic, à moins d'une grande expérience acquise par l'étude approfondie de la lèpre et de la syphilis; tellement les ulcérations provoquées par ces deux maladies sont identiques.

D'ailleurs, il sera toujours du devoir du clinicien d'éclaircir la pathogénie de ces lésions par l'institution, à titre d'essai, d'un traitement spécifique, seule pierre de touche pour asseoir son diagnostic d'une manière définitive et assez prompte. Car la lèpre ulcéreuse monosymptomatique peut rester insidieuse pendant des années, sans l'affirmation par de nouvelles manifestations. La planche 33 reproduit plusieurs formes de ces ulcérations qui peuvent coexister avec d'autres manifestations indubitables de la léprose, ou bien constituer, pendant longtemps, l'expression unique de la maladie. La coexistence d'ulcérations sur la membrane olfactive est assez fréquente dans ces cas et concourt à éclairer le diagnostic.

Avant de terminer ce chapitre, nous devons mentionner l'opinion du professeur Lascar de Berlin, qui a déclaré, au sein de la Société berlinoise, que seule la forme ulcéreuse de la lèpre est contagieuse. Il n'a point dit sur quelles observations était basée cette assertion dont il est le seul promoteur.

OBSERVATION XXXVII. — *Lèpre ulcéreuse ou Lazarine, type, sans tubercules, sans rétraction des doigts, en un mot sans aucun symptôme emprunté aux autres formes de la maladie. Mort par septicémie.* (Planche 3o.)

Signorou Léon, israélite espagnole, née à Balate, dans la Corne d'Or, où elle a demeuré jusqu'à l'âge de 14 ans; depuis elle a habité Haskioï, sur la rive opposée. Enfin elle s'est fixée à Ortakioï, village situé dans le Bosphore. La lèpre se rencontre dans tous ces trois faubourgs, uniquement parmi les israélites. Le père, mort à 70 ans, a eu une éruption limitée aux jambes pendant sept ans, qui aboutit à de larges ulcères gangréneux (?). Aucun autre parent n'a eu quoi que ce soit qui puisse être rattaché à la lèpre. Mère morte à 5o ans. S... a 2 sœurs et un frère, mariés et ayant des enfants; tout ce monde est bien portant. S... a eu, de 2 à 4 ans, de l'eczéma impétigineux du cuir chevelu; un de ses enfants, âgé de 7 ans, a le favus; les 3 autres n'ont rien. Son mari, marchand ambulant de citrons, ne gagne pas de quoi nourrir sa famille; aussi s'alimentent-ils de poissons salés, puants, d'huile d'olive rance, de fromage corrompu, de têtes de palamides ou de thon. Leur galetas infect et humide est un caveau sombre et dégoûtant ; 2 paillasses pourries, quelques chiffons sordides, servant de couvertures et trois escabots boîteux constituent l'ameublement du caveau où grouillent 4 enfants émaciés, sous forme d'ombres humaines, dans la demi-obscurité et la puanteur.

En 1877, une tache rouge apparut sur la jambe droite ; elle fut bientôt surmontée d'une petite phlyctène qui se rompit et fut le point de départ d'une ulcération qui s'étendit considérablement et suppura pendant 6 mois ; d'autres ulcérations pareilles sont survenues sur les jambes, successivement, où l'on en voit encore plusieurs (novembre 1884), à des degrés divers. A ces solutions de continuité succèdent des cicatrices irrégulières, d'abord livides, puis blanchâtres et parfois saillantes, sièges de démangeaisons. Ce n'est que depuis un an que des phénomènes analogues survinrent sur les membres thoraciques. Nous avons été témoin de l'évolution de ce processus destructeur. Une petite rougeur, sous forme de tache, avec chaleur et cuisson vive, ouvre la scène. Bientôt il y pointe une petite phlyctène dont la rupture laisse à nu le derme ; l'ulcération s'étend, surtout en surface et envahit de grandes parties du tégument. La misère, la saleté, l'insouciance et une frayeur — un incendie nocturne ayant détruit sa maison à Haskioï où S... a risqué de brûler vive avec ses enfants — ont aggravé sa situation. Depuis 8 mois, les règles sont irrégulières, tardives, peu abondantes ; et, depuis 2 mois, des engourdissements, des fourmillements et une sensation, qu'elle compare à celle des pointes d'aiguilles profondément enfoncées, parcourent tout le corps, même le tronc et la tête qui n'ont jamais présenté, pourtant, d'ulcères ou d'autres phénomènes cutanés. Plusieurs fois, le jour ou la nuit, une chaleur comme une flamme parcourt tout son corps, pendant 1/4 d'heure ; surviennent ensuite un froid profond, glacial, avec tremblements, et, plus tard, des démangeaisons irrésistibles. La peau de la cuisse et de la jambe droite est absolument glabre, à partir du 1/3 inférieur de celle-là, et brune à nuances variées, avec cicatrices nombreuses, luisantes, violacées, plus ou moins foncées, irrégulières, superficielles, encadrées de cercles bruns ; quelques-unes de ces cicatrices sont grandes comme 5 et d'autres comme 2 francs. Le dos du pied est bistre, parsemé de cicatrices comme des pièces d'un franc ; toutes sont consécutives à des ulcères, longs à se cicatriser. La plante du pied est elle-même très brune ; son épiderme, très épaissi, se desquame continuellement ; à la face antérieure du genou, exulcération superficielle transversale, à bords irréguliers, recouverte, en ce moment, d'une croûte mince parcheminée, comme desséchée, retentissante sous la percussion de l'ongle, d'un rouge tirant sur le jaune, encadrée d'un cercle d'épiderme en lambeaux, et, plus en dehors, d'une bande rouge clair de 2 centim. de largeur environ. A la région rotulienne, cicatrices anciennes d'un blanc nacré, circonscrites par des cercles bistres. Sur la jambe gauche, 5 ulcérations dont l'une grande comme 1 franc, située à la partie antérieure du 1/3 inférieur. La peau y paraît enlevée comme par un emporte-pièce ; fond jaunâtre, bords calleux, violacés, saillants, avec encadrement de 2 travers de doigt, inégal, formant comme une auréole rouge de moins en moins prononcée à mesure qu'on s'éloigne de l'ulcère qui débuta il y a 2 mois ; 2 autres ulcères, plus anciens, rétrécis, couverts de croûtes brunes sèches, siègent au milieu d'un placard livide ; la peau qui les entoure est épaissie, comme gaufrée, saillante de 5 millim. par hyperkératose ; ces ulcères datent de 2 ans. Un peu plus loin, on remarque 5 taches, sans croûtes, dont les unes violacées, à peau mince, les autres, plus anciennes, bistres, et d'autres, de dates plus vieilles, blanches. La partie inférieure de la cuisse est parsemée de taches pigmentées claires, sous forme de gouttes. Fortes démangeaisons ; sentiment de brûlure sur tout le membre. Des deux côtés la sensibilité est émoussée et tardive de plus en plus, de haut en bas, dans tous ses modes. Sur l'avant-bras droit, nombreuses ulcérations et cicatrices pareilles à celles des jambes, et taches variées, plus ou moins violacées, surtout au côté externe et postérieur, ainsi que des croûtelles de prurigo. La peau du coude est tuméfiée, saillante, violacée, ayant à son centre une croûte jaunâtre, sèche, déprimée de plus d'un centim.; même disposition à gauche. L'anesthésie s'accentue de plus en plus à partir du coude; elle est complète à la partie inférieure des avant-bras et au dos des mains; tandis qu'aux doigts, la sensibilité est normale.

Les régions sourcilières sont dégarnies de leurs poils; point d'épaississement de la peau; mais les vaisseaux capillaires y sont légèrement dilatés; d'ailleurs toute la face ne présente rien autre chose qu'une télangiectasie générale. S... y accuse une brûlure très incommode, continuelle, qu'elle combat par des affusions froides souventes fois par jour. Deux taches rondes d'un bistre clair, comme des pièces de 4 sous, sur la joue gauche; sensibilité très émoussée aux régions sourcilières, moins aux joues et au front; le cou est incomparablement plus sensible; point de cils; lobules des oreilles un peu tuméfiés et insensibles. Langue rouge, luisante, lisse, sans villosités.

2 janvier 1885. Depuis 10 jours, fièvre et bouffées de chaleur très fréquentes et très intenses, à la face qui est rouge, injectée, bouffie, brûlante, et le siège de démangeaisons irrésistibles. Bien que ces sensations, on ne peut plus désagréables, soient continuelles, elles s'exaspèrent 3 ou 4 fois par jour, notamment pendant les 4 jours des menstrues, durant lesquelles S... devient comme folle et se trempe la tête et les membres dans l'eau glacée, en plein hiver. En ces moments, il se forme des bulles de pemphigus par-ci, par-là; j'en constate une qui débute au côté interne du 1/3 inférieur de la jambe droite; un placard rouge clair, comme un franc, avec empâtement douloureux à la pression et brûlant d'une manière incessante, a ouvert la scène, depuis 4 jours. On voit, à son milieu, une petite tache comme une lentille d'un rouge foncé. Hyperesthésie et cuisson intolérable sur ce placard, pendant les accès. Température de l'aisselle 38°; sur le placard, 38°,5. C'est 8 jours environ après cette explosion des phénomènes généraux et 4 après l'apparition du placard sus-mentionné, qu'apparaît, au centre, une petite bulle qui crève bientôt; le travail ulcératif commence alors; il creuse et s'étend de plus en plus, de manière à envahir parfois de très larges surfaces; telle a été la marche d'un ulcère gaufré, serpigineux, situé sur le dos du pied droit, allongé dans le sens de son axe, de 3 centim. sur 2, à fond déprimé, jaune, comme diphtéritique; un autre ulcère, comme 1 franc, datant de 2 semaines, siège au côté interne de la jambe; son début a été accompagné de telles démangeaisons, que la malade se grattait, avec ses ongles, jusqu'au sang. Le même processus a précédé l'ulcère du genou, déjà décrit.

La 1/2 inférieure des jambes est d'un rouge violacé, et couverte de petites taches disséminées qui signalent le début de bulles de pemphigus; démangeaisons vives; bientôt après ces accès de chaleur violente et les bouffées décrites, S... est saisie d'un froid intense; elle grelotte et se sent glacée jusque dans les os des membres. Depuis 5 ans, ces processus se répètent souvent et aggravent, chaque fois, l'état général. S... a été abandonnée par son mari, las de la voir toujours souffrante. Ergotine, bains qu'elle ne peut prendre que fort rarement, pansement des ulcères avec le carbonate de fer, après lotions avec de l'eau phéniquée.

Le 2 février 1885, amélioration au point de vue général et local, concernant la marche et l'aspect des ulcères. Iodoforme, cautérisation au thermocautère, sans douleur. Le 9 février, à la face dorsale du poignet droit; il s'est formé une nouvelle ulcération, précédée de 3 jours par une petite tache rouge foncé; puis le centre a séché, s'est déprimé, sous forme d'une

croûtelle plate qui s'étendit excentriquement ; aujourd'hui on y voit une escarre jaune grisâtre, à contours irréguliers, à surface inégale, gaufrée, grande comme une pièce de 5o cent.
que va détacher la rigole creusante qui la circonscrit. Cette escarre est entourée d'une bande
rouge, large d'un centim. ; S... y éprouve une sensation de brûlure vive ; la pression y est
aussi très douloureuse, bien que les piqûres d'épingle soient indolores ; dans toute cette
région, sentiment de froid général ; bien que la malade soit assise auprès du poêle et qu'elle
porte une épaisse fourrure, elle grelotte et tremble, comme si on l'inondait continuellement
d'eau glacée ; et pourtant ses mains sont très chaudes ainsi que tout son corps ; la température de la chambre est de 19° ; celle de la malade, prise dans la bouche, 36°,2 ; celle du
placard, 32°,8 ; au point correspondant du poignet gauche, sain, 32°,1. Sur la tête du métacarpien de l'auriculaire droit, tubérosité cutanée, dure, saillante, comme un pois cassé,
déprimée à son milieu ; c'est comme un cor de pied ; on en voit 2 pareilles au dos de la main
gauche, dont une sur la tête du métacarpien de l'auriculaire et l'autre sur celle de l'index. Il
y a un an environ, S... a eu, à ces mêmes places, des plaques gangréneuses qui ont laissé,
après leur détachement, des ulcères longs à se cicatriser. Ces nodosités, qui paraissent être
du tissu cicatriciel, n'ont pas bougé depuis. Une callosité proéminente couvre l'olécrâne de
chaque côté ; toutes les deux ont été précédées d'ulcères. Grande crevasse transversale, de
2 centim. de long, et profonde de 3 millim., à la face dorsale de l'articulation métacarpophalangienne de l'index droit. C'est depuis des années, que les mains de S... présentent de
telles crevasses. Les ulcères, constatés la semaine passée, sur le genou droit, sont couverts,
à leur partie centrale, d'une croûte mince, grise, sèche comme du parchemin, grande
comme 5 francs, entourée de bords saillants croûteux, violacés, durs. Entre la plaque parcheminée et ce rebord croûteux, il y a un liséré jaune qui suppure ; tandis que, excentriquement au cadre croûteux, il y a un cercle violacé, épais, tuméfié, large d'un centim. Même
disposition au placard situé au-dessus du précédent, grand comme 1 franc. Deux petites
plaques, comme des lentilles, pointent au-dessus de la base de la rotule ; elles sont jaunes et
entourées d'une auréole rouge ; pareille plaque au côté interne et au milieu de la jambe droite.
La peau environnante est rouge, tendue, luisante ; douleurs cuisantes aux environs de toutes
ces lésions. Les autres ulcères, décrits à la visite précédente, suppurent et se creusent. Iodoforme.

6 mars. Nouvelles poussées de petites taches ecchymotiques aboutissant à des croûtelles,
qu'entourent, plus tard, des ulcérations circulaires qui les détachent, apparaissent sur
plusieurs parties des membres. On y voit aussi de petites gerçures de 2 et de 3 millim.,
entourées de cercles rouges : c'est là encore un autre phénomène primordial des ulcères
destructeurs en perspective. J'enlève une des nodosités situées sur les têtes des métacarpiens,
pour l'examen bactériologique. Je puis ajouter déjà qu'il n'y avait point de bacilles de
Hansen, pas plus qu'au pus des ulcères maintes fois examiné.

10 avril. Au niveau de l'articulation tibio-tarsienne gauche, il s'est produit, depuis 15 jours,
une ulcération transversale, suivant le processus déjà décrit. Le travail destructif a été très
rapide, au point que la perte de substance transversale mesure 3 centim. ; elle est profonde de
près d'un centim. ; le fond, gangréneux, est spontanément douloureux. C'est encore là l'évolution terminale d'une petite gerçure initiale. Au dos des mains, aux genoux et aux jambes,
nombreuses ulcérations plus ou moins petites dont les unes longitudinales, les autres transversales. Deux ulcères symétriques, couverts de croûtes épaisses, aux talons.

Le 5 mai. M. Acquarone dessine l'ulcère gangréneux du cou-de-pied gauche (voir dans la collection de Saint-Louis). La destruction s'étend à vue d'œil en surface et en profondeur. L'ulcère dévastateur occupe toute la face antérieure de l'articulation tibio-tarsienne; sa hauteur est de 3 centim. du côté interne et se termine en coup de hache en dehors. Sa profondeur est de plus d'un centim. au milieu; fond rouge granuleux; escarre jaune noirâtre du coté externe, avec tendance à l'élimination. Suppuration abondante, infecte. A partir du 1/3 inférieur de la jambe, toute l'extrémité est tuméfiée, déformée, rouge. Cet ulcère menace d'ouvrir l'articulation et de détacher le pied. Une sensation de brûlure continuelle empêche tout repos. Règles supprimées depuis 2 mois. Bouffées de chaleur à la face; démangeaisons par tout le corps. S... nous affirme que ces derniers symptômes diminuent beaucoup pendant l'administration de l'ergotine.

25 juin. Les ulcères creusent et s'étendent. Celui du pied a détruit le tissu cellulaire qui est en lambeaux noirâtres sur un fond jaune, avec bourgeonnement partiel; bords violacés, en relief; suppuration abondante et puante; S... a peur du thermocautère et refuse son emploi. Pansements avec l'huile de gurjon; huile de chaulmoogra. Les jours suivants la malade n'a pu revenir à la consultation, étant dans l'impossibilité de se déplacer. Nous nous rendons chez elle, le 10 juillet : la fièvre a persisté; les ulcères ont continué de détruire (pl. 30); toute la région tibio-tarsienne est occupée par un vaste ulcère à aspect phagédénique qui descend jusque près du bord externe du pied; sa bordure est saillante, rouge, calleuse; il contourne le membre jusqu'au tendon d'Achille; dans sa partie la plus large, il présente une hauteur de 12 centim.; un autre ulcère apparaît au bord du pied droit. État général très mauvais. S... est minée par la fièvre et éprouve des frissons à répétition. Douleurs spontanées continuelles dans cet ulcère gangréneux; dépérissement. Vin de Vial, ergotine en injections sous-cutanées. S... consent enfin à la cautérisation qui, douloureuse, n'a pu être bien pratiquée.

Le 14 août, les ulcères rongeants des pieds ont fait des ravages terribles. Toute la circonférence des membres en est envahie. Le gauche a un aspect affreux, un rebord très saillant l'encadre; le fond en est jaune verdâtre, dipthéritique, irrégulier, anfractueux, hideux. Du côté externe, on voit à nu une petite partie du tendon du muscle péronier latéral; îlots de bourgeons charnus disséminés sur le fond jaune, et alternant avec des parties mortifiées. Marasme, expression de cachexie; fièvre hectique, due, selon toute probabilité, à la résorption putride. Quinquina, arsenic, eau phéniquée et carbonate de fer. — 17 septembre. L'état a empiré de plus en plus; on est surpris de la résistance de cette pauvre malheureuse. J'ai été la revoir dans son taudis infect. Elle gît sur de la paille pourrie au rez-de-chaussée, c'est-à-dire sur la terre humide d'une sale cour, où on l'a transportée pour être mieux que dans le caveau; abandonnée de tout le monde, couverte de chiffons immondes, respirant une atmosphère d'une puanteur indescriptible, elle a l'air d'un spectre macabre éclairé d'un rayon de lumière qui s'infiltre par un trou béant bouché de grosses toiles d'araignées. Malgré son état général affreux, et les progrès de la gangrène, il y a par places, sur ces ulcères horribles, tendance à réparation, et des mamelons de bourgeons; suppuration ichoreuse, repoussante; privation de tout. Les richards qui mènent une vie somptueuse dans leurs splendides villas, à quelques mètres de ce foyer pestilentiel où croupit et geint un être humain en agonie lente, d'autant plus cruelle qu'il manque de tout secours et de tout moyen adoucissant de ses terribles souffrances, n'en prennent cure; aucun nuage n'assombrit leurs ébats. Il y a cependant des temples de toutes les communions où brûlent l'huile et l'encens, pour glorifier le Tout-Puissant, qui annonce par tous ses livres, descendant du ciel, que le premier devoir de l'homme, pour trouver grâce devant le Créateur, est celui de porter secours à son sem-

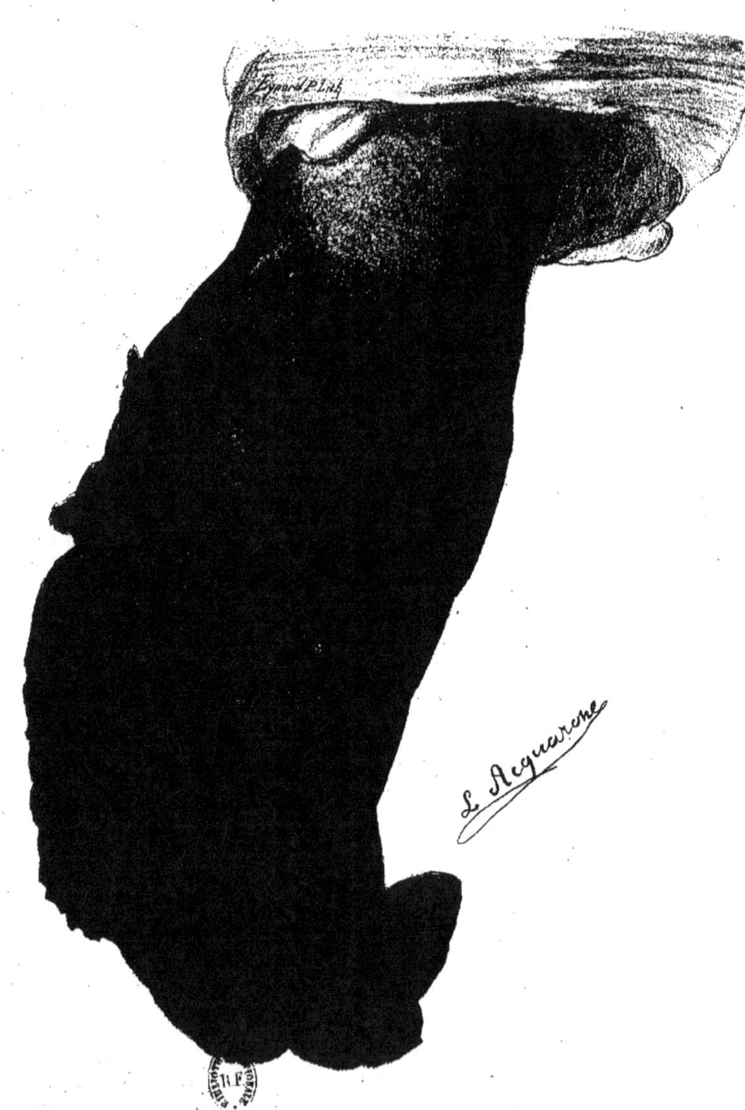

LEPRE LAZARINE SUPERFICIELLE

Imp. DISTRIBUÉ, 44, Rue St Louis-en-l'Ile, Paris

blable ! Chose étonnante, cette lépreuse a ainsi lutté avec une résistance inimaginable jusqu'en novembre. Elle s'est éteinte par septicémie. Précisément cette résistance dans les conditions les plus affreuses, dans l'abandon et le dénûment le plus complet, légitime la croyance qu'elle aurait pu guérir, si on lui eût prodigué les soins que sont état exigeait et qu'imposait l'humanité la plus élémentaire. On voit qu'en Orient les légendes de Job et de Lazare agonisant à la porte du riche se perpétuent par tradition !

RÉFLEXIONS. — Cette observation est le type le plus parfait de la lèpre ulcéreuse, la plus accentuée, sans aucun emprunt symptomatique aux autres formes de la maladie ; il n'y a eu ni tubercules, ni macules, ni rétraction des doigts, etc. Il faut d'abord noter que S… a habité trois faubourgs de la capitale, où il y a des lépreux, mais exclusivement chez les habitants israélites qui, bien que constantinopolitains autochtones, ont, comme ancêtres, les Hébreux de l'Exode qui avaient la lèpre, fait historique incontestable. Or, nos israélites constantinopolitains sont venus s'établir en Turquie, il y a 4 siècles, pour échapper aux tortures et aux massacres de l'inqui-sition de l'Ibérie où ils s'étaient rendus directement de la Palestine surtout, après la prise de Jérusalem par les Romains, au douzième siècle. La persistance de la lèpre chez les israélites espagnols prouve l'hérédité de la maladie à travers les siècles. Mais un autre fait, non moins important à tant d'égards, ressort de cette observation remarquable : La présence d'israélites lépreux dans les faubourgs de Byzance, où habitent également des Grecs, des Arméniens et des Musulmans, souvent voisins et en relations fréquentes avec eux, sans qu'aucun sujet de ces communautés ait jamais été atteint de la lèpre, monopole exclusif des israélites, dépose, certes, avec élo-quence contre la contagiosité de la lèpre, du moins à Constantinople ; car pas un Constantinopolitain autochtone n'a été atteint de la lèpre à Constantinople qui compte parfois plus de 400 lépreux ambulants, dispersés dans tous les quartiers, mêlés à la population, marchands de comestibles, et exerçant toutes sortes de métiers. J'ai rencontré même des domestiques lépreux, originaires des îles de l'Archipel, qui ont passé 5 et 10 ans dans les familles chrétiennes, et des musulmans d'Anatolie servant pendant des années chez des mahométans, sans que jamais la lèpre ait été communiquée à l'entourage. Cette observation est donc documentaire à ce point de vue. Mais il y a plus, aucun membre de sa famille, ni son mari, ni ses parents, ni ses enfants, personne n'a contracté la lèpre de Signorou dont la contagiosité était bien facilitée par les suppurations infectes de ses membres. Ce qui appuie, enfin, la non contagiosité, tout en démontrant que l'hérédité n'est pas fatale, — la maladie pouvant sauter parfois plusieurs générations, pour reparaître aux arrière-petits-neveux, — c'est l'intégrité des enfants de cette lépreuse, du moins jusqu'en décembre 1895.

Les ulcères si tenaces, si envahissants chez cette malade, ont débuté, tantôt par de petites phlyctènes, tantôt par des gerçures, et parfois par de petites escarres survenues sur les membres, précédées de taches violacées quasi-ecchymotiques, spontanées, pareilles à celles produites par violence extérieure, ou par extravasation sanguine, comme dans les maladies graves, infectieuses, ainsi que nous en avons observé des exemples pendant l'épidémie de typhus durant la guerre russe de 1876. C'est là une démonstration de l'altération humorale, sanguine, dans la lèpre.

Le liquide de la suppuration des ulcères destructeurs de cette malade et les portions de peau enlevées autour de ces ulcères, ainsi qu'une tubérosité des mains n'ont jamais montré le bacille de la lèpre ; et pourtant y a-t-il un léprologue qui puisse mettre en doute la présence de la lèpre chez cette malade ?

Observation XXXVIII. — *Lèpre ulcéreuse, ancestrale, torpide, apparue à 60 ans ; insidieuse, monosymptomatique, débutant par des lésions des fosses nasales, diagnostiquées syphilitiques.* (Planche 32.)

M..., âgée de 65 ans, native du gouvernement de Kiew (Russie), d'origine finnoise, venue à Constantinople en 1844, à l'âge de 16 ans, s'y est mariée et n'a plus quitté le pays. Elle a exercé la profession de modiste. Son père, sa mère, aucun de ses parents n'aurait eu la lèpre ; M... n'a jamais été non plus en relation avec des lépreux, soit en Finlande, soit ici, a toujours bien vécu et n'eut aucune affection sérieuse. Pas de syphilis. Elle eut 13 enfants dont le plus jeune a 30 ans (en mai 1895). Un de ses fils est mort à 35 ans, de cancer du larynx ; une de ses filles, de cancer de la mamelle ; les autres enfants ont succombé en bas âge à des maladies accidentelles, sur lesquelles M... ne saurait nous renseigner. Ses deux dernières filles, âgées de 32 et 34 ans, mariées, ont, l'une 3 et l'autre 4 enfants ; elles jouissent d'une excellente santé ainsi que ces derniers.

En 1884, douleurs violentes dans la continuité des membres, principalement aux jambes où elles ont commencé, et engourdissement des membres pelviens ; plus tard, les douleurs se sont fait sentir dans les pieds, puis dans le bras gauche et, peu après, dans le droit ; elles ont été attribuées au rhumatisme. Après des médications variées, on envoya M... aux thermes sulfureux de Brousse. D'autres confrères, se basant sur la ténacité de ces douleurs à exaspération nocturne, sur leur siège dans l'épaisseur des membres et l'inefficacité des médications, ont soupçonné une syphilis occulte, contractée inconsciemment et ont bourré la malade d'iodure de potassium et de mercure, sans résultat. Il n'y a eu aucun autre symptôme apparent jusqu'à 1886. A cette date les régions des sourcils ont commencé à se dégarnir tant soit peu, à leur côté externe ; ce qui n'attira l'attention ni de la malade ni des médecins. En 1887, les cils sont aussi devenus rares. C'est nous qui, en la questionnant avec minutie, en 1889, avons réveillé ses souvenirs sur ces chutes très modérées des poils, passées inaperçues.

Vers la fin de 1887, M... fut prise d'épistaxis fréquentes et de plus en plus abondantes, au point de compromettre l'existence. Après bien des traitements, locaux et généraux, M... se fit admettre à l'hôpital allemand dont les médecins ont constaté des ulcérations de la membrane de Schneider, qu'ils ont considérées comme syphilitiques, et soumirent derechef la patiente à un traitement mixte pendant des mois, sans la moindre amélioration, malgré les hautes doses de mercure et d'iodure de potassium. Les épistaxis continuaient toujours et les lésions des fosses nasales se prononçaient de plus en plus. Après un séjour de 3 mois à l'hôpital, elle en sortit dans le même état ; et bientôt elle s'adressa, en ville, à un distingué confrère, le Dr Eskénazi qui s'occupe d'une manière spéciale des maladies du larynx et du nez. Notre honorable confrère a beaucoup fréquenté notre policlinique des lépreux. Il y a observé, avec nous, des lésions des fosses nasales insidieuses, lentes dans leur marche, accompagnées parfois d'autres manifestations bien légères, presque insignifiantes et pourtant bel et bien lépreuses. La vue des sourcils peu fournis de la malade lui a fait concevoir des soupçons, et il a bien voulu nous l'adresser le 6 juin 1889.

M... n'a jamais présenté la moindre éruption cutanée, la plus légère manifestation à la face ou ailleurs. Elle est très attentive et soigneuse de sa personne. Cheveux abondants ; les sourcils tombent depuis quelque temps, surtout au côté externe de la région qui est un peu dégarnie ; peu de cils. Rhinite avec ulcérations ; la cloison nasale présente, à sa partie carti- lagineuse, une destruction qui fait communiquer les deux narines ; perte du sens de l'olfaction. Rien autre à noter nulle part ; pas de contraction des doigts, ni des orteils, pas de mutilations, pas de panaris ou dactylites, nulle cicatrice sur le corps, pas de stigmates de pemphigus si fréquents chez les lépreux de Danielssen, surtout aux genoux ; ganglions lymphatiques nor- maux dans toutes les régions accessibles ; pas de nodosités ou d'épaississement des nerfs cubitaux. Depuis quelque temps, la peau des jambes tend à prendre un aspect ichtyosique. M... continue à éprouver des engourdissements dans les membres. Bien qu'originaire d'un pays très froid, elle résiste peu aux températures basses ; depuis quelque temps elle devint excessivement frileuse ; elle ressent des douleurs violentes aux mains, au contact de l'eau froide, à tel point qu'elle ne peut se laver qu'à l'eau tiède, même l'été. Les muscles dorsaux du premier espace interosseux gauche (entre le pouce et l'index) sont légèrement atrophiés. La sensibilité cutanée est émoussée, à partir du coude, et de plus en plus jusqu'à la racine des doigts qui conservent le tact et l'appréciation de la température ; mais ils ont perdu de leur force, de leur adresse, de leur agilité et la faculté d'apprécier la nature des tissus. Depuis plusieurs années M... est maladroite de ses mains et ne peut tenir une aiguille. La peau des avant-bras, notamment à leur partie inférieure, est peu sensible au contact, au froid, au chaud, et tout à fait analgésique près du poignet, ainsi qu'au côté postéro-externe où j'en traverse un pli, de part en part, avec une épingle, à l'insu de la malade. L'examen le plus minutieux ne fait rien constater d'autre. Une de ses filles qui l'accompagne est une très belle personne absolument indemne ; il en est de même de l'autre que j'ai vue depuis, ainsi que de leurs enfants. Il était ardu et délicat de poser un diagnostic affirmatif dans un cas aussi peu dessiné, en présence de signes si incertains et si peu nombreux ; car il n'y avait en tout, comme symptômes, qu'une rhinite ancienne qui a abouti à des ulcérations, à un travail destructif de la cloison, une légère chute des sourcils et des cils, et une anesthésie des avant-bras qui pourrait bien se rattacher à quelques traces d'hystérie chez une femme qui a toujours été très nerveuse.

Néanmoins, j'ai fait part de mes soupçons au Dr Eskénazi, et il a été convenu que nous suivrions la malade, sans nous ouvrir à la famille. La fille de M... nous a accablé de questions motivées surtout par le séjour de sa mère chez elle ; car M... s'était chargée de ses 3 petits- enfants en bas âge, qui couchaient dans la chambre de leur grand'mère et vivaient toujours avec elle.

A peine trois mois se sont-ils écoulés depuis notre premier examen, que l'affection conti-

nuant à évoluer, bien que lentement, s'affirmait de plus en plus, au point que nous n'hési-
tâmes plus à poser le diagnostic. En effet, le vomer même a été en grande partie détruit, de
manière que le petit doigt passait d'une narine à l'autre; les cornets inférieurs étaient dénudés
et érodés à leur surface; le nez commença à se déformer aussi, à s'élargir, à s'affaisser,
comme si une force appliquée sur le dos de l'organe l'écrasait, en écartant les branches de
l'arc qui le constitue; quelques exulcérations ont paru au lobule de l'organe et se sont rapidement étendues; il n'est plus resté de cils, et les sourcils conservaient à peine quelques
poils à leur grosse extrémité. La sensibilité de la face s'est sensiblement émoussée partout,
jusqu'à la limite du cuir chevelu d'une part, et le rebord du maxillaire inférieur de l'autre.
L'atrophie musculaire du premier espace interosseux gauche a considérablement augmenté;
la même altération commence à droite. L'insensibilité des membres thoraciques remonte
jusqu'à la moitié des bras. A part les orteils et l'arcade plantaire, les membres pelviens sont
dépourvus de toute impressionnabilité jusqu'aux genoux. C'est là ce que l'on constatait en
septembre 1889, mais c'était plus que suffisant pour changer nos soupçons en certitude. Aussi
avons-nous déclaré notre diagnostic à la fille de la patiente, anxieuse de connaître la vérité.
Notre conviction est si profonde, eu égard à la non contagiosité de la lèpre à Constantinople,
que nous n'avons pas cru devoir arracher la malade à sa famille et l'éloigner de ses petits-
enfants; ce qui l'aurait beaucoup affectée, et éveillé aussi l'attention des parents et des amis.
Donc, sur nos conseils, la vie en commun a continué sans restriction aucune. Le secret
n'ayant été confié qu'à la fille, on continua à la malade la même existence que par le passé.
Ce n'est qu'à la fin d'octobre 1889 que le distingué peintre, M. Acquarone a dessiné cette
malade (pl. 32). La lèpre avait alors imprimé tout son cachet : la face avait pris une des
expressions spéciales de la maladie; il ne s'agit pas du type léonin, car il n'y a point de
tubercules; il n'y a la moindre macule non plus; mais la figure est entièrement glabre, les
cheveux conservés et abondants comme toujours; le nez très déformé, aplati, élargi; les
ulcérations du lobule du nez s'étendent et commencent à en ronger le bout. (La reproduction
chromolithographique laisse beaucoup à désirer; les arcs noirs au-dessus des yeux sont des
ombres.) De plus, l'auriculaire gauche se rétracte, sans rectification possible; l'atrophie musculaire augmente, tant à la main droite qu'à la gauche. L'insensibilité remonta jusqu'au
deltoïde et jusqu'au pli de l'aine; les dégâts des fosses nasales sont tels, qu'il n'y a plus de
cloison; les cornets inférieurs manquent; les moyens sont aussi en partie détruits, et les
regards peuvent plonger jusqu'à la base de l'ethmoïde; l'ichtyose s'est propagée jusqu'à la
moitié de la cuisse; les ongles des orteils s'épaississent et deviennent comme de petits sabots.
La malade, voyant son état s'aggraver de plus en plus, est saisie d'une tristesse profonde.
Elle a perdu l'appétit et le sommeil et demande elle-même qu'on la sépare de ses petits-
enfants. Le diagnostic ne saurait plus être mis en doute par qui que ce soit: il s'agit bien
de la lèpre lazarine ou ulcéreuse. Un mois à peine s'est-il passé, depuis cet examen, que
2 petites ulcérations ont débuté à la partie inférieure de chaque jambe et, par des progrès
rapides, elles ont acquis la grandeur de la main, dans l'espace de quelques jours.

M... a continué à vivre chez sa fille, sans rien changer à ses habitudes. Elle a été soumise à l'huile de chaulmoogra et prit toutes les précautions de propreté et de régime. Il est à
croire que, n'étaient les tourments moraux que M... éprouvait, se sachant atteinte de la lèpre
et craignant toujours de la communiquer à son entourage, malgré toutes nos assurances,
l'affection aurait été plus lente dans son évolution. L'expérience nous enseigne en effet que
lorsque la lèpre apparaît à un âge avancé, et principalement avec la forme nerveuse ou ulcéreuse, elle n'évolue qu'avec une lenteur excessive et avec de longues trêves.

En février 1892, la malade se trouvait dans l'état suivant : cils et sourcils complètement disparus ; cheveux toujours abondants ; M... les fait couper courts depuis de longues années ; nez élargi, affaissé, rongé à son bout, au lobule et aux ailes, par des ulcérations, comme s'il s'agissait d'un lupus vorax commençant ; les fosses nasales ne présentent plus qu'une vaste cavité, sans cloison, sans cornets ; la membrane olfactive est épaissie par places et ailleurs ulcérée ; ozène, écoulement continuel de muco-pus infect, et, de temps en temps, épistaxis. Les 2/3 supérieurs de la cornée droite sont opaques ; seul le 1/3 inférieur conserve sa diaphanéité normale, à travers laquelle se voit la pupille, comme la tête d'une épingle, close qu'elle est par des synéchies postérieures. La vue est très bornée et trouble ; cependant la malade peut compter les doigts même à deux mètres de distance ; à l'œil gauche, l'opacité de la cornée n'occupe que le segment supérieur jusqu'au rebord de la pupille qui est de grandeur normale ; cependant, elle ne réagit plus à la lumière, par suite de nombreuses synéchies ; néanmoins la vision est satisfaisante de ce côté, la malade distingue tous les objets avec leurs caractères, et peut se conduire. Mouvements des globes oculaires normaux ; bords des paupières en bourrelets saillants ; ni paralysie de la face, ni épiphora, ni lagophtalmie, ni injection de la conjonctive ; sensibilité de la face très diminuée, surtout à la partie sus-orbitaire ; face un peu basanée et légèrement lardacée ; rien à la bouche ; dos des mains insensibles ; atrophie musculaire des interosseux ; auriculaires recourbés ; grande maladresse des doigts, et faiblesse à tel point qu'elle ne peut tenir un objet même léger ; engourdissements, gonflement des pieds ; ce n'est pas de l'œdème, mais de la pachydermie ; ulcérations des orteils des deux côtés ; ulcères au 1/3 inférieur des jambes ; anesthésie complète jusqu'aux genoux, et ichtyose, avec desquamation ; tronc indemne. Rien autre à noter ; appétit conservé et santé générale assez satisfaisante.

Le 4 mai 1893, nous réexaminons très attentivement M... État général bon, tronc absolument normal, tant comme aspect que comme sensibilité. D'ailleurs, nulle part le tégument n'offre de macules, de tubercules ou une modification quelconque ; il est souple et sans lépidose, sans furfures, sans rudesse ; mais absolument glabre, sans poil ni duvet, excepté au mont de Vénus. Seul le pied gauche est violacé asphyxique ; son épiderme pèle en lambeaux blancs. Les orteils sont luisants, bleuâtres, gonflés ; mal perforant à la plante du pied, au niveau de la tête du 2ᵉ orteil ; ulcération de la matrice de l'ongle du premier orteil ; l'ongle du second est en sabot ; pas de ganglions épitrochléens ; pas de gonflement des nerfs cubitaux ; cheveux abondants ; mais ni cils ni sourcils ; bords des paupières en gros bourrelet ; figure pâle, dépourvue de toute éruption ; le nez commence à se recourber comme un nez romain ; le bout se déprime aussi, de sorte que l'ouverture des narines n'est pas ovale, mais irrégulièrement ronde, principalement la gauche dont le grand diamètre est transversal ; exulcération autour des narines qui ne constituent qu'une seule cavité ; épistaxis fréquentes ; néanmoins odorat conservé ; pavillons des oreilles normaux ; la moitié supérieure des cornées est blanche, nébuleuse ; pas d'injection des conjonctives qui sont normales ; pupilles paresseuses, vue très compromise. Le facies est, depuis un an, celui de la léprose sans tubercules, fréquent dans la forme lazarine, et constitué par l'absence de tout poil, — les cheveux étant conservés, — par la déformation du nez plus ou moins prononcée, le teint terreux, quasi-lardacé, avec absence de toute expression psychologique qui traduise l'état moral de l'individu. La figure est donc placide comme une tête en cire et parfois avec un cachet invariable de tristesse, sans jeu de la physionomie. Aucune déformation des mains ; pas de griffes. Le membre thoracique droit est insensible à partir de l'olécrâne, du côté de l'extension ; et du côté de la flexion, depuis le 1/3 inférieur de l'avant-bras; tandis que sur le gauche, la sensibilité disparaît à partir de la 1/2 du bras, du côté de l'extension, et du 1/3 moyen de l'avant-bras du côté de la flexion. Le dos des mains est insensible ainsi que tous les doigts jusqu'à leur pulpe, inclusivement, même les pouces. Cependant M... ne se rend pas compte de la nature des objets touchés, bien que le tact soit conservé, ainsi que le sens thermique. M... peut bien ramasser une épingle; mais la force musculaire est très affaiblie, au point qu'elle ne peut ni serrer, ni se boutonner; néanmoins, elle s'efforce de lever et de porter sa petite-fille de 2 ans, qu'elle s'est chargée de soigner; car, répétons-le, elle demeure toujours avec ses 2 filles dont l'une a 2 et l'autre 4 enfants; tout son entourage demeure toujours indemne. Les doigts, malgré leur faiblesse et leur maladresse, restent très mobiles, flexibles, sans aucune griffe; il n'y a pas de troubles-trophiques; rien aux coudes; ongles normaux; l'atrophie des régions thénar et hypothénar est au même point. Les mains, à partir du poignet, sont bleuâtres, cyanosées; pour la première fois, l'hiver dernier, il y a eu gerçures nombreuses et profondes; M... conserve une rhagade au niveau de l'articulation métacarpo-phalangienne de l'auriculaire gauche; elle n'éprouve plus de douleurs dans les membres, qu'à de rares intervalles; tandis qu'elles étaient très violentes et fréquentes, autrefois. Le contact de l'eau froide est toujours douloureux aux mains, qui se crispent alors et deviennent inaptes à tout service; à droite, l'eau chaude aussi lui est désagréable et douloureuse; elle ne parvient à se laver sans souffrance, qu'avec de l'eau tiède. Colonne vertébrale sans incurvation. Aux membres pelviens, la sensibilité est nulle, à partir du genou, à cette restriction près que l'espace poplité conserve sa sensibilité, comme dans l'immense majorité des cas, lorsque tout le reste du membre est insensible; une surface grande comme la paume de la main, située au côté interne et supérieur de la jambe gauche, conserve aussi sa sensibilité; cependant le contact de l'eau froide est très douloureux partout où la sensibilité a disparu; lorsque nous l'appliquons, M... ne saurait nous dire si elle est chaude ou froide, mais elle éprouve alors partout de vives douleurs, et ses orteils se rétractent de même que ses doigts, lorsqu'on se livre à une telle exploration sur les membres. Réflexes rotuliens nuls à gauche, conservés à droite; les pieds sont cyanosés; les orteils plus foncés que le reste; l'ongle du 2e orteil droit est tombé, à la suite d'un onyxis, il y a 2 mois; il a repoussé très déformé et en gros sabot; tous les autres ongles sont raboteux, inégaux, épais, irréguliers à leur surface; les plantes des pieds sont bleuâtres; l'épiderme blanc s'y desquame en lambeaux; de temps à autre, la partie inférieure des jambes s'œdématie un peu; les pieds sont maladroits; M... ne parvient en cherchant avec, à les mettre dans ses pantoufles; aucune éruption; elle n'en a jamais eu; pas même de pemphigus aux genoux. A la jambe droite, la sensibilité aux piqûres a diminué, à partir du 1/4 inférieur et au côté externe; tandis qu'au côté interne, cette diminution ne commence qu'à 2 travers de doigt au-dessus de l'articulation tibio-tarsienne; verticalement, un ruban insensible, de 2 centim., s'étend de la tête du péroné jusqu'au milieu de la jambe; le sommeil est rare, interrompu par une sensation de piqûres d'aiguilles dans les membres, et par un froid profond dans les os; sensations spontanées qu'exagèrent les émotions morales. Ganglions de Scarpa un peu tuméfiés.

En juin 1894, face glabre, cheveux abondants, figure sans expression, impassible, peau décolorée, comme lardacée, masque caractéristique de la lèpre cosmopolite uniforme, qui efface toute distinction ethnique; kératite interstitielle du segment supérieur de la cornée, qui est blanc nacré. M... voit les objets très confusément et comme au travers d'un épais nuage. Le bout du nez a été rongé par les ulcérations déjà décrites qui, commencées au

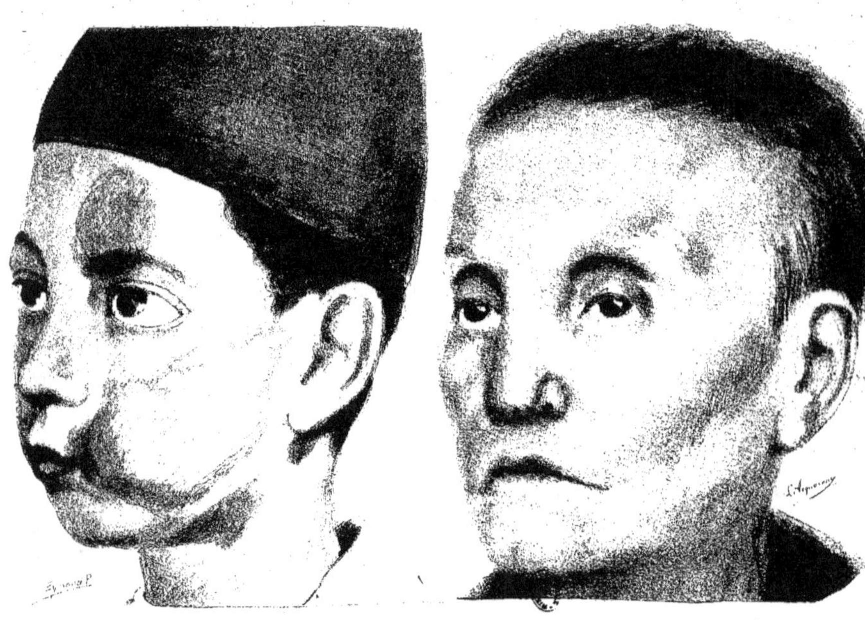

Lèpre Maculeuse à placards Erythreïdes

Lèpre ulcéreuse Ancestrale ; début par une Rhinite ; face glabre, puis ulcères

nombre de 4, espacées, superficielles, se sont fondues par leur extension et constituèrent un ulcère vorace qui a détruit tout le lobule à la manière du lupus ; de sorte que les ailes du nez et le lobule ont disparu et la cloison des narines est la partie proéminente de l'appendice nasal. Ce travail destructeur est arrêté aujourd'hui ; orifices des narines réduits, obstrués, irréguliers. De temps en temps apparaissent sur le menton de petites ulcérations qui se cicatrisent lentement. Le nerf cubital gauche présente, pour la première fois, une nodosité, à la région du coude, allongée comme un haricot ; peau des mains lisse, luisante ; les extrémités de tous les doigts se sont amincies et effilées par résorption des phalangettes ; doigts auriculaires arqués ; aux bords internes des mains, croûtes parsemées, d'un rouge foncé ; elles ont été précédées de phlyctènes ; ongles normaux, faiblesse extrême des mains.

En mars 1895, nous revoyons la malade. A cause des progrès de l'affection qui pourraient en trahir la nature aux parents et aux amis, M... a été placée par sa fille, seule dans le secret, dans une famille pauvre habitant un des faubourgs de Constantinople, informée d'ailleurs de la nature de l'affection. Nous y avons été la voir. La figure, absolument glabre, fait un contraste frappant avec sa chevelure épaisse, taillée à brosse ; la peau de la face est d'un pâle mat, un peu bouffie, lardacée et quasi-myxœdémique. Le nez, très déformé, très écrasé, présente des narines irrégulières et réduites à de petits orifices, de sorte que l'examen des fosses nasales est rendu impossible ; l'écoulement d'un liquide ichoreux infect, souvent sanguinolent, prouve la continuation et l'aggravation des lésions. Le lobule et les ailes du nez sont rongés par des ulcères en activité; ils sont comme ébarbés, de manière que la cloison des narines fait saillie. La cornée gauche est entièrement opaque ; la malade ne distingue, de ce côté-là, que la lumière, et encore d'une manière diffuse. Du côté droit, la diaphanéité de la membrane translucide s'arrête à la moitié de sa hauteur ; de sorte que la vue continue à s'effectuer, bien que d'une manière trouble, à cause d'une iritis qui a déformé la pupille et occasionné des synéchies. La sensibilité de la face demeure toujours très émoussée. Il n'y a pas de lésion buccale ; la voix est nasonnée. Les auriculaires ne sont pas plus arqués que lors du dernier examen ; l'atrophie des muscles des mains en est au même point; mais l'insensibilité des membres thoraciques est remontée jusqu'au 1/3 supérieur des bras. Il n'y a nulle part de tubercules ou de macules. De chaque côté, à la partie inférieure de la jambe, ulcère de 5 et de 6 centim., irrégulier, à bords légèrement saillants et rougeâtres, à fond jaunâtre; exulcérations fréquentes des orteils. L'ichtyose n'a pas varié. Rien autre à noter. Tronc absolument indemne. Cette pauvre dame souffre beaucoup moralement; elle pleure toujours et appelle la mort. Elle est malheureuse de se voir, à son âge, privée du plaisir de vivre à côté de ses enfants et de ses petits-enfants, reléguée dans une chambre et entourée d'étrangers.

RÉFLEXIONS. — Nous devons faire remarquer tout d'abord que cette malade n'a pu contracter la lèpre à Constantinople, où l'affection n'est pas endémique ; puisque, ainsi que nous l'avons prouvé, elle ne sévit que sur une seule race, par hérédité ethnique, celle de nos israélites d'Espagne, d'origine hébraïque pure, car nos israélites sont les descendants des fugitifs de Jérusalem. M... n'a jamais été en relation avec des lépreux dont elle nous affirme n'avoir jamais ni vu ni connu. Mais elle est originaire de la Finlande où la lèpre existe toujours. Il est donc logique de voir dans ce cas encore, un exemple d'hérédité ancestrale, d'atavisme pathologique, comme nous en avons déjà observé des exemples chez des personnes nées même à Constantinople, mais de parents originaires de localités lépreuses.

Les habitants de la Finlande, les Finnois ont appartenu longtemps à la Suède; ils n'ont été incorporés à la Russie qu'au XVIIIe siècle; je ne saurais, à ce propos, laisser passer inaperçu un fait remarquable qui ne paraît pas être favorable à la contagiosité. La lèpre, très commune en Norvège, est excessivement rare en Suède; on ne l'y rencontrerait même jamais. A tel point que pour montrer des lépreux à la Clinique de la Faculté de Stockholm, on en fait venir de la Norvège. Il en est de même du Danemark. Et pourtant les relations entre les deux contrées de la Scandinavie, ne formant qu'un seul et même État, et le Danemark sont continuelles.

L'évolution de la lèpre, si lente, si insidieuse, et son apparition si tardive ont dérouté tous les confrères qui ont soigné M... pendant des mois. Son début, par des épistaxis et des ulcérations de la membrane olfactive, ne pouvait guère faire penser à la lèpre que l'on considère toujours comme une affection à manifestations cutanées, telles que des tubercules ou des macules. Personne donc n'y a songé. Les douleurs profondes dans les membres et les ulcérations du nez ont été considérées comme consécutives à une syphilis acquise, inconsciente, ou bien héréditaire; et la patiente a été soumise à un traitement spécifique de plusieurs mois, sans bénéfice, au contraire. Ce qui attira l'attention du Dr Eskénazi et la mienne, pour formuler un diagnostic rationnel, c'était la chute légère des sourcils qui passa inaperçue jusqu'alors, et la diminution de la sensibilité, bien que très restreinte. J'avouerai que cette fois-ci l'origine de la malade, native d'un pays à lèpre, a été aussi de quelque poids dans la balance. Plus tard, l'affection s'est dessinée de plus en plus et nous donna raison. Ce qui est encore à noter, c'est l'apparition de la lèpre à un âge si avancé. Car en faisant même remonter son début jusqu'aux premières douleurs, qualifiées de rhumatismales, douleurs qui marquent souvent le commencement de la léprose, celle-ci n'aurait apparu qu'en 1884, à l'âge de 56 ans. Ce n'est qu'en 1887 que les ulcérations de la membrane olfactive ont accusé leur présence par des épistaxis inexplicables. La lèpre n'a été soupçonnée par nous qu'en 1889, et confirmée d'une manière absolue quelques mois après; c'est-à-dire lorsque M... avait 61 ans. Cette apparition si tardive de la lèpre, et sa marche si lente, si torpide, ne doivent pas nous échapper. J'en tirerai une déduction rationnelle à l'appui de la thèse que je soutiens, savoir l'atavisme de la léprose. Cette dame, qui avait en elle le germe de la lèpre héréditaire, ancestrale, aurait pu succomber avant que ce germe ne manifestât; elle aurait cependant transmis l'hérédité morbide à ses descendants dont quelqu'un aurait pu devenir lépreux, lorsqu'on aurait vainement cherché l'hérédité chez les géniteurs ou leurs ascendants directs ou immédiats. Et pourtant la lèpre est dans la famille; mais son recéleur aurait succombé, dans cette supposition, avant son éclosion bien qu'il eût transmis son héritage. La lèpre a été pendant plusieurs années monosymptomatique chez M...; c'est bien plus tard qu'ont apparu les exulcérations du lobule du nez, qui n'avaient encore rien de spécial, rien de caractéristique, et furent prises pour syphilitiques. Ce n'est que 5 ans après, que les autres signes sont venus parfaire le tableau, et encore, d'une manière tout à fait insuffisante pour ceux qui ne se sont pas occupés d'une manière spéciale de l'étude de la lèpre et qui ne se sont pas familiarisés à ses insidiations et à son polymorphisme.

Or, la lèpre ulcéreuse ou Lazarine peut débuter par la membrane de Schneider et induire en erreur pendant plusieurs années, donnant le change à la syphilis. D'autres fois les ulcères seuls persistent sur les membres, surtout aux inférieurs, en dehors de toute manifestation cutanée ou autre, et trompent le clinicien quant à leur nature (pl. 29), principalement dans les pays où la lèpre est censée avoir disparu depuis des siècles, comme en Bretagne où nous avons rencontré toutes les formes de la lèpre, même la tuberculeuse, et dépisté toutes ses autres variétés parfois classiques, mais le plus souvent *atténuées, frustes*.

CHAPITRE IX

Lésions lépreuses de la langue, du palais et du voile. (Planche 33.)

Nous avons déjà dit et répété que les manifestations de la syphilis et celles de la lèpre se ressemblent parfois à tel point que les médecins les plus instruits peuvent se tromper et commettre des erreurs de diagnostic lorsqu'il s'agit de les discerner.

Lorsqu'en 1884, nous avons visité les léproseries de la Norvège, avec notre regretté ami, le Dr Constantin Paul, feu Danielssen, nous faisant les honneurs de sa division, à Bergen, s'arrêta devant un lit où était couchée une malade reçue ce jour même, et nous dit : « Je n'ai encore jeté qu'un coup d'œil sur cette femme et je ne saurai vous dire si elle est lépreuse ou syphilitique. Les symptômes qu'elle présente peuvent dépendre de l'une ou de l'autre, et l'erreur serait facile à commettre. Je l'examinerai attentivement cette après-midi, et demain matin, à la visite, je vous ferai part de mon diagnostic. » Une telle réserve de la part de l'illustre léprologue norvégien, qui a passé sa vie à étudier la lèpre dont il a approfondi l'étude mieux que tout autre, jusqu'à présent, se passe de tout commentaire. La femme était lépreuse avec des manifestations cutanées et buccales, ressemblant absolument à celles de la syphilis.

Ces erreurs de diagnostic, que nous avons vu faire à des confrères très distingués d'ailleurs, sont inévitables, si l'on ne s'est pas bien appliqué à l'étude spéciale de la syphilis et si l'on a pas eu l'occasion, ce premier bagage scientifique une fois acquis, de voir un grand nombre de lépreux dans les localités où la maladie règne endémiquement, avec toutes ses formes et variétés, et de suivre l'évolution, la succession des diverses phases par où peut passer ce protée morbide (1). Je me suis efforcé à soutenir cette thèse et à l'appuyer, chaque fois, par quelques-uns des nombreux exemples qui se sont présentés à mon observation. J'aurais produit des centaines de dessins, si je voulais fixer par le crayon tous ces faits ambigus, à première

(1) Nous ne connaissons qu'un seul symptôme qui par sa présence puisse trancher irrévocablement la question en faveur de la syphilis : c'est *l'exostose* que nous n'avons jamais vue dans la lèpre. On comprend donc que les exostoses rencontrées sur des os provenant des cimetières de lépreux (Lancereaux, Zambaco, Raimont) prouvent péremptoirement que l'on confondait autrefois la lèpre avec la syphilis, et que l'on confinait pêle-mêle, dans les léproseries, les vérolés et les éléphantiasiques.

vue, dont j'ai été témoin et dont plusieurs ont trompé d'habiles praticiens. Cette similitude, cette identité même, dans les expressions symptomatiques du tégument, a été démontrée par plusieurs des planches qui précèdent. Celle consacrée à certains états pathologiques des yeux chez les éléphantiasiques confirme encore, objectivement, cette ressemblance et en fait absoudre la confusion. Nous croyons que la vue de la planche 33, qui ne prétend nullement retracer toutes les nombreuses lésions buccales des lépreux, mais seulement quelques spécimens, des plus fréquents, ne laissera pas que d'embarrasser même des syphiligraphes consommés. La figure I représente la langue d'un lépreux au début de la maladie. La face était le siège de ces poussées congestives qui ressemblent à s'y méprendre à l'érysipèle, à répétitions saisonnières. Plus tard, des placards érythémateux ont couvert les membres thoraciques, simulant absolument l'érythème noueux. La langue portait, à sa partie antérieure, un placard rouge ; toute villosité y avait disparu ; de manière que l'organe, lisse, glabre et luisant, faisait contraste avec la muqueuse normale environnante. Le sens du goût avait aussi disparu sur cette macule érythroïde. Pour apprécier le sucre, le sel, la quinine, il fallait appliquer ces substances à la partie postérieure de la langue, sur les papilles caliciformes. Nous avons suivi l'évolution de la lèpre sur ce sujet, pendant plus de 10 ans. Aux premiers phénomènes cutanés, ci-dessus mentionnés, succéda la lèpre exsudative, à tubercules et à placards. Quant à la langue, elle fut couverte à son tour de nombreux tubercules plats dont les uns siégeaient dans l'épaisseur de l'organe et n'étaient appréciables qu'à l'exploration par le doigt ; tandis que d'autres, saillants, disséminés, absolument pareils à des tubercules syphilitiques, tels que nous les avons, parfois, rencontrés dans notre pratique, envahirent toute la langue et gênaient la mastication, la déglutition et principalement la parole.

La figure 2 appartient à un lépreux dont l'affection avancée consistait, du côté de la face, en une éruption boutonneuse identique à celle de la variole confluente ; les lèvres même en étaient envahies, ainsi qu'on peut le constater sur le dessin, fait qui est assez rare, même dans la lèpre phymatode généralisée qui n'a pas respecté le tronc ; ce qui n'a lieu qu'exceptionnellement. La langue, volumineuse, tuméfiée, farcie à sa partie antérieure, remplissait la bouche au point de venir arcbouter contre les dents, dont elle conservait l'empreinte. Le bout en était légèrement exulcéré, comme écorché ; tandis que les tubercules isolés et progressivemeut volumineux, commençaient à quelques millimètres de la pointe ; d'abord, isolés, comme des grains de chènevis et plus en arrière comme des pois, ils se fusionnaient plus loin, acquéraient les dimensions de féveroles, devenaient saillants et comme superposés à l'organe ; leurs formes irrégulières constituaient de nombreuses bosselures séparées entre elles par des sillons, et occupant ainsi la partie médiane de la langue, sur le trajet d'un ruban antéro-postérieur d'un centim. de largeur et au delà. La lésion s'arrêtait à la limite du V lingual.

La figure 3 représente une cicatrice stellée, dans un cas de lèpre phymatode discrète qui avait reculé dans certains moments, à tel point que les tubercules avaient disparu par régression ; aussi avons-nous cru, pendant quelque temps, à la guérison définitive ou tout au moins à une longue trêve de la maladie, ainsi que nous en avons vu de nombreux exemples. Mais chez ce pauvre miséreux, manquant de tout, la lèpre s'est réveillée, quelques mois après, et affecta une forme extrêmement grave, à marche rapide, qui l'emporta un an après. Le coup de fouet a été imprimé par la profonde misère et le désespoir de se voir sans abri, sans pain, évité par tout le monde, et condamné à la mendicité. Ce malheureux était continuellement en proie à des angoisses morales indomptables et indicibles. Pendant l'arrêt de la lèpre et la disparition des tubercules cutanés, on ne remarquait sur la partie horizontale du voile qu'une cicatrice blanche, nacrée à 5 branches, et rien de plus. Lorsque la léprose a repris l'offensive, les environs de cette cicatrice étoilée sont devenus rouges ; plus tard 2 ulcérations superficielles, jaunes, arrondies, se sont montrées sur la luette engorgée, déformée, et à sa base en apparut une autre transversale, irrégulière. Dans ce cas le diagnostic n'était pas malaisé, grâce à la concomitance de manifestations cutanées péremptoirement lépreuses. Mais on doit songer aux difficultés qui surgissent pour dénoncer l'affection, lorsqu'il n'y a que des éruptions légères indécises du côté du tégument, des papules, et des exulcérations du palais à l'instar de la syphilis ; ou bien lorsque, ainsi que nous le dirons plus loin, sans la moindre manifestation cutanée, les lésions de la bouche, de la langue, ou du palais coexistent avec des ulcères des jambes ou avec une rhinite chronique et des ulcérations des fosses nasales ; ou bien encore avec destruction de la cloison et déformation du nez, tout comme dans la syphilis. Aussi notre embarras a été bien grand en face de tels faits appartenant à la lèpre lazarine ou ulcéreuse. Ce n'est que grâce à une étude minutieuse du sujet et à la recherche de la sensibilité — intacte dans la syphilis, abolie ou émoussée par places dans la lèpre, lors même que la peau paraissait objectivement saine — que nous avons pu asseoir le diagnostic (voir la planche n° 32, tête de droite, et l'observation y relative).

La figure 4 reproduit le palais d'un lépreux phymatode qui ne portait que quelques tubercules très discrets, comme des grains de chènevis, à la face et aux membres, et une légère pigmentation au cou, peu accusée, blonde comme un barbouillage sépié, pareille à l'hyperchromie syphilitique de cette région, si bien décrite par le professeur Fournier. La langue était indemne. La partie moyenne du palais était occupée par des tubercules saillants, inégaux, irréguliers, serrés les uns contre les autres, donnant l'aspect du chou-fleur et ressemblant à certains épithéliomas. A la partie postérieure, quelques-unes de ces saillies étaient aplaties par la fonte, en quelque sorte, de leur surface arrondie à la suite d'une ulcération qui les avait en partie décapitées; on y voyait une surface jaune, quasi-diphtérique. Le travail destructif avait déterminé la disparition de la luette qui a été comme rongée, puis détachée, tout comme dans la syphilis. A peine voyait-on à sa place une légère saillie couverte par une ulcération jaunâtre, en activité. Ce malade, suivi par nous pendant longtemps, a présenté de plus en plus le tableau le plus accompli de la lèpre, mais à évolution très lente. Il y avait, notamment la première année, une disproportion surprenante entre les manifestations légères, presque indécises du tégument et ces lésions si prononcées de la bouche. Ce qui nous a le plus embarrassé, chez ce malade, c'était l'absence du critérium clinique presque constant dans la lèpre. Nous n'avons pu trouver nulle part sur lui, malgré l'examen le plus méticuleux, un seul point anesthésique de la peau. La tuméfaction des ganglions lymphatiques et la confusion des commémoratifs fournis par le malade, autrefois syphilitique, rendaient le diagnostic fort obscur et scabreux. L'hésitation devait osciller entre la syphilis, la lèpre exsudative et l'épithélioma. Dans ce cas si perplexe la biopsie a tranché la question. Le bacille de Hansen, une fois constaté, confirma le diagnostic de lèpre. On serait bien heureux si cette constatation pouvait être toujours obtenue. *Mais il n'en est rien.* Nous le répétons avec la plus profonde conviction basée sur une longue expérience : le *bacille de la lèpre manque souvent au début ou n'est pas constatable* — ce qui revient au même au point de vue clinique — et cela même, parfois, tout à fait au commencement de la lèpre tuberculeuse. Le cas des Drs Marcano et Wurtz est malheureusement exceptionnel (*Arch. de méd. exp.*, 1895). Il est vrai qu'une fois les tubercules formés, le bacille ne manque jamais. Mais dans les autres formes de la lèpre — la maculeuse, la mutilante et la nerveuse — la constatation du bacille est exceptionnelle. On est heureux d'avoir cette confirmation du diagnostic, lorsqu'on peut l'obtenir. Mais on ne doit pas exclure la lèpre en se basant uniquement sur son absence. Seuls les confrères qui n'ont vu qu'un tout petit nombre de lépreux peuvent soutenir une thèse contraire, alléguant des théories de cabinet, très séduisantes, que la clinique dément absolument (Thèse du Dr Bailly : *Du diagnostic bactériologique de la lèpre,* août 1895, Paris). Ces affirmations, très dangereuses pour les inexpérimentés, conduisent fatalement à des erreurs de diagnostic. Le bacille fait défaut, je ne me lasserai pas de le répéter, dans l'immense majorité des cas, dans les ulcérations des lépreux *non-phymatodes*, dans les éruptions et les ulcérations trophiques — même dans le mal perforant des lépreux avérés, — dans le sang, dans les nerfs cutanés de la plupart des lépreux nerveux, dans tous les tissus des doigts détachés dans la lèpre mutilante. Quant à la présence du bacille dans le pus des vésicatoires, en dehors des lépreux phymatodes dont tous les tubercules grouillent de bacilles et où l'application du vésicatoire pour le rechercher serait un luxe inutile, personne autre que les inventeurs de cette méthode, n'a pu vérifier le fait, dans les autres formes de la lèpre. A propos de ces diagnoses ardues en fait de syphilis, le cas suivant me paraît essentiellement instructif et digne d'être narré. Il prouve que les princes de la science même ne sont pas toujours à l'abri des erreurs.

Pendant que j'exerçais à Paris, j'ai eu l'occasion de soigner un malade qui vint de Manchester pour consulter deux de nos plus grands maîtres : feu Ricord et Hardy. C'était en 1864 ; cet homme de 35 ans, d'une excellente santé générale, portait à la partie moyenne de la voûte palatine une tumeur en chou-fleur qui s'étendait en avant jusqu'aux dents incisives qu'elle avait ébranlées et rendues vacillantes, et en arrière jusqu'à la partie horizontale du voile. De chaque côté, le palais ne conservait ses caractères normaux qu'à peine sur une bande d'un centim., étendue d'avant en arrière. L'examen le plus scrupuleux ne fit découvrir aucun autre symptôme. Le diagnostic porté à Manchester et à Londres, par les chirurgiens les plus en renom, a été de cancroïde, et le conseil donné, l'ablation totale de la voûte à laquelle on pourrait remédier, plus tard, par un obturateur habilement confectionné.

Ce malade, d'origine chiote (1), avait été soigné huit ans auparavant pour une syphilis constitutionnelle, par notre maître Ricord. A la consultation, le Dr Hardy, en sa qualité de plus jeune, émit le premier son opinion, conforme à celle des célébrités londoniennes. Mais Ricord déclara, avec affirmation convaincante, qu'il ne s'agissait que d'une manifestation syphilitique, pour en avoir vu deux cas absolument pareils. Hardy lui demanda alors sur quoi il basait son diagnostic aussi tranchant. Je ne saurai faire le diagnostic différentiel, a repris Ricord, et pourtant ce n'est point une intuition, il y a là des nuances de caractère et d'aspect, que je ne pourrai définir, et qui pourtant me suffisent pour l'affirmer (2).

Nous avons été chargé de diriger le traitement intensif par l'iodure de potassium dont la dose a été portée jusqu'à 8 grammes par jour. Et 6 semaines après, la tumeur était fondue ; il ne restait plus comme trace de cette affreuse lésion, jugée par tout le monde comme justiciable de la gouge et du marteau, qu'une coloration rouge jambon. Les deux maîtres, rappelés en consultation, ont constaté les succès brillants de la médication, et le bien fondé de la diagnose.

Il m'a été donné d'observer un cas en tout pareil il y a 8 ans, ici à Constantinople,

(1) La lèpre est endémique à l'île de Chio et apparaît souvent par atavisme ancestral, lorsque les parents et les arrière-grands-parents même sont indemnes. *(Voyages chez les lépreux.)*

(2) Nous avons entendu un autre illustre clinicien, le professeur Chomel, s'exprimer de la même manière au lit de divers malades à signes indécis. Son tact clinique merveilleux ne le trompait guère.

avec mes honorables confrères les Dr Mahé, alors médecin sanitaire de France, et Delacour, médecin de l'hôpital français du Taxim. Presque toute la voûte palatine était couverte par une tumeur saillante, en chou-fleur, gênant énormément la mastication et la parole. Le mot cancroïde a été prononcé par tous les confrères distingués que ce monsieur avait consultés, et l'opération proposée. Ce malade était aussi originaire d'une localité lépreuse, et le diagnostic prêtait au doute. J'ai cru retrouver chez lui la même lésion que chez le malade dont j'avais minutieusement pris l'observation en 1864, et j'insistai pour l'institution d'une médication spécifique. La probabilité énorme de ce diagnostic était, selon moi, d'autant plus logique que ce monsieur avait été soigné à Paris, 35 ans auparavant, pour une syphilis constitutionnelle, par le Dr Ricord lui-même qui ne put prévenir la perte d'un œil par iritis, avec synéchies.

Quatre ans plus tard, l'œil droit a été aussi atteint d'iritis. Le malade s'est rendu à Paris et subit un traitement spécifique, derechef sous la direction de Ricord. En outre, deux ans seulement avant l'apparition de cette tumeur palatine, X... vint me consulter pour des céphalées atroces, avec exacerbations nocturnes et obnubilation intellectuelle. L'apparition soudaine et l'acuité croissante de ces douleurs, qu'aucun médicament nervin ne parvint à calmer, me les firent regarder comme d'origine syphilitique. Je soumis par conséquent M... à un traitement mixte qui fit justice de ces maux de tête épouvantables, dans l'espace de 3 semaines. Le malade eut le tort de suspendre tout traitement, aussitôt après la disparition de ces céphalées. Bref M... fut de nouveau soumis à l'iodure de potassium dont la dose fut portée jusqu'à 7 grammes par jour, *et la tumeur disparut entièrement sous son influence, comme par enchantement*. Mes honorables confrères hésitaient à admettre la nature syphilitique de ce soi-disant épithélioma de la voûte palatine, de ce que X..., marié depuis 19 ans, n'avait rien communiqué à sa femme, ni transmis à ses trois enfants, âgés alors de 18, 17 et 16 ans et que nous avons scrupuleusement examinés ; et moi je songeais quelque peu à la lèpre dont j'avais déjà vu des manifestations identiques, le malade étant originaire d'une localité lépreuse. Et *pure* la nature spécifique de cette syphilis tardive ne saurait être contestée ; et d'autant moins que trois ans après X..., qui ne voulut pas continuer pendant longtemps les médicaments spécifiques, conformément aux conseils donnés, fut repris de céphalées cruelles suivies bientôt d'hémiplégie, d'abolition de la parole et de l'intelligence, fort probablement par le développement d'une tumeur cérébrale syphilitique qui finit par l'emporter.

Après cette digression que j'ai crue nécessaire pour justifier mes hésitations à propos du malade dont la figure 4 de la planche 33 reproduit le palais, et d'autant plus que des confrères distingués, convaincus qu'il s'agît d'un épithélioma, insistaient sur l'urgence de l'ablation de la voûte palatine, je dois ajouter que dans le doute j'ai voulu, par acquit de conscience, soumettre mon malade pendant 6 semaines à un traitement mixte. Malheureusement l'effet en a été nul. Au contraire, les tubercules de la peau ont progressé pendant ce temps, et le diagnostic de lèpre a dû être scellé par les résultats négatifs de la médication. La chute de la luette m'avait fait admettre la possibilité de la simultanéité des deux infections, la syphilis et la lèpre, comme nous en avons vu des exemples. Mais l'état du palais, loin de se modifier heureusement, s'est aggravé aussi, par le fait du mercure et de l'iodure de potassium. Or il ne s'agissait que de lèpre seule. Chez un autre lépreux phymatode, tout le palais à un moment donné était occupé par une tumeur irrégulière, fongueuse, exubérante de 6 millim., d'aspect tellement cancroïdal qu'un tel diagnostic a été posé, sans hésitation, par tous les confrères consultés. Cinq mois après, une amélioration fondamentale survint dans la lèpre de ce malade et les lésions du palais disparurent complètement, à la grande surprise de tout le monde. Conclusion : de même que la syphilis, la lèpre peut déterminer une manifestation quasi-épithéliale du palais, qui peut induire en erreur le clinicien.

La figure 5 est celle d'un lépreux phymatode dont la face et les membres portaient un certain nombre de tubercules, variant du volume d'une lentille à un pois. Les poils des sourcils étaient en train de tomber ; la peau de ces régions était épaissie sous forme d'une bande sus-orbitaire ; la chevelure était conservée ; les lobules des oreilles avaient aussi quelques petits tubercules ; rien sur le torse. La sensibilité, conservée à la face, était légèrement émoussée au 1/3 inférieur des jambes et à la région postéro-externe des avant-bras. Le diagnostic était aisé ; car les syphilides tuberculeuses, lorsqu'elles sont disséminées, envahissent tout aussi bien le tronc que les membres, sous forme de poussée générale (1), ou bien elles se présentent groupées sous forme de placards irréguliers, composés de petites tumeurs qui se fondent, se transforment en cupules jaunes ou rouges, selon qu'elles sont ou non détergées ; elles peuvent aussi se couvrir de croûtes brunes, plus ou moins épaisses (syphilides pustulo-crustacées) ; tandis que les tubercules de la lèpre varient en général beaucoup de volume les uns des autres et se rencontrent assez rarement sur le tronc. En général, ils restent limités aux membres et à la face ; ils ont la prédilection de siéger aux régions sourcilières, ne se voient jamais au cuir chevelu (je ne les y ai rencontrés qu'une seule fois) et n'affectent pas la forme de groupes serpigineux, le reste du corps étant

____

(1) Il y a 4 ans nous avons vu une syphilis tuberculeuse générale envahir tout le corps (la face, le cuir chevelu, les membres, le tronc) ; tubercules isolés, distincts et espacés entre eux d'un demi à un centim ; apparition, un an après l'infection insuffisamment combattue. J'ai déposé les dessins de ce malade, ressemblant à un lépreux, au musée de l'hôpital Saint-Louis à Paris.

indemne. Enfin la sensibilité reste normale dans la syphilis ; tandis qu'elle est abolie ou émoussée, par places, dans la lèpre, à moins d'exception. D'ailleurs, la syphilis, en vieillissant, a de plus en plus la tendance de se confiner à une seule région, à devenir *monosymptomatique* ; tandis que la lèpre, tout au contraire, envahit de plus en plus l'économie et atteint nombre d'organes, à mesure qu'elle gagne en âge.

Il n'y avait donc pas de doute qu'il s'agissait ici de la lèpre. D'ailleurs, nous avons suivi l'évolution de la maladie, pendant plusieurs années, jusqu'à la mort du patient. Néanmoins on ne saurait nier que cette langue (fig. 5, pl. 33) pourrait bien être prise pour celle d'un syphilitique. Un confrère inexpérimenté ne saurait aisé‐ ment se garer d'une telle méprise. Quoi qu'il en soit, l'aspect de cette langue est fort curieux ; tout à fait à sa partie antérieure, elle était couverte d'un placard de leuco‐ plasie, comme superposé, argenté, à surface inégale, granulée, ressemblant à ce mélange de crème et de blanc d'œuf dont les pâtissiers ornent les gâteaux de Savoie. Le grattage ne parvenait à en enlever la moindre parcelle. C'était un épaississement de l'épithélium, comme j'en ai rarement rencontré dans la lèpre ; il n'y en avait nulle part ailleurs dans la bouche. Derrière ce placard argenté, se trouvait une macule rouge, lisse, luisante par la disparition du velouté de la muqueuse ; et plus en arrière, on voyait de gros tubercules saillants dont les trois antérieurs, très circonscrits ; tandis que ceux placés plus loin, moins volumineux, se confondaient entre eux, et ceux qui venaient après ceux-ci étaient encore plus petits et rangés en série horizontale.

Les dessins 6, 7 et 9 reproduisent des ulcérations du palais et du voile, que l'on rencontre assez souvent chez les lépreux, principalement dans la forme lazarine. Cependant il nous est arrivé de ne trouver que des exulcérations légères, lorsque le corps était couvert d'exsudats nombreux et variés, en état de se ramollir et de sup‐ purer, c'est-à-dire même chez des lépreux tuberculeux très avancés.

Ces ulcérations siègent parfois uniquement sur le voile ou bien sur la luette qui paraît comme écorchée. Il arrive même qu'une telle ulcération, superficielle d'abord, devienne plus tard de plus en plus profonde, serpigineuse, et qu'elle ronge et détache l'uva, absolument comme la syphilis. Ces ulcérations affectent parfois des formes régulières, comme de grosses pustules détergées ; dans d'autres cas, ce sont des pertes de substance faites comme par un emporte-pièce ; les per‐ forations du voile peuvent être la suite de ce travail régressif.

Les trois ulcérations de la figure 9, arrondies, placées en rang, à fond jaunâtre, étaient superficielles et se détachaient sur un fond rouge écarlate. Mais il nous est arrivé de rencontrer chez des lépreux phymatodes, un ou plusieurs tubercules fondus, tout comme s'il s'agissait de gommes syphilitiques. Le Dr Cosma Pacha, médecin en chef de la marine ottomane, vient de m'adresser un marin qui a précisément, sur la partie horizontale du voile du palais, une ulcération jaune en cupule, de la grosseur d'un gros pois, d'un diagnostic embarrassant. Il est à présumer que lorsque le fond en sera détergé, il y aura une communication entre la bouche et les fosses nasales, ainsi que j'en ai vu des exemples. Il s'agit d'un gros tubercule, flanqué de deux petits satellites, comme des lentilles. Le malade avait les avant-bras couverts de petits tubercules lépreux, alternant avec des macules pigmentées; les régions des sourcils offraient, ainsi que les pavillons des oreilles, quelques exsudats. Il n'y avait aucune autre manifestation. Le diagnostic était d'autant plus ardu que la sensibilité était conservée partout chez ce marin originaire de Sivas où la lèpre sévit endémiquement. Le traitement antisyphilitique n'a eu aucune prise chez ce matelot de l'État, qui a dû être réformé, la lèpre continuant à évoluer.

Chez un autre lépreux, israélite spaniote, ayant quelques lépromes isolés à la face, un tubercule proéminent, de la grosseur et de la forme d'un petit flageolet, siégeait au milieu du palais; par son aspect il pouvait facilement donner le change.

Dans les cas où ces lésions siègent sur le palais, la charpente osseuse peut être atteinte elle-même plus tard, et subir une élimination d'os, qui établit une communication entre la bouche et les fosses nasales, avec tous les inconvénients qui s'y rattachent. Toutes ces lésions, assez communes dans la lèpre, sont identiques à celles de la syphilis dont on ne parvient à les distinguer que par une étude attentive et méticuleuse du sujet. Dans certains cas, heureusement rares, toute la voûte palatine disparaît. La bouche communique alors largement avec les fosses nasales, les deux cavités constituant un cloaque horrible; dans ces cas, la charpente osseuse du nez aussi peut avoir disparu et le tout offrir l'aspect des destructions syphilitiques affreuses du moyen âge, sous forme d'un antre repoussant que l'on rencontre, encore, parfois, dans les contrées où la syphilis commet des ravages hideux, abandonnée à elle-même; nous avons constaté ces méfaits horribles chez des individus originaires du villayet de Castambol.

On peut se figurer combien les difficultés du diagnostic croissent, lorsqu'on se trouve dans une localité où la syphilis et la lèpre sévissent chez le peuple, simultanément; lorsqu'il se peut que l'une de ces affections vienne compliquer l'autre, s'y ajouter; et que les symptômes similaires et communs aux deux affections, s'unissent et se confondent. C'est ce que nous avons constaté chez des malades originaires de Castambol, département du Pont-Euxin, l'ancienne Paphlagonie. Car, encore une fois, la syphilis n'impose pas l'immunité contre la lèpre; et, réciproquement, celle-ci n'exclut pas la première. Nous les avons vues l'une et l'autre florissantes, à la fois.

Les lésions buccales sont relativement rares dans la lèpre mutilante ; et plus encore dans la forme nerveuse ou de Danielssen, lorsque ces formes de la lèpre sont pures, sans complication. Elles sont très communes au contraire dans les autres variétés, et peuvent revêtir des aspects divers. Le voile du palais peut adhérer au pharynx ; il peut être également détruit, tout à fait comme dans la syphilis.

La figure 8 représente le palais d'un lépreux phymatode qui portait aussi de vastes ulcères aux jambes. La luette, gonflée et déformée, était d'un rouge vif, ainsi que les parties voisines du voile. On y remarquait des exulcérations jaunes superficielles ; tandis que toute la partie moyenne du palais était couverte d'un ulcère serpigineux à contours irréguliers saillants, à fond chagriné, composé d'une foule de petits tubercules ulcérés, dont plusieurs plus petits que du millet. Ce semis tuberculeux, en train de se détruire, avait un aspect gaufré, composé d'une foule d'ulcérations dont les unes étaient superficielles et larges, et les autres plus petites et plus profondes. J'ai pu obtenir, dans l'espace de quelques semaines, la cicatrisation de ces lésions par les cautérisations rapides au thermocautère. Il en a été de même des ulcères des membres.

La figure 10 reproduit la langue d'un lépreux dont le corps, à la suite d'un mouvement fébrile violent, a été couvert de macules brunes très foncées, comme si on l'avait frappé avec un timbre sec déterminant des ecchymoses. La langue elle-même a eu sa part dans cette éruption généralisée. La partie antérieure de l'organe était, uniformément, d'un rouge brique. Cinq semaines après, toutes ces macules que l'on désigne sous le nom de mavrés (μαῦρες) dans les localités lépreuses, habitées par des Grecs, avaient disparu, spontanément. Dans la suite, la lèpre maculeuse a évolué d'une manière grave. Il s'agit là d'une éruption de macules suivies d'extravasations sanguines qui se résorbent, pour se reproduire plus tard.

Chez un syphilitique dont l'affection a été galopante malgré le traitement, tout le corps a été couvert rapidement d'une éruption de tubercules, comme de petits pois. La langue et le palais ont présenté des macules disséminées semblables à celles de la figure 10, annonçant en quelque sorte la venue prochaine de tubercules. Un traitement mercuriel intensif a eu raison de toutes ces manifestations, qui, ayant commencé à reculer dès la fin du premier septénaire, ne laissaient plus trace de leur passage, 2 mois après. Les frictions mercurielles quotidiennes, d'abord avec 10 grammes d'onguent napolitain et plus tard avec 6 et 4, ont eu grand succès dans ce cas qui inspirait des craintes sérieuses et ressemblait absolument à une invasion aiguë de la léprose maculeuse et tubéreuse, à la fois.

CHAPITRE X

Des lésions oculaires dans la Lèpre. (Planche 34.)

Loin de nous là prétention de faire ici un exposé complet des lésions que détermine la lèpre du côté des yeux. Plusieurs auteurs s'en sont déjà occupés, et ont traité la question dans ses détails. Nous signalerons parmi eux le professeur Panas et le Dr Poncet de Cluny qui a présenté à l'Académie, l'année 1886, un mémoire fort remarquable sur ce sujet, dont les matériaux ont été recueillis par lui au Mexique pendant l'expédition française à laquelle il était attaché. Ce mémoire fort intéressant est enfoui dans les archives de l'Académie, et, malheureusement, ne verra jamais le jour.

La lésion lépreuse oculaire la plus commune consiste en une injection plus ou moins intense de la conjonctive du globe, qui coïncide avec l'ictus de la face ou les poussées érysipéloïdes, à répétition, qui se voient si fréquemment, soit au début de la lèpre exsudative ou maculeuse, soit après la confirmation de la maladie et pendant l'aggravation scandée de ses symptômes. On la rencontre aussi dans la forme nerveuse, principalement avec l'atrophie de l'orbiculaire. Cette injection peut être partielle, limitée le plus souvent au côté externe de l'organe ; mais parfois aussi toute la conjonctive oculaire devient d'un rouge écarlate et plus tard amaranthe, avec chémosis encadrant la cornée tout autour, ou bien sur une partie de sa circonférence. La cornée se trouve alors enchâssée comme un verre de montre. Ces fluxions peuvent disparaître avec l'amélioration ou l'arrêt de l'évolution de la lèpre. La conjonctivite généralisée est rare chez les lépreux, si ce n'est à une époque très avancée de la maladie. Le plus souvent c'est sur un point limité de cette muqueuse que la congestion siège, sous forme de taches rouges, formées par des vaisseaux gorgés de sang et variqueux. Bientôt après, la lèpre continuant son évolution, on voit la tache congestive amener un épaississement gélatiniforme de la conjonctive, rosé, de plus en plus saillant, qui, comme un exsudat siégeant dans l'épaisseur de la membrane, la transforme de manière qu'il n'y ait plus aucune apparence de vaisseaux ; c'est une petite nappe charnue de 1 ou 2 millim. d'épaisseur, qui progresse vers la circonférence de la cornée, l'envahit et s'y surajoute, en faisant corps avec elle. Dans la suite, toute la

cornée peut être ainsi couverte par ce voile charnu qui empêche toute pénétration de lumière et condamne à la cécité la plus complète (pl. 34, fig. 9).

Il arrive aussi que, plusieurs mois après l'apparition de cet exsudat, des vaisseaux de nouvelle formation, volumineux, traversent la cornée, de la circonférence vers le centre. Lorsque cette membrane néoplasique a presque atteint le centre de la translucide, celle-ci commence à être troublée dans sa nutrition. On y voit souvent, sur les parties non couvertes par l'exsudat, de petites phlyctènes plus ou moins nombreuses aboutissant à de petites exulcérations, et plus tard à des cicatrices ponctuées; ou bien des nuages lactescents, diffus, qui rendent de leur côté la vision trouble et plus tard nulle. Enfin cette membrane de nouvelle formation envahit parfois de plus en plus la cornée d'une manière centripète et à tel point qu'il n'y reste plus d'intact qu'une ouverture centrale, verticale, sous forme de fente, par où les rayons lumineux peuvent encore pénétrer. Plus tard, cette éclaircie sera aussi comblée à son tour, et toute la cornée sera recouverte de cette couche charnue adhérente, organisée, résistante, impossible à enlever, qui donne à l'œil la configuration de celui du caméléon (pl. 27). L'iris ne reste non plus étranger à ces troubles trophiques, à cette perversion de la nutrition. Le changement survenu dans son coloris, en totalité ou partiellement, le resserrement de la pupille, son immobilité (myosis), sa déformation sous forme de fente verticale ou déchiquetée, les petits dépôts plastiques qui déforment son ouverture, en tout pareils à ceux de l'iritis syphilitique, les synéchies, les staphylômes, les lésions de la membrane du cristallin (opacité), et à la fin, la suppuration, la fonte et l'évacuation de l'œil, témoignent d'une panophtalmie dépendant des troubles de la nutrition de l'organe et de même nature que les troubles trophiques nombreux qui se montrent partout le corps (pl. 34, fig. 2, 3, 5, 7, 8).

Le Dr Millingen, oculiste distingué de notre ville, a eu l'occasion de soigner les yeux de plusieurs de nos lépreux, depuis 24 ans. Il a souvent constaté des iritis d'un ou des deux yeux, se terminant par des occlusions des pupilles, présentant les mêmes signes que dans la syphilis et cela d'emblée, sans kératites, sans lépromes conjonctivaux. Dans d'autres cas, les altérations commencent à la sclérotique, avec nodosités au pourtour du limbe ; plus tard, il y a iritis avec synéchies réclamant l'iridectomie qui ne fait que retarder la cécité complète, soit consécutive aux exsudats, soit par suite de lésions profondes. Le Dr Millingen a observé des malades qui se sont adressés plus tard au professeur Panas. Malgré les soins les plus assidus et l'opération de la pupille artificielle, ces lépreux ont perdu complètement la vue.

Il m'a été donné de voir aussi dans la léprose phymatode ou exsudative, qui atteint bien plus souvent que les autres formes les organes de la vue, — opinion conforme à celle du Dr Millingen, — de petits tubercules rosés ou jaunâtres, comme du chènevis, ou saillants, poindre sur une partie de la conjonctive et même de la cornée, y amener plus tard des troubles vasculaires, par la production de vaisseaux de nouvelle formation, augmenter de volume, et altérer la constitution et la transparence de cette membrane (pl. 34, fig. 6). Dans d'autres cas, plus rarement il est vrai, c'est la cornée seule qui est atteinte dans sa transparence. Elle devient lactescente et plus tard opaque, sans injection préalable de la conjonctive qui reste absolument normale jusqu'à la fin, lors même que la membrane translucide, envahie par une opacité épaisse, a déterminé la cécité (pl. 34, fig. 10).

Parfois aussi, sans aucun phénomène extérieur ou intérieur siégeant sur les parties constituantes du globe oculaire, appréciable à l'œil nu ou aidé de l'ophtalmoscope, il survient une atrophie totale du globe oculaire, uniforme et progressive, qui réduit l'organe à un petit moignon où toute délimitation de membranes et d'espaces devient impossible. Il va sans dire que la cécité est encore la conséquence ultime de ces troubles trophiques généraux de l'œil, qui ne peuvent être expliqués autrement que par une perturbation profonde du système nerveux présidant à la nutrition, ou bien par une modification des nerfs nutritifs de l'organe (pl. 42, fig. de droite).

Chez certains individus dont la lèpre exsudative s'annonce, dès son début, grave dans ses manifestations et rapide dans son évolution, on voit, en même temps que des ulcères nombreux et profonds sur diverses parties du corps, — succédant à la fonte des tubercules, ou survenant d'emblée, consécutivement à de petites pustules ou à des phlyctènes pemphigoïdes remplies d'un liquide trouble, foncé ; — on voit, disons-nous, l'organe de la vue être profondément atteint et bien vite compromis par d'autres processus : toute la conjonctive devient rapidement d'un rouge écarlate et bientôt amaranthe ; la cornée, d'un gris sale, se tuméfie et se trouble ; la vue baisse et s'annule rapidement ; des douleurs profondes, dans le globe même de l'œil, annoncent un travail intrinsèque grave. Bientôt on remarque une accumulation de matière purulente qui émerge du fond de l'œil et qui finit par se faire jour comme un abcès, à la suite d'une ulcération de la cornée marchant de dedans en dehors (pl. 34, fig. 5). Il va sans dire que cette destruction — marchant cette fois-ci à l'inverse de ce que nous avons décrit plus haut, à propos des nombreuses lésions oculaires de la lèpre à progression centripète — aveugle le patient et réduit, plus tard, le globe oculaire, ainsi vidé, à un petit moignon occupant le fond de l'orbite.

Les figures 2 et 7 de la planche 34 reproduisent, bien que d'une manière peu satisfaisante, les belles aquarelles de M. Aquarone, déposées au musée de Saint-Louis ; elles montrent des altérations curieuses, simultanées de la cornée et de l'iris, comme on en rencontre parfois chez les lépreux. La cornée, sous l'influence toujours de la perturbation nutritive des tissus, si constante et si générale dans toutes les formes de la léprose, devient spontanément nuageuse, trouble, lactescente et finalement opaque, irrégulièrement, sur une partie de son étendue, sans conjonctivite ambiante. Il s'agit alors d'une kératite parenchymateuse diffuse qui dérive de l'état dystrophique ; car, ainsi que le fait remarquer le professeur Panas, la kératite interstitielle diffuse n'est pas une manifestation directe, soit de la syphilis, soit de toute autre maladie constitutionnelle, mais le résultat d'un état dyscrasique de l'organisme. Dans ces cas, l'iris lui-même est modifié dans sa couleur qui change de nuance progressivement et par places, en même temps que la pupille devient irrégulière et de moins en moins contractile. La vue se trouble alors, baisse et s'annihile. Dans ces cas, l'aspect de l'œil devient étrange. On remarque en effet certaines parties de la cornée conserver leur transparence et laisser voir des placards de l'iris ici normal et plus loin modifié dans sa couleur et dans sa structure. L'œil est alors comme bigarré (pl. 34, fig. 2 et 7). Souvent dans les lésions de ce genre, le globe oculaire augmente de volume ; il remplit l'orbite, fait proéminer les paupières et forme une grosse saillie entre elles ; il y a certes hydropisie ou augmentation des humeurs de l'œil, qui déterminent de vrais staphylômes.

Dans d'autres cas, une ulcération exiguë, pareille à un coup d'ongle, commence vers le centre de la cornée et compromet bien vite la vision. Cette solution de continuité, non précédée d'opacité, non entourée de cercle congestif, s'étend et se creuse, comme par la liquéfaction de la membrane ; cette marche destructive, plus ou moins rapide, selon l'état général du malheureux lépreux, subordonné à son degré de misère sociale et physiologique, finit par atteindre la face profonde de la membrane et déterminer une large fistule d'où l'œil se vide et l'iris fait hernie. Il va sans dire que la cécité est encore la conséquence fatale de ce processus. Nous venons de constater cette lésion oculaire chez un lépreux atteint de la forme de Danielssen, dite tropho-nerveuse ; dénomination impropre, car, dans toutes les formes de la lèpre il y a des troubles nerveux et trophiques. Chez ce malade, les paupières de l'œil droit, ainsi affecté, recouvrent normalement l'œil dans le clignement et pendant le sommeil ; tandis que celles du côté gauche, paralysées et atrophiées, principalement l'inférieure, laissent toujours le globe oculaire en lagophtalmie. De ce côté-ci toute la conjonctive est d'un rouge amaranthe, et la cornée, opaque, commence à s'ulcérer aussi tout près de son centre. Des deux côtés la progression des altérations cornéennes amènera certes, dans un bref délai, l'évacuation de l'œil ; mais il y a une grande différence entre les deux processus de cette cécité binoculaire : tandis qu'à gauche, c'est par suite du défaut d'occlusion des paupières que la cornée, non lubrifiée et non préservée des influences atmosphériques, finit par s'altérer et s'ulcérer, à droite, le travail ulcératif de la cornée est provoqué par des causes internes ; il est dû uniquement aux troubles de la nutrition intime de l'organe.

Le dessin n° 1 de la même planche 34 représente les yeux d'un lépreux *anaisthésique*, comme disait feu Danielssen, c'est-à-dire atteint de la forme nerveuse des auteurs contemporains ; dénominations également impropres, comme je l'ai déjà dit tant de fois ; car l'anesthésie est la règle dans toutes les formes de la lèpre, et ne peut ainsi constituer un signe distinctif pour le groupement de ses variétés ; il en est de même de tous les troubles nerveux qui existent également chez tous les lépreux, indistinctement et quelle qu'en soit la forme. Voilà pourquoi je préfère désigner cette variété de la lèpre sous le nom de lèpre de Danielssen qui l'a bien décrite le premier, bien qu'elle fût connue de vieille date, de tout temps, des médecins même de l'antiquité la plus reculée, ainsi que nous l'avons établi dans le chapitre V.

Chez le malade (fig. 1, pl. 34), dont j'ai fait reproduire la partie supérieure de la face, les yeux n'ont encore subi aucune altération, ainsi que le montre le dessin n° 4, qui représente un œil ouvert de ce même malade. Cependant les lésions de structure ne tarderont pas à survenir, ainsi que l'expérience nous l'a appris souventes fois. Les paupières inférieures de ce malade atteint de la lèpre de Danielssen, sont tellement amincies et atrophiées qu'elles laissent à découvert, pendant le sommeil, les globes oculaires dont la cornée s'abrite physiologiquement, ainsi qu'on le voit sur le dessin, sous les paupières supérieures. Il est impossible à ce lépreux, même éveillé, de clore les paupières et de joindre leurs bords libres, même par les contractions les plus puissantes de ses muscles orbiculaires atrophiés.

A part cette planche, spéciale à quelques lésions oculaires de la lèpre, plusieurs autres chromolithographies de cet Atlas représentent également diverses altérations des organes de la vue chez des lépreux atteints des diverses formes de la maladie, ainsi qu'on le verra par la lecture des observations insérées dans ce travail.

Malgré l'anesthésie au toucher, à la température et aux piqûres du globe oculaire, certains lépreux éprouvent des douleurs profondes, avec larmoiement et photophobie. Ce sont là de véritables névralgies ciliaires ; la pression par le doigt exagère ces douleurs. Les oculistes reconnaissent, à ces signes, la présence d'une cyclite. Nous avons déjà dit que les iritis, si fréquentes chez les lépreux tubéreux, se terminent souvent par des occlusions des pupilles qui réclament, plus tard, l'opération de la pupille artificielle.

Les recherches anatomo-pathologiques et bactériologiques des yeux n'ont été faites, que nous sachions, que sur ces organes appartenant à la forme tubéreuse dans laquelle tous les tissus, presque, pullulent de bacilles. Il était donc tout naturel de rencontrer le microbe dans toutes les lésions oculaires de la lèpre tuberculeuse. On

devait s'y attendre. Mais dans les autres formes de la maladie : l'ulcéreuse, la mutilante, la maculeuse, la nerveuse, dans lesquelles le bacille est rarement constatable
par la biopsie et même par l'autopsie, les lésions oculaires sont-elles consécutives
à leur envahissement par les microbes ? Nous ne le pensons pas. D'abord, dans toutes
ces formes de la lèpre, les manifestations oculaires sont relativement rares ; tandis
qu'elles sont très communes dans la lèpre exsudative. Les biopsies n'ont découvert le
bacille que rarement, on peut dire exceptionnellement dans ces quatre formes sus-
mentionnées de la léprose. Et pour nous, nous n'avons jamais eu l'occasion de le
rechercher dans les yeux des lépreux en dehors de la forme exsudative. Nous pensons
donc, *à priori*, que les lésions oculaires, que l'on rencontre dans ces quatre formes
de la lèpre, dépendent de la dyscrasie générale, et, que ce ne sont que des troubles
trophiques, comme il y en a toujours dans l'éléphantiase.

J'ai eu l'occasion de disséquer et d'étudier, plusieurs fois, des yeux de lépreux
tubéreux. J'en ai même envoyé au professeur Panas et au Dr Poncet de Cluny dont
le mémoire, présenté à l'Académie en janvier 1888, relate les intéressantes recherches.
On constate, dans les parties constituantes de l'œil, des cellules géantes contenant
une substance granuleuse que le picro-carmin colore en jaune, çà et là, ou bien en
rose. Daus ces masses, il y a des bacilles logés dans les éléments cellulaires altérés.
La coloration à l'hématoxyline et à la fuchsine conduit aux mêmes résultats. La
couche conjonctive et le muscle orbiculaire sont envahis par les bacilles. On en
rencontre aussi au cercle péri-cornéen. La kératite est parasitaire ; les bacilles
suivent les interstices des tissus de la cornée ; il y a parfois des abcès interlamel-
laires bactéridiens : c'est l'abcédation d'un léprome intra-cornéen, comme ailleurs.
La membrane de Descemet (face interne de la cornée) comme celle de Bowman
(membrane superficielle) ne contiennent pas de bacilles qui se rencontrent, au contraire, près du cercle irido-cornéen. La sclérotique n'en contient pas ; tandis que l'iris
en est envahi, ainsi que les procès ciliaires. Les bacilles deviennent de plus en plus
rares, à mesure qu'on s'approche de la choroïde. Sur un globe oculaire énucléé —
sur les instances du malheureux lépreux tubéreux qui y éprouvait des douleurs terribles — et que j'ai envoyé au Dr Poncet, ce distingué confrère a constaté qu'une
synéchie avait déposé, à la face antérieure du cristallin, du pigment envahi de
bacilles qui arrivaient en contact avec le corps vitré ; mais celui-ci en était privé. La
choroïde n'en contenait qu'à sa partie antérieure ; il n'y en avait point dans les
nerfs ciliaires, et quelques-uns, seulement, dans le tissu connectif péri-nerveux.
Selon le Dr Poncet (mémoire déposé aux Archives de l'Académie de médecine de
Paris), le bacille envahit l'œil de la superficie vers la profondeur, et la cornée de la
périphérie au centre. Il est à noter, je le répète, que tous les yeux examinés bacté-

riologiquement par le Dr Poncet, appartenaient à la lèpre tuberculeuse dont le bacille est toujours et partout facilement constatable.

Notons, en terminant, que malgré l'anesthésie superficielle des yeux chez les lépreux, il y a parfois des douleurs profondes intolérables qui font réclamer l'énucléation. La même chose arrive d'ailleurs, parfois, dans les membres des lépreux, insensibles à tous les excitants. Selon le Dr Poncet, ces douleurs atroces dans les globes oculaires ont pour point de depart les nerfs ciliaires.

Observation XXXIX. — *Lèpre ulcéreuse; début par des phlyctènes sur les jambes; plus tard, bouffissure de la face et chute des poils; jamais de tubercules. Lésions oculaires graves : injection des conjonctives d'abord, puis épaississement sous forme de léprome plat envahissant la cornée; iritis, pupille artificielle; cécité, état quasi-myxœdémique; mort.*

Haralambos Michel, Grec, né à Galata, faubourg de Constantinople, est âgé de 29 ans (en 1884). A 3 ans, ses parents l'ont amené à Moschonissi, près d'Aïvali, dans les environs de Smyrne, où il est resté jusqu'à 18 ans. Il est revenu alors à Constantinople, où il demeure depuis 12 ans, après avoir déjà présenté les premiers symptômes de la lèpre. Son père, natif de Constantinople, succomba à 60 ans à une affection de la poitrine; il n'était pas lépreux. Sa mère, originaire des environs de Janina, scrofuleuse (?), mourut à 62 ans, à la suite de brûlures accidentelles. Je dois noter que j'ai vu des lépreux originaires des environs de Janina. H... n'aurait aucun lépreux dans sa famille. Il n'en aurait jamais vu non plus. Deux de ses frères sont morts de choléra ; un troisième aurait succombé, à 15 ans, à un eaffection qui a duré 2 ans. *Sa face était gonflée, déformée; ses sourcils et ses cils sont tombés* (?); 3 sœurs, mariées, ont plusieurs enfants; tout ce monde est indemne. A Moschonissi, il y aurait de temps en temps des individus atteints de lèpre. Dès que les habitants s'en aperçoivent, ils les chassent à la montagne où ils meurent, délaissés, de misère et de chagrin. La nourriture de H... a toujours été composée de légumes secs préparés à l'huile d'olive, de poissons, de divers ostracés (moules, peignes); il ne s'est jamais baigné jusqu'à l'âge de 18 ans !

A 12 ans, quelque temps avant le début de la lèpre, il éprouva une grande frayeur : il se rendait, tout seul, par la montagne, à un village distant de 8 heures de Moschonissi, lorsqu'il tomba dans un fossé creusé au milieu de la route et couvert de branches d'arbre. C'est par ce piège que les brigands s'emparent, par là, des passagers et les dévalisent. H... s'évanouit. Revenu à lui-même, il rentra chez lui tout malade, tout tremblant. Quelques mois après, il s'aperçut, un matin, de deux phlyctènes situées à la partie antérieure des jambes, une de chaque côté; c'était en 1872. Après leur rupture, il se forma une croûte qui se détacha bientôt et laissa voir un ulcère. Ces deux ulcères ne se sont jamais cicatrisés et ont constitué la seule manifestation lépreuse, pendant 4 ans. Arrivé à Constantinople, 6 mois après l'apparition de ces ulcères qui avaient alors une étendue de 3 et de 4 centim., il fut considéré comme atteint de dyscrasie (?); toujours est-il que la lèpre n'a pas été soupçonnée. A Constantinople il s'établit marchand de cuirs au faubourg de Balate, dans la Corne d'Or.

Ce n'est qu'en 1877 que les sourcils sont tombés, et que la face — qui déjà a souvent été le siège de bouffées de chaleur depuis l'apparition du pemphigus des jambes — se tuméfia et s'injecta tout simplement, sans apparition de macules ou de tubercules, à aucune période de la maladie ; sa figure devenait parfois tellement brûlante que soit le jour, soit la nuit, il l'aspergeait maintes fois d'eau froide ; il enfonçait même sa tête dans un seau plein d'eau, ou bien il la maintenait, pendant plusieurs minutes, sous le jet de la pompe. Après la répétition de ces congestions innombrables, la peau de la face devint bouffie et resta telle depuis 1880 ; l'apparition de la moustache et de la barbe a été ainsi entravée ; de telle sorte que H... n'a à la face que quelques poils clairsemés, courts, cassants et minces. L'évolution de la maladie a été tellement lente et insidieuse, qu'elle trompa la vigilance des nombreux confrères consultés. H... a toujours occupé une chambre avec plusieurs amis qui vivent et mangent ensemble ; depuis 4 ans, il couche avec un camarade dans le même lit ; un de ses compagnons est constamment avec lui jour et nuit, depuis 10 ans. Tous ces gens sont indemnes. Le 2 juillet 1884, la face de H... est très pâle et bouffie ; on dirait qu'il est atteint de myxœdème ; il y a un an, elle a été bien plus tuméfiée et dure ; pas de sourcils, point de cils ; bords des paupières arrondis en bourrelet, avec varices des capillaires ; quelques poils rares au milieu de la lèvre supérieure et au menton ; figure d'*eunuque ;* ni macules, ni tubercules, ni exsudats. Sur cette peau pâle et bouffie serpentent des capillaires variqueux, notamment sur les pommettes, les tempes, les joues et le nez. Cette télangiectasie est très prononcée et donne l'aspect d'une tête artificielle en cire, sur laquelle on aurait fait figurer des vaisseaux très colorés. Le nez est déformé, affaissé, comme lorsque la syphilis a fait éliminer les os propres. Cette déformation date de 1880. Deux petites saillies bistres, comme des lentilles, datant de quelques mois, se voient sur la bosse nasale. Il n'y en a nulle part ailleurs. Les lésions des yeux sont graves et curieuses : le gauche perçoit à peine la lumière ; madarosis presque complète ; quelques poils, comme du duvet, à la place des cils ; bulbe atrophié ; conjonctive palpébrale hyperhémiée ; l'oculaire est parcourue par de nombreux vaisseaux superficiels dilatés, tortueux, aboutissant, à gauche, à la surface d'un placard qui recouvre les 3/4 de la cornée. Une petite tumeur, comme un grain de millet, transparente, située sur la conjonctive oculaire, entre l'insertion du muscle droit interne et le droit inférieur, ressemble à un lymphangoïde. La cornée est recouverte, sur les 3/4 de sa circonférence, par une couche épaissie. Le côté interne supérieur de cette membrane demeure normal. La couche morbide, en nappe, est jaune rosé et dure ; les vaisseaux dilatés de la conjonctive continuent leur trajet sur cette tumeur et la traversent ; son exubérance peut être évaluée à 5 millimètres ; bombée à son centre, elle fait corps avec la cornée ; elle couvre la plus grande partie de la pupille qui garde ses attributs normaux. Iris normal. La surface de la tumeur en nappe est lisse et luisante ; elle est insensible au toucher. La perception est très réduite, de ce côté, car la tumeur arrête les rayons lumineux. H... ne peut compter les doigts que lorsqu'ils sont placés en haut. Le Dr Millingen, oculiste très distingué de notre ville, qui a bien voulu examiner le malade à plusieurs reprises, sur notre prière, proposa de lui faire une pupille artificielle. Seulement, il y aura de l'astigmatisme, dit-il, à cause de la courbure de la cornée, et de la position très périphérique de la nouvelle pupille (pl. 34, fig. 6).

L'œil droit voit trouble ; léger épaississement de la conjonctivite à son côté externe ; madarosis, comme à gauche, hyperhémie de la conjonctive, mais moins prononcée qu'à droite ; au bord externe du limbe de la cornée, petites inégalités de surface, comme dans la kératite phlycténoïde miliaire ; injection péricornéenne ; pas de larmoiement, ni photophobie. Emmétropie ; vision 6/6 ; cornée limpide, iris parfaitement normal. Le membre thoracique droit est tout entier pâle et comme bouffi ; au côté externe du bras, on voit deux taches bistres dont l'une arrondie, comme une pièce de 50 centimes et l'autre oblongue de plus de 2 centim., sur un et 1 1/2; elles seraient d'apparition récente; l'épiderme s'y enlève en lambeaux; ni tubercules, ni infiltration, ni ulcères; si ce n'est un grand de 2 centim. au coude, recouvert de croûtes foncées. Toute la peau du membre est parcourue par des capillaires dilatés. Le membre thoracique gauche est pareil au droit; au côté externe du bras, on remarque une tache pigmentaire dont l'épiderme fendillé se détache; au coude, cicatrice d'un petit ulcère. Fonctions génésiques nulles. A partir de 11 ans, il se livra à la masturbation; il n'a jamais connu de femmes; sa frigidité date de 8 ans; rarement il survient une pollution nocturne; cette assertion est sujette à caution; car les testicules sont atrophiés, exigus comme ceux d'un enfant de 8 à 9 ans; cependant le mont de Vénus est garni de poils; on est donc en droit de conclure que la nubilité a été très précoce, et que plus tard, par le fait de la lèpre, les fonctions génésiques ont été abolies. Depuis un mois, il existe sur la fesse gauche une plaie grande comme la paume de la main. Elle a été occasionnée par l'application d'une brique très chaude, pour combattre une douleur violente du ventre. Cette brûlure n'a pas été ressentie par le malade. Or, il y avait anesthésie; et de fait, l'exploration fait constater l'insensibilité de la région, tant à droite qu'à gauche; il n'y a rien à noter concernant les cuisses; mais aux deux genoux, près des rotules, on remarque des cicatrices profondes; la peau y est amincie, parcheminée, tendue, luisante et vasculaire; il y a eu des ulcères suppurant pendant de longs mois, toujours par le même processus : du pemphigus y apparaît, de temps en temps, précédé de petites taches rouges; les phlyctènes se rompent et des ulcères interminables leur succèdent.

A partir du milieu de la jambe gauche, infiltration comme calleuse, sur laquelle se dessinent de nombreuses cicatrices pigmentées de vieux ulcères; tout près de l'articulation tibio-tarsienne, il y a un ulcère en pleine activité ayant 7 centim. dans le sens transversal et, de haut en bas, 2 et 3 centim. A droite, ulcère pareil, à la limite inférieure du mollet, et disposition identique de cicatrices basanées. Les 4 membres sont de plus en plus insensibles au tact, à la douleur et à la température, à mesure qu'on s'éloigne de leur racine jusqu'aux doigts dont la sensibilité est conservée. Les paumes des mains, le creux de la saignée et les régions poplitées conservent leur sensibilité, ainsi que cela arrive dans l'immense majorité des lépreux dont les membres sont insensibles partout ailleurs.

Les membres sont glabres sur toute leur étendue; pas de fièvre, pouls 75; sueurs profuses au tronc, à la nuque et au cuir chevelu, c'est-à-dire là où les manifestations de la lèpre font absolument défaut; au contraire, sudamination nulle à la face et aux membres. Appétit conservé. Le dynamomètre donne 100 à gauche et 95 à droite; H... est gaucher; rien autre à marquer, ni douleur, ni agitation. Pour le moment, il se nourrit convenablement. Teinture de houblon, arséniate de soude, 60 contigr. d'ioforme par jour; cautérisation des ulcères par le thermocautère, bains.

Le 25 juillet. L'état du malade s'est aggravé. Le Dr Millingen réexamine les yeux; il constate qu'à gauche, les capillaires de la conjonctive sont très dilatés; la tumeur chéloïde recouvre les 3/4 de la cornée et s'étend aussi sur la sclérotique où elle a pris naissance; iris et fond de l'œil à l'état normal; à droite, iritis; l'iris est terne; il a perdu son lustre normal; la pupille se dilate imparfaitement à l'atropine; il y a des synéchies filiformes, dix à peu près, qui attachent l'iris à la capsule; vision $\frac{6}{50}$ (Note du Dr Millingen); des vaisseaux de gros calibre se voient du côté externe de l'œil; ces vaisseaux se perdent sur le limbe cornéen où l'on voit une opacité superficielle de 2 millim. qui s'étend sur la cornée même. La partie postérieure de la voûte palatine, le voile et la luette sont atteints de xérosis; on y remarque des ulcérations avec rétraction. Et pourtant les ulcères des jambes se rétrécissent de plus en plus, et l'état général s'améliore; le teint du malade, autrefois pâle et cachectique, est devenu tant soit peu rose.

En août, le Dr Millingen a pratiqué une pupille artificielle à gauche. Bien des fois il a constaté, me dit-il, que l'iris a perdu, comme chez H..., de sa consistance chez les lépreux; qu'il est mou et ne peut être bien saisi par les pinces. Aussi l'opération de la pupille artificielle est difficile à pratiquer chez eux et souvent elle ne réussit pas. Néanmoins, après l'opération H... voit mieux et distingue les objets qu'on lui présente. La vision de l'œil, après l'iridectomie qui n'a pas très bien réussi à cause de l'état de l'iris, est de 2/60; on continue la cautérisation des ulcères tous les 8 jours; 40 centigr. d'iodoforme par jour et 10 gouttes de solution de Fowler. Ce traitement a été continué jusqu'au mois de janvier 1885; l'amélioration a été manifeste, tant pour l'état général que pour les ulcères qui se sont comblés et rétrécis, grâce aux cautérisations pratiquées impitoyablement : les chairs fument sous le champignon de Paquelin, maintenu sur place pendant 2 et 3 secondes, sans que H... accuse de la douleur; il apparut, au dos de la main droite, un placard jaune de 6 centim. de long sur 2 de large, à contours irréguliers; le tégument y est comme sec; cette altération spontanée de la peau n'a pas été précédée de phlyctène.

L'état du malade a continué le même jusqu'au mois d'août. Bien que les ulcères marchent vers la cicatrisation, le travail réparateur s'accomplit lentement; néanmoins leur fond s'est nivelé et leur aspect est bourgeonnant. En octobre, le Dr Anagnostaki, professeur très distingué d'ophtalmologie à la Faculté d'Athènes, examine le malade, sur notre prière; il trouve, à gauche, un staphylôme opaque, et à droite une opacité profonde de la cornée, à son côté externe. — Novembre. H... a interrompu ses visites à notre policlinique, par suite d'une nouvelle poussée. Le processus a été annoncé par des frissons violents, auxquels succéda une fièvre intense, avec douleurs dans les membres, courbature, lassitude, anorexie; quelques jours après ce petit orage, nous constatons l'apparition de placards d'érythème noueux sur les cuisses et sur le sourcil droit. — Décembre. Les progrès des lésions oculaires ont rendu la vue nulle à gauche; à droite, elle se limite et s'obscurcit de plus en plus; à 2 millim. de la circonférence de la cornée droite et au côté inférieur, on remarque une petite tumeur jaune solide; la cornée est laiteuse à son voisinage. Je touche très rapidement ce petit corps, et à deux reprises, avec la pointe du thermocautère (pl. 34, fig. 6).

Ce malade a disparu jusqu'au mois d'octobre 1888. Il a été à Smyrne et se mit entre les mains d'un empirique; il nous revint, après cette longue absence, dans un état de cachexie profonde. Cependant, il n'y a le moindre exsudat nulle part. A la plante du pied gauche, il y a un mal perforant, comme une pièce de 2 francs, arrondi et comme fait par un emporte-pièce; situé au-dessous des têtes du 3e et du 4e orteil, il a une profondeur de 5 millim.; fond rouge; suppuration horriblement fétide; douleurs terribles à chaque pas; cependant la cautérisation au thermocautère est indolore. Exulcération du voile du palais, d'une étendue de 5 centim., rouge, chagrinée, à bords irréguliers. Œil gauche entièrement perdu; staphylôme antérieur; la cornée opaque laisse voir pourtant que l'iris adhère et est comme collé au milieu de sa face profonde; de telle manière qu'on remarque sur la cornée elle-même une petite tache noire pigmentée; à droite, tache opaque au côté externe de la cornée qui est lactescente dans toute son étendue. Le globe oculaire est tendu, comme trop plein; pupille petite, immobile. H... ne distingue que la lumière; paupières inférieures atrophiées; épiphora. Les ulcères des jambes se sont étendus et creusés. État cachectique profond;

insomnie. Pommade à l'iodoforme et l'acide borique, chaulmoogra. Le malade a dépensé toutes ses petites économies et se trouve dans la plus affreuse misère. Il nous avoue tout honteux qu'il ne mange que tous les 2 jours ce que quelques voisins charitables veulent bien lui donner. Son état a empiré à vue d'œil, depuis qu'il est dans les privations. Ce pauvre malheureux a traîné la savate et mené une existence navrante jusqu'en mars 1890. Il succomba à une diarrhée colliquative qui l'a réduit à l'état squelettique. Il est à remarquer que quelques jours avant la mort, la suppuration des ulcères, comme desséchés, avait tari. On aurait dit que l'épuisement général a été tel que l'économie n'avait plus de quoi fournir à la sécrétion morbide.

RÉFLEXIONS. — Bien que ce malade nie avoir eu des lépreux dans sa famille, la description qu'il donne d'un de ses frères, prouve clairement que celui-ci était atteint de la lèpre. J'ai constaté toujours que les lépreux veulent toujours sauvegarder l'honneur de la famille et cachent leur hérédité ; ce n'est qu'après une enquête minutieuse que nous arrivons à leur faire avouer que la lèpre avait déjà sévi chez les ascendants ou les collatéraux.

Je ne saurais ne pas insister sur la malpropreté de Haralambos qui ne s'était jamais baigné jusqu'à l'âge de 18 ans, en même temps que sa nourriture était composée d'huile d'olive de mauvaise qualité, de poissons et de mollusques. Ce sont là des causes qui prédisposent aux affections cutanées en général et favorisent aussi le développement de la lèpre, lorsque la maladie existe déjà dans la famille et que les sujets en possèdent le germe.

La grande frayeur qu'il a éprouvée nous paraît aussi avoir été une cause occasionnelle. Souventes fois nous avons vu la lèpre faire explosion, ou s'aggraver, lorsqu'elle existait déjà, par le fait d'une émotion morale violente. Deux petites phlyctènes, apparues sur les jambes en 1872, ont signalé le début de la lèpre chez H... Des ulcérations ont suivi leur rupture et ne se sont jamais cicatrisées depuis. Ce malade n'a jamais eu de tubercules ; et ce n'est que très tardivement qu'il présenta quelques légères pigmentations blondes. La face, après avoir été le siège de congestions fréquentes, finit par se bouffir et se dégarnir de tout poil ; elle avait acquis l'aspect myxœdémique ; la chevelure resta toujours abondante. Les yeux, ainsi qu'on l'a vu dans le corps de l'observation, ont été profondément atteints, dans leurs parties constituantes. Les dessins 3 et 6 de la planche 34 ne reproduisent que des phases avancées des altérations oculaires décrites avec minutie dans l'observation ; il aurait fallu dessiner les lésions à plusieurs reprises, pour suivre exactement leurs progrès incessants.

L'amélioration de ce malade, tant qu'il pouvait se nourrir convenablement et suivre un traitement approprié, prouve l'influence salutaire de l'hygiène et de la thérapeutique rationnelle dans la lèpre qui s'aggrava dès que H... tomba dans la misère et cessa tout traitement. Les manifestations du côté du palais, la déformation du nez et l'aspect des ulcères étaient tellement identiques à ceux de la syphilis que le malade a été considéré comme vérolé par tous les confrères ; et pourtant c'était un type de la lèpre ulcéreuse ou Lazarine. D'ailleurs H... n'avait jamais contracté de maladie vénérienne.

OBSERVATION XL. — *Lèpre exsudative phymatode ; lésions oculaires graves ; iritis avec exsudats identiques à ceux de la syphilis, synéchies, myosis, iridocyclite, glaucome, léprome sous-conjonctival envahissant la cornée ; kératotomie, atrophie de l'œil, cécité. Exulcérations du voile du palais pouvant être prises pour syphilitiques. La lèpre à l'île de Marmara.*

Georges Servaki, grec, âgé de 36 ans, natif de l'île de Marmara, du village Gallimi, n'a jamais eu la syphilis. Père mort à 60 ans, mère à 70, de maladies vulgaires ; ils ont eu 9 enfants dont 5 vivent. Personne n'aurait la lèpre dans sa famille. Cependant, à force d'interroger à plusieurs reprises, il nous fut avoué qu'une tante maternelle, célibataire, a succombé à une maladie *du sang* manifestée par des éruptions cutanées (?). La lèpre existe à l'île de Marmara, où il y a même un léprochori (village habité exclusivement par des lépreux). J'ai soigné, en effet, plusieurs éléphantiasiques ses compatriotes. S... exerce le métier de pêcheur l'hiver, et celui de vigneron l'été ; ainsi que la plupart des habitants de l'île de Marmara, distante de 8 heures environ de Stamboul. Il est à remarquer que les transitions de la température y sont excessives. Le soleil est très ardent l'été, et le froid humide très intense l'hiver. Les deux professions qu'exercent, alternativement, les habitants de Marmara, les exposent à des modifications profondes de la circulation capillaire du tégument, ce qui paraît les prédisposer aux affections cutanées. J'ai déjà dit, à propos d'un autre lépreux de l'île de Marmara, le nommé Tzakiris, atteint de lèpre érythémateuse, figurée dans cet Atlas (observ. 2, p. 20), que les pêcheurs de Marmara se jettent à la mer continuellement en plein hiver, lorsqu'ils tirent leurs grands filets ansiformes, pour en maintenir les bords relevés et empêcher ainsi les thons et les maquereaux d'échapper en sautillant. Ils en sortent tout bleus et transis de froid ; ces plongeons se répètent jour et nuit. Outre le froid, il y a aussi la crainte continuelle d'être dévoré par les requins, nombreux dans ces parages.

La maladie a commencé chez S... en 1875, par des fourmillements, des démangeaisons et une fièvre telle, qu'il plongeait sans cesse sa tête et ses membres dans l'eau froide. Bientôt ont apparu des éruptions cutanées érythémateuses, au dire de sa femme qui l'accompagne dans ses visites chez nous, éruptions qui disparaissaient après quelques jours ou quelques semaines de durée. Puis sont survenus aux membres des nodosités bleu foncé, variant de volume d'un pois à un marron ; ces nodosités, douloureuses à la pression, persistaient pendant des semaines ; les plis palmaires des mains étaient creusés par des crevasses profondes, pendant l'hiver ; les forces avaient sensiblement diminué et la sensibilité des membres s'est progressivement émoussée, bien que tout son corps devînt très sensible au froid auquel Servaki, très frileux, ne pouvait plus résister. Les habitants de l'île de Marmara sont ichtyophages. On y mange peu de pain et toujours du poisson ; à tel point, qu'à partir de l'âge de 2 mois les enfants sont nourris avec du poisson préalablement mâché par la mère. J'ai dit ailleurs (p. 20 et suivantes) que par économie, les habitants de l'île de Marmara vendent tout le poisson qu'ils prennent et dont il se fait une grande exportation par tout l'empire ottoman et même à l'étranger : la Russie, la Roumanie, la Bulgarie, la Grèce. Les Marmoréens se contentent des entrailles, des têtes et des branchies qu'ils arrachent lorsqu'ils préparent les salaisons à exporter. Ces déchets sont rangés par couches dans des barils avec du gros sel de mer, couche par couche, et servent à la nourriture de toute la famille. Dégoûtante, fétide, nauséabonde et excessivement salée, cette préparation ordurière, appelée *gano,* emporte la bouche, pousse à boire et entraîne aussi à l'ivrognerie par l'abus de l'eau-de-vie, d'exécrable qualité, d'importation allemande. Peut-on nier qu'un tel régime prédispose à toutes les affections de la peau, et tout aussi bien à la lèpre, quand elle est endémique dans le pays et lorsque les habitants possèdent aussi l'hérédité familiale ? Et dans ces cas l'alimentation ne favorise-t-elle pas le développement de la lèpre à la façon d'un engrais, d'un fumier fertilisant — pour me servir d'une élocution heureuse du professeur Fournier à propos de la syphilis — en rendant le corps plus sensible aux causes déterminantes? Quoi qu'il en soit, S... buvait souvent jusqu'à 150 drachmes de raki par jour, c'est-à-dire plus d'un demi-litre.

Au début de l'affection, S... eut une surexcitation génésique telle, qu'il avait régulièrement trois et quatre rapports sexuels par 24 heures. Sa femme, ici présente, mariée depuis 6 ans, est d'une belle constitution ; elle continue à cohabiter avec son mari, manifestement lépreux aujourd'hui, le 3 août 1885 ; elle est indemne. A cette date S... se trouve dans un état général satisfaisant. Il est fort et bien musclé ; chevelure abondante ; sa barbe et sa moustache se dégarnissent progressivement, depuis quelque temps ; il n'a presque plus de sourcils. Bien que sa figure soit traversée par des rides consécutives à la pachydermie par exsudats en nappe, il n'y a nul tubercule, pas plus que sur les pavillons des oreilles ; télangiectasie faciale ; les téguments des régions sourcilières sont aussi un peu épaissis par un exsudat intime, léger, qui les fait saillir. Le malade a eu la face parsemée de tubercules, il y a trois ans ; puis survint leur régression, après plusieurs mois de durée. Pour détruire un gros tubercule situé à l'angle externe de l'orbite gauche, on lui appliqua un caustique qui détermina une cicatrice en forme de bride qui tiraille l'angle externe de l'ouverture palpébrale. La conjonctive, des deux côtés, est très injectée ; léger épanchement sous-conjonctival à gauche, du côté externe ; pupilles petites, resserrées, peu mobiles ; myosis ; vue incomplète, nuageuse. Le Dr van Millingen, oculiste distingué de notre ville, a examiné les yeux de S..., sur notre prière ; je transcris la note par lui envoyée : « Œil droit : synéchie circulaire ; iris poussé en avant par du liquide abondant ; tissu de l'iris partiellement atrophié par tension (lisière noire) ; sclérotique amincie à la région du corps ciliaire, par suite d'iridocyclite avec glaucome secondaire (pl. 34, fig. 8). Œil gauche : synéchies partielles, lagophtalmie par cicatrice siégeant à la commissure externe des paupières, qui empêche l'occlusion de l'œil. Kératite superficielle consécutive. Il y a chez ce malade une forme d'iritis qui est particulière aux lépreux. » Tronc normal. Les membres thoraciques ont été couverts de tubercules et même d'exsudats volumineux allongés, qui ont disparu, les uns par régression, les autres à la suite d'une suppuration spontanée qui les a vidés. On en voit les cicatrices blanchâtres. Au côté externe de l'avant-bras gauche, on remarque des taches violacées, indices d'exsudats disparus plus récemment. La peau y conserve sa finesse normale ; celle du coude est écailleuse, comme le tégument d'un saurien. A partir du 1/3 inférieur de l'avant-bras, la peau a l'aspect ichtyosique, mais sans mue, sans furfures. Près du poignet, du côté de l'extension, elle est parcourue par des lignes épidermiques transversales, saillantes et onduleuses, rappelant la surface d'une mer calme qu'agite tout à coup une légère brise. Elle est violacée et un peu rude au toucher. Au contraire, du côté de la flexion, la peau est en tout normale ; celle du dos de la main est sénile, c'est-à-dire ridée transversalement, mince et dépourvue de pannicule graisseux, atrophiée, comme celle des vieillards avancés ; lorsqu'on l'a pincée, elle ne revient que lentement à elle-même. Doigt auriculaire arqué, ainsi que l'annulaire et le médius, par une demi-ankylose, datant de 2 ans, qui empêche l'extension rectiligne de ces doigts ; atrophie très prononcée du premier espace interosseux gauche (entre le pouce et l'index) ; il en est de même des interosseux des 2ᵉ et 3ᵉ espaces, ainsi que des régions thénar et hypothénar. Deux nodosités très prononcées du nerf cubital au-dessus du pli de l'avant-bras, dont la pression, entre les doigts, détermine l'engourdissement de l'annulaire et de l'auriculaire. Même disposition sur le membre droit ; mais en plus, au-dessus du coude, placard jambon exubérant, à cause d'un exsudat cutané en nappe, qui le double. Ce placard est *anesthésique*. Au coude, la peau plissée et froncée, sur une étendue de 2 francs, revêt l'aspect du raisin sec de Malaga. Un autre placard, livide, de même grandeur, siège à l'avant-bras, près du cubitus ; il est également *anesthésique*. La sensibilité, conservée sur le tronc et le cou, est émoussée à la face, notamment aux sourcils, aux joues et aux pavillons des oreilles. A partir de l'insertion inférieure du deltoïde, la sensibilité diminue de plus en plus, progressivement du côté de l'extension, de manière que je traverse la peau de la partie inférieure du bras, avec une aiguille, de part en part, sans occasionner la moindre douleur ; les doigts conservent leur sensibilité, excepté l'auriculaire et l'annulaire qui ne sont sensibles qu'au niveau de leurs dernières phalanges. Du côté de la flexion, la sensibilité est conservée uniquement à la région de la saignée et à la paume de la main. L'électricité (courant induit) n'est point perçue au dos de la main gauche, pas plus qu'à l'avant-bras du côté de l'extension. Les muscles de la main ne répondent pas, ne se contractent pas, même sous toute l'intensité de l'appareil de Graeffe. A droite, le dos de la main est insensible ; mais les doigts et les avant-bras perçoivent même le courant faible ; il en est de même de la face. Les muscles de la jambe se contractent, bien que le courant ne soit guère ressenti par le malade, à partir de la 1/2 inférieure de la jambe, si ce n'est à l'arcade plantaire. Les ganglions des aines sont, des deux côtés, comme de grosses olives ; ceux du triangle de Scarpa comme des œufs de pigeon. Sur les fesses, cicatrices nombreuses, stellées, ignorées du malade, et placard violacé, gros comme la main, disparaissant sous la pression, avec un ulcère rond à son milieu, comme déterminé par un emporte-pièce ; cicatrices nombreuses aussi aux faces antérieures des cuisses, alternant avec des taches violacées, comme produites par la frappe d'un cachet ; de plus, des marbrures violacées s'étendent sur toute la longueur des membres, et alternent avec des taches pigmentées, blondes, clairsemées. Au côté externe du genou droit, cicatrice comme 5 francs, pareille à celles des brûlures. Avant de se savoir lépreux S..., travaillant à un four de chaux, s'est appuyé un jour sur une pierre chaude qui le brûla sans qu'il s'en aperçût. On peut en inférer que l'insensibilité avait précédé, chez lui, tout autre symptôme de la lèpre. A partir de la 1/2 de la cuisse, la peau devient ichtyosique ; le 1/3 inférieur de la jambe est asphyxique, violacé ; température ambiante, 24° centigrades. La peau est parcourue par des lignes qui se croisent dans tous les sens et la rendent comme craquelée, c'est comme une *peau de crocodile*. Le tégument de ce 1/3 inférieur adhère aux parties profondes.

Les membres sont déformés au niveau des articulations tibio-tarsiennes, par le gonflement et l'épaississement de la peau qui est pachydermique. Il y a quelques mois, la faiblesse des jambes était telle, que S... ne pouvait monter un escalier; pendant la marche, la pression de la plante des pieds était très douloureuse. A partir de l'épine iliaque antérieure et inférieure, le côté externe des cuisses est insensible, à sa partie postérieure; le 1/3 supérieur du muscle couturier constitue la ligne de démarcation : tout ce qui est en dedans devient de plus en plus sensible, à mesure qu'on s'approche de la face interne des cuisses ; fesses insensibles, excepté sur la ligne interfessière. Au niveau de la tête du péroné, une surface, grande comme une pièce de 5 francs, conserve sa sensibilité normale ; à part ce placard, les creux poplités et les arcades plantaires, les membres pelviens sont absolument insensibles sur toute leur longueur, au contact, à la douleur et à la température. Réflexes rotuliens nuls. Dynamomètre, 90 à droite et 85 à gauche. A la limite du voile du palais, on remarque une cicatrice stellaire, indice d'une ancienne ulcération. Chaulmoogra et injections sous-cutanées de 20 gouttes de solution de Fowler.

Le 23 septembre, le D^r van Millingen pratique avec succès la blépharoplastie. Le malade voit comme au travers d'un brouillard. Myosis, surtout à droite; la pupille est réduite à un point noir immobile à la lumière (pl. 34, fig. 8). Si le malade tourne la tête à gauche, il peut voir, un peu, les objets situés à sa droite, c'est-à-dire lorsqu'il ne les regarde pas, lorsqu'il ne fixe pas la vue sur eux. Autour de la cornée, à la partie inférieure, on voit un cercle ou plutôt une bande noire; c'est comme si la sclérotique, très amincie, laisse voir la choroïde sous-jacente. Le globe oculaire droit est plus volumineux que le gauche. Le 2 octobre, la face est toute congestionnée; c'est là le prodrome d'une nouvelle poussée qui s'annonça et qui survint effectivement. Le 15, S... est examiné par le Dr Anagnostakis, professeur d'ophtalmologie à la Faculté d'Athènes, qui constate, à droite, la disparition presque complète de la chambre antérieure, et des plaques exsudatives de l'iris ; exsudation parenchymateuse autour de la pupille, quasi-syphilitique; on dirait vraiment qu'il s'agit tout à fait d'accidents spécifiques. (Nous répétons que le malade n'a jamais eu la vérole.) Pupille atrésique, staphylôme antérieur. S... ne distingue même plus la lumière de ce côté-là. Œil gauche : adhérences multiples de l'iris avec la capsule du cristallin, atrésie.

Le 3 décembre, il apparut, sur les cuisses et les avant-bras, une éruption fine, lenticulaire, confluente, brunâtre. Éruption de petits tubercules sur le scrotum; j'enlève une partie du placard jambon du bras pour l'examen bactériologique, sans que le malade s'en doute. Le 27, l'œil droit est terne, comme vitreux; il ne discerne que la lumière naturelle ou artificielle; c'est tout ; de l'œil gauche il voit les objets, mais comme au travers d'un nuage très épais. Continuation du même traitement. Le 20 janvier, frissons violents, douleurs profondes dans les membres et dans l'œil droit; face toute injectée, brûlante ; conjonctive d'un rouge de sang, avec chémosis du côté externe à gauche, et de l'interne à l'œil droit; larmoiement continuel. Purgatif, ergotine. — 20 février : à la suite des phénomènes ci-dessus mentionnés, il y eut une poussée de petits tubercules à la face, comme un semis de chènevis. Le Dr Millingen pratique l'iridectomie du côté interne, à gauche. L'opération n'a amené aucune amélioration de la vue. S... se trouve dans la plus affreuse misère ; délaissé, sans gîte, sans pain, aveugle, il est dans le plus profond désespoir. A qui s'adresser ? Il n'y a pas d'hôpital, ni d'asile spécial où il puisse se réfugier. La lèpre est considérée comme excessivement contagieuse en Turquie; et ses victimes sont refusées à tous les hôpitaux, systématiquement; on évite même de rencontrer les lépreux dans la rue et de se trouver au-dessous du vent, comme au moyen âge. Contradiction inouïe, illogisme oriental! car d'une part les lépreux sont épars par toute la ville; on les condoie partout, on mange la cuisine et les petits fours qu'ils préparent; on fume les cigarettes qu'ils confectionnent; des domestiques lépreux servent dans les maisons; des bonnes lépreuses sont chargées de soigner les enfants; j'ai même vu des nourrices salariées lépreuses! Les mendiants lépreux fourmillent dans les rues; et d'autre part on les refuse, même moribonds ou atteints de maladies intercurrentes, aux hôpitaux. Et qu'on veuille bien noter que pas un Constantinopolitain n'a jamais gagné la lèpre. On comprend que ce pauvre malheureux délaissé, sans secours, sans consolation aucune, se lamente et sanglotte toujours, et qu'il parle de se suicider! Ainsi désespéré, il se décida enfin à rentrer chez lui à l'île de Marmara. Mais aucun bateau ne l'accepte; les barques même qui font le voyage entre Constantinople et son pays le refusent; un de ses parents, capitaine, lui permit de s'embarquer sur son petit voilier, à condition qu'il ne bougera pas de la place qui lui serait assignée, à la proue du navire, pendant toute la durée du voyage. Arrivé à l'île de Marmara, S... se rendit à un petit champ qu'il possède, loin de son village, pour s'y construire une hutte. Mais la population l'a poursuivi et le menaça de le lapider s'il ne se rendait pas de suite au léprochori (village des lépreux), situé loin, à la montagne. Il y resta pendant trois mois environ, après quoi ayant vendu son lopin de terre, il parvint à revenir à Constantinople et se présenta à nous le 31 mai 1886, voici dans quel état: toute la face est d'un rouge brun très prononcé; la peau tuméfiée rend les sillons normaux très profonds; la barbe est tombée; il n'en reste que quelques poils noirs, par-ci, par-là; chevelure très abondante; nombreux tubercules au front, sur les joues, au menton; au côté externe de l'œil gauche, tubercule saillant, comme un pois cassé, d'un rouge brique, entouré de vaisseaux dilatés, variqueux, serpentant et d'un rouge vif. Pour tout le reste, les yeux et la vue sont dans le même état qu'avant son départ d'ici. Le corps du malade est très amaigri; toutes les papules lenticulaires des membres sont devenues des lépromes dont plusieurs comme des pois chiches; il en est de même de celles du scrotum; mains et pieds bouffis; rhagades profondes à la paume de la main, qu'on dirait faites à l'aide d'un instrument tranchant. La peau du dos des mains est *momifiée*, très brune, plissée, sèche, à lignes transversales blanches, comme celles des gens qui travaillent dans le plâtre, et que je désigne sous le nom de *lignes de plâtrier*. Ces lignes, communes chez les lépreux, paraissent être constituées par une mue fine de l'épiderme dans le fond des sillons qui se dessinent sur la peau des lépreux, notamment aux extrémités. Il y a un mois, l'épiderme a été changé en lambeaux comme dans une mue. L'atrophie des muscles de la main a augmenté. Sa femme, indemne, très dévouée, continue toujours à cohabiter avec lui et à remplir ses devoirs conjugaux. Ces pauvres gens sont réduits à la mendicité qui ne leur rapporte guère. La lèpre progresse rapidement chez S..., favorisée par la misère et le chagrin continuels dont nous avons souvent constaté les effets désastreux sur les éléphantiasiques. Bientôt la face devint *léonine*, à cause de gros tubercules, et d'exsudats cutanés très épais qui ont doublé la peau et exagéré les plis transversaux du front et ceux perpendiculaires entre les sourcils. L'œil droit est perdu, atrophié. Le petit exsudat de l'œil gauche est devenu un champignon fongueux; il a envahi les 2/3 du côté externe de la cornée, et menace de la masquer tout entière. Je priai le Dr Kélaïditès, oculiste distingué, de faire la kératotomie sur la limite interne de ce tubercule lépreux fongoïde, opération dont j'ai vu le résultat satisfaisant chez quelques malades du Dr Kaurin, à la léproserie de Molde, en Norvège. La cicatrice linéaire, consécutive à l'incision de la cornée, empêche souvent, après cette opération, l'extension de l'exsudat, et la cornée peut rester translucide sur sa partie centrale. Cette opération a été faite à notre hôpital français du Taxim, l'unique établissement nosocomical qui consente à recevoir les misérables lépreux, et leur prodiguer les soins que l'humanité et la charité imposent. Aussi, ne cesserai-je pas d'exprimer toute ma gratidude à notre honorable et distingué confrère, le Dr Delacour — médecin de cet hôpital jusqu'il y a quelques mois; aujourd'hui médecin sanitaire de France à Constantinople — et aux bonnes sœurs de Saint-Vincent qui ont continué les excellentes traditions séculaires de la sollicitude et de la bienfaisance française envers les pauvres malheureux, quelles que fussent la maladie et la religion des souffrants.

Les cicatrices du voile du palais ont été de nouveau envahies par un travail ulcératif qui les a transformées en une surface rouge chagrinée, à fond jaunâtre, d'un centim. d'étendue. La lèpre a marché à grands pas chez ce malheureux. Les avant-bras, les mains, les cuisses et les jambes, sont devenus énormes, pachydermiques, vraiment éléphantiasiques, par l'épaississement du tégument qui fut doublé d'exsudats nappiformes de 2 centim. d'épaisseur. S... fut emporté par une diarrhée colliquative, si fréquente à la période ultime de la lèpre, favorisée surtout, dans sa marche, par la misère, la mauvaise alimentation, la saleté, et les émotions morales incessantes chez ces parias.

RÉFLEXIONS. — La lèpre est endémique à l'île de Marmara. La frayeur de la contagion y est tellement enracinée que, dès qu'un habitant présente les signes de la maladie, la population se lève en masse, persécute les malheureux lépreux qu'elle poursuit jusqu'au village qui leur est consacré, où des huttes ignobles mettent à l'abri les exilés, sans qn'aucune communication soit possible, à l'avenir, avec eux. D'ailleurs tout le monde a tellement peur de se mettre en relation avec eux que personne n'ose se risquer de les toucher. Malgré toutes ces précautions et cet isolement constant, la lèpre se déclare par-ci, par-là, à l'île de Marmara; et le patient est vite relégué aux cabanons. Or l'isolement des malades n'a pas empêché la lèpre de sévir toujours sur cette île. Il faut pourtant remarquer que personne dans l'entourage de ces lépreux n'a jamais contracté la lèpre, pas même les mères dévouées à leurs enfants ou les épouses à leurs maris dont les unes et les autres partagent le sort, en s'exilant avec leurs malades affectionnés au village des lépreux; et bien qu'elles y vivent intimement avec eux, pendant des années, jusqu'à la mort de leur malade.

Chez S... les premières poussées des tubercules ont été résorbées spontanément; ce qui se voit assez souvent chez les lépreux. Les altérations des yeux de S... ont débuté par une conjonctivite intense du globe; puis survint un épanchement, un exsudat sous-conjonctival près de la circonférence de la cornée, du côté interne, siège de prédilection, qui progressa et envahit bientôt cette membrane par une sorte de pannus vasculaire, charnu, qui finit par recouvrir, sous la forme d'un exsudat ou de léprome, toute la membrane translucide, et amener la cécité. Mais chez S... les lésions oculaires ne se bornaient pas à l'extérieur; la lèpre a atteint, à l'instar de la syphilis, même les parties profondes, constituantes de l'organe. Ainsi, il y a eu des exsudats iriens et des synéchies ; les pupilles, resserrées et immobiles, offraient un myosis complet. Ne nous confiant pas à nos connaissances ophtalmologiques, nous avons prié des oculistes distingués — Anagnostaki, Millingen, Kélaïditès — d'examiner à diverses reprises les yeux de S... et de nous communiquer le résultat de leurs explorations. Les lésions de l'iris, absolument identiques à celles de la syphilis, ont été constatées par tous les trois confrères qui auraient été portés à accuser la vérole, n'étaient les manifestations incontestables de la lèpre. D'ailleurs, nous l'avons déjà dit, ce malade n'a jamais eu aucune maladie vénérienne.

Les exulcérations du palais et les éruptions de papules lenticulaires sur les membres, auraient aussi induit en erreur plus d'un médecin peu exercé au diagnostic de la lèpre ; tellement ces deux maladies, la lèpre et la syphilis, se ressemblent et peuvent être parfois prises l'une pour l'autre. De plus, il y a eu chez ce malade, ainsi qu'on peut le constater sur la figure 8 de la planche 34, un tel amincissement de la sclérotique autour de la cornée, qu'une bande bleuâtre trahissait la présence superficielle de la choroïde sous-jacente. Le Dr Millingen attribue cet amincissement à une iridocyclite. Il a constaté, en outre, un commencement de glaucome. Plus tard le Dr Anagnostaki a trouvé, en même temps que des exsudations parenchymateuses autour de la pupille — identiques à celles que produit la syphilis — la disparition complète de la chambre antérieure et des adhérences multiples de l'iris avec la capsule du cristallin.

Chaque poussée nouvelle de la lèpre chez S... se traduisait aussi par une aggravation de l'état des yeux. Ainsi, lorsque la face se congestionnait, en précédence d'une éruption nouvelle de semis tuberculeux, les conjonctives s'injectaient et l'exsudat sous-conjonctival, qui n'était qu'un léprome, augmentait et devenait plus saillant ; de telle façon qu'à la fin il avait l'aspect d'une tumeur fongueuse. Chez les lépreux phymatodes, un exsudat sous-conjonctival, avoisinant la cornée, débute le plus communément au côté externe ; puis il s'étend, de plus en plus, vers cette dernière membrane, comme un rideau, adhérent, rougeâtre, d'aspect charnu, épais de 2 ou 3 millim., finit même par la couvrir en entier et amener la cécité complète. Le Dr Kaurin, directeur de la léproserie de Molde, en Norvège, fait pratiquer, chez de tels malades, la kératotomie sur les limites de cet exsudat et obtint, parfois, des résultats encourageants. Il paraîtrait que la cicatrice, consécutive à l'incision, empêche l'envahissement de la cornée au delà et oppose au léprome une barrière infranchissable. Lors de notre voyage en Norvège, ce léprologue distingué nous a montré quelques malades qui avaient subi avec succès cette kératotomie. Aussi, de retour à Constantinople, l'avons-nous essayée sur plusieurs de nos lépreux avec des résultats variables. Parfois, en effet, il y eut, tout au moins, un ralentissement dans l'expansion de cet exsudat qui, à la manière d'une troisième paupière, voile de plus en plus la membrane translucide (fig. 9, pl. 34).

Dans le même ordre d'idées, j'ai cautérisé ces exsudats, avec dextérité et grande rapidité, au moyen du thermocautère, et à plusieurs reprises, chez quelques malades. En détruisant ainsi le léprome sous-conjonctival, qui avait déjà empiété sur la cornée, j'ai pu conserver intacte cette dernière dans sa partie centrale, et sauver ainsi la vue de quelques-uns de mes lépreux.

Plus tard, il survint chez Servakis une atrophie du globe oculaire, et la cécité devint complète. Quelles ont été les altérations profondes des yeux dans ces circonstances ? on ne peut le savoir au juste. Le rétrécissement si prononcé de la pupille qui ne formait plus qu'un petit point noir, s'opposait à toute exploration profonde à l'ophtalmoscope.

Pour en finir, j'insisterai sur les troubles trophiques du tégument chez ce malade dont les avant-bras présentaient une peau ophidienne, et les jambes l'aspect de celle du crocodile, ainsi qu'on peut le vérifier sur les planches 8 et 10, que l'artiste chromo-lithographe a nuancées de vert, je ne sais pourquoi.

Observation XLI. — *Lèpre anesthésique de Danielssen, ayant duré 37 ans. Début à 11 ans, par un ulcère; plus tard, chute des doigts et des orteils, par panaris et processus aïnhoïde; kératites, carnification des conjonctives, hypopyon, sphacèle des cornées, évacuation des yeux; mort de cachexie hâtée par l'abandon et la faim.*

M. Judas, israélite spaniote, habitant Ortakioï dont il est natif et qu'il n'a jamais quitté, marchand ambulant de soie, âgé de 47 ans. Père mort à 70 ans, indemne, ainsi que la mère qui a été emportée par le choléra en 1865. Aucun membre de sa famille n'aurait eu la lèpre; son unique sœur, âgée de 40 ans, est également saine. A sa première enfance J... a eu la teigne, affection très commune chez les miséreux de Constantinople et traitée encore de nos jours, sans égard aucun pour sa nature, par la calotte torturante !

La lèpre aurait commencé chez lui vers l'âge de 10 ans. En train de traverser le Bosphore en caïque, il fut surpris par une tempête qui allait le faire sombrer; il en fut tellement effrayé qu'il en fit une maladie de 2 mois : fièvre, faiblesse telle qu'il ne pouvait presque se tenir debout, et bulles de pemphigus comme des pièces de 5 francs, aux deux genoux, dont les cicatrices persistent. A la rupture de ces ampoules, paraissant en séries, succédaient des ulcères qui duraient de 10 à 15 jours, beaucoup plus l'hiver que l'été. Plus tard il en parut aussi sur les mollets. Cette période de pemphigus qui n'a jamais envahi que les membres inférieurs, à partir des genoux, dura 2 ans. J... ignore si la sensibilité avait diminué ou disparu sur une partie quelconque de son corps. Vers la fin de la seconde année, il survint, au dos du pied gauche, un ulcère consécutif à une bulle de pemphigus, qui suppura pendant 12 ans. Six mois après la cicatrisation des ulcères superficiels du genou, éruption sur les deux jambes (?) qui dura près de 4 ans; après quoi il ne restait plus que l'ulcère du pied qui, bien des fois à peine cicatrisé, recommençait de nouveau, à la suite d'un gonflement local, d'une rougeur ou d'une petite gerçure. Tous ces accidents locaux étaient précédés, chaque fois, de courbature et de fièvre. J... prétend que lorsque l'ulcère suppurait il était bien portant et qu'il se sentait très mal à l'aise pendant les quelques jours de cicatrisation.

En novembre 1874, 15 ans après la frayeur éprouvée sur mer, qui paraît avoir marqué le début de la lèpre, la main gauche commença à perdre de sa sensibilité; puis les doigts se sont raidis et fléchis en contracture et de plus en plus; quelque temps après, atteints de dactylites, lentes, peu douloureuses au commencement et plus tard indolores, ils sont tous tombés successivement, les pouces exceptés (pl. 28, fig. 9). Il y a 5 ans que la vue est presque nulle à droite, par suite de kératites. Depuis 3 ans, l'œil gauche en est aussi atteint. En novembre 1884, J... est dans l'état suivant : la main droite très mutilée ne conserve que le pouce; l'annulaire et l'auriculaire sont comme méthodiquement désarticulés au niveau des têtes de leurs métacarpiens; le médius n'a plus qu'un petit bout de sa phalange; l'index conserve cette dernière; mais il a perdu la phalangine et la phalangette par un *processus aïnhoïde*. Quant au pouce dont aucun os n'a été éliminé, il est rabougri, recourbé, comme crochu, ankylosé, à ongle très déformé; c'est tout à fait un pouce simien. La main gauche est encore plus estropiée. Les mutilations des doigts ont eu lieu par étapes, simultanément et symétriquement des deux côtés; mais à gauche les appendices digitaux se sont spontanément détachés tous au niveau de leurs articulations phalango-phalangiennes et les moignons en sont réguliers comme s'ils étaient artistiquement amputés (pl. 28, fig. 9). Sur chacune des têtes des métacarpiens gauches, du côté dorsal, il existe comme une tubérosité de 50 centim., constituée par la peau épaissie, calleuse, dure; à la région hypothénar, on en remarque une autre de près de 2 centim.; la peau du dos des mains est rude et couverte de gerçures; tandis que celle de l'avant-bras est souple, sans boutons, sans cicatrices, ni macules; même état à droite. Callosités aux coudes des deux côtés. L'insensibilité est complète des 2 côtés, à partir du 1/3 moyen de l'avant-bras; en traversant avec une aiguille un pli du tégument que je pince entre mon pouce et mon index, je ne détermine aucune sensation. Bien que J... soit privé de ses doigts, depuis près de 8 ans, et que les muscles soient à l'état d'inertie, ils n'ont perdu ni de leur volume, ni de leur forme. Ainsi les avant-bras ne sont pas amincis; et les régions thénar et hypothénar sont saillantes et arrondies, comme chez un homme vigoureux qui, par un métier manuel, exerce et développe ces muscles. Cuir chevelu dégarni par suite de la teigne; sourcils, barbe, moustache conservés (voir l'aquarelle déposée au musée Saint-Louis); ni tubercules, ni taches. *Il n'en a jamais eu.* Pavillons des oreilles normaux en apparence, mais absolument insensibles; la sensibilité est très obtuse au front; le tact est aboli; J... n'y *sent pas le contact* de mon doigt, mais il éprouve une légère douleur aux piqûres d'épingle. Le reste de la face est également peu sensible. Le cou et la nuque sont insensibles au contact et aux piqûres. Le cuir chevelu conserve sa sensibilité normale. *Un corps froid donne une sensation de chaleur* lorsqu'on l'applique à la nuque (perversion); il n'est point perçu aux pavillons des oreilles ou sur les régions mastoïdes. Une spatule chauffée à la lampe, est quelque peu sentie à la nuque. Œil droit : atrophie de la paupière inférieure, impossibilité de fermer l'œil dont la moitié inférieure reste découverte en permanence, soit pendant le sommeil, soit pendant la veille, et l'expose ainsi à l'influence de l'air; heureusement que par suite de l'épiphora, consécutive à l'atrophie du point lacrymal, les larmes s'accumulent et baignent la partie inférieure du globe oculaire, bien que la paupière inférieure, amincie et réduite, ne parvienne à les retenir suffisamment; aussi coulent-elles sans cesse sur la joue. Néanmoins, je suis porté à croire que sans cette disposition, l'œil aurait éprouvé bien plus vite les méfaits de la sécheresse, et qu'il aurait été bien plus rapidement altéré. La cornée est opaque au point d'empêcher la pénétration de tout rayon lumineux et de rendre la vue nulle. J... ne distingue que la lumière vive. La cornée proémine en cône (staphylôme), comme par un trop-plein de l'œil dont le globe est bien plus volumineux que le gauche; toute la conjonctive oculaire est d'un rouge vif, comme par un coup de sang qui masque complètement la couleur blanche de la sclérotique. L'œil gauche est atteint des mêmes lésions mais moins prononcées; si ce n'est la paupière inférieure, atrophiée à tel point que je ne parviens pas à la baisser avec mon doigt, pour voir la gouttière oculo-palpébrale. Les paupières inférieures sont dégarnies de cils, depuis des années; les supérieures en conservent quelques-uns amincis, comme follets; la cornée est normale; l'ouverture de la pupille est irrégulière, comme lobée, et la vue diffuse, malgré la transparence de la cornée. Le Dr Anagnostaki, prié d'explorer les yeux, a trouvé, à droite, de la xérophtalmie; leucomes et ulcération débutante de la cornée. A gauche, également xérophtalmie, épaississement de la conjonctive autour de la cornée, iritis débutante, à marche lente et torpide; rien d'appréciable au fond de l'œil. Commissure droite de la bouche, affaissée, s'approchant bien plus de la ligne médiane que la gauche; en soufflant J... fait bomber beaucoup plus sa joue droite que la gauche; lorsqu'il tire la langue, la commissure droite seule touche à son bord; donc il y a semi-paralysie du côté droit de la face qui paraît plus aplati et plus épanoui que le gauche (asymétrie). Le pied droit est tourné, depuis quelques années, en *pied bot valgus équin* (fig. 8); sur la malléole externe, gros durillon comme un franc; l'épiderme y est corné. Il n'y a jamais eu d'ulcère. Les 4 orteils qui restent sont distordus et recourbés vers le dos du pied; le 4e s'est mutilé spontanément. Sous la tête du premier métatarsien, plaque dure, comme un franc, fendillée; il en est de même de la partie de la plante du pied correspondante aux têtes des 3 derniers métatarsiens, où il y a un placard corné qui rend un son ligneux à la percussion par l'ongle, et que l'épingle ne peut traverser. Ces hyperkératoses produisent des douleurs vives à chaque pas, par la compression qu'elles occasionnent sur les parties sousjacentes, lors de la transmission du poids du corps au sol. Toutes ces hypertrophies épidermiques sont consécutives à des maux perforants qui ont duré des mois, et rendaient la marche impossible. A l'heure qu'il est encore, il y a parfois comme des élancements pareils à l'enfoncement de clous; toute la peau des jambes est ichtyosique et bistre. Le pied gauche ne conserve que 3 orteils; des deux qui manquent, l'un s'est détaché à la suite d'un panaris à longue évolution; l'autre a été amputé à cause d'une ostéite suppurante, traînante. Sous la tête du premier métatarsien, l'épiderme, kératosé, noirâtre, écailleux, fendillé, ressemble à une valve d'huître moyenne, par ses dimensions. Les cuisses et les fesses sont insensibles; au dos, la sensibilité est quelque peu émoussée; elle est normale sur l'abdomen. Depuis 5 ans, frigidité absolue.

État général déplorable; déchéance organique, tant par le fait de la lèpre, datant de plus de 36 ans, que par suite de la profonde misère. Quinquina, chaulmoogra.

Le 23 décembre, l'altération de l'œil droit a fait de grands progrès; lorsqu'il essaie de le fermer, la paupière inférieure amincie et très raccourcie ne bouge point. De son côté, la supérieure n'arrive même pas à la moitié de la hauteur de la fente palpébrale; il en résulte que tout l'œil reste toujours découvert et sec. Toute la sclérotique est remplacée par une surface carnifiée, rouge foncé, dans laquelle la cornée, toute réduite, se trouve comme enchâssée.

Celle-ci est devenue une petite croûte grise, à surface froncée de 4 millim. de diamètre environ ; ce qui annonce un sphacèle, menaçant de tomber d'un moment à l'autre et de vider l'œil (pl. 34, fig. 5). La paupière supérieure de l'œil gauche parvient à couvrir le segment correspondant du globe ; la moitié inférieure de la conjonctive, non lubrifiée par le clignement — la paupière n'existant presque plus — est rouge, épaissie et comme carnifiée ; il n'y a pas de blanc de l'œil. La cornée, devenue opaque et d'un gris de plomb, masque la couleur de l'iris et dérobe la pupille à peine perceptible au travers du voile épais de la cornée altérée. Cette opacité de la cornée diminue de bas en haut, progressivement, et arrive jusqu'au 1/3 supérieur de celle-ci, qui n'est que nuageux. A la paume de la main droite, près du poignet, entre les régions thénar et hypothénar, il s'est formé, ces jours derniers, une grosse phlyctène ; aujourd'hui on y constate une dépression grosse comme un franc, d'un rouge foncé, sèche, luisante.

En janvier 1886, l'œil droit s'est vidé complètement. A gauche, la cornée épaissie, opaque et ramollie, menace aussi de se détacher par le même processus que celle de droite. C'est ce qui est arrivé en effet au mois de mars, lorsque nous avons constaté, en outre, des ulcères très étendus des jambes, des rhagades profondes aux pieds et aux mains, et un dépérissement général. Plus tard, diarrhée colliquative. J... est mort en mai, dans la plus affreuse misère, délaissé par tout le monde, sans le moindre secours de nulle part, dans un caveau infect, obscur, aux murs ruisselant d'humidité, à atmosphère rappelant les macérations anatomiques ; et cela à deux pas des palais somptueux, et du roulement des voitures de Binder ! Si au moins il y avait un asile où ces malheureux lépreux, abandonnés, pussent aller rendre le dernier soupir en êtres humains et non comme les chiens galeux de nos rues ! J'ai beau le réclamer, je n'obtiens que des promesses, à échéance indéfinie, intangibles.

RÉFLEXIONS. — Voilà un malade dont les manifestations, décomposées, appartiendraient au mal de Morvan pour les mains, à l'aïnhum pour les pieds et à la lèpre lazarine par ses ulcères. Or, il n'a été que lépreux — et c'était suffisant — avec des phénomènes appartenant à ces trois maladies, mais dépendant uniquement de l'éléphantiase dont les symptômes, très variés, rappelleraient l'évolution de tous ces trois états morbides. Mais le tableau de la lèpre n'est pas toujours aussi complexe ; ses manifestations peuvent bien se borner à un seul ordre de lésions. J... aurait pu ne présenter que les panaris, uniquement, analgésiques et estropiant, comme ils l'ont été ; il aurait pu ne perdre que les doigts ou seulement les orteils, comme nous en avons rencontré des cas même en France (pl. 28, fig. 4, 5, 6, et pl. 45 et 46) ; il aurait pu ne point offrir des ulcères lazarins. Et alors qu'en aurait-on fait ? quelle étiquette lui aurait-on appliquée ? J... a présenté des lésions variées de la lèpre ; son tableau a été parfait ; il y a eu cumul, prolixité dans les manifestations lépreuses ; mais il aurait pu avoir aussi une lèpre monosymptomatique, podique, chéirique, ou ulcéreuse. Chez lui les troubles trophiques ont été exceptionnellement graves ; sa misère profonde a dû y contribuer : ce qu'on ne voit pas, fort heureusement, dans les pays civilisés dont la lèpre bénigne, atténuée et fruste, n'atteint jamais un tel degré de gravité. Je ferai aussi remarquer que, contrairement à l'opinion du Dr Hansen, ce lépreux nerveux, *anaisthétos* aussi, n'a pas eu d'atrophie des muscles des mains dont les régions thénar et hypothénar étaient saillantes, arrondies et non creuses.

A propos de ce malade, je saisirai aussi l'occasion pour parler du pied bot chez les lépreux. Il n'est pas rare, en effet, de rencontrer chez les malades atteints surtout de la forme dite tropho-nerveuse que j'appelle toujours lèpre de Danielssen, des déformations d'un et même des deux pieds, survenues à une période avancée de la lèpre. Ordinairement c'est le pied bot valgus qu'on rencontre, parfois combiné avec l'équin ; c'est ce qui existait chez le malade dont l'observation précède. Ces déformations peuvent avoir leur raison d'être dans les mutilations, les maux perforants, les douleurs éprouvées pendant la marche, lors même que les membres sont anesthésiques aux piqûres et à la température, et enfin dans les arthropathies siégeant surtout dans l'articulation tibio-malléolaire externe. Nous pensons, néanmoins, que, comme dans tous les pieds bots congénitaux ou acquis, on doit faire aussi la part de l'état des muscles, état dépendant de lésions médullaires. Il y a en effet un défaut d'harmonie entre les divers groupes musculaires antagonistes dont la tonicité prédominante ou la faiblesse contractile rompt l'équilibre physiologique. Le jambier antérieur, souvent spasmodiquement rétracté, fait dévier le pied en dedans. Le mécanisme paraît être celui allégué autrefois par J. Guérin, et tout dernièrement par Gilles de la Tourette (Pathogénie et trait. des pieds bots. *Sem. méd.* du 30 décembre 1896). La lèpre devant, ainsi que nous l'avons déjà dit, être considérée, le plus souvent, comme une affection nerveuse consécutive à des lésions myélitiques, plutôt qu'à des névrites périphériques (voir chapitre V), c'est dans la moelle épinière qu'on doit rechercher la modification pathologique de tissu. Il est probable que la lésion siège dans les cornes antérieures ou bien qu'il s'agisse d'une poliomyélite. Nous savons, en effet, que les myélites, la sclérose en plaques et la syringomyélie occasionnent des pieds bots acquis, non congénitaux. Et nous savons aussi que bien souvent des lépreux ont été considérés comme syringomyéliques (1). Ces pieds bots acquis se développent chez l'adulte, et même à un âge avancé, lorsque la lèpre a effectué de grands progrès. Nous pensons, avec le Dr Gilles de la Tourette, que dans tous les pieds bots c'est le système nerveux qui est en cause.

(1) Cette opinion exprimée et démontrée par nous devant l'Académie de médecine de Paris, le 23 août 1892, a fait son chemin depuis et se trouve admise aujourd'hui par tout le monde, par les élèves même de l'école de la Salpêtrière.

Le Dr Gilles de la Tourette, professeur agrégé de la Faculté et médecin des hôpitaux, ancien interne et chef de clinique de feu le professeur Charcot, nous a dit, en septembre 1896, lorsqu'il suppléait le professeur Raymond, successeur de Charcot, et en plein service : « Il est évident que vous avez prouvé que 90 sur 100 des syringomyéliques que nous voyons à Paris sont des lépreux ; j'admets le fait, bien que nourri pendant plus de 10 ans des doctrines de la Salpêtrière. »

OBSERVATION XLII. — *Lèpre mixte: mutilante de Danielssen; début, il y a plus de 27 ans, par des pemphigus; mutilations de tous les doigts et de plusieurs orteils. Amputation du bras au lieu d'élection; réunion par première intention. Atrophie et paralysie des paupières inférieures; lagophtalmie remarquable qui amènera la destruction des yeux.*

Osman Cadry, 38 ans, musulman, originaire d'Afion-Carahissar, pays qui fournit le meilleur opium, à 6 jours de distance de Smyrne, à dos de mulet. Son village, *Caragioré*, compte 250 habitants, parmi lesquels 2 lépreux tuberculeux. O... a été berger; son père, sa mère et son unique frère sont indemnes; mais le frère de la mère d'Osman aurait été atteint de la même forme de la lèpre que lui-même. Les 2 lépreux, ses compatriotes, habitent à 10 minutes de distance de chez lui. Osman a rencontré un autre lépreux à Eski-Chéhir. Nous savons d'ailleurs que la lèpre existe dans le vilayet (département) d'Aïdin dont Smyrne est le chef-lieu. Mais, chose à remarquer, c'est dans les villages seulement qu'on la rencontre, tandis qu'à Smyrne même, nos recherches les plus actives ne nous ont fait découvrir que des lépreux étrangers provenant des îles voisines ou de l'Asie Mineure. Nous n'y avons pas rencontré, pas plus que nos confrères qui y exercent depuis de longues années, un seul lépreux smyrniote; et cela bien que les lépreux, de provenance étrangère, circulent partout librement et exercent divers métiers : un pâtissier, à la figure léonine, a été vu par nous, vendant toute la journée de la galette dans les rues de cette ville, sans que personne en fût intrigué. Il ne manquait pas de chalands. Les deux lépreux du pays d'Osman continuent à habiter Caragioré, sans être molestés; parce qu'ils sont à leur aise et ne se montrent pas au public; ils ne sortent pas de chez eux; tandis que lui, pauvre et obligé de travailler, offusquait la vue des habitants; aussi fut-il saisi par l'autorité et envoyé, manu militari, à la léproserie de Scutari, située à 1/2 heure de Byzance, au mois de mai 1887. La lèpre a débuté chez O... à l'âge de 10 ans, par des sensations de chaleur, de cuisson, et par des gonflements des doigts et des orteils. Plus tard, survinrent des phlyctènes, comme celles des brûlures superficielles, donnant naissance à des ulcères lents à se cicatriser; ces phlyctènes ont apparu, d'abord au coude droit, puis au genou gauche; 4 ans environ après, les doigts ont commencé à se rétracter de plus en plus; l'index droit devint violacé, excessivement *douloureux* et brûlant; puis le doigt se détacha après une suppuration de 6 mois; quelque temps après, le pouce, du même côté, subit les mêmes accidents et tomba à son tour. Il en fut de même, et successivement, de l'annulaire, du médius et en dernier lieu de l'auriculaire; un an après le début du processus de l'index droit, l'annulaire gauche a présenté les mêmes phénomènes; et plus tard le médius, l'index et le pouce furent pris aussi. La chute des doigts a eu lieu au niveau des articulations; ou bien sur le trajet des phalanges qui se dénudent, se nécrosent et tombent.

Le 25 novembre 1887, Osman se trouve dans l'état suivant : grandes cicatrices d'anciennes ulcérations au coude gauche; cicatrice mince laminaire, pareille à celle d'une brûlure, au côté externe du 1/3 inférieur du bras; elle a 4 centim. sur 3; atrophie des muscles du bras et de l'avant-bras. La main, très mutilée, n'est plus qu'une palette ondulée à sa circonférence. Il n'y persiste qu'un petit tronçon du pouce, un petit morceau de sa phalange unguéale, sans ongle et moins que la 1/2 de la phalangine de l'index. L'auriculaire est comme désarticulé, au niveau de la tête de son métacarpien, et mobile dans tous les sens;

tous les autres doigts ne conservent qu'un 1/2 centim. de leur phalange métacarpienne. La main se trouve ainsi réduite à la paume dont les muscles sont un peu atrophiés. Tout le membre, jusqu'à l'épaule, inclusivement, est insensible à tous les excitants; la région de la saignée seule conserve sa sensibilité, bien qu'émoussée; et nous ferons remarquer, en passant, que nous avons très souvent rencontré la persistance de la sensibilité à la région de la saignée et au creux poplité, lorsque tout le reste du membre était absolument insensible. La main droite ne conserve qu'un petit bout de l'extrémité métacarpienne de chaque phalange; tous les doigts sont ainsi amputés avec régularité et sur la même ligne, comme artistiquement. La main, très gonflée, à moitié fléchie sur le poignet, toute violacée, présente 3 fistules, à large cratère, chacun de 2 centim.; l'une de ces fistules est située au côté externe du poignet, l'autre à sa face antérieure, sur la ligne interarticulaire (entre la mortaise radio-cubitale et les os du carpe), et la 3ᵉ siège au dos de la main, au niveau du second métacarpien. L'exploration au stylet fait constater de grands dégâts, des clapiers, la dénudation et la nécrose des os; une suppuration abondante et fétide épuise le malade qui est miné par la fièvre vespérale quotidienne. Chose à noter : bien que tout le membre soit absolument dépourvu de sensibilité, dans tous ses modes, Osman y éprouve continuellement des douleurs atroces, profondes qui rayonnent jusqu'à l'épaule et retentissent jusqu'à son cœur, dit-il.

Les 2 premiers orteils du pied droit ont perdu toutes leurs phalanges; réduits aux parties molles, ils conservent néanmoins leurs ongles épaissis et déformés; les 3 autres orteils manquent absolument; de sorte que la limite antérieure de la charpente osseuse du pied est constituée par la ligne qui passe par la tête des métatarsiens. Le pied gauche est comme amputé complètement sur la 1/2 de la longueur des métacarpiens. La cicatrice en est régulière, bien que la chute en a été spontanée, étagée et sans la moindre intervention chirurgicale. Les pieds sont insensibles de toute manière; cette insensibilité remonte à gauche jusqu'au genou, inclusivement; la région poplitée, dans sa 1/2 jambière, conserve sa sensibilité; la jambe droite est sensible, à partir des chevilles. Cheveux, sourcils, cils, barbe, moustache, conservés; il n'y a nulle part, ni tubercules, ni macules. Les jambes sont violacées, asphyxiques; l'épiderme s'y écaille et s'élève en lambeaux. La physionomie de ce malade est bizarre : elle est placide, sans motilité des traits, sans expression changeante; c'est celle d'une statue exprimant la bonté, mais sans grande intelligence. Les yeux gros, saillants, larmoyants, sont surmontés, pourtant, d'un large front olympien (pl. 34, fig. 1 et 4). Les sclérotiques sont couvertes à leur partie inférieure par une conjonctive congestionnée qui tranche sur l'apect blanc nacré de leur 1/2 supérieure. La partie inférieure de la cornée est bien légèrement lactescente. Ces modifications de la 1/2 inférieure du globe oculaire s'expliquent facilement par l'atrophie très prononcée et la paralysie des paupières inférieures qui sont amincies, très réduites, comme excisées, immobiles; de manière que toute la 1/2 inférieure de l'œil reste découverte en permanence, lors même que le malade veut fermer les yeux, et aussi pendant le sommeil. En effet, lorsque Osman dort, les cornées remontent physiologiquement et se mettent à l'abri derrière la paupière supérieure; mais la partie inférieure du globe reste à nu.

Réflexions. — Le défaut de clignement, d'occlusion, et de lubrifaction de l'œil amènera, certes, des altérations profondes et la perte de la vue par l'opacité de la cornée d'abord, et par sa perforation plus tard, ainsi qu'il nous a été donné de le constater maintes fois chez les lépreux atteints de la lèpre *anesthésique* de Danielssen. Il n'y a rien autre chose à noter chez O..., si ce n'est un léger abaissement de la commissure labiale à droite. La sensibilité de la face est un peu émoussée.

Ce lépreux, célibataire à son arrivée à la léproserie de Scutari, a dû s'y marier, conformément au règlement en vigueur et épouser la nommée Havas, une lépreuse *anesthésique* de Danielssen, comme lui. En effet, dès qu'un lépreux ou une lépreuse arrive à l'asile, elle doit contracter mariage et prendre la personne disponible qui s'y trouve selon sa chance, quel qu'en soit l'âge. Dans le cas où il n'y aurait pas de lépreuse libre, l'iman (l'aumônier) finit par lui trouver quelque malheureuse femme, d'un quartier quelconque de Constantinople, qui accepte d'épouser un lépreux bien qu'elle soit indemne, pour avoir un gîte et un morceau de pain bis immangeable ! (voir dans mon livre *Voyages chez les lépreux*, la léproserie de Scutari).

La suppuration abondante et infecte des fistules de la main droite rendait la vie insupportable à ce malheureux qui suppliait qu'on l'amputât. On a acquiescé à ses prières ; sur ma recommandation, il a été accepté à notre hôpital français, seul endroit où les malheureux lépreux peuvent être reçus et soignés, grâce à la conviction du docteur Delacour, médecin de l'établissement, qui ne croit pas à la contagion ; tous les autres hôpitaux leur sont absolument fermés en toute occasion et refusent cruellement de les recevoir lors même qu'ils sont moribonds ! L'amputation du bras a été pratiquée au lieu d'élection, sans chloroforme ; cette opération n'a occasionné aucune douleur, si ce n'est lors de la section des gros troncs nerveux. Les suites ont été des plus simples ; malgré nos craintes fondées sur le mauvais état général du malade, la cicatrisation, par première intention, a causé une grande surprise à tout le monde. Schilling et Candide avaient déjà remarqué la grande plasticité du sang chez les lépreux ; il convient cependant de faire des restrictions pour les lépreux arrivés à la période cachectique. Beaven-Rake a constaté aussi, à l'hôpital de la *Trinidad*, que la cicatrisation s'obtenait très vite chez les opérés lépreux ; le sang qui s'en écoule se coagule rapidement. Il contiendrait jusqu'à 1,87 de fibrine pour 100 ; tandis que le sang normal n'en a que 0,2 (Congrès de Glascow, 1888 ; *cicatrisation rapide des opérations chez les lépreux*).

Sorti de l'hôpital du Taxim, délivré de son membre embarrassant qui réclamait des soins continuels, qu'il ne pouvait se donner à cause de ses mutilations, et que personne ne lui accordait, réconforté par une nourriture qu'il n'avait jamais eue de sa vie, rose et bien portant, O... est rentré dans son village, — après avoir répudié sa femme par la formalité exigée par la loi, en lui disant tout simplement : *tu es libre,* — sur la promesse qu'il donna aux autorités qu'il se ferait bâtir une cabane, au milieu de sa petite vigne dont il ne dépassera pas les limites. Il fut ainsi libéré de la léproserie de Scutari qui n'est qu'une prison, dans des conditions déplorables, où les lépreux adressés directement par les gouverneurs des provinces sont séquestrés avec rigueur; tandis que, d'autre part, de 400 à 500 lépreux arrivés spontanément dans la capitale, des divers départements, ou bien provenant de la communauté israélite espagnole domiciliée à Constantinople depuis 4 siècles, circulent librement partout ; ils vendent toutes sortes de comestibles ; ils sont employés comme domestiques, etc., sans être molestés le moins du monde ! Comprenne qui peut cette logique mystique, spéciale à l'Orient !

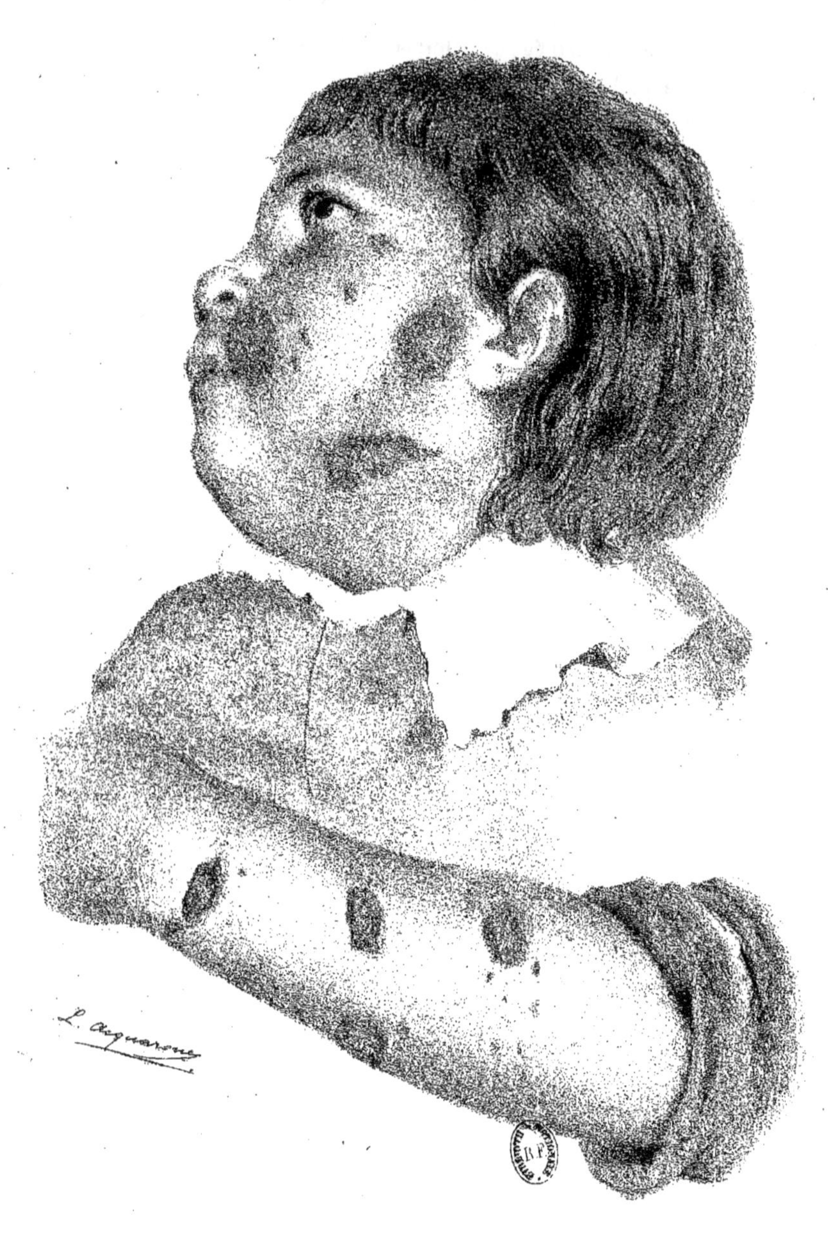

Lèpre enfantine guérie par le thermocautère

Mère lépreuse phymatode, père indemne.

CHAPITRE XI

La lèpre infantile.

La plupart des auteurs assignent à la lèpre, comme époque de son apparition ordinaire, l'adolescence. Il est vrai que quelques-uns d'entre eux ont signalé des débuts plus précoces, à l'âge de neuf et de dix ans. Mais ce seraient là des cas rares et exceptionnels. La maladie n'atteindrait pas, selon les plus éminents léprologues, les deux extrêmes de la vie. L'éminent léprologue norvégien, Danielssen, nous a affirmé n'avoir jamais vu un enfant naître avec la lèpre. Une seule fois, il a vu la maladie se développer à un an.

Dans nos nombreuses et persévérantes recherches, il nous a été souvent donné d'observer la lèpre chez des enfants de un et de 2 ans et parfois même chez des nouveau-nés qui n'avaient que quelques mois ou bien quelques semaines d'existence. Les parents, ou du moins un des générateurs était lépreux avancé, lors de la conception. Enfin, le produit d'un couple lépreux léonin, venu au monde malingre, pareil à un avorton, bien qu'à terme, présenta une éruption de macules caractéristiques, quelques jours après la naissance. Il succomba à l'athrepsie, au 5ᵉ mois. La lèpre avait atteint sa période ultime chez ses parents, couverts, tous deux, de nombreux tubercules et d'ulcères infects. J'ai été surpris de voir une grossesse survenir dans de telles conditions ; car, en général, à cette période de la maladie toute vélléité génésique est éteinte pour toujours ; tandis que la concupiscence se rencontre souvent au début (1). L'enfant a été nourrri par sa mère dont le corps était littéralement en décomposition. Ce fait, ainsi que ceux qui suivent, et dont je reproduis les lésions, sont en contradiction flagrante avec les idées reçues sur l'incubation de la lèpre, qui serait toujours bien longue, au point d'exiger parfois 10, 20 et 30 ans avant que la maladie ne s'affirme pas des signes tangibles. Dans le cas dont il est question, l'enfant a

---

(1) Selon J. Adams (obs. on morbid poisons acute and chronique) les unions entre lépreux seraient une cause d'extinction de la maladie, la faculté génératrice diminuant de plus en plus chez leurs enfants. Cela n'est pas absolument vrai. Dans les villages de lépreux, nous avons rencontré de nombreux enfants dont plusieurs étaient eux-mêmes lépreux. La meilleure mesure à prendre pour l'extinction de la léprose ce serait, certes, de défendre absolument le mariage à tout lépreux ostensible, ou fruste ; ce que l'on ne pourrait établir que par l'existence d'un certificat médical, avant le mariage, dans toute localité lépreuse.

dû être infecté, certes, dans le sein maternel ; et cela par double héritage, le père et la mère étant lépreux très avancés lors de la procréation. N'est-ce pas là un fait décisif en faveur de l'hérédité. D'ailleurs, dans la tuberculose, maladie qui présente tant d'analogies avec la léprose, les autopsies ont prouvé que le fœtus peut devenir tuberculeux dans le sein maternel. Jacobi de New-York, et le Dr Landouzy ont constaté le fait (Congrès de la tuberculose, Paris, juillet 1891). Or, la même chose s'observe dans la lèpre. Le placenta de cet enfant, envoyé au bien regretté professeur Straus, n'a montré à cet éminent observateur, le moindre bacille. Pas plus que d'autres placentas de femmes lépreuses qu'il a bien voulu examiner, sur ma prière, avec sa patience, son habileté et sa compétence universellement reconnues.

Par contre, nous avons vu la lèpre débuter chez des personnes de 55 et 58 ans, lorsque leurs parents immédiats étaient indemnes et qu'ils n'avaient jamais été en rapport avec les lépreux. Ces éléphantiasiques tardifs sont nés à Constantinople ; mais leurs géniteurs étaient originaires de localités lépreuses que leurs enfants devenus lépreux n'avaient pourtant jamais visitées. N'est-ce pas là encore une preuve incontestable, flagrante, d'hérédité ancestrale. Les ascendants de ces lépreux, habitant des localités lépreuses, ont dû compter parmi eux quelques lépreux. Il est impossible d'expliquer autrement l'apparition de la lèpre dans les pays où elle n'est pas endémique et uniquement chez des individus dont les parents sont originaires de pays lépreux.

La planche 39 représente les fesses et les membres pelviens d'un enfant israélite de 3 mois. La mère, soumise toujours à notre observation depuis 1883, est atteinte de la lèpre anesthésique ou de Danielssen. Le père, continuant toujours ses relations intimes avec sa femme, *est indemne* (janvier 1896).

Le Dr Besnier, notre éminent dermatologue, membre de l'Académie, m'avait demandé, en 1887, lors de la mémorable discussion, ce que mes études sur l'hérédité m'avaient enseigné, et à quel âge la lèpre peut se développer, selon moi. Je lui adressai alors une note qu'il a communiquée à la docte compagnie, et qui figure à peu près en ces termes dans les Bulletins et dans le tirage à part de son remarquable discours (séance du 11 octobre 1887) : « En cherchant dans mes observations, je trouve des faits très curieux, quant aux âges auxquels apparaît la lèpre. En voici quelques exemples : chez M... elle a débuté entre 7 et 8 ans ; chez S... à 14 ans ; chez K... à 18, 4 mois après le premier accouchement ; D... devint lépreuse à 23 ans ; N... à 26 ; A... à 59 ; R... à 64. Voici maintenant quelques exemples de lèpre héréditaire infantile : P... n'a eu qu'un seul lépreux dans sa famille, la sœur de sa grand'-mère paternelle ; P... devint lépreux à 6 ans. K..., lépreuse mentionnée plus haut, était en observation, lorsqu'à l'âge de 22 ans, elle accoucha d'un enfant bien portant en apparence; mais à cinq mois l'enfant maigrit et paraît souffrant; on me l'amène et je trouve son dos couvert de taches, la plupart oblongues, transversalement dirigées, roses, à bords saillants légèrement ondulés; il y en a aussi de rondes et de lenticulaires. L'épiderme rugueux, fendillé, se détache en petites écailles (j'ai rencontré une telle forme, approximative, chez l'adulte); éruption lenticulaire sur les bras et les avant-bras, ressemblant à une syphilide papuleuse. Placard comme eczémateux sur l'épaule droite, de 5 centim. sur 4, encadré d'un rebord ondulé, irrégulier. L'îlot circonscrit est rosé. Autre placard sur le côté externe du genou gauche; les taches et les placards sont à peine sensibles aux piqûres. Point de syphilis chez les parents; le père n'est pas lépreux. La mère présente de nombreux exsudats, des maux perforants, et la rétraction des doigts.

S. K... vint chez moi lorsqu'elle nourrissait son 3e enfant, âgé de 5 mois, une fille qui eut, à 3 mois, une éruption de taches et de nodules, surtout aux fesses. Je trouve en effet sur ces régions et sur les parties supérieures des cuisses 2 placards larges comme la 1/2 de la paume de la main, d'un rouge foncé, avec épaississement de la peau, et un aspect chagriné. Elle est allaitée par la mère dont l'état est très grave et qui se trouve dans la plus profonde misère. Mari sain.

N. K..., 36 ans, marié depuis 17 et lépreux depuis 10 ans; sa femme est indemne; 1er enfant âgé de 16 ans, indemne ainsi que le 2e qui a 7 ans et le 3e âgé de 3 1/2; quant au 4e qui n'a que 7 mois, la mère a observé, 15 jours après sa naissance, 2 grands placards d'un rouge jambon sur ses fesses et sur les parties supérieures de ses cuisses; il est né violacé et il a conservé cette coloration pendant plusieurs semaines. Ces placards, qui existent toujours et que j'ai vus, s'éteignent de temps en temps, sans disparaître totalement; puis ils se ravivent à 2 ou 3 semaines d'intervalle. Les parents n'ont jamais eu la syphilis. » Je dois ajouter que j'ai vu des enfants issus de parents lépreux, surtout à la léproserie de Scutari, près de Constantinople, — où le mari et la femme sont souvent lépreux bien avant leur mariage — venir au monde petits, mal développés, très maigres, ayant la peau violacée partout ou d'un rouge foncé. Ils succombent quelques jours ou deux ou trois semaines après la naissance, en conservant cette coloration qui tantôt diminue, tantôt se ranime et qui, à la fin, peut devenir comme bistre. D'autres fois les enfants des lépreux, nés comme des vieillots, ne se développent pas et succombent à l'athrepsie, sans présenter rien sur le corps, aucun indice de la lèpre. Cette cachexie fœtale, qui amène la mort dans l'utérus ou peu après la naissance, sans lésions spéciales, est certes due à la lèpre, et peut être désignée sous le nom de paralépreuse; car, de même que le professeur Fournier a établi la classe des lésions parasyphilitiques, il y a lieu aussi de grouper, sous le nom de *paralépreux*, un grand nombre d'états morbides relevant de la lèpre, tout en s'écartant de ses processus ordinaires.

Nous pensons que les judicieuses remarques du Dr Charrin leur sont applicables. En effet, ce bactériologue distingué, tout autant que clinicien émérite, qui fait avec justesse et sagacité la part de la clinique et de la bactériologie dans l'étude des maladies, communiqua à l'Institut, le 29 juillet 1895, une note concernant *l'influence des toxines sur la descendance*. Il constata que des animaux, imprégnés par des produits bactériens, pouvaient donner naissance à des rejetons dont le développement s'effectuait très mal. Le Dr Féré fit aussi part, à la Société de biologie, de ses recherches sur les poulets qui naissaient chétifs, lorsqu'il introduisait dans les œufs des poisons microbiens. Enfin le Dr Charrin observa, à la Maternité, que les enfants des mères atteintes de maladies infectieuses, à la fin de leur grossesse, accouchaient d'enfants qui ne poussaient que lentement. Il ajoute qu'il y a lieu de remonter aussi aux infections du début de la grossesse et même à celles du père. Les animaux et les enfants, nés dans ces conditions, auraient reçu, au travers du placenta, des poisons microbiens ; car, si le passage des germes *a été discuté, celui des poisons solubles est établi*. Or les toxines engendrent des dégénérescences. Ces remarques sagaces peuvent s'appliquer aux enfants chétifs, malingres, athrepsiques de nos lépreux. En poursuivant toujours ses recherches, le Dr Charrin fit plus tard à la Société de biolologie (le 26 octobre 1895), avec le Dr Nobécourt, une communication sur *l'influence des maladies de la mère sur le développement de l'enfant*. Selon ces auteurs, l'observation enseigne que les enfants nés de parents tarés peuvent présenter un développement incomplet et une diminution de résistance vis-à-vis des germes morbides. Ils constituent un mauvais terrain ; les lapins issus de générateurs ayant reçu des bactéries ou des toxines sont lents à croître. Les courbes dressées à la Maternité ont donné des résultats analogues. Le poids des enfants, issus de femmes malades, n'était que le cinquième ou le sixième de l'augmentation normale. Chez les nouveau-nés, comme chez les animaux en expérience, on peut incriminer l'action des sécrétions microbiennes ; leur sang, à un moment donné, a contenu des toxines qui ont agi sur la nutrition, peut-être en diminuant l'activité cellulaire, en atténuant la propriété des cellules de retenir, d'utiliser les aliments. En effet, l'enfant sain garde tout ce qu'il prend. Son urine est pauvre en urée et en azote ; les déchets sont minimes. Au contraire, en cas de maladie, les déchets augmentent. En injectant des toxines chez les animaux, on obtient des résultats identiques. Ces observations portent un commencement d'explication à la question de l'influence des maladies des parents sur la constitution des enfants.

Y... a 23 ans ; point de lépreux dans sa famille ; à 16 ans, congestions cutanées, avec gonflement, à la face et aux jambes ; en même temps, sentiment de brûlure. Ces congestions disparaissaient et revenaient. Mariée à 16 ans ; pendant sa grossesse, ces congestions se sont répétées 4 fois, simulant, tantôt l'érythème noueux, tantôt l'érysipèle. Or, on sait que ces congestions partielles précèdent souvent, chez les lépreux, la formation des exsudats ou les macules pigmentées. (Cependant son premier enfant, qui a 7 ans, est sain, jusqu'à présent.) Un an après le premier accouchement, seconde grossesse. Au 6ᵉ mois de la gestation, éruption érysipéloïde de la face, tantôt à une oreille, tantôt à l'autre, aux joues, ou aux jambes. Accouchée en décembre 1881, elle n'eut le premier tubercule qu'en 1883. L'enfant, une fille que j'ai vue à l'âge de 3 ans, serait née, d'après l'affirmation du père et de la mère, avec des taches pareilles à celles qu'elle porte en ce moment, mais plus petites et bien moins colorées (pl. 35), savoir : sur la joue gauche un placard en relief, comme une pièce de 2 francs, déprimé au centre où l'épiderme est luisant et fendillé ; bords ondulés, saillants, d'un rouge foncé ; autre plaque pareille, mais plus petite près du bord du maxillaire inférieur. Une autre près de la commissure gauche ; sur la même joue, 5 taches lenticulaires comme cuivrées. Deux taches sur la joue droite ; 6 pareilles sur l'avant-bras droit; 4 plus petites sur le membre thoracique gauche. Un placard sur la ligne interfessière, empiétant sur les fesses qui sont parsemées de nombreuses petites taches bistres ; enfin on en voit une pareille sur le genou gauche. La sensibilité est très diminuée sur toutes ces taches. Père indemne ; pas de syphilis chez les parents.

D'autre part, il y a des enfants qui restent sains pendant de longues années, jusqu'à la puberté et même la vieillesse ; et d'autres enfin qui ne sont jamais atteints de la lèpre, bien qu'arrivés à un grand âge, toujours un des géniteurs ou bien tous les deux étant lépreux. J'en ai vu rester indemnes jusqu'à 40 ans, bien que le père et la mère aient été tous deux lépreux avancés, lors de la procréation de l'enfant.

H. A... a des lépreux dans sa famille. La lèpre a débuté chez elle à 13 ans ; elle se maria à 15 ans ; et 12 mois après, elle accoucha d'une fille qui a 13 ans à présent. Trois ans après le mariage, seconde fille indemne, âgée actuellement (en janvier 1896) de 21 ans. Quant à l'aînée, venue au monde saine, elle n'aurait présenté les premiers signes de la maladie qu'à 4 ans. Elle eut alors de nombreuses taches violacées, et plus tard une pigmentation très prononcée sur les fesses et les cuisses. Un an après, taches pareilles sur les membres thoraciques et les jambes. Depuis, la maladie a continué à progresser. Il y a aujourd'hui de grands placards pigmentaires et des exsudats (pl. 9, fig. 2 et 3).

L'explication de la transmission de la lèpre d'un géniteur lépreux à son enfant est quelque peu embarrassante, principalement lorsque le père étant lépreux, la mère reste *indemne* et met au monde un enfant déjà lépreux. Il y a d'abord un fait aussi certain que curieux : c'est que le placenta d'une lépreuse avancée ne présente pas de bacilles. Il est vrai que, selon le Dr Bouchard, il n'est pas toujours nécessaire d'invoquer le passage du microbe. La pénétration des produits solubles ou des toxines suffit. Nous avons vu plus haut la confirmation de ce fait, par les expériences de son élève distingué, le Dr Charrin. Le professeur Bouchard a exprimé ses vues transcendantes sur l'hérédité d'une manière très séduisante : de même que l'alcool, dit-il, pris d'une façon prolongée, même à petites doses, provoque des troubles permanents et héréditaires de la nutrition dans plusieurs systèmes anatomiques, de même, les matières utiles ou nuisibles, élaborées par une partie, peuvent, en pénétrant ces systèmes, les associer à l'état d'énergie vitale ou de *nutrition viciée*. Cette modification nutritive, avantageuse ou défavorable, peut s'accomplir dans les cellules qui préparent ou façonnent l'ovule ou le spermatozoïde, et dans chacune des parties constituantes de ces cellules, dans le protoplasma et les granulations chromatiques du noyau, et par conséquent dans toutes les cellules du nouvel être qui reproduira, pour cette raison, le type nutritif du père et de la mère (Leçon sur la nutrition envisagée au point de vue médical. *Sem. méd.*, 13 mars 1895). C'est ainsi que ce professeur éminent explique la transmission de la syphilis de l'enfant à la mère (Société française de dermatologie, avril 1891. Dr Barthélemy).

Le professeur Lannelongue admet l'infection intra-utérine du fœtus, quel qu'en soit le procédé. Le rôle de l'hérédité n'est plus borné à la transmission du terrain tuberculisable, dit-il ; ce terrain est un sol ensemencé déjà, dans lequel la graine n'est d'ailleurs pas appelée à germer d'une manière fatale (*Études expérimentales et cliniques sur la tuberculose*, I, p. 97). Cependant, parfois le bacille tuberculeux a été trouvé directement chez le fœtus du veau par le professeur Johne, de Dresde (*Wiener med. Blätter*, avril 1885). L'on admet aussi que dans la fièvre typhoïde, la variole, etc., l'agent pathogène peut se transmettre de la mère au fœtus, à travers le placenta ; car il y a une forme congénitale de la maladie. Dans ce cas l'enfant est tué dans le sein maternel ou peu après son expulsion prématurée (1).

Le Dr Étienne (La fièvre typhoïde du fœtus. *Gaz. hebd.*, 23 février 1896) tire des

<hr>

(1) M. Porak a exposé à l'Académie, le 2 janvier 1894, que l'arsenic, le cuivre, le plomb, l'atropine, le phosphore passent à travers le placenta ; tandis que le mercure et l'alizarine ne le traversent pas. Le placenta serait même un organe d'accumulation pour le cuivre et le mercure. Or, c'est par le placenta que ces substances pénètrent dans la circulation de l'enfant. Les poisons s'accumuleraient aussi en plus grande quantité dans les tissus du fœtus que dans ceux de la mère, probablement en vertu de la puissance assimilatrice des tissus fœtaux. En serait-il de même des bacilles, dont quelques-uns passent par le placenta où on les a constatés (charbon, variole, typhoïde...), tandis que d'autres n'y passent pas. Mais leurs toxines ne peuvent-elles pas passer ? Il y a à noter que les enfants que nous avons vus naître lépreux, ou le devenir peu après la naissance — ce qui prouve qu'ils étaient déjà infectés dans le sein maternel — appartenaient tous à des parents ayant la lèpre tubéreuse, rarement la maculeuse, et que dans tous ces cas le bacille était constatable chez l'un ou les deux géniteurs.

faits qu'il a observés la conclusion suivante : le plus souvent le fœtus succombe parce qu'il est atteint lui-même de la fièvre typhoïde qui n'est plus, comme chez la mère, une infection localisée dans l'intestin, intoxiquant de là l'organisme ; mais une infection septicémique, généralisée d'emblée, par voie sanguine. Cette théorie nous paraît expliquer d'une manière satisfaisante, le grand nombre d'avortements chez les lépreuses.

La syphilis, ainsi que nous l'avons déjà dit et prouvé dans ce travail, ressemble énormément à la lèpre, tant comme aspect que comme symptomatologie et évolution, au point que souvent l'une est prise pour l'autre, et que certains médecins, se fondant sur cette similitude, ont considéré l'une comme dérivée de l'autre. Cependant en ce qui concerne la pathogénie et la transmission, les différences sont énormes entre ces deux affections.

Ainsi il y a certes une syphilis conceptionnelle, c'est-à-dire qu'une femme peut recevoir la syphilis *in utero*, d'un enfant procréé syphilitique par un père vérolé. Tandis que nous n'avons jamais vu, pour notre compte, que l'enfant d'un lépreux même très avancé et lépreux lui-même, ait contaminé sa mère. Selon le professeur Fournier (leçon recueillie par Prieur, *Trib. méd.*, 12 juin 1895) un père qui a eu la syphilis, n'ayant même plus rien d'apparent, peut transmettre la syphilis à sa femme, de par l'enfant syphilitique qui contamine la mère à travers le placenta ; de manière que celle-ci présente la roséole, des plaques muqueuses au gosier, etc. Tous ceux qui s'occupent de syphilis ont vu de tels exemples. La même transmission a lieu pour la variole, la septicémie expérimentale aiguë, pour le choléra des poules et — ainsi que l'ont démontré le professeur Straus et Chamberlan — pour le charbon dont la bactérie traverse le placenta. Dans ce cas la pénétration a lieu en sens inverse ; de même que lorsque la mère, contractant la syphilis pendant la grossesse, la transmet à son enfant. Dans tous ces cas l'infection passe par le placenta. Ce serait par endosmose de l'enfant à la mère ; ou bien par exosmose de celui-ci à la mère.

Lorsque l'enfant naît lépreux par la préence de la lèpre chez la mère, cette explication pourrait être acceptée ; bien que, de même que dans la syphilis, on n'ait jamais trouvé de bacille dans le placenta des lépreuses. Mais lorsque le père seul est lépreux, comment s'expliquer la transmission de la maladie, sans que la mère, en communication directe et incessante avec le produit de la conception infecté de lèpre, soit elle-même contaminée ? Est-ce que dans ces cas l'ovule aurait été infecté par le sperme ? Je sais bien que le sperme ou le jus du testicule de quelques cobayes atteints de la bacillose de Koch, inoculé à d'autres sujets, a parfois déterminé la bacillose. Mais ces expériences n'ont pas été faites avec ces substances empruntées à l'homme. Et d'ailleurs la lèpre n'est pas inoculable aux animaux. Aucun expérimentateur n'y parvint. Kantchack et Barclay même, qui ont prétendu avoir cultivé le bacille de la lèpre, ont reconnu, plus tard, leur erreur. Baumgarten et C. Fraenkel, qui ont examiné leurs cultures, n'y ont pas reconnu le bacille de Hansen ; ils pensent qu'il ne s'agissait là que d'un saprophyte. Or, ce prétendu succès de Kantchack et de Barclay est un échec à ajouter à ceux de Campana, Cornil, etc. (*British med. Journ.*, 29 août 1891, p. 476, et 6 et 20 juin 1891, p. 1222 et 1330).

Pour le moment il faut donc observer les faits, avant de les expliquer et d'en rechercher les causes, comme l'a dit Aristote, 21 siècles avant Bacon. Enfin l'homme syphilitique est dangereux directement pour sa femme, lorsqu'il est en pleine évolution de la syphilis, et à tous les degrés. Il l'est encore lorsque la maladie est larvée; et cette fois-ci, il n'est plus dangereux comme mari, mais comme père. Or, lorsqu'il s'agit de lèpre, dans aucune de ces éventualités le mari n'est dangereux pour sa femme qui reste toujours indemne, lors même que l'époux est pourri par la lèpre arrivée au *summum* de son évolution ; car, je le répéterai toujours, parmi des centaines d'observations en notre possession, nous n'avons jamais vu un seul cas de *contamination*. Or une explication plausible de la transmission de la lèpre des géniteurs aux enfants, nous fait absolument défaut, à l'état actuel de la science. De toutes manières, il ressort de ce qui précède que la lèpre est héréditaire ; ce qui ne veut point dire qu'elle se transmette fatalement et obligatoirement des géniteurs à leurs enfants. Au contraire, nous possédons de nombreux faits se rapportant à la non transmission de la maladie, soit à la 1re génération, soit à la 2e, la 3e et même la 4e. Les enfants sont surtout indemnes lorsque l'hérédité de la lèpre ne leur vient que d'un seul géniteur, et que la procréation a lieu dans les pays où la lèpre n'est pas endémique. Cependant, parfois la lèpre réapparaît, par atavisme. Biett, ayant vu une dame lépreuse des colonies, dont les enfants ont été épargnés, en conclut à la non hérédité de la lèpre ; Cazenave aussi. Mais ces auteurs ne nous disent pas jusqu'à quel âge ils ont suivi ces enfants, ni ce que sont devenus les enfants et les enfants des enfants de ceux-là. Car l'hérédité saute parfois, dans la léprose, par-dessus trois et quatre générations, faute d'avoir rencontré des circonstances favorables à son explosion.

Maintenant, nous allons rapporter les observations de quelques cas de lèpre infantile précoce, avec reproduction de leurs aquarelles à l'appui. La première planche, celle du n° 35, appartient à une petite fillette atteinte de lèpre héréditaire maternelle. Vu l'importance du cas, je pense bien faire en mettant d'abord sous les yeux du lecteur, l'histoire de la mère. Celle de l'enfant suivra.

OBSERVATION XLIII. — *Nombreux érythèmes lépreux, toujours qualifiés d'érysipèle dont le premier à 15 ans. Chaque grossesse imprime une nouvelle impulsion à la lèpre. Premier enfant indemne, bien que conçu lorsque la mère était déjà lépreuse. La seconde enfant présenta les manifestations de la lèpre, quelques mois après la naissance. Peau devenue ichtyosique, craquelée et, par places, pareille au myxœdème. Plus tard, figure léonine, poussée de nombreux exsudats et apparition d'ulcères infects. Mari indemne.*

M. Y..., israéliste spaniote, née à Balata, dans la Corne d'Or, de parents constantinopolitains. Mère morte d'une affection de la moelle épinière (?). Le père, vivant, a un psoriasis de la langue, depuis 20 ans, sans expansion ailleurs, sans retentissement sur l'organisme. Les grands-parents, âgés de 80 et de 82 ans, vivent retirés à Jérusalem. Pas de lépreux dans la famille, à la connaissance de M...; réglée à 13 ans avec suppressions fréquentes de 2 et 3 mois; mariée à 16 (en 1877), elle a toujours vécu dans de bonnes conditions hygiéniques, étant aisée; néanmoins sa nourriture a toujours été celle de nos israélites indigènes : beaucoup de poissons frais ou salés et cuisine préparée surtout à l'huile d'olive. Devenue enceinte, 18 mois après le mariage, elle eut trois *érysipèles* de la face (?) pendant cette grossesse. Mais après interrogatoire méticuleux, nous apprenons que déjà, quelque temps avant son mariage, la figure a été envahie par une tuméfaction avec rougeur et sentiment de brûlure, en même temps que les jambes s'étaient couvertes de placards érythémateux, avec gonflement et cuisson. On eut recours alors à la saignée et aux fomentations de sulfate de fer. Une telle manifestation érysipélatoïde survint aussi au 6ᵐᵉ mois de la grossesse. Vivant avec sa belle-mère, M... avait des discussions et des désagréments continuels qui ont amené maintes fois l'explosion d'accidents hystériques. Ni masque pigmenté, ni taches de rousseur. Accouchement pénible; n'a pas allaité son fils. Retour des règles 42 jours après la parturition; et 2 mois après celle-ci, apparition d'une macule pigmentée, près de la commissure labiale gauche, que le Dʳ Castro a cautérisée au nitrate d'argent.

Un an après l'accouchement, seconde grossesse (1880), au 6ᵐᵉ mois de laquelle la face fut envahie de nouveau par une tuméfaction rouge brûlante, qualifiée encore d'*érysipèle* par les confrères consultés; et qui ne dura que 8 jours. Il est à remarquer que pendant cette seconde grossesse, M... eut une dizaine de fois des gonflements érythémateux, siégeant, tantôt à une des joues, tantôt à un pavillon auriculaire, ou sur les jambes. Ces placards l'incommodaient tellement, par leur brûlure, qu'elle y appliquait continuellement des compresses trempées dans l'eau froide ou dans une solution de sulfate de fer. On la saignait aussi souvent (3 fois dans la même semaine) en lui soustrayant, chaque fois, cent drachmes de sang ! Cependant ces placards érythémateux, qualifiés d'érysipèle à répétitions, ne laissaient pas de traces à leur suite.

En décembre 1881, accouchement d'une fille qu'elle a nourrie pendant 3 mois. C'est l'enfant dont l'observation et le dessin sont insérés dans ce travail. Un mois après avoir cessé d'allaiter son enfant, apparition des menstrues qui ont été très irrégulières et se supprimaient pendant 2 et 3 mois, pour revenir en très petite quantité. Peu de jours après l'accouchement, des macules violacées, sans épaississement de la peau, se sont manifestées sur les joues et sur les jambes où elles avaient les dimensions d'une pièce de 5 francs argent; celles de la face étant comme des pièces de 50 centimes; il n'y en a point eu ailleurs. Les membres, de même que la face, étaient hyperesthésiques; de façon que le moindre choc éventuel occasionnait une douleur vive. Des douleurs violentes y survenaient aussi, si elle s'approchait du poêle ou d'un brasier. Cependant le placard pigmenté de la commissure labiale, ci-dessus mentionné, toujours persistant, était insensible même aux applications quotidiennes de la teinture d'iode pure que l'on continuait, on ne sait pourquoi. Ces avertissements répétés n'ont pas attiré d'une manière spéciale l'attention de la malade, de son mari ou de sa famille qui était loin de se douter de la gravité de la situation.

En mars 1882, on s'adressa au Dr Pauliak, chirurgien distingué de notre ville. Elle avait alors des placards jambon et d'autres pigmentés, à la face, aux avant-bras et aux jambes. En 1883, elle eut un nodule, comme un petit pois, sur la paupière supérieure droite ; les conjonctives étaient continuellement injectées, tantôt sur une partie, tantôt sur une autre. Notre confrère explora alors la sensibilité, avec une épingle, et constata qu'elle était nulle sur la joue gauche, et sur la macule pigmentée de la commissure. En attendant, les congestions locales, érythémateuses, fugaces, se répétaient toujours, et la malade ne trouvait du soulagement que dans les lotions froides. Deux bains de mer par jour ; elle en a pris 100 ; iodure de potassium, arsenic et applications locales d'une pommade au précipité rouge, qui amenait des irritations violentes. La nature de l'affection continuait à être méconnue.

En juillet 1884, la face est très gonflée ; sur chaque joue, il y a un placard en partie violacé, en partie bistre, en relief, parcouru par des capillaires variqueux ; ce qui fait que la surface blanchit, en partie, à la pression par le doigt. La peau y est épaissie ; d'où saillie des placards, sur lesquels nous constatons aussi, de chaque côté, 3 et 4 petits tubercules lenticulaires, comme superposés. Le nez et le front, jusqu'à 1 centim. de la racine des cheveux, sont basanés, comme brûlés par le soleil, avec capillaires dilatés (télangiectasie); plaque bistre foncé, verticale, saillante, de plus d'un centim., près du sourcil droit. Lèvre supérieure bistre, avec 2 tubercules lenticulaires ; menton bistre aussi, avec groupe de nodules lentiliformes, et varices capillaires. Partout ailleurs, la peau de la face et du cou est très blanche et fine. Pavillons des oreilles bistres, avec quelques tout petits nodules aux tragus et aux lobules, et exsudat en nappe entre l'hélix et l'anthélix. Tronc normal, excepté autour des aréoles mammaires, sur une surface de 4 centim., où il y a des plaques pigmentées, variant d'une lentille à un pois, à épiderme luisant et foncé, comme la pellicule du café au lait. A partir des épaules, jusqu'aux dos des mains, inclusivement, les membres thoraciques sont gonflés, glabres et ont l'aspect du myxœdème partout, excepté à la partie antérieure de l'avant-bras ; la coloration en est basanée, plus foncée par places, principalement du côté externe, sous forme de plaques fauves de 2 centim. ; les capillaires y serpentent dilatés. Au poignet, exsudat dermique, arrondi de 2 centim. 1/2; au 1/3 inférieur, du côté interne de l'avant-bras, plaque pigmentée saillante, irrégulière, et macules dont les unes comme des pois, les autres plus exiguës ; plaque épaissie et bistre à la région thénar gauche. A partir du milieu des jambes, l'aspect de la peau est curieux : des lignes blanchâtres se croisent dans tous les sens, comme celles des craquelés japonais, et circonscrivent des espaces irréguliers, losangiques, oblongs ou triangulaires, au milieu desquels il existe un point brun foncé; du côté externe, inférieurement, il y a des surfaces violacées et bistres de 4 et de 5 centim., avec épaississement de la peau. Ces surfaces ont été d'un rouge brun pour commencer; le bord externe du pied est violacé, dans toute sa longueur, et parcouru par des lignes blanches de plâtrier ; le dos du pied est ichtyosique et œdématié, au point de conserver l'empreinte du doigt. Sur la jambe gauche, il y a, en outre, 3 ulcérations superficielles, atoniques, comme un centime, à surface saignante et suppurante ; insensibilité à partir du 1/3 inférieur des jambes, à l'épingle que j'y implante, au froid, au chaud ; la plante des pieds conserve sa sensibilité ; mais celle-ci est nulle, à la face et aux membres supérieurs, partout où il y a épaississement myxœdémique ; réflexes rotuliens nuls ; règles supprimées depuis 6 mois. Faiblesse extrême. Cautérisations des ulcères, des tubercules du menton et des plaques de la joue, au thermocautère, avec la coopération de mon distingué confrère, le Dr Delacour, médecin de l'hôpital français de Taxim ; bains généraux ; 60 centigr. d'iodoforme par jour et 10 gouttes de solution de Fowler.

18 juillet. Amélioration. La face éclaircie a perdu son expression hagarde et bizarre. Depuis notre dernier examen, sensation de brûlure intense dans la profondeur des membres, surtout au milieu de la jambe gauche, où l'on voit une grande plaque érysipélatiforme, irrégulière, de 4 centim., tirant sur le violet, et disparaissant sous la pression, pour y revenir de suite après. M... nous affirme que ses nombreux érysipèles d'autrefois ont été absolument pareils à ce placard qui est resté confiné, sans envahir à l'instar de l'érysipèle ambulant. Une plaque pareille a paru, il y a quelques jours, au-dessus du genou droit ; on y voit actuellement une macule rouge foncé, comme un franc, avec gonflement de la peau, sous forme de nodosité, douloureuse à la pression ; tous ces phénomènes locaux sont accompagnés de fièvre, de courbature, qui durent de 3 à 10 jours, puis disparaissent sans laisser de traces, les premières fois ; mais à force de se répéter sur les mêmes régions, la peau s'épaissit, s'infiltre, devient bistre et ses capillaires se dilatent ; nous avons été témoin de ce processus. Température ambiante 22°, celle de l'aisselle 38° ; sur la peau normale de la jambe 36°,1, sur le placard érysipélatoïde 36°,4. Cautérisation des ulcères, des tubercules et des infiltrats de la face, du tragus droit et des avant-bras ; bains généraux prolongés ; quinquina et chlorate de potasse ; lotions des ulcères avec l'eau phéniquée ; puis on les saupoudre avec du carbonate de fer.

Le 27 juillet, par un heureux hasard, le Dr Delacour est encore présent ; il est frappé du changement de la physionomie de Y... dont la face calme et douce exprime le contentement ; elle n'est plus gonflée, congestionnée, vultueuse, hagarde, extravagante. La peau a repris sa coloration normale, là où il n'y a plus de tubercules ; et de ces derniers tous ceux qui ont été cautérisés ont disparu ; les plus volumineux sont encore couverts de petites croûtelles. Les infiltrats, que j'ai transpercés avec la pointe du thermocautère, en plusieurs endroits, ont disparu aussi à la suite de la suppuration ; le placard érysipéloïde de la jambe s'est effacé. État général satisfaisant ; appétit et forces revenus. Répétitions des cautérisations sur les tubercules et les placards exsudatifs non touchés jusqu'à présent ; on enfonce dans ces derniers, à 4 et 5 différentes reprises, la pointe aiguë du thermocautère, expressément confectionné, jusqu'à un centimètre de profondeur ; il y pénètre facilement, comme dans du beurre ; quinquina et chlorate de potasse à la dose de 6 grammes par jour ; le reste *ut suprà*.

La malade a été suivie par le Dr Euthyboule, pendant mon absence de Constantinople, pour assister au Congrès international de Copenhague. Le même traitement a été continué ; à cela près que le chlorate de potasse a été remplacé par l'iodoforme. L'amélioration a continué, progressive, sans incident, jusqu'au 13 janvier 1885. Ce jour-là, cautérisation profonde des placards exsudatifs des joues, suivie d'une suppuration abondante, par les 6 trous pratiqués ; coïncidence ou conséquence, quelques jours après, poussée érysipéloïde de la face ; puis disparition de tout gonflement et cicatrisation des fistules, ainsi que des ulcères des jambes. Face normale ; sensibilité revenue. Mais, 3 semaines après, la figure gonflée de nouveau revêt une expression *étrange*, comme hébétée, à cause de nouvelles poussées érythémateuses. Les avant-bras se sont tuméfiés aussi et couverts d'une infinité de petites taches nouvelles, pigmentées, blondes, très serrées les unes contre les autres ; c'est un ponctué sur la peau luisante et glabre. Les jambes sont violacées et bouffies ; rhinite avec écoulement purulent teinté de rouge.

Février. On a toujours continué le même traitement ; il n'y a plus eu de nouvelles poussées orageuses ; mais la face est restée bouffie et colorée. Le tégument des membres, tendu et tuméfié, est couvert d'un pointillé sépié. Les règles restent toujours supprimées. Ergotine contre la congestion de la face.

6 mars. Au dos des mains et des doigts, petites phlyctènes, comme des lentilles ou des petits pois, rondes, remplies de pus ; elles se rompent, se vident et se cicatrisent vite, spontanément. Face *myxœdémique*. — 10 avril. Réapparition des règles pendant un seul jour. — 4 juin. État général satisfaisant ; règles revenues normales ; rien de nouveau aux membres ; mais les pavillons des oreilles se sont tuméfiés, comme à la suite d'un érysipèle ; ils sont insensibles aux piqûres d'épingle, mais douloureux si je les presse entre mes doigts. — 25 juin. La tuméfaction des pavillons est devenue un exsudat en nappe ; la figure est tuméfiée dans son entier ; il en est de même du tégument des membres qui s'est épaissi, comme s'il était infiltré dans son épaisseur (état de myxœdème) ; le pli pincé par mes doigts est épais, surtout du côté de l'extension. Le pointillé sépié s'accuse et se fonce de plus en plus ; il ressemble à celui des œufs des pintades. Tégument du dos des mains bouffi, tendu, luisant, pareil à la peau des poissons dépourvus d'écailles ; au contraire, celui des jambes devient écailleux, ichtyosique. — 31 juillet. Petits nodules, comme du millet, autour de la bouche ; suppression des règles, céphalalgie, bouffées de chaleur ; ganglions du cou et de Scarpa très engorgés ; nerfs cubitaux tuméfiés aux coudes. Solution de Fowler, en injections sous-cutanées. — 26 novembre. Cette malade, contrairement à ce qui a lieu en général chez les lépreux, voit son état s'aggraver pendant l'été. Aussi va-t-elle mieux, cette fois-ci, encore, depuis que la température s'est rafraîchie. Sa figure s'est dégonflée derechef et reprit presque son expression normale. Cependant le dos des mains reste bouffi uniformément et fait bomber la peau ; ce qui fait contraste avec la platitude de la paume de la main ; le pointillé pigmenté des avant-bras tuméfiés persiste toujours. Après 6 mois d'interruption, les règles sont revenues et ont duré 6 jours, bien que l'ergotine ait été continuée pendant longtemps et qu'elle prenne, depuis 2 semaines, 5 milligr. d'ergotinine par jour. Les jambes ont, sur toute leur surface, un aspect d'œuf de dinde constitué par un pointillé fauve serré ; les petites taches sont régulièrement parsemées sur le tégument, séparées entre elles par un espace de 5 millim. environ ; on continue l'ergotinine.

21 janvier 1886. Depuis le dernier examen, répétition des congestions érysipélatoïdes à la face, durant 10 jours, et au côté interne de l'avant-bras gauche, où l'on remarque un exsudat sous-cutané allongé, comme une banane ; le gonflement semi-sphérique général du dos des mains, leur donnant un aspect potelé, s'est accentué davantage et devint plus résistant. Toute la face est absolument insensible, sauf les ailes du nez, le menton et une bande transversale de un centim., qui limite le cuir chevelu. Les pavillons des oreilles sont insensibles aussi. Bien que la dose quotidienne d'ergotinine soit portée à 20 milligr., les règles ont continué à bien venir. Même traitement.

Les mois suivants, la lèpre a fait des progrès énormes qui ont été favorisés par de grandes émotions. Le mari s'adressa au grand rabbin qui, à la suite d'un examen médical, prononça le divorce ; cette pauvre femme s'est vue délaissée et privée même de ses enfants qui ont été confiés au père. La figure devint bien vite léonine ; les membres se sont couverts d'exsudats, variant depuis un pois jusqu'aux placards de plusieurs centim. ; des ulcères intarissables se sont produits aux jambes, à la suite de phlyctènes remplies d'un liquide brunâtre ; ils ont vite acquis une étendue de plusieurs centimètres. Bientôt après, de nombreux tubercules se sont ramollis, ulcérés, fournissant une sécrétion abondante et infecte qui amena une septicémie fatale. Nous avons cru utile d'exposer d'abord l'observation si remarquable de la mère lépreuse, avant d'aborder celle de son enfant également lépreux.

RÉFLEXIONS. — L'histoire de la mère, méticuleusement suivie par nous, présente un tableau parfait de l'évolution de la lèpre tuberculeuse ; j'attirerai principalement l'attention sur les points suivants : cette israélite appartenant à une famille aisée, n'ayant jamais vu seulement un lépreux, est un exemple remarquable d'hérédité ancestrale, d'atavisme morbide qui produit en général ses manifestations à l'adolescence. C'est vers l'âge de 15 ans que M. Y... a commencé à avoir cette série de congestions faciales qualifiées d'érysipèle. De sorte que l'invasion de la lèpre précéda le mariage. Pendant la première grossesse M... eut 3 de ses érysipèles censés de la face. Ce n'est que 2 mois après le premier accouchement, qu'elle eut sa première macule pigmentée, près de la bouche. M... n'a pas nourri son premier enfant qui reste indemne. A la seconde grossesse, les gonflements érysipélateux et érythémateux ont été très fréquents ; il y en a eu jusqu'à 10 reprises.

Ainsi, bien que M... fût déjà lépreuse avant le mariage, son premier enfant, un fils, qu'elle eut 27 mois après, âgé aujourd'hui de 19 ans (février 1896), reste indemne, du moins jusqu'à présent. La mère n'a pas nourri cet enfant. La maladie a évolué avec rapidité après le premier accouchement, surtout pendant la seconde grossesse. Le second enfant, une fille, née en 1881, a été allaitée par la mère pendant trois mois. Les premières manifestations de la lèpre ont apparu, chez cette enfant, quelques mois après la naissance. Doit-on attribuer cette précocité de la maladie à ce que cette seconde conception a eu lieu à une période avancée de la lèpre qui n'était que peu manifeste lors de la première ? Mystère ! car nous avons vu, d'une part les mères lépreuses, couvertes d'exsudats et d'ulcérations, mettre au monde des enfants qui n'ont présenté les premiers signes de la lèpre qu'à l'adolescence et qui parfois sont même restés indemnes jusqu'à la mort survenue à un âge avancé ; et d'autre part, des nourrices lépreuses, à gages, méconnues, donner le sein à des enfants de famille pendant un et deux ans sans préjudice pour leurs nourrissons, âgés aujourd'hui de 18 et de 19 ans.

La lèpre a parcouru son cycle avec précipitation chez cette malade, malgré les entraves opposées par le traitement ou bien les trêves spontanées qui constituent le propre de l'affection elle-même. Je n'oserai pas faire la part de chacune de ces deux circonstances. Toujours est-il que les influences morales ont hâté le dénoûment fatal.

La succession des manifestations et leur aggravation, étudiées avec minutie et décrites avec détails, dans l'observation, présentent un tableau complet et fort curieux de la marche de la lèpre, de son évolution et de ses reculs alternatifs. Les modifications subies par le tégument sont remarquables : macules sépiées, succédant à des plaques violacées, comme ecchymotiques, ichtyose aux membres inférieurs, tandis qu'aux membres thoraciques, l'épiderme lisse et mou rappelait la peau des poissons sans écailles.

L'aggravation de l'état des lépreuses pendant la grossesse et l'allaitement, est constante ; ce sont là deux causes d'épuisement profond. C'est ce qui a lieu, d'ailleurs, toutes les fois que l'organisme est débilité, épuisé par une cause quelconque : la misère, le chagrin, les émotions, une maladie intermittente..., à la suite desquels la lèpre évolue rapidement. La gravité de la lèpre est alors imputable à toutes ces conditions qui diminuent la résistance individuelle. Il en est de même dans la syphilis et dans la tuberculose. La lutte entre les agents infectieux et l'organisme se termine alors au profit de ceux-là qui pullulent et triomphent des cellules. Une expérience du Professeur Chauveau est concluante : cet observateur émérite injecte à deux moutons une culture de germes putrides ; il pratique chez l'un le bistournage. La gangrène envahit vite le testicule : le mouton non opéré n'eut que des accidents légers. L'accouchement, la grossesse et toute cause de débilitation diminuent la résistance et favorisent le développement de la lèpre, probablement par la pullulation de ses microbes.

Observation XLIV. — *Lèpre infantile congénitale, macules remarquées par les parents au moment de la naissance. Mère lépreuse avant le mariage, son fils aîné indemne jusqu'à présent (19 ans), père sain. Guérison ou arrêt de la maladie, cautérisations au thermocautère. Arsenic.*

Victoria, fille de la malade précédente, est une charmante petite fille de moins de 3 ans, fraîche, potelée, espiègle, aux yeux bleus et à la peau fine ; elle ressemble à son père par le haut de sa figure, et à sa mère par le nez, la bouche et le menton. On me l'amène le 19 juillet 1884. Le père m'affirme que lorsqu'elle est venue au monde, elle portait déjà deux des petites macules que l'on constate aujourd'hui à la face, 3 autres sur l'avant-bras gauche, et une sur le droit, mais bien plus exiguës et moins colorées qu'à présent. La plus grande de toutes, à ce moment-là, comme un pois, située près de l'oreille, irrégulière, ne s'effaçait pas complètement sous la pression. Toutes sont restées stationnaires pendant longtemps ; et malgré les inquiétudes du père, très intelligent, qui voyait sa femme atteinte d'une maladie sérieuse et persistante, on ne consulta personne. Il avait remarqué que, bien que constantes, ces macules pâlissaient parfois et s'effaçaient presque ; plus tard elles se sont accusées de plus en plus, étendues et multipliées. Lorsqu'il y a un an, l'affection de la mère se développa davantage et qu'elle réveilla enfin des soupçons sur sa gravité, les confrères qui la soignaient ont été consultés aussi sur l'état de l'enfant. Mais la nature de l'affection maternelle étant méconnue, on affirma également la bénignité et l'insignifiance des macules de l'enfant.

A partir d'un an, surtout, ces taches se sont élargies et colorées de plus en plus, de nouvelles ont surgi et le nombre en augmenta progressivement.

Voici l'état de l'enfant lorsque je l'ai examiné : pas d'engorgement des ganglions lymphatiques du cou ou d'ailleurs ; santé générale bonne ; à la face près de l'oreille gauche, tache comme un franc, avec épiderme luisant, tendu, légèrement fendillé et rude au toucher ; une autre petite macule, celle-ci en relief, à la partie inférieure de la joue, près du bord du maxillaire inférieur, à bords saillants, sinueux ; une autre semblable, près de la commissure labiale, 5 petites taches dispersées dans les environs comme des satellites, légèrement fauves ; 2 macules de même aspect, comme des pièces de 5o centimes, sur la joue droite (pl. 35).

L'avant-bras droit est aussi couvert, à sa partie postéro-externe, de 6 taches pareilles et de quelques petites, comme des têtes de camion, disséminées dans les environs ; 4 macules identiques, mais plus petites, siègent sur l'avant-bras gauche. A la partie supérieure de la ligne interfessière, on voit une tache pareille, allongée, de plus d'un centim. sur 5 millim. de large ; une autre sur la fesse droite. En outre, les fesses et le tronc sont parsemés de petites taches discrètes, pigmentées, fauves ou jambon ; enfin une autre macule, rouge et légèrement proéminente, comme un haricot, siège sur le genou gauche. Les piqûres d'épingle ne déterminent pas de douleur sur toutes ces macules. Mais en outre, tout le côté postéro-externe des avant-bras est absolument insensible. M. Aquarone dessine la face et l'avant-bras gauche de l'enfant, et le 24 juillet 1884 le traitement est institué : 4 gouttes de solution de Fowler par jour, cautérisations au thermocautère, successivement de 2 ou de 3 macules à chaque séance. A la suite de ce traitement toutes les taches — dont, ainsi que je l'ai dit plus haut, quelques-unes proéminentes, doublées qu'elles étaient par une tuméfaction du tégument — ont disparu et furent remplacées par des cicatrices minces roses, souples. La cautérisation était à peine douloureuse ; aussi l'enfant se laissait-elle faire lorsqu'elle ne voyait pas le platine rougi. Les placards des avant-bras, plus épais, plus proéminents, ont réclamé des cautérisations répétées et plus profondes. La macule préauriculaire a été la dernière détruite, étant plus sensible que les autres. Après la cautérisation de tous les placards, j'engageai le père à continuer l'arsenic pendant 1o jours par mois, et de suivre les préceptes de l'hygiène la plus sévère quant à la propreté et à l'alimentation, en proscrivant les salaisons, les produits de la mer, l'huile d'olive, etc. Je suis toujours cette petite fille qu'on me conduit de temps en temps. Aujourd'hui âgée de 15 ans (janvier 1896), elle se développe bien et n'a eu, jusqu'à présent, aucune récidive.

Le frère, Isaac, âgé de 18 ans, est toujours indemne, ainsi que le père, qui s'est remarié, après avoir divorcé avec sa première femme. De ce second mariage, il eut une fille, âgée actuellement de cinq ans et qui est parfaitement saine.

RÉFLEXIONS. — Il a été établi, dans l'observation de la mère de cette enfant, que la maladie avait débuté, chez elle, bien avant le mariage. Néanmoins, le premier enfant, un fils, paraît avoir échappé à l'hérédité morbide, du moins jusqu'à présent ; tandis que la fille, seconde de naissance, vint au monde avec les stigmates de la lèpre. Pourquoi cette immunité en faveur du premier enfant ? Est-ce parce que l'affection maternelle, bien qu'incontestable au moment de la première conception, était moins avancée ? Cette explication n'est pas plausible, parce qu'il nous est arrivé de voir des enfants engendrés par un géniteur lépreux, et, chose plus curieuse encore, de deux parents également éléphantiasiques, échapper à l'hérédité morbide, lorsque leurs aînés et puînés sont devenus lépreux, toutes choses égales d'ailleurs : c'est-à-dire lorsque tous les enfants procréés par des lépreux étaient élevés auprès des parents, et vivaient absolument dans les mêmes conditions. Pourquoi cette sélection ? Cette possibilité de la part de la lèpre de respecter certains enfants issus de parents lépreux, lorsque d'autres sont atteints par la maladie, doit-elle être interprétée en faveur de l'opinion qui soutient que la lèpre, de même que la tuberculose, n'est pas due à l'hérédité, mais à la contagion qui trouve terrain et conditions propices pour se transmettre par les parents à quelques-uns des enfants, après la naissance, sans que ceux-ci apportent en eux le germe morbide, par le fait de la procréation ? Nous ne le pensons pas ; car les lois des hérédités familiales, si nombreuses, donnent le plus formel démenti à cette hypothèse. En effet, ni tous les enfants des tuberculeux, ni tous ceux des lépreux, ni tous ceux des épileptiques, des aliénés, des hystériques, des scrofuleux, des herpétiques, etc., ne sont fatalement condamnés à hériter de la morbidité de leurs géniteurs ou de leurs ancêtres. Il y a de nombreuses proscriptions, fort heureusement, à tous ces héritages.

Le Dr Besnier qui n'admet pas l'hérédité de la lèpre, avec bien d'autres confrères des plus distingués d'ailleurs, a exprimé, dans ses annotations du livre de Kaposi, en collaboration avec le Dr Doyon, pour admettre l'hérédité, le désir de voir un enfant né de parents lépreux, être soustrait de suite après la naissance au contact de ces derniers et élevé loin d'eux. Si, ainsi faisant, dit notre éminent dermatologue, l'enfant mis à l'abri du contage, devenait lépreux, il admettrait que la maladie pût se propager par hérédité. Or, le hasard, ce grand instructeur en toutes choses et surtout en médecine, s'est chargé de réaliser le vœu exprimé par le Dr Besnier, et sans transcrire ici les faits observés par les auteurs, je citerai celui que j'ai relaté dans mon livre : *Voyages chez les lépreux*, à l'article consacré à la lèpre de l'île de Chypre. Je demande la permission de le mentionner ici très succinctement. Une lépreuse de l'asile de l'île de Chypre, devenue enceinte clandestinement, dissimule sa grossesse, et s'échappe, aux approches de la parturition, pour aller cacher sa faute dans un village éloigné, où de mémoire d'homme on n'a constaté un seul cas de lèpre. Et de fait, soit dit en passant, il y a de tels endroits privilégiés, partout dans les localités où la lèpre est endémique. J'ai vu, dans mes nombreux voyages, des villages indemnes absolument, à une distance d'une heure, et même moins, de foyers lépreux, lorsque les communications ont lieu continuellement, sans aucune précaution entre ces divers villages (Crète, Lesbos, Chio, etc.). Pourquoi ces villages sont-ils ainsi privilégiés ? Personne ne saurait le dire dans l'état actuel de la science. Mais le fait est incontestable ; ce qui suffit à notre cause, pour le moment. Or cette lépreuse chypriote fait ses couches dans un tel village — jouissant de cette immunité incompréhensible et inexplicable par la théorie de la contagiosité — et s'empresse d'accrocher son enfant, immédiatement après, à la porte d'un richard de l'endroit, dépourvu de progéniture. L'enfant, une petite fille, est accueillie avec plaisir ; elle est adoptée, élevée dans l'opulence, elle a une gouvernante, et plus tard une institutrice pour son éducation soignée. Elle n'est jamais sortie du village de ses parents adoptifs, et n'a jamais vu un seul lépreux. A l'âge de 11 ans, sa peau se couvre d'un éruption à laquelle les confrères — bien qu'exerçant sur une île ou la lèpre est endémique — n'ont attaché aucune importance. Néanmoins, la maladie continue à évoluer, le diagnostic n'est plus discutable quelques mois plus tard. Les ravages sont rapides et force est, au grand désespoir de la famille désolée, de placer la jeune fille à l'asile des lépreux.

A son entrée, les condisciples font cercle autour de la fille, pour savoir d'où elle vient et qui elle est. La récipiendaire narre son histoire navrante en pleurant, lorsqu'une des pensionnaires de la léproserie se jette à son cou en lui disant : *tu es mon enfant*. La mère raconte alors comment elle s'était prise pour cacher sa grossesse et pour mettre son enfant dans les meilleures conditions possibles, imitant ainsi les coucous qui vont pondre dans les nids d'autrui. Or, l'expérience si désirée par M. Besnier se trouve ainsi faite par le hasard et la signification de ce cas ne saurait échapper à personne. Il démontre manifestement l'hérédité de la lèpre, en dehors de toute supposition de contage. D'ailleurs nous relaterons plus loin d'autres exemples de lèpre congénitale, constatée au moment de la naissance. Et pourtant, tout le monde admet que l'incubation de cette affection, censée éminemment contagieuse, est bien longue, très longue et exige 10, 20 et parfois 30 ans et au delà, avant que la maladie ne se manifeste. Notre éminent confrère, le Dr Hallopeau, membre de l'Académie de médecine, compare sa germination à celle des céréales trouvées dans les tombes des Pharaons, qui pousseraient dès qu'elles rencontreront des conditions propices ; cependant je ne puis m'empêcher de dire que ce fait n'est pas exact. Notre illustre égyptologue, Maspéro, interrogé par nous, personnellement, nous a répondu que jamais ces graines trouvées auprès des momies n'ont germé, si ce n'est dans l'imagination romancière d'About.

Quoi qu'il en soit, lorsque des enfants naissent lépreux ou qu'ils le deviennent peu après l'accouchement, c'est qu'ils l'étaient déjà dans le sein maternel par le fait du père, de la mère ou de tous les deux à la fois. Et pourtant des placentas provenant de femmes lépreuses ou appartenant à une conception dont l'auteur était lépreux très avancé, voire même des placentas provenant de couples lépreux très avancés, examinés par notre éminent bactériologue le professeur Straus, n'ont jamais révélé le mointre bacille de Hansen (1).

Et *pure* des enfants nés dans ces conditions étaient lépreux en arrivant au monde, ou bien ils le sont devenus peu après. Nous avons été souvent témoin de pareils faits. Selon le professeur Bouchard, les toxines peuvent, à titre de matières dissoutes, franchir la barrière utéro-placentaire et exercer leur action sur la nutrition du nouvel être, préparant certaines circonstances de l'hérédité et de l'innéité (Congrès de Bordeaux, la thérapeutique et les doctrines bactériologiques).

Deux confrères distingués, MM. Marcano et Wurtz, viennent de publier, dans les *Archives de médecine expérimentale*, 7 janvier 1895, un article fort intéressant, sous la rubrique : *Diagnostic bactériologique précoce de la lèpre*. Il s'agit d'un enfant de 27 mois, né en Colombie, où la lèpre est endémique et commune, bien musclé, gros, intelligent. Il fut transporté en France en avril 1893, accompagné par un frère plus âgé, manifestement lépreux. Pendant la traversée, le père aperçut, sur le milieu de la tempe droite de son enfant, un petit point rouge, comme une tête d'épingle qui s'étendit de manière qu'en 5 mois il acquit les dimensions d'un pois ; rouge pâle, il ne s'effaçait pas complètement par la pression ; cette macule est insensible à la piqûre de l'épingle qui la traverse, disent nos honorables confrères ; le derme est épaissi à son niveau ; le sang qui en suinte donne des résultats négatifs à l'examen bactériologique. Plus tard on enlève, au moyen d'un petit couteau, un fragment du derme, sur lequel on constate le bacille de la lèpre ; ce qui impose le diagnostic. Les tentatives de culture, dans les bouillons de la gélose glycérinée, ainsi que l'inoculation aux animaux, n'ont donné *que des résultats négatifs* (pl. 36) (2). Le léprome est extirpé, quatre mois après cette constatation. L'examen le plus minutieux n'a fait constater nulle autre macule. Les ganglions n'étaient nulle part engorgés ; la plaie est cautérisée au thermocautère ; pansement iodoformé. La cicatrisation a été obtenue après quelques petites péripéties, et tout fait espérer, selon les auteurs, l'extirpation radicale du mal, avant sa généralisation. Cependant cette observation, unique encore dans la science (*testis unus, testis nullus*, selon l'adage judiciaire), ne

(1) On sait au contraire que les bacilles du charbon passent de la mère au fœtus. Koubanoff avait constaté le fait (Académie des sciences, 6 juillet 1885), et le professeur Straus a pleinement confirmé et prouvé la présence de ces bacilles dans le placenta. Le Dr Auché a trouvé le streptocoque pyogène et le staphylocoque doré dans le sang et dans le foie des fœtus de femmes atteintes de la variole, dont l'autopsie a fait constater les mêmes bacilles dans les mêmes organes. Il admet donc le passage de ces microbes à travers le placenta dans la variole (*Soc. de biologie*, 3 décembre 1893). Hanot et Luzet avaient déjà signalé le passage du staphylocoque doré de la mère au fœtus, dans d'autres affections.

(2) MM. Marcano et Wurtz ont eu l'amabilité de nous prêter la pierre lithographique du dessin inséré dans leur intéressant mémoire (pl. 36).

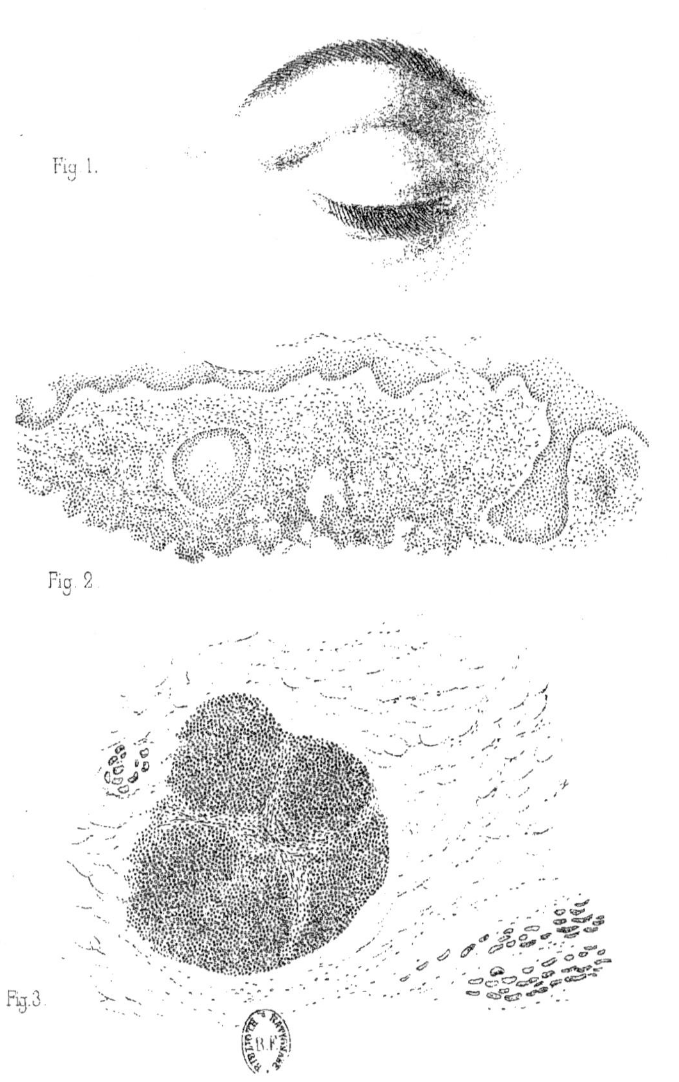

F.1 Léprôme initial; F.2 coupe de la peau; F.3 coupe
du tissu adipeux montrant un nodule lépreux.

pourra être complétée et avoir une signification valable que dans quelques années d'ici. Car, nous connaissons les lenteurs fréquentes de l'évolution de la lèpre sommeillante pendant plusieurs lustres, et ses trêves durant, parfois, des 20 et des 30 ans ! Il faudra donc attendre avant de se prononcer définitivement et voir si cette méthode d'excision, de destruction, des premières macules, retarde la marche de la maladie, en empêchant les colonies des bacilles, ou bien si elle débarrasse radicalement de la lèpre. On sait que cette méthode d'extirpation, proposée par quelques auteurs pour le chancre induré, avant l'infection de l'économie, est loin d'avoir été adoptée, faute de succès. Dans tous les cas, l'observation de MM. Marcano et Wurtz se rapproche beaucoup de la nôtre qui consiste à détruire par le thermocautère tous les exsudats lépreux. Or, leur procédé doit être expérimenté ; car il ne compromet rien et promet beaucoup. Reste l'interprétation. Est-ce bien un cas de contagion ou bien d'hérédité ? Il n'y a pas, dans l'observation, de renseignements suffisants sur la famille de l'enfant dont le frère était pourtant lépreux. Toujours est-il que l'arrière-grand'mère habitait une localité lépreuse, avait une ulcération chronique et tenace au talon, sur la nature de laquelle son médecin ordinaire n'a pu se prononcer (?). Est-ce qu'il n'y a pas lieu de soupçonner, dans ces occurrences, l'hérédité, et de se garder bien de trancher la question en faveur de la contagion ? Quant à moi, guidé par l'étude méticuleuse et suivie de nombreux lépreux, je déclare que presque toujours — hormis quelques cas de lèpre nerveuse ou de Danielssen, sans complication, sans éruption — les manifestations cutanées sont presque toujours précédées de symptômes généraux (frissons, fièvre, courbature, prostration, etc.) qui indiquent déjà l'infection ; puis apparaissent les exanthèmes, les macules nombreuses, ou bien les érythèmes noueux ou érysipéloïdes. Il n'en est pas moins vrai que, chez quelques lépreux phymatodes, il y a grande tendance à ce que quelques tubercules, très discrets, restent limités à certaines régions pendant des années sans produire d'infection générale ; ce sont surtout ces lépreux qui peuvent facilement guérir par un traitement approprié, à la tête duquel doit figurer la destruction sur place. On dirait que chez quelques individus, l'immunité limite la propagation de la maladie, que la constitution réfractaire empêche l'envahissement général. Le professeur Bouchard a établi le fait pour le charbon. L'infection locale limitée annonce une immunité. Ainsi l'inoculation de la bactérie charbonneuse produit, chez l'homme, la pustule maligne, lésion locale qui se généralise exceptionnellement. (Les microbes pathogènes, *Biblioth. scientifique contemporaine*, 1892, p. 48). Le Dr Charrin a prouvé aussi que le cobaye est plus réfractaire que le lapin à l'infection pyocyanique ; car l'inoculation de son bacille ne provoque chez lui qu'une gomme limitée au point même, qui s'ulcère, se nécrose et s'élimine, sans infection générale. Or, l'immunité absolue empêche le développement de l'infection générale et locale ; et une immunité moindre favorise le développement d'une lésion locale.

De toute façon j'admets tout à fait la manière de faire de MM. Wurtz et Marcano : l'enlèvement ou la destruction sur place des premières manifestations de la lèpre. Je préfère la faire avec le thermocautère, ce que je pratique avec certain succès, depuis 1883 ; ainsi que je l'ai proclamé en 1884, dans ma communication au Congrès international de Copenhague ; ce qui prouve que j'ai été le premier à prôner cette destruction. D'ailleurs chez ma petite malade l'enlèvement par le bistouri était impossible vu le grand nombre des placards.

Arrivons maintenant à un autre point de la plus haute importance. Nos distingués confrères, les Drs Marcano et Wurtz, proposent d'avoir recours à l'examen bactériologique qui seul pourra établir le diagnostic de lèpre, par la constatation du bacille spécial, dès le début de l'affection. Selon nous, il y a une distinction fondamentale à faire. Si le microscope relève la présence du bacille, ainsi que cela a eu lieu dans le cas qui fait le sujet de leur intéressant travail, évidemment la question se trouve tranchée. Mais l'absence du bacille de Hansen n'autorise pas à éliminer la lèpre, et d'affirmer qu'un sujet, qui présente les symptômes cliniques de la maladie, n'est point lépreux par le fait seul de ce résultat négatif. Et la preuve, c'est que nous avons envoyé maintes fois des fragments de peau maculée d'éléphantiasiques, des doigts même tombés spontanément dans la forme mutilante et nerveuse, à des bactériologues les plus compétents — les professeurs Bouchard, Straus, Nocard — qui n'ont point constaté la présence du bacille. Et pourtant il s'agissait bel et bien de la lèpre indiscutable qui a évolué classiquement et emporté plus tard les malades. Cette absence de bacilles a surtout lieu au début de la maladie, précisément lorsque le médecin hésite pour asseoir le diagnostic, et lorsqu'il a réellemement besoin d'être éclairé. A part la lèpre tuberculeuse (exsudative), dans laquelle la présence du bacille est constante, dès que les tubercules ont apparu, celui-ci manque le plus souvent dans la forme maculeuse et principalement dans la mutilante et dans la nerveuse. C'est cette absence du bacille qui a induit en erreur des médecins de la plus haute situation scientifique, comme Charcot, Hayem, Broca, Monod, Dejerine, etc., dans le cas du fameux Marès dont l'affection a été intitulée maladie de Morvan ou syringomyélie. Et pourtant on a eu des doigts tout entiers à examiner, tombés spontanément ou amputés. C'est en se basant sur cette non-constatation de bacille de la lèpre qu'on a voulu fonder la maladie de Morvan ou du panaris analgésique, qui n'est que la lèpre la plus classique, pour qui sait la reconnaître. Et la syringomyélie ? Est-ce que des faits mémorables déjà nombreux, n'ont pas prouvé que la lèpre a le droit de réclamer, comme siens, un grand nombre de ces malades disparates, dissemblables entre eux, atteints de lésions diverses et tous confondus ensemble en bloc, d'une manière déplorable, sous le nom de syringomyéliques? La même chose a lieu pour l'aïnhum, la sclérodermie et la sclérodactylie qui ont frustré la lèpre, nombre de fois, de ses droits qu'elle revendique avec raison, ainsi que je le prouverai bientôt. D'ailleurs on n'a qu'à parcourir la thèse remarquable de Lagrange sur la sclérodermie pour être convaincu que nombre de lépreux sont arrachés à leur cadre nosologique rationnel, au profit de la sclérodactylie.

Bref, ce que je tiens à établir, pour le moment, c'est que nombre de lépreux indiscutables ne présentent pas de bacilles à l'examen bactériologique, tel qu'il est pratiqué aujourd'hui, et qu'on se ménage infailliblement des erreurs de diagnostic, si l'on veut déclarer qu'il ne s'agit pas de lèpre dans le cas où la clinique a placé son *veto*, en contradiction avec la bactériologie. D'ailleurs à l'hôpital Saint-Louis, les spécialistes éminents ne recherchent point, et ils n'ont pas toujours rencontré par la biopsie le bacille de la lèpre, lorsque, à première vue, le tableau le plus complet de la maladie a fait poser le diagnostic lèpre, grâce à leur tact clinique. Du reste on n'a qu'à poursuivre les biopsies dans les cas pareils, dans les formes mutilante, maculeuse et nerveuse et principalement au début. J'affirme que très souvent, dans la plupart des cas même, on ne saurait découvrir le bacille qui, encore une fois, existe toujours dans la lèpre tubéreuse; et pourtant il s'agit de lépreux évidents pour le clinicien consommé, ainsi que l'évolution ultérieure de la maladie l'a toujours démontré.

OBSERVATION XLV. — *Lèpre tubéreuse ayant débuté en 1886, guérie depuis 1889. Cautérisations par le thermocautère. Arsenic. Plus tard, greffes épidermiques sur des ulcères survenus fortuitement. Épouse indemne; enfant lépreux peu après la naissance. Nous faisons précéder l'observation de l'enfant par celle de son géniteur.*

G..., 32 ans, charpentier, né à Volo, province ottomane annexée à la Grèce après la guerre russo-turco-bulgare de 1876, marié, n'a jamais eu la syphilis; belle constitution; pas de lépreux dans sa famille, il n'en aurait même jamais vu. Il y a bien 2 lépreux à Volo, dit-il, mais ils sont isolés à la montagne, au milieu d'une vigne, d'où il leur est interdit de sortir. En 1876, G... a servi dans l'armée hellénique, pendant 2 ans. Au mois de mai de la même année, il a remarqué un petit tubercule au-dessus du sourcil droit, auquel il ne prêta la moindre attention, rien ne l'en faisant pressentir la gravité. Un an après, il découvrit, par hasard, quelques tubercules, pareils, discrets sur ses cuisses. Pas plus que le premier, ceux-ci n'auraient été précédés ou accompagnés de phénomènes initiaux, tels que : frissons, fièvre, courbature, lassitude, anorexie, ou de congestions partielles, ou bien d'exanthèmes érysipélatoïdes ou d'érythème noueux, ainsi que cela s'observe presque toujours au début de la lèpre tuberculeuse. Faut-il accorder créance à ses affirmations, ou bien G..., se trouvant au régiment, occupé d'exercices et de manœuvres, les signes prémonitoires auraient-ils échappé à son observation, pendant sa vie de soldat ? Quoi qu'il en soit, lorsqu'il est arrivé à notre policlinique, le 15 septembre 1888, G... était dans l'état suivant :

Ses cuisses ont l'aspect des chevaux zébrés ; sur le fond, constitué par le tégument normal, il y a des placards jambonnés ou bruns, dont plusieurs en léger relief ; les uns sont comme des féveroles, les autres comme des petits pois, à circonférence irrégulière, onduleuse ; la plupart de ces macules sont éparses, disséminées ; quelques-unes, principalement les petites, sont groupées et à leur niveau le tégument est épaissi de 2 millim. environ ; les grandes font saillie et la peau correspondante a acquis jusqu'à 1/2 centim. d'épaisseur. Cet aspect pie est bien moins prononcé à la face postérieure des cuisses, et encore moins sur les mollets. La sensibilité est presque nulle à l'aiguille qui traverse toutes ces taches doublées d'exsudats, avec difficulté, comme s'il s'agissait d'un tissu lardacé. Le sang qui s'en écoule alors est très foncé, presque noir. A la face postérieure, on remarque sur la peau normale, quelques tubercules saillants, comme des pois cassés, juxtaposés, d'un brun jambon. Ces tubercules sont bien plus nombreux à l'avant-bras, notamment aux environs du poignet, du côté de l'extension ; les uns sont clairsemés, les autres groupés, se touchent et se confondent (pl. 3$_7$, fig. 1 et 2). Ces nodules sont nombreux sur les joues et le front ; ils sont confluents aux régions sourcilières, exubérants, confondus entre eux de manière à dessiner une arcade saillante, jambonnée. Les sourcils sont dégarnis par la chute des poils ; il en est de même de la barbe, autrefois bien fournie ; cheveux abondants, conservés, comme c'est la règle chez les lépreux. Insensibilité à la face et aux membres, du côté postéro-externe, au tact, à la température, à la douleur. Tronc indemne. Rien autre à noter. Cautérisation successive, chaque semaine, des tubercules et des placards exsudatifs, sans occasionner de souffrance ; arsenic et chaulmoogra, parfois des toniques ; l'huile ayant troublé l'estomac, on a dû la supprimer. Ce malade, effrayé par nous, devint très soigneux, très propre. Il a continué à exercer sa profession de charpentier, mais en se reposant 2 ou 3 jours par semaine, aussitôt qu'il se sentait fatigué ; il se nourrissait convenablement ; se baignait tous les 15 ou 20 jours, et vint nous consulter très régulièrement toutes les semaines. La destruction des exsudats a été continuée avec persévérance et réclamée d'ailleurs par le patient qui s'en trouvait fort bien. L'état général a été de plus en plus satisfaisant, et la meilleure preuve c'est que le malade a engraissé ; il n'y a pas eu de nouvelle poussée. Malgré nos conseils, il a voulu absolument se rendre auprès de sa famille à Volo, en février 1889. Sa face et ses membres étaient couverts de croûtes ou d'ulcérations suppurantes, consécutives aux cautérisations. Sa réputation de lépreux l'avait précédé, de sorte que lorsqu'il a débarqué à Volo, il a trouvé ses compatriotes très mal disposés à son égard. Tout le monde murmurait et protestait contre son arrivée. Après 3 mois de contention, le peuple s'est agité et l'obligea de choisir entre son expatriation et son isolement à la montagne. G... opta pour son installation, avec sa famille, à Constantinople où de nombreux lépreux, des lupiques, des mutilés et des estropiés affreusement, circulent en toute liberté, sans molestation, sans enquête, lors même que leur face hideuse inspire une profonde horreur qui annule toute compassion. Il nous revint donc avec sa femme et son enfant, le 20 avril 1889.

Pendant cette absence trimestrielle, sans traitement, les tubercules qui n'ont pas été détruits par la cautérisation, se sont accrus ; quelques nouveaux ont apparu, dont 2 sur le côté antéro-externe de l'avant-bras gauche ; l'un, comme une fève, est en partie proéminent, en partie niché dans la peau ; il est rouge foncé et tranche sur la peau blanche normale. Depuis quelques jours ont apparu au dos de la main gauche, des taches livides comme des lentilles

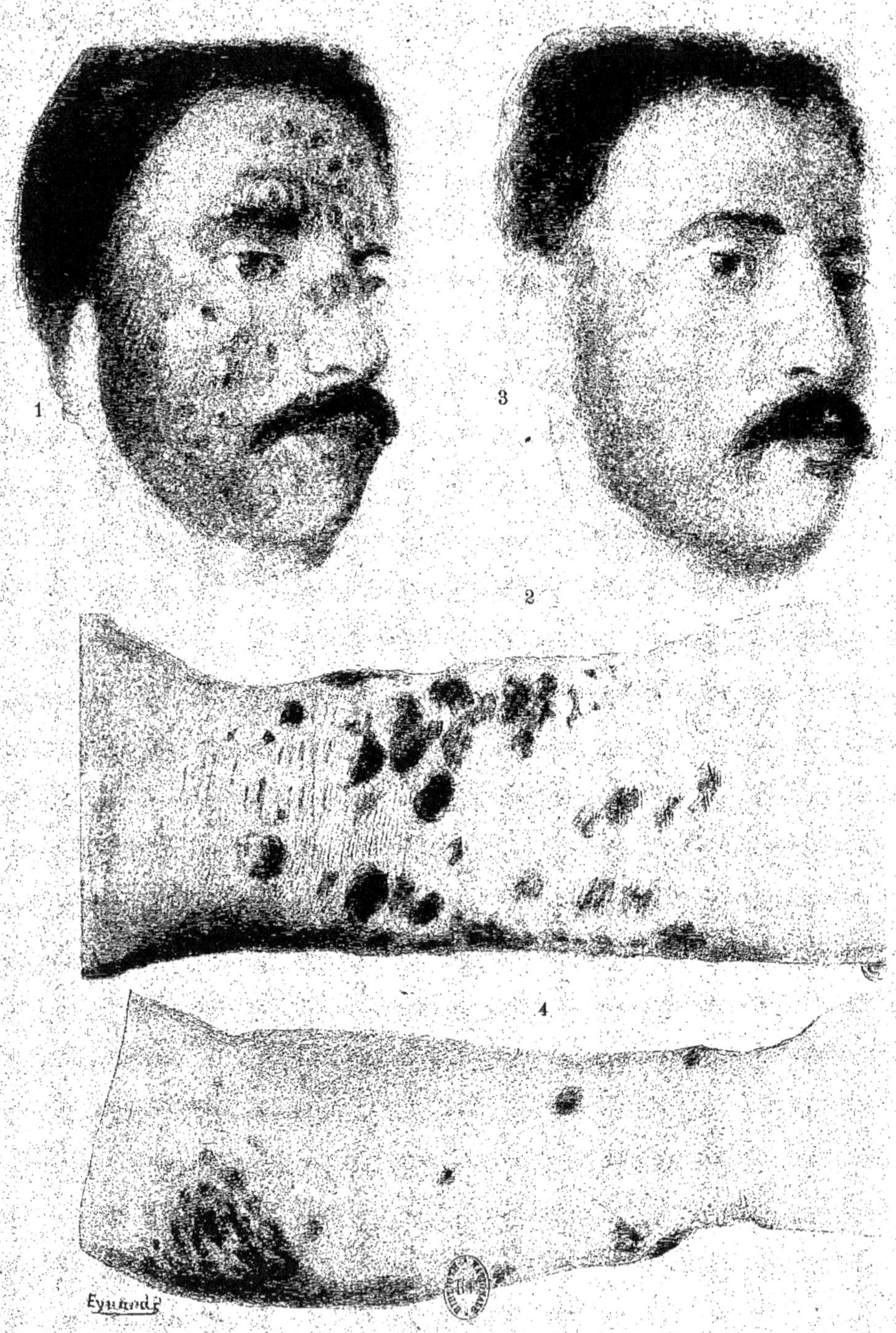

1, 2. Lèpre tuberculeuse dessinée en 1889. — 3. Guérie en 1894. —— 4. enfant de ce malade. Mère in en

et des pois, à bords ondulés, disparaissant sous la pression, pour se dessiner de suite après. A la face antérieure de l'avant-bras droit, 4 petits tubercules de récente formation, comme des pois dont la moitié fait saillie au-dessus du tégument. Le traitement par le thermocautère et l'arsenic a été repris avec assiduité; ce dernier était interrompu de temps à autre, dès que l'estomac exprimait sa fatigue. Tous les tubercules, tous les exsudats ont été ainsi détruits; il n'y en a pas eu de nouveaux. G... a continué à travailler 2 ou 3 jours par semaine. Bien que sa profession de charpentier fût fatigante, il a engraissé et se trouve dans un état de santé florissant. Néanmoins il prenait l'arsenic par intervalle, lorsqu'en octobre 1891, un incendie se déclara chez ses voisins; G... a voulu se rendre utile; et ce faisant, il se cogna, avec violence, la partie inférieure de la jambe droite. Cette contusion a été le point de départ d'une petite solution de continuité qui devint plus tard ulcère, faute de repos et de soins; de telle manière qu'au bout de 3 mois la destruction de la peau a atteint les dimensions de la main. C'est alors qu'il s'adressa de nouveau à nous, étant dans l'impossibilité de continuer son travail. Le 3 décembre, nous voyons, à la partie inférieure de la jambe et à son côté interne, un ulcère de 20 centim. de haut en bas, sur 8 transversalement, à bords serpigineux durs, saillants, d'un rouge brun, à fond granuleux; suppuration abondante et fétide; à gauche aussi il y a 2 ulcères à la partie antérieure de la jambe et à son 1/3 inférieur; ils sont de date récente. L'un d'eux, situé près de la malléole interne, a une étendue de 4 centim. sur 3; l'autre est plus petit; leur aspect est celui des ulcères atoniques. Nul tubercule sur le corps; rien autre à noter. Malgré l'état de ses jambes, ce pauvre homme continue à marcher, à se traîner, à travailler même, pour subsister. La cautérisation des ulcères, au thermocautère, et un traitement tonique ont contribué à la cicatrisation; bien que celle-ci fût lente et longue à obtenir, vu que la chose essentielle, le repos, a toujours manqué à ce malheureux. Les ulcères de la jambe gauche se sont enfin cicatrisés; mais celui du côté droit, bien que n'ayant qu'un centim. sur 2, tantôt s'élargissait, tantôt se réduisait, sans se tarir définitivement.

Aussi en désespoir de cause, il a été décidé entre le Dr Lardy, chirurgien de notre hôpital français à Constantinople, et moi, que notre habile confrère pratiquerait la greffe épidermique. Ainsi, après la réception du malade à l'hôpital français — le seul établissement qui ait la charité d'admettre les lépreux, tous les autres leur fermant sauvagement la porte lors même qu'ils sont atteints de maladies intercurrentes et qu'ils se trouvent en agonie — notre distingué confrère a enlevé sur la cuisse du sujet des lambeaux d'épiderme, selon les règles, qu'il greffa sur l'ulcère. Les deux ont réussi; mais le troisième échoua; et le Dr Lardy a dû recommencer l'opération. Bref, en juin 1893, la cicatrisation définitive était obtenue, et le malade, n'ayant plus absolument rien qui indiquât la persistance de la maladie, sortit guéri de l'hôpital. Les cicatrices des ulcères sont en partie lardacées, en partie couvertes par une peau mince, luisante, tendue, qui menace de craquer à la première occasion; et ce malheureux doit reprendre son travail pénible qui consiste à rester debout toute la journée devant son établi, sans quoi il manquerait de pain. Car il faut remarquer qu'en Orient, la charité est loin d'être pratiquée à propos, et d'une manière intelligente; on va rarement à la recherche des indigents honteux qui ne sauraient mendier.

Après quelques mois de travail pénible, il survint derechef une petite éraillure sur la cicatrice de la jambe droite; et bientôt il s'y développa de nouveau un ulcère qui s'étendit sur une surface de 2 centim. Malgré cette récidive G... n'a pu interrompre son travail, se trouvant dans la plus complète débine. Aussi l'ulcère ayant pris une grande extension, il se fit encore admettre à l'hôpital français où le Dr Lardy recommença les greffes à plusieurs reprises. Un tout petit coin resta récalcitrant; et G... quitta le service avant la cicatrisation complète. J'ai suivi l'observation de ce malade que j'ai visité en dernier lieu, en janvier 1895. A cette époque, il n'y avait nulle part d'exsudats, de nodosités, de pigmentation, en un mot aucun signe trahissant la persistance de la lèpre et cela depuis 1889. J'ai fait dessiner la face de ce malade, qui me paraît guéri, sauf démenti à infliger par l'avenir. L'aquarelle de M. Aquarone, déposée au musé de Saint-Louis, avec toute ma collection, ne montre que des cicatrices que le reproducteur a peu accentuées sur la chromolithographie (pl. 37, fig. 3); c'est qu'il est impossible de surveiller avec efficacité le tirage qui s'effectue à Paris, quand on se trouve à Constantinople. Toujours est-il que ce malade ne conserve pour le moment, comme souvenir de sa lèpre, que les cicatrices consécutives aux cautérisations par le thermocautère, et l'insensibilité sur les régions où je l'ai signalée dans le corps de cette observation; de temps en temps, il y a une petite éraillure sur la cicatrice vicieuse de la jambe droite. Mais cela n'a rien qui doive faire accuser la lèpre, comme cause déterminante; tous les ulcères chroniques des jambes, lents à se fermer et à cicatrices lardacées, tendues, peu élastiques ou minces, sont exposés à ces récidives (les cicatrices consécutives aux ulcères atoniques, aux ulcères variqueux, etc.). Il est évident que si ce malade avait de quoi vivre, sans travailler debout toute la journée, ou tout au moins, si sa profession était sédentaire, il ne s'exposerait pas à voir, de temps à autre, craquer ses cicatrices.

RÉFLEXIONS. — Cette observation est un bel exemple de guérison de la lèpre ou bien d'une remarquable trêve de la maladie; l'avenir seul nous apprendra si cette guérison est définitive. J'ai constaté plusieurs faits pareils, — datant de 10, 20 ans, et même d'au delà, — soit parmi mes malades, soit chez les lépreux que j'ai rencontrés dans mes visites aux léproseries diverses de l'Empire ottoman, ainsi qu'aux léproseries de la Norvège et de San-Remo. J'ai déjà signalé ces faits tant dans mon livre *Voyages chez les lépreux*, que dans mes communications à l'Académie de médecine de Paris. La cautérisation par le thermocautère peut revendiquer en grande partie l'honneur de l'arrêt de la lèpre chez ce malade. En effet, par la destruction sur place des dépôts des bacilles, on en empêche la pullulation, les colonies, et nous savons que la gravité de l'infection est proportionnelle au nombre des agents infectieux; en même temps le traitement interne et l'observation des préceptes hygiéniques en ont entravé la culture dans l'organisme, par défaut de circonstances favorables à leur multiplication.

Enfin je terminerai en annonçant une chose de la plus haute importance et constatée, sans la *moindre exception*, dans les nombreuses observations que je possède : La femme de G... que je n'ai pas perdue de vue, reste absolument *indemne*, malgré sa cohabitation avec son mari lépreux, et malgré les soins assidus donnés à son enfant également lépreux et dont l'observation suit. Les faits identiques nombreux, méticuleusement étudiés et suivis par moi, renversent les croyances à l'ordre du jour, basées sur les théories ou sur des observations mal interprétées, tiraillées, forcées dans tous les sens pour les mettre à l'unisson des doctrines courantes que l'on applique à la lèpre, par analogie. Si la lèpre est aussi contagieuse qu'on le prétend, pourquoi ne l'aurions-nous pas vue, *une seule fois se transmettre* du mari lépreux à la femme, ou réciproquement, lors même que la cohabitation intime a duré pendant 10, 20 ans et au delà? Il faut noter que le mari étant lépreux, la femme reste indemne lorsque les enfants deviennent lépreux à la puberté, quelques mois après la naissance, et même lorsqu'ils viennent au monde lépreux; ce dont j'ai été aussi témoin. La femme a donc eu dans son sein un enfant lépreux par transmission paternelle, sans être contaminée elle-même, soit par le mari, soit par le produit de la conception. Voilà le fait clinique. J'en laisse l'interprétation aux théoriciens.

Cette fois-ci encore, j'ai fait précéder l'histoire de l'enfant congénitalement lépreux par celle du géniteur auquel il est redevable de cet héritage.

OBSERVATION XLVI. — *Lèpre congénitale, apparue quelques mois après la naissance. Père lépreux, mère indemne, forme tubéreuse chez le géniteur et chez l'enfant; évolution classique; mort par maladie intercurrente.* (Planche 37.)

G..., marié en 1884, m'a amené sa femme et son enfant unique, âgé de moins de 2 ans, le 20 avril 1889. La mère me raconte qu'à 16 mois, elle avait remarqué un certain nombre de petits tubercules, au 1/3 supérieur et au côté externe de l'avant-bras gauche de son enfant, et peu après, à la région correspondante du membre droit. Lorsqu'elle s'en aperçut, l'éruption se composait de plusieurs petits nodules dont quelques-uns plus grands que des lentilles. On ne saurait donc fixer d'une manière exacte la date de l'apparition de cette éruption qui ne peut avoir acquis ce degré du jour au lendemain; or, il est certain que la lèpre a fait son apparition bien avant le 16ᵉ mois; et il est très probable qu'avant ces petits nodules, il y a eu des érythèmes et des macules qui annonçaient la présence de la lèpre; car c'est de cette façon que la maladie débute, en général, chez les jeunes enfants, ainsi que nous l'avons constaté souventes fois; ce que démontrent les planches 38 et 39.

Donc la lèpre a signalé sa présence de très bonne heure, peu après la naissance, chez cette petite fille, et elle a échappé pendant quelque temps à des gens du peuple peu observateurs et négligents. Je répéterai encore que, la lèpre ayant une incubation fort longue, de l'aveu de tous les observateurs, l'enfant était déjà infectée avant la naissance. Quoi qu'il en soit, lors de notre examen, l'enfant avait les meilleures apparences; elle était bien développée et grasse; elle présente au côté externe et supérieur de l'avant-bras, sur la saillie du supinateur, un placard constitué par un groupe de nodules dont les uns comme du millet, les autres comme des têtes de camion ou plus exigus encore (pl. 37); les plus volumineux sont saillants; les autres appréciables par leur couleur, également d'un rouge foncé, sont comme incrustés dans la peau. L'un d'eux, un peu écarté du groupe, gros comme un petit pois, proémine bien plus que les autres et tranche sur la peau rose de l'enfant. Quelques tubercules se voient aussi disséminés sur le reste des avant-bras. L'examen attentif de tout le corps nous fait découvrir un tubercule comme un petit pois, très saillant, près du genou droit, et un autre, du même volume, sur le côté supérieur de la fesse gauche; l'épiderme se desquame légèrement sur leur surface. L'exploration à l'aiguille fait constater l'insensibilité de ces tubercules et du tégument qui les environne. La biopsie a démontré la présence du bacille de Hansen.

Le 3 mai, les tubercules des avant-bras ont grossi; l'un d'eux, situé sur le côté externe, a atteint le volume d'un haricot. Il est en partie niché dans la peau, en partie exubérant; sa couleur est toujours d'un rouge foncé. Macules livides récentes, éparpillées sur les avant-bras et les membres pelviens. A côté du tubercule de la fesse, qui a augmenté de volume, il y a 2 macules rouges, légèrement saillantes, arrondies, à bords irréguliers; elles paraissent devoir se transformer bientôt en tubercules. La santé générale de l'enfant se maintient bonne.

Mais en juillet, l'état de l'enfant s'aggravait, les tubercules existants se développaient de plus en plus; de nouveaux apparaissaient aux membres, et quelques-uns, très discrets, pointaient à la face, près du menton, et dans les environs des sourcils qui perdaient leurs poils. Tel était l'évolution de la lèpre chez cette enfant lorsque j'ai dû faire un voyage en France, et confier mes malades à mon distingué confrère le Dr Euthyboule. L'enfant a succombé, pendant mon absence, à une pneumonie. La lèpre s'était accusée de plus en plus; elle avait revêti la marche ordinaire, classique, de la forme tubéreuse ou phymatode.

RÉFLEXIONS. — Voilà donc un enfant procréé par un père manifestement lépreux qui lui a transmis la maladie certainement par son germe infecté. Car cet enfant, ayant présenté les premiers symptômes de la lèpre, peu de temps après la naissance, était, certes, déjà atteint de la maladie dans le sein maternel. L'incubation de la lèpre acquise est très longue, au dire même des contagionnistes les plus convaincus. Il s'agit donc ici d'un cas de lèpre congénitale, ainsi que cela a lieu souvent dans la syphilis. A l'appui de cette manière de voir, je citerai les enfants qui naissent avec les symptômes de la lèpre qui évolue ensuite, après la naissance, avec plus ou moins de rapidité et avec les allures ordinaires de la lèpre classique. Dans d'autres cas, la lèpre héréditaire se manifeste pendant la seconde enfance ou bien pendant l'adolescence. Une chose qui a lieu d'étonner, c'est l'invulnérabilité de la mère, épouse d'un lépreux avancé pendant plusieurs années, qui conçoit par le fait de ce lépreux, recèle en elle pendant 9 mois un fœtus infecté par la lèpre qu'elle nourrit de son sang, en communication avec le sien, et plus tard de son lait, qu'elle soigne, ainsi que son mari pendant des années, sans devenir lépreuse. Et ce n'est pas là une immunité personnelle. Parmi les nombreux cas semblables que nous avons observés, *jamais* nous n'avons vu la femme gagner la lèpre, pas plus que le mari d'une lépreuse cohabitant pendant des années avec sa femme qui peut enfanter et enfante, en général, des enfants lépreux.

Les époux G... occupaient une chambre dans une maison de pauvres où logeaient aussi quatre familles d'ouvriers, ayant chacune plusieurs enfants. Tout ce monde était en communication à tous les instants. Personne n'est devenu lépreux.

Il est à noter aussi que, bien que sûrement lépreux, l'enfant de G... était en naissant et pendant plusieurs mois dans un état général satisfaisant, développé, grand, potelé. C'est que la lèpre n'était pas très avancée chez le père lors de la procréation et que la mère aussi d'une excellente santé, jeune, bien nourrie alors, était indemne. Tandis que les enfants issus d'un géniteur lépreux avancé et lorsque le ménage est dans une misère profonde, ainsi que cela a lieu dans les affreuses et ignobles léproseries que j'ai visitées, et principalement les enfants de deux géniteurs lépreux, avancés, viennent au monde dans un état de cachexie prononcée, mal développés, excessivement maigres, avec la peau toute plissée sur les os, comme de petits vieillots; ils succombent quelques jours, quelques semaines ou quelques mois après, soit avec les stigmates de la lèpre, soit, ce qui est plus fréquent, à l'arthrepsie. Je m'empresse d'ajouter que les conceptions effectuées dans ces conditions affreuses aboutissent rarement à la parturition à terme. Le plus souvent il y a avortement à une époque plus ou moins avancée de la grossesse. Dans ces conditions même, lorsque le mari est lépreux très avancé, la femme est toujours restée indemne dans les nombreux ménages mixtes observés par nous; et le placenta n'a jamais présenté le moindre bacille, toutes les fois qu'il a été examiné avec la plus grande patience et de la manière la plus méticuleuse par le bien regretté et éminent bactériologue, le professeur Straus.

Observation XLVII. — *Observation de la mère lépreuse qui a nourri ses enfants. Père indemne.*

Lèpre tubéreuse, annoncée en 1879, par une éruption de macules violacées. En 1881, tubercule à la tempe droite; grossesses qui ont activé la marche de la maladie; manifestations quasi-syphilitiques du tégument et de la bouche. Sensibilité abolie, puis revenue pendant une amélioration remarquable; misère profonde, émotions, aggravation consécutive; figure léonine, lésions trophiques de la cornée, laryngite lépreuse, etc. Pas de syphilis, ni chez le mari ni chez la femme.

Sophie Kiryazi, grecque, 28 ans, née à Gano, ville située sur le littoral européen de la mer de Marmara, à 80 milles environ de Constantinople; réglée à 13 ans, mariée à 23. Le père, âgé de 62 ans, vit indemne. La mère succomba à une maladie que le peuple de Gano appelle *karamout*. Cette affection consiste en macules cutanées, variant de dimensions depuis une lentille jusqu'à une grosse fève, rouge foncé ou violacées, siégeant bien plus souvent sur les membres que sur la face, qui se fusionnent. Parfois, cette éruption est précédée et accompagnée de frissons, de courbature, d'anorexie, de fièvre intense, de douleurs dans les membres; sa durée est de quelques jours ou bien de plusieurs semaines. Puis les macules s'effacent, progressivement et d'une manière complète, ou bien en laissant des traces sur la peau, c'est-à-dire une coloration brune plus ou moins persistante. Le rétablissement des malades est bien lent, épuisés qu'ils sont par cet exanthème. Puis, après plusieurs mois ou plusieurs années, les mêmes phénomènes peuvent se répéter avec la même escorte symptomatique ; quelques personnes finissent par succomber à cette maladie. Le peuple traite cet exanthème avec des tisanes et l'application sur la peau de tissus rouges surchauffés. Le Dr Parlas, exerçant à Péristasis, près de Gano, autrefois à Jérusalem, vient d'observer deux cas de *karamout* qu'il ne sait comment définir, ni où classer. On conviendra que ces manifestations se rapprochent beaucoup de celles de la lèpre maculeuse ; et que les soupçons d'une telle nature sont d'autant plus légitimes, qu'on les observe chez les membres d'une famille qui compte des lépreux dans sa généalogie. Et de fait, malgré les assurances que nous donne Sophie qu'il n'y a point de lépreux à Gano, nous savons pertinemment que son dire n'est pas exact. Qu'elle sache ou qu'elle ignore la vérité, il est certain que tous les lépreux veulent, d'une manière constante, innocenter leurs pays et leurs familles ; de sorte qu'il m'arrive souvent, après une instruction sinueuse et habile, à plusieurs charges, en fouillant dans les états familiaux, de circonvenir le lépreux et de lui faire avouer qu'il y a en effet la lèpre dans son pays et dans sa famille, lorsqu'il soutenait mordicus le contraire au commencement de l'interrogatoire.

Pour en revenir à Gano, patrie de Sophie, nous dirons que nous avons vu plusieurs lépreux de ses compatriotes dont nous possédons les observations. D'ailleurs nous nous sommes adressé à plusieurs confrères qui exercent à Gano et dans les environs. Quelques-uns parmi eux ignorent la présence de la lèpre chez eux. Les autres ont bien voulu faire des recherches qui sont venues confirmer nos renseignements et vont même jusqu'à penser que le *karamout* n'en est qu'une expression parfois légère, atténuée, fugace, à retours offensifs plus ou moins espacés de l'éléphantiasis qui règne à Gano. Tous les ans il y a à Gano une dizaine de personnes atteintes de *karamout* et plusieurs y succombent (1). Nous venons de nous adresser de nouveau à un confrère de Gano avec prière de nous renseigner le plus exactement possible. Le Dr Tsatalas nous assure qu'il y a des lépreux à Gano et à Chora, deux villes voisines, distantes d'une demi-heure l'une de l'autre. Il y a 60 ans environ, un Hégoumène (supérieur de monastère) a construit une léproserie à Gano. Il paraît que le nombre des lépreux était considérable alors. Depuis 20 ans l'asile est tombé en ruine. Il n'y a actuellement à Gano que trois lépreux avancés, reconnus et isolés à la montagne, dans des huttes ; mais il y en a aussi qui dissimulent leur lèpre ou qui partent à l'étranger. A Chora, il n'y aurait qu'un lépreux en ce moment, reconnu et isolé. Le Dr Tsatalas nous a affirmé avoir perdu, il y a quelque temps, une malade atteinte de *karamout*. N'ayant point songé auparavant à la lèpre, il s'est trouvé bien des fois dans une situation fort embarrassante, comme diagnostic, en face de malades couverts d'éruptions et présentant des lésions buccales (ulcérations du palais, du voile, de la luette, tubercules de la langue) qui ne cédaient point au traitement spécifique de la syphilis. Il ne s'agissait donc que de la lèpre à manifestations quasi-syphilitiques, comme nous en avons vu de nombreux exemples dont quelques-uns sont consignés dans ce travail, plus loin.

A Chora, le peuple combat cette maladie avec les fumigations de buis, à température très élevée ; après quoi on enduit le patient de miel. Ce qui est significatif, c'est que, en 1880, Sophie a été atteinte de *karamout*. Son mari, homme très intelligent, nous dit avoir connu

---

(1) Le *karamout* est, en turc, la nielle des blés, Linhitis githago, plante inoffensive contenant de la saponine et dont les limonadiers se servent pour faire mousser les limonades, le cidre, le champagne, comme la saponaire. Peut-être, c'est par comparaison avec cette graine noire que le peuple a décerné ce nom à l'éruption. Mais il y a, en outre, la Nigelle bâtarde ou poivrette, la Nigella Arvensis, une renonculacée toxique.

trois lépreux à Chora ; l'un avait perdu presque tous les doigts ; les deux autres, à figure hideuse, on les avait isolés dans des cabanons à la montagne. Ils ont tous succombé. Actuellement, vu la facilité des communications, aussitôt qu'un habitant de Gano ou de Chora est convaincu et même soupçonné de lèpre, au lieu de se laisser exiler à la montagne, il file vers Constantinople et vient se perdre, sans crainte d'être molesté, dans notre capharnaüm où tous les déchets cosmopolites grouillent à l'envi, en toute licence !

Depuis que Sophie se connaît, elle a toujours eu les mains et les pieds violacés, en toute saison, mais surtout l'hiver, et couverts d'engelures. En 1869, elle vint à Constantinople se placer comme servante ; elle y resta 3 ans ; puis rentra à Gano. Ajoutons, comme renseignements concernant ce pays, que ses habitants sont des buveurs et qu'ils se nourrissent, le peuple surtout, de choses dégoûtantes et qui certes préparent le terrain pour l'éclosion de toute espèce d'affection cutanée. Leur nourriture de prédilection est le *garo* : ce sont les entrailles, la tête du maquereau et du thon, poissons très abondants dans la mer de Marmara, qu'on exporte en grande quantité pour la Russie, la Bulgarie, et même les autres provinces de l'Empire ottoman. Or, au lieu de jeter les déchets, lors de la salaison, on les stratifie dans des barils avec du gros sel de cuisine, couche par couche ; le peuple mange continuellement de ces putréfactions infectes, dégoûtantes, salées à emporter la bouche. Il trempe son pain dans le jus puant ; puis dévoré par la soif, il arrose le tout avec force de mauvaise eau-de-vie, ou bien avec du vin du pays qui est très capiteux. Aussi la peau des gens du peuple est-elle en efflorescence permanente et varicée. C'est comme dans l'île de Marmara. En 1879, S... se maria ; grossesse 3 mois après ; dès son début, S... eut le *karamout ;* un mois environ après ses couches, elle eut son premier tubercule, à la tempe droite, qui est aujourd'hui (en mars 1885) gros et saillant comme une fève ; 3 ou 4 semaines après, apparut un autre petit tubercule à la jambe droite et quelques-uns aux dos des mains. Néanmoins sa santé était bonne en apparence et S... nourrit son enfant pendant un an. Redevenue enceinte, elle vit, rapidement, ses membres se couvrir d'une poussée abondante de petits tubercules. Et à ce propos, je dirai en passant que l'influence de la grossesse est funeste chez les lépreuses. La maladie se réveille et marche avec rapidité. La parturition imprime, à son tour, une grande gravité à l'évolution de la maladie, en tout comparable à celle de la tuberculose, dans les mêmes circonstances. Malgré tout cela, S... a nourri encore son fils, c'est-à-dire son second enfant. Il est à noter que ses règles ont paru 2 fois pendant qu'elle allaitait son premier enfant ; et que bien que supprimées depuis cette époque, S... redevint enceinte pour la 3ᵉ fois, 2 ans après le second accouchement. Son état général laissait beaucoup à désirer pendant toute la durée de cette gestation, et vers le 7ᵉ mois survint une nouvelle poussée, confluente, d'un semis de tubercules. Peu de temps après l'accouchement d'une fille, et le lendemain d'une grande contrariété, nouvelle poussée plus abondante encore. Néanmoins, S... s'est mise à nourrir encore cette fois-ci.

Le 20 mars 1885, les joues et le front sont couverts de nombreux tubercules plats, très peu saillants, dont les uns, lenticulaires, ressemblent absolument à des syphilides papuleuses ; les autres peu volumineux, plus proéminents, rouge brun, confluents, principalement sur les joues, ressemblent à s'y méprendre aux boutons de la petite vérole, vers le 4ᵉ jour de l'éruption. Ceux des pommettes sont plus volumineux ; mais le plus gros de tous siège à la tempe droite, sous la forme d'une grosse fève saillante ; c'est là le tout premier tubercule, dans l'ordre d'apparition. Les sourcils sont dégarnis ; la 1/2 externe du droit est glabre. Les pavillons des oreilles sont couverts d'un semis lenticulaire jambon ; cuir chevelu indemne, conservant une parure riche ; au palais, groupe de petites taches jambon, sans saillie, d'aspect syphilitique ; voix nasonnée ; membrane de Schneider boursouflée ; à la partie inférieure de la cloison, siègent quelques petits tubercules légèrement saillants. S... éprouve, plusieurs fois dans la journée, des bouffées de chaleur à la face, avec congestion et démangeaisons. Au côté externe de la conjonctive oculaire gauche, à 5 millim. du cercle cornéen, existe un exsudat comme gélatineux, rose, irrégulier. Les bras et les avant-bras sont couverts, à leur côté externe, de petites saillies lenticulaires, jambon, et de tubercules gros comme des pois. Il y a aussi, comme intercalées, des taches pigmentées dont quelques-unes commencent à proéminer, pour se transformer bientôt en papules, puis en tubercules ; se sont là les diverses phases d'évolution des éruptions lépreuses, variables selon leur âge dont l'alpha est la petite macule et l'oméga le tubercule ou léprome de plus en plus saillant. Ainsi, le tégument de la face antérieure des bras et des avant-bras conserve ses qualités normales ; on n'y voit que quelques petites macules pigmentées le long du côté interne de l'avant-bras droit ; tandis qu'au dos de la main correspondante, il y a nombre de lépromes dont plusieurs comme des haricots, violacés et ramollis comme des gommes fon-dues, prêtes à s'éliminer. Rien aux paumes des mains, et au torse ; quelques petites saillies papuliformes, très discrètes, sur les épaules. Les cuisses, principalement à leur côté externe, présentent de petits boutons violacés, comme une éruption de variole à son déclin, datant d'une quinzaine de jours. Mais il y a en outre, par-ci, par-là, de petits tubercules saillants, avec tendance à la desquamation, et des placards exsudatifs nombreux. Le côté interne des cuisses conserve sa peau indemne. Les jambes sont tuméfiées, comme lardacées, pachyder-miques, couvertes de tubercules comme des pois, bruns ou violacés, entourés d'un cercle pigmenté, en voie de régression. A leur 1/3 inférieur, les jambes ont leur tégument tendu, luisant, avec aspect des craquelés du Japon, à lignes qui s'entrecoupent, de manière à inter-cepter de petits espaces losangiques de 3 à 4 millim. ; papules lenticulaires, jambon, au dos des pieds et aux voûtes plantaires, à aspect syphilitique. Les fesses sont couvertes d'une éruption confluente que l'on pourrait prendre, en dehors de tout autre symptôme, pour une éruption de grande ou de petite vérole. Les côtés externes des bras, des avant-bras, des jambes et des cuisses, sont absolument insensibles. Émoussée sur les autres parties de ces membres et dans tous ses modes, la sensibilité est conservée aux mains et aux pieds. A la face, elle est très diminuée partout où il y a éruptions et à 1 centim. autour d'elles ; tout le côté externe de la région sourcilière droite est absolument insensible. A partir des coudes et des genoux, engourdissements continuels, et parfois douleurs intenses ; torse indemne. Au dynamomètre, la main droite marque 70 et la gauche 75, bien que la malade soit droitière. Pas de règles ; S... continue toujours à nourrir ; appétit conservé, état général assez bon. Injections sous-cutanées de solution de Fowler, cautérisations au thermocautère.

25 juin. Amélioration ; depuis qu'on cautérise les tubercules jusqu'à leur destruction, un à un, il y a eu une résorption générale même de ceux qui n'ont pas été touchés ; ils régressent, s'affaissent, perdent de leur proéminence et tendent à s'effacer. Tous ceux qui ont été brûlés sont définitivement détruits ; leur cicatrisation est rapide. Aussi la malade réclame-t-elle qu'on la brûle profondément partout ; mais le nombre des lépromes est si considérable qu'il faudra encore plusieurs longue séances pour en finir.

30 juillet. Les nombreux tubercules que l'on a brûlés, en les transperçant par le platine acéré rougi, sont définitivement détruits et cicatrisés. Même ceux qui n'ont pas été touchés disparaissent aussi, spontanément. Pas de nouvelle poussée ; l'état géneral s'améliore de plus en plus ; ganglions épitrochléens gauches assez développés, ceux de Scarpa sont très volumi-

neux; réflexes rotuliens peu prononcés. On continue le même traitement; pansement avec l'huile de Gurjon.

2 octobre. L'amélioration se continue; tous les grands exsudats ont été détruits par l'enfoncement dans leur épaisseur, et en plusieurs endroits, de la pointe de platine que nous avons fait fabriquer mince à cet effet, et que nous maintenons, chaque fois, pendant quelques secondes, incandescente, dans l'épaisseur des exsudats. Il en résulte un état en écumoire d'où suinte du pus abondant; ce qui fait fondre les lépromes et amène une cicatrisation rapide. L'amélioration s'annonce aussi par le *retour de la sensibilité*. Ainsi S... souffre pendant la cautérisation des membres et de la face, bien que les piqûres d'épingle n'y déterminent encore aucune douleur.

26 novembre. Malgré les longues séances de cautérisation, chaque semaine, il reste encore une infinité de lépromes à détruire, bien qu'il n'ait pas eu de nouvelle poussée. C'est que le tégument en était littéralement farci. S... se plaint de la gorge dont l'exploration fait constater une ulcération jaunâtre, allongée, irrégulière, qui recouvre tout le côté gauche de la luette, jusqu'à sa pointe, comme si on l'avait écorchée. En avant d'elle, sur le voile du palais, il y a une large macule d'un rouge foncé, et plus avant, sur la voûte palatine, un cadre rouge brique de 3 millim. environ, circonscrit, serpigineusement, une ulcération de plus d'un centim. à fond légèrement gaufré constitué par de petites dépressions jaunes, alternant avec de petites saillies; les unes et les autres ont les dimensions des graines de mil; les dépressions paraissent être consécutives à la fonte des petites saillies constituées par des lépromes minuscules; continuation du même traitement.

Janvier 1886. Pas de nouvelle poussée. Mais d'innombrables tubercules comme des têtes de camion, qui n'ont pu être cautérisés encore, se réveillent et augmentent de volume. On poursuit leur anéantissement au moyen du thermocautère. Cette opération est douloureuse depuis quelques mois, d'où les séances sont courtes. Rhinite intense avec écoulement sanieux abondant. Le nez se déforme à son côté gauche; gonflement, comme une bosse, aux confins de l'os et du cartilage; la voix commence à s'altérer. Cette pauvre femme a épuisé toutes ses petites ressources et se trouve dans la plus profonde misère. Les compatriotes, qui l'avaient hébergée, n'ont pu continuer à le faire. Elle a été renvoyée et habite, depuis quelque temps, un caveau affreux; elle se nourrit d'une manière abominable et encore sans pouvoir manger à sa faim. — Février. La voix est devenue mince comme celle d'un eunuque; la bosse du nez s'est accentuée et offre de la fluctuation. On y enfonce, en 2 endroits, la pointe de platine rougi. Le semis de la face a pris l'aspect d'une éruption de variole avant la suppuration des boutons; les oreilles sont le siège d'ulcères saignants qui se couvrent de croûtes brunes. Les ulcérations du palais s'accentuent et s'étendent; rien à la langue. A la partie supérieure et externe de la cornée droite, petite taie à la pointe d'un triangle constitué par les vaisseaux variqueux de la conjonctive boursouflée; une autre taie siège à la partie supérieure de la cornée. Malgré son état piteux, cette femme — rapidement aggravée par les privations et le chagrin de se voir délaissée et refusée à toutes les portes des hôpitaux, lorsqu'elle était déjà en voie d'amélioration remarquable — continue à allaiter son enfant. Elle est tombée dans une mélancolie profonde; c'est presque de la lypémanie. La lèpre a repris sa marche envahissante et une gravité que la misère favorise étonnamment chez toutes ses victimes. Malgré les petits secours accordés, S... n'arrive à se nourrir convenablement et même suffisamment. La lèpre a tellement évolué, qu'en juin, la face est devenue léonine : les régions sourcilières, les joues, le menton, les lèvres même, sont couverts d'exsudats, de lépromes de toutes les dimensions dont quelques-uns saillants comme des noisettes, d'autres se fusionnent par leur extension et forment ainsi de grands placards; les plis, les sillons de la face sont devenus profonds, par l'épaississement des bords de la peau qui les limite; le nez s'est gonflé outre mesure et déformé; il n'y a plus ni sourcils ni cils; pavillons des oreilles démesurément gonflés, comme dans l'érysipèle; leur peau luisante, tendue par sa doublure et sa pénétration d'exsudats, leur donne un aspect satyrique. La physionomie de cette malheureuse a revêtu une expression grotesque qui la rend absolument méconnaissable; une opacité nacrée envahit de plus en plus le côté externe de la cornée gauche, en marchant vers le centre, sans injection qui la circonscrive. Elle dépend, certes, des troubles trophiques. La vue s'obscurcit de plus en plus de ce côté, et les objets sont entrevus comme au travers d'un nuage épais. Les ulcérations du palais deviennent plus profondes, plus nombreuses, serpigineuses, à aspect quasi-diphtéritique. La langue reste indemne; voix voilée, discordante, tantôt haute, tantôt basse, indépendemment de la volonté de la patiente; semis très fin sur la muqueuse laryngée. Les doigts exceptés, les membres thoraciques sont couverts, dans toute leur étendue, d'un nombre infini de lépromes dont les uns saillants, les autres nichés dans la peau, de forme et de dimensions diverses, dont plusieurs jambonnés; ils sont très saillants et confluents autour des coudes. Il y a en outre des macules pigmentées, de grandeur et de nuance variées. Les cuisses sont dans un état analogue; mais à leur face externe, sur un fond constitué par la peau normale, ont poussé de gros tubercules rouges et briqueux, saillants, comme juxtaposés, de formes variées, et qui ressemblent aux crêtes des dindons adultes. Bientôt après la face a pris aussi le même aspect.

Le mari convaincu de l'incurabilité de sa femme, et sans ouvrage, s'est sauvé avec l'enfant, en abandonnant cette malheureuse dans la rue. Dans cet état affreux, S... rentre dans son pays, en surmontant de grandes difficultés; aucun voilier ni bateau à vapeur ne lui accordant passage bien qu'elle offrît de payer son nolis grâce à une petite collecte, due à quelques âmes charitables. Arrivée à Gano, elle a été envoyée dans une hutte à la montagne, où elle n'a pas tardé à succomber, isolée, sans secours, sans soins! Tous les 2 jours on lui envoyait de la ville un morceau de pain et quelques restes de table, pour acquit de conscience! Et voilà comment finissent les malheureux lépreux en Orient! Tous les efforts, tous les appels aux sentiments humanitaires, toutes les suppliques sont restés sans écho! C'est toujours Job, croupissant dans le fumier, dévoré par ses ulcères, mourant de faim à la porte du riche qui se vautre dans l'opulence; et pourtant il y a superfétation d'églises en Orient, envahissement par les soutanes, force de sermons contre le corset, la crinoline et le gras en temps de carême, sauf dispense moyennant finance!

Observation XLVIII. — *Lèpre infantile congénitale. Mère lépreuse, père indemne. Premier enfant lépreux dès la naissance; début par des macules violacées comme des ecchymoses analogues à celles de la mère; disparition et réapparition de l'éruption; insensibilité; plus tard, éruption pigmentée et tubéreuse. Second enfant, indemne jusqu'à trois ans, succomba à la scarlatine. Le troisième enfant eut la première éruption des macules lépreuses peu après la naissance; plus tard, tubercules lépreux; défaut de soins; athrepsie; mort à 16 mois.*

S. K... eut 3 enfants. Devenue enceinte 3 mois après son mariage, elle fut atteinte, dès le début de la gestation, d'une éruption générale constituée par de nombreuses taches violacées, comme à la suite de coups de timbre sec, que l'on désigne dans son pays sous le nom de *karamout* (nous avons exposé dans le corps de l'observation de S..., les raisons qui militent en faveur de la nature lépreuse de cette éruption). De sorte que cette femme était déjà lépreuse avant sa première conception; et de fait, un mois après son premier accouchement, elle eut son premier tubercule, sur la tempe droite. S... a nourri son premier enfant, un fils nommé Chrysoscolos, pendant un an; nombre de tubercules ont apparu chez la mère pendant l'allaitement. Cet enfant serait venu au monde bien développé. On n'avait rien remarqué sur son corps. Mais peu de temps après, ses membres thoraciques et pelviens, ainsi que le bas des reins et les fesses, ont été envahis par une éruption de taches rouge foncé, devenues bientôt livides, espacées, les unes comme de petites lentilles, les autres comme de gros pois et même comme des fèves, dont plusieurs confluentes se sont fusionnées pour former des placards irréguliers. Cette éruption était analogue à celle de sa mère, qui signala aussi le début de la lèpre. Quelques jours après cette apparition sur les membres, la figure a été parsemée aussi, à son tour, de macules discrètes, plus exiguës, rouges, devenues aussi violettes. Peu après, cependant, l'éruption faciale a été discrète, légèrement accusée et disparut la première, après quelques semaines de durée; tandis que les membres ont conservé leur aspect bigarré pendant un an et demi. Les taches anciennes pâlissaient, s'effaçaient presque, lorsque l'agitation et la fièvre annonçaient une nouvelle poussée qui passait par les mêmes phases que les précédentes. Il y a eu ainsi 4 ou 5 récidives. La face n'y a participé que deux fois. La dernière poussée, survenue à 14 mois, n'a plus disparu que vers le 19e mois. Ainsi les taches de la face ont conservé leur teinte, bien que de moins en moins violacée, pendant plus de 2 ans; après quoi tout le corps se nettoya; de façon qu'à un moment donné le tégument était partout normal. Les sourcils, les cils, les cheveux étaient conservés; ganglions lymphatiques cervicaux un peu développés sous forme de chapelet; rien autre à noter. Après une trêve de plus de 2 ans, en décembre 1884, réapparition de l'éruption aux membres, au tronc et à la face, absolument avec les mêmes caractères que les fois précédentes (pl. 38). Mais cette fois-ci, il y a eu, en plus, 2 taches rouge foncé sur le menton, avec légère saillie au-dessus du niveau du tégument et une rudesse perceptible au doigt; ces taches, arrondies, grosses comme de petits pois, ont des bords irréguliers et s'effacent sous la pression pour reprendre leur coloris de suite après. Sur les fesses, quelque temps après cette nouvelle récidive, ont apparu 3 placards ovalaires comme des œufs de pigeon, dont l'un, placé à l'extrémité supérieure du sillon interfessier, brunâtre, amena bientôt un épaississement de la peau correspondante; 2 autres, situés sur chaque fesse, plus clairs, devinrent proéminents par une sorte d'exsudat qui doubla leur base. La pression exercée par le décubitus a déterminé, je présume, une inflammation du tissu cellulaire sous-jacent avec collection de pus et décollement. Presque tous ces placards, notamment ceux qui sont bien accentués, sont insensibles aux piqûres d'épingle. La décoloration progressive et la transformation de ces macules ont été telles qu'en juin 1885, toute nuance violacée avait disparu et fut remplacée par une pigmentation plus ou moins foncée. Ainsi la face interne et postérieure des bras, depuis l'aisselle jusqu'au coude, est couverte de macules blondes, mêlées de quelques papules rouge foncé, saillantes; ces taches sont plus nombreuses et plus en relief sur l'avant-bras et au voisinage du poignet, dans le sens de l'extension; elles s'y réunissent en groupe; tandis qu'à la partie externe de l'avant-bras, il y a des plaques de un et de 2 centim., à aspect d'eczéma sec avec desquamation furfuracée. D'ailleurs, tout le tégument des avant-bras est rude au toucher. La nuque et la partie postérieure du tronc sont couvertes d'un ponctué pigmenté; l'épiderme y est aussi en mue farineuse. En avant, le thorax et l'abdomen sont couverts aussi de macules et d'un piqueté blond clair se reposant sur un fond de peau normale ; 6 petits tubercules lenticulaires, saillants siègent sur les fesses; l'un d'eux, enlevé d'un coup de ciseaux courbes et examiné bactériologiquement, a présenté de nombreux bacilles de Hansen ; les ganglions des aines sont engorgés ; l'un d'eux égale un œuf de pigeon. Aux membres pelviens, la peau, blanche et rosée, fait contraste avec la pigmentation du tronc ; cependant elle est parsemée de nombreux petits tubercules comme des grains de millet, rouge brun, qui alternent avec des taches livides, de 2 à 5 millim. disséminées partout; celles-ci ne font pas saillie, et le tégument n'est pas tuméfié à leur niveau. Au dos des pieds, quelques tubercules lenticulaires, roses, discrets; le 1/3 inférieur des jambes est rude au toucher, par suite de la mue farineuse de l'épiderme. La sensibilité est partout émoussée, principalement au côté externe des avant-bras dont je traverse un pli de peau, par l'épingle, sans que l'enfant s'agite ou pleure.

RÉFLEXIONS. — Après cette description si circonstanciée de l'état de l'enfant et de l'évolution de son affection, je pense qu'il serait oiseux d'en discuter le diagnostic ; par surcroît de luxe l'examen bactériologique l'a d'ailleurs confirmé. Or, cet enfant, incontestablement lépreux, est né infecté, puisque les premières manifestations de la lèpre ont fait leur apparition presqu'immédiatement après la naissance. Si, comme le prétendent messieurs les contagionnistes outrés — qui nient absolument l'hérédité tout autant dans la lèpre que dans la tuberculose — la lèpre avait été contractée par contagion effectuée après la naissance, elle n'aurait présenté ses premiers symptômes que bien plus tard ; puisque l'incubation de la lèpre serait longue de 10, 20 et 40 ans! N'y insistons donc pas. Laissons au lecteur impartial et judicieux le soin de tirer les conclusions qui découlent légitimement de cette observation d'un si haut intérêt, et qui permet, avec beaucoup d'autres — dont plusieurs insérées dans ce travail — de juger du fondé des théories neuves à l'ordre du jour, en contradiction flagrante avec la clinique. Ajoutons enfin que le mari, qui a toujours continué à cohabiter avec sa femme lépreuse, même pendant la période ultime de l'affection, reste toujours indemne. Cette invulnérabilité, je l'ai toujours constatée jusqu'à présent sans dérogation aucune, dans les nombreux ménages mixtes qu'il m'a été donné d'observer et de suivre. Je répéterai à satiété que *jusqu'à présent je n'ai jamais vu la lèpre se communiquer d'un conjoint à l'autre.*

Le second enfant de S... a été emporté par la scarlatine, à l'âge de 3 ans, sans avoir présenté rien de suspect. Que serait-il advenu s'il avait vécu? On ne saurait faire aucune supposition probante, à cet égard ; car, heureusement, tous les enfants des lépreux ne sont pas fatalement condamnés à subir l'héritage morbide; plusieurs y échappent et atteignent un âge très avancé, absolument indemnes. La dernière enfant de S..., la nommée Anne, n'a donné aucun motif d'inquiétude jusqu'à l'âge de 3 mois ; lorsque tout à coup une éruption poussa aux fesses d'abord et, peu après, sur les membres. Cette éruption était constituée par de petites macules, mêlées à des nodules lenticulaires. Après deux mois de durée, la plupart de ces manifestations se sont dissipées ; mais 2 placards, larges comme la moitié de la paume de la main, constitués par la fusion de nombreuses macules, ont couvert les fesses ; ils sont d'un rouge foncé, avec épaississement de la peau et aspect chagriné dû à de petites élevures y parsemées, rouges, irrégulières, comme les gros grains de maroquin. Cette enfant est nourrie par la mère ; néanmoins son état de santé générale paraît bon. L'enfant est potelée et joufflue. Lorsque, plus tard, l'état de la mère a successivement empiré, en raison surtout des privations et des grands chagrins qu'elle éprouva, cette enfant commença à dépérir. La mère, dont la sécrétion lactée était tarie, voulut la nourrir en mâchant et en lui mettant dans la bouche les aliments qu'elle mangeait elle-même ; c'est-à-dire, des restes de table, en macédoine, que lui accordaient quelques bonnes gens! Bientôt sous ce régime anachronique, la petite Anna maigrit et devint une vieillotte bien chétive. La mère la plaça alors chez une vieille femme qui l'accepta par charité. L'enfant a pu résister jusqu'à 16 mois. Son corps s'était couvert de tubercules, et elle succomba à l'athrepsie.

Nous avons dit que le père enleva le seul enfant qui lui restait, le lépreux Chrysoscolos, et qu'il planta là la malheureuse femme dans un état affreux et dans le plus complet dénûment. Nous nous sommes adressé à un confrère de Gano pour nous procurer quelques renseignements. Il nous a écrit que Chrysoscolos aussi a succombé à la lèpre, en 1894. Le père vit toujours indemne (octobre 1895).

OBSERVATION XLIX. — *Lèpre infantile. Père lépreux, mère indemne. Nous exposons d'abord l'observation du géniteur lépreux, prise en 1885 ; puis celle de l'enfant.*

Lèpre tubéreuse. Pas de lépreux dans la famille, à sa connaissance ; il n'en aurait jamais vu ; originaire de Chio, foyer actif de lèpre. Pas de syphilis ; marié en 1868 ; femme indemne, après 18 années de cohabitation ; grandes émotions en 1875 ; quelque temps après, fièvre, courbature, douleurs violentes dans les membres, surtout dans les tibias, semis de tubercules aux régions sourcilières ; plus tard, envahissement des membres : pemphigus, macules hyperchromiques, ulcères, tubercules, chute de tous les ongles, hypercrinie cutanée. En août 1885, face presque sans poils, couverte de tubercules, télangiectasie, insensibilité, cicatrice du palais ; aux membres, tubercules et pigmentation ; bas des jambes et pieds asphyxiques et pachydermiques ; *engorgement considérable des ganglions lymphatiques.*

Nicoli Calvelis, jardinier à la grande île des Princes, dans la mer de Marmara, à une heure de Constantinople par les bateaux à vapeur de la Compagnie de l'Amirauté, très mauvais marcheurs. Agé de 36 ans, il est né à l'île de Chio, où la lèpre est toujours endémique et où se trouve une léproserie et un village habité surtout par des lépreux (Volissos) (1). Ses parents, également originaires de Chio (père âgé de 70 ans, et mère de 60 ans), sont indemnes, ainsi que le frère de Nicoli, âgé de 41 ans, et sa sœur de 38 ans, tous les deux mariés et ayant plusieurs enfants. Personne dans la famille n'aurait eu la lèpre ; N... n'aurait jamais rencontré de lépreux dans son village *Pirgui ;* il n'y en aurait eu qu'un seul, dans le temps, que notre malade n'a jamais vu ; il en a seulement entendu parler. N... habite Constantinople depuis 1865 ; cependant, il rentra chez lui, à Chio, en 1873, où il passa 6 mois ; puis il retourna encore à Byzance. Marié en 1868, à une Chiote du village de Thymiana, âgée aujourd'hui (en 1885) de 38 ans, il a trois enfants vivants. En 1875, étant jardinier à Halki (la 2ᵉ île des Princes dans la mer de Marmara), N... se rendit tout seul, en barque, à une île voisine déserte, *Oxia,* pour ramasser de l'herbe. A son retour, surpris par une tempête, il eut une grande frayeur et put à peine mettre pied à terre sur l'Oxia, où il dut passer 3 jours tout seul, sans secours, sans abri, sans aliments. Il y a vécu en mangeant des œufs de goëlands, nichant dans les creux des rochers. Recueilli par des pêcheurs, il fut pris de fièvre, de malaise, de courbature, de douleurs très violentes dans les membres, surtout dans les tibias, qui lui arrachaient des cris ; et peu après, il remarqua quelques taches pigmentées sur son corps, ainsi que quelques petits boutons aux régions sourcilières ; ce n'est que plusieurs mois après, qu'il en sortit sur les joues, au menton, aux jambes et, en dernier lieu, aux membres thoraciques. En même temps des bulles de pemphigus survenaient sur les membres, notamment aux jambes ; elles se rompaient et étaient suivies d'ulcères qui se cicatrisaient ; puis de nouvelles poussaient encore et cela à plusieurs reprises. Devenu très frileux, il était souvent saisi de violents frissons et d'un froid glacial dans la profondeur des membres ; quelle que fût la température ambiante, il ne parvenait à se réchauffer, ni par les couvertures, ni par le feu ; après quoi il survenait une sudation abondante. A la suite de chacun de ces petits orages, il remarquait une nouvelle poussée de macules ou un semis de petits nodules à la face et aux membres. Cet homme, de constitution vraiment herculéenne, était très adonné au coït ; il avait des rapports presque chaque soir, et souvent à plusieurs reprises, au début de la maladie ; mais depuis 3 ans, il n'en est plus ainsi ; la faiblesse a été progressive et depuis 8 mois il y a frigidité. En 1884, à la suite d'un mouvement frébrile violent, comme d'habitude, tous les ongles sont tombés, excepté ceux des gros orteils. En août 1885, N... eut la fièvre accompagnée de tout son apanage ordinaire ; pendant plus de 15 jours, il était toute la journée trempé par des sueurs profuses. Nous avons constaté que son corps s'inondait ainsi continuelle-

(1) *Voyages chez les lépreux.* G. Masson, éditeur, 1892.

ment sans augmentation de sa température, et lors même que l'ambiante était de 14 et de 16° centigrades; c'était là le prélude d'une nouvelle poussée. Voici quelques détails circonstanciés sur l'état de N... à cette date. La peau des régions sourcilières est épaissie et couverte de nombreux tubercules très saillants, dans la direction de l'arcade; au front et aux joues, tubercules proéminents et exsudats dans l'épaisseur de la peau, perceptibles à la palpation, entremêlés à de petites cicatrices vicieuses, violacées ou blanchâtres, selon l'âge de leur suppuration, avec dépression de la peau qui s'était ulcérée; sourcils, barbe, moustache, tout à fait dégarnis; à peine quelques poils aux extrémités externes de ces régions; par contre, chevelure très abondante; télangiectasie très prononcée de toute la face; nez déformé, aplati; son extrémité a la forme du bec de canard. N... ne s'est pas aperçu d'une élimination d'os. Les narines et le lobule du nez sont hérissés de petits tubercules en excroissance, qui se confondent et lui donnent un aspect hypertrophique; le lobule est semblable aux caroncules du dinde faisant la roue; tout l'appendice est d'un brun très prononcé; ouvertures des narines irrégulières et en grande partie obstruées par l'affaissement du nez dont le lobule touche le sillon naso-labial. Aussi le malade maintient-il, constamment, sa bouche ouverte pour suppléer à la respiration nasale. En explorant la cavité olfactive, on voit un grand nombre de tubercules obstruants. Odorat très émoussé. Lorsqu'on comprime le nez entre les doigts, on en fait suinter une infinité de petits corps butyreux. Pavillons des oreilles très tuméfiés, farcis de tubercules brunâtres qui déforment l'anthélix, le tragus et le lobule. Cicatrices vicieuses blanchâtres sur la partie membraneuse du voile du palais. Luette déformée et recourbée à gauche; ces lésions ressemblent tout à fait à celles consécutives à la syphilis que le malade n'a jamais eue (pl. 33, fig. 3).

Tronc : Musculature prononcée, groupe de taches pigmentées, d'un blond foncé, autour des mamelons, variant d'une lentille à un pois; idem au dos, où l'on voit aussi des traînées sépiées, comme des coups de pinceau, de chaque côté de la colonne vertébrale. A partir des acromions, les membres supérieurs sont couverts de macules pigmentées, rangées par groupes nombreux; petites et discrètes sur les deltoïdes, elles deviennent plus étendues et plus foncées au côté externe du bras où plusieurs se fusionnent pour former de grands placards irréguliers. Ces derniers reposent sur des exsudats dermiques qui doublent l'épaisseur du tégument, de manière à les faire saillir sur la peau. Plus bas, la peau devient livide, luisante; tandis qu'au côté interne et antérieur des bras et des avant-bras, elle reste fine et normale. A partir du 1/3 inférieur des avant-bras, le tégument est livide, pachydermique, impossible à pincer; grand placard d'exsudat au côté interne du dos de la main droite dont la 1/2 est ainsi bosselée et déformée, comme si un abcès profond en soulevait la peau; toute la main est brune, comme celle d'un mulâtre, tirant sur le violet, par suite de la pigmentation très prononcée et de l'asphyxie; ce qui jure avec la coloration de la peau normale de la face antérieure des avant-bras et du reste du corps. Ces modifications sont symétriques des 2 côtés, à cette différence près que le dos de la main droite est tout bombé par un exsudat, grand comme la 1/2 d'une mandarine, superposée, qui ne se laisse ni déprimer, ni pincer; même disposition au dos des premières phalanges de tous les doigts, comme si le malade portait une mitaine du gantelet des armures des anciens chevaliers. Ongles sains. Insensibilité dans tous ses modes, des membres, partout où il y a pigmentation, coloration violacée ou exsudats. Malgré sa musculature d'hercule, N... est très faible : il ne parvient à pousser l'aiguille du dynamomètre au delà de 70°, avec la main droite, et de 60° avec la gauche. Testicules absolument atrophiés, pas d'érections depuis

8 mois ; tandis qu'au début de la lèpre il coïtait plusieurs fois chaque nuit. Les fesses et les cuisses, à toutes leurs faces, sont tigrées par d'énormes placards détachés, ou confondus avec ceux du voisinage ; ce qui donne un aspect de tatouage fort bizarre ; ces macules sont d'un brun très foncé et reproduisent le tigré des chiens danois; dans leurs intervalles, la peau reste normale ; mue furfuracée par-ci, par-là ; la peau des genoux et de leurs environs est normale ; mais, à partir du milieu des jambes, la coloration de la peau est, uniformément, d'un brun violacé très accusé ; le tégument du 1/3 inférieur de la jambe ressemble à celle du crocodile. Cette disposition affecte la forme d'un brodequin haut de 6 centim. (pl. 10, fig. 5). L'épiderme y est craquelé, sous forme de larges plaques, de 5 et de 10 millim., polygonales, irrégulières; tout le tégument des jambes est infiltré par un exsudat scléreux qui ne se laisse ni déprimer, ni pincer. Pieds gonflés, pachydermiques, violacés, énormes ; l'épiderme de la plante est épaissi et s'exfolie. Ganglions du triangle de Scarpa gros comme les œufs d'une petite poule ; il y en a même un, à droite, comme un œuf de dinde ; ces ganglions se tuméfient et se réduisent à plusieurs reprises, depuis 2 ans, conformément aux poussées de la maladie, sans jamais disparaître entièrement ; il en est de même des ganglions du cou qui sont actuellement gros comme des marrons, et des épitrochléens qui égalent des haricots. Cautérisation au thermocautère, arsenic.

Ce malade, à cause des difficultés du voyage, vient nous voir rarement. Le 20 octobre, à la suite d'un nouveau mouvement fébrile de moyenne intensité, il a vu pousser 3 bulles de pemphigus au dos de la 2e et de la 3e phalange du médius et de l'annulaire gauches ; le liquide contenu est brun ; les ganglions lymphatiques de toutes les régions sus-mentionnées sont plus engorgés que lors de sa dernière visite. — 20 novembre. Depuis 15 jours, chaque nuit, froid intense et frissons violents durant 3 et 4 heures. D'ailleurs N... est devenu très frileux, depuis quelques années ; ce qui arrive chez presque tous les lépreux. Au côté externe de l'œil gauche, la conjonctive est très injectée et comme teinte en rouge intense par un coup de pinceau; pas de photophobie; douleurs très fortes dans les masses musculaires et dans les os des membres, surtout la nuit. Les olécrânes sont particulièrement douloureux, au point que N... n'y peut s'appuyer. A partir de sa racine, le nez est violacé, gonflé et gros comme une petite aubergine ; il est uniformément tuméfié, — il était écrasé, épaté auparavant — par un exsudat qui en double toute la peau. Au milieu du palais, il y a une ulcération déprimée, jaune, creuse, pouvant loger la 1/2 d'un petit pois, et ressemblant absolument à une petite gomme syphilitique fondue, ou bien à une ostéite à tendance perforante ; plus en arrière, nombreuses dépressions gaufrées, jaunes, pouvant loger des grains de millet, dont la plus postérieure sert de point de départ à une ulcération antéro-postérieure qui s'étend jusqu'à la base de la luette ; c'est comme une écorchure superficielle, une exulcération à bords serpigineux, à fond jaunâtre quasi-diphtéritique. Le palais est le siège de douleurs spontanées, fréquentes, au niveau de la lésion antérieure. Depuis 15 jours, tuméfaction des ganglions lymphatiques sous-maxillaires et sus-hyoïdiens qui bombent et attirent les regards à distance ; ils sont douloureux à la palpation. Les taches violacées des cuisses, doublées d'une tuméfaction du tégument, se sont colorées davantage ; elles se sont étendues, et de nouvelles ont apparu ; les placards exsudatifs sont plus prononcés aussi, et très douloureux, même au simple toucher (hyperesthésie). Plusieurs de ces macules sont gercées, craquées et laissent suinter un liquide séro-sanguinolent. Même aggravation du côté des fesses qui sont couvertes de placards jambon, grands comme la main, avec épaississement de la peau ; autour de ces grands placards, il y a nombre de tubercules, comme des lentilles ou

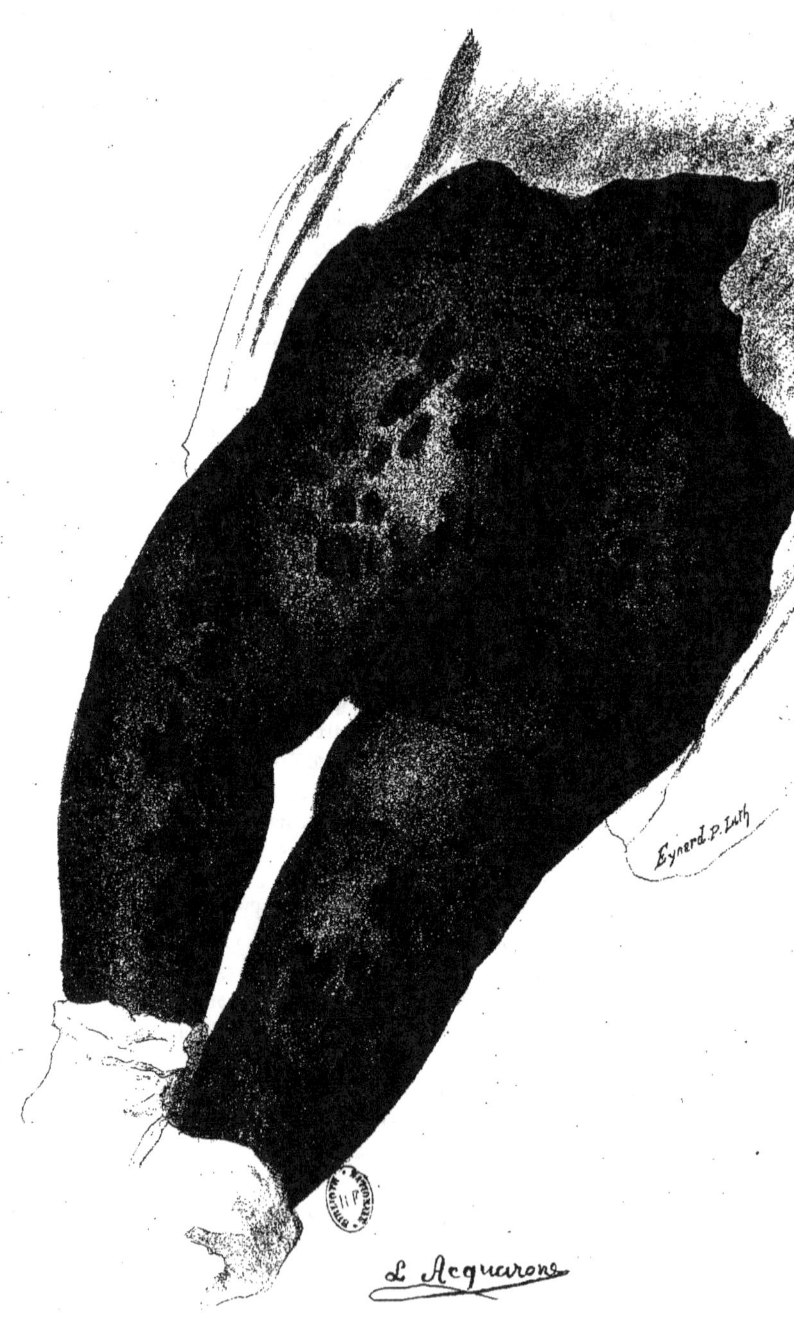

LEPRE INFANTILE

Imp. DISTRIBUÉ, 44, Rue St Louis-en-l'Ile, Paris

des pois à l'instar de satellites, dont plusieurs se ramollissent comme par régression avancée. Tronc absolument indemne, à part les légères pigmentations sus-mentionnées. Amaigrissement et faiblesse ; depuis 15 jours, N... garde le lit. Ergoline.

L'état était stationnaire, lorsque le 4 mars, il survint de nouveau des frissons, avec sentiment de froid glacial dans les os, et faiblesse extrême qui rendait les mouvements les plus limités très pénibles. N... ne pouvait même pas rester debout ; puis nouvelle poussée de macules et d'exsudats variés, surtout aux cuisses ; desquamation de l'épiderme en larges lambeaux ; retentissement ganglionnaire ; cette fois-ci encore rhinite avec jetage. Il doit y avoir des ulcérations ; mais les ouvertures des narines étant très obstruées et rétrécies, il est impossible d'explorer la cavité nasale. Quelques jours après, la fièvre disparut ; mais l'amaigrissement et la faiblesse ont persisté, et les placards pigmentés se sont foncés davantage ; les exsudats ont augmenté d'épaisseur et se sont multipliés. Bientôt, à la partie inférieure de la fesse gauche, apparut une petite gerçure qui creusa, s'agrandit et produisit un ulcère creux, profond, pouvant loger une petite noisette, à bords réguliers, en tout pareil aux cautères consécutifs à une application de pâte de Vienne ; sa circonférence est constituée par un bourrelet de peau normale. Toniques, chaulmoogra. En avril, ce malade, renvoyé de sa place de jardinier, pour impossibilité de travail, partit pour son pays, l'île de Chio, où il y a une léproserie et un village occupé par un grand nombre de familles lépreuses (Léprochori).

OBSERVATION L. — *Lèpre infantile congénitale; père lépreux, mère indemne.*
(Enfant du malade précédent.) (Planche 39.)

N. Calvelis, qui fait le sujet de l'observation précédente, s'est marié en 1879, à l'âge de 20 ans, avec une de ses compatriotes, qui a eu 7 conceptions ; 3 seuls de ces enfants ont survécu; l'aîné, ayant près de 17 ans ; une autre fille, seconde de naissance, âgée de 7 ans, lorsque l'observation a été prise en 1885, et un fils, le dernier né, âgé de trois mois. Les 2 premières, examinées attentivement par moi, ne présentaient aucun signe de la maladie paternelle. L'aînée, réglée à 14 ans, bien constituée, n'a jamais eu de maladie sérieuse, ni d'éruptions cutanées. Le père, en supposant même qu'il fût déjà lépreux lors de la procréation de cette enfant, n'était qu'au début de la maladie qui s'est surtout développée plus de 3 ans après la naissance de son premier enfant. La 2e fille, âgée de 7 ans, aurait eu des éruptions cutanées fugaces (?). Elle porte une cicatrice blanche, stellée, avec amincissement de la peau, au-dessus du mamelon gauche. A l'âge d'un an, il y a eu des boutons et un ulcère qui a suppuré pendant plus d'un an (?). Cette cicatrice est actuellement insensible aux piqûres. Blépharite ciliaire ; mauvaise dentition ; toutes les dents sont gâtées. D'après les renseignements que j'ai obtenus depuis, par la correspondance d'un confrère, les 2 filles restent toujours saines ; tandis que le dernier enfant est lépreux, ainsi qu'on va le voir tout à l'heure. Outre ces trois enfants, il y a eu, après le premier accouchement, une fausse couche, par accident, à 7 mois. Une autre fille, née après cet avortement, succomba à 3 mois à Chio, on ne sait à quelle maladie. En 1880, nouvelle fausse couche de 2 mois, puis naissance d'un autre enfant qui n'a vécu que 36 heures. Le dernier né, un fils âgé de 3 mois aujourd'hui, est un bel enfant en apparence, bien qu'il présente des macules nombreuses, rouge amaranthe, dont les unes comme des lentilles, les autres plus grandes, irrégulières, de formes

variées, s'effaçant sous la pression du doigt, pour réapparaître de suite après, avec saillie
au-dessus du niveau du tégument. A la face, il y a 3 de ces macules, plus petites qu'une
lentille, comme de petites papules, dont l'une siège à la tempe gauche, l'autre sur le front et la
3ᵉ sur la joue droite. Lorsqu'on passe la pulpe du doigt sur elles, on sent une saillie légère.
Cette éruption maculeuse est confluente et très accentuée aux fesses et à la face postérieure
des cuisses et des jambes, ainsi qu'on peut le constater sur la planche 39 annexée ci-contre qui
reproduit en chromolithographie d'une manière bien peu satisfaisante une aquarelle, parfaitement exacte et servile de l'habile artiste Aquarone, déposée au musée de Saint-Louis
avec toute la collection de mes dessins originaux. Les macules de ces régions varient de
forme et de dimension ; d'un rouge jambonné, les unes sont isolées et parsemées sur la peau
saine ; les autres se fusionnent pour constituer des placards dont plusieurs ont 2 et même
3 centim. La chromolithographie montre la peau barbouillée de rouge là même où elle est
saine ; tandis que sur l'aquarelle, le fond du dessin est constitué par la peau blanche sans reflet
rouge. Quoi qu'il en soit, quelques-unes de ces macules sont plus pâles et comme effacées ; tandis
que d'autres sont d'un rouge vif. Les premières appartiennent à des poussées antérieures,
et les secondes à des récentes. La mère nous confirme dans cette appréciation. *L'enfant, venu
au monde avec quelques-unes de ces macules très apparentes,* mais peu nombreuses sur les
membres, et portant déjà les 3 papules de la face, a eu, peu après, une poussée qui était en train
de s'éteindre lorsqu'il en survint encore une autre, il y a une dizaine de jours. L'avant-veille de
cette dernière, l'enfant était agité, tétait peu et fort mal, et la mère, qui le nourrissait, sentait
que sa bouche était très brûlante, lorsqu'il saisissait le sein. Ce qu'il importe de noter, c'est que
ces macules, explorées avec la pointe d'une épingle, n'éprouvent aucune douleur ; puisque
l'enfant ne s'agite pas, qu'il reste calme pendant ces piqûres ; tandis que si l'on pique à côté,
il gigotte et pousse des cris immédiatement. Examiné partout, cet enfant ne présente rien
autre, ci ce n'est une légère tuméfaction des ganglions lymphatiques du cou et des aines.

D'après les informations que j'ai pu me procurer par la suite, le père est mort, un an
après son retour à Chio. Son enfant lépreux dont la maladie a évolué rapidement est mort
aussi en 1890, couvert de tubercules lépreux et considéré comme lépreux par tout le monde
à Chio, le peuple et les médecins ; il était installé à la léproserie de cette île où il succomba.
Quant à la mère et aux deux autres enfants, elles continuent à être indemnes toutes les trois.

RÉFLEXIONS. — Il n'y a pas dans la science, que nous sachions, un seul fait qui
prouve aussi clairement que celui qui précède, la lèpre infantile congénitale.
Cette observation démontre en effet, non seulement l'hérédité de la léprose, contestée
de nos jours par des confrères les plus distingués, mais le début de la maladie pendant la vie intra-utérine. Il annule donc d'un trait de plume tous les arguments spécieux mis en avant pour soutenir que la lèpre n'est pas héréditaire et qu'elle ne peut
se transmettre que par contagion, contagion qui a été de tout temps surfaite et
exagérée au delà du possible, et à laquelle toutes les observations recueillies par
nous — elles se comptent par centaines — donnent le plus formel démenti, du moins
pour Constantinople. Les contagionnistes outrés soutiennent toujours que la lèpre
qui se développe chez les enfants des lépreux a été contractée par leur contact avec

les parents, et que l'hérédité n'a rien à y voir. Erreur profonde et funeste dans ses effets, par l'exagération fabuleuse, préhistorique, légendaire, de la contagiosité de la lèpre, qui maintient les peuples, depuis l'antiquité, dans des dispositions sauvagement hostiles vis-à-vis des malheureux lépreux, poursuivis comme des pestiférés et traqués comme des fauves. Or, nous avons toujours soutenu — et nous nous flattons de le croire prouvé — que ce qui a donné naissance tout au moins à cette hyperbole de la transmissibilité de la lèpre, par les relations et par le simple contact, c'est la confusion, de tout temps, depuis l'antiquité la plus reculée, jusqu'à nos jours, de la lèpre avec la syphilis. Erreur dont nous avons été témoin maintes fois, et dont les preuves continuent toujours à se présenter à nous. De toute façon, nos observations déposent éloquemment contre cette doctrine basée sur les théories spéculatives que démolit la clinique, le véritable creuset des expériences et des doctrines en médecine. Nous avons mentionné déjà, dans cet ouvrage, l'histoire d'une fille séparée de sa mère lépreuse dès sa naissance, et élevée dans un endroit où il n'y a jamais eu de lèpre. Cette enfant, soustraite ainsi à toute cause de contagiosité et élevée dans les meilleures conditions, devint elle-même lépreuse, à l'âge de 12 ans environ. Le hasard s'est ainsi chargé d'exécuter l'expérience réclamée par le Dr Besnier pour admettre l'hérédité de la lèpre. Cet éminent dermatologue a en effet inséré dans la traduction de l'ouvrage de Kaposi, faite en collaboration avec le Dr Doyon de Lyon, une note dans laquelle il nie l'hérédité de la lèpre, en ajoutant qu'il ne l'accepterait que si un enfant de lépreux, soustrait, de suite après sa naissance, au contact de ses parents, et transporté dans un milieu où la lèpre ne sévit point, devenait lépreux dans la suite. Or, une telle expérience s'est trouvée faite toute seule en Chypre. L'enfant d'une lépreuse fut transportée dans un village où on n'a jamais constaté un seul cas de lèpre, et abandonnée, en cachette, par sa mère, de suite après la naissance ; et pourtant cette fille devint lépreuse, sans s'être jamais exposée à la contagion. Cette observation est donc décisive (voir *Voyages chez les lépreux*, chapitre Chypre ; Paris, 1891). Le Dr Zeferino Falcao de Lisbonne, léprologue distingué, admettant l'hérédité, cite, à l'appui de son opinion, un cas analogue. Il s'agit d'un fils de lépreux qui perdit son père à l'âge de 5 ans. Or, ce fils, élevé à Paris et en Allemagne, n'en devint pas moins lépreux à 32 ans.

L'enfant qui fait l'objet de l'observation précédente, le fils du lépreux Calvelis, et dont la planche 39 reproduit les manifestations lépreuses, *est venu au monde lépreux*. Son corps était déjà couvert d'éruptions. Nous l'avons vu 3 mois après la naissance et nous avons constaté la présence incontestable de la léprose. Le père était lépreux avancé lors de la procréation de cet enfant. Sa femme — qui a cohabité avec lui pendant plus de 19 ans et qui a mis au monde des enfants lépreux

— n'a pas contracté la maladie ; et à ce propos, je répéterai encore et toujours jusqu'à satiété, afin de provoquer des recherches méticuleuses dans tous les pays lépreux — qui, j'en ai la conviction, seront confirmatives des nôtres, contre toutes les théories en cours, — je répéterai, que parmi des centaines de mariages mixtes — je désigne ainsi les ménages où un seul des conjoints est lépreux — je n'ai jamais, au grand jamais vu la lèpre se transmettre au conjoint sain, lors même que la vie en commun et que les rapports sexuels ont continué pendant des années et jusqu'à la période ultime de la lèpre qui avait produit des dégâts profonds, tels que mutilations, vastes ulcères, accidents buccaux — comme ceux que j'ai décrits et reproduits par le pinceau dans la planche 33, figure léonine couverte de tubercules ulcérés, etc. Et chose curieuse et de la plus haute importance, un lépreux transmet sa maladie à ses enfants par son germe infecté, la lèpre éclate plusieurs années ou bien peu après la naissance et même pendant la vie intra-utérine — puisque parfois c'est quelques mois et même quelques jours seulement après la naissance que l'enfant présente déjà les stigmates de la maladie — et pourtant la femme, qui a recélé dans son sein un fœtus lépreux en communication circulatoire avec elle, pendant 9 mois entiers, demeure indemne jusqu'à la fin de son existence, parfois prolongée jusqu'à 60 et 70 ans ! Voilà ce que nous enseigne l'observation clinique la plus scrupuleuse.

Les 2 filles aînées du lépreux Calvelis, engendrées avant que la léprose ne fût très avancée chez lui, ont toujours vécu à côté de leur père dont la maladie a évolué, en leur présence, jusqu'à la mort, en passant par les phases les plus favorables à la transmission de la lèpre par contagion (fonte des tubercules, ulcères, etc.) ; et pourtant elles n'ont pas été contaminées ; pas plus que leur mère. Selon le professeur Landouzy, la transmission de la tuberculose par le père à l'enfant, sans infection maternelle, pourrait bien être due à une infection transmise à l'ovule sain par le père, sans que la mère soit contaminée (p. 421). La même hypothèse pourrait être invoquée dans la léprose communiquée par le père à l'enfant né lépreux, la mère restant indemne, comme dans l'observation précédente.

CHAPITRE XII

Lèpre et Syphilis.

Les manifestations de la lèpre ressemblent, parfois, tellement à celles de la syphilis qu'il est parfaitement concevable que la confusion de ces deux maladies ait pu être commise de tout temps. Moïse, qui, malgré son génie de législateur et de fondateur de religion, ne peut prétendre à l'infaillibilité en fait de diagnostic médical, fut le premier qui engloba sous le nom de Zaraath, c'est-à-dire de lèpre, toute maladie cutanée invétérée, d'aspect hideux, tout ulcère répugnant. Il a été suivi dans ses errements, par tous les initiateurs de religion, qui lui ont succédé et qui ont accepté l'ancien testament comme parole de l'Éternel. Voilà l'origine de la confusion et des erreurs — inculquées chez les peuples en même temps que les principes de leur religion — sur la *contagiosité excessive* de la lèpre. Moïse éloignait du camp des Hébreux tout individu porteur d'éruptions, de croûtes, d'ulcérations, — quelles qu'elles fussent, et désignées sous le nom de lèpre, — d'abord pour la durée d'une semaine ; cet isolement très sévère, sous l'interdiction de toute communication avec le reste du camp, voire même avec les siens, devait finir dans ce bref laps de temps, si le Lévite constatait la guérison définitive du lépreux. Il prolongeait l'isolement, selon la marche de l'affection, de septénaire à septénaire, si, à sa visite hebdomadaire, il trouvait encore la maladie persistante. Personne ne saurait soutenir la puérilité que ces affections, guérissables dans huit ou quinze jours, spontanément, pouvaient réellement appartenir à la lèpre véritable. D'ailleurs, jusqu'il y a 20 ans encore, on désignait sous le nom *lèpre vulgaire* toutes les dermatoses squameuses. Notre contemporain, le Dr Gibert, médecin à l'hôpital Saint-Louis, n'a pas manqué de consacrer cette confusion avec la vraie lèpre dans son ouvrage publié en 1865 !

La syphilis, qui date de la création (1), de même que toutes les maladies infectieuses, n'a pu naturellement être discernée non plus dans l'antiquité, et même par les médecins qui se sont succédé jusqu'au XVe siècle. Car c'est de cette

---

(1) Faire l'histoire de la syphilis c'est tracer celle de l'humanité (Ph. Albert). Je croirai avec Guy Patin que non seulement Jacob, Salomon et Adam avaient la vérole, mais qu'elle était dans le chaos avant la création (De la Mettrie).

époque seulement que date sa découverte, je veux dire sa constatation et son érection en entité morbide. Avant l'expédition française en Italie, l'année 1494, sous Charles VIII, la vérole était méconnue et confondue aussi avec toutes les affections à manifestations cutanées graves, sous le nom de lèpre. Et, malgré les travaux importants qui ont surgi alors et qui ont attiré l'attention d'une manière spéciale sur le mal vénérien, appelé Français par les Italiens, et Napolitain par les Français — qui se renvoyaient ainsi mutuellement et gracieusement la paternité d'un des plus terribles fléaux de l'humanité — la syphilis resta encore ignorée et confondue avec bien des maladies, jusqu'aux études lumineuses des médecins de notre siècle, parmi lesquels il est de toute justice de nommer en tout premier lieu notre illustre maître le Dr Ph. Ricord. Ses élèves ont parfait son œuvre en complétant l'édifice dont il posa les assises.

Aujourd'hui le diagnostic de la syphilis est chose simple pour tout le monde; entendons-nous bien, pour les médecins qui veulent bien s'occuper spécialement de son étude; ce qui n'a pas lieu pour la généralité des confrères — il s'en faut même de beaucoup — dont le nombre, encore, diagnostiqueurs excellents d'ailleurs pour les maladies ordinaires, commettent fatalement des erreurs de diagnose, pour n'avoir pas fait leur stage dans un service de vénériens. Tous les spécialistes sont témoins de ces méprises que commettent des cliniciens éminents et célèbres. Pour mon compte, les erreurs de ce genre que je suis appelé à rectifier sont innombrables; et depuis que je me suis livré à l'étude de la lèpre, j'ai si souvent vu cette dernière être prise pour la syphilis, que j'ai renoncé, il y a déjà longtemps, à inscrire ces erreurs.

En effet, il m'est souvent arrivé de voir de malheureux lépreux, incontestables, être soumis à un traitement antisyphilitique pendant des mois et des années; ce que je considère désastreux pour la marche de la lèpre. Si donc cela se passe ainsi en l'an de grâce 1894, lorsque l'étude de la syphilis est si avancée et la nature de l'affection nettement établie, au point qu'il suffit de vouloir pour la connaître, comment ne pas être indulgent pour les médecins du XVe et du XVIe siècle, qui exerçaient lorsque la lèpre, à l'état, dit-on, épidémique, a ravagé toute l'Europe au point d'y nécessiter la création de 20,000 léproseries dont 2,000 environ en France. Il est donc indéniable qu'un nombre considérable de ces malades censés lépreux et isolés comme tels, n'étaient que des syphilitiques. Voilà à quelle induction l'on arrive après avoir pris connaissance de tout ce qui a été dit sur la lèpre dans les temps anciens. On acquiert en effet la conviction que la syphilis a décimé le genre humain dès la plus haute antiquité, et qu'elle a été confondue fatalement avec la lèpre (1).

(1) Voir le remarquable travail du Dr BURET, *sur la syphilis des anciens*, paru en 1890, et celui du même auteur, sur le *gros mal* du moyen âge, imprimé en 1894, aussi documentaire que le premier.

Et qu'on n'aille pas croire qu'il ne s'agisse que d'une conception subjective. La démonstration de ce fait réel est acquise aujourd'hui au point que nul n'en saurait douter. D'abord il importe de noter que dès que la syphilis a attiré l'attention des médecins et qu'elle pouvait être reconnue, — sinon dans ses insidiations et dans ses métamorphoses si nombreuses, que des études minutieuses ont ultérieurement démasquées, du moins dans sa symptomatologie la plus vulgaire et la plus criarde — les portes des léproseries se sont successivement fermées ; et l'on déclara, officiellement et magistralement, la disparition définitive de la lèpre de la surface de l'Europe infectée, cette fois-ci, du *morbus gallicus*. Nouvelle erreur qui se transmit encore, par tradition, jusqu'à notre temps, et qui fit méconnaître, jusqu'à nos jours, la *survivance* de la lèpre dans l'Europe centrale, ainsi que nous l'avons établi devant l'Académie de médecine de Paris en 1892 et en 1893 (*Les lépreux de la Bretagne ; les lépreux du midi de la France*, séance du 23 août 1892 et du 9 mai 1893).

C'est la confusion de la lèpre avec la syphilis, inévitable, fatale dans l'antiquité que méconnaissait l'existence de la vérole — sœur jumelle de l'éléphantiasis, aux traits aussi identiques entre eux que ceux de deux frères co-utérins que l'on prend l'un pour l'autre, — c'est la confusion de ces deux maladies préhistoriques, si déplorable, si préjudiciable à l'humanité et à la science, qui fit admettre sur la lèpre des idées fausses, si difficiles à déraciner, non seulement de l'esprit routinier des populaces qui admettent comme infaillible tout ce qui est écrit dans ses codes religieux, mais même de l'esprit des médecins qui, n'ayant pas étudié à fond, sur un vaste terrain et pendant longtemps, la lèpre, ne peuvent échapper aux erreurs de diagnostic, tout comme les anciens ; et principalement lorsqu'ils ne sont pas suffisamment ferrés sur la syphilis — qu'on nous passe le mot — qu'ils continuent à confondre inévitablement avec les maladies qui présentent avec elle de plus ou moins nombreux points de ressemblance (1). C'est là l'explication plausible, logique, des assertions erronées des jeunes confrères qui, dès qu'ils ont quitté les bancs de l'école, après des études sommaires, se sont rendus, pour chercher carrière, à des localités éloignées, en Amérique, aux colonies, aux îles Sandwich, à Honolulu et à Molokaï. Ces médecins, que personne ne saurait considérer comme des cliniciens consommés à l'abri des erreurs de diagnostic, nous ont transmis des bourdes comme celle d'un petit Chinois lépreux

(1) Les délégués envoyés aux Indes par The National Leprosy Fund, — institué à Londres sous la présidence de S. A. R. le prince de Galles, pour étudier la lèpre, — ont constaté que 10 pour 100, environ, des lépreux inscrits, n'étaient pas atteints de la maladie. Ce comité, composé des Drs Beaven, Rake, Bukmaster, Kantchak, Barclay et Thompson, après une étude scrupuleuse est arrivé — je suis heureux de le constater — aux mêmes conclusions que nous qui observons en Orient, tant au point de vue de la contagiosité, de l'hérédité, de la séquestration, que de la syphilis. Ils ont rencontré des invidus présentant, concurremment, les signes caractéristiques de la lèpre et ceux de la syphilis ; ce qui les conduisit à inférer que, malgré les ressemblances et les analogies, il n'y avait pas identité, mais similitude.

transporté au milieu d'une population *vierge*, qui a suffi pour faire pulluler la maladie au point de contaminer, dans l'espace de 27 ans, la douzième partie de la population ! Et aux maîtres, même, de sonner le tocsin et de renouveler les exagérations de Moïse, et les frayeurs du moyen âge !

D'abord ces jeunes confrères — Hillebrund en tête qui observa, à Honolulu, le premier petit Chinois lépreux en 1853 — ne soufflent mot sur la syphilis qui ravage pourtant toutes les contrées où ils exercent. Puis, il était rationnel d'admettre, à *priori*, — et il fut plus tard péremptoirement prouvé, d'après la narration des voyageurs qui les avaient précédés, — que bien avant eux, la lèpre sévissait déjà dans ces pays (1). Et, vraiment, quel est le pays où elle n'a pas existé et où l'on ne découvre pas encore ses reliquats et ses traces, lorsqu'on sait la dépister ? Les recherches ultérieures à nos travaux le démontrent de plus en plus. (Voir dans ce travail, plus loin, le chapitre sur la survivance de la lèpre.)

En examinant plusieurs de nos planches, entre autres les 2, 4, 19, 29, 32, 33, 34, 35, 37, 38, 39, 40, 41, on acquerra aisément la conviction que, prendre la lèpre pour la syphilis, et réciproquement, est chose bien facile et jusqu'à un certain point justifiable. En effet, toutes les manifestations de la lèpre ressemblent, à s'y méprendre, à celles de la vérole ; celles de la peau d'abord : éruptions de papules, de tubercules, de plaques psoriasiques ; les ulcères des jambes — dont la vue (pl. 29) a surpris même notre éminent syphiligraphe le professeur A. Fournier. — les lésions du palais et du voile, celles des yeux, principalement l'iritis et la choroïdite, etc., etc. On peut donc concevoir et à la rigueur excuser les erreurs fatales de diagnostic, même à l'heure qu'il est, de la part de ceux qui ne connaissent pas à fond la syphilis — c'est-à-dire de la grande majorité des confrères — et, qui plus est, n'ont pas eu l'occasion non plus de se livrer à des études patientes sur la lèpre. Qualités et connaissances que, encore une fois, on n'est pas en droit d'exiger de la part de jeunes confrères qui s'embarquent dès la réception de leur papyrus, pour des pays lointains, dans le but de chercher carrière. Il résulte de ce qui précède, que la confusion de la lèpre avec la syphilis a existé de tout temps et se commet encore aujourd'hui ; c'est là, nous le répétons, le point de départ de l'erreur accréditée, malheureusement partout, que la lèpre est une affection éminemment contagieuse, qui peut se transmettre par le simple contact, par le verre, par la cuillère, par la cohabitation, etc.

La découverte de Hansen en 1871 et la constatation si facile de son bacille, dans *certains cas de lèpre*, scella fortement l'erreur préhistorique ; car la bactériologie proclame que toute maladie bacillaire est fatalement contagieuse, et réciproquement. Cependant la clinique proteste contre cette tendance de la bactériologie, science

(1) Discussion à l'Académie de Paris, sur la contagiosité de la lèpre; discours du Dr Roy de Méricourt, 1888.

touté nouvelle et en train de se former, à ne tenir aucun compte de ses observations rigoureuses et de ses études tant de fois séculaires. Elle a souvent sapé la prétention de faire du diagnostic, exclusivement, dans le laboratoire et dans le cabinet d'étude, par méditation théorique. Un professeur, aussi éminent en bactériologie qu'en clinique, a dit : *Je plains l'expérimentateur, s'il diffère trop du clinicien* (Bouchard).

Nous revendiquerons, ailleurs, les droits imprescriptibles de la clinique, et nous proclamerons ses triomphes définitifs. Pour le moment, nous finirons cette dissertation bien qu'extrêmement importante, mais déjà trop longue, pour la nature de cet ouvrage, en fournissant la démonstration palpable et sans réplique, de la confusion de la syphilis avec la lèpre, de tout temps, même à l'époque des léproseries, censées contenir exclusivement des lépreux, et lorsque, selon l'erreur accréditée, la syphilis, d'importation récente, n'existerait pas encore en Europe.

Le Dr Lancereáux, auteur de tant de travaux de grande valeur, en fouillant un jour dans un ossuaire des catacombes de Paris, provenant d'un cimetière lépreux de Lutèce, découvrit, sur plusieurs os, des exostoses nombreuses. Or, d'une part, nous savons que les lépreux éloignés de la société, de leur vivant, étaient aussi rigoureusement exclus des nécropoles de la population; il y a eu des scènes sanglantes, même plusieurs années après la fermeture des léproseries, lorsque la loi nouvelle autorisait enfin l'enterrement des cagots, les descendants des lépreux, dans les cimetières communs. En effet, bien des fois la plèbe s'est révoltée contre la force publique, déterra les cadavres et les jeta sur la voie publique, où ils ont été dévorés par les chiens et les pourceaux. Donc, il n'y avait d'enterré dans les cimetières des léproseries que des lépreux, exclusivement. Voilà un point acquis. D'autre part, il est aussi incontestable, scientifiquement, que la lèpre ne produit pas d'exostoses qui sont, au contraire, l'apanage de la syphilis. Il existe, au Musée anatomo-pathologique de Genève, des os syphilitiques trouvés dans les anciens cimetières, en tout semblables à ceux rencontrés sur les os provenant des léproseries par Lancereaux, Zambaco, Œffinger et Raymond. Des altérations identiques se voient sur un squelette du musée de Fribourg, envoyé d'Australie. Le Dr Fouquet vient de me montrer un crâne datant des temps des Pharaons, qui présente manifestement, à la voûte et au front, des dépressions profondes ayant le cachet des exostoses ou des gommes suppurées. (Février 1897, au Caire).

Dans mes voyages scientifiques pour étudier la survivance de la lèpre en France, j'ai partout recherché les endroits autrefois occupés par les léproseries ; et presque toujours j'ai pu découvrir aussi, à côté d'elles, le cimetière réservé à ces malheureux persécutés et exclus de la société des vivants et des morts. En plusieurs endroits on désigne ces cimetières sous le nom de cimetières des ladres, des pourris, des caqueux, etc. A Montpellier, un anthropologue distingué, M. de Lapouge, actuellement à Rennes, avait fouillé dans le cimetière des lépreux situé à l'extrémité de la ville actuelle, à côté de l'ancienne léproserie de Castelnau. En examinant les ossements provenant de cette léproserie, que M. de Lapouge mit complaisamment à ma disposition, j'ai découvert sur quelques-uns d'entre eux de grandes exostoses que la syphilis seule peut déterminer, et que je décrirai ailleurs; pour le moment je me borne à les signaler. Enfin tout dernièrement le Dr Raymond a présenté à la Société de dermatologie de Paris des ossements provenant du cimetière d'une léproserie, dont plusieurs portaient aussi des exostoses. L'auteur conclut, comme nous, que les syphilitiques existaient dans les léproseries des anciens temps et que la syphilis et la lèpre ont été certainement confondues ensemble. Selon Virchow, les figures d'argile, trouvées dans les anciens tombeaux péruviens, peuvent relever tout aussi bien de la lèpre que de la syphilis. Dans sa communication à la Société de Berlin, cet éminent professeur fait remarquer que les lésions osseuses de la syphilis ne peuvent être confondues avec celles du lupus ou de la lèpre (*Sem. méd.*, 27 novembre 1895). D'après le Dr Harmonic aussi, l'existence préhistorique de la syphilis est mise hors de doute par la constatation des altérations syphilitiques sur les squelettes préhistoriques (*Des maladies vénériennes chez les Hébreux à l'époque biblique*). Enfin selon le Dr Buret, le traité chinois Nuci-King démontre l'existence de la syphilis, 2637 ans avant le Christ.

Dans une communication faite par nous à Londres lors du dernier Congrès international de dermatologie et de syphiligraphie (août 1896) sous la rubrique : *lèpre et syphilis* (voir les Comptes rendus), nous avons fait remarquer que Christophe Colomb, considéré par tout le monde comme importateur de la syphilis d'Amérique en Europe, a été précédé, dans sa *découverte* d'Amérique, de cinq siècles, par les Normands. Leif Ericson, fils de Wiking Erig le Rouge, chassé de Norvège, à la suite d'un meurtre, s'enfuit en Islande d'où il navigua jusqu'au Groënland, et finit, vers l'an 1000, par toucher la côte américaine. Des établissements normands, dont on a trouvé les fondations dans le Massachusets, autrefois appelé le Vinland, ont mis le fait hors de doute. On a même soutenu, non sans probabilités, que les Phéniciens avaient déjà découvert le nouveau continent quelques mille ans auparavant. De toutes façons, l'opinion si généralement admise, que Christophe Colomb a introduit la syphilis dans le vieux continent est erronée. La syphilis et la lèpre, confondues ensemble, ont sévi partout, à tous les âges. Une mâchoire, trouvée dans un ancien cimetière gallo-romain à Blessy dans l'Aisne, prouverait que la vérole existait en France à l'époque mérovingienne. Cette mâchoire, déposée au musée de la Société Anthropologique de Paris, présente les altérations des dents que le Dr Hutchinson a été le premier à rattacher à la syphilis.

Ribeiro Sanchez a fait paraître, en 1750, *une dissertation sur la maladie véné-rienne, dans laquelle on prouve qu'elle n'a point été apportée d'Amérique.* D'ailleurs les *bubas*, que les Espagnols appelaient *mal français*, existaient en Espagne avant 1493, date du premier retour de Christophe Colomb. Enfin un savant article du Dr Gilles de la Tourette, professeur agrégé à la Faculté de Paris, appuyé sur de nombreuses citations, conclut aussi à l'ancienneté de la syphilis (*Prog. méd.*, 14 juin 1884).

Mais ce n'est pas seulement dans les temps antiques que la lèpre et la syphilis ont été confondues ensemble. Notre contemporain, feu Danielssen, l'illustre lépro-logue norvégien, à démontré qu'en Scandinavie on a toujours confondu, jusqu'à lui, la spedalskheled avec la radezyge, c'est-à-dire la lèpre avec la syphilis. On a cru aussi, jusque dans ces derniers temps, que la syphilis n'a pas existé en Islande. Or, le Dr Schierbeck et tout dernièrement le Dr Ehlers ont prouvé qu'elle y était aussi ancienne que la lèpre. Les Annales de l'île, qui relatent la situation sanitaire de 1519, le démontrent péremptoirement. Cette confusion des deux maladies continue toujours à Riga (Russie) et dans tout l'Orient, où nous avons rencontré des syphilitiques séquestrés dans les léproseries. Dans les villes et les villages aussi, pendant nos pérégrinations scientifiques, pour notre enquête sur la léprose, nous avons cons-taté la même confusion regrettable. En Orient, le malheureux syphilitique, séquestré par erreur dans une léproserie, risquerait d'être lapidé, si l'on voulait le réintégrer dans la société. La populace n'entend pas qu'un habitant de la léproserie, inscrit et interné comme lépreux par les autorités, souvent sur certificat médical, puisse être libéré. On voit qu'on est loin des lois mosaïques qui conféraient aux Lévites le droit d'autoriser la rentrée dans le camp, de l'Hébreu atteint de zarath, après une ou plu-sieurs semaines d'isolement.

Enfin, dans le vilayet de Castambol, département du Pont-Euxin de l'Empire ottoman, la lèpre et la syphilis, communes au point de faire réformer plus de 30 p. 100 des recrues, continuent toujours à être confondues ensemble.

Nous pensons donc qu'il ne reste plus aucun doute sur la confusion commise, de tout temps, même de nos jours, entre la lèpre et la syphilis, et sur l'existence de celle-ci contemporainement avec la première.

Plusieurs des observations relatées dans ce travail démontrent objectivement que les manifestations de la lèpre ne sauraient être facilement discernées, à première vue, de celles de la syphilis, même par les cliniciens les plus consommés, à plus forte raison par les médecins qui ne se sont pas trouvés dans des conditions propices pour étudier ces deux maladies sœurs. Je ne crains même pas d'affirmer que la confusion est inévitable pour ces derniers confrères. On n'a qu'à jeter les yeux sur les planches

33, 40, 41, et qu'à lire la description de ces lésions, pour partager absolument notre conviction. Les observations qui suivent, appuyées par la reproduction par le pinceau, rendent cette démonstration on ne peut plus évidente.

Nous avons déjà dit que pendant notre voyage à Bergen, en 1884, un matin à la visite de feu Danielssen, il se présenta un malade porteur d'éruptions cutanées et de lésions buccales qui pouvaient être tout aussi bien consécutives à la lèpre qu'à la syphilis. Après l'avoir examiné sommairement, l'illustre léprologue norvégien nous dit, à moi et au Dr C. Paul qui m'accompagnait : « Est-ce de la syphilis ou de la lèpre ? je ne saurai le dire de suite, tellement ces deux affections se ressemblent parfois. J'étudierai minutieusement ce cas cet après-midi, et demain matin, je vous dirai mon diagnostic. » Après cela il ne reste plus rien à ajouter.

RESSEMBLANCES ET DISSEMBLANCES DE LA LÈPRE ET DE LA SYPHILIS. — Voici comment j'ai résumé les ressemblances et les dissemblances entre ces deux maladies sœurs dans ma communication au Congrès international de dermatologie et de syphiligraphie tenu à Londres, en août 1896. Toutes les deux sont des affections constitutionnelles qui occasionnent des manifestations variées du côté des téguments, des muqueuses, du squelette et des principaux organes.

La fièvre, avec son escorte, annonce souvent, dans toutes les deux, l'infection de l'organisme ; puis apparaissent des exanthèmes avec tuméfaction des ganglions lymphatiques. Les éruptions lépreuses superficielles et même profondes, principalement celles qui accompagnent la forme tubéreuse, ressemblent à s'y méprendre à celles de la syphilis. Les dessins que nous avons soumis au lecteur en font foi. Les papules, les tubercules, les taches pigmentées hyperchromiques et hypochromiques se rencontrent dans la syphilis et dans la lèpre. Les placards mélanodermiques ou pigmentés et la leucomélanodermie se voient dans toutes les deux affections. Le professeur Fournier et le Dr Gémy, professeur de dermatologie à l'École de médecine d'Alger, ont signalé des cas de leucomélanodermie syphilitique fort curieux. Chez les Arabes, ces éruptions ont été considérées tantôt comme des expressions de la syphilis, tantôt comme appartenant à la léprose. Car, ces éruptions, attribuées par le Dr Gémy à la syphilis, avaient été considérées antérieurement par le D^r d'Arnould (*Mém. de méd. et de chirur. milit.*, avril 1862), comme de la lèpre kabyle. Le Dr Bertherand s'exprime de la manière suivante, dans son livre de Médecine et d'Hygiène des Arabes : « Cette maladie à placards blancs entourés de cercles pigmentés serait la syphilis des indigènes de l'Afrique, identique, dans une de ses grandes manifestations, avec la lèpre du moyen âge et probablement avec l'éléphantiasis des Grecs », qui est la lèpre. Ainsi, tandis que le Dr Gémy place cette maladie des Kabyles dans la syphilis, Arnould, Vincent et Bertherand la considèrent comme étant la lèpre.

On est donc en droit de considérer comme lépreux tout au moins plusieurs de ces Arabes, atteints de leucomélanodermie qui ne serait que le *Baras* des anciens auteurs arabes, c'est-à-dire la lèpre. Or, la lèpre et la syphilis peuvent déterminer la disparition du pigment cutané là même où il n'y a pas eu d'ulcération et, par conséquent, destruction de la couche de Malpighi, bien que l'hyperchromie soit plus fréquente. Le Dr Gémy, qui nous faisait écrire par le Dr Sabatini en 1889, ne pas avoir rencontré la lèpre à Alger, avoua en 1894 qu'elle y existe et pense avoir pris auparavant la lèpre pour la syphilis (Congrès de Lyon, 1894). Il est vrai que la syphilis a beaucoup ravagé l'Algérie de tout temps. Barberousse en fut atteint et envoya la formule des pilules infaillibles à son allié François 1er en 1540, composées de mercure métallique, de rhubarbe, d'aloès, d'ambre, de mastic et de myrrhe ; mais cela n'empêche pas que le *Baras* des Arabes antiques, c'est-à-dire la lèpre, y a toujours sévi aussi. Le Dr Gémy se base, dans ces cas, sur l'absence du bacille de Hansen pour exclure la lèpre; cependant nous savons que le bacille, constant dans la forme tubéreuse, manque souvent dans les formes maculeuse, nerveuse, mutilante et ulcéreuse; ce qu'il avoue lui aussi dans sa communication au Congrès de Lyon ; car il diagnostiqua bien, à Alger, avec Leloir qui s'y trouvait alors, un cas de lèpre nerveuse, malgré l'absence du bacille.

En poursuivant toujours la comparaison entre la lèpre et la syphilis, nous dirons : dans toutes les deux les manifestations restent longtemps superficielles, cutanées et muqueuses, et ce n'est que plus tard qu'elles attaquent les os et les viscères. Dans la lèpre, ces derniers sont plus rarement affectés. Toutes les deux peuvent attaquer le larynx et même le poumon, de manière à simuler la phtisie; toutes les deux peuvent se compliquer de la tuberbulose bacillaire de Koch; dans toutes les deux il y a des douleurs ostéocopes nocturnes; toutes les deux peuvent s'arrêter, puis récidiver, après un intervalle de plusieurs années; toutes les deux sont héréditaires.

Mais voici une différence importante : à de rares exceptions près, la syphilis passe des géniteurs aux enfants; tandis qu'il est plus fréquent que les enfants des lépreux soient indemnes. La syphilis, dans l'immense majorité des cas, atteint le fœtus, ou se développe peu après la naissance, bien qu'elle puisse aussi paraître plus tard et même à un âge avancé; tandis qu'il est exceptionnel que la lèpre se développe pendant la vie fœtale. Cependant, nous avons observé, le premier, de tels cas. L'illustre léprologue, Danielssen, nous a dit n'avoir jamais rencontré un enfant né avec la lèpre. Il ne l'a vue qu'une fois se développer de bonne heure, à l'âge d'un an. En général, la lèpre héréditaire apparaît pendant la puberté. La transmission héréditaire est bien plus fatale dans la syphilis que dans la lèpre. Dans toutes les deux, des enfants, les uns sont infectés, les autres épargnés; mais, ce dernier cas est plus fréquent dans la léprose. Nous avons vu même des enfants échapper à la lèpre lorsqu'au moment de leur procréation les deux géniteurs étaient lépreux avancés; ce qui n'a pas lieu dans la syphilis. Nous n'avons jamais vu la femme d'un lépreux être contaminée par son mari. La mère restait indemne lors même qu'elle mettait au monde un enfant lépreux. Au contraire, lorsque le mari est syphilitique, selon la période de la syphilis, il pourra contaminer sa femme, directement ou par l'intermédiaire du produit de la conception et lors même que le père ne présenterait aucun signe visible de la vérole, lors de la procréation. Nous savons aussi que, d'après la loi de *Colles* — ou plutôt de *Baumès*, chirurgien de l'Antiquaille à Lyon, qui énonça le fait en 1840 — la femme, accouchant d'un enfant syphilitique par le fait du père, peut rester indemne; dans la lèpre nous avons toujours vu la mère rester indemne lorsqu'elle accouche d'un enfant lépreux du fait du père; dans ces cas la mère n'est pas contagionnée en allaitant son enfant syphilitique; tandis qu'une nourrice serait presqu'à coup sûr contaminée en donnant le sein à cet enfant syphilitique. On admet alors que la mère est en puissance de syphilis *conceptionnelle muette*. Quoi qu'il en soit, la syphilis se transmet du mari à la femme ou bien de l'enfant à cette dernière assez facilement; *tandis que nous n'avons jamais vu l'épouse contracter la lèpre du mari d'aucune façon, à aucune période de la maladie.* Or, la femme ne devient lépreuse, ni par le coït, ni par la conception d'un germe lépreux, ni par l'allaitement d'un enfant lépreux. D'autre part, nous avons vu des nourrices lépreuses ne point transmettre la lèpre au nourrisson étranger. Or la syphilis peut pénétrer chez la mère par voie placentaire. Les expériences de Straus et Chamberland, et celles de Charveau ont montré aussi que les bactéridies du charbon passent à travers le placenta. Dans la syphilis aussi, dont le microbe est à trouver, le virus s'infiltre à travers le placenta et infecte la mère, *considérablement* pour produire chez elle des manifestations immédiates, ou bien à *petites doses* de manière à la vacciner et lui conférer l'immunité. Ce sont là deux suppositions ingénieuses du professeur Fournier. Dans la lèpre, le professeur Straus n'a jamais pu constater le bacille sur les placentas que je lui ai envoyés, placentas provenant de l'accouchement d'une femme indemne, le mari étant lépreux tubéreux très avancé, et lors même que l'enfant était venu au monde lépreux; et, ce qui plus est, lors même que la femme aussi était elle-même atteinte de lèpre tubéreuse grave, avec bacilles, le placenta n'en contenait pas. Donc, à l'encontre de la syphilis, la lèpre ne se communique ni par le coït, ni par la conception, ni par l'allaitement. Nous savons aussi qu'elle ne s'est jamais communiquée par inoculation, soit chez l'homme, soit chez les animaux;

tandis que la syphilis s'inocule de l'homme à l'homme. Danielssen et moi nous avons fait de telles inoculations de la lèpre ; elles sont toujours restées négatives. Le cas du Dr Arning, qui avait inoculé un condamné à mort de Molokaï, devenu plus tard lépreux, a perdu toute sa valeur, après la déclaration du Dr Arning lui-même, à la Société médicale de Berlin. En effet, ce distingué confrère a dit que le fait de ce sujet, vivant dans un pays lépreux, n'est pas concluant ; et d'autant moins qu'il compterait des lépreux dans sa famille.

Des confrères distingués de Constantinople, les Drs Lardy et Khorassandji, blessés souvent pendant des opérations faites sur des lépreux, n'en ont rien eu, et ont fini par devenir anti-contagionnistes, par expérience, au point d'accepter des lépreux dans les hôpitaux communs. Et puisque je suis amené, incidemment, à parler contagion, je dirai que le comité du *Leprosy Fund*, rendu aux Indes pour étudier la lèpre, s'est déclaré contre la séquestration et l'isolement des lépreux ; et le gouvernement ne prit aucune des mesures réclamées par les maladies contagieuses.

A la Société de médecine de Berlin, le Dr Blaschko a déclaré, le 29 avril 1896, que l'isolement dans les léproseries est une cruauté inutile ; et le Dr Lewin a ajouté : « *Je nie absolument la contagiosité de la lèpre.* » Le professeur Lassar soutint que seule la forme ulcéreuse de la lèpre est contagieuse (Société de méd. de Berlin, 13 nov. 1895) ; mais il ne dit pas sur quoi il base cette opinion.

Nous avons dit que c'est la confusion de la lèpre avec la syphilis qui a fait croire à l'excessive contagiosité de la première. Nous avons reçu dernièrement la photographie d'un nouveau cas de lèpre autochtone de la Bretagne. Ce malheureux lépreux tubéreux, originaire de Guingamp, a été considéré comme atteint de syphilis et soumis, pendant 18 mois, au mercure ! (Voir pl. 45, fig. 10.)

On vient de découvrir 28 lépreux autochtones à Memel, ville de la Prusse Orientale ; il serait intéressant de savoir si ces individus n'ont pas été considérés comme syphilitiques avant qu'on n'eût reconnu leur lèpre. Car la lèpre a souvent passé inaperçue et fut prise pour de la syphilis, et *vice versa*, nous l'avons déjà dit.

En continuant le parallèle entre la léprose et la syphilose, nous ferons observer que le système pileux de la face peut tomber dans toutes les deux maladies. Mais les cheveux persistent dans la léprose ; on voit des individus à face glabre et à chevelure mérovingienne. Je n'ai vu qu'une seule fois la calvitie lépreuse : le cuir chevelu était exceptionnellement envahi par des lépromes. Les poils repoussent dans la syphilis ; une fois tombés dans la lèpre, ils ne reparaissent plus, ou bien, exceptionnellement, quelques-uns très clairsemés. La régression spontanée des lépromes dans la lèpre tubéreuse, surtout si elle survenait, par hasard, après l'institution d'un traitement antisyphilitique, pourrait sceller une erreur de diagnostic. Cependant, on doit savoir que ces lépromes tubéreux réapparaîtront, en général ; car, bien que la lèpre puisse guérir, le fait est rare, relativement. Nous avons dit que la pigmentation cutanée existe tout aussi bien dans la léprose que dans la syphilose. Mais elle est bien plus générale et plus prononcée dans la première où elle revet souvent le cachet éthiopien. Cette pigmentation peut diminuer et même disparaître dans la lèpre ; tandis que la syphilide pigmentaire réside au cou, et, selon Fournier, ne s'efface jamais. D'autre part, la lèpre et la syphilis peuvent déterminer la disparition du pigment cutané avec ou sans ulcération de la peau. Cependant l'achromie est bien plus fréquente dans la léprose ; exemple la Leuké ou Alphos d'Hippocrate, la Morphea alba, le Baras des Arabes, la lèpre blanche de la Bible, le Morbus phœnicicus que Danielssen et Hemler considèrent aussi comme de la lèpre. Il ne faut pas omettre de signaler que le vitiligo, qui est tout autre chose, peut compliquer aussi bien la léprose que la syphilose.

Les lésions des ongles se remarquent dans la syphilose et dans la léprose ; dans la syphilis, les onyxis sont plus fréquents ; tandis que les dactylites et les mutilations des doigts sont plus fréquentes dans la léprose ; cependant il y a parfois des dactylites syphilitiques, panariformes, aboutissant à la mutilation des doigts, après élimination des phalanges.

Des ulcères des membres s'observent, vastes ou peu étendus, dans toutes les deux affections, et se ressemblent étonnamment. La déformation du nez, son affaissement, par la chute des os propres, sont communs dans toutes les deux affections et ne peuvent guère se distinguer. Il en est de même des ulcères serpigineux, rongeant les ailes et le lobule du nez et qui simulent parfois *l'ulcus rodens*. L'ozène, avec lésions de la cloison et perforation de cette dernière, se voit dans toutes les deux ; les caries donc et les nécroses des os se rencontrent tant dans la léprose que dans la syphilose ; mais les exostoses appartiennent en propre à la syphilis. La résorption des os, des phalanges, appartient au contraire à la léprose. Elle se voit aussi dans la *syringomyélie* et la *sclérodermie;* les accidents buccaux se ressemblent énormément dans les deux maladies, on n'a qu'à jeter les yeux sur nos planches. Mais la perforation du palais est relativement rare dans la léprose, et très commune dans la syphilose. Nous n'avons jamais vu un lépreux, porteur de ces lésions suppurantes et profondes de la bouche, infecter quelqu'un vivant avec lui, soit par les baisers, soit par l'usage des mêmes ustensiles de table. L'inverse a lieu dans la syphilis qui se communique très souvent de cette manière.

Dans la lèpre, les lésions du larynx ont parfois les plus grandes analogies avec celles de la syphilis, principalement au début, lorsqu'il y a seulement tuméfaction et exulcération. Plus tard, la distinction est facile, en général, par l'apparition d'un semis de lépromes. La raucité de la voix, sa discordance, son extinction, la dyspnée et la mort par asphyxie, se voient également dans la léprose et dans la syphilose, mais bien plus fréquemment dans la première que dans la seconde.

La tuméfaction et les nodosités du nerf cubital au coude se voient très souvent dans la léprose, mais non constamment, comme l'ont soutenu certains auteurs. Au contraire, elles y manquent souvent. D'autre part, ces gonflements du cubital au coude se rencontrent parfois dans la syphilose, avec fourmillements, engourdissements de l'avant-bras et de la main, atrophie des muscles de l'hypothénar et diminution des diverses sensibilités aux doigts correspondant aux départements animés par le nerf cubital ; nous avons observé de tels cas. Le professeur Neumann a publié un tel fait (in *Wiener Med. Blätter*, 1896, n°s 46 et 47). Le Dr Gaucher, professeur agrégé à la Faculté de médecine et médecin de Saint-Louis, en a signalé aussi à la Société de dermatologie de Paris. Cependant, je le répète, ces lésions sont bien plus fréquentes dans la léprose que dans la syphilis. Les neuroléprides et les neurosyphilides, comme les appelle Unna, se ressemblent beaucoup, parfois.

La syphilis peut produire une éruption de tubercules siégeant à la face, aux membres et au tronc, tubercules ressemblant aux léprides de la forme tubéreuse ; mais elle ne produit pas de ces modifications de la peau telles que la pachydermie, l'ichtyose, la peau crocodilienne, ophidienne, etc. D'ailleurs, dans l'éruption des tubercules cutanés, la bactériologie sera de la plus grande utilité ; car le bacille de Hansen, qui peut manquer dans toutes les autres variétés de la léprose (la nerveuse, la mutilante, la maculeuse, l'ulcéreuse), est constant dans la forme tubéreuse. Donc la présence du bacille tranchera de suite la question du diagnostic dans la lèpre tuberculeuse. Le bacille de la syphilose n'a pu être constaté encore.

Enfin, la léprose imprime, dans sa forme tubéreuse, une physionomie spéciale, léonine, ou bien une expression hagarde, un état lardacé, quasi-myxœdémique de la face, état qui ne se rencontre jamais dans la syphilis.

Dans la forme nerveuse de la lèpre, il y a atrophie des muscles de la face, des orbiculaires, des paupières surtout, avec épiphora, abaissement d'une des commissures labiales, etc., phénomènes qui ne se rencontrent que dans la syphilis cérébrale.

Les parésies, les paraplégies, les paralysies, sont relativement rares dans la léprose et fréquentes dans la syphilis invétérée. Nous avons vu que les affections oculaires, fréquentes dans la léprose, peuvent parfois être identiques à celles que détermine la syphilis (iritis, choroïdites, myosis, kératites interstitielles...). Mais la léprose n'atteint jamais les yeux sans présenter d'autres symptômes concomitants, comme cela a lieu dans la syphilis qui peut ne manifester sa présence que par une iritis. Dans toutes les deux affections, la marche de la maladie peut être galopante ou torpide, à évolution continue ou intermittente avec haltes et étapes, par suite du traitement dans la syphilis, spontanément dans la léprose.

Le tabes se rencontre rarement dans la léprose; il est fréquent après la syphilose.

On voit, par ce qui précède, combien la syphilose et la léprose se ressemblent, combien leur confusion et les erreurs de diagnostic sont faciles et excusables; aussi que de fois ces erreurs ont dû être commises? Elles le sont d'ailleurs continuellement. Cette grande analogie a fait penser à certains auteurs que l'une dérivait de l'autre; opinion que combat victorieusement la présence, sur le même individu, des deux affections (la lèpre et la syphilis) se développant simultanément, parallèlement. Cette coexistence tranche la question de la dualité. Dans tous les cas, il y a une parenté morbide, jusqu'à un certain point, entre la léprose, la syphilose et la tuberculose. Y a-t-il une hybridité lépro-syphilitique? c'est-à-dire ces deux entités morbides s'influencent-elles mutuellement lorsqu'elles coexistent?

On sait que Spillmann, de Nancy, a vu le cancer se développer sur la langue, là où il y a eu des manifestations syphilitiques; et Lang a vu des infiltrations syphilitiques se transformer en carcinomes (*Wiener med. Blätter*, n°s 41 et 42). Verneuil accepte l'hybridité morbide, résultat des rapports qu'affectent entre elles les diathèses et les maladies constitutionnelles. Charcot, au contraire, n'admet pas l'hybridité en nosologie; il soutint que les deux maladies constitutionnelles se développent parallèlement sans s'associer. Cependant, comment doit-on désigner l'état morbide complexe qui se rencontre chez certains individus atteints simultanément de deux maladies qui s'influencent réciproquement, par exemple la syphilose et la scrofulose, état que Ricord désignait spirituellement sous le nom de scrofulate de vérole? Nous avons vu les lépromes se développer *in situ* sur des manifestations syphilitiques et se transformer sous nos yeux.

J'ai conservé à dessein pour la fin de cette comparaison, entre la léprose et la syphilose, un symptôme de la plus haute valeur, qui sert de criterium, à de rares exceptions près, pour trancher définitivement la diagnose entre ces deux maladies si semblables; je veux parler de la *sensibilité*.

En effet, la diminution et l'abolition de la sensibilité, dans un ou plusieurs de ses modes, sont des signes précieux pour diagnostiquer la lèpre. L'hypoesthésie et l'anesthésie existent dans la léprose, non seulement sur les placards maculeux et les exsudats, mais même sur les parties de la peau saines en apparence. Souvent cette anesthésie apparaît la toute première, bien avant les manifestations cutanées ou autres. Sa constatation est donc de la plus haute importance. Mais cette insensibilité, que l'on doit toujours rechercher, peut manquer dans la lèpre la plus incontestable.

Tous les léprologues ont rencontré de tels faits. Au début et même au cours de la lèpre, il peut y avoir hyperesthésie, notamment lors de l'apparition des érythèmes et des exanthèmes érysipéloïdes. Il peut y avoir des dactylites et des panaris douloureux dans la lèpre mutilante. La sensibilité peut aussi faire retour dans la lèpre. On le voit donc, la sensibilité peut persister, bien qu'exceptionnellement, dans la léprose et troubler le clinicien parfois, bien que ces cas soient rares. Tant il est vrai qu'il n'y a pas de signe absolument pathognomonique en médecine.

D'autre part, la sensibilité peut être émoussée dans la syphilis, quand il y a troubles nerveux, gonflement des nerfs cubitaux ou phénomènes encéphaliques. Le diagnostic doit être conclu de l'étude de l'ensemble des phénomènes méticuleusement étudiés par le clinicien.

Pour terminer, je dirai qu'à côté des variétés nombreuses évidentes de la léprose, il y a des états morbides *paralépreux*, de même qu'il y a des états *parasyphilitiques*. On sait que le professeur Fournier désigne, sous cette dernière dénomination, les altérations osseuses, dentaires, les malformations et les autres troubles que l'on constate chez les sujets issus de syphilitiques. Il en est de même de la léprose. Dans les familles lépreuses ou dans les localités lépreuses, on rencontre souvent des lésions peu accusées, à peine dessinées, qui passent facilement inaperçues et qui, pourtant, dépendent de la *Léprose* à laquelle elles doivent être rattachées. Ces lésions se transmettent par atavisme, sautant plusieurs générations ; ou bien les parents sont franchement lépreux et les descendants douteux et contestables ; les premiers sont des lépreux univoques et les seconds les équivoques des anciens. Il y a aussi des dystrophies, des troubles trophiques qui, de même que dans la syphilis, n'ont pas un cachet spécial exclusif à la léprose. Je citerai surtout, à ce propos, les troubles trophiques des cagots et la cachexie fœtale lépreuse qui, de même que la cachexie fœtale syphilitique, amène la mort *in utero* ou peu après la naissance, sans autre manifestation patente de la léprose, tout comme dans certains cas de syphilose.

Je viens donc de démontrer que la léprose et la syphilose se ressemblent parfois tellement, que leur confusion est inévitable pour les médecins qui ne sont pas suffisamment initiés aux allures insidieuses de ces deux maladies. Ce sont des erreurs de diagnostic qui ont fait croire à l'excessive contagiosité de la lèpre dans les contrées d'outre-mer, théorie admise sans contrôle en Europe ; car les léprologues cliniciens consommés sont absolument anti-contagionnistes, ou bien ne considèrent la lèpre que comme rarement et difficilement transmissible.

Je suis heureux d'être arrivé, par mes longues et minutieuses études, aux mêmes résultats pratiques que la Commission envoyée aux Indes par le Comité national *Leprosy Fund*, organisé à Londres sous la présidence de S. A. R. le prince de Galles. En effet, les distingués confrères, Drs Beaven, Rake, Buckmaster, Kantchak, Barclay et Thompson, après une étude scrupuleuse et consciencieuse sur les lieux mêmes où ils ont étudié des milliers de lépreux, sont arrivés à des conclusions dont l'importance doit être appréciée par le monde scientifique. Les honorables délégués ont vu que 10 p. 100 presque — exactement 9,5 p. 100 des lépreux inscrits n'étaient pas en réalité atteints d'éléphantiase. Ils n'ont point admis l'identité de la syphilis et de la lèpre, comme l'ont soutenu quelques médecins ; puisque, de même que nous, ces délégués ont observé que, parfois, le même malade présentait, concurremment, les signes caractéristiques de la léprose et ceux, non moins positifs, des lésions syphilitiques primaires et secondaires. Le rapport de la Commission officielle conclut donc de la manière suivante : « quelles que soient les analogies et les ressemblances entre ces deux affections, le même malade peut présenter les signes des deux maladies simultanément ».

Enfin, relativement à la contagiosité, nos distingués confrères s'expriment en ces termes : « tout en reconnaissant avec la grande majorité des auteurs modernes que la lèpre est une *maladie infectieuse engendrée par un microbe spécifique, la Commission officielle ne la croit pas nécessairement contagieuse.* Les risques de contagion sont si restreints qu'au point de vue pratique, cette éventualité doit être négligée ».

Observation LI. — *Syphilides psoriasiformes analogues aux léprides psoriasiformes; erreur et confusion faciles et même inévitables pour les non-initiés.* (Planche 40.)

X..., âgée de 24 ans, est née à l'île des Princes, dans la mer de Marmara, à une heure de Byzance ; réglée à 13 ans, mariée à 17, elle eut 3 enfants, 2 filles et un fils ; une de ses filles a un placard lichénoïde sur la cuisse droite ; et, chose curieuse, la démangeaison se fait sentir à 4 travers de doigt au-dessus de la lésion. X... a eu, vers l'âge de 10 ans, de l'impétigo du cuir chevelu très tenace, qui nécessita un long traitement après avoir coupé les cheveux ras. Le 15 janvier 1884, elle fut convaincue que son mari avait la syphilis. Le médecin de la maison lui défendit tout rapprochement ; mais elle était déjà contaminée. Le confrère constata, chez elle, l'engorgement des ganglions inguinaux et même la présence d'un chancre. Un traitement mixte fut institué (mercure et iodure de potassium). Mais ce traitement n'a pas empêché l'apparition des syphilides palmaires et plantaires, et, peu après, de nombreuses plaques muqueuses à la vulve. X..., voyant son état empirer, malgré la médication, changea de médecin. Au mois de juillet, elle fut soumise, d'une manière exclusive, à la cure hydrargyrique. Nous n'avons pu savoir la dose exacte, ni la préparation employée ; toujours est-il que malgré le traitement, X... a vu paraître des rhagades aux espaces interdigitaux, principalement entre le pouce et l'index, et bientôt après, une éruption circinée au cou comme une pièce d'un franc. Quelques jours après, des manifestations identiques se sont montrées sur les membres thoraciques.

Voici l'état de la malade au 1ᵉʳ novembre 1884 : Sur le membre thoracique droit, à la région de la saignée, placard circiné complet, à rebords saillants jambonnés, un peu sinueux (pl. 40, fig. 2). Ce cadre est exubérant de 3 millim. seulement à son côté interne. La peau circonscrite est basanée comme une ecchymose qui va bientôt disparaître ; elle est lisse, souple ; tandis que la corniche est gercée par places, perpendiculairement à sa circonférence, de façon qu'il y a des paillettes d'épiderme qui se détachent par lambeaux, alternant avec des éraillures. Un peu plus haut, au côté externe de la naissance du bras, près de l'insertion supérieure du long supinateur, il existe un autre cercle complet, allongé, ayant absolument les mêmes caractères que le placard précédent. Sur le côté interne du bras, on remarque deux macules, sans saillies, irrégulières, grandes comme des pièces de 20 centim., d'un rouge foncé ; le tégument y est souple. Sur la partie antérieure du deltoïde, autre placard pareil aux précédents.

Sur le membre thoracique gauche, à la région de la saignée (pl. 40, fig. 3), grand cercle comme une pièce de cent sous, à bords en relief, occupant presque la totalité du pli du coude, à grand diamètre transversal. Le rebord saillant manque du côté interne sur une étendue de 2 centim. Ce rebord est rouge foncé, dur au toucher, interrompu par des rhagades perpendiculaires qui séparent de petites plaques d'épiderme blanchâtres, adhérentes, de 2 et de 3 millim. La peau circonscrite est brunâtre ; tout à fait au centre de ce placard il existe un petit îlot saillant, grand comme un pois cassé, couvert d'épiderme gercé, craquelé, blanchâtre. A 4 travers de doigt au-dessous de ce placard à contours géographiques, on voit 2 taches livides irrégulièrement arrondies, de 2 et 3 millim. de diamètre, et de plus un tubercule en partie saillant, et en partie niché dans l'épaisseur de la peau ; sa couleur est jambon, son volume, celui d'un gros pois. Le contact du doigt, la piqûre d'une épingle, l'application d'un corps froid sont bien plus ressentis dans les îlots circonscrits par ces encadrements, qu'en dehors d'eux. Un autre placard, comme un franc, de même aspect, existe à la nuque et empiète sur la naissance des cheveux, et un autre plus bas et à gauche. Les cercles de ces placards sont constitués par une disposition finement croûteuse. Ganglions du cou tuméfiés ; rhagades interdigitales aux deux mains, principalement entre le pouce et l'index ; plaques muqueuses nombreuses et saillantes à la vulve. Proto-iodure, pommade au précipité blanc.

Il est inutile de continuer l'observation de cette malade atteinte de syphilis, dont l'amélioration rapide et la guérison définitive ont été obtenues par le mercure. J'ai voulu rapprocher ces manifestations cutanées incontestablement syphilitiques, d'une expression de la lèpre sous forme de placards, ayant les plus grandes analogies avec les précédentes, et que j'ai constatée chez un lépreux qu'un hasard particulièrement favorable m'a fait observer en même temps. Les placards de ce lépreux (pl. 40, fig. 1) ressemblent tellement à ceux de la dame syphilitique précédente, que la confusion ne saurait être facilement évitée, surtout par ceux qui n'ont pas cultivé d'une manière spéciale l'étude de ces deux maladies sœurs — la syphilis et la lèpre — qu'un darwinisme outré pourrait faire remonter à une origine unique, que la succession des siècles et des circonstances modificatrices des premiers temps de la création auraient de plus en plus dichotomisées.

OBSERVATION LII. — *Syphilides tuberculeuses précoces, ressemblant à s'y méprendre à la lèpre tubéreuse.*

La figure 5 de la planche 40 appartient à un syphilitique dont l'histoire se résume comme il suit : X..., 46 ans, de constitution lymphatique, célibataire, fatigué par des abus de toute sorte, n'ayant eu antérieurement aucune maladie vénérienne, a constaté chez lui, en mai 1888, un petit chancre d'apparence insignifiante; il fit un traitement local qui amena une cicatrisation rapide. Une petite induration, comme une lentille, persista sur le prépuce, près du limbe; mais malade et médecin n'y attachèrent la moindre importance. X..., peu observateur, reprit le cours de son existence habituelle de viveur, et ne se doutait de rien, lorsqu'un jour, changeant de linge, il s'aperçut d'une éruption papuleuse générale. C'était vers le 50e jour du coït infectant. Le confrère consulté soupçonna bien la nature de l'affection, mais il lui administra une dose insuffisante de mercure ; néanmoins pendant cette médication de 3 semaines, l'éruption parut rétrocéder, lorsque, 40 jours après son institution, tout le corps s'est couvert d'une éruption de gros tubercules. (Voir le tronc de ce malade dans la collection offerte au musée de Saint-Louis et la planche 41.)

Lorsqu'il s'est présenté à moi, en septembre 1888, X... était dans l'état suivant : à la figure, éruption tuberculeuse jambonnée, abondante, disséminée partout; je compte plus de 50 tubercules, du volume de tout petits pois cassés dont le côté arrondi fait saillie au-dessus du tégument ; d'autres sont nichés dans l'épaisseur de la peau, sans en émerger. Les sourcils, les cils, la barbe, la moustache tombent, et bien qu'il fût, déjà avant, en partie chauve, le cuir chevelu s'est dégarni encore davantage. Les yeux eux-mêmes sont atteints; il y a conjonctivite oculaire, surtout à droite, avec une petite hémorrhagie lenticulaire du côté externe, sous forme de tache située à 4 millim. environ du cercle cornéen, et entourée de capillaires dilatés. Photophobie, resserrement et paresse des pupilles; modification de couleur de l'iris droit; en un mot, iritis à son début. Sur les membres, on rencontre la la même éruption ; mais à certains endroits, principalement à la face antérieure des membres thoraciques, à la région de la saignée, les tubercules ne sont pas nettement isolés et saillants. Plusieurs sont fusionnés ensemble et forment comme de petits placards irréguliers (pl. 40, fig. 5). Le dos est couvert de ces petits boutons proéminents qui ne sont le siège ni de démangeaisons, ni de douleurs.

En voyant cette éruption tuberculeuse générale, j'ai pensé de suite à sa ressemblance, à son identité apparente avec l'éruption phymatode de quelques lépreux ; et d'autant plus que j'avais en observation, en ce moment-là, un éléphantiasique dont l'éruption uniforme et générale sur tout le corps ressemblait absolument à celle de ce Monsieur. Il est vrai que d'une manière générale, la lèpre tuberculeuse débute lentement par des congestions locales antérieures; puis les exsudats apparaissent aux régions sourcilières qui se dégarnissent de leurs poils; puis, les membres sont eux-mêmes envahis par les tubercules qui ne se détachent pas aussi nettement un à un sur la peau, comme la chose a lieu dans la syphilis tuberculeuse. Enfin, dans la

lèpre les exsudats sont en général polymorphes et se présentent sous forme de tubercules variant d'une lentille à un pois et même au delà ; quelques-uns d'entre eux se fusionnent aussi ensemble ; tandis qu'ailleurs il y a des placards plus ou moins grands ; leur marche est bien plus graduée et lente aussi et leurs sièges de prédilection sont la face et les membres ; il est rare en effet que le tronc en soit couvert ; cependant de tels faits se rencontrent et le lépreux auquel je fais allusion sort de l'ornière habituelle. Cet éléphantiasique a vu, après des mouvements fébriles intenses, rapidement, tout son corps, la face, les membres tout aussi bien que le tronc, le dos surtout, envahis par une éruption pisiforme, monomorphe, absolument pareille à la syphilis tuberculeuse. D'autre part, les syphilides du malade 52, à la région de la saignée, n'étaient plus franchement des tubercules, mais des plaques irrégulières, de dimensions variées, avec épaississement du tégument, comme dans la léprose. Une erreur de diagnostic était donc facile à commettre. La chute des poils de la face, la conjonctivite avec petit exsudat lenticulaire sous-conjonctival au côté externe de l'œil, dans le voisinage de la cornée — ainsi que cela se rencontre chez la plupart des lépreux — contribuaient aussi à donner le change. Enfin une éruption de syphilides linguales, semblables aux macules lépreuses représentées sur la planche 33, figure 10, complétait la ressemblance. (Voir la planche 41.)

Je regrette vivement de n'avoir pu faire dessiner ce lépreux-là, pour le mettre à côté de ce syphilitique tuberculeux, et prouver, par ce rapprochement, combien il est parfois facile de confondre la syphilis avec la lèpre, principalement dans les localités où la maladie, endémique, revêt des aspects variés et multiples.

La figure n° 4 de la planche 40 représente le membre thoracique d'un lépreux phymatode. Bien que l'éruption dont il est couvert ressemble, jusqu'à un certain point, à celle de la figure 5 de la même planche, il s'en faut de beaucoup qu'elle soit aussi identique en apparence que celle de mon lépreux plus haut mentionné qui s'est rendu introuvable après une première apparition.

X..., le syphilitique, a été soumis par nous à un traitement mercuriel intensif. J'ai voulu produire la saturation, bien vite, pour le mettre à l'abri des accidents graves de cette syphilis vraiment galopante. J'ai eu recours aux frictions mercurielles à la dose de 8 grammes d'onguent napolitain par séance. Les bains sulfureux, les toniques, les soins méticuleux de la bouche ont fait supporter cette dose. Un ptyalisme léger, vite combattu, annonça bientôt la limite de la tolérance. Le séjour à la campagne, tant pour placer le malade dans les meilleures conditions hygiéniques, que pour le mettre à l'abri de la curiosité publique et des interprétations malveillantes suscitées par son éruption faciale, a contribué aussi à effacer les manifestations dans l'espace de 2 mois et demi. Néanmoins le traitement spécifique a été continué pendant un an, de crainte de quelque retour offensif menaçant ou irrémédiable de cette syphilis si grave, si précoce. Puis pendant 4 ans, au printemps et en automne, X... a fidèlement suivi un traitement préventif, énergique de 6 semaines. Depuis il n'a plus présenté la moindre récidive. Qu'est-ce que lui réserve l'avenir? J'aurais été d'avis de continuer pendant plusieurs années encore un traitement printanier et automnal, pour toute éventualité. Mais le malade ne s'est pas laissé convaincre par mes arguments fondés sur l'expérience qui m'a enseigné que ces syphilis graves peuvent récidiver même après 30 et 35 ans, notamment du côté de l'encéphale, et même rester parfois inexorables à la médication la plus énergique ! En effet, ce malade vient d'être frappé d'une paraplégie spécifique des plus graves (octobre 1895).

J'ai tenu à relater, en peu de mots, l'observation intéressante de ce syphilitique, et je me suis laissé entraîner loin de mon sujet; car mon but principal était de démontrer la grande ressemblance qui existe parfois entre les manifestations de la syphilis et celles de la lèpre, voire de la tubéreuse la plus classique, la plus connue. Quant aux finesses du diagnostic dans la syphilis atténuée, larvée métamorphosée, maintes de mes observations et plusieurs dessins de ce livre démontrent combien il est difficile d'éviter le piège que ces deux maladies, si analogues entre elles, nous tendent, principalement là où la lèpre est endémique et la syphilis commune. Nous avons vu, en effet, les médecins et les autorités publiques reléguer aux léproseries tout ce qui peut ressembler (comme cela a lieu dans le vilayet de Castambol dans la mer Noire) de près ou de loin à l'éléphantiase. Tandis que, dans les pays où la lèpre est censée avoir disparu depuis longtemps, c'est l'inverse qui a lieu : la lèpre étant méconnue, et d'autant moins soupçonnée qu'elle est modifiée dans ses allures et atténuée dans ses manifestations, on diagnostique tout autre chose qu'une affection, qui, par une erreur, accréditée et ratifiée par des rescrits royaux, est censée avoir disparu définitivement de l'Europe centrale. Erreur que nous avons pu démontrer, à la grande satisfaction du monde scientifique.

La phototypie 10 de la planche 45 est celle d'un lépreux autochtone de Guingamp (Bretagne) que le Dr Aubry, de Saint-Brieuc, vient de m'envoyer. Ce lépreux, considéré comme syphilitique, a été soumis au traitement mercuriel pendant 18 mois!

Enfin dans plusieurs localités exotiques même, la lèpre méconnue est prise aussi pour la syphilis; ce qui a eu lieu à Alger, ainsi que le professeur Gémy l'a fort honorablement avoué au Congrès de Bordeaux, en 1894.

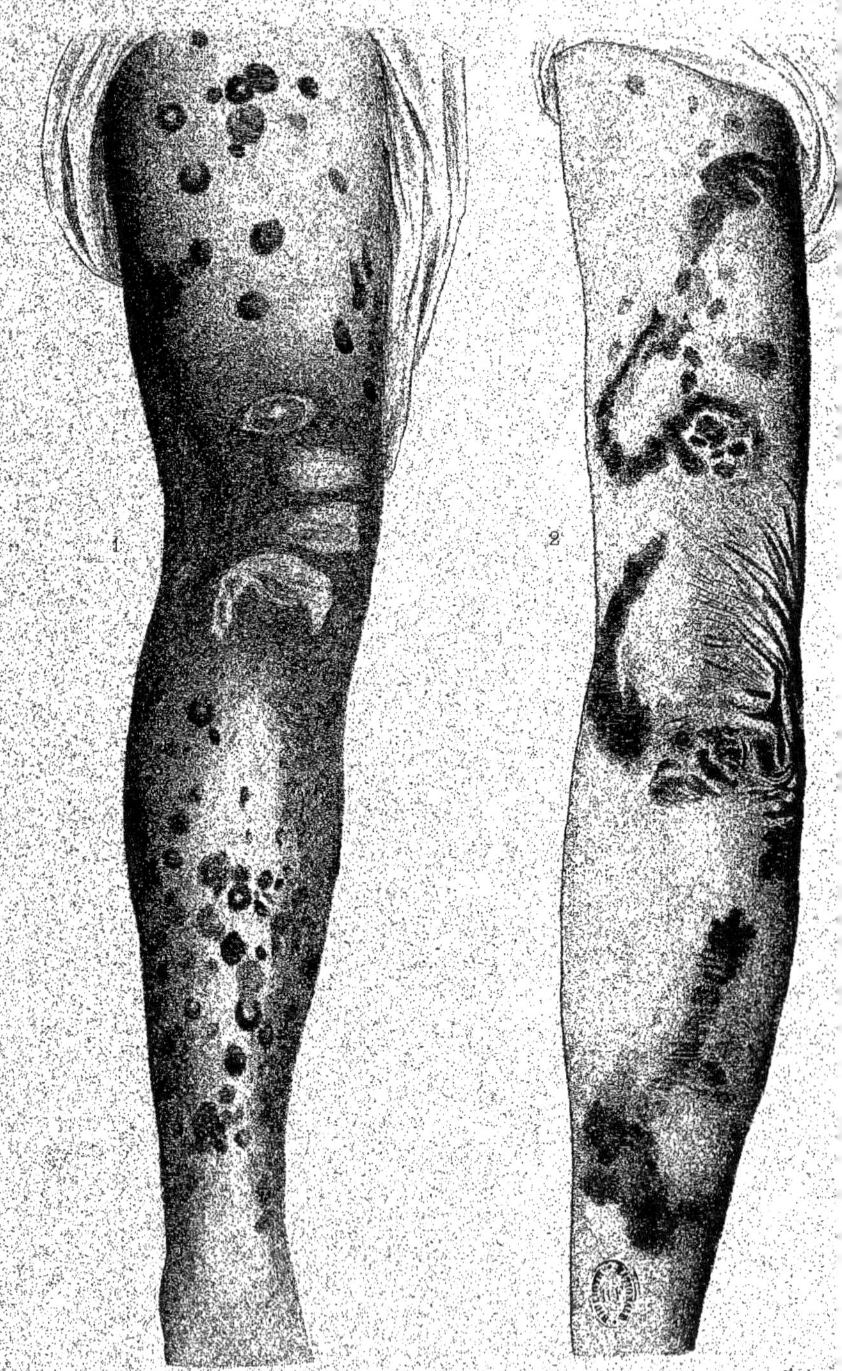

1. LÈPRE et SYPHILIS (Cicatrices de Pemphigus)
2. LÈPRE FORME PSORIASIQUE

Observation LIII. — *Lèpre et syphilis concomitante* (pl. 42, fig. 1). *Enfant cumulant aussi les deux infections.*

Imahan, musulmane, âgée de 22 ans, originaire des environs de Sinope, ville située sur le littoral ottoman de la mer Noire où la lèpre se rencontre un peu partout. Elle n'est à Constantinople que depuis un an, placée dans une maison en qualité de domestique. Réglée à 15 ans, mariée à 16, elle eut un seul enfant, âgé aujourd'hui (1885), de 5 ans. Père, mère, indemnes; point de lépreux dans sa famille, dit-elle; mais en revenant à plusieurs reprises sur la même question, nous parvenons à lui faire avouer que le frère de son père, c'est-à-dire son oncle à elle, a eu une maladie grave de la peau qui l'a *défiguré*, et tué après plusieurs années de durée. Chose étrange — et que j'ai presque toujours rencontrée chez les lépreux de n'importe quelle nationalité ou religion — ils veulent tous, je le répète, innocenter leurs familles; et ce n'est qu'en insistant, ou bien en revenant habilement sur le même sujet, à l'instar d'un juge d'instruction, qu'on finit par obtenir la vérité et d'apprendre qu'il y a effectivement des lépreux parmi leurs ascendants ou leurs collatéraux. Imahan a 2 frères et une petite sœur, tous 3 indemnes. Dans son pays, la misère est profonde et la saleté proverbiale; on ne se baigne jamais et l'on se nourrit uniquement de mauvais pain moisi que chaque paysan prépare lui-même une fois par mois, et de légumes secs cuisinés à l'huile de graine de lin (Beziryaghi). En 1881, il apparut sur le genou gauche de I... et bientôt sur l'autre, un gonflement de la peau, avec rougeur suivie de phlyctènes. Une vieille femme y appliqua du tabac mêlé avec du chorhydrate d'ammoniaque. Plus tard, la face a été aussi le siège de congestion, de gonflement et de chaleur intense, comme s'il s'agissait d'un érysipèle. Ces accidents survenaient surtout l'hiver; ils duraient 5 à 8 jours environ et disparaissaient. Aux bulles de pemphigus succédaient des ulcères qui suppuraient pendant 1 ou 2 mois, et laissaient à leur suite des cicatrices indélébiles. I... a été envoyée par ses maîtres à l'hôpital Zëineb de Scutari, près Constantinople, dont le médecin est le Dr Euthyboule, pour une maladie cutanée avec démangeaisons. Notre honorable confrère constata chez elle la gale et la syphilis; il voulut aussi avoir notre avis.

Le 1er mai 1885, nous trouvons I... dans l'état suivant: prurigo général avec croûtelles consécutives au grattage; cicatrices de pemphigus aux genoux (pl. 42, fig. 1); ichtyose des membres inférieurs; papules nombreuses lenticulaires, saillantes sur tout le corps, tant aux membres et à la face, que sur le tronc; mue furfuracée, douleurs spontanées nocturnes violentes; plaques muqueuses sur les amygdales; engorgement des ganglions cervicaux et inguinaux; sur les membres thoraciques, boutons pustulo-crustacés d'apparence ecthymateuse, entre les doigts, galeries et vésicules de l'acarus scabiei. Sur les jambes, grand nombre de monticules coniques, comme des avelines ou des noisettes, constitués par plusieurs couches de croûtes stratifiées dont la coloration grisâtre rappelle l'écaille d'une huître boueuse. Sous ces croûtes, ulcérations creuses; au côté externe de la jambe droite, tache circinée, comme 50 centimes, formée par 2 anneaux concentriques minces, érythémato-squameux; plusieurs cicatrices irrégulières, bordées de noir sur les membres. Rhinite depuis quelques mois; croûtes et excoriation des fosses nasales; au palais, larges plaques surélevées comme des nappes d'infiltration papuleuse, saillantes; chute des cheveux; les sourcils aussi commencent à tomber. Ce n'est que depuis un an que se sont manifestées les éruptions cutanées et les accidents nasaux, excepté le pemphigus des genoux, qui date de plusieurs

Dr ZAMBACO. — Lépreux.   48

années. Mariée chez elle, Imahan a un enfant de 5 ans, bien portant, dit-elle. Il ne pouvait donc rester aucun doute quant à la présence de la syphilis et de la gale. Mais les cicatrices des genoux avaient le cachet spécial des traces d'ancien pemphigus que l'expérience nous a appris annoncer, très souvent, le début de la lèpre; les congestions érysipélatiformes de la face, à répétition, constituent aussi un des premiers symptômes de cette maladie. Enfin l'origine d'Imahan corroborait nos soupçons; car partout, sur le littoral ottoman de la mer Noire, et même dans les villages situés dans les montagnes, à 8 et 10 heures de la mer, la syphilis et la lèpre font toutes deux des ravages terribles. Presque tous nos lépreux de l'asile de Scutari, situé en face de Byzance, sur la rive asiatique du Bosphore, proviennent de ces endroits. Nous avons insisté ailleurs sur la présence de ces deux fléaux dans le département de Castambol, dans certains villages duquel on compte les gens qui ont le bonheur de conserver leur nez, détruit ou mutilé chez la plupart des habitants, tantôt par la syphilis, tantôt par la lèpre (*Voyages chez les lépreux; la léproserie de Scutari*). Éclairé donc par l'expérience acquise, nous avons procédé à l'exploration de la sensibilité qui fournit, en général, le vrai critérium dans les cas douteux. Nous constatons qu'au 1/3 inférieur des jambes, la sensibilité est abolie dans tous ses modes; elle est diminuée aux 2/3 supérieurs; les pieds et les orteils conservent leur sensibilité qui est émoussée sur la 1/2 inférieure des cuisses, le creux du jarret excepté. L'insensibilité existe aussi sur toute la longueur des membres thoraciques, excepté à la région de la saignée et à la face antérieure des avant-bras; les doigts et les paumes des mains sont sensibles, ainsi que la face. La perte de la sensibilité confirma — avec les cicatrices spéciales du pemphigus du genou, qui est souvent la première manifestation de la lèpre — notre diagnostic de *syphilis greffée sur une lépreuse*. Règles supprimées, depuis un an; les ongles de la main droite, notamment de l'index et du médius, sont rugueux, raboteux, épaissis comme de petits sabots. Outre les membres, le tronc lui-même était, dans son entier, couvert du prurigo de la gale. Il a été convenu, entre le Dr Euthyboule et moi, qu'on commencerait par débarrasser la malade de cette complication, avant d'instituer le traitement spécifique. En effet, la pommade d'Elmerich et les bains sulfureux ont eu vite raison de l'affection parasitaire dont il ne restait plus trace le 10 juin, lorsque j'ai revu la malade pour la 2e fois. Mais les manifestations cutanées se sont compliquées, et aggravées, depuis mon premier examen. Aujourd'hui, on voit (pl. 42, fig. 1) sur les jambes, un peu violacées, des tubercules nombreux dont les uns comme des lentilles, les autres un peu plus grands, mélangés avec des macules livides et des papules; l'épiderme est quasi-ichtyosique. Aux cuisses, l'éruption, plus nette, tranche sur le tégument normalement coloré, et les tubercules ont le volume des petits pois; ils sont saillants, jambonnés et d'aspect absolument syphilitique; à côté de ceux déjà formés, d'autres annoncent leur apparition prochaine, par des macules d'un rouge foncé, avec épaississement, déjà, du tégument. Les bras et les avant-bres sont couverts de petits boutons plats, peu proéminents, abondants, jambonnés aussi. On voit, en outre, disséminées entre eux, des papules nombreuses, lenticulaires, roses, un peu saillantes, classiquement syphilitiques. Mais il y a plus encore; aux avant-bras, surtout à leur face antérieure, se trouvent intercalées, éparpillées, entre les tubercules et les papules, de toutes petites taches pigmentées fauves, plus petites que des lentilles, et même sous forme ponctuée. Par-ci, par-là, l'épiderme mue sous forme de petites écailles, sur le côté externe et postérieur des bras. Tubercules, comme de gros pois, en partie nichés dans l'épaisseur de la peau, d'un rouge foncé, disséminés sur les épaules, de consistance molle, et ressemblant absolument à une syphilide tuberculeuse en régression. Le torse, tant en avant qu'en arrière, reste encore couvert de croûtelles de prurigo, alternant avec des macules et des tubercules jambonnés ; eczéma aux auréoles des mamelles ; cou couvert de prurigo et de macules de pigmentum ; pavillons des oreilles légèrement eczémateux. Les cheveux tombent abondamment et les sourcils se dégarnissent de plus en plus ; taches pigmentées sur le nez, se prolongeant vers les apophyses montantes des maxillaires, et formant comme un masque de grossesse ; joues bouffies ; le nez commence à se déformer, à s'écraser dans sa partie cartilagineuse ; rhinite et destruction du vomer. Les plaques muqueuses de l'arrière-gorge ont disparu ; mais on voit, sur la partie horizontale du voile du palais, quelques petites taches livides dont les unes comme des têtes de camion, les autres un peu plus grandes, sont groupées sur le fond pâle, avec tendance à l'exulcération. La syphilis donc paraît avoir le pas sur la lèpre, actuellement, et sa marche galopante réclame impérieusement un traitement énergique ; c'est ce que le Dr Euthyboule institue et dirige. A cause de l'état du tégument, on ne peut avoir recours aux frictions mercurielles, bien que très indiquées, pour arrêter la progression si rapide de cette syphilis grave ; on prescrivit du sirop de Gibert, du quinquina, des bains savonneux et un bon régime alimentaire.

Le 17 juillet. L'amélioration fut aussi rapide que la progression de la syphilis l'a été entre notre première et notre seconde visite. Les tubercules sont résorbés, et à leur place on ne voit plus que des macules d'un rouge jambon. La plaque du voile du palais a disparu ; la chute des cheveux s'est arrêtée ; tandis que les sourcils et les cils continuent à tomber ; insensibilité à la joue gauche, sur une surface grande comme une pièce d'un franc ; partout ailleurs, comme lors de notre dernier examen. État général excellent, bon appétit, bon sommeil ; la malade engraisse. Règles revenues. Le 16 août, tous les tubercules des membres se sont ramollis et résorbés ; leurs traces, sous forme de macules cuivrées, persistent ; mais partout où il y avait des macules de pigmentation lenticulaire ou ponctuée, il s'est formé de petits boutons saillants roses, comme un semis. La chute des cheveux s'est arrêtée ; mais les sourcils et les cils continuent à tomber. Les ganglions cervicaux et inguinaux se sont considérablement réduits ; mais les nerfs cubitaux, aux régions des coudes commencent à s'épaissir. Des manifestations du voile du palais, il ne reste trace. La rhinite continue. L'insensibilité est devenue complète là où elle était à peine marquée. Ainsi je traverse de part en part un pli de la peau à la région antérieure de l'avant-bras, sans déterminer la moindre souffrance. Le doigt auriculaire gauche commence à se rétracter, à se recourber. Ainsi l'on voit que le traitement anti-syphilitique a fait vite reculer et même disparaître les manifestations de la vérole, qui nous avaient effrayé par leur apparition précoce et par leur gravité ; tandis que les signes indiscutables de la lèpre évoluent de plus en plus et peut-être plus rapidement, sous l'influence du mercure dont l'action malfaisante sur l'éléphantiasis nous a été souvent démontrée. Nous voilà donc entre deux écueils également dangereux : la syphilis grave qui réclame un traitement mercuriel énergique, et la lèpre qui se réveille et se manifeste de plus en plus, à mesure que la première rétrocède sous l'influence de son spécifique. Nous interrompons, avec notre distingué confrère le Dr Euthyboule, le mercure, et nous essayons l'iodure de potassium qui n'influence pas si fâcheusement la marche de la lèpre et que nous avons vu employer et longuement continuer dans les léprocomes de la Norvège, parfois avec modification heureuse, ainsi que nous l'ont affirmé le Dr Danielssen à Bergen, le Dr Kaurin à Molde et le Dr Sand à Tronhjem ; ce qui, soit dit en passant, ne concorde pas avec nos études personnelles. Quoi qu'il en soit, un gramme d'iodure de potassium par jour est prescrit, dans une tisane légèrement amère. Mais Imahan est saisie de vomissements, à la première dose, et d'accès de fièvre intermittente violents qui reviennent à chaque reprise de l'iodure. Il a été donc impossible de lui faire tolérer ce médicament, même à dose minime, quel que fût le mode de son emploi. Après de nombreux essais, il a fallu y renoncer absolument et définitivement. La suspension de la médication hydrargyrique, pendant 5 semaines, a suffi pour que la syphilis opérât un retour offensif. Les macules jambonnées, qui avaient remplacé les syphilides tuberculeuses en régression, ont recommencé à se doubler d'un tissu nodulaire de plus en plus épais et à reprendre leurs caractères primitifs, plaques psoriasiques palmaires avec desquamation ; ongles raboteux, écailleux ; les ganglions cervicaux et inguinaux se sont tuméfiés davantage ; le nez s'affaisse de plus en plus ; douleurs ostéocopes nocturnes dans les membres ; céphalée violente ; amaigrissement, pâleur, inappétence, insomnie, faiblesse extrême. On revient encore au traitement mercuriel qui est continué pendant 3 mois. L'état général de la malade commença à s'améliorer derechef à partir de la première semaine de la reprise de la médication spécifique. La malade engraissa et à la fin tout signe de syphilis disparut. Mais bientôt les papules et les macules pigmentées, disséminées entre les tubercules syphilitiques, et dont nous avons parlé plus haut, s'accentuent de plus en plus, deviennent saillants et se transforment en lépromes, tellement pareils aux tubercules qui ont cédé au mercure, que la distinction en devient presqu'impossible. C'est alors que la bactériologie vint à notre aide pour trancher définitivement la question. En effet, les tubercules de la toute première poussée, que nous avons rattachés à la syphilis, ne contenaient pas de bacilles de Hansen ; tandis que ceux de la dernière heure en étaient farcis. La dualité donc de ces manifestations cutanées, de double origine, s'est trouvée ainsi démontrée par la clinique, par la thérapie et par la bactériologie. En poursuivant l'étude de la malade, nous constatons que la chute des cheveux est arrêtée ; tandis que les cils et les sourcils ont fini par tomber totalement. La peau des régions sourcilières s'est doublée de l'exsudat caractéristique de la lèpre ; les membres se sont couverts aussi d'exsudats polymorphes, sous forme de gros pois, de fèves et de placards de 1 et de 2 centim.; on voit peu de ces manifestations sur le torse ; les ganglions lymphatiques de Scarpa, si souvent tuméfiés dans la lèpre, se sont considérablement engorgés. Au palais, près du voile, parut un groupe de petits tubercules, comme du chènevis, qui se sont fondus et ont pris la forme d'une ulcération gaufrée, à petites dépressions cupulaires jaunes.

La lèpre a tellement progressé dans la suite, qu'en juin 1886 Imahan a été placée à la léproserie de Scutari où nous avons continué de l'observer. Trois jours après son entrée, elle a été mariée à un lépreux y interné, conformément au règlement ; elle devint enceinte en juillet. La lèpre a poursuivi son évolution ; mais franchement, il y a eu un moment où nous étions très embarrassé pour faire la juste part de la syphilis et de l'éléphantiase. Le facies de la malade devint absolument lépreux ; il acquit cet aspect lardacé, luisant, bouffi, sans sourcils, ni cils, la chevelure étant en partie conservée ; le nez s'affaissa de plus en plus et s'écrasa avec déformation des orifices des narines ; ozène infect ; en même temps le larynx a été à son tour envahi, témoin l'altération, la raucité de la voix qui fut même éteinte plus tard. Plusieurs des nombreux tubercules des avant-bras ont pris la forme de l'ecthyma, en même temps que le dos des mains fut couvert d'un exsudat lépreux arrondi, saillant de 3 centim. sur 4 ; les ongles des doigts se sont altérés de plus en plus ; ils se sont épaissis et écaillés ; macules de dimensions et de formes variées, entre les tubercules et les exsudats des membres, les unes sont violacées, les autres pigmentées ; leurs dimensions varient de 1 à 5 centim. Les membres sont ainsi bigarrés et présentent un aspect original, par la simultanéité et l'alternance de toutes ces éruptions. Les 2 auriculaires se sont de plus en plus arqués ; tandis que, d'autre part, l'épiderme des paumes des mains pèle comme dans les syphilides palmaires. L'aspect ichtyosique des jambes s'est accentué ; il y a, en outre, sur les pieds, de ces lignes blanches qui s'entrecroisent dans tous les sens, si communes chez les lépreux, et que j'appelle lignes des *plâtriers*. Leur blancheur est due à la mue épidermique dans le fond de minces sillons, tout comme si la poussière du plâtre s'y était nichée. Deux exsudats, sous forme de placards, existent sur chaque mamelle. Les fesses sont violacées et comme saupoudrées de farine, par les furfures épidermiques ; 6 exsudats en plaques, comme des féveroles, doublent quelques macules violacées plus foncées. Huile de chaulmoogra.

Le 17 février. Le nez s'est affaissé de plus en plus. La narine gauche présente un canal étroit de 3 millim. de diamètre ; la respiration nasale étant insuffisante, la malade inspire aussi par la bouche béante. Il n'y a plus de sourcils ; un grand nombre de tubercules, comme de petits pois, couvrent la face ; il y en a qui proéminent tout à fait, d'autres sont en grande partie dans le tégument ; tous sont jambonnés ; il y a aussi des papules lenticulaires. Aucune éruption dans le cuir chevelu qui reste garni de cheveux. Au côté externe de l'œil droit, à partir d'un millim. environ du cercle cornéen, on remarque 7 traînées rouges, horizontales, de près d'un centim. de longueur, constituées par des vaisseaux dilatés. Vue bonne. Ulcération chagrinée d'un centim., jaune, sur le voile du palais, à bords irréguliers, rouges, serpigineux. Sur les membres thoraciques, tubercules nombreux de dimensions variées, et taches violacées, jambonnées ou cuivrées avec exsudats minces, laminés du tégument sous-jacent, les unes comme des lentilles, les autres comme des pois. On constate donc chez I... deux ordres de tubercules qu'il n'est guère facile de distinguer par leurs caractères appréciables à l'œil. Mais il est certain que la médication hydrargyrque en fait fondre les uns, pendant que les autres continuent à pousser et à grossir. Or, cette médication établit la différenciation. Les 2 auriculaires se sont tout à fait rétractés dans la main ; impossible de les redresser, passivement ou activement. Ils sont insensibles, même à leur face palmaire. D'ailleurs, la paume de la main et les autres doigts exceptés, tout le membre thoracique est actuellement insensible au tact, à la douleur, à la température. Même disposition de tubercules sur les membres pelviens dont les uns en pleine régression, les autres à leur période d'augment — alternent avec des macules grandes ou petites, jambonnées ou cuivrées. Les pieds sont gonflés, ainsi que la 1/2 inférieure des jambes ; on y remarque une foule de tubercules lenticulaires de poussée récente. Les jambes sont ichtyosiques sur toute leur étendue ; lignes de plâtriers plus nombreuses, plus accusées aux cous-de-pied. Insensibilité complète à partir du genou. La plus petite piqûre d'épingle fait ruisseler un sang noir, abondant, dont on ne peut arrêter l'écoulement que par la compression ; douleurs dans les os des membres, qui empêchent le sommeil ; de plus, sentiment de froid intense dans les os, qui ne disparaît ni par la température élevée de la chambre, ni par le nombre des couvertures de lit. Huile de chaulmoogra. Le 4 avril 1887, I... accouche d'un petit monstre qui n'a que la peau et les os ; c'est un vieillard décrépi. Le lendemain de l'accouchement, je retourne à la léproserie et je remarque autour de l'ombilic de l'enfant, de petites plaques rouges, comme des lentilles, exubérantes ; dos chamarré de plaques allongées dans le sens des côtes, rouge clair, de 1 à 2 centim. sur 1 1/2 de large, à bords festonnés ; autour de l'anus, anneau de 2 centim. de largeur, rouge foncé, proéminent. Ce produit de 2 lépreux, et dont la mère avait aussi la syphilis, portait aussi les stigmates des 2 infections. La malheureuse mère, misérablement nourrie pendant la grossesse, a voulu allaiter son enfant ; mais 15 jours après, faute de lait, elle a eu recours au biberon ; l'enfant a vécu pendant 3 mois ; les placards dorsaux se sont de plus en plus colorés ; leurs bordures ondulées ont proéminé. Les lentilles ombilicales se sont exubérées et foncées ; l'anneau anal a persisté, et la cocarde s'est fendillée. Il succomba à une attaque convulsive ; il m'a été impossible d'obtenir son autopsie. La grossesse et l'accouchement ont aggravé l'état de la mère : Nouvelle poussée de macules et de tubercules, à la face et aux membres. L'iodure de potassium est de nouveau essayé ; mais tant qu'il est continué, il y a de la fièvre, de l'anorexie, de la prostration ; et l'on se voit obligé de le suspendre. On revient au sirop de Gibert. Cette fois-ci encore, on peut aisément constater qu'il y a des tubercules qui fondent, tandis que d'autres persistent et continuent à pousser. Au bout de 2 mois, suspension du traitement hydrargyrique, ulcères aux jambes, ulcération persistante du voile du palais, fonte des tubercules cutanés ; ulcère rongeant des ailes du nez comme l'*ulcus rodens*. La face est devenue léonine, hideuse ; les membres pachydermiques ; les altérations du larynx menacent d'asphyxier la malade par suite d'un œdème très prononcé. Après une agonie lente, I... s'éteint, en décembre 1888, dans une cachexie profonde, avec cette diarrhée septique qui marque la fin des lépreux et que rien ne parvient à dominer.

Réflexions. — Dans le village d'Imahan, et partout dans le vilayet de Castambol — l'ancienne Paphlagonie, visitée par les Phéniciens — la lèpre et la syphilis ravagent la population qui, chose étrange, se résigne à avoir la vérole, ne prend aucune précaution pour l'éviter et ne s'effraye pas de la voir atteindre même les enfants, tandis que le lépreux avéré ou soupçonné est persécuté, évité et isolé, il est vrai à une période avancée. Mais le diagnostic, posé par les matrones, n'est pas très rigoureux, cela va sans dire, car il n'y a point de médecin ; de sorte que maints lépreux mêlés aux syphilitiques circulent librement partout, se marient et lèguent à la postérité des héritages morbides aliénables à toute leur descendance.

En 1881, I... eut les premiers signes de la lèpre, qui passèrent inaperçus : congestions éryoipélatiformes et pemphigus des genoux, avec ulcérations longues à se cicatriser, et à répétition. En 1885, elle a présenté les symptômes incontestables de la syphilis grave et à marche rapide — tubercules de la peau, ostéite du nez, accidents tardifs de la gorge, etc. — Quelle était la date de cette infection ? La malade était-elle syphilitique lorsqu'elle a quitté son pays un an auparavant ? ou bien a-t-elle contracté la maladie à Constantinople ? Il est difficile de répondre à cette question. Mais dans tous les cas on peut admettre que cette infection n'était pas très ancienne ; car avec sa marche si grave et si rapide, elle aurait déjà produit des ravages qui n'auraient pu échapper aux plus inattentifs. Quoi qu'il en soit, lors de notre examen, I... était atteinte de la lèpre et de la syphilis, ainsi que cela est prouvé par l'exposé des symptômes appartenant à l'une et à l'autre de ces 2 affections. S'il n'y avait pas eu de pemphigus antérieur et insensibilité cutanée, la lèpre aurait pu continuer encore à être méconnue, car ses expressions sont parfois tellement identiques avec celles de la syphilis que la confusion est très facile et même fatale pour les inexpérimentés. Et, dans les cas où la lèpre n'est pas annoncée par ce pemphigus et l'insensibilité, la différenciation devient encore plus ardue et même impossible. Comment alors discerner l'une de l'autre ces affections également communes dans certains pays, comme dans le département de Castambol, par exemple ? Le traitement pourra servir alors de pierre de touche. On a vu, dans le corps de l'observation, que des manifestations de la peau, les unes reculaient sous l'influence du mercure, tandis que les autres, objectivement pareilles aux précédentes, s'aggravaient tout au contraire. Nous avons donc pu dissocier ces deux maladies, la syphilis et la lèpre, et attribuer à chacune d'elles ce qui lui en revenait, par la médication hydrargyrique. C'est dans ces cas que la bactériologie est appelée à trancher définitivement la question, car dans la lèpre tubéreuse, le bacille ne manque *jamais;* tandis que, par contre, il est *inconstatable*, quoi qu'on en ait dit, dans l'immense majorité des lépreux atteints des formes mutilante, nerveuse, maculeuse, ulcéreuse. On a vu, dans l'observation, que l'examen bactériologique pratiqué par le Dr Straus et le Dr Vidal, a fait constater le bacille dans quelques-uns des tubercules, seulement. Il vint confirmer aussi notre diagnostic clinique de lèpre et de syphilis simultanées.

A Castambol, les matrones qui se chargent du diagnostic de la syphilis et de sa différenciation d'avec la lèpre, confectionnent des trochisques avec du cinabre, de la gomme et de la sciure de bois, et s'en servent pour fumiger les individus qui portent des éruptions cutanées douteuses. Pendant 40 jours, le suspect est soumis au régime du pain sec et de l'eau ; et chaque jour, à une longue fumigation, dans une espèce de four construit en boue et à 2 ouvertures : la supérieure, pour laisser passer la tête, le cou étant entouré de chiffons, et l'inférieure, pour y placer un brasier rempli de charbons ardents sur lesquels on projette des trochisques mercuriels. Si l'éruption cutanée recule et disparaît, dans la quarantaine, c'est qu'il s'agit de syphilis ; et alors on laisse circuler le sujet sans tracasserie, avec la liberté de communiquer la vérole à qui il veut. Dans le cas contraire, c'est-à-dire si les manifestations de la peau ne sont pas heureusement influencées par les fumigations, l'individu est déclaré lépreux et envoyé alors par les autorités locales, qui se conforment à cette sentence de la matrone, au village des lépreux, situé aux portes de Castamouni, ou bien à la léproserie de Scutari. Les malheureux atteints de maladies cutanées, vulgaires, invétérées, qui, certes, ne cèdent pas au mercure, sont expédiés également aux léproseries, confondus avec les éléphantiasiques.

Notre embarras a été très grand à propos d'Imahan. Le mercure faisait reculer la syphilis, mais la lèpre s'aggravait par son emploi. L'essai a été fait à plusieurs reprises et les résultats ont été toujours les mêmes. La lèpre a eu le dessus à la fin ; elle a fait de tels progrès que nous avons été obligé de suspendre le traitement hydrargyrique. Cependant les ulcères, les accidents du palais, la destruction des os du nez et du vomer, ceux apparus du côté du larynx, symptômes tout aussi communs dans la lèpre que dans la syphilis, ne pouvaient plus être différenciés et étiquetés. Toutes les deux affections devaient être également incriminées. Il y a eu amalgame, un *léprate de vérole,* en quelque sorte pareil à la combinaison de la scrofule avec la syphilis, que notre illustre maître, Ph. Ricord, désignait dans son style pittoresque sous le nom de *scrofulate de vérole.* On peut donc inférer avec certitude que tous les tubercules présentés par Imahan n'étaient pas de nature lépreuse, que plusieurs d'entre eux appartenaient bien à la syphilis. Ceux-ci étaient les premiers en date et ne présentaient pas le bacille lépreux. Quelques mois plus tard, lorsque de nouveaux tubercules poussaient, pendant que les premiers s'effaçaient, sous l'influence du traitement spécifique, nous avons de nouveau excisé de ces tubercules, de seconde date, et envoyé encore à Paris ; ils étaient farcis de bacilles caractéristiques.

Cette observation démontre péremptoirement les grandes difficultés, parfois même insurmontables, que peut présenter le diagnostic entre la syphilis et la lèpre, la symptomatologie de ces deux affections se ressemblant absolument dans bien des cas. La méprise est alors inévitable et ne paraît pas, en effet, avoir été évitée par les confrères exerçant dans les pays d'outre-mer, qui soutiennent que le verre, la cuiller, le coït, le contact et que sais-je encore, peut-être aussi l'air expiré de la poitrine d'un lépreux, suffisent pour transmettre la maladie ; tandis que je cherche depuis bientôt 25 ans, avec la plus grande attention et curiosité scientifique, un cas de contagiosité, sur le vaste champ d'observation où j'exerce, sans avoir eu la chance de mettre la main dessus. Pas un lépreux n'a transmis sa maladie à son conjoint indemne, malgré la cohabitation de plusieurs années, et la procréation même d'enfants lépreux dont l'éléphantiase précoce a paru quelques mois, quelques semaines et même quelques jours seulement après la naissance.

Notre honorable confrère, le D^r von Düring, qui exerce aussi à Constantinople et voit beaucoup de lépreux, est contagionniste inébranlable. Cependant, la Commission nommée par la Société de médecine de notre ville, pour examiner les faits qui donnent cette conviction à notre distingué confrère, attend impatiemment, depuis 6 ans, les cas de contagiosité, que le Dr Düring doit lui soumettre, pour faire son rapport. Et pourtant les lépreux, au nombre de plus de 4 et 500 ambulants, sillonnent nos rues ; ils exercent toutes sortes de professions et sont continuellement en contact avec tout le monde. Plusieurs d'entre eux, très avancés même, demeurent et couchent dans la même chambre que des individus sains et des enfants d'amis ou de parents ; et pourtant jamais je n'ai vu la lèpre se communiquer à un seul sujet ; pas plus que d'un conjoint à l'autre.

D'ailleurs, à Paris aussi, où il y a près de 150 lépreux, libres, circulant partout et reçus dans tous les hôpitaux, sans distinction, et même aux lycées, on n'a jamais vu la lèpre se communiquer à qui que ce soit. A tel point, que notre éminent dermatologue, le Dr Besnier, nous a dit que *la lèpre n'est pas contagieuse à Paris*; mais qu'elle doit l'être ailleurs; on ne pourra me refuser la même prérogative pour Constantinople. Quant aux colonies... je n'en sais absolument rien et je n'ai pas à m'en occuper; chaque clinicien doit observer et étudier ce qui se passe dans la localité où il exerce, et ne conclure que de ce qu'il voit, par ses propres yeux. Il ne saurait accepter aisément les théories des confrères, lorsqu'elles sont en opposition absolue avec ce qui se passe sous ses yeux.

CHAPITRE XIII

Lèpre et Sclérodermie.

Observation LIV. — *Sclérodermie, sclérodactylie ; plus tard, éruption de lépromes, simulant les syphilides et la variole, phénomènes oculaires remarquables ; évolution exceptionnelle de la lèpre. Pas de syphilis.* (Observation commencée en 1878.) (Planche 43.)

Cassandre Stylianou, âgée de 22 ans, originaire de l'île d'Andros, dans les Cyclades Helléniques, du village Apikia ; père et mère indemnes. Le premier est mort de maladie inconnue, lorsque C... n'avait que 4 ans. La mère, âgée de 55 ans, est atteinte d'ophtalmie strumeuse depuis longtemps. C... porte aussi, au cou, des cicatrices de scrofules. Pas de syphilis. Elle a une sœur et un frère très bien portants, mariés et ayant des enfants. Elle soutient n'avoir jamais vu de lépreux et qu'il n'y en a pas à l'île d'Andros. Cependant, il nous a été donné d'observer plusieurs Andriotes atteints incontestablement de lèpre ; et d'autres affectés de maladies *bizarres*, douteuses au premier abord ; mais qui, bien étudiées, ne pouvaient être rapportées qu'à la lèpre, modifiée, atténuée, n'en présentant pas les signes classiques ; tel est le cas d'un malade Andriote présenté par nous au Congrès international de dermatologie de Paris, en 1889, et qui a donné lieu à une remarquable discussion entre les savants médecins de l'hôpital Saint-Louis ; discussion dont la conclusion a été *que l'affection de ce monsieur ressemblait* plus à la lèpre qu'à toute autre maladie. Feu le Dr Quinquaud a été bien plus catégorique : il a considéré X... comme affecté de *lèpre sûrement* (voir les comptes rendus du Congrès international de dermatologie et de syphiligraphie; Paris, 1889). Quoi qu'il en soit, il est certain que, malgré les assertions de Cassandre, il y a des cas de lèpre à Andros, comme d'ailleurs dans toutes les îles de l'Archipel.

En 1869, à l'âge de 13 ans, C..., venue à Constantinople, se plaça comme bonne dans une famille à Tatavla, faubourg voisin de Péra et où je n'ai pas rencontré de lépreux. Réglée à 12 ans, elle jouissait d'une santé satisfaisante chez elle; mais à Constantinople, elle fut atteinte de chlorose à tel point, que ne pouvant plus servir, elle rentra à Andros et y resta pendant 2 ans 1/2 ; ses règles, supprimées pendant son séjour à Constantinople, ont réapparu chez elle. C... a vite repris ses forces. Néanmoins une raideur survint à ses doigts ; et bientôt elle remarqua sur l'index gauche, une petite phlyctène, et plus tard une ulcération. Peu après, un travail ulcératif amena la chute de l'ongle qui n'a plus repoussé. A ce propos, elle nous dit que depuis longtemps elle souffrait de ses doigts ; c'étaient tantôt de petites ulcérations situées sur le côté dorsal des articulations phalangiennes, lentes à se cicatriser; tantôt des onyxis, des panaris, qui n'occasionnaient que rarement la chute de l'ongle ou sa déformation. Revenue à Constantinople, en 1878, en bonne santé, C... se plaça de nouveau à Tatavla. Mais peu après, elle eut de la dysménorrhée, puis de l'aménorrhée, pendant plusieurs mois.

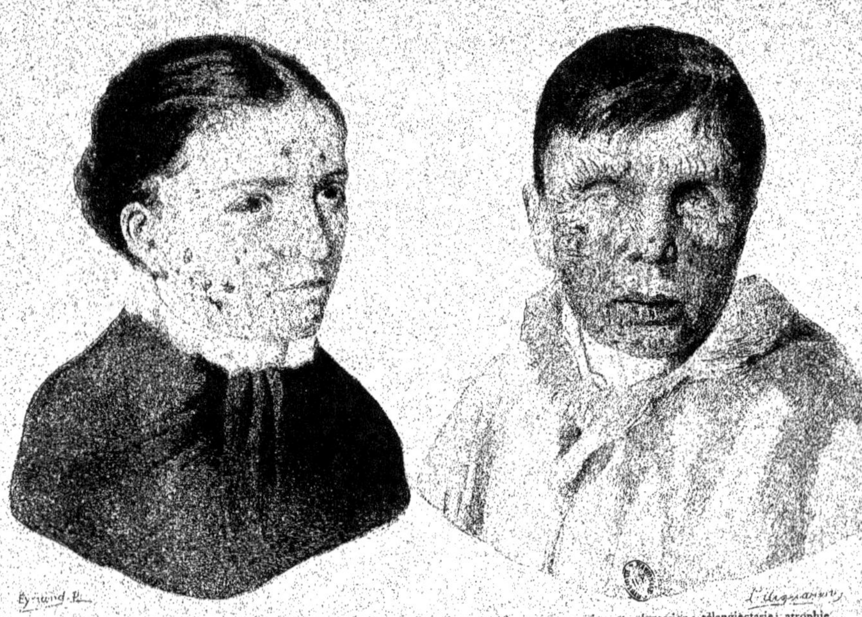

Éruption de lépromes chez une ancienne sclérodermique; lèpre tuberculeuse guérie par suppuration et régression; télangiectasie; atrophie des yeux; cheveux conservés.

Quelques semaines après son arrivée ici, il survint une petite ulcération au niveau de l'articulation phalango-phalangienne du pouce droit, à sa face dorsale. Plus tard, un travail morbide
se manifesta autour de l'ongle qui s'est déformé. Depuis, tous les doigts sont devenus raides,
à moitié fléchis, peu serviables ; plusieurs se sont amincis à leurs extrémités, principalement
les auriculaires ; des ulcérations, lentes à se cicatriser, apparaissaient au niveau de plusieurs
articulations phalangiennes : puis des onyxis successifs amenaient la chute des ongles, ou bien
en altéraient la sécrétion, de manière qu'ils repoussaient rabougris, crochus, épais, irréguliers.

En juin 1878, C... fut admise à l'hôpital russe de notre ville, dont je suis le médecin consul-
tant, pour des ulcérations siégeant à l'index droit, au médius et à l'annulaire gauches. La face
est peu expressive, placide ; les traits peu mobiles, la peau peu élastique, comme collée sur la
charpente osseuse, la bouche rétrécie, les lèvres amincies, les yeux saillants, à cause des paupières amincies et comme atrophiées, collées par leur partie adhérente à la base des orbites.
De chaque côté, les 4 derniers doigts rétractés, impossibles à étendre, maladroits, présentant de
petites ulcérations ou de petites cicatrices sur leur dos ; la peau en est comme amincie et adhérente aux phalanges dont l'unguéale des auriculaires est amincie, effilée. Sensibilité conservée ; rien autre à noter ; rien du côté de la peau. En présence de tous ces signes, le diagnostic
posé a été : sclérodermie, sclérodactylie. Rapatriée de nouveau, elle ne revint à Constantinople
qu'en octobre 1881. Sa maladie s'est accentuée depuis son départ de Constantinople. En effet, à
sa rentrée, la face porte le masque bien prononcé de la sclérodermie : la peau au front est tendue,
lisse, comme collée sur les parties profondes sur lesquelles elle ne glisse pas ; ses plis horizon-
taux sont effacés ; impossibilité de froncer les sourcils ; yeux grands ouverts, comme extasiés ;
les paupières sont tiraillées en haut de manière à laisser à découvert une partie de la sclérotique au-dessus de la cornée ; ce qui donne à la malade une expression de frayeur ou d'étonnement. La lèvre supérieure est comme rapetissée, froncée, et présente des plis verticaux ;
elle est amincie et appliquée sur les dents qui restent découvertes ; les muscles de la face ne
sont pas susceptibles de se contracter pour imprimer à la face les diverses expressions physiologiques en rapport avec les sentiments éprouvés ; il y a immobilité des traits ; la face manque
ainsi d'expression ; et, à cause des yeux hagards, la physionomie est bizarre. L'émission de
la parole est pénible ; la modulation des lettres labiales difficile ; la lèvre supérieure remue
alors en masse, comme si elle était en caoutchouc, ainsi que la bouche des automates à mécanique, placées sur les petits orgues destinées à amuser les enfants : ce sont des déplacements
antéro-postérieurs, avec mouvements de la totalité de la lèvre. Cette gêne est surtout frap-
pante lorsqu'on essaie de faire rire la malade. Les joues sont alors comme ramassées par des
sillons verticaux, en croissant, à concavité antérieure ; on dirait des rideaux que l'on tire et
que l'on plisse. La lèvre inférieure, indemne, conserve la finesse, la délicatesse, la rapidité
de ses contractions physiologiques, et fait un contraste très discordant avec la supérieure,
endurcie et remuant si gauchement, comme d'un seul morceau. Les muscles zygomatiques
et les releveurs des lèvres supérieures ne se contractent pas, de sorte qu'on ne peut obtenir ni
le rire sardonique, ni le relèvement de la lèvre supérieure ; le mouvement cynique fait aussi
défaut. La faradisation ne parvient pas non plus à contracter les muscles faciaux, à faire
varier l'expression physiognomonique ; on dirait qu'ils n'existent plus. Sourcils, cils, cheveux
conservés ; sensibilité de la face normale. Main gauche : le doigt auriculaire est, de chaque
côté, rapetissé, réduit, bien que toutes ses parties constituantes existent ; les phalangettes
sont atrophiées, résorbées, effilées et en même temps raccourcies : il n'en reste qu'un petit
noyau ; ces doigts sont arqués. L'ongle est rudimentaire, la pulpe aplatie, effacée ; l'articulation

de la seconde phalange avec la phalangette est semi-ankylosée; peau du dos du doigt tendue, collée sur la charpente, et ulcérée au niveau de l'articulation. L'annulaire est comme amputé, court, bien qu'il n'y ait *eu aucune élimination d'os;* la peau adhère aux os; l'ongle, déformé, n'est qu'une petite parcelle cornée, arrondie au milieu du bout du doigt, semblable à un petit cachet; à l'exploration, on constate la présence de toutes les phalanges, mais amoindries par résorption. L'unguéale n'est constituée que par un tout petit noyau. Le médius a perdu son ongle; les trois colonnes phalangiennes sont facilement constatables, mais bien courtes; la phalangette n'a pas 1/2 centim.; ulcération au niveau de l'articulation de la seconde phalange avec la métacarpienne. L'index, dont l'ongle est tombé à la suite du tout premier panaris, ne conserve en fait de phalangette qu'un petit noyau comme la 1/2 d'un pois cassé; les plis palmaires sont à peine dessinés; la peau, tendue et adhérente, présente une ulcération à la face dorsale, au niveau de l'articulation métacarpo-phalangienne; tous les doigts restent dans l'attitude demi-fléchie; il est impossible de les étendre activement ou passivement; tous ont leurs phalanges en grande partie résorbées. Le pouce, resté normal jusque dans ces derniers temps, lorsque les lésions des autres doigts s'étaient de plus en plus accentuées, finit aussi par se déformer; il est comme rabougri; son ongle a plus d'un centim. dans le sens transversal, et dépasse de chaque côté la limite de la pulpe du doigt; il a aussi un centim. d'épaisseur, ses deux phalanges sont atrophiées; la peau est collée sur elles; croûte dure et sèche à la base de l'ongle, indice d'une ulcération longue à se cicatriser; les mouvements de l'opposition du pouce sont difficiles. Peau de la paume de la main épaissie, calleuse; traces de cicatrisations transversales, au niveau des plis des articulations métacarpo-phalangiennes; muscles de la région thénar atrophiés; peau du dos de la main mince, lisse, luisante. Rien à noter sur la peau de l'avant-bras.

Main droite : Auriculaire, aminci à son extrémité ; il est fléchi à arc et ne peut être redressé; peau rouge, tendue, luisante, à la face dorsale, excoriation superficielle. A la face palmaire, une ulcération occupe tout le pli de l'articulation de la phalange avec la phalangine. L'annulaire n'est constitué que par 2 phalanges; il a été amputé par un chirurgien. Le médius a sa phalange normale; tandis que la phalangine est réduite à la 1/2 de sa hauteur; la phalangette ou unguéale, est toute rudimentaire et ankylosée sur la phalange moyenne; l'ongle est déformé, il émerge comme un bord tranchant, ébréché par places; le doigt courbé par la rétraction du tendon fléchisseur. La peau qui recouvre l'index est pellagreuse; il y est survenu il y a quelque temps un panaris profond; un empirique enleva l'os et l'ongle; une ulcération violacée siège près du moignon. L'ongle du pouce est crochu, épais; articulation phalango-phalanginienne, peu mobile; région thénar aplatie par l'atrophie des muscles. Le moindre choc, ou bien l'exposition au feu amène des ulcérations aux doigts. L'hiver, les mains violacées sont le siège d'engelures et de fendillements.

Depuis quelques années, la peau des cuisses et des jambes est ichtyosique et en mue continuelle; on voit sur les membres des cicatrices dont les unes superficielles, les autres profondes comme celles consécutives aux scrofulides. Il paraît que le moindre coup détermine une ecchymose suivie d'ulcérations longues à se cicatriser; mais celles-ci paraissent aussi spontanément. Cassandre a remarqué qu'en s'approchant du feu, étant habillée, la peau de ses membres rougit vite par places, puis elle s'ulcère. Les 2 derniers orteils du pied gauche manquent. C... prétend qu'une pierre tombée sur ses pieds, il y a quelques années, les a écrasés. Pieds violacés hiver et été. Tronc normal; poils conservés. Nulle part il n'y a macules; sensibilité à peine légèrement émoussée sur les avant-bras. Rien autre à noter, malgré l'examen le plus minutieux de tout le corps.

Pendant plusieurs années, C... a continué à être dans l'état méticuleusement décrit plus haut ; je la montrai à plusieurs de mes confrères comme un exemple remarquable de scléroder-mie. Elle a continué à n'avoir sur la peau ni boutons, ni macules. La malade venait me voir toutes les 2 ou 3 semaines et je la suivais attentivement, sans constater rien autre chez elle.

En juillet 1884, il survint, tout à coup, sur les membres, et à la face une éruption dis-crète d'abord, confluente plus tard, de petites taches blondes comme du lentigo. Cette appa-rition n'a pas été précédée de symptômes généraux ou locaux ; elle s'est faite à froid, pour ainsi dire. Les macules de la face ressemblaient d'abord à la pigmentation de la grossesse, et celles des membres à des syphilides. Le tronc a été respecté. En octobre, 7 petits bou-tons, comme des grains de chènevis, apparaissent sur le front ; ils sont indolores, incolores, comme nichés dans l'épaisseur de la peau ; un autre semblable se voit dans l'épaisseur de la peau qui recouvre le grand suppinateur droit, à son 1/3 supérieur. L'examen le plus atten-tif n'en fait découvrir nulle part ailleurs. Le Dr Josias, médecin des hôpitaux de Paris, venu à Constantinople, à cette date, avec le professeur Hardy, examina cette malade ; il a été frappé de la ressemblance de l'éruption lenticulaire de la peau avec une syphilide, chez une sclérodermique. Nous enlevons, au bistouri, avec notre distingué confrère et ami, un tout petit tubercule de l'avant-bras droit dont la peau a conservé ses propriétes normales. C... a peu souffert pendant cette ablation.

En décembre, M. Aquarone dessine les avant-bras et les mains de C... ainsi que sa jambe droite ; outre les petits tubercules, il y en avait, alors, 2 dans la joue gauche, un groupe de 6 au menton, peu proéminents, légèrement bistres, 2 plus petits pointaient sur la lèvre supérieure ; et un tout petit dans la partie culminante de l'hélix, qu'on ne pouvait constater qu'au palper (pl. 43, fig. de gauche). Quelques semaines après, les taches pigmentées, lenticu-laires, se sont foncées et multipliées ; les petits tubercules ont augmenté en nombre, les anciens ont grossi. La plupart d'entre eux, peu saillants et légèrement pigmentés, ressem-blent à une syphilide papuleuse à son déclin, avec légère exfoliation de l'épiderme. Peau des pieds et du 1/3 inférieur des jambes, épaissie, comme dans le myxœdème ; orteils comme hypertrophiés, quasi-éléphantiasiques ; les ongles des orteils ont l'aspect des valves des huîtres qui s'écaillent ; 4 petits boutons sur le dos de chaque pied. La peau ichtyosique des membres s'exfolie légèrement. Couleur asphyxique, violacée du 1/3 inférieur des cuisses qui, à leur partie supérieure, sont tatouées de taches pigmentées lenticulaires et d'autres bien plus grandes ; mue de la peau en furfures. Je découvre, par la palpation, dans l'épaisseur de la peau, 3 tubercules comme des pois cassés, légèrement saillants. Un autre symptôme vint bientôt éclairer le diagnostic de cette affection bizarre : c'est la diminution de la sensibilité : la face apprécie toujours le contact et la température des objets ; mais le dos des mains et les parties inférieures des avant-bras, du côté de l'extension, ne les ressentent que d'une manière très obtuse.

En décembre, il parut à la partie supérieure de la poitrine, un nombre considérable de petites taches pigmentées, pareilles à celles des avant-bras, et au côté gauche, une traînée large d'un centimètre et long de 10, qui, de la partie inférieure du cou, descend vers la poi-trine. L'état général de C... laisse à désirer ; appétit diminué, digestions pénibles ; règles supprimées, depuis 4 mois ; sueurs faciles et abondantes. Les mains ont été moulées. Elles ont été déposées au musée de Saint-Louis, à Paris, ainsi que plusieurs aquarelles, correspon-dantes à diverses phases de la maladie. En janvier 1885, l'affection, si lente à évoluer pen-dant plus de 10 ans, progresse rapidement, depuis quelques mois. Sur l'articulation métacarpo-phalangienne de l'index et au côté dorsal du médius, on voit 2 callosités dont l'une, comme une pièce de 5o centimes, est ulcérée à son centre. La plupart des taches pigmentées lenticulaires, des avant-bras, se sont doublées d'un tout petit noyau, comme un grain de millet ; la coloration en est jambonnée ; il y a eu une transformation *in situ* de l'éruption papulaire en semis de tubercules fins ; plusieurs de ces papules, devenues ainsi de plus en plus saillantes, se desquament. A la face, l'évolution de la maladie est plus lente ; les taches pigmentées ne sont pas encore doublées d'un petit nodule ; ce n'est qu'au menton seul que les petits saillies bistres se multiplient. Sur les jambes, quelques tubercules se sont ramollis déjà, et quelques-uns se sont même vidés. Néanmoins, état général meilleur ; réapparition des règles.

Février. Le froid paraît précipiter la marche de l'affection bien qu'il ne fasse pas moins de 10° et de 12° au-dessus de zéro ; les membres sont froids et bleuâtres. On y voit des gerçures profondes ou des surfaces exulcérées qui ont été précédées de taches violacées ; sur l'avant-bras gauche, 3 tubercules, ramollis et vidés, ont pris l'aspect du rupia. Les tubercules de la face se multiplient ; *quelques-uns* se ramollissent aussi et vont se vider. La peau du cou présente 3 rides antéro-postérieures, comme chez les personnes très âgées ; ce sont des plis à intervalle de 3 doigts ; il y en a d'autres moins profonds, comme chez les personnes rapidement amaigries, bien que la malade ne paraît pas avoir perdu beaucoup de son embonpoint. A la même région, au cou, une foule de nouvelles petites taches pigmentées se sont développées, depuis mon dernier examen. Les phénomènes de la sclérodermie restent toujours les mêmes. Les jambes sont aussi parsemées de quelques croûtes irrégulières, dures, fendillées, exubérantes, sur les tubercules ulcérés et vidés ; à certains moments, ces ulcérations ont présenté un fond jaunâtre, déprimé, pareil à celui des gommes syphilitiques en fonte. Les parties inférieures des jambes sont asphyxiques ; il y a sur toute leur étendue des macules bleuâtres, comme des ecchymoses. Accès frébriles le soir, vers les 3 heures, avec congestion de la face. Rhinite, gerçures, croûtes, jetage des fosses nasales. Photophobie ; injection de la conjonctive de l'œil droit ; au côté externe, petite élevure saillante, comme un chènevis ; les vaisseaux qui la recouvrent sont congestionnés et rectilignes ; sur le côté correspondant de l'iris, il y a une tache opaque, d'aspect lardacé qui masque, en ce point, la couleur irisée du diaphragme de l'œil ; on dirait qu'une partie du tubercule sous-conjonctival, développé dans l'épaisseur de la sclérotique, empiète sur l'iris qui est peu contractile. C'est un exsudat lépreux. La pupille est donc très paresseuse, et la vue trouble, comme au travers d'un nuage. Névralgie faciale, ayant son point de départ dans l'œil même. Règles régulières ; état général assez bon. Un tubercule a été enlevé pour l'examen bactériologique. Je dirai par anticipation, qu'il était farci de bacilles de Hansen. Or le diagnostic clinique, posé déjà par nous, il y a plusieurs mois, s'est trouvé confirmé.

Mars. Le même cas a continué. Les nombreuses taches pigmentées, lenticulaires, de la face et des membres, ont été doublées à leur base par un petit bouton ; de manière que l'éruption ressemble à une variole confluente au 3e jour de son apparition. Leur couleur est jambon. Les anciens tubercules sont aplatis, ramollis, violacés ; et quelques-uns, déjà ulcérés, se sont couverts de croûtelles. Les exsudats tuberculeux des membres inférieurs ont évolué aussi ; plusieurs d'entre eux se sont vidés, et à leur place on voit des croûtes à l'aspect de rupia ; face et membres violacés. La maladie a continué à progresser ; de sorte qu'en mai, elle a revêtu une forme grave. La misère de cette femme est profonde, et ses inquiétudes morales, pour son présent et surtout pour l'avenir, terribles. On la chasse de tous côtés !

Elle ne sait où aller, ni comment obtenir son pain quotidien. Il y a plus de 35o misérables lépreux qui sont actuellement sur le pavé de Constantinople, dans le même état de dénûment et de tortures. La face de C... se déforme de plus en plus, par des poussées nouvelles de tubercules ; mais, chose exceptionnelle, les régions sourcilières n'en sont point envahies ; on dirait d'une face couvertes de boutons de variole avant la suppuration, et toute boursouflée. Le facies sclérodermique est donc modifié et masqué. Outre le semis cutané, saillant, qui couvre le front, les lèvres, le menton, les joues, il y a des tubercules profonds, dans l'épaisseur de ces dernières, comme des demi-féveroles. Les taches pigmentées du cou persistent sans transformation en tubercules *in situ*, comme cela a eu lieu dans les régions plus haut indiquées. De gros exsudats se voient sur les membres ; il y en a un, comme la 1/2 d'une noisette, sur l'articulation phalango-phalangienne de l'annulaire gauche, à sa face dorsale ; et une tubérosité, comme une fève, sur l'articulation métacarpo-phalangienne du médius ; la peau menace de s'ulcérer ; les tubercules de la face dorsale des avant-bras marchent rapidement vers la désagrégation. Les taches pigmentées des faces antérieures se foncent, deviennent saillantes aussi et s'exfolient. La peau des coudes est violacée, épaissie, par des dépôts volumineux qui se fusionnent ; il y en a d'exulcérés, d'autres sont couverts de croûtes.

Le 3o mai, je pratique sur la partie supérieure de la poitrine de C... 3 inoculations avec de la matière ramollie, puisée dans un tubercule du bras gauche. Le tronc reste toujours normal. L'insensibilité s'est prononcée de plus en plus ; les avant-bras et le dos des mains, les pieds et les jambes sont de plus en plus insensibles, à tous les modes, à partir de la racine des doigts et des orteils. C... se brûle les doigts sans s'en apercevoir. Elle arrache les bas collés sur les ulcères de ses jambes, sans souffrance ; demangeaisons, fourmillements sur les membres ; pas de douleurs ; les bouffées de chaleur continuent aux membres et à la face. Cautérisation au thermocautère, ergotine, arsenic. — 2o juin. Résultats de l'inoculation négatifs. Le Dr Millingen, oculiste distingué, à qui nous avons envoyé C..., a trouvé, à l'œil droit, du côté externe du limbe cornéen, un tubercule arrondi, dur, élevé de 4 millim., rose pâle, tirant sur le jaunâtre, bordé d'un cercle de vaisseaux engorgés et dilatés ; diamètre de ce tubercule, 1/2 millim. ; il se trouve sur la sclérotique et tend à empiéter sur la cornée. Injection ciliaire autour de la cornée ; décoloration de l'iris et gonflement de son bord pupillaire ; n'ayant pas employé l'atropine, on ne peut affirmer qu'il y ait synéchie. Or, il y a un tubercule lépreux de la sclérotique, empiétant sur la cornée, et *iritis lépreuse*.

C... n'a pu se soumettre au traitement proposé par notre confrère — demi-obscurité et instillation d'atropine — obligée qu'elle est de sortir mendier. Les urines de C... contiennent beaucoup d'albumine. Nous avons déjà constaté l'albuminurie chez plusieurs lépreux avancés, et même à chaque poussée vers la peau, chez plusieurs d'entre eux. En juillet, changement remarquable de la figure qui n'est plus ni congestionnée, ni tuméfiée ; les tubercules ont aussi diminué de volume. Bain, arsenic. C... nous revient, au mois d'août, derechef très aggravée. Malgré l'oscillation alternative en bien et en mal, des manifestations cutanées, les modifications éprouvées par les doigts ont continué à s'aggraver et à revêtir de plus en plus l'aspect de la main lépreuse ou de la main dite de Morvan, ce qui n'est qu'une et même chose (pl. 44). La sclérodactylie céda le pas à la léprose. Partout où l'on observait une macule, il a poussé un tubercule qui augmente rapidement de volume. Sur plusieurs doigts, ulcérations dont les unes spontanées, les autres consécutives à des brûlures inaperçues. Les jambes sont couvertes d'ulcères consécutifs à l'élimination des exsudats. Ces ulcères s'étendent rapidement, grâce aussi à ses jarretières en ficelle très serrées que je ne parviens pas à lui faire quitter; c'est là une nouvelle cause de gêne de la circulation sur des membres déjà asphyxiques. Pour arrêter les progres de la nécrobiose, j'insiste sur la nécessité de la cautérisation au thermocautère; mais la malade s'y refuse, bien qu'elles ne soient pas douloureuses pour ses membres complètement anesthésiques; la face conserve une sensibilité bien émoussée. Les membres et la face sont criblés de tubercules confluents, de nouvelle formation. Il y a ainsi une poussée récente de taches pigmentées, et de papules, toujours quasi-syphilitiques; ou bien de tubercules miliaires, sans modification de la couleur de la peau qui revêt aussi un aspect chagriné. Au menton, il y a plus de 4o de ces petits grains. En outre, il y a des infiltrations profondes sous-cutanées. Plus tard, C... finit par consentir à être régulièrement cautérisée ; mais le nombre des exsudats est si considérable que la destruction en devient difficile. Néanmoins, nous en détruisons à chaque séance avec la pointe du poinçon en platine, le plus possible, des petits; quant aux grands et aux placards, je les transperce en plusieurs endroits et je maintiens, pendant quelques secondes, l'instrument incandescend dans leur épaisseur. Ce moyen réussit pour les faire disparaître rapidement, et amener une cicatrisation prompte. Iodoforme, arsenic; puis chaulmoogra, et pansement avec l'huile de gurjon. Après une amélioration, un arrêt, nouvelle poussée générale, en septembre 1885. Grandes plaques fauves, comme des éphélides, sur les cuisses; grands placards d'exsudats au dos des mains. Puis nouvelle amélioration en octobre, novembre et décembre. A cette date j'étais parvenu à détruire tous les tubercules. Mais, en janvier 1886, aggravation favorisée aussi par la misère profonde; petits exsudats nouveaux sous la conjonctive; pupille gauche dilatée; vue très trouble; iritis et synéchies, photophobie. Les exsudats sousconjonctivaux, comme gélatineux, s'avancent vers la cornée, en forme de pinguela, au côté externe de l'œil droit. Le Dr Anagnostaki constate que la cornée était presque intacte ; pupilles oblongues perpendiculairement; à gauche, opacités superficielles de la cornée; or il y a conjonctivite, kératite et iritis. Fond de la pupille trouble, par modification de l'humeur aqueuse ; insensibilité de la pupille; douleurs profondes; vaisseaux de la sclérotique engorgés, rectilignes très dessinés. Voix enrouée ; voile du palais parsemé de grains de chènevis jaunâtres, faisant saillie sur un fond rouge maladif. A un centim. des incisives supérieures, tache antéro-postérieure d'un brun rouge, oblongue, saillante. La partie molle du nez est violacée, gonflée, comme s'il s'y passait un travail profond préparant sa chute, ou son affaissement. Suppression des règles ; état de décrépitude; on lui donnerait 6o ans. Chevelure conservée. Les sourcils ne tombent que depuis quelques mois. Les membres sont comme desséchés; cachexie profonde et maigreur squelettique; *plus d'exsudats cutanés; ceux qui n'ont pas été attaqués par le thermocautère se sont résorbés;* phlyctènes de pemphigus ou petites gerçures, aboutissant à des plaques ulcéreuses qui creusent et s'étendent ; il y en a sur les genoux, les jambes, les joues. La peau des membres est plissée, terreuse, momifiée, d'une coloration foncée. Les vaisseaux capillaires y ont disparu, au point que les piqûres à l'épingle, inaperçues d'ailleurs, ne saignent pas. La peau des jambes ressemble à celle des ophidiens, par ses plis transversaux, saillants et durs. En un mot, la vie se retire de plus en plus de la périphérie de cette lépreuse qui s'atrophie, se momifie et sèche sur pieds.

L'huile de chaulmoogra n'est pas tolérée. Elle a produit des vomissements toutes les fois qu'on l'a essayée. Plus tard, bronchite, diarrhée opiniâtre. Cassandre devint très frileuse ; elle sent, continuellement, un froid glacial dans la profondeur des membres. Les urines de C..., analysées par M. Bonkowski chimiste du palais, ont présenté par litre : urée 23, acide urique o,362, chlorure de sodium 11,2 ; acide sulfurique 2,94 ; acide phosphorique 1,25 ;

chaux, 0,25 ; magnésie 0,16 ; indices d'albumine ; glucose 3,15. Au microscope, globules de pus, quelques hématies décolorées, globules gras. Poids spécifique 1028 ; réaction neutre. En février 1886, C... a son corps réduit, comme volume, par le marasme ; elle est rapetissée ; soif inextinguible, surtout la nuit. La physionomie s'est altérée de manière à rendre la malade méconnaissable ; ainsi, la face, très amaigrie, présente un nez très gonflé et érysipélateux ; les lèvres sont tuméfiées, par infiltration d'un semis de tubercules comme des lentilles. Les cils et les sourcils ont disparu ; bord libre des paupières épaissi en bourrelet ; pas d'exsudats sourciliers ; front ridé et maigre ; ulcères de 1 à 2 centim., couverts de croûtes brunes, sur les joues, le menton et le bord inférieur du maxillaire. Ces croûtes sont précédées d'ulcères consécutifs à de petites gerçures. A la face profonde des lèvres, plaques dénudées d'épithélium, à bords sinueux, psoriasiques. Pavillons des oreilles volumineux, par infiltration en nappe. L'exsudat sous-conjonctival droit a envahi la cornée, jusqu'à son centre ; pupille immobile ; choroïdite ; papille couverte de vaisseaux très dilatés. Sur le voile du palais, d'une extrême pâleur, on remarque une cicatrice antéro-postérieure, large par places d'un centim. environ, qui s'étend à la luette et aux piliers. Il y a eu une ulcération, à aspect chagriné, superficielle ; la langue est lisse, luisante, rouge ; elle a perdu ses villosités ; goût conservé ; membres thoraciques littéralement réduits aux os et à la peau. Point de tubercules ; seuls 2 petits exsudats cutanés profonds, au dos des mains. La peau des membres est mince, ridée, comme celle des vieillards, mais fortement pigmentée, surtout à leur face antérieure. Ulcères sur les avant-bras, le dos des mains et des doigts, d'un lie de vin, à fond gangréneux, saignants ; quelques-uns sont dénudés, d'autres couverts de croûtes sous lesquelles le pus suinte. Ces ulcères ont été précédés d'un travail pareil à celui des engelures : stase du sang, coloration violacée, puis crevasses et ulcérations envahissantes ; le marasme est tel que les cuisses n'ont que 15 centim. de circonférence, à leur partie la plus forte ; point d'exsudats ; mais cicatrices violacées d'anciens ulcères, consécutifs à la fonte des exsusdats, de forme irrégulière, dont plusieurs ont plus de 2 centim., et taches pigmentées blondes disséminées. A droite, on voit une petite pustule acnéiforme. C... assure que c'est là le début d'un ulcère, comme elle en a tant eu ; c'est par une telle pustule qu'ont été précédés 2 grands ulcères sur le genou droit. La rotule gauche est couverte d'une cicatrice violacée, épaisse, ayant au centre une croûte ecthymateuse, oblongue, irrégulière, de plus d'un centim. La circonférence des mollets est de 20 centim. ; leur peau est ichtyosique et couverte de taches pigmentées ; on y voit aussi quelques tubercules très discrets dont les uns comme des lentilles, les autres comme des pois. Pieds asphyxiques, tuméfiés, comme infiltrés, pachydermiques avec lignes blanches entrecroisées dans tous les sens, que je désigne sous le nom de *lignes de plâtriers ;* leur couleur résulte de la mue de l'épiderme dont les sillons minces divisent la peau violacée. L'épiderme de la plante des pieds est très épaissi. Le gros orteil droit et les 2 derniers ont, à leur face dorsale, des ulcérations superficielles, jaunâtres, érodantes, qui tranchent sur le fond violet ; le linge qui le recouvre y adhère ; néanmoins, la malade l'arrache sans souffrance. Ces exulcérations ont commencé comme des engelures. Même état à gauche ; le tronc reste toujours indemne. Maigreur extrême, telle que les glandes mammaires ont été résorbées elles-mêmes ; leurs régions sont couvertes de quelques placards pigmentés blonds. Les poils du pubis sont clairsemés et mal venus ; de grandes taches sépiées couvrent les fesses ; de chaque côté, ganglions de Scarpa gonflés comme des œufs de pigeon. Cette malheureuse, refusée à tous les hôpitaux, bien que dans un état piteux et mise à la porte de son infect taudis, restait sans abri, sans pain, égarée dans un terrain vague, en compagnie de quelques chiens galeux, affamés et errants comme elle, si communs dans notre capitale, qui l'auraient peut-être dévorée la nuit si elle n'avait été acceptée, sur mes instances, à notre hôpital français du Taxim, où l'humanité et la charité sont toujours pratiquées, sans marchander, à tout le monde, sans distinction de race ou de religion. Mon distingué confrère le Dr Delacour, médecin de l'hô-pital alors, aujourd'hui médecin sanitaire de France à Constantinople, ainsi que les bonnes sœurs de Saint-Vincent lui ont prodigué tous les soins voulus. Et cette pauvre persécutée a pu rendre l'âme au bout de 20 jours, sous un toit hospitalier, dans un lit propre et entourée d'êtres bienfaisants.

Nous avons pratiqué l'autopsie de cette lépreuse, le 28 octobre 1886, avec le Dr Delacour qui a pris les notes suivantes : Habitude extérieure, marasme extrême, maigreur squelet-tique ; nombreuses ulcérations disséminées sur la surface antérieure du corps, avec ou sans croûtes ; absence complète de tubercules lépreux ; léger œdème aux malléoles et au dos des pieds ; ulcérations taillées à pic, à bords comme à l'emporte-pièce, ou à contours irréguliers, à la plante des pieds, à la face dorsale des orteils, aux genoux et à la partie inférieure des cuisses ; au niveau de l'ischion gauche, surface exulcérée, plate, ovalaire, violacée ; taches pigmentées, disséminées sur les jambes, les cuisses et les fesses ; elles sont légèrement proé-minentes sur ces dernières ; un morceau carré de la peau, à ce niveau enlevé, est mis dans l'alcool ; régions génitales glabres ; pas d'ulcérations sur le thorax ; mamelles atrophiées, disparues ; l'une d'elles est mise dans l'alcool ; à la partie postérieure du tronc, il n'y a que des vergetures violacées, hypostatiques. Membres thoraciques : l'atrophie des doigts est telle qu'il ne reste au-dessus des métacarpiens qu'une longueur équivalente à celle d'une seule phalange ; au dos de la main droite, au niveau des articulations métacarpo-phalangiennes de l'index et de l'annu-laire, 2 destructions circulaires de 1 centim. de diamètre, taillées à pic ; à la face postérieure de l'avant-bras, 2 grandes surfaces ulcérées, taillées à pic, sur une hauteur de 2 millim. environ, à fond jaune rougeâtre. A la face antérieure de l'avant-bras, nombreux ulcères allongés ou circulaires ; à la face antéro-externe du bras, ulcération du même genre, ainsi qu'au coude ; la main est amputée et mise dans l'alcool. Le membre supérieur gauche présente des lésions identiques ; nous enlevons la main et le 1/3 inférieur de l'avant-bras pour en conserver le squelette.

A la face, nombreux ulcères arrondis comme des pièces de 20 centim., nez affaissé, écrasé ; ni sourcils, ni cils ; cheveux abondants ; rien au cuir chevelu. Les yeux mis dans l'alcool ont été envoyés au Dr Poncet de Cluny, directeur par intérim du Val-de-Grâce ; ganglions lymphatiques du triangle de Scarpa très volumineux, saillants. On en enlève un et on le place dans l'alcool. Les ganglions des autres régions ne présentent rien de particulier ; nerfs cubi-taux très gonflés et ayant l'un deux, l'autre trois nodosités comme des pois et des fla-geolets ; on en place un dans le bocal à alcool. Ouverture du corps remarquablement exsangue ; injection veineuse, noire des méninges ; les centres nerveux jusqu'à la queue de cheval enlevés sont placés dans l'alcool ; ils sont manifestement plus mous que d'habi-tude ; les ganglions nerveux rachidiens sont tuméfiés, rougeâtres ; ramollis. Poumons petits, exsangues, à arborisations mélaniques ; ils surnagent à l'eau ; rien à noter du côté de la bouche ; cœur, péricarde, plèvres, sains ; il en est de même du péritoine et des intestins. Foie volumineux, coiffant l'estomac et arrivant jusqu'à la rate ; l'hypertrophie porte surtout sur le lobe droit ; aspect de noix muscade ; vésicule biliaire très développée et remplie d'une bile jaune, claire, limpide. Pancréas très développé ; rate idem : 14 centim. sur 10 ; il en est de même des reins qui sont durs, jaunes, exsangues et mesurent, le droit 9 sur 6 centim., et le gauche 11 sur 6. La plupart de ces organes ont été conservés dans

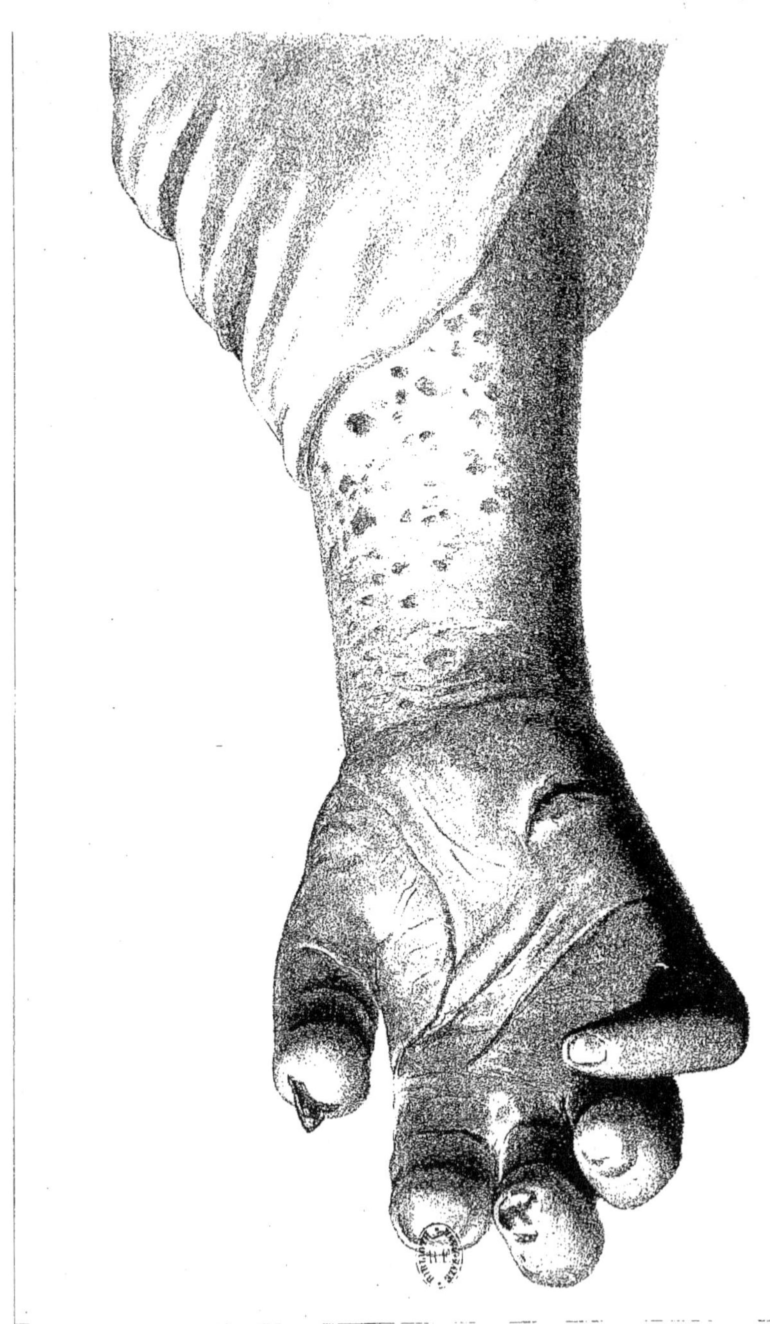

l'alcool pour l'examen microscopique. Malheureusement, le garçon d'amphithéâtre a jeté quelque temps après, par mégarde, le contenu de l'un des flacons. Pas de syringomyélie. Les cordons antérieurs de la moelle étaient endurcis ; les nodosités cubitales contenaient des bacilles de Hansen ; les parcelles enlevées au tégument n'en ont pas présenté.

RÉFLEXIONS. — Il serait vraiment trop long d'insister sur tous les points remarquables de cette observation qui réclame toute l'attention du lecteur. Elle peut surtout éclairer un point de pathogénie des plus importants. Cassandre a, en effet, présenté, pendant plusieurs années, le processus morbide de la sclérodermie la plus évidente pour nous et pour les nombreux confrères auxquels je l'ai montrée. Nous avons tous diagnostiqué la sclérodermie sans soupçonner nullement l'évolution ultérieure de la lèpre. Le masque sclérodermique était classique ; il y a eu, de plus, les signes de sclérodactylie qui, après tout, n'est que la sclérodermie avec manifestation du côté des mains. Notons bien la résorption des phalanges, l'attitude arquée des doigts, la peau tendue, collée sur les os, les ulcérations au niveau des articulations, dans le sens dorsal… ; rien n'y a manqué. La sensibilité était conservée au début de l'affection ; ce qui a été consigné dans la plupart des observations de sclérodermie et de sclérodactylie, relatées par les auteurs.

Les signes de la sclérodermie persistaient donc depuis plusieurs années chez C…, lorsqu'il survint, inopinément, une éruption de petites taches indécises, au front et sur les membres, qui ressemblaient d'abord à une roséole peu accusée ; bientôt après, ce sont de petits stigmates pigmentés, blonds, qui se foncent plus tard et deviennent légèrement saillants, comme des papules syphilitiques ; mais cette éruption ne siège qu'à la face et sur les membres, principalement sur les avant-bras, le tronc restant constamment indemne. Rappelons qu'il n'y a pas eu de syphilis. Les cheveux conservés, ainsi que les cils et les sourcils ; et l'on sait que ces derniers commencent à tomber de bonne heure dans la lèpre exsudative. Or, cette marche anormale de la maladie était fort embarrassante ; car elle ne ressemblait ni à celle de la syphilis, ni à la lèpre, ni à la sclérodermie dite classique, bien qu'elle empruntât, jusqu'à un certain point, les caractères de chacune de ces affections. Il est impossible d'admettre que la lèpre a succédé à la sclérodermie ; il n'y a pas eu deux affections se suivant et se substituant ; mais une seule maladie, la lèpre, qui, pendant plusieurs années, a présenté le processus morbide de la sclérodermie des auteurs ; d'ailleurs chez bien d'autres lépreux incontestables, nous avons rencontré les signes de la sclérodermie et surtout de la sclérodactylie, plus ou moins prononcés. Nous avons trouvé aussi de tels exemples dans les auteurs, ainsi que nous le dirons plus loin. Plus tard, ont apparu les phénomènes classiques de la léprose, à tel point qu'il ne pouvait plus subsister de doute quant au diagnostic ; et l'examen bactériologique fit constater, aussi, le bacille de Hansen. Cette observation est donc précieuse. Elle prouve que les phénomènes les plus accusés de la sclérodermie peuvent appartenir à l'évolution de la lèpre et constituer, pendant quelque temps, les seuls phénomènes morbides. Si la maladie de C… s'était arrêtée à cette première étape, nous aurions été le premier à l'inscrire, définitivement, sur la liste des sclérodermiques. Cet arrêt aurait parfaitement pu avoir lieu; rien ne répugnerait à l'admettre. Nous voyons souvent la lèpre s'arrêter, et parfois définitivement, à un de ses tades, même dans les foyers lépreux, et à plus forte raison là où — à cause des conditions hygiéniques ou climatériques — elle s'est atténuée et frustée. Ce fait remarquable établit donc une transition, ou plutôt il prouve la pathogénie de la sclérodermie, du moins chez quelques malades. Les oscillations, en bien et en mal, tant de fois répétées, sont à remarquer chez Cassandre. On ne peut contester que la misère a puissamment concouru à aggraver l'affection et à abréger l'existence.

La cautérisation a été refusée longtemps par cette malade. Employée plus tard, elle lui a été très utile, pour arrêter les progrès de la nécrobiose, en détruisant les exsudats et prévenant ainsi leur destruction spontanée, leur suppuration abondante qui épuise et ouvre les portes à la scepticémie ; ainsi faisant on prévient aussi la pullulation des microbes et de leurs colonies et la sécrétion des toxines, en les détruisant sur place, ou du moins un grand nombre d'entre eux ; et nous savons que la gravité dans les maladies bacillaires est en raison directe du nombre des microbes. J'insisterai, avant de terminer, sur l'absence ou la non-constatation des bacilles au commencement de la maladie, dans la biopsie de quelques macules pigmentées de Cassandre. Il est bien regrettable que la moelle épinière et les ganglions rachidiens de cette lépreuse aient été perdus pour la science. Ces derniers trahissaient déjà, macroscopiquement, leurs lésions par leur tuméfaction et leur rougeur. Ainsi le polymorphisme, le protéisme de la lèpre, pour mieux dire, est mis en relief par l'observation de Cassandre dont la maladie a débuté comme une sclérodermie et qui a évolué plus tard comme lèpre maculeuse, puis comme une phymatode et à la fin comme une ulcéreuse ; car les exsudats et les tubercules avaient totalement disparu, et le corps s'était couvert d'ulcères, pendant les derniers mois de l'existence. Nous signalerons enfin la présence de l'albumine et du sucre dans les urines de cette lépreuse. L'albuminurie a été souvent rencontrée par nous chez les lépreux. Il se pourrait que la néphrite albumineuse dépendît de la perturbation des fonctions cutanées, consécutive aux lésions profondes et étendues du tégument. Disons en passant que, selon le Dr Fisichella, de Catane, où il y a beaucoup de lépreux (voir le travail du léprologue distingué feu le Dr Ferrari), l'urine des lépreux est plus toxique que la normale (Congrès international de Rome, 1894, vol. II, p. 281).

Une observation presque identique à celle de Cassandre se trouve dans la remarquable thèse du D* Apolinario (Montpellier, 1881 : *Lèpre, sclérodermie et asphyxie locale des extrémités*). L'attention de l'auteur avait été éveillée par la communication faite au Congrès de 1879, par son maître le professeur Grasset. Une jeune femme, Anna, reçue à la clinique, a présenté, successivement, les symptômes qui caractérisent l'asphyxie symétrique de Reynaud, le mal perforant, la sclérodermie et la lèpre anesthésique de Danielssen. Le diagnostic a dû être changé trois fois : en 1875, en 1876 et en 1877. Cette observation si détaillée, prise et suivie sous les yeux du professeur Grasset, est concluante autant que la nôtre. La sensibilité à la chaleur et à la douleur était abolie, celle au froid diminuée, le tact conservé, lorsque la lèpre devint évidente ; c'était une lèpre autochtone. Rentré à son pays, à la Grande Canarie, le D* Apolinario rencontra chez quelques sujets de la léproserie de Las Palmas, le tableau clinique de la sclérodactylie, comme une phase de l'évolution de la lèpre. La seconde observation de sa thèse concerne un lépreux *tubéreux autochtone de Montpellier*, qui ne quitta jamais la France. Il portait sur les avant-bras et les jambes des placards durs comme du bois. La sensibilité, conservée partout, était obtuse au visage. A propos d'un autre cas de sclérodermie classique, Apolinario dit : probablement cette femme est atteinte d'une lèpre à forme fruste. La conclusion de l'auteur est que l'asphyxie locale, la sclérodermie et la lèpre ne constituent pas trois maladies distinctes, mais qu'on peut les considérer comme l'expression symptomatique d'une même affection, à des degrés divers de son développement. On le voit, le D* Apolinario est absolument du même avis que nous, du moins pour plusieurs malades.

Après ces deux observations mixtes de sclérodermie et de lèpre, ou plutôt de léprose ayant présenté, au début, les signes classiques indéniables de la sclérodermie, nous allons emprunter une observation de soi-disant sclérodermie, à la remarquable thèse du D* Bouttier, qui est la monographie la plus complète et la plus récente sur cette maladie. Nous prions instamment le lecteur de lire ce résumé. Il sera profondément convaincu que cette sclérodermie n'est qu'un cas de lèpre quasi-classique.

OBSERVATION LV (la 9ᵉ de BOUTTIER).

« Une femme de 40 ans (on ne dit pas son origine) présentait, au 1ᵉʳ mars 1875, de larges *plaques foncées* sur la cuisse et les autres parties du corps. Elle en fait remonter le début à une émotion très vive, éprouvée 6 mois auparavant. On constate 30 plaques, chacune d'un shelling à 4 pouces ; elles couvrent la 12ᵉ partie du corps ; elles sont oblongues, ovalaires, foncées, indurées, pigmentées à la périphérie ; pas de *marque* sclérodermique à la face, ni cercle foncé autour des yeux. Coloration des plaques : brun foncé, feuille morte, pourpre, lilas, rouge, brun jaunâtre, citron, couleur de chair, une d'un blanc jaunâtre ; la coloratino foncée domine (c'est là le polymorphisme de la lèpre maculeuse, dû souvent à des poussées successives. Z.); partie centrale un peu déprimée; 2 plaques importantes sont situées au côté externe et supérieur de la cuisse droite; elles ont paru les premières; leur centre est jaunâtre, les bords foncés; surface vernissée avec quelques rayons, comme la chéloïde d'Addison. *La plupart de ces plaques sont le siège d'anesthésie*, de dureté, de prurit, de tension et de constriction douloureuse. » (Les mêmes sensations sont parfois accusées par des lépreux qui disent : ma peau me serre comme un brodequin ou comme un corset. Z.)

« *L'anesthésie est surtout marquée à la dernière période*. (Souvent dans la lèpre maculeuse et même dans les autres formes, il y a d'abord hyperesthésie et plus tard anesthésie. Z.) En même temps, douleur à la partie externe et supérieure de la cuisse, comme de la sciatique; sensations de brûlure dans les muscles, passagères qui paraissent avoir précédé la sclérose; plaques plus nombreuses, symétriques, en avant et sur les membres inférieurs. Vastes plaques sur le tronc; mais surtout à la partie supérieure des cuisses, et sur chaque tibia, s'étendant en longueur, sur toute la face antérieure de la jambe; leur centre est jaunâtre, tandis que le bord a une coloration de rouge de chair musculaire; sur le genou droit, vaste plaque avec anneau vermillon; sur le genou gauche, petites plaques déprimées; sur 9 de ces plaques, il y a desquamation, ou exfoliation; aucune ne présente de cicatrices; œdème et empâtement des jambes et du tronc. En 1876, la dureté et la décoloration des plaques devinrent diffuses; les symptômes précédents *qui simulaient la morphée ou le chéloïde*, disparurent complètement pour faire place à un sclérome diffus généralisé. Le malade devint *très brun*, surtout aux extrémités et au-dessus de la ceinture, *comme un nègre presque*. (Nous avons signalé la coloration négrine chez plusieurs de nos lépreux; quelques-unes de nos planches même la reproduisent. Z.) Mais la coloration n'est pas uniforme partout; il y a des parties plus colorées et d'autres moins, surtout aux extrémités qui sont dures comme du bois. (Cette dureté est fréquente sur les placards lépreux, principalement sur les membres pachydermiques. Z.) Coloration acajou des jambes, membres rétractés. X... ne peut se servir de ses doigts; tendons rétractés, douleurs dans les muscles et les os; jointures douloureuses, mouvements limités; *doigts immobilisés, en demi-flexion;* impossible de plisser la peau; les anneaux très bruns se sont éclairés quelque temps après, et devinrent jaunâtres. *Plus tard, on vit paraître certaines saillies tuberculeuses*, les unes profondément implantées dans les tissus, d'autres immédiatement sous la peau; quelques-unes dans l'épaisseur du derme, sessiles, superficielles; le malade les nomme *nodosités, noyaux* ou *masses*. Il y a successions régulières de ces tubercules; ils durent un mois ou bien plus longtemps. (C'est comme dans la lèpre mixte maculotubéreuse, avec régression parfois des lépromes et poussées nouvelles, plus tard; voir notre observation 21, et la pl. 19. Z.) A la suite d'une de *ces éruptions tuberculeuses,* il survint aussi du *pemphigus* et de l'eczéma; après quoi, cicatrices irrégulières nacrées; les membres ont pris une attitude ankylosée. A la fin de l'année, apparition de points leukémiques et colorés, d'aspect chagriné aux aines et au tronc, entre lesquels il y a des plaques brunes; aux membres, état particulier de l'épiderme, simulant un mur mal blanchi. (C'est la mue furfuracée à l'instar des Pierrots, que j'ai signalée chez quelques-uns de mes lépreux décrits dans ce travail. Z.) Larges *tubercules* au-devant du thorax. Le froid et l'abstinence aggravent l'état du malade; *sensibilité extrême au froid*. Le contact de l'eau froide cause des douleurs très vives. (Cet état frileux des lépreux a été toujours signalé. Z.) Plus tard le malade s'affaiblit; exulcération sur une articulation tibio-tarsienne; sclérème étendu à la face. (N'est-ce pas cet état quasi-myxœdémique survenant à la figure des lépreux plus ou moins avancés? Car ce masque a été tardif. Z.) Les tubercules n'ont pas reparu sur les extrémités ; mais 2 nodosités volumineuses sous-cutanées persistent au voisinage de la ceinture ; jambes, et partie supérieure du corps très foncées (voir notre observation 23). Au dos et aux épaules, augmentation des taches blanches qui marbrent la coloration brune (voir notre planche 17). Aspect d'un blanc sale de l'épiderme ; atrophie musculaire très complète des membres. (On ne dit rien des régions thénar et hypothénar. Z.) Doigts et poignets ankylosés ; *jointures des doigts incurvées ; ongles forts ;* pas de changement aux cheveux et aux sourcils ; cicatrices superficielles analogues à celles de la vaccine ; il y en a de réunies en groupe, au bras droit. (La répression des tubercules lépreux détermine souvent de ces cicatrices. Z.) Plus tard, diminution des symptômes principaux, tendance au retour de la coloration normale, surtout aux bras. La maladie subit un terme d'arrêt. »

Malheureusement on n'a pu suivre cette malade. Le Dᵣ Bouttier en fait un cas de *sclérodermie généralisée*. Vraiment, si cette femme n'est pas atteinte de la lèpre, il faudra rayer cette maladie du cadre nosologique, car il est rare de voir un tableau plus complet de cette maladie.

L'observation 10, du même auteur, a été un sujet de discussion à New-York (*Arch. of Dermatologie*, 1879, p. 55), à la Société de dermatologie. Quelques membres soutiennent qu'il s'agit de morphée ; les autres sont pour la sclérodermie. Bien que cette observation soit très incomplète (on ne dit mot *de la sensibilité*), il s'agit encore d'un cas de lèpre, selon la description donnée : placards sur les membres à limites irrégulières, dont plusieurs étendus paraissent résulter de la fusion de petites plaques ; début par couleur rouge, devenant plus tard d'un blanc sale, avec desquamations adhérentes : leurs zones sont lilas, pourpre ou clair, d'aspect érythémateux, s'atténuant insensiblement vers la peau saine ; consistance des placards, dure.

La conservation de la sensibilité, dont on a voulu faire un signe fondamental de la sclérodermie, pour la différencier de la lèpre, est loin de mériter tant de créance ; car cette sensibilité peut être conservée également dans la léprose, bien que rarement, et d'autre part, l'anesthésie a souvent été constatée, chez des soi-disant sclérodermiques. La sensibilité était aussi diminuée et même abolie chez plusieurs sclérodermiques du Dᵣ Lagrange, principalement chez la nommée Hirsch Constance, née à Toul. Le Dᵣ Thibierge reconnaît aussi que l'anesthésie peut manquer, parfois, même dans la lèpre nerveuse. (*Traité de méd. pratique*, publié sous la direction de Charcot, Bouchard et Brissaud.)

Dans l'observation 4, du Dᵣ Bouttier, il est dit, à propos des placards, que « le centre en est blanc anémique, entouré d'une auréole rouge disparaissant sous le doigt ; *la sensibilité est émoussée* de la périphérie au centre qui est à peine sensible à une piqûre superficielle, et l'est davantage si l'on enfonce l'épingle » ; et à la page 85 : « les troubles de la sensibilité sont très variés sur les plaques sclérodermiques ;

souvent il n'y en a point. En tout cas, l'anesthésie est plus fréquente que l'hyperesthésie ; cette anesthésie n'a jamais été complète ». Cependant, dans certaines des observations relatées dans sa thèse, elle est tout à fait complète, comme dans celle du n° 14, intitulée sclérodermie, et empruntée aux *Archives de Dermatologie* de New-York, de l'année 1881 :

« Une femme de 18 ans a la face tuméfiée, sans expression, avec peu de mouvements des muscles faciaux ; tuméfaction aussi et dureté de la peau sur les côtés et le devant du cou dont la peau pâle ne peut être plissée ; plus tard les cuisses, les bras et les avant-bras sont pris (mais de quoi ? les détails manquent) ; *la sensibilité a tout à fait disparu là où l'induration cutanée est la plus marquée ; elle est moins atteinte aux avant-bras et aux jambes.* En septembre, sur la hanche gauche, plaque d'un pouce, ronde, à aspect atrophié, au *centre foncé,* limitée à la périphérie par un rebord dépourvu de pigment ; sur le coté externe de la cuisse gauche, 3 plaques de 3 pouces de diamètre dont l'une bleue, une autre bleue décolorée et la 3ᵉ totalement décolorée ; grand nombre de plaques au dos. *Sur toutes ces plaques, il y a anesthésie complète ;* plus tard la dureté diminue, ainsi que la coloration brune des placards ; puis plusieurs rechutes, avec douleurs et fièvre ; *l'anesthésie est déjà constatée,* lors même qu'il y a des douleurs dans les régions malades. En juillet, la tuméfaction disparaît de plus en plus ; mais jusqu'au 11 décembre, date à laquelle l'observation s'arrête, les plaques cutanées persistent. »

L'auteur, Dr Graham, après avoir parlé des poussées successives, se demande si l'anesthésie est hystérique ! C'est réellement chercher midi à quatorze heures ; et plus loin il ajoute : quant aux plaques, elles sont identiques à celles de morphée, commençant par de la congestion véineuse. L'auteur cherche une différence essentielle, entre le processus pathologique de la sclérodermie et celui de la morphée, *et il n'en trouve pas de sérieuse.* Dühring prit part à la discussion et soutint l'indépendance de la morphée. Il admit, dans ce cas, *la coïncidence de la sclérodermie et de la morphée.* On est réellement surpris de voir des hommes de science, si haut placés, perdre leur temps dans des discussions byzantines. Personne n'a songé à la léprose.

A propos d'un autre cas de Gibney (*Arch. of Dermatologie* de Philadelphie, 1876) (la 20ᵉ observation de Bouttier), Dühring considéra la plaque de l'abdomen comme un type de morphée en voie de régression ; quant à la lésion du membre inférieur, « *ce n'est pas là de la vraie sclérodermie, mais un cas intermédiaire à la morphée et à la sclérodermie* ». Je ferai remarquer que ces observations ont été prises en Amérique où la lèpre, appelée communément morphée, abonde de toute part.

En poursuivant l'étude minutieuse des cas insérés dans la monographie du Dr Bouttier, qui est le travail le plus complet sur la sclérodermie, on est à se demander, à propos du plus grand nombre des faits, s'il ne s'agit pas d'une lèpre anomale tellement leur symptomatologie se rapporte à la léprose ; mais dans bien des cas aussi, la lèpre est absolument classique. Je ne pourrai citer et discuter tous ces faits. Je dois cependant attirer l'attention sur l'observation 18 intitulée : *sclérodermie généralisée, sclérodactylie.* Il s'agit d'un malade qui a eu, dans un an, 3 érysipèles, soi-disant — comme plusieurs de nos lépreux, pris de congestions érysipéloïdes à répétition, — puis d'un 4e et d'un 5e. Quelques doigts sont *morts;* plus tard, ils se tuméfient, se raidissent, deviennent rouges, se couvrent de pemphigus ; les phalangines et les phalangettes se fléchissent, sans pouvoir être étendues et s'ulcèrent ; il y en a qui sont atteints de panaris, le *panaris nerveux de Quinquaud;* les ongles se déforment ; la peau s'épaissit considérablement et ne garde pas l'empreinte du doigt qui la comprime ; le tégument du dos des mains et des avant-bras s'épaissit et prend une coloration marbrée, principalement du côté de l'extension. La face devient luisante avec *épaississement* général, marqué surtout aux régions malaires ; seule la lèvre est amincie. Peau endurcie au thorax et au dos, ainsi qu'à l'abdomen *dont la coloration est foncée;* sclérose très prononcée de la jambe, surtout à sa face externe ; à partir du cou-de-pied, le tégument est épaissi (pachydermique), parfois bleu violacé, comme les doigts, pendant les crises asphyxiques ; gêne des mouvements... *sensation continuelle de froid, la sensibilité du contact est diminuée;* ulcérations des doigts, à plusieurs reprises... La malade quitte l'hôpital, après trois mois de séjour, avec l'induration de la peau. On n'a plus eu de ses nouvelles. Or, la lèpre ne marche pas autrement.

Enfin chez d'autres malades, les altérations trophiques sont encore plus prononcées et plus identiques, si possible, à celles de la léprose. Il y a, en effet, état ichtyosique de la peau ou desquamation en lamelles ; les poils deviennent grêles et tombent ; la peau s'épaissit ; les ongles s'altèrent ; il y a onyxis et mutilation des doigts, ou bien résorption des phalanges ; ulcérations aux coudes et aux genoux, débutant par des papules... ; en un mot, tout marche comme dans la léprose vulgaire. On néglige toujours l'examen des nerfs cubitaux au coude, celui des éminences thénar et hypothénar, la patrie des malades, les biopsies, la recherche du bacille.

Dans une autre observation (p. 62) :

Il y a atrophie des muscles ; tous les poils avaient disparu ; ulcérations, lentes à se cicatriser, sur les jambes ; peau des avant-bras ligneuse, sans godet à la pression (pachydermique) ; peau luisante, crevassée, bistre près du coude, et plus bas tantôt rouge, tantôt violacée, à aspect marbré, taches hémorrhagiques, disséminées ; dos des mains induré, doigts fléchis, symétriquement, *sans induration* de leur peau, sans troubles de la sensibilité. (Mais a-t-on exploré la sensibilité sur les avant-bras et les jambes? on n'en dit rien. Car dans la lèpre, les doigts conservent le plus souvent leur sensibilité. Z.) Plaques isolées, au-dessus du genou ;

autres plaques bleuâtres, par places; au toucher, on *constate de nombreuses nodosités* implantées dans la peau (lépromes); aux faces interne et externe de la cuisse droite, plaque ovalaire, indurée, entourée d'un fin pinceau de vaisseaux à aspect de morphée; idem à gauche; et à leurs faces internes, nombreuses cicatrices, déprimées, circulaires, suite d'ulcération (peut-être de fonte des *nodosités*, c'est-à-dire des tubercules qu'on a eu tort de ne pas biopsier. Z.).

Dans une observation de sclérodermie prise par le Dʳ Méry, interne, dans le service du professeur Proust (*De la sclerodermie*, thèse de 1889, Paris), il y a eu aussi des troubles de la sensibilité : retard très considérable de la perception des sensations (piqûres, pincement); le contact était conservé (comme cela a lieu chez quelques lépreux); la sensibilité à la température troublée(?); placards jaunes entourés de lilac-ring; mal perforant à la plante du pied. Il s'agissait d'un malade ataxique. Le professeur Fournier a vu, en ville, un autre cas de tabes avec sclérodermie. J'ai déjà inséré, dans ce travail, quelques cas de lèpre avec phénomènes du tabes (observ. 25).

Le Dʳ Barthélemy a publié, de son côté, dans les *Annales de dermatologie et de syphiligraphie*, p. 663, un cas de morphea qui paraît aussi appartenir à la léprose. Cependant; il est juste d'ajouter que notre distingué confrère n'est pas éloigné d'accepter notre manière de voir à propos de la sclérodermie et de la morphea, ce qui ressort des conversations scientifiques que j'ai eues avec lui à Paris, en 1893, et de nos consultations concernant quelques malades atteints de ces deux états morbides, soit en ville, soit à l'hôpital Saint-Louis. Déjà, notre excellent ami avait manifesté cette opinion à la Société clinique de Paris (*Bull*. du 23 octobre 1884, à propos de deux malades du Dʳ Ball, atteints, selon ce bien regretté professeur, de la variété de sclérodermie à laquelle il a donné le nom de sclérodactylie. Le Dʳ Barthélemy s'est exprimé alors de la manière suivante : « Quoiqu'il n'y ait pas identité de nature entre la sclérodermie et la lèpre, il y a lieu de rapprocher les lésions observées chez ces malades de celles que l'on constate dans certains cas de lèpre mutilante. On voit souvent dans la lèpre des atrophies, des paralysies, des troubles de nutrition aboutissant à la chute des phalanges, *sans qu'il y ait des lésions cutanées caractéristiques de la lèpre*. Le diagnostic pourrait donc être des plus embarrassants, si l'on n'avait aucun renseignement sur l'existence antérieure des malades. Cependant en pareil cas la distinction pourrait être établie par la recherche de la sensibilité qui est abolie dans la lèpre, tandis qu'*elle est conservée* ou très peu diminuée dans la sclérodactylie. » (Nous avons déjà insisté sur la conservation de la sensibilité parfois dans la lèpre indéniable, et sur sa diminution, son abolition même complète, dans quelques cas de sclérodermie et de sclérodactylie des auteurs. Z.) A un autre point de vue, continue le Dr Barthélemy, quelles sont les lésions de la sclérodactylie ? « Il y a des altérations du système nerveux, soit central, soit périphérique. » Et notre regretté ami, le professeur Ball, a répondu que *la lèpre est si rarement observée à Paris*. Nous savons que les choses ont changé depuis 1884, et que la lèpre autochtone se rencontre très souvent à Paris. Le Dr Ball a ajouté avoir vu des prétendues lèpres qui n'étaient que de la syphilis tertiaire ou bien des atrophies musculaires. Le Dr Barthélemy a répliqué que la lèpre *peut simuler l'atrophie musculaire progressive*. A la même séance, le Dr Rendu a dit avoir observé, dans le service du Dr Vidal, une lèpre très discrète qui disparut, presque complètement, en ne laissant qu'une cicatrice minime et l'atrophie musculaire des membres supérieurs ; ce qui aurait pu faire croire, très facilement, à une atrophie spinale, sans les cicatrices et l'anesthésie cutanée. Ce fait montre, a continué le Dr Rendu, « que la lèpre peut produire des manifestations nerveuses prédominantes alors que les manifestations cutanées sont à peu près nulles ». Tous ces témoignages basés sur l'observation des malades, par des médecins distingués, prêtent un grand appui à la thèse que nous soutenons : la réintégration de la lèpre survivante en France, sous forme atténuée ou fruste, méconnue et diversement dénommée à Paris, comme dans toute l'Europe centrale.

Nous demandons la permission de rapporter ici, succinctement, l'observation d'une malade, prise dans le service du professeur Potain, en novembre 1894, observation qui fait aussi la transition entre la lèpre classique et la sclérodermie. L'éminent et bienveillant professeur, porté à partager notre avis, a bien voulu étudier cette malade avec nous, et assister même aux séances de photographie lorsqu'il s'est agi de reproduire les lésions intéressantes de cette femme.

OBSERVATION LVI. — *Sclérodermie.* — *Lèpre.*

Moïse, Delphine, âgée de 24 ans, née à Courcelles, près de Metz; bien réglée depuis l'âge de 16 ans. Sa mère a eu une maladie des jambes, avec ulcères, qui a duré 2 ans (?). Rien autre à noter dans la famille.

D... a toujours été très sensible au froid; elle supportait mal la chaleur aussi; dès que la température baissait, elle devenait bleue, surtout à la face, aux pieds et aux mains ; et elle avait l'onglée. Le froid a toujours produit le doigt de cire; celui-ci devient, après, bleu et rouge; par la chaleur, les doigts deviennent, d'emblée, bleus et puis rouges, sans avoir été blancs. D... a, alors, de la tendance à se trouver mal. En plus, le froid occasionne, parfois, l'ischémie de la 1/2 des pieds et des mains; plus tard ces parties deviennent bleues, violettes et insensibles ; elle ne sent pas alors le sol pendant la marche, éprouve comme des tiraillements épigastriques et tend à s'évanouir. En 1879, sensation de brûlure et bouffées fréquentes; puis, *érysipèle* de la face qui a duré 4 mois. Quelque temps avant, elle avait éprouvé une grande émotion, à cause d'une explosion de gaz qui renversa tout dans son quartier. Pendant la convalescence de ce soi-disant érysipèle, l'auriculaire avait perdu sa sensibilité et présentait les signes qui constituent le doigt mort, pendant une heure environ, à plusieurs reprises ; il devenait tout à coup bleu, puis blanc, ensuite violet, et rouge. Il était aussi très souvent atteint d'engelures. En 1881, tous les doigts devenaient, de temps en temps, morts, surtout pendant l'hiver. En 1887, panaris de l'index gauche, qui dura 3 mois ; pas d'élimination d'os ; en 1890, panaris de l'annulaire gauche, douloureux, puis de l'auriculaire, et plus tard de l'annulaire droit ; successivement tous les doigts ont été pris des symptômes que D... qualifie de panaris, sans élimination d'os ; parfois deux doigts étaient malades à la fois. Seul l'index gauche a perdu son ongle deux fois. En mai 1889, elle entra dans le service du professeur Potain ; à ce moment-là, deux doigts étaient malades ; il y avait des ulcérations profondes autour des ongles dont la matrice était à nu ; tout cela n'était pas douloureux. En février 1890, elle s'aperçut d'un petit point rouge, comme la morsure de puce sur l'auriculaire droit, avec sentiment de brûlure. Cette tache s'est agrandie jusqu'à une pièce de 20 centimes ; il s'y forma une phlyctène, à laquelle succéda une ulcération et une croûte. Ces accidents se sont souvent répétés sur presque tous les doigts, pendant 2 ans.

Actuellement (le 8 novembre 1892), à la main droite, l'auriculaire et l'annulaire sont rétractés, arqués, avec impossibilité de les étendre activement ou passivement ; sur leurs articulations phalango-phalangienne, semi-ankylosées, cicatrices consécutives à des ulcérations qui ont suppuré pendant des mois ; le médius et l'index sont aussi rétractés, mais moins que les 2 derniers doigts ; les muscles de la région thénar sont très atrophiés ; ceux de l'hypothénar moins ; quelques douleurs fugaces de temps en temps, dans les paumes des mains. Bien que droitière, D... peut à peine serrer avec la main droite ; la gauche conserve plus de force ; toutes les deux ne sentent pas les corps froids. L'index gauche est très raccourci ; son extrémité ne parvient qu'au niveau de l'articulation phalangino-phalangettienne du médius ; ongle en sabot et entouré d'une cicatrice blanche. Les 4 derniers doigts sont arqués, rétractés, mais moins que ceux de droite ; tous sont effilés ; le dos de la main est empâté ; tégument du coude comme le raisin sec de Malaga, disposition que je rencontre très souvent dans la léprose. Au côté interne du 1/3 inférieur de la jambe gauche, croûte, comme un franc, entourée d'un encadrement violet, et plus en dehors, bistre ; toute la peau environnante est empâtée ; elle conserve peu l'impression du doigt qui y presse.

La croûte se détache de temps à autre, laissant à découvert un ulcère qui suppure longuement ; même chose à l'autre jambe : cet état date de 2 ans. A la face, éruption permanente et confluente de petits boutons acnéiformes, laissant, à leur suite, des macules rouges, avec démangeaison ; télangiectasie, principalement sur les pommettes ; cheveux abondants ; cils et sourcils clairsemés, autrefois très fournis. La peau de la face est un peu raide ; cependant la figure est expressive ; la malade sourit toujours ; lèvres un peu raides, mais mobiles et s'écartant facilement. La sensibilité dans tous ses modes est un peu diminuée à la partie inférieure des avant-bras et des jambes. A Lariboisière on porta, chez cette malade, le diagnostic engelures ; plus tard à la Pitié, en 1885, celui de doigts morts (Verneuil) ; à la Salpêtrière, le professeur Jeoffroy, en 1887, d'asphyxie symétrique.

L'affection de D... présentait la plus grande analogie avec celle d'un lépreux de la forme nerveuse, couché également dans le service du professeur Potain, à la même date. Sa lèpre, peu accentuée, a échappé au jury pour le Bureau central, qui en fit une syringomyélie, ainsi que le candidat qui obtint le maximum. Ce lépreux, indéniable dès le commencement pour nous, avait à peine un auriculaire arqué, un peu d'atrophie aux éminences thénar et hypothénar, la phalangette de l'index droit en partie résorbée, la sensibilité diminuée au 1/3 inférieur des avant-bras et des jambes. Un an après, en 1893, un autre jury pour le Bureau central diagnostiqua la lèpre. La maladie avait évolué et X... se trouvait alors dans le service du bien regretté professeur Straus. Ainsi, le temps nous donna encore raison de la manière la plus éclatante. En septembre 1896, me trouvant à Paris, je n'ai pu revoir la malade Delphine Moïse. Le Dr Tessier, chef de clinique du professeur Potain, qui était interne du service en 1892, nous a dit qu'elle continuait toujours à se rendre, de temps en temps, à la consultation, et que la maladie était toujours dans le même état.

En juin 1893 j'ai fait, à la Société de dermatologie de Paris, une communication au nom du Dr Berillon et au mien, sur un cas de sclérodactylie, avec diminution du sens du toucher sur tout l'avant-bras droit, et retard dans la transmission aux parties postérieures et externes des bras, qui ne sentaient pas les piqûres; le sens thermique était aussi aboli sur certaines parties des membres. Cette femme est des environs d'Auxerre où, soit dit en passant, il y a plusieurs malades atteints, comme elle; et chose suggestive, où ont existé autrefois des léproseries bien encombrées. En 1870, asphyxie et syncope des doigts; puis gerçures, crevasses, ulcérations, déformation des ongles... En 1884, le Dr Perrier amputa l'auriculaire droit, désorganisé; puis, l'annulaire gauche se déforma, sans ulcération, uniquement par résorption de la phalangette. En 1889, une ulcération du gros orteil gauche creusa et dénuda la phalangette; la phalangine du 2e orteil, atteint de la même manière, a été éliminée aussi; et, bientôt, il survint un mal perforant sous la tête du 5e métatarsien. En 1890, ulcération sur l'auriculaire droit, qui s'étendit profondément et fut suivie de l'élimination de la phalangette. Les Drs Péan et Verneuil, consultés, n'ont pas posé de diagnostic; peu après, tous les doigts, successivement, ont passé par les mêmes phases; de manière qu'en 1893, tous, excepté les pouces, étaient déformés, atrophiés; la bouche un peu rétrécie et les lèvres légèrement indurées; le 5e orteil gauche rapetissé aussi par résorption et son ongle tombé; aux coudes et aux genoux, placards psoriasiformes; la sensibilité était émoussée, symétriquement, des deux côtés, sur une surface de 3 centim. environ au-dessus des olécrânes.

J'avais dit, lors de ma communication à la Société de dermatologie, que je considérais cette malade comme *faisant la transition entre la sclérodermie et la lèpre.*

On voit donc par tous les faits qui précèdent et que j'aurais pu multiplier encore, car il y en a de nombreux dans les auteurs, combien la sclérodermie, la sclérodactylie, la morphée et la lèpre se touchent et se confondent. Pour la morphée nous avons suffisamment discuté et prouvé son identité avec la lèpre, au chapitre *Leuké* ou

Lèpre blanche. Mais, comme plusieurs auteurs mêlent la morphée avec la sclérodactylie, nous serons obligé d'en parler encore, en nous occupant de cette dernière.

Qu'est-ce donc que la morphéo-sclérodermie des auteurs? Dans notre article sur
la Leuké, nous avons parlé du sclérème des adultes, du choroïtis, qui est tout autre
chose que la sclérodermie actuelle (voir p. 94). Hilton Fogges place dans son
mémoire de 1867 (sur le keloïd scleriosis morphea and somes alied affections),
entre le cas de Thirial et ceux d'Addison, une nouvelle maladie, la morphea alba.
Ce nom bien ancien, servant de tout temps comme synonyme de lèpre, est employé
par Fogges pour désigner « l'infiltration de la peau par un produit blanc, dit-il, ou
blanc jaunâtre, disparaissant peu à peu pour faire place à une pigmentation brunâtre ;
la partie malade est souvent déprimée ». Nous passons, pour abréger, tous les
auteurs intermédiaires, pour arriver à Rilliet qui signala un cas de déformation des
doigts avec sclérodermie. C'est ce que le professeur Ball appela, plus tard, la
sclérodactylie. A New-York, on publia plusieurs de ces cas sous le nom de sclero-
derma vel morphea. On voit que la confusion se fait de plus en plus grande. En 1880,
Farrier cherche à établir une parenté entre la sclérodermie et la gangrène symétrique des extrémités, toutes deux d'origine nerveuse avec troubles vaso-moteurs qui
précèdent l'altération cutanée.

Besnier a parfaitement dit, dans les *Annales de dermatologie* (p. 83 et 94), qu'il
n'y a pas une sclérodermie, mais des sclérodermies. Il répudie le terme de morphée
et reprend celui de dermatosclérose de Wilson. Dühring se sert du mot sclérodermie
lorsque les indurations sont diffuses, et de celui de morphée pour les variétés loca-
lisées. Le Dr Bouttier admet aussi la sclérodermie généralisée et la sclérodermie
localisée, qui peuvent s'unir parfois. Cet auteur additionna toutes les observations
au nombre de 268 dont les 2/3 appartiennent au sexe féminin. Comme cause il admet
le rhumatisme, les troubles nerveux et ceux de la nutrition ; *mais il avoue que la vraie
cause est inconnue.*

On a défini aussi la sclérodermie une névrose trophique de la figure et des
doigts, qui commence par une rougeur et un gonflement du tégument, et qui
aboutit à son atrophie progressive et à son adhérence aux os sous-jacents qui se
résorbent aussi et peuvent même disparaître. Lorsque l'affection atteint les doigts,
elle les déforme, ainsi que les ongles. Pour lui créer une indépendance, on a soutenu
qu'il n'y avait jamais ni analgésie, ni anesthésie, ni panaris. Triple erreur, comme
on l'a déjà vu ; il y a même eu parfois, dans les cas publiés, élimination des
phalanges tout comme dans la lèpre. Ainsi le professeur Charcot avait dit : « On a
pensé qu'il devait y avoir une altération des centres nerveux à cause de la symétrie
et de la marche des lésions ; elle diffère du mal de Morvan : 1° par l'absence des

troubles de la sensibilité; 2° par le mode de déformation des doigts; 3° par l'absence de la chute des fragments. » Or, nous vîmes que cette trilogie se rencontre tout aussi bien dans la sclérodermie que dans la maladie de Morvan et dans la lèpre. Nous savons d'ailleurs aujourd'hui que celui qui dit mal de Morvan dit lèpre. Il est certain que le facies sclérodermique classique (nez aminci, yeux saillants par l'atrophie de la peau autour des orbites, adhérente aux os, même état du tégument du front qui a perdu ses plis, avec bouche rectiligne comme une fente, les lèvres minces, sans rebord muqueux, etc.) diffère du facies lépreux classique. Mais il n'en est pas toujours ainsi; il y a parfois des degrés et des modifications de la face souvent pareilles à celles qu'on rencontre dans la léprose. Et plusieurs malades sclérodermiques offrent le tableau de la lèpre, car ils n'ont pas ce masque singulier, marmoréen; au contraire, la face de quelques sclérodermiques ressemble à celles de quelques lépreux atténués, et de plus, des morphéo-sclérotiques des auteurs présentent souvent des placards achromiques ou hyperchromiques de la peau modifiée dans sa consistance. On a donné le nom de morphée à ces îlots parfois blanchâtres, entourés de cercles roses, lilas ou pigmentés, et parfois uniformément d'un rouge foncé, ou pigmentés, dont la peau épaissie ou amincie a conservé ou perdu la sensibilité. Et l'on dit alors, indifféremment, que ces sujets sont atteints de morphée ou de sclérodermie. Mais, nous l'avons vu, ces malades présentent parfois le tableau le plus parfait de la lèpre jusqu'à la mutilation des doigts ou à la résorption des phalanges. Or, je le répète, ces individus sont des lépreux incontestables qui parfois ont eu même des poussées de nodosités, c'est-à-dire de lépromes cutanés. On peut hardiment découper avec des ciseaux, ces observations, figurant dans la sclérodermie, et les insérer telles quelles dans un traité de lèpre; car on ne peut plus, aujourd'hui, appliquer les données de Charcot : « Quant à la lèpre, c'est une maladie d'ordre trophique, parasitaire, infectieuse, bacillaire dont la cause est une névrite symétrique et qui ne ressemble ni à la syringomyélie, ni à la sclérodactylie. » En effet, bien que la lèpre soit une affection parasitaire, son bacille se dérobe très souvent et la description que donne l'éminent professeur, de la sclérodermie et de la syringomyélie, s'applique parfaitement à quelques formes de la lèpre. D'ailleurs, on n'a pas cherché le bacille de la lèpre dans les cas de sclérodermie qui se réclament de la lèpre; pas même dans les nodosités de ces malades morphéo-sclérodermiques chez lesquels je présume qu'on l'aurait trouvé; car le bacille est constant dans les tubercules ou lépromes de la peau. Ni Lagrange en 1873, ni Bouttier en 1886, ni Méry en 1889, dans leurs remarquables monographies sur la sclérodermie, ne parlent de biopsie, ni d'examen bactériologique. Le microbe n'a été recherché qu'une seule fois, à l'autopsie d'une sclérodermique du D᷊ Hutinel. Je dirai donc que, de même que dans la syringomyélie, la plupart des malades censés atteints de sclérodermie ou de morphée, ne sont que des lépreux. Nous pensons même que, si l'on cherche toujours le bacille, on finira par le découvrir quelquefois, mais pas toujours, comme cela a lieu d'ailleurs pour la syringomyélie et la maladie de Morvan. Dans tous les cas, il faudra toujours, à l'avenir, songer à la léprose lorsqu'on sera en présence d'un cas de sclérodermie et de sclérodactylie dont plusieurs cas publiés jusqu'ici appartiennent, je le répète, à la lèpre maculeuse, la mutilante ou la mixte, avec diminution de la sensibilité et même anesthésie plus ou moins complète, comme le reconnaît aussi le Dr Bouttier.

Le Dr Tenneson définit la morphée : une plaque de sclérodermie entourée d'un anneau lilas, sans troubles de la sensibilité, avec restitution *ad integrum* par régression lente (nous avons vu que, parfois, il en est de même de la léprose). Quand la régression commence l'anneau pâlit et s'éteint; le fond peut s'assouplir, et il ne reste que de la pigmentation et de la télangiectasie. La sclérodactylie n'est que la sclérodermie mutilante des doigts. Le Dr Tenneson ajoute : Aujourd'hui on sait que la lèpre existe là où on ne s'en doutait pas. *Il est donc possible que certaines sclérodermies indigènes soient lépreuses.* Car là où la lèpre est endémique, elle produit plusieurs formes de sclérodermie, surtout la forme mutilante.

La description que donne le Dr Ball de la sclérodactylie s'applique parfaitement à la léprose : troubles vaso-moteurs locaux, pemphigus, parfois panaris, en général tuméfaction, puis atrophie des doigts, surtout des deux derniers, rétraction des tendons, demi-flexion des doigts qui s'amincissent ou se déforment en béquilles ; tous ces symptômes ont été constatés dans la léprose par nous et par d'autres léprologues, jusqu'à la coloration *nigrine* de la face et des membres, et sépiée du tronc que nous avons fait reproduire dans quelques-unes de nos planches, les mutilations des doigts, les rhagades, voire les modifications de l'épiderme que Bouttier signale aussi dans sa sclérodermie ; mue écaillée, farineuse ou état glabre du tégument ; maladresse des doigts; ulcérations aux coudes, aux genoux, au bout du nez, etc. Il est fâcheux, nous le répétons, qu'on n'ait pas toujours étudié la sensibilité dans tous ces cas, qu'on ne dise mot du pays d'origine des sujets et qu'on n'ait pu suivre la plupart de ces malades. Tous ces symptômes multiples, également communs dans la lèpre et dans la sclérodermie, dont la sclérodactylie n'est qu'une localisation aux doigts, doivent être rattachés à la perturbation de la nutrition dépendante du système circulatoire influencé, lui-même, par le système nerveux.

On sait que le doigt mort a été expliqué par une contraction excessive, un spasme des vaisseaux; ce à quoi succède l'atonie, la paralysie ; d'où congestion, anoxémie ou cyanose. Les globules sanguins, qui portent l'oxygène aux tissus, ne continuent pas leur colportage. Consécutivement, il y a des troubles de calorification, de motilité et de sensibilité, faute de combustion et par anémie des éléments nerveux. L'éloignement du centre circulatoire favorise ces troubles qui produisent aussi une tuméfaction luisante, de la rougeur, des phlyctènes, des ulcérations et une mortification, comme dans les gelures. La couleur violacée s'explique par la paralysie des capillaires. (On sait que les réseaux terminaux des nerfs vasculaires présentent des noyaux ganglionnaires, véritables centres périphériques qui régissent le *tonus* circulatoire. Tous ces phénomènes s'observent dans la lèpre et dans la sclérodermie des auteurs.)

Il est certain que, de même que la syringomyélie, la sclérodermie peut être considérée comme un syndrome qui se rencontre dans plusieurs états morbides. Ainsi, sans doute, la sclérodermie limitée au front ou à la voûte du crâne, consistant en un amincissement de la peau adhérente sur une dépression de l'os par atrophie, et consécutive à une trophose locale, n'appartient nullement à la lèpre. Mais la morphéo-sclérodermie, avec éruption de macules diversement colorées, entourées de lisérés clairs ou pigmentés, même de lilac-ring, avec l'escorte des symptômes décrits plus haut, et la sclérodactylie, telle qu'on la décrit depuis Ball, ressortissent à la lèpre qui peut être tout à fait classique ou bien anomale et fruste. C'est une erreur que de prétendre aussi que l'induration des placards qu'on rencontre dans la sclérodactylie, manque dans la lèpre. Bazin l'appelle même *sclérodermie lépreuse.* Ce grand dermatologue a préjugé ainsi l'identité fréquente de ces deux maladies. C'est une erreur encore, — je le répète à satiété, car elle est bien enracinée dans la croyance de tous les médecins, — que de dire que, l'anesthésie constante dans la lèpre, manque dans la sclérodermie. Car la sensibilité peut être conservée dans la lèpre et être abolie dans la morphée ou la sclérodermie des auteurs. De même que dans la sclérodermie, il y a parfois dans la lèpre seulement retard à la perception de la douleur ou de la température. Ehlers et moi nous avons vu de tels faits. Cet auteur cite, comme nous, des cas de lèpre atténuée, dans lesquels il n'y avait que de l'anesthésie à la partie inférieure des avant-bras et des jambes et un mal perforant, sans aucun autre symptôme. Il cite aussi des cas de lèpre nerveuse avec dissociation de la sensibilité : le tact était conservé, les sens algique et thermique abolis. Je viens de rencontrer encore une telle dissociation chez un lépreux mixte (tubéreux et nerveux) du Dʳ Tourtoulis, au Caire (janvier 1897). Le Dʳ Boinet cite aussi, dans *Marseille médical,* un cas de lèpre où la sensibilité à la température était conservée, la tactile obtuse, et celle à la douleur disparue.

Il ne faut pas oublier non plus que la lèpre, dans toutes ses formes et à tous les degrés, survit en Europe et qu'on ne doit plus l'exclure du diagnostic, lorsqu'il s'agit de Français sclérodermiques qui n'ont pas voyagé. Enfin, on ne doit pas non plus croire que pour dire lèpre, il faille toujours une figure léonine, ou un tableau complet de la léprose. Les cas aberrants, atténués, frustes, abortifs, sont communs en France et partout ailleurs, je suppose, comme dans les foyers lépreux.

Ainsi la sclérodermie et la morphea des modernes n'ont pas le moindre droit à la nouveauté; elles rentrent dans la maladie antique, préhistorique, le Zaraath de Moïse et, vraiment, il y a bien plus de différence entre la lèpre tubéreuse et la lèpre nerveuse, qu'il n'y en a entre la morphéo-sclérodermie et la lèpre maculeuse, même à première vue. Le Dr Bouttier, en admettant qu'entre la sclérodermie et la morphée il n'y a qu'une question de degré, a facilité notre tâche qui consiste à soutenir, cliniquement, que, la plupart du temps, il n'y a non plus qu'une question de degré entre ces deux états morbides et la lèpre. Mais, je le répète, parfois on n'a pas besoin de forcer la comparaison. Certaines observations des monographies sur la sclérodermie et la morphée, peuvent figurer telles quelles parmi les cas de lèpre indubitable. Ce sont là des plaidoyers éloquents en faveur de la fusion que nous avons entrepris de faire.

L'anatomie pathologique même ne s'oppose pas à cette identification ; car les lésions, constatées dans quelques autopsies sclérodermiques, sont analogues à celles de la lèpre, à part le bacille qui, d'ailleurs, n'a pas été recherché dans la morphéo-sclérodermie et qui est loin d'être toujours constatable dans la lèpre, la forme tubéreuse exceptée. Ces lésions sont l'épaississement des petits vaisseaux des tissus sclérosés, leur oblitération, et jusqu'à la sclérose des cordons, constatée par Luys et Chalvet, névrites périphériques. Cependant, la science réclame des recherches plus minutieuses dans ce sens. Les pigmentations, l'achromie, les ulcérations, la desquamation, l'état ichtyosique, les troubles trophiques des annexes même de la peau, le pemphigus, les lésions osseuses, les nécrobioses précédées de troubles profonds de la circulation capillaire... toutes ces lésions communes à toutes les doux maladies démontrent l'influence du système nerveux autant dans la sclérodermie que dans la léprose. La symétrie des lésions, constatée dans toutes les deux, plaide en faveur de la lésion centrale, de l'avis même du Dr Bouttier. Notre regretté ami, le Dr Vidal, rapportait tous ces troubles de la sclérodermie à une lésion des cordons antérieurs de la moelle. Selon le Dr Méry (*De la sclérodermie*, thèse de Paris, 1889), la névrite périphérique manque souvent dans la sclérodermie. Aussi fait-il de la sclérodermie une trophose produite par altération vasculaire, sous l'influence du système nerveux, mais pas directement par les nerfs périphériques. Vidal montre l'endartérite oblitérante dans les figures du dictionnaire de Dechambre, qu'il attribue aux troubles du système nerveux vaso-moteur. Le Dr Méry expose avec détails ce que ses recherches lui ont montré ; absence de myéline dans les tubes nerveux des nerfs collatéraux des doigts sclérodactyliques, ou bien sa segmentation, ou leur transformation en cellules granulo-graisseuses (dégénérescence wallérienne) ; mêmes lésions dans les nerfs tégumentaires du dos des mains, ainsi que dans quelques fibres des nerfs médian et cubital. De son côté, le D' Goldschmidt a trouvé dans un cas de sclérodermie autopsié, des endartérites et des endophlébites, *lésions qui ressemblent à celles qu'on rencontre dans certaines formes de dermatites chroniques et surtout aux formes léproïdes* (*Gaz. méd.* de Strasbourg, 1888).

Plusieurs auteurs ont déjà signalé les rapports intimes qui existent entre la sclérodermie et la gangrène symétrique des extrémités. L'induration de la peau, dit Bouttier, a été rencontrée dans les cas indiscutables de gangrène symétrique ; de même que des faits patents de sclérodermie ont abouti à l'élimination, par gangrène, des portions osseuses. On ne peut, poursuit-il, comparer la résorption de l'os à son élimination ; mais il existe, entre la maladie de Reynaud et la sclérodactylie, une série de types intermédiaires qui établissent entre elles une transition insensible. J'ajouterai de mon côté qu'une telle transition indéniable existe entre la maladie de Reynaud, la sclérodermie, la sclérodactylie et la lèpre. Ainsi, on rencontre des malades qui présentent en même temps tous les symptômes de toutes ces affections. Devra-t-on admettre la coexistence de toutes ces quatre maladies ? Il est bien plus rationnel et tout à fait en harmonie avec l'évolution de la léprose, chez certains malades, d'admettre que, dans les cas de ce genre, il ne s'agit que d'une seule affection à processus polymorphe — d'une véritable morphée, dans le sens étymologique du mot — qui peut présenter isolément, successivement ou simultanément, toutes ces manifestations qui, selon la période de l'évolution morbide à laquelle on assiste, revêt l'aspect et les allures de l'un de ces états morbides. Il y a, en effet, des lépreux dont l'affection débute avec tous les signes de la maladie de Reynaud qu'elle conserve, d'une manière exclusive, pendant fort longtemps ; puis les symptômes de la léprose s'accusent, progressivement, lentement, de plus en plus, de manière que cette affection ne devient évidente qu'après plusieurs années. Ne peut-on admettre que, dans certains cas — notamment là où la léprose a perdu toute son intensité et où elle se rencontre à l'état atténué et fruste — la maladie peut s'arrêter à cette période et donner le change pour une entité morbide particulière indépendante de la lèpre ? De même, d'autres malades offrent, pendant des mois et des années, les signes de la sclérodermie ou de la morphée de Saint-Louis, puis le tableau de la léprose la plus indéniable se déroule devant l'observateur qui suit le sujet attentivement. De tels faits se rencontrent dans les localités lépreuses, principalement dans les pays tempérés et chauds. Ils ne paraissent pas avoir attiré l'attention des léprologues scandinaves. Mais il faut noter aussi qu'en Scandinavie on n'a signalé — car nos éminents confrères en auraient parlé et établi certes le diagnostic différentiel — la présence, ni de la maladie de Morvan, ni de la syringomyélie, ni de la sclérodactylie, ni de la morphée de Saint-Louis ; ce qui autorise à admettre que toutes ces entités morbides manquent chez eux ; ou plutôt, ce qui est plus rationnel, que tous les sujets qui offrent les symptômes attribués à ces maladies, sont considérés tout simplement comme lépreux ; et l'on ne s'en occupe pas autrement. Je ne sache pas non plus qu'on ait rencontré des cas de ces nouvelles maladies au Brésil ou au Mexique, foyers actifs de la lèpre dont des confrères spécialistes s'occupent sérieusement. Et il ne faut pas oublier que c'est aux léprologues de trancher définitivement la question, de juger en dernier lieu si effectivement *ces nouvelles maladies*, qui ont tant de ressemblance, tant d'affinité avec plusieurs formes de la lèpre, constituent des entités morbides distinctes ou bien si elles sont tributaires de la léprose. Les éminents neurologues qui les ont découvertes n'ont pas vu assez de lépreux et ne nous paraissent pas juges compétents sur la cause si importante en litige.

Pour savoir ce qui se passe en Scandinavie, j'ai écrit aux distingués confrères Hansen de Bergen, Caurin de Molde, et Ehlers de Copenhague. Les deux premiers m'ont répondu n'avoir jamais eu l'occasion de rencontrer de malades atteints de ces nouvelles affections. Le Dr Ehlers s'est adressé au Dr Pontoppidan, professeur à Copenhague pour les maladies nerveuses, qui lui a répondu n'avoir pas eu de cas de syringomyélie vérifiée par l'autopsie et de se souvenir vaguement d'avoir rencontré quelques faits s'y rapportant.

Ainsi il y a des lépreux qui présentent, par entraves ou arrêt de leur maladie, pendant longtemps, les signes de la maladie de Reynaud, de sclérodermie ou de morphée ; ce qui ne peut les dépouiller de leur titre de lépreux. Mais il y en a aussi qui, après avoir offert les processus d'une de ces affections, leur maladie évoluant, plus tard, deviennent de plus en plus lépreux évidents. Nos savants confrères de Paris n'ont pas eu l'occasion d'assister à une telle gradation de la lèpre, ne serait-ce qu'une seule fois ; ils ont vu cette évolution scindée chez plusieurs malades, sans que ces divers stades se suivissent et se succédassent. Aussi ayant observé les divers stades de l'affection en bâtons rompus, ou bien celle-ci arrêtée à une de ses périodes, par le fait de l'atténuation sous le climat de Paris, dans les cas autochtones, morcellent-ils la maladie et font une entité morbide de chacun de ses stades. L'atténuation dans les manifestations, le désordre dans leur apparition, la suppression d'un ou de plusieurs stades intercalaires, les modifications imprimées au cycle de la maladie qui se rencontre souvent anomale, atténuée ou fruste, comme dans le centre de l'Europe, voilà des causes qui empêchent de rendre à la léprose ce qui lui revient de droit. Mais cette succession d'images kaléidoscopiques se rencontre parfois dans les foyers actifs de la lèpre ; et il suffit de la surprendre une seule fois sur le fait de ses métamorphoses, de ces successions syndromiques, si disparates, pour en approfondir la nature identique, pour reconnaître la même pathogénie à tous ces états dissemblables en apparence. Nous avons eu le privilège d'être témoin de quelques faits de ce genre ; et il est à présumer que, maintenant que l'attention a été appelée sur ces états transitoires, on cherchera plus et mieux la lèpre chez de tels malades, et que la question pourra être de plus en plus cliniquement et même bactériologiquement élucidée.

Le professeur Grasset, dont le talent d'observateur ne saurait être contesté, nous a dit être porté à admettre ces idées généralisatrices, et à partager la synthèse, l'unification que nous nous efforçons d'accomplir, fondé, de son côté, sur l'observation clinique (1). En effet, une de ses malades, Anna, atteinte de sclérodactylie et citée par le Dr Apolinario dans sa thèse, avait un frère lépreux. En étudiant la sclérodermie, la maladie de Reynaud et la lèpre, cet observateur sagace déclare trouver plutôt de *l'analogie que de la dissemblance entre elles qui ne sont que des formes différentes de la même affection*. Le Dr Grasset eut la chance d'avoir, en même temps dans son service un lépreux autochtone incontestable *qui n'avait pas de troubles de la sensibilité*, et un sclérodermique présentant de l'anesthésie, au niveau de toutes les parties altérées, ainsi que de l'atrophie musculaire. Ces cas constituent les traits d'union entre ces deux états morbides ; ils en établissent la fusion, l'identité. Car il ne faut pas oublier, que les savants confrères qui combattent nos idées, et qui soutiennent que la lèpre et la sclérodermie constituent toujours deux maladies distinctes, se basent principalement sur une erreur : l'abolition de la sensibilité dans la lèpre et sur sa conservation dans la sclérodermie en plaques ou morphea.

En se rapportant à la citation suivante on verra que le Dr Besnier n'est pas éloigné non plus de notre manière de voir : « Il m'a été donné d'observer, dit-il, diverses associations de sclérodermies en plaques ou morphea et notamment avec le myxœdème, et ailleurs : nous soupçonnons la nature infectieuse de la clérodermie. » (*Bull. de la Soc. franç. de dermatologie et de syphiligraphie*, avril 1896.) De notre côté, nous avons rencontré, chez quelques lépreux, un état myxœdémique de la face (obs. 39 de ce travail). Enfin, ce qui doit être noté aussi, c'est que cet éminent clinicien s'est exprimé dans la *Semaine médicale* du 7 février 1884, de la manière suivante : « Au moment où nous écrivons ces lignes, nous observons un malade qui présente réunis et ayant évolué successivement les caractères du myxœdème, des plaques sclérodermiques et de l'asphyxie symétrique des extrémités avec îlots phalan-

____

(1) Communication orale du 5 mars 1893, et *Maladies du système nerveux*, nouvelle édition.

gettiens de gangrène sèche. » Enfin un léprologue distingué, le Dr Zeferino Falcao, de Lisbonne, nous a écrit le 20 juin 1896 : « Il existe, en France, une grande confusion entre la sclérodermie et la lèpre. J'appelle votre attention sur le moulage 861 du musée Saint-Louis qui porte l'étiquette sclérodermie ; les lésions représentées sont celles évidentes de la lèpre. Quant à la maladie de Morvan, cette maladie n'existe pas ; c'est un syndrome de la lèpre. Les cas de syringomyélie que j'ai vus à Lisbonne, je les ai considérés comme des cas de lèpre. Dès le commencement, j'avais déclaré que le malade syringomyélique du professeur Martin, n'était qu'un lépreux. » (Voir p. 187 de ce livre.)

Le professeur Charcot a enseigné que : « la combinaison de la lèpre anesthésique avec la tubéreuse ne laisse aucun doute sur la non identité de la sclérodermie et de la lèpre. La confusion ne me paraît guère possible ». Raisonnant de la même manière, je dirai à mon tour que la combinaison de la sclérodermie avec la lèpre nerveuse, tubéreuse ou maculeuse, constatée par nous, par Grasset, Apolinario, Rueda, Thaon, etc., ainsi qu'on le verra plus loin, ne laisse aucun doute sur l'identité de la sclérodermie et de la lèpre. Le sclérodermique du Dr Grasset avait perdu les phalanges par résorption et par élimination externe. Tandis que son lépreux n'avait pas encore présenté de telles lésions (1).

Le Dr Grasset en conclut que la sclérodermie et la *lèpre nostras* sont des formes différentes de la même maladie et qu'il y a des points de transition qui remettent en lumière leur unité. Je ne saurais mieux dire ; avec cette remarque, néanmoins, que la lèpre *nostras* est absolument la lèpre cosmopolite, classique, reliquat de la lèpre du moyen âge, ne différant en rien de la léprose des contrées où elle sévit encore endé-miquement ; on doit l'appeler *autochtone* et non nostras. La clinique l'atteste et la bactériologie l'a confirmé depuis nos recherches. En effet, le dernier argument dont se servaient les séparatistes et créateurs de toutes ces nouvelles maladies, c'était leur conviction profonde qu'il n'y avait plus de lèpre autochtone en Europe, depuis le moyen âge. Or, nous avons péremptoirement prouvé sa survivance, et, du coup, annulé la portée de cette objection autrefois convaincante. La bactériologie vint, plus tard, confirmer ce que la clinique avait déjà péremptoirement démontré.

La ressemblance, l'analogie entre la sclérodermie et la lèpre avait déjà frappé plusieurs auteurs ; mais ils se sont tous employés à les différencier, se fondant sur des signes distinctifs vraiment de nulle valeur ou imaginaires. Ainsi le Dr Coliez, thèse de Paris 1873, dit : « La lèpre n'a qu'une ressemblance éloignée avec la sclé-

---

(1) Le Dr Camacho, léprologue distingué de la Colombie, a rencontré dans la lèpre les doigts grêles par résorption osseuse, la peau brillante avec petites taches noires comme des points de gangrène. (Thèse du Dr Rueda, 4ᵉ observation. Paris, 1893.) De notre côté, nous avons vu de pareils cas.

rodermie ; car dans celle-là on trouve, au commencement, des taches blanches (morphea alba) qui plus tard deviennent brunes, puis des croûtes, ensuite des tubercules, insensibles, puis des ulcères. » On voit d'abord, par ce qui précède, que, pour Coliez, la morphea alba n'est que la lèpre et que les taches blanches peuvent devenir brunes. Cet auteur n'est donc pas imbu des doctrines de Saint-Louis, qui ne veulent pas que la morphea soit la lèpre. Dans tous les cas, la distinction qu'il veut établir n'est fondée sur aucun argument plausible, car il y a des lépreux qui ne présentent aucun des signes signalés par Coliez.

Le sclérodermique du professeur Hardy (*Gaz. des hôpitaux*, 1877) a eu « des engelures, des tournioles, puis des déformations des doigts, des taches brunes, bronzées, aux membres et au ventre, pareilles à celles de *l'éléphantiasis des Grecs*, avec persistance de la sensibilité et de l'algie ». Or, ici ce serait la sensibilité seule qui empêcherait de considérer ce malade comme lépreux. Mais nous avons déjà établi que la persistance de la sensibilité se rencontre parfois dans la lèpre, et d'autre part que son abolition a été souvent signalée dans la sclérodermie. D'ailleurs la description que donne notre maître de sa malade prouve qu'il s'agissait d'une lépreuse. Je suis heureux d'ajouter que l'opinion de cet illustre dermatologue et clinicien s'est modifiée depuis 1877. Dans une conversation que j'ai eue avec notre regretté maître, à l'Académie, en 1893, le professeur Hardy nous a dit que pour lui *la sclérodermie appartient à la classe des lèpres modifiées* et qu'il acceptait notre manière de voir. C'est là un témoignage bien précieux pour nous.

Il ressort de la lecture des travaux d'Hillairet (*Progrès méd.*, 1878), d'Hervéon (thèse de Paris, 1877), de Balle (*Diction. encyclop. des sc. méd.*, article *Sclérodermie*) que ces auteurs n'ont pas eu l'occasion d'observer les diverses variétés de la léprose ; ils n'ont toujours eu en vue, pour la différencier avec la sclérodermie, que la forme tubéreuse.

Chez un sclérodermique observé par le Dr Lépine dans le service du professeur G. Sée (*Soc. de biologie*, 1873), la sensibilité était très diminuée. Il y avait en outre pigmentation et taches blanches au tronc et aux membres. A propos de ce fait, Lépine conclut à l'insuffisance de la désignation de *sclérodermie* appliquée à des cas semblables ; et Lagrange ajoute : ce cas n'est pas des plus simples. Or, on n'a qu'à lire attentivement l'observation de ce malade pour déclarer qu'il est absolument lépreux.

Enfin, à propos du sclérodermique présenté à la Société de biologie par le Dr Liouville, en décembre 1873, et qui avait perdu un doigt, le Dr Lagrange dit : « les altérations de la sclérodermie sont superficielles et non profondes ; il n'y a non plus élimination d'os» (1), et, dans une bonne inspiration, il ajoute : « peut-être ferait-on bien de faire rentrer ce cas dans la lèpre ».

Le Dr Thaon, de Nice, qui étudia la lèpre en Ligurie, s'exprime ainsi : « entre la lèpre et la sclérodermie la ressemblance est si grande, que nous avons laissé échapper un fait de lèpre anesthésique, le prenant pour un cas de sclérodermie ! » Apolinario (thèse de Montpellier, 1881) a vu à Las Palmas, dans la Grande Canarie, la lèpre débuter par le processus *sclérodermique des doigts, pour toute manifestation initiale*. Nous avons déjà dit avoir été témoin de faits semblables. Après discussion, Apolinario formule la conclusion suivante : « Au point de vue clinique, la lèpre, la sclérodermie et l'asphyxie des extrémités ne constituent qu'une maladie. »

Si l'on consulte la remarquable thèse de Lagrange sur la sclérodermie (1874), on y trouve aussi que la sensibilité était diminuée et même abolie chez la sclérodermique appelée Hirch Constance.

On le voit donc, la sclérodermie et la lèpre se touchent et se confondent, même dans les monographies. L'impossibilité de les séparer, de les discerner dans certains cas — même par les plus grands maîtres, — qui établissent manifestement la transition, plaide en faveur de leur identité. Néanmoins dans les livres classiques, théoriquement, la distinction entre la lèpre et la sclérodermie est tout ce qu'il y a de plus simple, car les auteurs, encore une fois, ne songent qu'à la forme tubéreuse; et l'on passe sous silence toutes les autres nombreuses variétés de la léprose, ainsi que les cas *frontières*. Aussi continue-t-on à définir la lèpre : une maladie chronique caractérisée par le développement de néoplasies occupant surtout les téguments et les nerfs, et renfermant un micro-organisme spécial, le bacille de Hansen (*Traité de méd.* publié sous la direction de Charcot, Bouchard et Brissaud ; article rédigé par le Dr Thibierge). Si cette définition était exacte, la lèpre et la sclérodermie seraient faciles à différencier, car il n'y aurait pas de lèpre sans néoplasie, ni sans bacille. Hé bien, ce sont ces deux hérésies qui ont engendré les fréquentes et profondes erreurs en diagnose. Notre distingué confrère ajoute plus loin que la lèpre ne se développe pas chez *les sujets nés et vivants en France*, à l'exception de certaines localités des environs de Nice. Or, nous avons prouvé, par des faits nombreux, et d'autres observateurs sont venus, depuis, confirmer que la lèpre survit dans presque toute la France, j'ajouterai même dans toute l'Europe. Il faudra, à l'avenir, ne jamais oublier d'y penser en face d'un malade dont la séméiologie s'y rapporte plus ou moins,

---

(1) Cependant, CHARCOT admet, dans la sclérodactylie, outre la résorption, l'élimination des phalanges et la mutilation des doigts. (Leç. sur le mal de Morvan, *Sem. méd.* du 11 décembre 1891.) Les malades auxquels il fait allusion étaient certainement des lépreux, tout comme le *fameux Marès*, incontestablement lépreux, que cet illustre professeur a considéré, pendant 9 ans, comme atteint de la maladie de Morvan.

et lors même qu'on n'assiste pas au tableau parfait, classique, de cette maladie, développée chez un Européen qui n'a jamais voyagé en pays lépreux ; car les cas anomaux
abondent. Le Dr Thibierge lui-même reconnaît que l'anesthésie peut manquer parfois
même dans la lèpre nerveuse, et que le Dr Morvan a publié, sous la rubrique de Panaris analgésique, des observations dont les sujets ne présentaient ni lésions de la
motilité, ni de la sensibilité, mais uniquement de la trophicité. De notre côté, nous
avons prouvé que la maladie de Morvan est tout simplement la lèpre mutilante.

Un dernier argument en faveur de l'identité de la morphée de la sclérodermie
et de la lèpre se trouve dans l'apparition de ces deux premiers états morbides dans les
familles lépreuses. Ainsi le Dr Grasset a constaté que le frère d'une sclérodermique
était manifestement lépreux ; et j'ai pu observer aussi la sclérodermie et la morphea
Alba chez des parents de lépreux incontestables. Ce sont là des exemples d'hérédité
hétéromorphe, selon l'heureuse expression du Dr Hanot (*Gaz. hebd.*, 19 mars 1896).
En effet, dans les familles lépreuses, on peut voir la transmission de la maladie aux
descendants dans la même forme : un lépreux tubéreux ou nerveux transmet la même
variété à ses enfants ou à ses descendants (observ. 18, 19, 45). C'est là l'hérédité
homœomorphe, comme chez le goutteux avec arthropathie uratique, qui procrée un
enfant présentant la même estampille articulaire. Mais d'autres fois, un lépreux tubéreux transmet à un de ses enfants ou de ses descendants, la forme nerveuse ou
la maculeuse ; tout comme un goutteux arthropathique procrée un migraineux ou un
asthmatique ; c'est là l'hérédité hétéromorphe (observ. 8, 9 et 10). Ces transmutations
de la maladie, tant dans la lèpre que dans la goutte, fournissent la démonstration
péremptoire de l'identité de tous ces processus morbides si variés que l'on doit
fondre dans la même division nosologique.

Nous avons dit qu'il peut arriver qu'au début, l'affection revête les allures de la
sclérodermie, par exemple, d'une manière nette qui autorise un tel diagnostic ; et,
plus tard, chez le même sujet, la maladie continuant à évoluer, des manifestations
lépreuses criardes, imposent la rectification au profit de la lèpre (Grasset, Apolinario,
Thaon, Zambaco).

Les cas de morphée observés par nos confrères de Saint-Louis n'ont pas été
suivis jusqu'à la fin, ce qui rend leurs observations incomplètes. Car nous savons
combien la lèpre est souvent lente dans sa marche et qu'elle réclame parfois 20 et
30 ans pour parcourir son orbe, principalement dans les contrées où elle a cessé
d'être endémique et où ses débuts restent insidieux pendant fort longtemps. Les
malades ne font, en général, que passer à Saint-Louis, comme d'ailleurs dans tous les
hôpitaux ; il faudrait un asile où ils resteraient pendant de longues années et jusqu'à
leur mort, pour suivre le cycle complet de leur évolution, pour épier tous les termes

de la transition de la léprose. En effet, les lépreux passent, parfois, par toutes ces diverses formes qui ne sont que des stades ou des variétés d'une et même entité morbide : morphea, sclérodermie, sclérodactylie, asphyxie de Reynaud, gangrène symétrique des extrémités. Parfois l'affection fait une halte longue à une de ses périodes, halte qui peut se prolonger même jusqu'à la mort. Cet arrêt long ou définitif, à une phase de la maladie, donne le change et prête une apparence de raison à ce morcellement artificiel d'un tout indivisible. Pour faire une étude approfondie de la léprose, dans toutes ses variétés, pour démontrer qu'elle peut revêtir toutes ces nombreuses formes et faire de longues étapes à un de ces degrés, ce qui induit en erreur les neurologues et même les dermatologues exerçant en Europe, il faudra surtout étudier la maladie dans les localités où elle persiste endémique et dès son début, et même faire toutes ces investigations en ville, au milieu de la population et non seulement dans les asiles où les malades ne se décident à entrer que lorsque leur tableau est complet ou qu'on les séquestre par force. Les lépreux légèrement atteints ou équivoques vivent mêlés à la population et passent souvent inaperçus. En se livrant à ces recherches, l'observateur rencontre des sujets à un seul doigt mutilé, d'autres à griffes peu dessinées, d'un seul côté, avec atrophie peu marquée d'une des éminences thénar ou hypothénar, avec un seul doigt légèrement rétracté, la sensibilité quelque peu émoussée, ou bien porteurs de quelques placards de morphea, ou quelque légère pigmentation se réduisant parfois à une seule macule blonde ou blanche, entourée d'un cercle rose ou plus foncé; d'autres malades ont de temps en temps un panaris passager ou seulement des onyxis qui modifient quelque peu la structure des ongles et, dans certains cas, des sujets ne présentant pour tous phénomènes morbides que quelques plaques plus ou moins anesthésiques. Ces phénomènes, si légers, si insignifiants en apparence, qui n'attirent guère l'attention des individus ou bien que leurs porteurs cachent et dissimulent, pour ne pas être taxés de lépreux, ont pourtant une grande portée aux yeux du léprologue. Ils dénotent déjà la présence de la léprose atténuée, fruste, clandestine qui pourra évoluer plus tard. Le Dr Ehlers signale aussi, de son côté, dans son enquête sur la lèpre en Islande, de ces cas légers qu'il appelle *abortifs*. C'est qu'il y a des lépreux monosymptomatiques, comme il y a des syphilitiques à manifestation unique. Et, de même qu'il suffit à un syphiliologue une seule gomme ou une seule exostose diffuse pour déclarer *illico* qu'il s'agit de la vérole, le léprologue dépiste aussi la léprose à une seule manifestation, comme le numismate se contente d'un seul signe à moitié effacé et flou, pour étiqueter les médailles méconnaissables et non classifiables pour les non initiés. -

En résumé, nous pensons que pour éclairer la nature de plusieurs états morbides similaires se rapportant souvent à la léprose et qui ne diffèrent entre eux que par des nuances ou par le degré de leur acuité, ou bien par le manque éventuel de l'ensemble des symptômes constituant nettement une entité morbide classique bien définie, on doit étudier attentivement les cas esquissés légèrement, monosymptomatiques, frustes, les comparer aux tableaux complets, à tous leurs stades, à toutes leurs phases, pour en saisir la transition et les variantes.

Ainsi faisant on arrivera sûrement à la synthèse, philosophique, pathogénique de la léprose, à la fusion de tous ces états morbides, fusion qui s'impose et facilite la conception d'une diathèse unique à variétés nombreuses. Car la léprose se comporte en cela comme la tuberculose et la syphilose.

En nosographie, il n'y a pas de signe pathognomonique constant, inéluctable, même dans les maladies les plus spécifiques. Le bacille même, considéré comme le facteur indispensable, actif et déterminant, fait souvent défaut ou échappe aux recherches les plus minutieuses ; et dès lors il n'a pas droit au titre de critérium constant, ce qui ne veut point dire qu'il ne faille pas le chercher toujours et quand même. L'anesthésie, qui constitue le signe le plus précieux de la lèpre, peut aussi manquer dans la lèpre la plus incontestable et se rencontrer, d'autre part, dans la sclérodermie, ce qui n'autorise à conclure ni contre la lèpre, ni contre la pathogénie lépreuse de la sclérodermie.

CHAPITRE XIV

De la survivance de la Léprose en France
et dans toute l'Europe centrale.

Depuis l'édit du roi Louis XIV, daté de 1695, qui supprimait les léproseries en France, tout le monde demeurait foncièrement convaincu qu'il n'y avait guère de lèpre dans l'Europe centrale, et que la maladie, persistant toujours en Norvège, en Orient, en Amérique et aux colonies, ne se montrait plus chez nous que sur des étrangers de ces provenances ou bien chez quelques soldats et colons qui avaient longuement séjourné dans ces foyers lointains.

Non seulement les gouvernements et les peuples, mais les sommités médicales aussi les mieux placées pour rencontrer des lépreux, — spécialistes en dermatologie ou en neurologie, auxquels se sont adressés de tout temps, soit les lépreux évidents par leurs manifestations cutanées, soit les lépreux dont la maladie se dissimulait sous les apparences d'une affection nerveuse, — les princes de la science même continuaient à croire et à enseigner que la lèpre n'était plus qu'une expression historique, une maladie exotique ayant perdu tout droit de domicile en France. Cette croyance universelle suffisait pour éloigner de la pensée la nature lépreuse de toute maladie observée chez les indigènes, lors même qu'elle aurait eu la plus grande analogie, la plus grande similitude avec la lèpre classique. Le malade français qui ne s'était pas rendu en pays lépreux ne pouvait pas avoir la lèpre, répétait-on dans tous les amphithéâtres, dans toutes les cliniques. Et l'on continuait ainsi à faire un diagnostic basé sur les indications géographiques et sur l'acte de naissance, lors même que toutes les données symptomatologiques étaient favorables au diagnostic de la lèpre. C'est là le point de départ de la création de toutes ces maladies nouvelles — maladie de Morvan, syringomyélie, morphée, sclérodactylie, gangrène symétrique des extrémités — qu'on s'efforçait de distinguer de la lèpre par un diagnostic différentiel, le plus souvent fantastique.

Notre illustre Charcot s'exprimait de la manière suivante en l'année 1889 (*Sem. méd.* du 11 décembre, leçon sur la maladie de Morvan) : «... à côté de la sclé-

EXPLICATION DE LA PLANCHE 45

1. Lèpre tubéreuse. — Beaulieu.
2. L. tubéreuse. — Argelès.
3. L. nerveuse. — Marseille.
4 et 5. L. mixte : tubéreuse et mutilante. — Toulouse.
6. L. tubéreuse. — Belle-Isle (Bretagne).
7. L. déformante, chéirique, par résorption des os, aïnhoïde. — Vichy.
8. L. mixte : nerveuse et mutilante. — Bagnères-de-Bigorre.
9. L. mutilante, uniquement podique. — Marseille.
10. L. tubéreuse. — Guingamp (Bretagne).
11. L. mutilante, podique, l'aïnhum de Beyrouth.
12. — — — — Même malade.
13. L. nerveuse aïnhoïde (stricture des doigts et résorption des phalanges). *Radiographie.* — Constantinople.
14. L. mutilante, chéirique, avec stricture d'aïnhum. — Guingamp (Bretagne).
15. L. mutilante, chéirique. — Guingamp (Bretagne).

Tous ces cas sont autochtones.

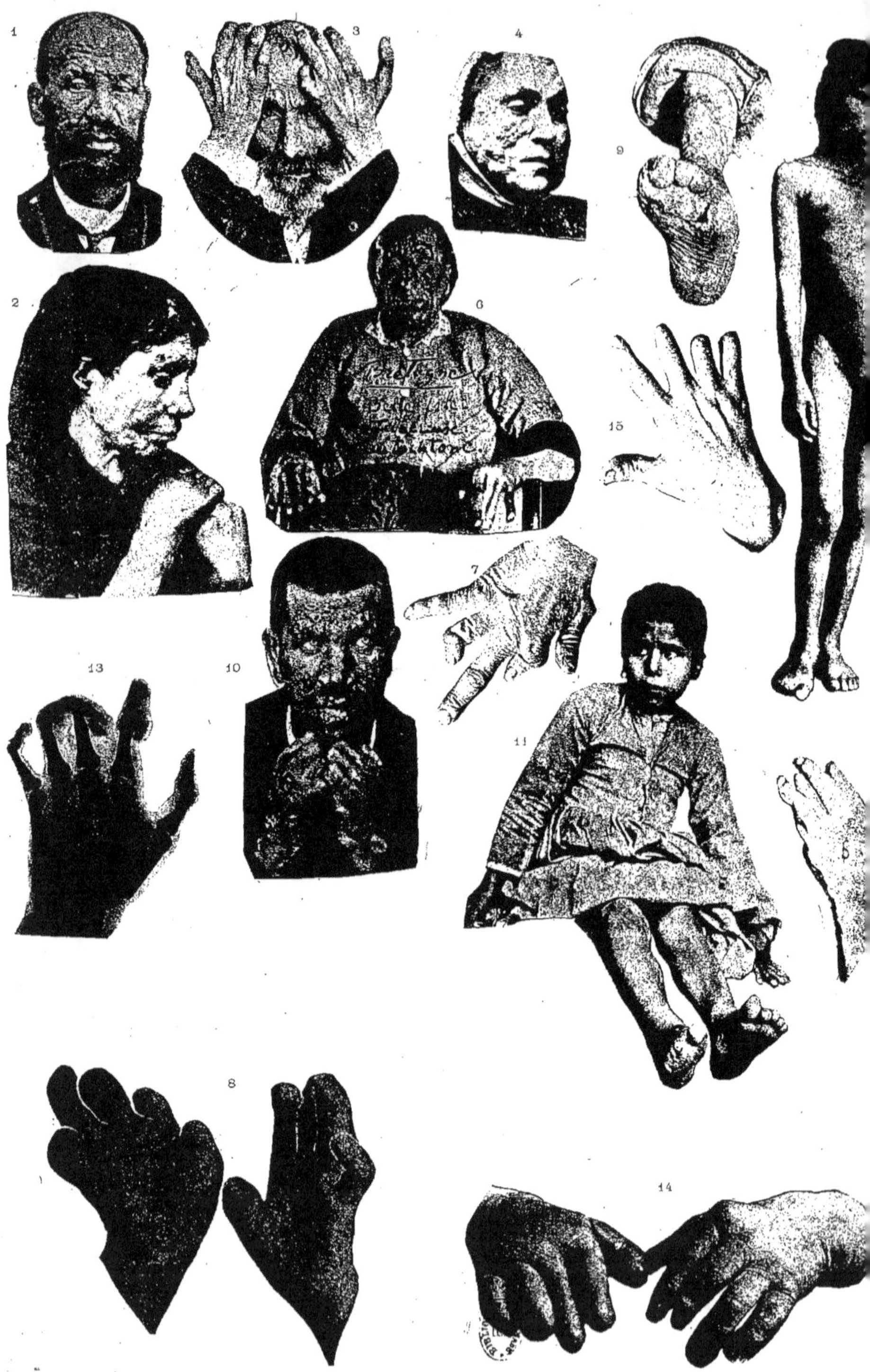

Lèpre Autochtone de la France et Aïnhum des Auteurs.

(voir la table explicative ci contre)

Masson & Cⁱᵉ Edit.

Chêne et Longuet, Imp.

rodermie dactylique, je vous citerai une maladie dont nous ne revoyons plus guère d'exemples aujourd'hui dans nos contrées, *la lèpre...* ».

Et notre savant dermatologue, le D' Besnier, disait à l'Académie de médecine, le 11 octobre 1887 : « c'est en vain qu'on cherche la lèpre en dehors de ses foyers ; c'est sur un diagnostic défectueux ou sur une enquête incomplète que reposent les observations de lèpre dite nostras ».

Il convient de rendre justice, néanmoins, au Dr Devergie, qui écrivait en 1857 (*Traité prat. des mal. de la peau*) : « Je suis convaincu que la lèpre peut naître en France sans avoir été importée ou transmise par des parents à leurs enfants » ; et il cite des lépreux français qui n'avaient jamais quitté la France.

Cependant, ce qui était déjà éminemment suggestif, c'est que toutes ces maladies, nouvellement découvertes, n'ont pas été rencontrées, que nous sachions, dans aucun pays où la léprose sévit toujours activement : en Norvège, à l'île d'Islande, au Brésil, aux Antilles, aux îles Marquises, en Colombie, en Turquie, à Lisbonne, etc., etc. Les léprologues distingués de tous ces foyers lépreux n'ont jamais rien dit de toutes ces affections nouvelles. Ils sont, pourtant, les plus compétents pour les différencier d'avec la léprose et, certes, ils auraient eu l'occasion de rencontrer de tels malades, si analogues aux lépreux, s'il y en avait eu chez eux.

Notre savant confrère, avec lequel je suis toujours en correspondance scientifique, le Dr Hansen de Bergen, à qui nous devons, depuis 1870, la découverte du bacille de la lèpre, n'a point rencontré ni la maladie de Morvan, ni la syringomyélie, ni la sclérodactylie, ni la morphée, en Norvège. Néanmoins, il admet l'existence de ces affections en dehors de chez lui, là où les auteurs les ont décrites. C'est là, on nous l'accordera, un diagnostic de cabinet, fait à distance, un diagnostic de courtoisie envers les confrères exerçant dans les pays censés être à l'abri de la léprose. Tout autre aurait été le poids des assertions de ce léprologue éminent, s'il nous disait avoir rencontré ces affections nouvelles, en Norvège, et s'il nous montrait, surtout, la manière de les différencier, basée sur ce qu'il aurait vu de spécial à chacune d'elles, par ses propres yeux.

Le Dr Zeferino Falcâo, léprologue distingué de Lisbonne, où la lèpre règne toujours endémiquement, affirme que *la maladie de Morvan n'est que la lèpre ;* que tous les syringomyéliques qu'il a vus en Portugal, étaient des lépreux, et que plusieurs pièces du musée de Saint-Louis de Paris — qui imitent si admirablement la nature, grâce aux procédés de Baretta — portant l'étiquette *sclérodermie*, appartiennent à des lépreux. Il a vu aussi des malades diagnostiqués syringomyéliques, par le professeur Charcot, qui n'étaient que des lépreux indéniables.

Le Dr Ehlers — à qui nous devons un remarquable rapport sur la lèpre en

Islande, qu'il y a si minutieusement étudiée — parle longuement, dans ce travail, des cas de lèpre atténuée, abortive, monosymptomatique ; mais il ne dit point y avoir observé un seul cas de maladie de Morvan, de syringomyélie, de sclérodactylie ou de morphée. D'ailleurs il nous a dit et écrit que, pour lui aussi, la maladie de Morvan n'est que la lèpre mutilante, ainsi que l'aïnhum.

Le Dr Poncet de Cluny n'a pas rencontré non plus, au Mexique, ni la syringo-myélie, ni la maladie de Morvan, ni la morphée. Bref, aucun léprologue, exerçant dans les localités lépreuses, n'y a jamais signalé la présence d'un seul cas de ces affec-tions si analogues, si semblables à la lèpre. Déjà, *à priori*, cette absence des mala-dies si similaires de la lèpre là où celle-ci est bien connue et scrupuleusement étudiée, n'était-elle pas bien suggestive ?

M'occupant, depuis bien des années, de l'étude de la léprose, si commune en Orient, et dont des centaines de malades, présentant ses nombreuses variétés, séjournent à Constantinople même où ils circulent librement, j'ai été frappé, d'abord, par la lecture des leçons faites à la Salpêtrière, des mémoires et des thèses qui ont été inspirés par le brillant et retentissant enseignement du professeur Charcot. En dernier lieu, une communication faite en 1890, à la Société médicale des hôpitaux, par un de ses membres, le Dr Thibierge, m'obligea de rompre le silence. Au mois d'avril de la même année, j'adressai à notre distingué confrère et ami une lettre ouverte, par le canal de la *Gazette hebdomadaire*, dans laquelle j'exprimais l'opinion que la maladie de Morvan et la syringomyélie n'étaient, la plupart du temps, que la lèpre mutilante ou la nerveuse.

Depuis lors, plus je méditais les leçons, les thèses, les articles de journaux publiés sur ces néo-morbidités, plus j'étudiais les nombreux lépreux qui se présen-taient à mon observation et plus ma conviction devenait profonde qu'il ne s'agissait que de la lèpre, quelquefois classique, le plus souvent légère et atténuée.

Pour élucider définitivement la question, je me suis décidé à aller voir de près ces malades de Paris et même les sujets d'étude du Dr Morvan, à Lannilis, dans le Finistère, le distingué confrère qui, le premier, avait étudié la maladie qui portait son nom, patronnée d'abord par l'école de la Salpêtrière et, en dernier lieu, acceptée par tout le corps médical, tant en France qu'à l'étranger.

Je visitai donc à Paris en 1892, dans les services nosocomiaux, plusieurs sujets considérés comme atteints de ces nouvelles maladies ; et il m'a été bien facile de constater que la plupart d'entre eux étaient des lépreux vulgaires et d'autres des lépreux atténués ou frustes.

Un malade, Marès, dont le nom a passé à la postérité, considéré comme atteint de la maladie de Morvan, par le professeur Charcot qui le garda pendant onze mois dans son service, par le professeur Hayem, par les Drs Broca, Gombault, Monod, dont l'observation est citée dans les *Archives de médecine*, dans les journaux, dans les thèses, souvent avec photographies à l'appui, examiné par nous a été trouvé lépreux mutilé évident, à notre grand étonnement. Non content de mon diagnostic, je soumis ce Marès à une consultation réunie, sur ma prière, au musée Saint-Louis et composée des Drs Hardy, Fournier, Vidal, Besnier, Quinquaud, Hallopeau, Tenneson, Du Castel. Or, tous ces messieurs ont déclaré, sans la moindre hésitation, qu'il s'agissait d'un lépreux incontestable. C'est que la lèpre avait évolué progressivement pendant les 9 années que ce malade avait passées dans les hôpitaux de Paris (voir notre pl. 47, fig. 9 et 10).

Cette constatation officielle ébranla la conviction de plusieurs confrères haut placés qui se sont mis à étudier la question attentivement. Le Dr Dejerine me donna raison dès lors, pour la maladie de Morvan qu'il distinguait de la syringomyélie ; tandis que l'école de la Salpêtrière avait, à la fin, fusionné ces deux états morbides. Une fois mon diagnostic confirmé par les éminents confrères de l'hôpital Saint-Louis, je continuais à chercher dans les hôpitaux de Paris et j'y trouvais, par-ci, par-là, des lépreux méconnus. Ainsi le professeur Potain m'en montra un, fort intéressant, sans me dire son diagnostic, et j'ai eu la satisfaction de le poser dans le même sens que lui. Il s'agissait d'un malade, devenu aussi célèbre, que le jury du Bureau central diagnostiqua syringomyélique, bien qu'il fût lépreux évident. La maladie évoluant de plus en plus, un an après, un autre jury du Bureau central le soumit, de nouveau, à l'épreuve des candidats ; mais cette fois-ci le diagnostic posé fut *lèpre*, pour tout le monde.

La démonstration de la présence de la lèpre chez des malades hospitalisés à Paris, pour la soi-disant maladie de Morvan et la syringomyélie, devenait ainsi de plus en plus éclatante. Mais je voulais surtout voir les malades du Dr Morvan ; et à cet effet, je me suis rendu en Bretagne, dans le Finistère. A Brest déjà, je découvrais, dans les hôpitaux, quelques sujets atteints de cette maladie de Morvan ou de panaris analgésique (élocutions synonymes), même de la lèpre nerveuse de Danielssen (pl. 47 et 46). Je priai plusieurs confrères de la Marine, résidant à Brest, dont quelques anciens directeurs de léproseries dans les colonies, d'examiner ces malades. Tous les ont considérés comme lépreux, — les Drs Carof, Marion, Brémaud, Corre, Decourtois, Maréchal, Forné ; plusieurs de ces messieurs sont auteurs de mémoires remarquables sur la léprose ; — tous ces confrères, chose curieuse, avaient déjà pensé à la lèpre, en lisant les publications du Dr Morvan. Le Dr Forné, sous-directeur de l'École de médecine de la marine, lors de mon voyage, en 1893, a même dit, un jour, au Dr Morvan, que sa maladie ne lui paraissait être que la lèpre. Et le

Dr Brassac, directeur de l'École de santé de la marine à Bordeaux, auteur de travaux sur la lèpre justement estimés, m'écrivit : « Je crois, comme vous, à l'existence en France, de nos jours, des cas de lèpre dégénérés pour la plupart ; mais si modifiés qu'ils soient, ils rappellent bien certaines formes de la lèpre. Et quand on les rencontre dans les provinces autrefois foyers de la lèpre — où ils reconnaissent pour cause une hérédité manifeste — on est porté à admettre qu'on a affaire à des reliquats de la lèpre... *Bien des cas de lèpre autochtone ont été observés à Paris ou ailleurs ; qu'on les baptise maladie de Morvan ou syringomyélie, je ne vois en eux que des lèpres plus ou moins modifiées par le climat, le temps*, etc., et vous avez bien raison de dire que si tous ces cas étaient observés dans des pays à lèpre, personne n'aurait songé à créer, pour eux, des noms de maladies nouvelles. »

Après Brest, j'ai visité plusieurs villes et villages de la Bretagne, presque toujours en compagnie de quelque confrère courtois, dont je désirais le témoignage et qui parlait breton ; car en Bretagne le peuple ignore, en général, le français. Mes constatations ont été faites surtout aux divers pardons de la Bretagne : celui de Rumengol, de Saint-Jean-le-Doigt et de Sainte-Anne-d'Auray. On sait qu'il y a toujours grande affluence dans ces pardons. On compte en moyenne 200,000 pèlerins au moins, par an. La mendicité est alors tolérée ; aussi y rencontre-t-on des mutilés et des miséreux sordidement sales. Or, nous avons découvert, parmi ces mendiants, plusieurs lépreux autochtones qui n'avaient jamais voyagé ; ils étaient atteints de la lèpre lazarine, ou ulcéreuse, de la mutilante (maladie de Morvan), ou bien de la nerveuse de Danielssen (syringomyélie), avec la griffe caractéristique, l'atrophie des muscles interosseux et ceux des régions thénar et hypothénar, ayant la sensibilité abolie dans tous ses modes, ou bien dissociée ; ce dont on a voulu faire un signe pathognomonique de la syringomyélie et que nous avons déjà vu dans la lèpre nerveuse et même dans les autres formes de cette maladie (voir notre communication à l'Académie, *les lépreux de la Bretagne*, 23 août 1892, et notre conférence sur la survivance de la lèpre en France, faite à la *Société de médecine de Constantinople*, le 3 novembre 1893). Il devenait donc de plus en plus évident, pour moi, que la lèpre survivait en Bretagne. Après ces pardons, je m'adressai à mon honorable confrère de Morlaix, le Dr Prouff, collaborateur du Dr Morvan, qui eut l'amabilité de m'accompagner à Lannilis où j'ai vu quelques malades de ce distingué confrère, alors sérieusement atteint et dans l'impossibilité d'avoir une conversation scientifique avec moi. Ces malades du Dr Morvan, qui avaient servi à ses études, pour établir la nouvelle entité morbide, étaient aussi manifestement lépreux (voir pl. 46).

Mon aimable confrère, le Dr Prouff, a eu la bonté, le lendemain de notre excursion à Lannilis, pays du Dr Morvan, de me montrer chez lui, à Morlaix, deux

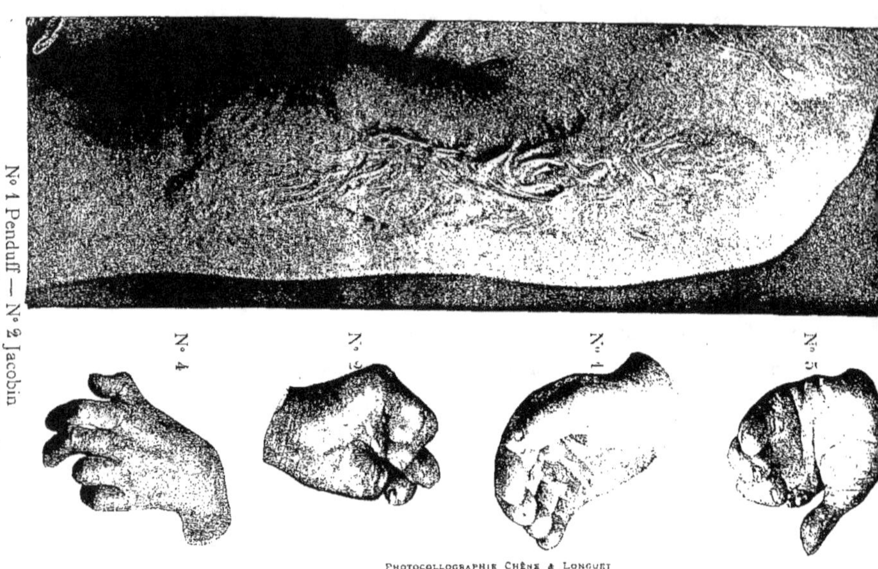

PHOTOCOLLOGRAPHIE CHÈNE & LONGUET.

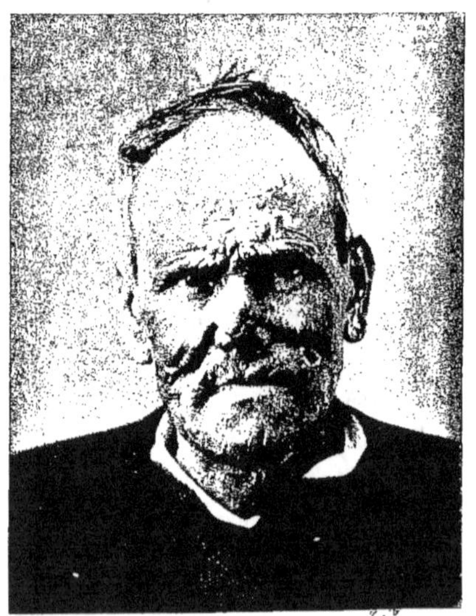

Nº 7

Lèpre Tuberculeuse (Morlaix)

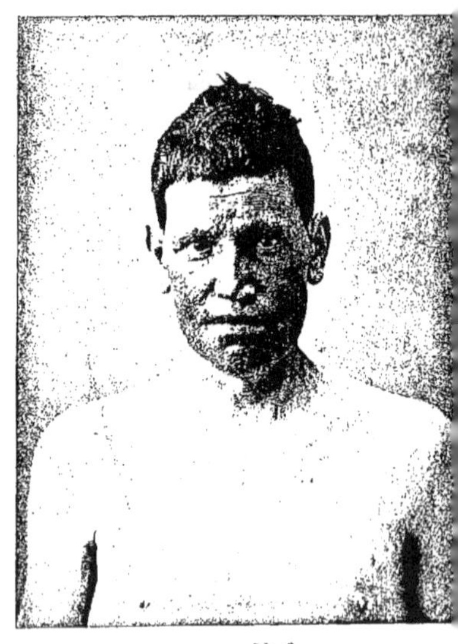

Nº 6

Lèpre Ichtyoso-ulcéreuse (Morlaix)

lépreux classiques dont l'un atteint de la forme tubéreuse et l'autre de l'ulcéreuse (pl. 46, fig. 7 et 6). J'enai donné les observations détaillées dans ma communication à l'Académie; je crois inutile de les répéter ici.

Le lendemain, dans mes excursions avec le Dr Barret, médecin-major attaché à l'hôpital de Morlaix, nous avons rencontré dans les fermes que nous signala le Dr Prouff, plusieurs cas du mal de Morvan, avec déformations, mutilations des doigts et perte de la sensibilité, dont l'étude nous a de plus en plus persuadé qu'il ne s'agissait que de lèpre mutilante. Dans certains petits villages, nous avons découvert aussi des cas de lèpre nerveuse avec la griffe caractéristique, comme on en voit des exemples dans la planche 47, figure 8, et dans la planche 46, figure 4. Les observations de ces malades sont consignées dans ma communication à l'Académie du 23 août 1892. Il devint alors indéniable que la léprose, dans toutes ses formes, les plus vulgaires même, survivait en Bretagne, dans le département du Finistère où observait le Dr Morvan, et chez des individus qui n'avaient jamais voyagé, qui n'ont jamais été en communication avec des lépreux. Mais nous y avions rencontré aussi des cas légers, peu accentués, atténués, frustes. La chose devenait claire et certaine.

D'ailleurs cela était à prévoir : une maladie constitutionnelle et éminemment héréditaire, qui avait ravagé l'Armorique pendant des siècles, à tel point que le voyageur y retrouve, aujourd'hui encore, les douloureux souvenirs à chaque instant, à l'entrée des villes et des villages, parsemés, par-ci, par-là, sous les noms de magdelaines, corderies, ladreries, kakouseries — expressions toutes synonymes de léproseries — ne pouvait disparaître, comme par enchantement, par un édit royal, lorsqu'elle y avait rencontré des conditions tellement favorables qu'elle y a sévi avec une violence épouvantable, ainsi que l'atteste l'histoire. Il y a eu 22 léproseries rien que dans le diocèse de Saint-Brieuc. Chose remarquable, nous avons rencontré des cas de lèpre plus ou moins atténuée, dans les endroits même où avaient existé autrefois les léproseries. Or, la lèpre survit toujours en Bretagne, mais sporadique, sans tendance à se propager. Nous croyons même qu'elle s'éteindra de plus en plus par le croisement et par l'amélioration progressive des conditions sociales et hygiéniques; car la léprose est une maladie de misère, comme la tuberculose. J'insisterai derechef sur un point capital, concernant les cas de lèpre désignés sous le nom de maladie de Morvan, ou de syringomyélie, dans lesquels on n'a trouvé ni taches, ni tubercules. C'est que dans la léprose mutilante et nerveuse de Danielssen, ces symptômes manquent souvent ; et la dissociation des divers modes de la sensibilité s'y rencontre aussi. Enfin, nous répéterons que le bacille de Hansen a été rencontré dans quelques cas de syringomyélie et, tout dernièrement, dans un cas de maladie de Morvan, de même que chez plusieurs lépreux tuberculeux autochtones de la Bretagne.

Ma communication à l'Académie eut le bonheur d'attirer l'attention des confrères les plus distingués dont plusieurs sont venus présenter, soit à l'Académie même, soit à la Société médicale des hôpitaux de Paris, des faits confirmatifs.

Ainsi, le professeur Pitres de Bordeaux, un des élèves les plus distingués de la Salpêtrière, imbu pourtant des doctrines de l'École, vint à l'Académie, me prêter le plus grand appui, par la narration d'un fait qu'il avait observé lui-même : un malade syringomyélique — diagnostiqué par lui et par le Dr Dantec, médecin de la marine, ayant exercé dans les colonies — et présenté comme tel à sa clinique, a été l'objet d'une leçon de la part de ce savant confrère. Or, après ma communication, le Dr Pitres a voulu revoir ce malade et l'étudier minutieusement. Il constata alors que cet individu était dûment lépreux ; et, ce qui plus est, la biopsie d'une parcelle de peau de l'avant-bras fit constater au Dr Sabrazès, agrégé à la Faculté, la présence du bacille de la lèpre ; ce qui est une chance exceptionnelle. Quoi qu'il en soit, cette déclaration faite du haut de la tribune académique par un de ses membres correspondants les plus distingués, cette restitution à la léprose d'un syringomyélique, après ma communication à la docte compagnie, a prêté un grand appui à mon opinion, notamment, venant de la part d'un ancien élève de la Salpêtrière converti. Plus tard, le professeur Pitres a bien voulu m'envoyer l'observation d'un lépreux tubéreux, léonin autochtone, de Bordeaux, qui n'a jamais quitté la France. Le professeur Hardy l'avait diagnostiqué dès le début, c'est-à-dire 8 ans auparavant.

Le 4 novembre 1892, le Dr Chauffard, professeur agrégé à la Faculté, fit, à la Société de médecine des hôpitaux de Paris, une communication dans le même sens que le Dr Pitres, aussi de la plus haute importance, et accepta nos idées.

Il s'agissait d'un cas de lèpre nerveuse reproduisant, dit l'auteur, fidèlement, bon nombre des symptômes classiques de la syringomyélie :

Ce malade commença à éprouver, en 1890, de la gêne dans les mouvements des doigts de la main gauche ; le pouce en particulier perd sa force ; la main s'amaigrit ; les mouvements délicats deviennent impossibles (boutonner un bouton) ; six mois après, la main droite est prise ; le pouce devient de plus en plus impotent ; puis l'atrophie remonte vers la racine du membre ; en 1891, prolapsus léger des paupières ; sept mois après, crises paroxystiques de douleurs dans les régions scapulaires et, plus tard, dans les lombes. On diagnostiqua, dans une clinique de la Faculté, une myélite. Lorsque le Dr Chauffard vit le malade, il constata l'amyotrophie très prononcée des muscles de la main, la saillie en grille des métacarpiens, la perte des mouvements d'adduction et d'abduction des doigts, la *griffe Aran-Duchenne mais non fixe*, les doigts peuvent être, sans difficulté, étendus ou fléchis ; avant-bras et bras atrophiés ; atrophie complète du deltoïde (dépression sous-acromiale) ; légère atrophie des muscles sus et sous-scapulaires, des trapèzes, des dentelés, des sterno-cléido-mastoïdiens ; masses musculaires dorso-lombaires effacées ; masses musculaires des membres inférieurs en voie d'atrophie. A la face, de nombreux muscles sont atteints ; peau du front presque lisse et peu mobile ; le malade peut à peine froncer les sourcils ou plisser le front ; *orbiculaires palpébraux indemnes ;* léger prolapsus des paupières supérieures ; légère ophtalmoplégie externe ; les buccinateurs et les zygomatiques sont atteints ; le malade peut à peine attirer en arrière ou en haut les commissures labiales ; *la protrusion de la langue est faible ;* il ne *peut y avoir ni élévation de la pointe, ni déplacement latéral ;* contractilité faradique diminuée dans les muscles atteints, plus ou moins ; la sensation électrique, même avec le courant maximum, est perçue faiblement et sans douleurs, aux membres supérieurs et à la face ; réflexes rotuliens plutôt exagérés. *Les troubles de la sensibilité* sont absolument circonscrits et caractérisés. *Sensibilité tactile conservée sur toute la surface du corps.* En un seul point du dos de la main droite, l'effleurement de la peau au pinceau n'est pas senti. Abolition complète des sensibilités à la température et à la douleur, dans la totalité des membres supérieurs, sur une vaste région du tronc et sur une partie du crâne (une large tonsure calvitique conserve toutes les sensibilités). Il n'existe ni panaris, ni maux perforants, ni lésion des ongles, ni troubles vaso-moteurs ou sudoraux ; absence totale de plaques vitiligineuses ou pigmentées, de lésions tuberculeuses ou cicatricielles des téguments. Des cicatrices de brûlures accidentelles, non ressenties, sont d'un rouge violacé sombre, et l'une d'elles paraît avoir une certaine épaisseur ; pas de rétrécissement du sens visuel ; aucun stigmate d'hystérie ; nerfs cubitaux hypertrophiés au coude, un peu noueux.

J'ai tenu à présenter un résumé de cette observation du Dr Chauffard, si bien prise, pour démontrer la variabilité, dans certains cas, des symptômes de la lèpre dite nerveuse. L'auteur insiste sur l'analogie de ce cas avec la maladie d'Aran-Duchenne, par la localisation initiale aux éminences thénar et hypothénar, et la marche ascendante et symétrique de l'amyotrophie. Il signale aussi que le facies du malade a un air de parenté avec *le facies myopathique* dont le séparent, du reste, l'intégrité des orbiculaires des lèvres et des paupières, et l'existence du masque anesthésique : « *Le véritable problème diagnostique se pose avec la syringomyélie.* »

Le Dr Chauffard, après discussion, établit le diagnostic de lèpre ; il ajoute : « Il faut, dans les cas douteux, penser à la possibilité de la lèpre et apprendre à lui faire sa place, même dans notre pathologie parisienne. Déjà la maladie de Morvan paraît devoir être démembrée, dans une proportion encore impossible à déterminer, entre la lèpre et la syringomyélie ; cette dernière maladie, elle aussi, devra bien probablement céder quelques-uns des cas qui lui étaient attribués et qui doivent ressortir à l'infection lépreuse. *Bien souvent la différenciation des deux maladies sera rendue malaisée par l'absence de toute lésion cutanée, comme chez ce malade, ou par défaut de stigmates de lèpre absolument probants.* » M. Chauffard insiste sur la dissociation de la sensibilité chez son malade lépreux, dissociation dont on a voulu faire un signe pathognomonique de la syringomyélie.

Le 11 novembre de la même année 1892, le Dr Chauffard complète, à la Société médicale des hôpitaux, l'histoire de son lépreux par l'addition suivante : « Le malade atteint de lèpre anesthésique a fait un long séjour à la Salpêtrière. Son observation, avec trois photographies, a paru dans la *Clinique inocographique* (t. IV, p. 53), sous le titre de poliencéphalomyélite. Il y a eu, depuis, progression et mutation lente des symptômes. En 1891, MM. Guinon et Parmentier constatent l'amyotrophie du cou, du thorax et des membres supérieurs, l'ophtalmoplégie externe, donnant le faciès Hutchinson. Mais il y avait absence de parésie et d'atrophie musculaire à la face, également de troubles de la sensibilité, soit au contact, soit à la douleur, soit à la température. L'état des nerfs cubitaux n'a pas été marqué. Il semble, dit-il, que l'envahissement de la musculature faciale et l'apparition de la dissociation sensitive soient de date récente. Je crois, ajoute le Dr Chauffard, que le diagnostic de lésion systématique des noyaux moteurs ou poliencéphalomyélite, ne doit pas être maintenu. Aujourd'hui le syndrome clinique s'est complété. L'ensemble des symptômes doit être rattaché à leur véritable cause : *l'infection lépreuse.* »

A propos de sa remarquable communication, M. Chauffard admit tout ce que j'avais dit à l'Académie : « que la syringomyélie, telle qu'elle est constituée aujourd'hui, comprend des malades dissemblables qui ont besoin d'être discernés, différenciés, triés. Plusieurs de ces malades syringomyéliques nous paraissent être atteints de la lèpre anesthésique de Danielssen, plus ou moins atténuée ».

Des faits nombreux sont venus, depuis 1892, confirmer nos assertions, et d'autant plus probants qu'ils ont été observés par des confrères très haut placés dans la science. Feu le Dr Quinquaud nous a remis l'observation et la photographie d'un lépreux, Holtz, de la forme anesthésique de Danielssen, qui a été considéré comme syringomyélique par plusieurs médecins des hôpitaux de Paris. MM. les Drs Lermoyez et Pozzi ont bien voulu me remettre, chacun de son côté, une observation et le dessin de deux malades atteints d'une maladie *singulière* qu'ils n'avaient pas su dénommer. Actuellement ils les considèrent comme atteints de lèpre anomale, atypique.

Depuis notre enquête en Bretagne, des confrères distingués ont continué à nous faire connaître les nouveaux cas de lèpre autochtone indéniable qu'ils y ont rencontrés, sans parler des cas atténués. Les Drs Aubry de Saint-Brieuc, Corson de Guingamp, Maréchal de Brest ne manquent pas de me les signaler et de m'envoyer leurs photographies. J'en ai fait reproduire une dans la planche 45, figure 10. Ce lépreux criard, considéré comme syphilitique par quelques confrères, *puisqu'il n'avait jamais voyagé et qu'il ne pouvait,* par conséquent, *être lépreux,* a été soumis, pendant 18 mois, à un traitement mercuriel, à son grand détriment. Un tel malade, lépreux tubéreux qui n'avait jamais voyagé non plus, par conséquent autochtone, également de Guingamp (Côtes-du-Nord), a été reçu, en juillet 1896, à Lariboisière, dans le service du Dʳ Dreyfus-Brisac, et à Saint-Louis, dans le service du Dʳ Hallopeau. On y a constaté le bacille de la lèpre.

Nous sommes réellement surpris de lire, dans *Bibliotheca medica die lepra vom klinischen und pathologisch-anatomischend Slond punkt*, que les Dʳˢ Hansen et Looft, de Bergen, mettent en doute la survivance de la lèpre en Bretagne, vu que le bacille, preuve irréfutable de diagnostic, *n'a pu être constaté même dans les cas de lèpre tubéreuse* que j'y ai rencontrés. D'abord, le 9 mai 1893, j'ai dit, dans ma communication à l'Académie, que le professeur Straus avait constaté le bacille, sur un lépreux autochtone de Belle-Isle, près Quiburne, d'où il n'est jamais sorti (pl. 46, fig. 6). Et chose encore étonnante, je possède une lettre du Dʳ Hansen qui me dit que chez plusieurs lépreux principalement atteints de la forme nerveuse, le bacille est introuvable. Il a bien existé, mais il a disparu plus tard par les progrès de la maladie. Ils ont même publié cette opinion in *Archives de Virchow*, 1892. Comprenne qui peut. Toujours est-il que tout ce que nous avons dit se prouve de plus en plus.

Le Dʳ Calmette, de Quimper, m'a écrit qu'au conseil de révision du Finistère, il a été frappé du nombre des déformations des mains, et des mutilations spontanées des doigts, qui imposent la réforme. Il ajoute qu'on est surpris aussi du grand nombre de congés pour soutien de famille accordés à des jeunes gens dont les père et mère présentent des affections, jusque-là attribuées à la gangrène des extrémités et à la sclérodermie.

Le Dʳ Marion, de Brest, veut bien m'informer qu'après mon enquête il a rencontré des lépreux à griffes à Ploudalmézeau (Finistère). L'un d'eux, nommé Cadour, est typique.

Le Dʳ Colin, de Quimper, a eu la complaisance de m'envoyer des observations et des photographies de lépreux bretons autochtones qu'il a observés aussi après mon passage du Finistère.

Le Dʳ Sagot, de Lannilis même, m'a écrit : « On ne peut guère désormais s'y méprendre, c'est bien la lèpre atténuée qui est sur nos côtes; elle est surtout à forme mutilante. »

Le Dʳ Marion, de Brest, ancien médecin de la marine et le Dʳ Closmadeuc, de Vannes, correspondant de l'Académie, m'écrivent aussi qu'ils sont de plus en plus convaincus de la survivance de la lèpre en Bretagne.

Le Dʳ de Gennes, médecin des hôpitaux de Paris, a rencontré au pardon de Sainte-Anne-la-Palue (Finistère) 3 cas de lèpre nerveuse anesthésique et un cas de lèpre tubéreuse, léonine, dont il a bien voulu me remettre les observations en septembre 1893.

Le Dr Gibert, du Havre, a rencontré un cas de lèpre observé par lui en ville. Il en publia l'observation dans la *Normandie médicale*. Il nous a écrit qu'il y a eu une léproserie près de Fécamp et qu'il y a eu des lépreux avoués dans les environs jusqu'au XVIIIe siècle.

Le succès de notre enquête scientifique en Bretagne, pour dépister la léprose et prouver sa survivance, nous a encouragé pour nous livrer aux mêmes recherches dans le centre et le midi de la France.

Une partie de ces excursions ont été faites en compagnie de notre bien regretté ami, le Dr C. Paul.

Dans le pays Basque, bien que les souvenirs de l'ancien fléau se voient encore partout, notre court séjour ne nous a pas fait découvrir des traces de la survivance de la léprose. Les confrères de Saint-Jean-de-Luz n'ont jamais vu de lépreux. Cependant les Agotacs, dont il reste encore quelques-uns, paraissent être les descendants des *miselleux*. On ne leur permettait pas de prendre de l'eau bénite dans le bénitier ordinaire. C'étaient les cagots de l'endroit. Ils n'avaient pas le droit d'entrer dans les églises, à l'extérieur desquelles un endroit leur était réservé pour entendre la messe sans se mêler au public, et que nous avons vu à Ciboure. (Voir notre communication à l'Académie sur la lèpre dans le midi de la France, 9 mai 1893.)

Dans les dictionnaires basques, le mot cagot est synonyme de *gafos o loprosos*. Ces agoths ou agotas, ainsi que les caqueux du nord de la France, étaient frappés des mêmes interdictions que les lépreux, leurs ancêtres. Ils portaient le même signe distinctif : la patte d'oie en drap rouge sur l'épaule ; et il leur était défendu de marcher nu-pieds, pour ne pas contaminer le peuple qui jouissait de ce privilège. Nous avons trouvé aussi, à Bayonne, les traces de l'ancienne léproserie, dans le faubourg de Saint-Léon, où nous avons vu la fontaine des Agots. A deux heures de Bayonne, en chemin de fer, se trouve Baïgorry, où est encore debout Michéléna, un hameau où se trouvait l'ancienne léproserie, séparé de la bourgade Saint-Étienne par la Nive. Francisque Michel et de Rochas, dans leurs intéressants ouvrages, mentionnent qu'une quarantaine de familles, descendantes des lépreux, y demeuraient jusque dans ces derniers temps. Le maire actuel nous a appris que tout ce monde a émigré en Amérique, pour faire oublier leur origine et chercher fortune. En effet, les nombreuses maisonnettes de Michéléna sont désertes. A une petite distance de là, il y a le village de Chubitoa, un ancien foyer de lépreux, cité partout.

A Dax, à Larède, à Saint-Aubin, à Saint-Geours, à Nerbis, à Souston, les lépreux et les cagots étaient nombreux. Nous avons visité leurs quartiers, c'est-à-dire les anciennes léproseries. Mais aujourd'hui toutes ces populations qui vivaient sous les règlements prohibitifs des lépreux, jusqu'à 1695, se sont mêlées aux *pelonas* (ce mot signifie peau saine), et la plupart ont quitté leur pays où ils continuaient à être stig-

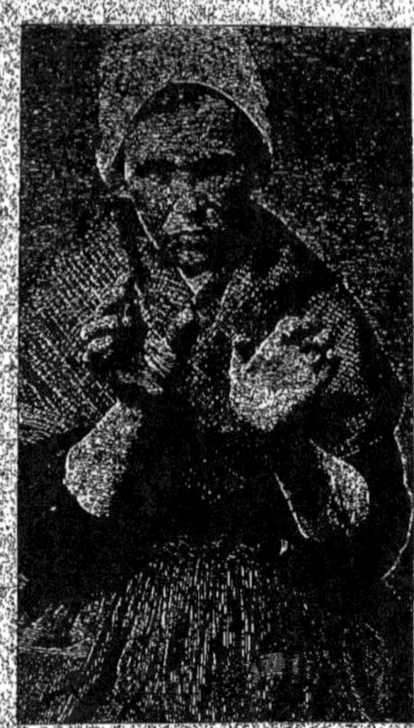

N° 8
L. Danielssen
(village St-Ladre près Morlaix)

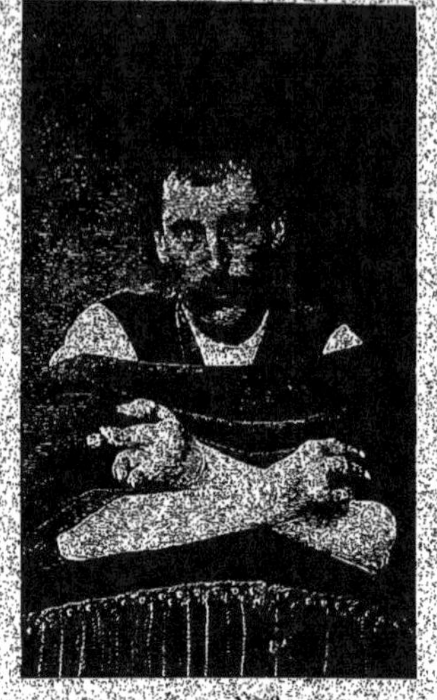

N° 3
L. Ulcéreuse
(Guingamp)

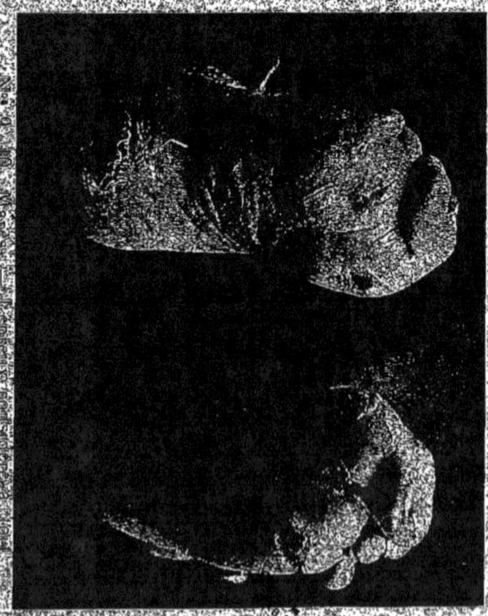

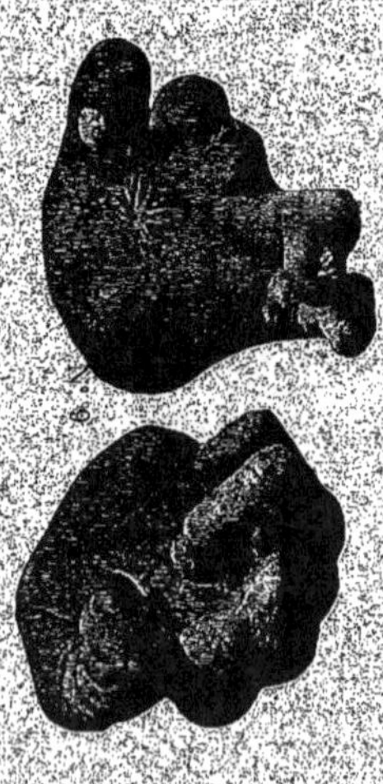

matisés comme descendants de lépreux et suspects de lèpre. Les Sarrasins avaient envahi tous ces pays. Ils avaient la lèpre ; et dans toutes ces contrées, on désigne la lèpre sous le nom de *mal arabe*.

Le Dʳ Alcocq a vu deux familles de lépreux à Marensin ; et, tout dernièrement, il y a eu un lépreux tubéreux, léonin autochtone à Saint-Jean-de-Lier, canton de Montfort, arrondissement de Dax. A Salies-de-Béarn, nous avons visité, avec le Dʳ Dupourqué, les cagots, descendants incontestables de lépreux. Ils conservent, la plupart, certaines lésions des ongles, de l'insensibilité de la peau aux extrémités ; ils ont fréquemment des panaris non douloureux, analgésiques, des onyxis et quelques autres modifications du tégument, que le Dʳ Magitot, membre de l'Académie, et le Dʳ Lajard, membre de la Société d'anthropologie, regardent comme vestiges d'une lèpre atténuée. Une discussion fort intéressante a eu lieu, sur ce sujet, à l'Académie de médecine, en 1892, à laquelle nous avons pris part. Sans avoir été absolument affirmatif, nous avons exprimé la possibilité du fait ; mais, dans tous les cas nous avons démontré que ces cagots étaient les arrière-petits-neveux des lépreux de l'endroit (discussion sur les cagots des Pyrénées et la lèpre, *Bull. de l'Académie du 31 octobre 1892*) et que ces troubles trophiques les constituent *paralépreux*.

A une petite distance de Salies, les Dʳˢ Lajard et Regnault ont vu une femme atteinte de la maladie dite de Morvan, que nous savons être la lèpre mutilante. Le Dʳ Reclus a confirmé ce diagnostic. Ces auteurs ont observé à Salies, deux autres cas pareils ; et à la fête de Murgon, dans les Basses-Pyrénées, les mendiants, disent ces honorables confrères, aux doigts ainsi mutilés et déformés, sont communs. Nous ne pouvons insister ici sur tous les détails et les motifs qui nous ont fait soutenir que les cagots sont réellement les descendants directs des lépreux, et qu'ils portent certains signes qui plaident en faveur de la manière de voir des Dʳˢ Magitot et Lajard, qui en font des tares lépreuses. On pourra lire tous ces détails dans nos communications à l'Académie, plus haut citées. Je me bornerai à dire que partout, dans les Pyrénées, les cagoteries ont remplacé les léproseries, que plusieurs familles sont encore désignées, par le peuple, sous les noms de cagotes ou lépreuses, indifféremment. A Morlaas, à Orthez, à Saint-Palais, nous avons rencontré, chez plusieurs individus, une succession de panaris ou d'onyxis, déformant, mutilant, et, chose curieuse, surtout dans les familles cagotes, c'est-à-dire chez les descendants de lépreux. Cela n'est-il pas quelque peu suggestif ? Je n'ai fait que passer à tous ces endroits, éclairé et guidé par les confrères aimables qui y exercent : de sorte que mon enquête n'a pu être rigoureuse. Mais partout où j'ai séjourné quelque temps, j'ai eu la chance de rencontrer des lépreux plus ou moins accentués.

Le Dʳ Tarras, praticien distingué, exerçant à Pau depuis 50 ans, m'a affirmé avoir vu plusieurs lépreux autochtones, tubéreux, éparpillés dans les Pyrénées ; ils émigrent tous. A l'asile des vieillards de Pau, nous avons découvert, avec notre honorable confrère, le Dr Robert, deux femmes présentant les signes de la lèpre nerveuse atté-nuée. Dans la même ville, nous avons rencontré un malade chez lequel le professeur Charcot avait diagnostiqué d'abord la maladie de Morvan et plus tard la syringo-myélie (*Progrès méd.*, 24 janvier 1891). Le Dr Duhourcau, ancien interne des hôpi-taux, exerçant à Pau et à Cauterets, nous a montré un malade, aux mains estro-piées, comme sur la figure 7 de la planche 45, qui reproduit la main d'un lépreux autochtone de Vichy. Je dois cette photographie à l'obligeance de mon distingué confrère, le Dr Poncet de Cluny, auteur de mémoires remarquables sur la lèpre du Mexique, actuellement chirurgien en chef de l'hôpital de Vichy.

A Lourdes, la miraculeuse chapelle n'a pas guéri de lépreux encore. Il ne s'en serait pas présenté, selon les renseignements que j'ai pu obtenir, grâce au Dr Duhour-cau. Cependant M. Zola dit dans son livre y avoir vu *des nez et des bouches dont l'éléphantiasis a fait des groins.*

J'ai rencontré un lépreux pareil à celui du Dr Poncet à la Condamine, dans la principauté de Monaco. Le malade était originaire de la Turbie, foyer reconnu de lèpre. Dans les environs de Vichy, il y a eu beaucoup de lépreux autrefois et de nom-breuses léproseries ; à Cluny, on voit encore *le champ de Saint-Lazare* où existait autrefois une grande léproserie, ainsi qu'à Charroux-d'Allier et à la Marche.

Le professeur Teissier, de Lyon, a bien voulu me donner une photographie qui ressemble absolument aux lépreux que j'ai rencontrés à Pau, à Vichy et à la Conda-mine. Notre distingué confrère en fit un cas de syringomyélie, type Morvan. J'ai consigné l'observation de ce malade dans ma communication à l'Académie, le 9 mai 1893.

A Argelès, à une heure environ de Pau, le Dr Trélaüm m'a montré une lépreuse autochtone, évidente (pl. 45, fig. 2). Cette femme était d'origine cagote. La face était criblée de tubercules et d'ulcères consécutifs à leur fonte, ainsi que les membres thoraciques dont la sensibilité était émoussée ; nerf cubital droit gonflé, peau des mains pachydermique ; cicatrice nacrée au palais ; pas de syphilis ; son mari et ses 4 enfants sont indemnes. Le même confrère soigne à Estaing, à 12 kilomètres d'Ar-gelès, un malade lépreux mutilant, qui a perdu plusieurs doigts, à la suite de panaris, et plusieurs orteils. Il y a deux ans, il est mort à Argelès, un lépreux tubéreux léonin, autochtone, qui n'avait jamais voyagé. C'est encore le Dr Trélaüm qui l'avait soigné. Les cagots sont très nombreux dans les environs d'Argelès. Dans le village même, nous avons visité la *Canarie ;* ce nom provient de la patte de canard que les lépreux et leurs successeurs, les cagots, étaient obligés de porter, comme signe distinctif.

La population évite encore de contracter mariage avec les habitants de la *Canarie*.

A Oloron, à 33 kilomètres de Pau, il y a toujours eu beaucoup de cagots dont plusieurs occupent aujourd'hui de hautes positions. Ils n'en sont pas moins montrés au doigt, comme descendants des lépreux.

Les Drs Casamajor et Esperaber ont vu plusieurs malades perdre 4 et 5 doigts, à la suite d'une succession de panaris qui ne marchaient pas comme les panaris classiques. Ils ont vu également des suites d'onyxis déformant les ongles. Leur attention n'a pas été fixée sur ces mutilations et ces déformations fréquentes, pour en chercher la cause. A l'hôpital de la vieillesse, que j'ai visité avec le Dr Casamajor fils, la supérieure, attachée à l'infirmerie depuis de longues années, nous a dit que les panaris mutilants sont très fréquents chez les malades reçus dont plusieurs ont 3 et 4 doigts ainsi estropiés. Un de ces malades, aujourd'hui infirmier de salle, a les mains affreusement mutilées par une succession de panaris. Il est lépreux évident pour nous. Dans la vallée de Barétous, le Dr Casamajor nous a montré un homme qui, depuis 3 ans, a perdu les sourcils, les cils et la barbe, tout en conservant ses cheveux ; bandes pigmentées, symétriques, très accusées, larges de 3 et 4 centim., au côté externe des avant-bras. Elles ressemblent en tout à celles qui succèdent à l'érythème noueux initial de la lèpre. Cette pigmentation rappelle aussi la pièce 1055 du musée de Saint-Louis, qui porte le titre de morphée linéaire. Cet individu a toujours des rhagades aux mains ; ses membres sont farineux ; il est très frileux.

Tous les villages des vallées d'Aspe et d'Ossau ont été des nids de lépreux et, plus tard, de cagots. Leurs souvenirs se conservent dans les dictons populaires. *A Bédous, lépreux ou cagotz son toutz. A Christau, les lépreux font neuve peau.* (Il y a des eaux minérales sulfureuses.) Les habitants de ces vallées émigrent continuellement. Ces vallées ont été envahies par les Sarrasins, surtout par l'armée d'Abd-El-Rahman. Ils s'y sont même fixés pendant longtemps. On y rencontre, actuellement, des types arabes très accusés. Les Espagnols, aussi, plus tard, ont envahi ces mêmes vallées. Or, les uns et les autres avaient la lèpre. Il y a eu de nombreuses léproseries ; nous avons retrouvé les traces de plusieurs de ces asiles où les lépreux étaient si bien traités que l'on simulait d'avoir la lèpre pour y être reçu. Francis Michel a compté 86 familles cagotes ou ladres dans ces vallées. Le Dr Harregay a souvent observé, partout dans les environs, des individus dont plusieurs doigts et orteils ont été mutilés à la suite de panaris à marche longue et subaiguë. Minvielle — dissertation sur la ladrerie — dit, à propos des cagots de Bigorre, qu'il est affligeant de voir, au milieu du riant tableau de la nature, les *ladres bannis de la société*. L'historien Palassou rapporte que « les Sarrasins, vaincus, furent cantonnés dans certains quartiers isolés, parce qu'ils avaient la lèpre, maladie endémique en Égypte et en Syrie ».

Dr ZAMBACO. — Lépreux.   55

A Bagnères-de-Bigorre, mes honorables confrères Dejeanne, Gazalas et Ganty ont vu des panaris marchant et se terminant comme la maladie de Morvan. Le Dr Coutalas a soigné, pendant longtemps, à Bagnères même, un lépreux léonin autochtone, reconnu et ainsi désigné par tout le monde. Jusque dans ces derniers temps, il y a eu, aux thermes, *le bassin des lépreux*, seul endroit où il leur était permis de se plonger. Il est entré, il y a quelques années, à l'hôpital de Bagnères, une femme, native du pays, qui a perdu, successivement, ses doigts et ses orteils de manière qu'il n'en lui restait plus que 4 en tout. Elle portait, en même temps, de vastes ulcères, intarissables aux jambes. Nous nous sommes rendu, avec les Drs Cazalas et Dejeanne, au village de Gerde, situé à 3 kilomètres de Bagnères, pour voir un malade qui était le type de la lèpre mutilante. J'ai présenté les photographies de ce malade à l'Académie de médecine, ainsi que son observation détaillée, le 9 mai 1893. Un autre malade atteint de la lèpre mutilante aussi, m'a été montré par le Dr Dejeanne. Un lépreux léonin est mort, il y a quelques années, à Campan. Il était connu et ainsi désigné par tout le monde. A Campan, il y a encore le village des lépreux, et le pont qui y conduit porte le nom de *pont des cagots*.

La conclusion à tirer de tout ce qui précède c'est que, grâce à l'aimable concours de nos honorables confrères, nous avons découvert à Bagnères des reliquats incontestables de la lèpre.

Par la tradition de Toulouse, la reine visigothe Austris est montrée, sous le nom symbolique de Pédaucha (pied d'oie), cachant dans son palais de Peyrelade, la lèpre hideuse qui maculait son corps et la rendait repoussante aux yeux de ses sujets (Hist. de Toulouse par Coyla, p. 82). C'est là, peut-être, l'origine de la patte d'oie, employée comme signe distinctif des lépreux et des cagots, leurs descendants.

Il y avait huit miselleries autour de Toulouse. Il y en avait une aux environs d'Albi. Rochas constata, dans un arrêt du parlement, que la lèpre n'avait pas encore disparu de Toulouse à la fin du XVIIe siècle ; mais elle n'était plus considérée comme contagieuse ; car l'arrêt dispose que ceux qui en sont atteints ne pourront être enfermés que de leur consentement. A Castres, près de Toulouse, dans le Languedoc, il y a eu la léproserie de Saint-Barthélemy. Les lépreux sortaient librement, lorsqu'une ordonnance prescrivit de les tenir rigoureusement, ainsi que les cagots, et de tuer, dans trois jours, le chien appartenant à l'un d'eux. C'est là, peut-être, que Xavier de Maistre puisa l'historiette du chien de son lépreux d'Aoste.

La lèpre a beaucoup sévi à Toulouse du temps des Sarrasins dont le souvenir se perpétue toujours par la conservation du nom de *Castelsarrasin* à une petite ville voisine. Or, à Toulouse la lèpre survit toujours ; nous y avons trouvé plusieurs lépreux en 1893, grâce au concours de nos honorables confrères. Ainsi, le professeur Caubet nous en a montré une qui était née à Bougnet, dans la Haute-Garonne, entre Carcassonne et Toulouse. Après avoir eu les mains asphyxiques, pendant très longtemps, elle présenta une série de dactylites qui, toutes, ont abouti à la mutilation des doigts ; les orteils se sont couverts aussi d'ulcérations ; nerfs cubitaux volumineux. Cette femme, très frileuse, éprouve des douleurs très violentes, dès que ses mains sont trempées dans l'eau froide ordinaire. Le Dr Basset a bien voulu me montrer une de ses clientes, dont la lèpre était indiscutable (pl. 45, fig. 4 et 5) — son observation détaillée figure dans ma communication à l'Académie, en mai 1893 — et une femme hospitalisée à l'asile de la Grave, atteinte également de la lèpre mutilante. Enfin il y avait à Toulouse, au moment où j'y étais, un cas de lèpre tubéreuse, également autochtone, comme les deux cas précédents. C'est donc à tort que le Dr Chantemesse, professeur agrégé de la Faculté, remplaçant le professeur G. Sée, a dit, dans une de ses leçons, à propos d'un malade, qu'étant de Toulouse, et n'ayant jamais voyagé, il ne pouvait pas être lépreux, mais syringomyélique. Nous ajouterons que la description que donne de ce malade, notre savant confrère, dans le *Progrès médical* du 27 avril 1895, met en toute évidence l'existence de la lèpre chez cet individu.

À Montpellier, nous avons visité l'ancienne léproserie de Castelnau, avec le Dr Brousse, professeur agrégé. Nous avons déjà dit que le professeur Grasset avait observé un cas de lèpre tubéreuse, léonine, autochtone, chez un individu dont la famille a toujours habité à côté de l'ancienne léproserie de Castelnau. Ce savant confrère a vu aussi quelques cas de maladie de Morvan chez des habitants de Montpellier, qui n'ont jamais voyagé à l'étranger. Il range maintenant tous ces cas dans la lèpre mutilante, après nos recherches en Bretagne.

Marseille, ancienne colonie phénicienne et plus tard phocéenne, a eu, de tout temps, des lépreux, c'est-à-dire des malades atteints du *Morbus Phœnicicus* et de *l'éléphantiase* des Grecs, mots synonymes de lèpre. La fameuse inscription phénicienne, découverte à Marseille en 1845, et déposée au musée Borelli, porte que *tout lépreux et toute personne qui implorera les dieux, et la totalité des hommes qui sacrifient.....*

Une grande léproserie, placée sous la protection de saint Lazare, se trouvait sur le grand chemin d'Aix ; une autre était à Auriol, près de Marseille. Nous avons trouvé indiquées ces deux localités lépreuses sur un plan de la ville de Marseille daté de 1824. Villeneuve a fait figurer, dans la statistique du département des Bouches-du-Rhône de l'année 1821, les lépreux de Vitrolles, village situé tout près du lac de Berre. Le Dr Valentin en a parlé très longuement ; il y a constaté la lèpre tubéreuse et l'écailleuse qu'il appelle éléphantiasis des Grecs. Il décrit aussi quelques cas de lèpre mutilante. Un de ces lépreux figure dans l'Atlas d'Alibert. Il avait rencontré quelques lépreux également à Martigues et tout autour du lac de Berre.

En 1890, au congrès de Limoges, le Dr Arnaud, médecin des hôpitaux de Marseille, fit une communication sur la syringomyélie qu'il fusionna dans la maladie de Morvan. J'ai vu un de ses malades à l'hôpital Sainte-Marguerite. C'est le type de la lèpre nerveuse de Danielssen (pl. 45, fig. 3). J'ai donné son observation détaillée dans ma communication à l'Académie, sur la lèpre dans le midi de la France. D'ailleurs tous les malades du Dr Arnaud sont des lépreux évidents. Dans le même hôpital, j'ai trouvé un infirmier qui y est depuis 17 années, et considéré comme atteint de maux perforants. C'est un cas de lèpre mutilante podique, s'il en fut jamais (pl. 45, fig. 9). Nous avons trouvé un autre lépreux de la forme anesthésique dans le service du Dr Bois-Tessier qui eut la bonté de nous envoyer toutes ces photographies.

Le Dr Boinet, agrégé et médecin des hôpitaux de Marseille, nous a écrit, le 15 septembre 1896 : Depuis notre voyage ensemble, je suis retourné à Vitrolles et aux Martigues, pour compléter l'enquête. A Vitrolles, il y a trois cas de lèpre chez trois vieilles femmes qui vivent retirées. Il y en a aussi un non douteux à Marignane. J'ai dans mon service un Napolitain, habitant Marseille depuis 25 ans ; c'est un lépreux tubéreux ; il n'a jamais été en contact avec des lépreux.

Tout le littoral ligurien, depuis Marseille jusqu'à Gênes, est infecté par la lèpre. Toutes les villes qui y figurent sont d'anciennes colonies phéniciennes ou grecques. Et, partout où ces deux peuples ont passé, ils ont semé la lèpre, que l'histoire leur a toujours reconnue. La Ligurie a toujours peuplé la léproserie de San-Remo, inaugurée en 1856. Cet asile renfermait, jusqu'à l'union des villes piémontaises de la Ligurie et de la Corniche à la France, plus de cent lépreux. Nous n'y en avons trouvé que sept lors de notre visite, en 1893. C'est que tous les lépreux de Nice, de Beaulieu, de Menton, de la Turbie, d'Eze, de Roquebrune, devenus Français, sont rentrés librement chez eux et y séjournent en se cachant. Nous en avons découvert quelques-uns dans ces divers endroits. Cependant, je crois que l'amélioration des conditions sociales et par conséquent hygiéniques des habitants de ces villes, devenues françaises, a amené la diminution de la lèpre qui y devient de plus en plus rare. Ce qui nous fait espérer qu'elle disparaîtra bientôt. Car, je le répète, la lèpre est une maladie qui augmente et se propage lorsque la misère règne dans les pays où elle est endémique.

Malgré les difficultés que nous ont créées des confrères ne voulant pas qu'on répétât que la léprose survit chez eux, ce qui pourrait leur faire du tort aux yeux des étrangers qui constituent la prospérité de ces diverses stations hivernales, nous avons pu découvrir quelques lépreux partout : à Nice, à Eze, à la Turbie, à Roque-brune, et même à la Condamine et à Monte-Carlo.

Il résulte donc, de cet exposé succinct de nos pérégrinations scientifiques, que la lèpre survit en France un peu partout, tant à Paris que dans les départements et qu'il y a lieu de penser à elle, toutes les fois que l'on se trouve en face de malades embar-rassants qui présentent des signes pouvant se rapporter à la léprose classique vulgaire ou à la maladie atténuée et fruste. Nous avons cité, dans ce chapitre, de nombreux exemples démontrant clairement l'exactitude de ces assertions ; et les phototypies des planches 45, 46 et 47 prouvent le fait de la manière la plus indéniable.

A la liste déjà si longue des exemples cités en faveur de la survivance de la lèpre en France, nous ajouterons un cas qu'a bien voulu nous communiquer M. Bouchard. Cet éminent professeur nous a dit avoir vu un lépreux autochtone à Isère ; il en a ren-contré aussi dans les Alpes du Dauphiné et surtout à Luze.

Notre savant dermatologue, le Dr Besnier, nous affirma aussi avoir eu, maintes fois, à rectifier des diagnostics chez des lépreux considérés et traités comme syrin-gomyéliques. L'observation d'un tel malade observé dans son service, le nommé Pom-mier, nous a été communiquée par M. Barozzi, interne des hôpitaux de Paris, en 1895.

C'est parce que l'on a toujours cru que la lèpre avait disparu de la France qu'on a commis, et que l'on continue encore à commettre des erreurs de diagnostic, lors même qu'il s'agit d'individus offrant des signes suffisants pour asseoir le diagnostic de lèpre classique.

A la Société de dermatologie de Paris même, il est arrivé parfois que la lèpre fut méconnue, parce que le malade, Français de naissance, n'avait jamais voyagé. Je citerai parmi ces faits celui qui appartient au D^r Du Castel, médecin de l'hôpital Saint-Louis. Sa malade, originaire de Dieppe qu'elle n'avait jamais quitté, ne pouvait pas être lépreuse, m'a-t-on objecté, lorsque, à la séance du 8 juin 1893, j'avais dit qu'elle l'était positivement. Notre diagnostic n'a été accepté par personne. Deux ans après, le D^r Du Castel présentait de nouveau cette femme à la Société ; la lèpre avait tellement évolué qu'elle fut reconnue sans hésitation par tous nos collègues. Quel-que temps après, le 19 avril 1895, le Dr Gastou présentait aussi à la Société de der-matologie, un malade ayant des troubles trophiques des extrémités avec syndrome syringomyélique. Il éloigna l'idée de la lèpre de ce que le malade n'avait jamais quitté la France, qu'il n'avait jamais été en contact avec des lépreux et qu'il n'avait pas de nodosités des nerfs ; « *il ne s'agirait donc que d'une lèpre française, dont l'existence est très loin d'être prouvée, malgré les travaux de M. Zambaco* ». Or, le Dr Ehlers, léprologue distingué, présent à la séance, a affirmé que la lèpre était incontestable chez ce malade de M. Gastou.

Le Dr Bernheim, professeur à la Faculté de Nancy, a présenté à la Société de médecine de cette ville, un malade des environs d'Épinal, qui n'a jamais été dans une localité lépreuse. C'était un cas de lèpre tubéreuse autochtone. Le Dr Bernheim a invoqué, pour expliquer l'apparition de la lèpre chez cet individu, l'hérédité en en retour, c'est-à-dire l'atavisme. Il signala, à l'appui de son opinion, la présence, autrefois, en Lorraine, de 60 léproseries ! Or, la survivance de la lèpre s'affirme de plus en plus.

Les erreurs de diagnostic sont principalement à craindre lorsqu'il s'agit de cas de lèpre atténuée, de cas frustes qui n'offrent que quelques signes peu accusés de la léprose. De tels cas existent même dans les foyers lépreux ; mais ils s'observent surtout dans les contrées où la lèpre est sporadique, là où elle est modifiée et devenue légère, grâce aux croisements des populations, qui ont dilué les germes héréditaires, et aussi à l'amendement social, aux améliorations des conditions hygiéniques générales et individuelles.

Cette manière de voir, que nous avons bien des fois soutenue depuis 1890, soit devant l'Académie, soit dans la Société de dermatologie de Paris, soit dans les journaux ou dans les conférences faites à Paris ou à Constantinople, est démontrée et acceptée de plus en plus. Tout dernièrement, un élève distingué de M. Du Castel, un des médecins les plus renommés de l'hôpital Saint-Louis, le Dr Lardeux, a soutenu, à Paris, une thèse remarquable, inspirée par son maître (lèpre, syringomyélie, maladie de Morvan, sclérodermie, parallèle clinique ; 1895, Paris). Voici la conclusion de l'auteur, après discussion : « *Aussi croyons-nous, avec quelques auteurs, à la tête desquels il faut placer M. Zambaco, dont le Dr Ehlers a admis les idées en partie, que les affections que nous venons d'étudier ne sont souvent que des modalités différentes de la lèpre.* »

Mais ce n'est pas en France seulement que la léprose survit toujours et passe méconnue. On vient de découvrir à Memel, ville de la Prusse orientale, 28 lépreux inaperçus jusqu'à présent. Les habitants de Memel sont très pauvres et très sales ; pêcheurs et agriculteurs, ils abusent des boissons alcooliques. Il y a un lépreux de 76 ans et un enfant de 13 ; il n'y a pas d'isolement. La maladie est endémique. La difficulté du diagnostic tient, dit-on, à ce qu'il est rarement possible de démontrer le bacille ; il n'y a pas eu d'importation. *Les arrondissements voisins, en communication continuelle avec Memel, sont indemnes.* De quelle maladie les croyait-on atteints auparavant ?

Tout dernièrement un cas de lèpre autochtone a été signalé en Silésie, à Lamberg. Le malade a été considéré, pendant longtemps, comme atteint de la maladie de Morvan. Le diagnostic de la lèpre a été confirmé par la bactériologie : on a constaté le bacille de Hansen.

En octobre 1896, le professeur Kaposi a présenté, à la Société de dermatologie de Vienne, un lépreux bulgare, en disant que le diagnostic de la lèpre devient chaque jour plus important, à mesure que l'on constate l'existence de la maladie dans les parties de l'Europe qui, jusqu'ici, en étaient indemnes (*Sem. méd.*, 21 octobre 1896). Nous pensons que de tout temps la lèpre a existé partout, qu'il n'y a point de recrudescence, mais qu'on sait la mieux chercher maintenant, et qu'on la constate plus fréquemment, depuis que nous avons attiré l'attention sur sa survivance.

A la même séance, le Dr Neumann a ajouté que dans ces dernières années le nombre des lépreux a considérablement augmenté dans les Balkans, et que la lèpre est aussi signalée en Dalmatie.

Un cas de lèpre autochtone vient d'être découvert à Heidelberg, par le professeur Czerny, avec constatation du bacille. Le malade, natif du grand duché de Bade, n'a quitté l'Allemagne que pour la France, pendant la guerre de 1870. Il n'a jamais été en contact avec des lépreux.

Nous sommes certain qu'en cherchant bien, on découvrira la lèpre dans toutes les contrées de l'Europe centrale. Plusieurs observations, publiées en Allemagne, en Autriche, en Angleterre et en Italie, sous la désignation de syringomyélie, appartiennent à la léprose (1).

Pendant le dernier Congrès international de dermatologie et de syphiligraphie, tenu à Londres en août 1896, nous avons trouvé, parmi les malades présentés, 3 cas de lèpre méconnue, précisément parce que ces individus, originaires du pays de Galles, ne s'étaient jamais rendus dans une localité lépreuse. Cependant, Erasmus Wilson a écrit, dans *The Lancet* de 1856, p. 226, avoir vu en Angleterre, outre les cas de lèpre importés, des cas indigènes. Ces cas de lèpre autochtone anglaise ont été constatés aussi par nos collègues du Congrès de 1896 : les Drs Zeferino Falcao, léprologue distingué de Lisbonne, le Dr Ehlers, léprologue danois également distingué, et notre savant confrère et ami le Dr Gaucher, professeur agrégé à la Faculté de Paris et médecin des hôpitaux.

E quanto miro piu, tanto piu luce. (PÉTRARQUE.)

(1) D. Ferrannini, *Riforma medica*, Naples, 1894 : Un cas familial de syringomyélie, 4 membres de la famille ont eu des accidents identiques : panaris multiples, acrodynie, érythromélalgie, paresthésie ; pas de dissociation syringomyélique. Il s'agit tout bonnement de la lèpre.

Dans *Sammlung Klinischer Vorträge*, n° 20, le Dr Hoffmann a publié un mémoire sur la syringomyélie. Or, son observation 3, accompagnée d'une lithographie, appartient à la lèpre indigène, incontestablement.

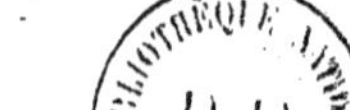

TABLE DES MATIÈRES

Dr Zambaco. — Lépreux. 56

(1) Il y a eu omission du titre de ce chapitre et erreur de celui des pages suivantes.

INDEX DES PLANCHES

INDEX DES PLANCHES

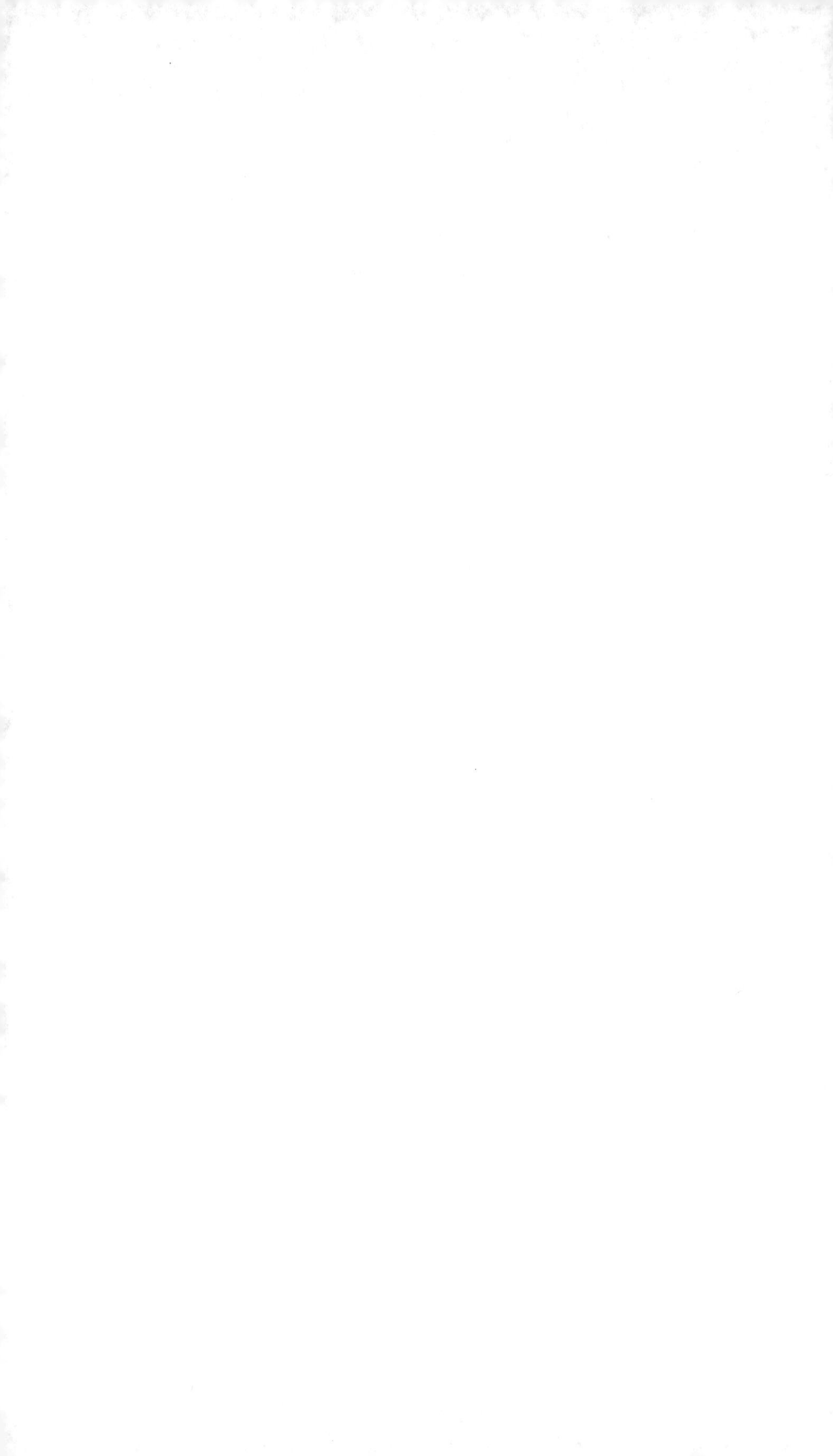